S. Bercker / S. Laudi / U. X. Kaisers (Hrsg.)
Intensivmedizin konkret

S. Bercker / S. Laudi / U. X. Kaisers (Hrsg.)

Intensivmedizin konkret

Fragen und Antworten

Mit Beiträgen von S. Angermair, D. Becker-Rux, G. Behre, S. Bercker,
W. Boemke, R. Bonell, T. Busch, M. Deja, M. Dengl, S. Desch, B. Donaubauer,
A. Dünnebier, A. Dürrbeck, F. Fichtner, U. Gottschaldt, W. Heinke,
T. Hentschel, A. Hirn, G. Huschak, N. Jahn, A. Jörres, U. X. Kaisers, V. Keim,
K. Kluba, T. Köhler, F. König, S. Köppen, M. Krebs, S. Kuwatsch, S. Laudi,
R. Lobenstein, K. Mankel, L. Mende, M. Metze, M. Neef, C. Nestler, L. Nibbe,
M. Oppert, B. Petersen, S. Petros, F. Pfeifer, P. Pickerodt, D. Ranft, C. Renner,
A. Reske, A. W. Reske, K. Röhrich, R. Roßdeutscher, S. Rosseau, H. Rüffert,
S. Schering, D. Schneider, D. Schreiter, P. Simon, T. Stiermaier, M. Taubert,
H. Thiele, R.-M. Turek, M. T. Völker, S. Weber-Carstens, T. Wollersheim,
H. Wrigge

Mit 170 Abbildungen in 215 Einzeldarstellungen
und 176 Tabellen

Deutscher Ärzte-Verlag Köln

ISBN 978-3-7691-1304-4

aerzteverlag.de

Bibliografische Information Der Deutschen Nationalbibliothek
Die Deutsche Nationalbibliothek verzeichnet diese Publikation in der Deutschen Nationalbibliografie; detaillierte bibliografische Daten sind im Internet über https://portal.dnb.de abrufbar.
Die Wiedergabe von Gebrauchsnamen, Handelsnamen, Warenbezeichnungen usw. in diesem Werk berechtigt auch ohne besondere Kennzeichnung nicht zu der Annahme, dass solche Namen im Sinne der Warenzeichen- oder Markenschutz-Gesetzgebung als frei zu betrachten wären und daher von jedermann benutzt werden dürften.

Wichtiger Hinweis:
Die Medizin und das Gesundheitswesen unterliegen einem fortwährenden Entwicklungsprozess, sodass alle Angaben immer nur dem Wissensstand zum Zeitpunkt der Drucklegung entsprechen können. Die angegebenen Empfehlungen wurden von Verfassern und Verlag mit größtmöglicher Sorgfalt erarbeitet und geprüft. Trotz sorgfältiger Manuskripterstellung und Korrektur des Satzes können Fehler nicht ausgeschlossen werden.
Der Benutzer ist aufgefordert, zur Auswahl sowie Dosierung von Medikamenten die Beipackzettel und Fachinformationen der Hersteller zur Kontrolle heranzuziehen und im Zweifelsfall einen Spezialisten zu konsultieren.
Der Benutzer selbst bleibt verantwortlich für jede diagnostische und therapeutische Applikation, Medikation und Dosierung.
Verfasser und Verlag übernehmen infolgedessen keine Verantwortung und keine daraus folgende oder sonstige Haftung für Schäden, die auf irgendeine Art aus der Benutzung der in dem Werk enthaltenen Informationen oder Teilen davon entstehen.
Das Werk ist urheberrechtlich geschützt. Jede Verwertung in anderen als den gesetzlich zugelassenen Fällen bedarf deshalb der vorherigen schriftlichen Genehmigung des Verlages.

Copyright © 2016 by
Deutscher Ärzte-Verlag GmbH
Dieselstraße 2, 50859 Köln

Umschlagkonzeption: Hans Peter Willberg und
Ursula Steinhoff
Produktmanagement: Sabine Bosch
Content Management: Alessandra Provenzano
Manuskriptbearbeitung: Adrian Loew
Satz: Plaumann, 47807 Krefeld
Druck/Bindung: Medienhaus Plump, 53619 Rheinbreitbach

5 4 3 2 1 0 / 612

Herausgeber- und Autorenverzeichnis

Herausgeber

PD Dr. med. Sven Bercker
Klinik und Poliklinik für Anästhesiologie und Intensivtherapie
Universitätsklinikum Leipzig (AöR)
Liebigstraße 20, 04103 Leipzig

Dr. med. Sven Laudi
Klinik und Poliklinik für Anästhesiologie und Intensivtherapie
Universitätsklinikum Leipzig (AöR)
Liebigstraße 20, 04103 Leipzig

Prof. Dr. med. Udo X. Kaisers
Klinik und Poliklinik für Anästhesiologie und Intensivtherapie
Universitätsklinikum Leipzig (AöR)
Liebigstraße 20, 04103 Leipzig
Seit dem 1. September 2015:
Leitender Ärztlicher Direktor des Universitätsklinikums Ulm
Albert-Einstein-Allee 29, 89081 Ulm

Autoren

Dr. med. Stefan Angermair
Charité – Universitätsmedizin Berlin
Klinik für Anästhesiologie mit Schwerpunkt operative Intensivmedizin
Campus Virchow-Klinikum
Augustenburger Platz 1, 13353 Berlin

Dr. med. Diana Becker-Rux
Universitätsklinikum Leipzig (AöR)
Klinik und Poliklinik für Anästhesiologie und Intensivtherapie CCM/CVK
Liebigstraße 20, 04103 Leipzig

Prof. Dr. med. Gerhard Behre
Universitätsklinikum Leipzig (AöR)
Abteilung für Hämatologie und Internistische Onkologie
Johannisallee 32A, 04103 Leipzig

PD Dr. med. Sven Bercker
Universitätsklinikum Leipzig (AöR)
Klinik und Poliklinik für Anästhesiologie und Intensivtherapie
Liebigstraße 20, 04103 Leipzig

Prof. Dr. med. Willehad Boemke
Charité – Universitätsmedizin Berlin
Klinik für Anästhesiologie mit Schwerpunkt operative Intensivmedizin CCM/CVK
Campus Virchow-Klinikum
Augustenburger Platz 1, 13353 Berlin

Rolf Bonell
Dipl. Ing.
Nantestraße 40, 13124 Berlin

Dr. rer. medic. Thilo Busch
Universitätsklinikum Leipzig (AöR)
Klinik und Poliklinik für Anästhesiologie und Intensivtherapie
Liebigstraße 20, 04103 Leipzig

Prof. Dr. med. Maria Deja
Charité – Universitätsmedizin Berlin
Klinik für Anästhesiologie mit Schwerpunkt operative Intensivmedizin
Campus Virchow-Klinikum
Augustenburger Platz 1, 13353 Berlin

Dr. med. Markus Dengl
Universitätsklinikum Carl Gustav Carus Dresden
Klinik und Poliklinik für Neurochirurgie
Fetscherstraße 74, 01307 Dresden

Prof. Dr. med. Steffen Desch
Universitätsklinikum Schleswig-Holstein
Medizinische Klinik II (Kardiologie, Angiologie, Intensivmedizin)
– Universitäres Herzzentrum Lübeck
Ratzeburger Allee 160, 23538 Lübeck

Dr. med. Bernd Donaubauer
Universitätsklinikum Leipzig (AöR)
Klinik und Poliklinik für Anästhesiologie und Intensivtherapie
Liebigstraße 20, 04103 Leipzig

Dr. med. Alexander Dünnebier
Universitätsklinikum Leipzig (AöR)
Klinik und Poliklinik für Anästhesiologie und Intensivtherapie
Liebigstraße 20, 04103 Leipzig

Axel Dürrbeck
Universitätsklinikum Leipzig (AöR)
Apotheke
Liebigstraße 20, 04103 Leipzig

Dr. med. Falk Fichtner
Universitätsklinikum Leipzig (AöR)
Klinik und Poliklinik für Anästhesiologie und Intensivtherapie
Liebigstraße 20, 04103 Leipzig

Dr. med. Udo Gottschaldt
Universitätsklinikum Leipzig (AöR)
Klinik und Poliklinik für Anästhesiologie und Intensivtherapie
Liebigstraße 20, 04103 Leipzig

PD Dr. med. Wolfgang Heinke
Klinik für Anästhesiologie und Intensivmedizin
Landkreis Mittweida Krankenhaus gGmbH
Hainichener Straße 4, 09648 Mittweida

Dr. med. Thomas Hentschel
Deutsches Herzzentrum Berlin
Stiftung des bürgerlichen Rechts
Augustenburger Platz 1, 13353 Berlin

Dr. med. Andreas Hirn
Universitätsklinikum Leipzig (AöR)
Klinik und Poliklinik für Anästhesiologie und Intensivtherapie
Liebigstraße 20, 04103 Leipzig

Dr. med. Gerald Huschak
Universitätsklinikum Leipzig (AöR)
Klinik und Poliklinik für Anästhesiologie und Intensivtherapie
Liebigstraße 20, 04103 Leipzig

Dr. med. Nora Jahn
Universitätsklinikum Leipzig (AöR)
Klinik und Poliklinik für Anästhesiologie und Intensivtherapie
Liebigstraße 20, 04103 Leipzig

Prof. Dr. med. Achim Jörres
Charité – Universitätsmedizin Berlin
Campus Virchow-Klinikum
Medizinische Klinik mit Schwerpunkt Nephrologie und Internistische Intensivmedizin
Augustenburger Platz 1, 13353 Berlin

Prof. Dr. med. Udo X. Kaisers
Universitätsklinikum Leipzig (AöR)
Klinik und Poliklinik für Anästhesiologie und Intensivtherapie
Liebigstraße 20, 04103 Leipzig
Seit dem 1. September 2015:
Leitender Ärztlicher Direktor des Universitätsklinikums Ulm
Albert-Einstein-Allee 29, 89081 Ulm

Prof. Dr. med. Volker Keim
Universitätsklinikum Leipzig (AöR)
Klinik und Poliklinik für Gastroenterologie und Rheumatologie
Liebigstraße 18, 04103 Leipzig

Dr. med. Karsten Kluba, D.E.S.A.
Universitätsklinikum Leipzig (AöR)
Klinik und Poliklinik für Anästhesiologie und Intensivtherapie
Liebigstraße 20, 04103 Leipzig

Dr. med. Thomas Köhler
Universitätsklinikum Leipzig (AöR)
Klinik und Poliklinik für Anästhesiologie und Intensivtherapie
Liebigstraße 20, 04103 Leipzig

Prof. Dr. med. Fritjoff König
Pölitzstraße 6, 04155 Leipzig

Sylvia Köppen
Teamleiterin Pflege IOI-C
Universitätsklinikum Leipzig (AöR)
Klinik und Poliklinik für Anästhesiologie und Intensivtherapie
Liebigstraße 20, 04103 Leipzig

Dr. Martin Krebs
Charité – Universitätsmedizin Berlin
Klinik für Anästhesiologie mit Schwerpunkt operative Intensivmedizin
Campus Virchow-Klinikum
Augustenburger Platz 1, 13353 Berlin

Sandra Kuwatsch
Leiterin Bereich 4 – Personal und Recht
Universitätsklinikum Leipzig (AöR)
Liebigstraße 18, 04103 Leipzig

Dr. med. Sven Laudi
Universitätsklinikum Leipzig (AöR)
Klinik und Poliklinik für Anästhesiologie und Intensivtherapie
Liebigstraße 20, 04103 Leipzig

Rainer Lobenstein
Medizintechnik
Universitätsklinikum Leipzig (AöR)
Liebigstraße 20, 04103 Leipzig

Katharina Mankel
Universitätsklinikum Leipzig (AöR)
Klinik und Poliklinik für Viszeral-, Transplantations-, Thorax- und Gefäßchirurgie
Liebigstraße 20, 04103 Leipzig

Dr. med. Ludger Mende
Kliniken Leipziger Land, Klinikum Borna
Klinik für Anästhesie, Intensivmedizin, Schmerztherapie und Palliativmedizin
Rudolf-Virchow-Straße 2, 04552 Borna

Dr. med. Michael Metze
Universitätsklinikum Leipzig (AöR)
Abteilung für Kardiologie und Angiologie
Department für Innere Medizin, Neurologie und Dermatologie
Liebigstraße 20, 04103 Leipzig

Martin Neef
Universitätsklinikum Leipzig (AöR)
Abteilung für Kardiologie und Angiologie
Liebigstraße 20, 04103 Leipzig

Christian Nestler
Universitätsklinikum Leipzig (AöR)
Klinik und Poliklinik für Anästhesiologie und Intensivtherapie
Liebigstraße 20, 04103 Leipzig

Lutz Nibbe
Charité – Universitätsmedizin Berlin
Medizinisch Klinik mit Schwerpunkt Nephrologie und Internistische Intensivmedizin
Campus Virchow-Klinikum
Augustenburger Platz 1, 13353 Berlin

PD Dr. med. Michael Oppert
Klinikum Ernst von Bergmann
Klinik für Notfallmedizin und internistische Intensivmedizin
Charlottenstraße 27, 14467 Berlin

Dr. med. Bodil Petersen
Universitätsklinikum Leipzig (AöR)
Klinik und Poliklinik für Anästhesiologie und Intensivtherapie
Liebigstraße 20, 04103 Leipzig

PD Dr. med. Sirak Petros
Universitätsklinikum Leipzig (AöR)
Internistische Intensivmedizin
Liebigstraße 20, 04103 Leipzig

Dr. med. Felix Pfeifer
Krankenhaus Wurzen, Muldentalklinik GmbH (Gemeinnützige Gesellschaft)
Abteilung für Anästhesie und Intensivtherapie
Kutusowstraße 70, 04808 Wurzen

Dr. med. Philipp Pickerodt
Klinik für Anästhesiologie mit Schwerpunkt operative Intensivmedizin CCM/CVK
Charité – Universitätsmedizin Berlin
Campus Virchow Klinikum
Augustenburger Platz 1, 13353 Berlin

Dr. rer. nat. Donald Ranft
Universitätsklinikum Leipzig (AöR)
Apotheke
Liebigstraße 20, 04103 Leipzig

PD Dr. med. Christof Renner
Universitätsklinikum Leipzig (AöR)
Klinik und Poliklinik für Neurochirurgie
Liebigstraße 20, 04103 Leipzig

Dr. med. Alexander Reske
Fachkrankenhaus Coswig GmbH
Zentrum für Pneumologie, Allergologie, Beatmungsmedizin, Thorax- und Gefäßchirurgie
Neucoswiger Straße 21, 01640 Coswig

PD Dr. med. Andreas Wolfgang Reske
Universitätsklinikum Leipzig (AöR)
Klinik und Poliklinik für Anästhesiologie und Intensivtherapie
Liebigstraße 20, 04103 Leipzig

Dr. med. Knut Röhrich
Benedictus Krankenhaus Tutzing
Lehrkrankenhaus der TU München
Abteilung für Anästhesiologie, Intensivmedizin, Schmerztherapie und Palliativmedizin
Bahnhofstraße 5, 82327 Tutzing

Reinhard Roßdeutscher
Johanniter-Krankenhaus im Fläming
Abteilung Röntgendiagnostik
Johanniterstraße 1, 14929 Treuenbrietzen

Dr. med. Simone Rosseau
Charité – Universitätsmedizin Berlin
Medizinisch Klinik mit Schwerpunkt Infektiologie und Pneumologie
Campus Mitte
Charitéplatz 1, 10117 Berlin

Prof. Dr. med. Henrik Rüffert
HELIOS Klinik Schkeuditz
Klinik für Anästhesie, Intensivmedizin, Schmerztherapie
Leipziger Straße 45, 04435 Schkeuditz

Dr. med. Stefan Schering
Universitätsklinikum Leipzig (AöR)
Klinik und Poliklinik für Anästhesiologie und Intensivtherapie
Liebigstraße 20, 04103 Leipzig

Prof. Dr. med. Dietmar Schneider
Universitätsklinikum Leipzig (AöR)
Klinik und Poliklinik für Anästhesiologie und Intensivtherapie
Liebigstraße 20, 04103 Leipzig

Dr. med. Dierk Schreiter
Herzzentrum Leipzig GmbH
Klinik für Herzchirurgie, Chirurgische Intensivstationen
Strümpellstraße 39, 04289 Leipzig

Dr. med. Philipp Simon
Universitätsklinikum Leipzig (AöR)
Klinik und Poliklinik für Anästhesiologie und Intensivtherapie
Liebigstraße 20, 04103 Leipzig

Dr. med. Thomas Stiermaier
Universitätsklinikum Schleswig-Holstein
Medizinische Klinik II (Kardiologie, Angiologie, Intensivmedizin)
– Universitäres Herzzentrum Lübeck
Ratzeburger Allee 160, 23538 Lübeck

Dr. med. Mark Taubert
Universitätsklinikum Leipzig (AöR)
Klinik und Poliklinik für Anästhesiologie und Intensivtherapie
Liebigstraße 20, 04103 Leipzig

Prof. Dr. med. Holger Thiele
Universitätsklinikum Schleswig-Holstein
Medizinische Klinik II (Kardiologie, Angiologie, Intensivmedizin)
– Universitäres Herzzentrum Lübeck
Ratzeburger Allée 160, 23538 Lübeck

Rolf-Michael Turek
Universitätsklinikum Leipzig (AöR)
Seelsorge
Liebigstraße 20, 04103 Leipzig

Dr. med. Maria Theresa Völker
Universitätsklinikum Leipzig (AöR)
Klinik und Poliklinik für Anästhesiologie und Intensivtherapie
Liebigstraße 20, 04103 Leipzig

PD Dr. med. Steffen Weber-Carstens
Charité – Universitätsmedizin Berlin
Klinik für Anästhesiologie mit Schwerpunkt operative Intensivmedizin
Campus Virchow-Klinikum
Augustenburger Platz 1, 13353 Berlin

Tobias Wollersheim
Charité – Universitätsmedizin Berlin
Klinik für Anästhesiologie mit Schwerpunkt operative Intensivmedizin
Campus Virchow-Klinikum
Augustenburger Platz 1, 13353 Berlin

Prof. Dr. med. Hermann Wrigge
Universitätsklinikum Leipzig (AöR)
Klinik und Poliklinik für Anästhesiologie und Intensivtherapie
Liebigstraße 20, 04103 Leipzig

Vorwort

Wenige Disziplinen der Heilkunst haben sich in den letzten Jahrzehnten ähnlich rapide entwickelt, wie die Intensivmedizin, die heute beispielhaft ist für die Möglichkeiten, medizinisches Spezialwissen und hochentwickelte Technologie für den Schwerstkranken unmittelbar und kontinuierlich verfügbar zu machen. Die Intensivmedizin stellt überdies häufig eine notwendige Voraussetzung für die Durchführbarkeit von Operationen und Interventionen dar und sichert in vielen Fällen das Behandlungsergebnis. Dabei ist die Arbeitsweise auf der Intensivstation stets multiprofessionell und interdisziplinär, damit ist sie paradigmatisch für die Entwicklung der modernen Medizin generell. Mit diesem komplexen Anforderungsprofil der Intensivmedizin ist der Bedarf nach einer übersichtlichen Darstellung des sich rapide erweiternden Wissens deutlich gestiegen.

Der Deutsche Ärzte-Verlag hat uns nach dem Erfolg der Publikationen „Anästhesie konkret" und „Kinderanästhesie konkret" ermutigt, grundlegende, für die klinische Arbeit auf der Intensivstation relevante Sachverhalte ebenfalls in Form kurzer, prägnanter Fragen und Antworten darzustellen. Gemeinsam mit unseren Autorinnen und Autoren, die über eine langjährige intensivmedizinische Expertise verfügen, haben wir die aus unserer Sicht für die Entscheidungsfindung wesentlichen klinischen und ethischen Probleme in Diskursform präsentiert und nach dem aktuellen Stand der Literatur beantwortet. Dabei haben wir auch kontroverse Themen der Intensivmedizin aufgegriffen und den derzeitigen Stand der wissenschaftlichen Diskussion dargestellt. Wir sind überzeugt, dass dieses Format in besonderer Weise geeignet ist, das Verständnis des klinischen Problems zu befördern sowie eine professionelle Kommunikation im Team zu ermöglichen.

Dieses Buch ist wie seine oben genannten Vorgänger ebenfalls Ergebnis einer gemeinschaftlichen Anstrengung vor allem der Mitarbeiterinnen und Mitarbeiter der Klinik und Poliklinik für Anästhesiologie und Intensivtherapie am Universitätsklinikum Leipzig. Die Arbeit daran hat uns viel Freude gemacht und wir sind sehr dankbar für das fortgesetzte hohe Engagement aller unserer Autorinnen und Autoren.

Unser besonderer Dank gilt Frau Sabine Bosch vom Deutschen Ärzte-Verlag, die uns zu diesem Buch motiviert und fortgesetzt und äußerst kompetent dabei unterstützt hat.

Ihnen, liebe Leser, wünschen wir eine für Ihre Tätigkeit auf der Intensivstation ergiebige, aber auch kurzweilige Lektüre.

Leipzig, im November 2015

Sven Bercker
Sven Laudi
Udo X. Kaisers

Abkürzungsverzeichnis

AaDO$_2$	Alveolär-arterielle Sauerstoffdifferenz
ACA	Anterior cerebral artery
ACC	American College of Cardiology
ACCP	American College of Chest Physicians
ACE	Angiotensin converting enzyme
ACS	Abdominal compartment syndrome
ACS	Acute coronary syndrome
ACT	Activated clotting time
ACTH	Adrenocorticotropic hormone
ADC	Apparent diffusion coefficient
ADH	Antidiuretic hormone
ADP	Adenosine diphosphate
AECC	American-European Consensus Conference
AEP	Auditory evoked potentials
AF	Atemfrequenz
AG	Anion gap
AHA	American Heart Association
(A)ICD	(Automatic) implantable cardioverter defibrillator
AIH	Autoimmune Hepatitis
AKIN	Acute Kidney Injury Network
ALI	Acute lung injury
ALS	Advanced Life Support
ALV	Akutes Leberversagen
AMC-BAL	Academic Medical Center Bio-artificial Liver
AMG	Arzneimittelgesetz
AMI	Akuter Myokardinfarkt
AML	Acute myeloid leukemia
AMPK	AMP-aktivierte Proteinkinase
AMV	Atemminutenvolumen
ANP	Atrial natriuretic peptide
ANV	Akutes Nierenversagen
AP	Angina pectoris
APC	Activated protein C
APP	Abdominal perfusion pressure
APRV	Airway pressure release ventilation
aPTT	Activated partial thromboplastin time
ARDS	Acute respiratory distress syndrome
ASA	American Society of Anesthesiologists
ASA	Atrial septal aneurysm
ASB	Assisted spontaneous breathing
ASD	Akutschmerzdienst
ASE	Attention screening examination
ASV	Adaptive support ventilation

ATC	Anatomical therapeutic chemical
ATG	Antithymozytenglobulin
ATLS	Advanced Trauma Life Support
ATP	Adenosine triphosphate
$avDO_2$	Arteriovenous difference in oxygen content
AVM	Arteriovenous malformation
AVNRT	AV-Knoten-Reentrytachykardie
AWMF	Arbeitsgemeinschaft der Wissenschaftlichen Medizinischen Fachgesellschaften
AWR	Aufwachraum
BÄK	Bundesärztekammer
BAL	Bronchoalveoläre Lavage
BAS	Ballonatrioseptostomie
BB	Blutbild
BE	Base excess
BfArM	Bundesinstitut für Arzneimittel und Medizinprodukte
BG	Blood group
BGA	Blutgasanalyse
BGB	Bürgerliches Gesetzbuch
BGH	Bundesgerichtshof
BGV	Berufsgenossenschaftliche Verordnung
BHS	Bulbärhirnsyndrom
BIPAP	Biphasic positive airway pressure
BLS	Basic Life Support
BMG	Bundesministerium für Gesundheit
BMI	Body-Mass-Index
BMJ	Bundesministerium der Justiz
BNP	Brain natriuretic peptide
BPS	Behavioural Pain Scale
BURP	Backward rightward upward pressure
BV	Blood volume
BZ	Blutzucker
BZgA	Bundeszentrale für gesundheitliche Aufklärung
CAM-ICU	Confusion Assessment Method for Intensive Care Units
cAMP	Cyclic adenosine monophosphate
CaO_2	Arterieller Sauerstoffgehalt
CAP	Community acquired pneumonia
CAVH	Continuous arteriovenous hemofiltration
CBF	Cerebral blood flow
CBV	Cerebral blood volume
CCO	Continuous cardiac output
CcO_2	Capillary oxygen content
CDC	Centers for Disease Control and Prevention
CFI	Cardiac Function Index
cGMP	Cyclisches Guanosinmonophosphat
CI	Cardiac Index
CI	Closed inactivated

CIM	Critical-Illness Myopathy
CIP	Critical-Illness Polyneuropathy
CIPNM	Critical-Illness-Polyneuromyopathy
CLL	Chronic lymphocytic leukemia
CMV	Zytomegalievirus
CO	Cardiac output
CoA	Coenzyme A
COHb	Carboxyhämoglobin
COLD	Cardiac output lung disease
COP	Cryptogenic organizing pneumonia
COPD	Chronic obstructive pulmonary disease
CPAP	Continuous positive airway pressure
CPI	Cardiac Power Index
CPIS	Clinical Pulmonary Infection Score
CPP	Cerebral perfusion pressure
CPR	Cardiopulmonary resuscitation
CTA	CT-Angiographie
CTEPH	Chronisch thromboembolische pulmonale Hypertonie
CvO_2	Mixed venous oxygen content
CVP	Central venous pressure
CVVH	Continuous veno-venous hemofiltration
CVVHD	Continuous veno-venous hemodialysis
CVVHDF	Continuous veno-venous hemodiafiltration
CW	Continuous wave
Da	Dalton
DECT	Digital enhanced cordless telecommunications
DesoxyHb	Desoxyhämoglobin
DGAI	Deutsche Gesellschaft für Anästhesiologie und Intensivmedizin
DGEM	Deutsche Gesellschaft für Ernährungsmedizin
DGGÖ	Deutsche Gesellschaft für Gesundheitsökonomie
DGKN	Deutsche Gesellschaft für Klinische Neurophysiologie
DILI	Drug-induced liver injury
DIOS	Distal intestinal obstruction syndrome
DIP	Desquamative interstitielle Pneumonitis
DIVI	Deutsche Interdisziplinäre Vereinigung für Intensiv- und Notfallmedizin
DLTx	Double lung transplantation
DMSO	Dimethylsulfoxid
DNR	Do not resuscitate
DO_2	Sauerstoffangebot
DPG	Diphosphoglycerat
DSA	Digitale Subtraktionsangiografie
DSG	Deutsche Schlaganfallgesellschaft
DSO	Deutsche Stiftung Organtransplantation
DSt	Down slope time
DWI	Diffusion weighted imaging
E	Exspirationszeit

ECDC	European Centre for Disease Prevention and Control	
ECLS	Extracorporeal life support	
ECMO	Extracorporeal membrane oxygenation	
EDV	End-diastolic volume	
EEG	Electroencephalogram	
EELV	End-expiratory lung volume	
EF	Ejection fraction	
EGA	Extraglottischer Atemweg	
EHEC	Enterohaemorrhagic Escherichia coli	
EK	Erythrozytenkonzentrat	
EKT	Elektrokrampftherapie	
EKZ	Extrakorporale Zirkulation	
ELAD	Extracorporeal liver assist device	
ELD	End-stage liver disease	
EMG	Electromyography	
EMS	Elektrische Muskelstimulation	
EP	Evoked potentials	
ERC	European Resuscitation Council	
ERCP	Retrograde Cholangiopankreatikografie	
ESBL	Extended-Spectrum-Betalaktamase	
ESC	European Society of Cardiology	
ESV	End-systolic volume	
EVD	Externe Ventrikeldrainage	
EVLW	Extravascular lung water	
EVLWI	Extravascular lung water index	
EZR	Extrazellulärraum	
$FACO_2$	Fractional concentration of carbon dioxide	
FAEP	Frühe akustisch evozierte Potentiale	
FCOHb	Fraktionelles Carboxyhämoglobin	
FDA	Federal Drug Administration	
$FECO_2$	Fraction of expired carbon dioxide	
FFP	Fresh frozen plasma	
FiO_2	Sauerstofffraktion	
FLAIR	Fluid attenuated inversion recovery	
FMetHb	Fraktionelles Methämoglobin	
FRC	Functional residual capacity	
FSHb	Sulfhämoglobin	
FSP	Fibrinspaltprodukte	
GABA	Gamma-aminobutyric acid	
GAVE	Gastric antral vascular ectasia	
GCS	Glasgow Coma Scale	
G-CSF	Granulocyte colony-stimulating factor	
GEDV	Global end-diastolic volume	
GEDVI	Global end-diastolic volume index	
GEF	Global ejection fraction	
GFD	Glomerulärer Filtrationsdruck	

GFP	Gefrorenes Frischplasma
GFR	Glomerular filtration rate
GIB	Gastrointestinale Blutung
GKW	Gesamtkörperwasser
GVHD	Graft-versus-Host disease
GVHR	Graft-versus-Host-Reaktion
GVT	Graft-versus-Tumor
HbA	Adultes Hämoglobin
HbaO$_2$	Fraktionelles arterielles Oxyhämoglobin
HbO$_2$	Fraktionelles Oxyhämoglobin
HbsAg	Hepatitis B surface antigen
HbvO$_2$	Fraktionelles gemischt-venöses Oxyhämoglobin
hCAP	Healthcare community acquired pneumonia
HCG	Humanes Choriongonadotropin
HCV	Hepatitis-C-Virus
HD	Hämodialyse
HDF	Hämodiafiltration
HE	Hepatic encephalopathy
HEPA	High efficiency particulate
HES	Hydroxyethyl starch
HF	Herzfrequenz
HF	Hämofiltration
HFPEF	Heart failure with preserved ejection fraction
HHH	Triple H therapy: hypertension, hypervolemia, hemodilution
HIT	Heparin-induced thrombocytopenia
Hk	Hämatokrit
HLA	Humanes Leukozytenantigen
HLM	Heart-lung machine
HLTX	Heart-lung transplantation
HME	Heat and moisture exchanger
HMPAO	Hexamethylpropyleneamine oxime
HMPV	Humanes Metapneumovirus
HMV	Herzminutenvolumen
HPS	Hepatopulmonales Syndrom
HPV	Hypoxic pulmonary vasoconstriction
HR	Heart rate
HRST	Herzrhythmusstörungen
HST	Harnstoff
HSV	Herzschlagvolumen
HSV	Herpes simplex virus
HTD	Hirntoddiagnostik
HTX	Heart transplantation
HU	High urgency
HWS	Halswirbelsäule
HWZ	Halbwertszeit
HZV	Herzzeitvolumen

I	Inspirationszeit
IABP	Intra-aortic balloon pump
IAH	Intra-abdominal hypertension
IAP	Intra-abdominal pressure
IBW	Ideales Körpergewicht
ICD	Implantable cardioverter defibrillator
ICG	Indocyanine Green
ICH	Intrakranielle Hypertension
ICP	Intra-cranial pressure
ICR	Intercostalraum
ICUAW	ICU-acquired weakness
IHA	Irreversibler Hirnfunktionsausfall
IHD	Intermittent haemodialysis
ILV	Independent lung ventilation
IMC	Intermediate Care Station
INR	International Normalized Ratio
IPAP	Inspiratory positive airway pressure
IPK	Intermittierende pneumatische Kompression
IPPV	Intermittent positive pressure ventilation
IPVD	Intrapulmonary vascular dilatation
ITBV	Intrathoracic blood volume
ITBVI	Intrathoracic blood volume index
ITP	Intrathoracic pressure
ITS	Intensivtherapiestation
IZB	Intrazerebrale Blutung
IZR	Intrazellulärraum
KDIGO	Kidney Disease Improving Global Outcomes
KHK	Koronare Herzerkrankung
KLRT	Kontinuierliche Laterale Rotationstherapie
KM	Kontrastmittel
KOD	Kolloidosmotischer Druck
KOF	Körperoberfläche
kPa	Kilopascal
KW	Klinische Wahrscheinlichkeit
LAD	Left anterior descending
LAE	Lungenarterienembolie
LCA	Left coronary artery
LCT	Long-chain triglyceride
LE	Lungenembolie
LIP	Lower inflection point
LPS	Lipopolysaccharide
LV	Left ventricle
LVAD	Left ventricular assist device
LVEDD	Left ventricular end-diastolic diameter
LVEDP	Left ventricular end-diastolic pressure
LVEDV	Left ventricular end-diastolic volume

LVEF	Left ventricular ejection fraction
LVESV	Left ventricular end-systolic volume
LVP	Left ventricular pressure
MAC	Minimal alveolar concentration
MAP	Mean arterial pressure
MARS	Molecular Adsorbent Recirculating System
MBK	Minimaler bakterizider Hemmkonzentration
MCT	Medium-chain triglyceride
MDMA	3,4-Methylenedioxymethamphetamine
MDR	Multi Drug resistance
MDRD	Modification of Diet in Renal Disease
MELD	Model for End-Stage Liver Disease
MELS	Modular Extracorporeal Liver Support
MET	Medical emergency team
MetHb	Methämoglobin
$MgSO_4$	Magnesiumsulfat
MHK	Minimale Hemmkonzentration
MHS	Mittelhirnsyndroms
MIC	Minimum inhibitory concentration
MIGET	Multiple inert gas elimination technique
MMF	Mycophenolat-Mofetil
MMV	Mandatory minute ventilation
MNS	Malignes Neuroleptikasyndrom
MOV	Multiorganversagen
MPBetreibV	Verordnung über das Errichten, Betreiben und Anwenden von Medizinprodukten
MPG	Medizinproduktegesetz
MPSV	Verordnung über die Erfassung, Bewertung und Abwehr von Risiken bei Medizinprodukten
MPV	Verordnung über Medizinprodukte
MPVertrV	Verordnung über die Vertriebswege für Medizinprodukte
MRA	Magnetresonanzangiografie
MRC	Medical Research Council
mRS	modified Rankin Scale
MRSA	Methicillin-resistenter Staphylococcus aureus
M-SSEP	Median somatosensory evoked potential
MTPS	Thromboseprophylaxestrümpfe
MTt	Mean transit time
MTX	Methotrexat
MuRF-1	Muscle RING-finger protein-1
NAC	N-Acetylcystein
NANDA	North American Nursing Diagnosis Association
NAP	Nosocomial acquired pneumonia
NASH	Nonalcoholic steatohepatitis
NASPE	North American Society of Pacing and Electrophysiology
NAVA	Neurally adjusted ventilatory assist

NIHSS	National Institutes of Health Stroke Scale
NIV	Noninvasive Beatmung
NMDA	N-Methyl-D-Aspartat
NMH	Niedermolekulares Heparin
NO	Nitric oxide
NOAC	Novel oral anticoagulants
NPO	Nil per os
NRS	Numeric Rating Scale
NSAID	Non-steroidal anti-inflammatory drugs
NSAR	Nichtsteroidale Antirheumatika
NSE	Neuronenspezifische Enolase
NSTE-ACS	Non-ST elevation acute coronary syndrome
NSTEMI	Non-ST segment elevation myocardial infarction
NVAF	Non-valvular atrial fibrillation
NYHA	New York Heart Association
O_2Hb	Oxyhämoglobin
OAK	Orale Antikoagulation
OELM	Optimal laryngeal manipulation
ÖGD	Ösophagogastroduodenoskopie
OKH	Oberkörperhochlagerung
OR	Odds Ratio
OSAS	Obstruktives Schlafapnoe-Syndrom
$pACO_2$	Alveolärer Kohlendioxidpartialdruck
$paCO_2$	Arterieller Kohlendioxidpartialdruck
PACU	Post-anaesthesia Care Unit
PAH	Pulmonary arterial hypertension
PAK	Pulmonalarterienkatheter
pAO_2	Alveolärer Sauerstoffpartialdruck
paO_2	Arterieller Sauerstoffpartialdruck
PAOP	Pulmonary artery occlusion pressure
PAP	Pulmonary artery pressure
PAPI	Pulmonary artery pressure index
PAV	Proportional assist ventilation
pAVK	Periphere arterielle Verschlusskrankheit
PAWP	Pulmonary artery wedge pressure
PBW	Predicted body weight
PCA	Posterior cerebral artery
PCHI	Pulskontur-Herzindex
pCO_2	Kohlendioxydpartialdruck
PCP	Pneumocystis-Pneumonie
PCT	Procalcitonin
PCV	Pressure controlled ventilation
PCWP	Pulmonary capillary wedge pressure
PDE	Phosphodiesterase
PDK	Periduralkatheter
PDMS	Patientendatenmanagementsystem

PDT	Perkutane dilatative Tracheotomie
PEA	Pulseless electrical activity
pECLA	Pumpless extracorporeal lung assist
PEEP	Positive end-expiratory pressure
PEG	Perkutane endoskopische Gastrostomie
PFO	Persistierendes Foramen ovale
pH_2O	Wasserdampfpartialdruck
PiCCO	Pulse Contour Cardiac Output
PIE	Pulmonales interstitielles Emphysem
piO_2	Inspiratorischer Sauerstoffpartialdruck
PIP	Peak inspiratory pressure
PIRRT	Prolonged intermittent renal replacement therapy
pO_2	Sauerstoffpartialdruck
POC	Point of Care
PONV	Postoperative nausea and vomiting
PPV	pulse presssure variation
PS	Pressure support
PSB	Protected specimen brushing
psO_2	Partielle Sauerstoffsättigung
PSV	Pressure support ventilation
PTP	Pressure-time product
PTSD	Post traumatic stress disorder
PVAD	Percutaneous ventricular assist device
pvO_2	Gemischt-venöser Sauerstoffpartialdruck
PVPI	Pulmonalvaskulärer Permeabilitätsindex
PVR	Pulmonaler Widerstand
PVRI	Pulmonary Vascular Resistance Index
pVT	Pulslose ventrikuläre Tachykardie
PVV	Pulse pressure variation
PWI	Perfusion weighted imaging
PWP	Pulmonary wedge pressure
Q_C	Blutfluss durch kapillär belüftete Lungenareale
Q_S	Shuntblutfluss
Q_S/Q_T	Intrapulmonaler Shunt
Q_T	Gesamter Blutfluss
Q_{VA}/Q_T	Venöse Beimischung
RAAS	Renin-Angiotensin-Aldosteron-System
RAP	Right atrial pressure
RASS	Richmond Agitation Sedation Scale
RCA	Right coronary artery
RDS	Respiratory distress syndrome
REE	Resting energy expenditure
RFG	Renaler Filtrationsgradient
RIFLE	Risk, Injury, Failure, Loss, End Stage Renal Disease
RIS	Radiologieinformationssystem
RIVA	Ramus interventricularis anterior

RKI	Robert Koch-Institut	
ROSC	Return of spontaneous circulation	
RQ	Respiratorischer Quotient	
RSB	Rechtsschenkelblock	
RSBI	Rapid Shallow Breathing Index	
RSI	Rapid sequence induction	
RSV	Respiratory syncytial virus	
RTA	Renal-tubuläre Azidose	
RV	Right ventricle, rechter Ventrikel	
RVEDP	Right ventricular end-diastolic pressure	
RVEDV	Right ventricular end-diastolic volume	
RVEDVI	Right ventricular end-diastolic volume index	
RVEF	Right ventricular ejection fraction	
RVFAC	Right ventricular fractional area change	
RVOT	Right ventricular outflow tract	
RVP	Right ventricular pressure	
RVRI	Renal Vascular Resistance Index	
SAB	Subarachnoidal bleeding	
SAD	Supraglottic airway device	
SaO_2	Arterielle Sauerstoffsättigung	
SAPS	New Simplified Acute Physiology Score	
SAS	Sleep apnea syndrome	
SBE	Subakute bakterielle Endokarditis	
SBH	Säure-Basen-Haushalt	
SBT	Spontaneous breathing trial	
sCAP	Severe community acquired pneumonia	
SEP	Somatosensory evoked potential	
SHT	Schädel-Hirn-Trauma	
SIADH	Syndrom der inadäquaten ADH-Sekretion	
SIMV	Synchronized intermittent mandatory ventilation	
SIRS	Systemic inflammatory response syndrome	
SLE	Systemischer Lupus erythematodes	
SLED	Sustained low-efficiency dialysis	
SLEDD	Slow low-efficiency daily dialysis	
SLTx	Single lung transplantation	
SO_2	Sauerstoffsättigung	
SOP	Standard Operating Procedure	
SPAD	Single path albumin dialysis	
SSW	Schwangerschaftswoche	
STEMI	ST-segment elevation myocardial infarction	
SV	Stroke volume	
SvcO2	zentralvenöse Sauerstoffsättigung	
SVES	Supraventricular extrasystole	
SVI	Stroke Volume Index	
SvO_2	Gemischt-venöse Sauerstoffsättigung	
SVR	Small-volume resuscitation	

SVR	Systemic vascular resistance
SVRI	Systemic Vascular Resistance Index
SVT	Supraventricular Tachycardia
SVV	Stroke volume variation
TAPSE	Tricuspid annular plane systolic excursion
TBI	Total body irradiation
TBV	Total blood volume
TCA	Trizyklische Antidepressiva
TCCD	Transcranial Color Coded Duplexsonography
TCD	Transcranial doppler sonography
TCI	Target controlled infusion
TDM	Therapeutisches Drug-Monitoring
TEA	Thromboendarterectomy
TEE	Total energy expenditure
TEE	Transösophageale Echokardiografie
TF	Tissue factor
TFPI	Tissue factor pathway inhibitor
tHb	Gesamtes Hämoglobin
TIA	Transitory ischemic attack
TIPS	Transjugular intrahepatic portosystemic shunt
TK	Thrombozytenkonzentrat
TLC	Total lung capacity
TMP	Transmembrandruck
TP	Tissue pressure
tPA	Tissue-type plasminogen activator
TPG	Transpulmonaler Gradient
TPG	Transplantationsgesetz
TPN	Totale parenterale Ernährung
TPW	Totaler peripherer Widerstand
TPZ	Thromboplastinzeit
TSH	Thyroid stimulating hormone
TTE	Transthorakale Echokardiografie
TVT	Tiefe Venenthrombose
TXA	Tranexamic acid
TZ	Thrombinzeit
UFH	Unfraktioniertes Heparin
UIP	Upper inflection point
VA	Vertebral artery
V_A	Alveoläre Ventilation
VAD	Ventricular assist devices
VA-ECMO	Venoarterielle extrakorporale Membranoxygenierung
VAP	Ventilator-associated pneumonia
VAS	Visual Analogue Scale
VC	Vital capacity
VCV	Volume-controlled ventilation
V_D/V_T	Totraum

VES	Ventricular extrasystole
VF	Ventricular fibrillation
VHF	Vorhofflimmern
VKA	Vitamin-K-Antagonisten
VO_2	Sauerstoffverbrauch
VOD	Veno-occlusive disease
VOR	Vestibulo-ocular reflex
VTE	Venöse Thromboembolie
VWD	Von Willebrand disease
VWF	Von Willebrand factor
VWS	Von Willebrand syndrome
VZV	Varizella-Zoster-Virus
WBC	White blood cells
WFNS	World Federation of Neurological Surgeons
WSACS	World Society of the Abdominal Compartment Syndrome
ZNS	Zentrales Nervensystem
ZVD	Zentraler Venendruck
ZVK	Zentraler Venenkatheter

Inhaltsverzeichnis

Grundlagen

Pathophysiologie 3

Die Blutgasanalyse 3
Willehad Boemke

Elektrolythaushalt 25
Philipp Pickerodt, Willehad Boemke

Shunt, Totraum, Diffusion 43
Bodil Petersen, Thilo Busch

Pathophysiologie des Schocks 51
Henrik Rüffert

Gerätetechnik 63

Das Medizinproduktegesetz – was muss ein Intensivmediziner über das Medizinprodukterecht wissen? 63
Rainer Lobenstein, Fritjoff König

Beatmungstechnik 70
Fritjoff König, Rolf Bonell

Nierenersatztherapie 85
Udo Gottschaldt

Kardiale Unterstützungssysteme 104
Knut Röhrich

Welche Möglichkeiten des hämodynamischen Monitorings gibt es? 122
Thomas Hentschel

Intensivmedizinische Therapieprinzipien und Techniken 143

Wichtige Aspekte postoperativer/postinterventioneller Überwachung 143
Wolfgang Heinke

Reanimation 166
Alexander Dünnebier

Innerklinische Notfallversorgung 185
Gerald Huschak

Flüssigkeitstherapie mit Kristalloiden und Kolloiden 190
Nora Jahn

Atemwegsmanagement	196
Karsten Kluba	
Schwierige Beatmungssituationen	216
Hermann Wrigge	
Entwöhnung von der Beatmung	224
Sven Bercker	
Noninvasive Beatmung	231
Christian Nestler, Andreas W. Reske	
ECMO	245
Sven Laudi	
Lagerung von kritisch kranken Patienten	252
Sylvia Köppen	
Besonderheiten der intravenösen Arzneimitteltherapie	268
Axel Dürrbeck, Donald Ranft	
Ernährung des kritisch kranken Patienten	278
Gerald Huschak	
Thromboseprophylaxe auf der Intensivstation	294
Stefan Schering	
Sedierung, Analgesie und Delir	312
Sven Bercker	
Therapie mit Antiinfektiva in der Intensivmedizin	320
Stefan Angermair, Maria Deja	
Thoraxröntgen auf der Intensivstation	333
Reinhard Roßdeutscher	
Der ethische Konflikt	386
Rolf-Michael Turek	
Aufklärungspflichten, Organisationsverschulden, Übernahmeverschulden, Fixierung von Patienten, Delegation ärztlicher Aufgaben in der Intensivmedizin	413
Sandra Kuwatsch	

Intensivmedizinisch relevante Krankheitsbilder

Leberversagen	433
Falk Fichtner	
Früh, spät oder gar nicht: Indikation für Nierenersatzverfahren und Auswahl des Verfahrens	449
Achim Jörres	
Behandlung des akuten respiratorischen Distress-Syndroms	458
Thilo Busch, Sven Laudi, Udo Kaisers	

Neuromuskuläres Organversagen des kritisch kranken Patienten 468
Martin Krebs, Tobias Wollersheim, Steffen Weber-Carstens

Der blutende Patient 479
Michael Metze, Alexander Reske, Sirak Petros

Das akute Koronarsyndrom 495
Lutz Nibbe

Linksherzversagen 508
Sirak Petros

Rechtsherzversagen 522
Thomas Stiermaier, Steffen Desch, Holger Thiele

Lungenarterienembolie 538
Andreas Hirn, Thomas Köhler

Herzrhythmusstörungen 545
Martin Neef

Der septische Patient 570
Michael Oppert

Akute Pankreatitis 577
Maria Theresa Völker

Gastrointestinale Blutung 586
Katharina Mankel

Polytrauma 609
Bernd Donaubauer

Pneumonie 619
Philipp Simon

Abdominelles Kompartmentsyndrom 631
Dierk Schreiter

**Schädel-Hirn-Trauma, intrazerebrale Blutung und erhöhter Hirndruck.
Welche Konsequenzen für die Intensivtherapie?** 640
Markus Dengl, Christof Renner

Der ischämische Schlaganfall 649
Dietmar Schneider

Aneurysmatische Subarachnoidalblutung 662
Felix Pfeifer

Der hirntote Patient 677
Dietmar Schneider

Vergiftungen 699
Ludger Mende

Der organtransplantierte Patient 717
Diana Becker-Rux

Der hämatologische Patient auf der Intensivstation 725
Gerhard Behre

Stichwortverzeichnis 733

Grundlagen

Pathophysiologie

Die Blutgasanalyse 3
Willehad Boemke

Elektrolythaushalt 25
Philipp Pickerodt, Willehad Boemke

Shunt, Totraum, Diffusion 43
Bodil Petersen, Thilo Busch

Pathophysiologie des Schocks 51
Henrik Rüffert

Pathophysiologie

Die Blutgasanalyse

Willehad Boemke

? Welche wesentlichen Parameter werden mit der sog. Blutgasanalyse (BGA) bestimmt?

Vor allem die Parameter des Säure-Basen-Haushalts (SBH), wie
- pH
- $cHCO_3^-(aP)$ (aktuelle Bikarbonatkonzentration)
- pCO_2 (Kohlendioxydpartialdruck)

sowie Oxygenierungsparameter:
- pO_2 (Sauerstoffpartialdruck)
- O_2-Sättigung
- O_2-Gehalt

? Was sind die Normalwerte der wichtigsten Säure-Basen-Parameter für Raumluftatmung auf Meereshöhe?

pH = 7,36–7,44
pO_2 = 75–97 mmHg (10–12,9 kPa)
saO_2 = 95–99% (arterielle Sauerstoffsättigung)
pCO_2 = 35–45 mmHg (4,6–6,0 kPa)
$cHCO_3^-(aP)$ = 22–26 mmol/l (aktuelle Bikarbonatkonzentration)
$cHCO_3^-(Std)$ = 22–27 mmol/l (Standardbikarbonatkonzentration)
BE (Basenabweichung oder base excess) –2 bis +2 mmol/l
(Umrechnungsfaktoren: kPa = mmHg × 0,1333, mmHg = kPa × 7,5)

Nachfolgend wird die konventionelle Interpretation des Säure-Basen-Haushalts besprochen [Boemke et al. 2004; Boemke et al. 2012; Rose und Post 2001; Zander 2001]. Die physiko-chemische Interpretation des Säure-Basen-Haushalts nach Stewart [Deetjen, Lichtwarck-Aschoff 2007; Fencl V et al. 2000; Kellum 2009; Rehm et al. 2004] erfordert u.a. die Bestimmung der Plasmakonzentrationen von Albumin und Phosphat – Parameter, die in den vor Ort verfügbaren Blutgasgeräten standardmäßig bisher nicht bestimmt werden. Auf den Stewart-Ansatz und dessen Nomenklatur wird hier daher nicht näher eingegangen, ebenso nicht auf die Bedingungen, die bei der Abnahme einer BGA einzuhalten sind [Burnett et al. 1995].

? Welche Werte werden vom Blutgasgerät gemessen, welche berechnet?

Direkt gemessen werden die Partialdrücke von Sauerstoff (pO_2) und Kohlendioxid (pCO_2) sowie der pH. Berechnet werden die Bikarbonatkonzentration, die Basenabweichung und der Halbsättigungsdruck (p_{50}) (sog. abgeleitete Werte). Dadurch werden Informationen über 3 lebenswichtige Prozesse gewonnen: den Säure-Basen-Haushalt, die alveoläre Ventilation und den Oxygenierungsstatus des Blutes. Daneben bestimmen die Blutgasgeräte heute standardmäßig die Konzentrationen einer Reihe von Elektrolyten, z.B. cK^+, cNa^+, cCa^{++}, cCl^- und die Laktatkonzentration.

? Wie ist der pH-Wert definiert?

Der pH-Wert ist definiert als der negative dekadische Logarithmus der Wasserstoffionenkonzentration. Der Normalwert im Plasma beträgt 7,4 entsprechend 40 nmol H^+/l. Aus der Henderson-Hasselbalch-Gleichung ist ersichtlich, dass der pH-Wert vom Verhältnis der Bikarbonat- zur CO_2-Konzentration abhängt, da der Löslichkeitskoeffizient für CO_2 und der pK-Wert als Konstante betrachtet werden können.

$$pH = pK + \log \frac{[HCO_3^-]}{[CO_2]} = 6{,}1 + \log \frac{[HCO_3^-]}{\alpha \times pCO_2} = 6{,}1 + \log \frac{24}{1{,}3} = 6{,}1 + 1{,}3 = 7{,}4 \qquad (Gl.\ 1)$$

α = Löslichkeitskoeffizient für CO_2 = 0,03 mmol/(l × mmHg), oder wenn pCO_2 in kPa gemessen wurde α = 0,225 mmol/(l × kPa); $[HCO_3^-]$ = Bikarbonatkonzentration, Normalwert: 24 mmol/l; $[CO_2]$ = Kohlendioxydkonzentration = $\alpha \times pCO_2$, Normalwert: 1,2 mmol/l; log 20 = 1,3

Mit anderen Worten: Der pH-Wert bleibt konstant, wenn das Verhältnis $[HCO_3^-]/[\alpha \times pCO_2]$ konstant bleibt, unabhängig von der absoluten Größe dieser Konzentrationen. Der normale extrazelluläre pH-Wert des arteriellen Blutes beträgt 7,36–7,44. Sinkt der pH-Wert unter 7,35, sprechen wir von einer Azidose, steigt er über 7,45 von einer Alkalose.

? Welche Bedeutung kommt der pH-Wert-Regulation zu?

Das Aktivitätsmaximum der Enzyme ist an einen bestimmten pH-Wert gebunden (pH-Optimum). So nimmt u.a. die Phosphofructokinaseaktivität bei Azidose ab (wichtig für die Glukoseutilisation). Dies führt zu einer starken Einschränkung der Energieversorgung des Körpers.

Auch die Erregbarkeit von Nerven- und Muskelzellen ist pH-Wert-abhängig.

Plasma-pH-Werte unter 6,8 und über 7,8 sind mit dem Leben längerfristig nicht vereinbar und bedürfen einer zügigen Korrektur.

Sehr niedrige Werte werden bspw. nach Metforminintoxikationen beobachtet. Hier wurde u.a. ein pH von 6,38 beschrieben, der überlebt wurde [Ahmad und Beckett 2002]. An dieser Stelle sei darauf hingewiesen, dass die „Bikarbonat"-Hämodialyse oder Hämodiafiltration (nicht die veno-venöse Hämofiltration) das Verfahren der Wahl zur Elimination des Meformins und der Milchsäure (erkennbar am Abfall des Laktatspiegels) ist [Lemyze et al. 2010].

? Woher stammen die Säuren in unserem Körper?

Sie stammen aus der Nahrung und dem Stoffwechsel. Wir unterscheiden volatile von nichtvolatilen Säuren.

? Was ist eine volatile Säure?

Die Kohlensäure (H_2CO_3) ist eine volatile (flüchtige) Säure, die bei der energieliefernden Kohlehydrat- und Fettsäureoxidation entsteht. Durch den schnellen Zerfall des H_2CO_3 in äquimolare Mengen CO_2 + H_2O werden bereits unter Grundumsatzbedingungen ca. 14 mol CO_2 bzw. 314 l CO_2 (14 mol CO_2/d × 22,4 l/mol) pro Tag gebildet. Dies entspricht einer „Ruhe"-Produktionsrate von ca. 10 mmol CO_2/min.

Wenn das anfallende CO_2 nicht zeitgerecht abgeatmet wird (adäquate alveoläre Ventilation), kommt es zu einem Anstieg des pCO_2. Bei einer Apnoe steigt der pCO_2 um 3–5 mmHg pro Minute. Innerhalb weniger Minuten kommt es zur Entwicklung einer respiratorischen Azidose. Ist die periphere Zirkulation und das Herz-Zeit-Volumen inadäquat, so wird das CO_2 nicht zeitgerecht zur Lunge transportiert, und die endtidale CO_2-Konzentration fällt ab. Differenzialdiagnostisch wäre bei einem raschen Abfall der endtidalen CO_2-Konzentration auch an eine Lungen- oder Luftembolie zu denken (verstärkte Totraumventilation). Dabei ist der im Blut gemessene pCO_2-Wert gleichzeitig erhöht.

? Wie gelangt das CO_2 von den Zellen zur Lunge?

Das im Zellstoffwechsel anfallende CO_2 diffundiert ins Plasma. CO_2 ist im Plasma schlecht löslich, diffundiert jedoch leicht in die Erythrozyten. Im Erythrozyten befindet sich reichlich Carboanhydrase, die im Plasma nicht vorhanden ist. Die Carboanhydrase katalysiert die Reaktion von CO_2 und Wasser zu Kohlensäure, die wiederum in H^+ und HCO_3^- zerfällt:

$$CO_2 + H_2O \leftrightarrows H_2CO_3 \leftrightarrows H^+ + HCO_3^- \tag{Gl. 2}$$

Die O_2-Abgabe (Hb-Reduktion) im Gewebe verbessert die Fähigkeit des Hämoglobins, Protonen und das beim Zerfall der Kohlensäure entstehende H^+ zu binden (Bohr-Effekt).

Das gleichzeitig anfallende HCO_3^- wird über den Chlorid-Bikarbonat-Austauscher der Erythrozytenmembran („anion exchange protein" AE1) im 1:1-Austausch gegen Chlorid **ladungsneutral** nach extrazellulär transportiert (**Chlorid-** oder **Hamburger-Shift**).

In der Lunge gibt das Hb mit der Sauerstoffaufnahme die gepufferten Wasserstoffionen wieder ab (**Haldane-Effekt**), die dann mit HCO_3^- zu H_2O und CO_2 reagieren. CO_2 diffundiert entlang des Partialdruckgefälles in die Alveolarluft. Die CO_2-Abgabe und die O_2-Aufnahme erfolgen bis zum Partialdruckausgleich in weniger als 1 s (Verweildauer der Erythrozyten in den Lungenkapillaren).

Im Blut wird CO_2 daher zum größten Teil (85%) in Form von HCO_3^- transportiert und nur zu 5–8% physikalisch gelöst und zu weiteren 5–10% als Carbaminohämoglobin ($Hb-NH_2$ + $CO_2 \leftrightarrows Hb-NH-COO^- + H^+$).

? Was sind nichtvolatile Säuren?

Nichtvolatile Säuren stammen entweder aus der Nahrung oder aus dem Abbau schwefelhaltiger (Cystein, Methionin) und kationischer Aminosäuren (Lysin und Arginin). Säuren, wie Phosphor- und Schwefelsäure, entstehen im Stoffwechsel durch den Abbau von Phosphorsäureestern (Nukleinsäuren, Phospholipiden) und Schwefelsäureestern (sauren Mukopolysacchariden), die mit der Nahrung aufgenommen wurden. Täglich fallen ca. 50–100 mmol Wasserstoffionen an (ca. 1 mmol H^+/kg KG), die renal eliminiert werden müssen.

Bei einer unklaren metabolischen Azidose, besonders bei unbekannten (Notfall-)Patienten, sollte immer auch an eine Intoxikation gedacht werden, z.B. durch das Frostschutzmittel

Ethylenglykol (Glykolsäure, Oxalsäure), Methanol (Ameisensäure) oder Paraldehyd (Essigsäure).

Milchsäure (Laktat) stellt wegen ihrer kontinuierlichen Weiterverwertung beim Gesunden kein Problem dar und findet sich im Blut nur in geringen Konzentrationen (ca. 1 mmol/l), und dies, obwohl ein Erwachsener etwa 1300 mmol Milchsäure (Laktat + H^+) pro Tag produziert. Diese Milchsäure stammt überwiegend aus Muskulatur, Haut, Darm, Gehirn und Erythrozyten. Das H^+ der Milchsäure wird vorwiegend unter Verbrauch von HCO_3^- gepuffert. Das so verbrauchte HCO_3^- wird quantitativ zurückgewonnen durch Verwendung der Laktationen im Rahmen der Glukoneogenese.

$2CH_3\text{-}CHOH\text{-}COO^- + 2H^+ \rightarrow C_6H_{12}O_6$ (Gl. 3)
Laktat Glukose

sowie bei der Laktatoxidation

$CH_3\text{-}CHOH\text{-}COO^- + H^+ + 3O_2 \rightarrow 3CO_2 + 3H_2O$ (Gl. 4)

Ist die kontinuierliche Weiterverwertung organischer Säuren gestört, z.B. im Rahmen einer diabetischen Ketoazidose (Insulinmangel) oder Laktazidose (z.B. schwere Lebererkrankung oder Störung der Leberperfusion im Schock, Hypoxie), können bis zu 100 mmol H^+/h anfallen und schwere metabolische Azidosen verursachen.

 Wie reagiert der Körper auf eine Änderung des Säure-Basen-Status?
Der pH-Wert wird im Wesentlichen über 3 Mechanismen „verteidigt":
1. Chemische Pufferung (sofortige Antwort)
Systeme, die wie das HCO_3^-/H_2CO_2-System aus einer schwachen Säure (CO_2 ist äquimolar zu H_2CO_3) und ihrer korrespondierenden Base (HCO_3^-) bestehen, werden **Puffer** genannt. Puffer haben die Eigenschaft, Änderungen des pH-Wertes geringer zu halten, als es der zugeführten Säuren-(pH-Abfall) und Basenmenge (pH-Anstieg) ohne Puffer entsprechen würde. Die Puffervorgänge laufen innerhalb weniger Sekunden ab und führen zu Änderungen der HCO_3^--Konzentration.

Wichtige extrazelluläre Puffer

Bikarbonatpuffer: $H^+ + HCO_3^- \leftrightarrows H_2CO_3 \leftrightarrows CO_2 + H_2O$ **Offenes System!**
Plasmaproteine: (Proteine sind Ampholyte)
Siehe Abbildung 1

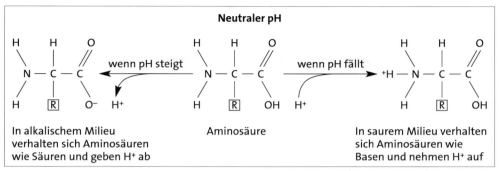

Abb. 1: Aminosäuren mit ihrer saureren Carboxy- und basischen Aminogruppe sind amphotere Substanzen (Ampholyte), die sowohl als Säuren als auch als Basen reagieren können.

Wichtige intrazelluläre Puffer (60–70% der Pufferkapazität des Körpers befindet sich intrazellulär)

Hämoglobin: $Hb - H^+ + H_2O \leftrightarrows H_3O^+ + Hb$
Phosphat: $H_2PO_4 + H_2O \leftrightarrows H_3O^+ + HPO_4^{2-}$
Intrazelluläre Proteine
Bikarbonatpuffer
Die **Knochen** haben besonders bei lang anhaltender Azidose (z.B. renale Azidose) ebenfalls eine Pufferfunktion. Die Aufnahme von H^+ ist dabei mit einer Freisetzung von $NaHCO_3$ und $KHCO_3$ und später von $CaCO_3$ und $CaHPO_4$ verbunden (Demineralisation des Knochens, z.B. bei chronisch Nierenkranken).

2. **Die respiratorische Antwort**: Änderungen der Ventilation
Die Höhe des pCO_2 im Plasma (Normalwert 40 mmHg = 5,33 kPa) wird bestimmt vom CO_2-Anfall im Stoffwechsel ($\dot{V}CO_2$) (ca. 200 ml CO_2/min) und der CO_2-Elimination über die Lunge (alveoläre Ventilation, $\dot{V}_A$). Der arterielle pCO_2 errechnet sich somit zu:

$paCO_2 = (\dot{V}CO_2 / \dot{V}_A) \times k$ (Gl. 5)
(a = arteriell, A = alveolär, k = Konstante)

Die alveoläre Ventilation ist folgendermaßen definiert:

$\dot{V}_A = Af \times (V_T - V_D)$ (Gl. 6)
(V_A = alveoläre Ventilation, Af = Atemfrequenz pro Minute, V_T = Tidalvolumen, V_D = Totraumvolumen).

Aus Gleichung 5 ergibt sich, dass der $paCO_2$ sich bei einer 50%igen Reduktion der alveolären Ventilation verdoppelt.

3. **Renale Antwort** über eine Änderung der Bikarbonatausscheidung
Dieser langsame Prozess (Adaptation dauert Stunden bis Tage) ist verantwortlich für die Ausscheidung der fixen Säuren und für die kompensatorischen Änderungen der Plasmabikarbo-

natkonzentration bei bestehenden respiratorischen Säure-Basen-Haushalts-Störungen. Die Niere hat dabei die Aufgabe der

- **Rückgewinnung von filtrierten Bikarbonationen** (180 l Ultrafiltrat/d × 24 mmol/l Bikarbonationen = 4320 mmol/d). Dies erfolgt zu 85–90% im Verlauf des proximalen Tubulus durch den Na^+/H^+-Antiporter und im distalen Tubulus über eine **primär aktive Wasserstoffionenpumpe**, deren Aktivität durch Aldosteron gesteigert werden kann. Die Abgabe des rückgewonnenen HCO_3^- ins Blut erfolgt dabei im Austausch gegen Cl^- (HCO_3^-/Cl^--Antiporter).
- **Neubildung von Bikarbonationen** durch Ausscheidung von Wasserstoffionen, z.B. mit dem $HPO_4^{2-}/H_2PO_4^-$-Phosphatpuffer und indirekt über die Ausscheidung von NH_4^+ (Ammonium).

? Worauf beruhen Störungen des Säure-Basen-Haushalts ganz allgemein?
Störungen des Säure-Basen-Haushalts sind Folge eines Bilanz**un**gleichgewichts zwischen basischen und sauren Valenzen und verändern den pH von 7,4.

? Durch welche 3 Parameter können respiratorische (Lunge und Atmung) und metabolische (Stoffwechsel) Störungen hinreichend beschrieben werden?
Durch pH-Wert, pCO_2 und Standardbikarbonat bzw. Basenabweichung.

? Wie sind Standardbikarbonat, aktuelles Bikarbonat und Basenabweichung definiert?
Aktuelle Bikarbonatkonzentration: Diese wird aus der Henderson-Hasselbalch-Gleichung berechnet. Sie ist neben den metabolischen Veränderungen vom aktuellen pCO_2 im Plasma abhängig. So führt ein Anstieg des pCO_2 von 20 (2,66 kPa) auf 60 mmHg (8 kPa) in vitro im Vollblut zu einem Anstieg des aktuellen HCO_3^- um 7,5 mmol/l (sog. **blut-chemische CO_2- bzw. HCO_3^--Bildung**) (s. Gl. 2).

Standardbikarbonatkonzentration: Bikarbonationenkonzentration im Plasma des vollständig oxygenierten Blutes bei 37 °C und einem pCO_2 von 40 mmHg (5,33 kPa). Durch die Äquilibrierung der Blutprobe bei einem standardisierten pCO_2 von 40 mmHg (5,33 KPa) wird die Bikarbonatbestimmung von dem tatsächlich im arteriellen Blut herrschenden pCO_2 unabhängig (Randbedingungen: 37 °C, normale Körpertemperatur), Sauerstoffvollsättigung des Hämoglobins). Das Standardbikarbonat ist damit ein Parameter, der unabhängig vom aktuellen pCO_2 und damit der aktuellen alveolären Ventilation nur die **metabolischen** Veränderungen erkennen lässt.

Basenabweichung (Basenüberschuss; base excess): Wurde früher durch Titration der Blutprobe bis zu einem pH-Wert von 7,4 bei einem pCO_2 von 40 mmHg (5,3 kPa mmHg), einer Temperatur von **37 °C** und bei **aktueller Sauerstoffsättigung** bestimmt (Minuswert: Basendefizit; Pluswert: Basenüberschuss). Heute wird die Basenabweichung i.d.R. vom Blutgasautomaten berechnet. In die Berechnung gehen ein: pH, pCO_2, cHb und Sauerstoffsättigung [Lang und Zander 2002].

? Was versteht man unter kompensierten und nicht kompensierten Säure-Basen-Haushalts-Störungen?

Primäre Störungen in einem der den Säure-Basen-Haushalt kontrollierenden Systeme können sekundär z.T. durch die jeweils anderen Systeme **kompensiert** werden (s. Tab. 1).

Tab. 1: Primär respiratorische und nichtrespiratorische (metabolische) Säure-Basen-Haushalts-Störungen sowie Effekte der Kompensation der primären Veränderungen

	pH	$paCO_2$ [mmHg]	BE [mmol/l]
Nicht kompensierte metabolische Azidose	< 7,36	N	< −2
Kompensierte metabolische Azidose	< (n)	< 35	< −2
Nicht kompensierte respiratorische Azidose	< 7,36	> 45	N
Kompensierte respiratorische Azidose	< (n)	> 45	> +2
Nicht kompensierte metabolische Alkalose	> 7,44	N	> +2
Kompensierte metabolische Alkalose	> (n)	> 45	> +2
Nicht kompensierte respiratorische Alkalose	> 7,44	< 35	n
Kompensierte respiratorische Alkalose	> (n)	< 35	< −2

N = Normbereich, (n) = nur selten vollständig in den Normbereich zurückkehrend, BE = „base excess" (Basenabweichung), $paCO_2$ = arterieller CO2-Partialdruck

Säure-Basen-Haushalts-Störungen können u.a. mit Änderungen der Natrium-, Kalium- und Chloridbestände verbunden sein.

? Gibt es Anhaltswerte, die auf eine hinreichende Kompensation primärer respiratorischer oder metabolischer Säure-Basen-Haushalts-Störungen hindeuten?

Ja, dies sind empirische Werte. Eine unzureichende Kompensation kann auf das Vorliegen einer kombinierten Säure-Basen-Haushalts-Störung oder auf Erkrankungen der Kompensationsorgane Niere, Leber und Lunge hinweisen (s. Tab. 2).

    Cave: Besonders bei Schwerkranken können 2 und mehr SBH-Störungen nebeneinander bestehen, z.B. respiratorische Azidose + metabolische Alkalose, metabolische Azidose + metabolische Alkalose + respiratorische Alkalose! Der Nettoeffekt gemischter Störungen kann **additiv** sein (z.B. metabolische Azidose und respiratorische Azidose) und mit gravierenden pH-Wert-Änderungen einhergehen, oder die Änderungen haben **entgegengesetzte** Effekte (z.B. metabolische Azidose und respiratorische Alkalose) und so nur geringe Auswirkungen auf den pH.

    Die Interpretation des Säure-Basen-Status erfordert daher, alle vorliegenden, chronischen und aktuellen Erkrankungen und Beschwerden in die diagnostischen Überlegungen mit einzubeziehen.

Tab. 2: Erwartete kompensatorische Antworten auf primäre Störungen des Säure-Basen-Haushalts (nach [Rose und Post 2001])

Störung	Primäre Änderung	Kompensatorische Antwort
Metabolische Azidose	↓ 1 mmol/l $cHCO_3^-$	↓ 1,2 mmHg $paCO_2$
Metabolische Alkalose	↑ 1 mmol/l $cHCO_3^-$	↑ 0,7 mmHg $paCO_2$
Respiratorische Azidose		
Akut (min)	↑ 10 mmHg $paCO_2$	↑ 1 mmol/l $cHCO_3^-$
Chronisch (Stunden, Tage)	↑ 10 mmHg $paCO_2$	↑ 3,5 mmol/l $cHCO_3^-$
Respiratorische Alkalose		
Akut (min)	↓ 10 mmHg $paCO_2$	↓ 2 mmol/l $cHCO_3^-$
Chronisch (Stunden, Tage)	↓ 10 mmHg $paCO_2$	↓ 4 mmol/l $cHCO_3^-$

$cHCO_3^-$ = aktuelle Plasmabikarbonationenk-Konzentration, $paCO_2$ = arterieller CO_2-Partialdruck, ↑ Anstieg über, ↓ Abfall unter den Referenzwert für $paCO_2$ (40 mmHg) oder $cHCO_3^-$ (24 mmol/l). Das Maximum der Kompensation bei akuter respiratorischer Azidose liegt etwa bei 30 mmol/l $cHCO_3^-$, bei metabolischer Alkalose (eine ungestörte respiratorische Funktion vorausgesetzt) bei einem $paCO_2$ von 55 mmHg.

Zeitbedarf der Kompensation

Das Maximum der metabolischen Kompensation bei respiratorischen Störungen wird erst **nach 3–7 Tagen** erreicht. Die Kompensation metabolischer Störungen durch Änderungen der Atmung beginnt schon nach wenigen Minuten und erreicht das Maximum **nach 6–12 h**.

Die respiratorische Kompensation verläuft wesentlich schneller als die hepatorenale:
- weil über die Lunge schnell große Mengen CO_2 (= Anhydrid der Kohlensäure) abgegeben werden können und
- weil CO_2 leicht zwischen Intra- und Extrazellulärraum diffundieren kann.

Eine vollständige Kompensation gelingt selten. Der pH-Wert bleibt deshalb typischerweise leicht in Richtung der primären Störung verschoben.

? **Welche Informationen wären für die adäquate Interpretation einer Blutgasanalyse ggf. wünschenswert?**
- Umgebungsbedingungen, z.B. inspiratorische O_2-Konzentration, Barometerdruck
- Labordaten, z.B. frühere Blutgasanalysen, Hämoglobinkonzentration oder Hämatokrit, Elektrolyt-, Glukose-, Laktat- und Harnstoffkonzentration im Plasma
- Apparative Diagnostik, z.B. Thoraxröntgenbild, Lungenfunktionstest
- Anamnese und körperlicher Befund (Atemfrequenz und Vitalzeichen, Atemanstrengung, kognitive Leistungsfähigkeit und emotionale Verfassung des Patienten, Qualität der Gewebedurchblutung)

Respiratorische Azidose

Die respiratorische Azidose ist bedingt durch eine unzureichende CO_2-Abatmung im Verhältnis zum im Stoffwechsel produzierten CO_2 mit Anstieg des pCO_2 (Hyperkapnie) und abnehmendem pH-Wert.

Apnoe steigert beim Erwachsenen den p_aCO_2 um 3,5–4,5 mmHg/min.

? **Welches sind typische Symptome einer respiratorischen Azidose?**
Die Symptome sind häufig nicht nur azidose-, sondern auch hypoxiebedingt. Kardiale Symptome: z.B. Extrasystolen, Abfall des Herzzeitvolumens, akute Rechtsherzbelastung durch hypoxische und hyperkapnische pulmonale Vasokonstriktion; zerebrale Symptome (Hypoxie und zerebrale Vasodilatation): Kopfschmerzen, Übelkeit, Verwirrtheit und Ruhelosigkeit.

Häufige Ursachen einer respiratorischen Azidose
- Mechanische Beeinträchtigungen, z.B. Verlegung der Atemwege, Adipositas, Thoraxtrauma, Trachealstenose, Pleuraergüsse, Schwäche der Atemmuskulatur, Muskelerkrankungen, wie Muskeldystrophie, Myasthenia gravis, schwere Hypokaliämie
- Parenchymschäden der Lunge, z.B. Aspiration von Magensaft, chronisch obstruktive Lungenerkrankungen, Inhalation toxischer Gase
- Funktionsstörungen des Atemzentrums, z.B. Schädel-Hirn-Trauma, Sedativa, Opioide
- Kardiozirkulatorische Störungen, z.B. Lungenödem

Kompensationsmechanismen bei respiratorischer Azidose
- Steigerung der Bikarbonatrückgewinnung, Vermeidung von Bikarbonationenverlusten durch die Niere
- Vermehrte renale Ausscheidung von Wasserstoffionen über $HPO_4^{2-}/H_2PO_4^-$-Puffer und NH_4^+-Ausscheidung

? **Welche sekundären Veränderungen im Elektrolythaushalt gibt es bei einer respiratorischen Azidose?**
Hypochlorämie durch vermehrte $NH_4^+Cl^-$-Ausscheidung und vermehrte Aufnahme von Chloridionen im Austausch gegen das bei hohen pCO_2-Konzentrationen vermehrt „blutchemisch" in den Erythrozyten gebildete HCO_3^- (Chloridshift) (hypochlorämische respiratorische Azidose)

Hyperkaliämie durch Verschiebung der intrazellulären K^+-Ionen nach extrazellulär und verminderte K^+-Ausscheidung

? **Warum beobachtet man gelegentlich eine posthyperkapnische, metabolische Alkalose nach Wiederherstellung einer adäquaten alveolären Ventilation?**
Ursache ist v.a. die Hypochlorämie, die bedingt, dass Natriumionen tubulär wegen des Fehlens des Anions Cl^- vermehrt mit Bikarbonationen resorbiert werden. Bei einem extrazellulären Volumenmangel mit maximal stimulierter Natriumionenrückresorption wird dieser Effekt verstärkt.

? Wie erfolgt die Therapie der respiratorischen Azidose?

Die Therapie der **akuten**, respiratorischen Azidose – und der häufig simultan bestehenden Hypoxie – besteht v.a. in der Verbesserung der alveolären Ventilation.

Liegt eine **chronische** respiratorische Azidose vor, z.B. chronisch obstruktive Lungenerkrankung, und muss dieser Patient maschinell beatmet werden, dann sollte der präoperative p_aCO_2-Wert des Patienten während der maschinellen Beatmung nicht wesentlich unterschritten werden, um die bestehende metabolische Kompensation dieser Patienten nicht zu gefährden. Nichtinvasive Ventilation mit erhaltener Spontanatmung kann hier nützlich sein.

Respiratorische Alkalose

? Was ist der pathophysiologische Hintergrund?

Bei der respiratorischen Alkalose übersteigt die abgeatmete CO_2-Menge die im Stoffwechsel anfallende mit der Konsequenz: Abnahme des p_aCO_2 (Hypokapnie) und Anstieg des pH.

? Was sind die klinischen Symptome der respiratorischen Alkalose?

- Erhöhte zentral- und peripher-nervöse Erregbarkeit mit Parästhesien der Extremitäten
- Erhöhte neuromuskuläre Erregbarkeit („Tetanie") durch Abnahme des **ionisierten** Calciums
- Periorale Parästhesien
- Schwindel, Benommenheit (wegen der Zunahme der zerebralen Vasokonstriktion und Abnahme der Hirndurchblutung)
- Herzrhythmusstörungen, besonders bei Patienten mit koronarer Herzerkrankung

? Welche Ursachen liegen der respiratorischen Alkalose zugrunde?

- Falsch eingestellte maschinelle Beatmung (Hyperventilation)
- Chronische Hyperventilation, z.B. bei Lungenerkrankungen, wie Pneumonie und interstitieller Fibrose, bei Aufenthalt in großen Höhen
- Stimulation zentraler Atemaktivität, z.B. emotional bedingt (Hyperventilationssyndrom), Angst, Schmerz, Salicylatvergiftung, schwerer Leberschaden, gramnegative Sepsis, Schädel-Hirn-Trauma (z.B. Maschinenatmung bei Mittelhirnsyndrom), Progesteronwirkung in der Schwangerschaft

Kompensationsmechanismen

Die Kompensation erfolgt renal.

Etwa in gleichem Maße wie die Konzentration der Bikarbonationen im Plasma abnimmt, nimmt die Konzentration der Chloridionen zu (Verminderung des Chloridshifts, vermehrte tubuläre Resorption von Chloridionen).

Metabolische Azidose

? Was ist der pathophysiologische Hintergrund?
Erniedrigung des Plasma-pH-Wertes durch eine Verminderung der Standardbikarbonationen-Konzentration bzw. Basenabweichung (s. Tab. 2).

? Welche Symptome liegen vor?
Häufig fällt beim spontan atmenden Patienten zunächst die gesteigerte Atemaktivität auf (respiratorische Kompensation der metabolischen Azidose).

Ab einem pH von < 7,2 kann es wegen einer Abnahme der Rezeptoraffinität für Katecholamine mit einer Abnahme der Herzkontraktilität zu einem verminderten Gefäßtonus kommen. Hypotonie kann daher ein Symptom sein. Bei pH-Werten über 7,1 ist meist eine Tachykardie zu beobachten. Bei pH-Werten unter 7,1 treten zunehmend Bradykardien auf (nachlassende Rezeptoraffinität).

? In welche 3 Gruppen kann man die metabolische Azidose grob einteilen?

- Additionsazidosen: Anfall von Säuren ist größer, als im Stoffwechsel verwertet oder über die Niere ausgeschieden werden kann.
- Subtraktionsazidosen: Verlust von Bikarbonationen über Niere oder Darm.
- Retentionsazidosen: verminderte renale Ausscheidung nichtvolatiler Säuren bei Nierenerkrankungen.

Additionsazidosen

Milchsäureazidose (Laktazidose)
Man unterscheidet die Typen A und B:
- **Typ A** der Laktazidose entsteht infolge einer **Hypoxie** mit nachfolgender anaerober Glykolyse infolge von Gasaustausch- und Ventilationsstörungen sowie Zuständen, die mit einer verminderten Gewebeperfusion und einem verminderten O_2- und Glukosetransport zu den Geweben einhergehen: Schock, Herz-Kreislauf-Stillstand, schwere Herzinsuffizienz oder schwere Anämien, aber auch starke körperliche Belastung (z.B. 400-m-Lauf).
- **Typ B** der Laktazidose entsteht durch eine **verminderte Milchsäureclearance** oder einen vermehrten Milchsäureanfall **ohne** Hypoxie, z.B. bei Leberzirrhose, Lebertumoren, Thiaminmangel (gestörte hepatische Glukoneogenese), Milchsäure produzierende Tumoren (z.B. Lymphome), Grand-Mal-Anfälle (großer O_2-Bedarf und Verbrauch der Muskulatur), Zyanidvergiftung (Hemmung der Atmungskette), Biguanide, z.B. Metformin (u.a. durch Hemmung der Glukoneogenese).

Milchsäureazidosen, bei denen das D-Isomer des Laktats anfällt, können mit der üblichen Methode der Lakatatbestimmmung nicht detektiert werden, da das D-Laktat mit der L-Laktat-Dehydrogenase-Methode zur Laktatbestimmung nicht erfasst wird. D-Laktat wird durch Darmbakterien produziert, wenn Glukose und Stärke in das Kolon gelangen, z.B. bei jejunoilealem Bypass, Dünndarmresektion oder „Blind loop"-Syndrom. Das Vorhandensein des D-Isomers des Laktats sollte erwogen werden, wenn eine „Anion gap"-Azidose nachweisbar ist, für die keine andere Ursache gefunden werden kann.

Ketoazidosen
Beruhen auf einem **Insulinmangel** bei Diabetes mellitus, der zu einer vermehrten Fettsäuremobilisation und -oxidation in der Leber und zur Produktion von Beta-Hydroxybuttersäure und Azetessigsäure führt.

Subtraktionsazidosen
Subtraktionsazidosen entstehen durch Verlust von bikarbonathaltigen Körpersekreten, z.B. Galle und Pankreassekret, Ileus, Diarrhöen.

Retentionsazidosen
Organische Säuren, Phosphat und Sulfat werden bei einer GFR (glomerulären Filtrationsrate) unter 20 ml/min nicht mehr hinreichend filtriert und/oder sezerniert, außerdem nimmt die NH_4^+-Ausscheidung ab.

Drei Ursachen der Retentionsazidose werden unterschieden:
- Prärenal: reduzierte renale Durchblutung, z.B. bei Hypovolämie oder Herz- und Kreislaufversagen
- Renal: Erkrankungen des glomerulär-tubulären Apparates oder der Nierengefäße
- Postrenal: Verlegung der ableitenden Harnwege

Als renal-tubuläre Azidosen (RTA) werden tubuläre Störungen zusammengefasst, die zur metabolischen Azidose führen können:
- Proximaler Typ: eingeschränkte Rückgewinnung von Bikarbonat
- Distaler Typ: eingeschränkte distal-tubuläre Sekretion von Wasserstoffionen

? Wie werden metabolische Azidosen kompensiert?
Der Anstieg der Wasserstoffionenkonzentration stimuliert die zentrale Atemaktivität (**kompensatorische Hyperventilation**, z.B. tiefe **Kussmaul-Atmung** bei diabetischer Ketoazidose). Eine langsam einsetzende Kompensation erfolgt durch Nieren (Bikarbonatrückgewinnung und -neubildung) und Leber (Verminderung der bikarbonatverbrauchenden Harnstoffsynthese).

? Wozu dient die Bestimmung der Anionenlücke?
Sie dient der Differenzierung der Ursachen einer metabolischen Azidose [Oh und Caroll 1977].

Grundlage bildet das Prinzip der Elektroneutralität: Die Anzahl negativer Ladungen in den Flüssigkeitsräumen des Körpers ist gleich der Anzahl positiver Ladungen.

Routinemäßig werden von den Kationen und Anionen nur die Konzentrationen der Hauptvertreter bestimmt: Dies sind im extrazellulären Raum die Natriumionen für die Kationen und die Chlorid- und Bikarbonationen für die Anionen. Die Anionenlücke (anion gap, AG) errechnet sich dann als Differenz der Konzentrationen der nicht gemessenen Anionen (hauptsächlich polyanionisches Albumin, Phosphat-, Sulfat-, Laktat- und Beta-Hydroxybutyrationen) und der Konzentration der nicht gemessenen Kationen (z.B. cK^+, cMg^{2+}, cCa^{2+}).

Die Anionenlücke beträgt normalerweise 8–16 mmol/l.

cNa^+ + [nicht gemessene Kationen] = cCl^- + $cHCO_3^-$ + [nicht gemessene Anionen]
cNa^+ − (cCl^- + $cHCO_3^-$) = [nicht gemessene Anionen] − [nicht gemessene Kationen] =
cNa^+ − (cCl^- + $cHCO_3^-$) = **Anionenlücke** [mmol/l] (Gl. 7)

Beispiel: 140 mmol/l cNa^+ − (100 mmol/l cCl^- + 24 mmol/l $cHCO_3^-$) = 16 mmol/l

Zur Vergrößerung der Anionenlücke kommt es, wenn Säuren, deren Anionen **keine** Chloridionen sind, exogen zugeführt werden oder im Stoffwechsel vermehrt anfallen. Steigt z.B. der Laktatspiegel um 10 mmol/l, dann ist mit einem Anstieg der Anionenlücke in gleicher Größenordnung zu rechnen.

Die Anionenlücke bleibt jedoch unverändert, wenn dem Körper Bikarbonationen verloren gehen oder wenn ihm HCl oder Hydrochloridverbindungen zugeführt werden. In beiden Fällen ist die Abnahme der Bikarbonationenkonzentration (bedingt durch Pufferung oder Bikarbonatverlust) von einem gleichgroßen Anstieg der Chloridionenkonzentration begleitet, damit bleibt die Summe der beiden Anionen (cCl^- + $cHCO_3^-$) konstant. Es kommt zum Bild der **hyperchlorämischen** metabolischen Azidose.

? Was sind Ursachen für eine Nicht-AG-Azidose und für eine AG-Azidose?

- **AG-Azidose**: Anionenlücke erhöht (ungemessenes Anion vorhanden):
  - Laktazidose (Laktat)
  - Urämie (Sulfate, Phosphate)
  - Diabetische Ketoazidose (Ketone)
  - Alkoholische Ketoazidose (Ketone)
  - Salicylatintoxikation (Acetoacetat, Laktat, Pyruvat)
  - Methanolvergiftung (Formiat)
  - Äthylenglykol (Ethylenoxalat)
- **Nicht-AG-Azidose**: Anionenlücke normal (z.B. Bikarbonatverlust):
  - Diarrhö
  - Dünndarmsekretverlust
  - Acetazolamid
  - Posthypokapnisch
  - Renal-tubuläre Azidose
  - Chloridload (HCl, NaCl 0,9%)

? Wie wirkt sich eine Verminderung der Albuminkonzentration auf die Anionenlücke aus?

Dies führt zu einer **Verkleinerung der Anionenlücke** um ca. 2,5 mmol/l pro 1 g/dl Abfall der Plasma-Albuminkonzentration. Dadurch kann ein Anstieg anderer ungemessener Anionen (z.B. Laktat) verschleiert werden und erfordert eine entsprechende Korrektur (s. Gl. 8). Niedrige Albuminkonzentrationen finden sich häufig bei Intensivpatienten und Patienten mit Leberinsuffizienz.

Albuminkorrigierte AG = AG + 2,5 (4,4 − [Albumin]) (Gl. 8)

Dimensionen: Albumin [g/dl], AG [mmol/l]; Normalwert [Albumin] = 4,4 g/dl

? Kann die Anionenlücke auch negativ werden?
Ein Anstieg **nicht gemessener Kationen**, z.B. beim multiplen Myelom (hoher Anteil polykationischer Globuline), kann in Einzelfällen zu einer negativen Anionenlücke führen.

? Wann erfolgt die Therapie der metabolischen Azidose?
Eine symptomatische Therapie wird empfohlen bei pH-Werten kleiner als 7,2, einem Standardbikarbonat niedriger als 15 mmol/l oder einer Basenabweichung negativer als −10 mmol/l.

Kausal erfolgt die Therapie durch die Behandlung der zugrunde liegenden Erkrankung (z.B. durch Volumengabe im Schock und Volumen und Insulingabe beim ketoazidotischen Koma). Symptomatisch durch die Gabe von Pufferlösungen.

? Wie wird das Basendefizit geschätzt?
Das Basendefizit wird geschätzt:

Geschätztes Basendefizit = (negative Basenabweichung × kg KG) / 3 (Gl. 9)

? Warum sollte das so geschätzte Basendefizit zunächst nur zu 1/3 bis 1/2 substituiert werden?
Ist es bspw. durch einen Kreislaufschock zu einer Laktazidose gekommen, so führt eine adäquate Bikarbonat- und Volumentherapie zu einer Besserung der Kreislaufsituation und damit auch zu einer besseren Leberperfusion und -funktion. Die Leber steigert den Laktatabbau und verbraucht dabei H^+. Wurde nun vorher zu großzügig gepuffert – bspw. nicht nur bis zum Erreichen eines pH von knapp über 7,2, sondern bis zum Erreichen eines pH von 7,4 –, dann kann dies durch den Laktatabbau zu einer metabolischen Alkalose führen. Folge der Alkalose beim wachen, spontan atmenden Patienten wären u.a. eine kompensatorische Hypoventilation und ggf. Hypoxie.

? Wie erfolgt die Pufferung mit Natriumbikarbonat?
Üblicherweise wird **8,4%iges Na-Bikarbonat** (enthält 1 mmol HCO_3^- und 1 mmol Na^+ pro ml) verwendet. Bei der Reaktion zwischen H^+ und Bikarbonat fällt vermehrt CO_2 an, das abgeatmet werden muss, andernfalls kommt es unter Bikarbonatgabe zum Anstieg des p_aCO_2 und zu einer Verstärkung der intrazellulären Azidose (s. Gl. 2). Die Na-Bikarbonatgabe bei einem Kreislaufstillstand ist daher heute nicht mehr Maßnahme der ersten Wahl.

❓ Welche Substanz kann zur Therapie einer metabolischen Azidose noch eingesetzt werden?

THAM (TRIS, Trishydroxymethylaminomethan, Trometamol) kann bei einer bestehenden Hypernatriämie oder bei Patienten mit hohen pCO_2-Werten erwogen werden (36,34%iges THAM enthält 3 mmol TRIS pro ml und sollte 1:10 zur 3,6%igen Lösung entsprechend 0,3 mmol/ml verdünnt werden). THAM bindet H^+ und scheidet es als THAM-H^+ über den Urin aus.

THAM liegt zu 30% nicht ionisiert vor und gelangt daher gut über die Zellmembran nach intrazellulär und kann so den intrazellulären pH steigern.

Durch die Bindung von H^+ verläuft die Gl. 2 nach rechts, und die CO_2-Konzentration nimmt ab. Die maximale THAM-Tagesdosis beträgt ca. 5 mmol/kg KG, die maximale Infusionsgeschwindigkeit 1 mmol × $kgKG^{-1}$ × h^{-1}.

Der Bedarf errechnet sich wie für die Na-Bikarbonatsubstitution (s. Gl. 9). Es sollte ebenfalls nur bis zur Hälfte des errechneten Wertes substituiert werden. Bei unzureichender Nierenfunktion muss die Ausscheidung von THAM mittels Nierenersatzverfahren sichergestellt werden.

Nebenwirkungen von THAM:
- Atemdepression
- Venöse Irritation (pH 10,4)
- Hypoglykämie (Blutzuckerkontrollen!)
- Nieren- und Leberschädigung

Metabolische Alkalosen

Metabolische Alkalosen sind durch eine Basenabweichung > 2 mmol/l und eine erhöhte Standardbikarbonationen-Konzentration mit einen Anstieg des pH-Wertes charakterisiert.

❓ Was sind die Symptome der metabolischen Alkalose?

Die Symptome der metabolischen Alkalose ergeben sich meist aus den zugrunde liegenden Ursachen: beim Volumenmangel (Schwäche, Muskelkrämpfe, reduzierter Hautturgor, Schwindel), bei Hypokaliämie (Polyurie, Polydipsie, Muskelschwäche). Symptome wie bei der respiratorischen Alkalose (Parästhesien, Karpopedalspasmen etc.) finden sich – wenn überhaupt – nur bei akuten metabolischen Alkalosen.

❓ Wie können die metabolischen Alkalosen eingeteilt werden?

Additionsalkalosen: exogene (iatrogene) Zufuhr basischer Substanzen (z.B. durch Na-Bikarbonatinfusion oder metabolische Umwandlung anderer Anionen in HCO_3^-, z.B. Azetat-, Laktat- und Citrationen, Letztere z.B. nach Massivtransfusionen).

Subtraktionsalkalosen: durch Verlust von saurem Magensaft (HCl); durch Wasser-, Chlorid- und Kaliumionenverluste nach Schleifendiuretika, Diarrhö und Laxanzienabusus; bei Hyperaldosteronismus (z.B. infolge Hypovolämie) durch renale Wasserstoff- und Kaliumverluste.

Chronische Lebererkrankungen können u.a. durch einen sekundären Hyperaldosteronismus sowie durch eine eingeschränkte Harnstoffsynthese und einen dadurch verminderten HCO_3^--Verbrauch zur metabolischen Alkalose führen.

? Wie wird die metabolische Alkalose kompensiert?
Die verringerte Wasserstoffionenkonzentration dämpft den Atemantrieb. Die alveoläre Ventilation nimmt ab und der p_aCO_2 steigt, wodurch der pH-Wert sinkt.
Die Kompensation ist aber aus 2 Gründen limitiert:
- Durch die verminderte Ventilation steigt der pCO_2 und stimuliert dadurch den Atemantrieb.
- Durch die Reduktion der Ventilation kann es zur Hypoventilationshypoxie kommen, was über die peripheren Chemorezeptoren den Atemantrieb ebenfalls wieder steigert.

Metabolische Alkalosen bestehen häufig über längere Zeit. Verantwortlich hierfür sind insbesondere eine Verminderung des Extrazellulärvolumens (z.B. $NaCl^-$ und Wasserverlust durch Erbrechen und Diuretika), was zu einer sog. **Kontraktionsalkalose** (bei gleich bleibender HCO_3^--Menge nimmt das Extrazellulärvolumen ab und die Plasma-HCO_3^--Konzentration dadurch zu) und einem sekundären Hyperaldosteronismus mit einer anhaltenden Hypokaliämie führt, die zu einer Verschiebung von Wasserstoffionen nach intrazellulär beiträgt.

? Wie wird die metabolische Alkalose therapiert?
Bei einer metabolischen Alkalose sollte bei pH-Werten über 7,5 eine Therapie erwogen werden.

Chloridsensitive Alkalose: Besonders die Chloridionenverluste, z.B. infolge Diuretikabehandlung und Erbrechen, können zum Fortbestehen der metabolischen Alkalose beitragen. Diese Form der Alkalose spricht auf NaCl- und KCl-Gabe (zur Therapie der häufig vorliegenden Hypokaliämie) gut an. Neben den Kaliumverlusten sind auch **Magnesiumverluste**, die unter Schleifendiuretikatherapie häufig zu beobachten sind, zu bedenken und auszugleichen. Die Magnesiumsupplementierung hat auch Einfluss auf die Effektivität der Therapie der bestehenden Hypokaliämie.

Bei Erbrechen ist ggf. ein Volumenmangel auszugleichen und die Gabe eines H_2-Blockers zu erwägen.

Der Therapie-Effekt kann mittels einer Urinprobe überprüft werden:
Diagnostisch besteht bei chloridsensitiven Alkalosen neben der Hypochlorämie eine niedrige Urinchloridkonzentration (unter 20 mmol/l). **Aber cave**: Die Urinchloridkonzentration kann bei weiter bestehender Diuretikatherapie auch höher sein!

Der Urin-pH liegt bei einer metabolischen Alkalose häufig unter 5,5. Unter Volumen- und Cl^--Ersatz nimmt die HCO_3^--Ausscheidung zu, als Zeichen der Effektivität dieser Therapie kann der Urin-pH darunter bis über 7,0 ansteigen.

Chloridresistente Alkalosen: Hierzu zählen der primäre Hyperaldosteronismus, das Cushing-Syndrom, die Nierenarterienstenose (Reninanstieg) und das Bartter-Syndrom.

Besteht ein **Hyperaldosteronismus**, so ist dessen Ursache zu beheben, z.B. durch das Entfernen eines Nebennierenadenoms. Symptomatisch ist der Einsatz **kaliumsparender Diuretika** (z.B. Amilorid) oder von Aldosteronantagonisten (z.B. Spironolacton) zu erwägen.

Der Carboanhydrasehemmer **Acetazolamid** (bei Erwachsenen 250–375 mg 1- bis 2-mal täglich) kann die NaHCO$_3^-$-Ausscheidung über den Urin erheblich, allerdings mengenmäßig nur schwer kontrollierbar steigern. Besonders bei ödematösen Zuständen kann Acetazolamid indiziert sein. Es steigert allerdings auch die Kaliumausscheidung. KCl muss entsprechend substituiert werden.

Salzsäure (HCl) ist nur bei schweren (chloridresistenten) metabolischen Alkalosen indiziert, besonders wenn eine Herz-, Nieren- oder Leberinsuffizienz (ödematöse Zustände) besteht (3,6% = 1 mmol HCl/ml oder 7,25% = 2 mmol/ml, Infusionsgeschwindigkeit max. 0,2 mmol/kg KG/h). Zunächst sollten nur ca. 50% des nach der Formel – (positive Basenabweichung × kg KG) / 3 – errechneten Bedarfs gegeben werden, dann erfolgt eine Kontrolle. Die HCl-Infusion kann zu einem Anstieg der Plasmakaliumkonzentration führen. HCl sollte nur über einen zentralen Venenkatheter infundiert werden.

Auch **Argininhydrochlorid** wird zu HCl abgebaut, soll aber eher als HCl zu lebensbedrohlichen Hyperkaliämien führen, wahrscheinlich bedingt durch das Kation Arginin, das beim Eindringen in die Zelle Kalium nach extrazellulär verschiebt.

Dialyse oder Hämofiltration (Dialysat mit reduzierter Bikarbonatkonzentration) können bei stark ödematösen Zuständen indiziert sein.

? Welchen Nutzen könnte die Bestimmung des Na$^+$/Cl$^-$-Quotienten bringen?
Er erlaubt die Differenzierung einer SBH-Störung von einer Änderung im Gesamtkörperwasser.

Plasma cNa$^+$ / cCl$^-$ = 140 mmol/l / 100 mmol/l = 1,4 (Referenz 1,3–1,5) (Gl. 10)

Bei Änderung des Gesamtkörperwassers ändern sich cNa$^+$ und cCl$^-$ proportional, während bei einem Na$^+$/Cl$^-$-Quotienten > 1,5 eine metabolische Alkalose oder respiratorische Azidose (Cl$^-$-Abfall als Ausdruck der metabolischen Kompensation) und bei Na$^+$/Cl$^-$ < 1,3 eine metabolische Azidose oder respiratorische Alkalose vorliegen kann. Dies ist eine wertvolle Formel, insbesondere, wenn kombiniert mehrere SBH-Störungen vorliegen sollten.

? Wie wird die O$_2$-Sättigung des Hämoglobins bestimmt?
Das Gesamt-Hb (tHb = total Hb) setzt sich aus verschiedenen Fraktionen (**F**) zusammen (s. Gl. 11). Für den reversiblen O$_2$-Transport sind Oxyhämoglobin und Desoxyhämoglobin geeignet, während Methämoglobin und Carboxyhämoglobin für den **reversiblen** O$_2$-Transport unbrauchbar sind.

tHb = FO$_2$Hb + FDesoxyHb + FCOHb + FMetHb + FR [g/dl] (Gl. 11)

F = Fraktion, FO$_2$Hb = oxygeniertes Hb bzw. Oxyhämoglobin, FDesoxyHb = reduziertes Hb bzw. Desoxyhämoglobin, FCOHb = Carboxyhämoglobin, FMetHb = Methämoglobin, FR = restliche Hämoglobinspezies mit geringem Beitrag zum tHb (z.B. FSHb = Sulfhämoglobin oder FHbF = fetales Hb).

Die einzelnen Hb-Fraktionen können durch die in moderne Blutgasanalysatoren integrierten transmissionsspektrometrischen Messungen bestimmt werden. Es sind wenigstens 4

Wellenlängen nötig, um zwischen Oxyhämoglobin, Desoxyhämoglobin, Methämoglobin und Carboxyhämoglobin zu differenzieren und somit die tatsächliche Sättigung (= fraktionelle Sättigung) (sO_2) zu berechnen:

$$sO_2 = \frac{FO_2Hb}{FO_2Hb + FDesoxyHb + FCOHb + FMetHb} \times 100 \ [\%] \quad \text{(Gl. 12)}$$

Stehen aber, wie z.B. bei der Pulsoxymetrie, nur 2 Wellenlängen zur Verfügung, kann lediglich die partielle Sättigung (psO_2), die nur die O_2Hb- und $DesoxyHb$-Fraktion des tHb einbezieht, bestimmt werden. Die partielle Sättigung wird auch funktionelle Sättigung genannt:

$$psO_2 = \frac{FO_2Hb}{FO_2Hb + FDesoxyHb} \times 100 \ [\%] \quad \text{(Gl. 13)}$$

Die partielle O_2-Sättigung kann eine falsch hohe O_2-Sättigung des Hämoglobins suggerieren, wenn erhöhte COHb- und/oder MetHb-Fraktionen vorliegen. Für die Berechnung des O_2-Gehalts und O_2-Transports sollte die tatsächliche (fraktionelle) Sättigung, also die sO_2 (O_2Hb), verwendet werden, da nur sie den Anteil des oxygenierten Hb am Gesamt-Hb (tHb) richtig wiedergibt. Bei Früh- und Neugeborenen bis zum 3. Lebensmonat sollte der sO_2-Wert zudem um das HbF korrigiert werden, weil HbF und adultes Hämoglobin (HbA) wegen ihrer unterschiedlichen Molekülstruktur andere Absorptionsspektren haben [Wimberley et al. 1990].

Zu beachten ist, dass verschiedene Hersteller unterschiedliche Symbole für die Blutgasparameter benutzen. So wird bspw. die sO_2 bei manchen Blutgasanalysatoren (Radiometer) als O_2Hb bezeichnet, die partielle Sättigung hingegen als sO_2!

❓ Wie wird O_2 im Blut gebunden, welche Beziehung beschreibt die O_2-Dissoziationskurve?

Sauerstoff wird im Blut physikalisch gelöst und chemisch an Hämoglobin gebunden. Die Menge des physikalisch gelösten O_2 ist direkt proportional zum O_2-Partialdruck und beträgt 0,00341 ml O_2/100 ml Blut/mmHg pO_2. Da bei Raumluftatmung somit nur ~ 0,3 ml Sauerstoff in 100 ml Blut physikalisch gelöst werden, würde diese Menge allein nicht mit dem Leben vereinbar sein. Der weitaus größte Anteil des Sauerstoffs wird mit dem Hämoglobin transportiert. Der Sauerstoffgehalt (Gehalt: content) einer Blutprobe errechnet sich daher als Summe aus Hb-gebundenem und physikalisch gelöstem O_2-Anteil. Der Löslichkeitskoeffizient für O_2 (α_{O_2}) beträgt 0,00314 ml $O_2 \times$ 100 ml Blut$^{-1} \times$ mmHg^{-1} (s.o.). Die Menge an Sauerstoff, die 1 g humanes Hämoglobin zu binden vermag (O_2-Bindungskapazität), beträgt theoretisch 1,39 ml O_2/g Hb [Nunn 1971], in vivo allerdings nur 1,34 oder gar 1,31 ml O_2/g Hb. Daraus ergibt sich für die Bestimmung des Sauerstoffgehaltes einer Blutprobe:

$$cO_2 = \left(1{,}34 \times tHb \times \frac{sO_2 \text{ in \%}}{100}\right) + (0{,}003 \times pO_2) \ [\text{ml } O_2/100 \text{ ml Blut}] \quad \text{(Gl. 14)}$$

O_2-Gehalt = hämoglobingebunden + physikalisch gelöst

Die Menge an Sauerstoff, die sich mit dem Hämoglobin verbindet, steht – anders als die physikalisch gelöste Menge O_2 – nicht in einer linearen Funktion zum Sauerstoffpartialdruck.

Die S-förmige Beziehung zwischen dem O_2-Partialdruck und der Sauerstoffsättigung des Hb wird als O_2-Dissoziationskurve oder Sauerstoffbindungskurve bezeichnet.

Der S-förmige Verlauf der O_2-Bindungskurve ist durch das chemische Verhalten der 4 Untereinheiten des humanen Hämoglobins bedingt. Anlagerung von O_2 an das Häm einer Untereinheit beeinflusst die O_2-Affinität der übrigen 3 Untereinheiten (Bindung von O_2 an die erste erhöht die Affinität der 2. usw.). Die resultierende S-Form der Sauerstoffbindungskurve bietet für den Organismus Vorteile. Ist bspw. als Folge einer Lungenerkrankung oder mit zunehmendem Alter der arterielle pO_2-Wert bei Raumluftatmung von 100 mmHg auf 70 mmHg abgesunken, so bewirkt der flache Kurvenverlauf, dass die Sättigung des Hb im arteriellen Blut demgegenüber nur gering abfällt. Ein weiterer Vorteil der S-Form besteht darin, dass trotz eines nur geringfügig niedrigeren O_2-Gehalts eine große Partialdruckdifferenz zwischen gemischt-venösem Blut ($p\bar{v}O_2$ ca. 40 mmHg) und der Alveolarluft (p_AO_2 ca. 100 mmHg bei Raumluftatmung) herrscht, die eine schnelle Aufnahme des O_2 ins pulmonalkapilläre Blut fördert. Der steile Verlauf im Mittelteil bewirkt, dass bei sinkendem Sauerstoffpartialdruck – z.B. in den Geweben – viel O_2 durch die Abnahme der O_2-Sättigung abgegeben werden kann, ohne dass der pO_2 gleichermaßen stark sinkt [Zander 1993]. Das Bestehenbleiben eines relativ hohen pO_2 im Bereich der Kapillaren ist günstig, da dadurch eine O_2-Partialdruckdifferenz (pO_2 kapillär → Gewebezelle → Mitochondrien: 100–40 → 20 → 2–3 mmHg) aufrechterhalten wird, die den Diffusionsprozess von O_2 in die Zellen unterstützt.

Verschiedene Faktoren beeinflussen die Lage der O_2-Bindungskurve. Eine Rechtsverschiebung der O_2-Bindungskurve bedeutet, dass die Affinität des Sauerstoffs für Hämoglobin reduziert ist, d.h., O_2 kann leichter abgegeben werden. Linksverschiebung bedeutet, dass die Affinität erhöht ist, d.h., O_2 kann im Gewebe schlechter abgegeben werden. Die Lageveränderung der O_2-Bindungskurve kann mit dem p_{50}-Wert quantifiziert werden. Der p_{50}-Wert ist der pO_2-Wert, bei dem eine 50%ige O_2-Sättigung des Blutes bei 37 °C und einem pH von 7,4 vorliegt, er beträgt bei humanem Blut ca. 26,6 mmHg. Ist der Wert höher, handelt es sich um eine Rechtsverschiebung und vice versa.

Großen Einfluss auf die Lage der O_2-Bindungskurve und damit auf den p_{50}-Wert haben Änderungen im pCO_2 und pH. Ein pCO_2-Anstieg führt zu einem vermehrten intraerythrozytären H^+-Anfall ($CO_2 + H_2O \rightarrow HCO_3^- + H^+$). Die Reduktion des Hämoglobins durch die Bindung der Wasserstoffionen setzt die O_2-Affinität des Hb herab (Rechtsverschiebung der O_2-Bindungskurve). Man nennt dies den Bohr-Effekt. Er bewirkt physiologischerweise, dass die in den Kapillaren stattfindende CO_2-Aufnahme in die Erythrozyten die O_2-Abgabe an die Gewebe erleichtert. Bei metabolischer Alkalose sowie erniedrigten pCO_2-Werten (Hyperventilation) kommt es hingegen zu einer Linksverschiebung.

2,3-Diphosphoglycerat (2,3-DPG), das bei der anaeroben Glykolyse im Stoffwechsel des Erythrozyten anfällt, setzt die Affinität des Hämoglobins für Sauerstoff besonders stark herab, indem es sich an die Betaketten anlagert und den Sauerstoff verdrängt. Die 2,3-DPG-Produktion wird durch Alkalose, Anämie, chronische Hypoxie und niedriges Herzzeitvolumen gesteigert. Vermindert wird sie durch Azidose, Polyzythämie und Hyperoxämie. Dementsprechend kann eine alkalosebedingte Linksverschiebung der O_2-Bindungskurve durch den nachfolgenden Anstieg der 2,3-DPG-Konzentration und die damit verbundene Rechtsverschiebung ausgeglichen werden. Für diese Kompensation sind allerdings ca. 24 h nötig. Trotz vieler Untersuchungen ist die Bedeutung von Änderungen des 2,3-DPG-Spiegels für den Krankheitsverlauf des kritisch kranken Patienten immer noch unklar.

Was ist die Sauerstoffkaskade und warum ist diese von Bedeutung?

Die Produktion von Adenosintriphosphat (ATP) aus Glukose (aerobe Glykolyse) benötigt Sauerstoff. Dies ist notwendig, da die im anaeroben Metabolismus gewonnenen Mengen an ATP nicht ausreichen, um u.a. die zelluläre Integrität und Funktion der Neurone des zentralen Nervensystems zu gewährleisten. Die Sauerstoffkaskade beschreibt die Vorgänge, die dazu führen, dass der für die aerobe Glykolyse ausreichende mitochondriale pO_2 von > 1,5 mmHg aufrechterhalten wird (s. Abb. 2).

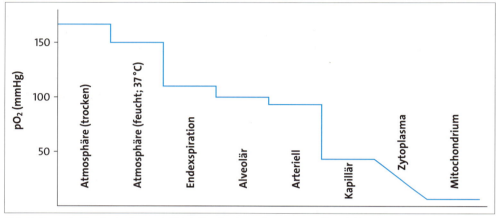

Abb. 2: Sauerstoffkaskade. Dargestellt ist die Abnahme des Sauerstoffpartialdrucks vom Niveau der atmosphärischen Umgebungsluft bis zur Ebene der Mitochondrien (modifiziert nach [Nunn 1971]).

Wie wird der alveoläre O_2-Partialdruck bestimmt, welche Faktoren beeinflussen diesen, und was ist die alveolo-arterielle pO_2-Differenz?

Der Atmosphärendruck (pB) auf Meereshöhe beträgt in Abhängigkeit von der Wetterlage ca. 760 mmHg. Da die inspiratorische Sauerstoffkonzentration (FIO_2) bei Raumluftatmung auf Meereshöhe 21% beträgt, folgt, dass 21% des pB von dem in der Atmosphäre enthaltenen Sauerstoff erzeugt werden. Die mehr oder weniger trockene Inspirationsluft wird bei der Passage über die Atemwege vollständig mit Wasserdampf gesättigt. Die Bewegung der Wasserdampfmoleküle erzeugt dabei einen Wasserdampfdruck (pH_2O = 47 mmHg bei 37 °C), der ausschließlich abhängig ist von der Temperatur und im Gegensatz zu den Gaspartialdrücken unabhängig vom Luftdruck. Aus diesem Grund muss der pH_2O vor der Berechnung der Partialdrücke in wasserdampfgesättigten Gasräumen wie der Lunge vom Luftdruck (p_B) abgezogen werden. Bei Raumluftatmung lässt sich der inspiratorische O_2-Partialdruck in der Trachea daher wie folgt berechnen:

$$piO_2 = FIO_2 \times (pB - pH_2O) = 0{,}21 \times (760 \text{ mmHg} - 47 \text{ mmHg}) = \sim 150 \text{ mmHg} \quad \text{(Gl. 15)}$$

Für die Blutgasanalyse ist von Bedeutung, dass einige Analysatoren nicht über ein eingebautes Barometer verfügen und daher immer einen Barometerdruck von 760 mmHg annehmen.

Ist in der Inspirationsluft kein CO_2 enthalten, vermindert sich im Alveolarraum der inspiratorische pO_2 durch Diffusion von O_2 aus der Alveole ins Lungenkapillarblut in etwa genauso stark, wie der alveoläre pCO_2 durch Diffusion von der Lungenkapillare in die Alveole ansteigt. Der genaue Wert der alveolären pO_2-Abnahme hängt vom respiratorischen Quotienten (RQ) ab. Der RQ beschreibt das Verhältnis des pro Zeiteinheit abgeatmeten Volumens CO_2 zum verbrauchten Volumen O_2 (RQ = CO_2-Abgabe / O_2-Aufnahme = $\dot{V}CO_2 / \dot{V}O_2$). Der RQ ist 1 bei reiner Kohlenhydratverbrennung, 0,7 bei Fettverbrennung und bei gemischter Ernährung 0,85. Für den alveolären Partialdruck lässt sich nun die sog. alveoläre Gasgleichung formulieren (hier in der vereinfachten Form):

$$p_AO_2 = FiO_2 \times (p_B - pH_2O) - (p_ACO_2 / RQ) \text{ [mmHg]} \tag{Gl. 16}$$

p_AO_2 = idealer alveolärer Sauerstoffpartialdruck, FiO_2 ($p_B - pH_2O$) = piO_2 = inspiratorischer O_2-Partialdruck, FiO_2 = inspiratorische Sauerstofffraktion (z.B. 0,21 bei Raumluft), p_B = Barometerdruck in mmHg (z.B. 760 mmHg), pH_2O = Wasserdampfdruck, 47 mmHg bei 37 °C, p_ACO_2 = alveolärer CO_2-Partialdruck, RQ = respiratorischer Quotient

Da in einer gesunden Lunge der alveoläre p_ACO_2 näherungsweise mit dem arteriellen $paCO_2$ gleichgesetzt werden kann, ersetzt man in der obigen Gleichung p_ACO_2 durch p_aCO_2. Es ergibt sich

$$p_AO_2 = FIO_2 \times (p_B - pH_2O) - (p_aCO_2 / RQ) \text{ [mmHg]} \tag{Gl. 17}$$

Bei Raumluftatmung und einem RQ von 0,85 bedeutet dies für den alveolären pO_2:

$$p_AO_2 = 0{,}21 \times (760 \text{ mmHg} - 47 \text{ mmHg}) - (40 \text{ mmHg} / 0{,}85) = 103 \text{ mmHg}$$

Eine tägliche Auseinandersetzung mit folgenden, den alveolären Sauerstoffpartialdruck beeinflussenden Faktoren, ist jedem Intensivmediziner gewiss:

Inspiratorischer Sauerstoffpartialdruck. Dieser ist – bei Konstanz aller anderen Faktoren – direkt proportional zum Barometerdruck. Bei der Analyse von Blutgasen muss der p_aO_2 daher immer in Relation zur applizierten FiO_2 gesetzt werden.

Alveoläre Ventilation. Da im Rahmen einer Hypoventilation der p_aCO_2 umgekehrt proportional zur alveolären Ventilation ansteigt (s. Gl. 5), kann bei einer Hypoventilation durch eine Erhöhung der inspiratorischen O_2-Konzentration zwar die Hypoxämie beseitigt werden (s. Gl. 17), nicht aber die resultierende CO_2-Retention. Oft vernachlässigt wird der Einfluss des Sauerstoffverbrauchs ($\dot{V}O_2$) auf die alveoläre Ventilation. Jeder Anstieg des $\dot{V}O_2$ bedingt einen Anstieg der alveolären Ventilation. So steigt der Sauerstoffverbrauch z.B. bei postoperativem Muskelzittern (Shivering) oft auf Werte von ca. 500 ml/min an. Kann die zur Erhöhung der alveolären Ventilation notwendige Atemarbeit vom Patienten nicht erbracht werden, steigt der p_aCO_2 und der P_AO_2 fällt.

Mithilfe der alveolären Gasgleichung (s. Gl. 17) und des in der Blutgasanalyse bestimmten p_aO_2 lässt sich die alveolo-arterielle Sauerstoffpartialdruckdifferenz ($AaDO_2$ oder $p(A-a)O_2$) errechnen:

$$AaDO_2 = p_AO_2 - p_aO_2 \text{ [mmHg]} \tag{Gl. 18}$$

Die normale $AaDO_2$ beträgt 5–10 mmHg [Risch et al. 2000]. Physiologischerseits kommt Sie zustande durch den Abfluss bronchialvenösen Blutes in die Pulmonalvenen und von koronarvenösem Blut (Thebesische Venen) in den linken Ventrikel (**anatomischer Shunt**) sowie durch leichte Ventilations-/Perfusions-($\dot{V}_A/\dot{Q}$)-Missverhältnisse, die sich auch in gesunden

Lungen finden. Im Extremfall kann der „normale" $\dot{V}_A/\dot{Q}$-Quotient von 0,8 in einigen Lungenabschnitten, die nicht ventiliert, wohl aber perfundiert werden, bis auf 0 sinken (**funktioneller intrapulmonaler Shunt**, true shunt) und die $AaDO_2$ dadurch erheblich steigen. Eine Erhöhung des intrapulmonalen Shunts ist eine der wesentlichen Ursachen für einen verminderten p_aO_2 bei Intensivpatienten.

Literatur

Ahmad S, Beckett M, Recovery from pH 6.38: lactic acidosis complicated by hypothermia. Emerg Med J (2002), 19(2), 69–71

Boemke W, Francis RC, Reinhardt HW (2012) Blutgasanalyse und Säure-Basen-Haushalt. In: Rossaint R, Werner C, Zwißler B (Hrsg), Die Anästhesiologie, 3. Aufl., 129–144. Springer, Berlin, Heidelberg, New York

Boemke W, Krebs O, Rossaint R, Blutgasanalyse. Anaesthesist (2004) 53, 471–494

Burnett RW et al., Approved IFCC recommendations on whole blood sampling, transport and storage for simultaneous determination of pH, blood gases and electrolytes. Eur J Clin Chem Clin Biochem (1995), 33, 247–253

Deetjen P, Lichtwarck-Aschoff M, Säure-Base-Haushalt aus der Perspektive von P. Stewart. Anaesthesist (2007), 56(11), 1185–98, quiz 1199, Review

Fencl V et al., Diagnosis of metabolic acid-base disturbances in critically ill patients. Am J Respir Crit Care Med (2000), 162(6), 2246–2251

Lang W, Zander R, The accuracy of calculated base excess in blood. Clin Chem Lab Med (2002), 40(4), 404–10

Lemyze M et al., Life threatening lactic acidosis. BMJ (2010), 340, c857. doi: 10.1136/bmj.c857

Nunn JF (1971) The carriage of oxygen in the blood. In: Nunn JF, Applied Respiratory Physiology, 1st ed., 348–357. Butterworth, London

Oh S, Carroll HJ, The anion gap. N Engl J Med (1977), 297(15), 814–7

Risch A, Biedler A, Mertzlufft F, Auswirkung präanalytischer Fehler bei der Bestimmung des arteriellen Sauerstoffpartialdrucks auf Größe und Aussagekraft der AaDO2. Anaesthesist (2000), 49, 29–33

Rehm M et al., Das Stewart-Model – „Moderner" Ansatz zur Interpretation des Säure-Basen-Haushalts. Anaesthesist (2004), 53, 347–357

Rose BD, Post T (Eds) (2001) Clinical physiology of acid-base and electrolyte disorders. 5th ed.: McGraw Hill, 543

Kellum JA, Elbers PWG (Eds) (2009) Stewart's Textbook of Acid-Base, 2nd ed., Lulu Press, USA

Stewart PA, Modern quantitative acid-base chemistry. Can J Physiol Pharmacol (1983), 61(12), 1444–1461

Wimberley PD, Siggaard-Andersen O, Fogh-Andersen N, Accurate measurements of hemoglobin oxygen saturation, and fractions of carboxyhemoglobin and methemoglobin in fetal blood using Radiometer OSM3: corrections for fetal hemoglobin fraction and pH. Scand J Clin Lab Invest Suppl (1990), 203, 235–9.

Zander R, Diagnostik der O_2-Versorgung über den O_2-Status des Blutes. Anästhesiol Intensivmed Notfallmed Schmerzther (1993), 28, 34–39

Zander R (2001) Säure-Basen-Haushalt. In: Kochs E, Krier C, Buzello W, Adams HA (Hrsg), Anaesthesiologie AINS, Thieme, Stuttgart, S. 117–129

Elektrolythaushalt

Philipp Pickerodt, Willehad Boemke

? Welche 2 grundlegenden Störungen der Körperflüssigkeiten und Elektrolyte werden unterschieden?
- **Bilanzstörungen** mit einem Missverhältnis von Ein- und Ausfuhr
- **Verteilungsstörungen** als unphysiologische Verteilung von Elektrolyten und Flüssigkeiten in den verschiedenen Kompartimenten des Körpers

Störungen des Elektrolythaushaltes lassen sich dabei nicht isoliert und losgelöst von Störungen des Wasserhaushaltes betrachten.

Wasser- und Natriumhaushalt

? Wie und auf welche Kompartimente verteilt sich das Gesamtkörperwasser des Menschen?
Siehe Abbildung 3

Das Gesamtkörperwasser (GKW) beträgt bei alten Menschen ca. 50%. Wegen ihres größeren Fettanteils haben Adipöse ebenfalls weniger als 60% GKW.

Gesamtkörperwasser 60% des KG ≈ 45 l		
	davon	
– intrazellulär	40% des KG ≈ 30 l	
– extrazellulär	20% des KG ≈ 15 l	
• Plasma	4% ≈ 3 l	
• Interstitium	16% ≈ 12 l	bei 75 kg KG

Abb. 3: Verteilungsraum des Gesamtkörperwassers. Der Intra- wird vom Extrazellulärraum durch die Zellmembran, das Plasma und der Intravasalraum vom Interstitium durch die Gefäßwand (endothelialer und Glykokalix) getrennt. KG = Körpergewicht

? Wodurch wird die Wasserverteilung v.a. bestimmt?
Die transmembranale Verteilung von Wasser erfolgt passiv von einem Kompartiment mit niedriger zu einem Kompartiment hoher Osmolarität, bis zum Ausgleich der osmotischen Konzentrationen. An der Grenzfläche zwischen Intrazellulärraum (IZR) und Extrazellulärraum (EZR) ist v.a. Natrium (Na^+) osmotisch wirksam. Den Verteilungsraum von Natrium stellt im Wesentlichen das extrazelluläre Volumen dar.

Bei intakter Osmoregulation führen primäre Störungen des Natriumbestands zu Störungen des **extra**zellulären Volumens, während Störungen des Gesamtwasserbestands des Körpers Störungen des **intra**- und **extra**zellulären Volumens bedingen.

? Wie hoch ist in etwa der tägliche Natriumbedarf?

Der tägliche Na$^+$-Bedarf beträgt 1,5–2,5 mmol/kg KG, mindestens aber 0,5 mmol/kg KG [Ahnefeld und Schmitz 1991]. Maximal können ca. 1000 mmol – entsprechend 58 g NaCl – täglich renal eliminiert werden (Vollelektrolytlösung enthält etwa 140 mmol Na, NaCl 0,9% 154 mmol Na$^+$ und 154 mmol Cl$^-$ pro Liter).

? Wie lassen sich Störungen des Bestandes an freiem Wasser am ehesten erkennen?

Störungen des Bestandes an freiem Wasser lassen sich hinreichend genau aus Abweichungen der Plasmaosmolarität erkennen. Die Plasmaosmolarität wird von der Anzahl aller gelösten Teilchen, insbesondere der Elektrolyte, bestimmt. Die Plasmaosmolarität (= Konzentration eines Stoffes **pro Liter** Lösung) lässt sich näherungsweise errechnen:

Osmolarität [mosm/l]
= 2 × Na$^+$ [mmol/l] + (Glukose [mg/dl] / 18) + (Harnstoff [mg/dl] / 6)
= 2 × Na [mmol/l] + Glukose [mmol/l] + Harnstoff [mmol/l]

Natriumionen sind die Hauptkationen des Plasmas, denen eine äquivalente Menge an Anionen gegenüberstehen muss (Elektroneutralität). Für die Berechnung der Osmolarität wird daher der Einfachheit halber die Na$^+$-Konzentration mal 2 genommen.

Demgegenüber wird die Osmol**ali**tät als osmolare Konzentration eines Stoffes **pro kg** Wasser mittels der Gefrierpunkterniedrigung tatsächlich **gemessen**. Die normale Osmolalität beträgt in allen Flüssigkeitskompartimenten 280–300 mosm/kg H$_2$O.

Ein Anstieg der extrazellulären **Glukose**konzentration bei Insulinmangel oder durch eine akute exogene Zufuhr von Glukose führt zu einem Anstieg der Plasmaosmolalität. Den Zellen wird Wasser entzogen, und es kommt zu einer Flüssigkeitsverschiebung von intra- nach extrazellulär. Wird die Glukose nachfolgend verstoffwechselt, dann bleibt freies Wasser zurück, das wiederum nach intrazellulär diffundieren kann. **Harnstoff** kann – anders als Glukose – die meisten Zellmembranen relativ zügig passieren. Vorübergehendes Absinken des osmotischen Drucks durch Abnahme der Harnstoffkonzentration während der Dialyse kann dennoch zu dem sog. Dysäquilibriumsyndrom führen, einem vorübergehenden Verschieben von Wasser nach intrazellulär (Schwellung der Hirnzellen).

? Was sind die Kardinalsymptome der hypertonen Dehydratation?

Erstes Zeichen eines **isolierten Wasserdefizits** ist die **Hypernatriämie**. Durch die Hypertonizität der extrazellulären Flüssigkeit wird Wasser von intra- nach extrazellulär verschoben; damit kommt es zur zellulären Dehydratation. Der extrazelluläre Volumenmangel führt zur Abnahme der GFR und durch die erhöhte Osmolarität zur gesteigerten ADH-Sekretion. Folgen sind verstärkte renale Wasserrückresorption und ein Anstieg der Urinkonzentration. Das Renin-Angiotensin-System wird aktiviert und das Durstgefühl v.a. durch die Wirkung des antidiuretischen Hormons (ADH) angeregt. Bei nicht beatmeten Patienten, die in der Lage sind, sich zu äußern, ist daher die Angabe von Durst oft das erste klinische Zeichen eines Wassermangels. Ist die Ursache des Wassermangels jedoch nicht eine zu geringe Wasserzufuhr, sondern eine verminderte ADH-Produktion oder gestörte Ansprechbarkeit der Niere auf ADH (renaler Diabetes insipidus), so ist der Urin trotz erhöhter Plasmaosmolarität hypoton. Die Plasmanatriumkonzentration (P_{Na}) kann in einem solchen Fall auf Werte über 170 mmol/l ansteigen.

Das **kardiovaskuläre System** reagiert auf die Hypovolämie und Zunahme der Blutviskosität mit einer Abnahme des systemischen Blutdrucks, der Organdurchblutung und der O_2-Versorgung. Die Entstehung von Thrombosen wird begünstigt. Die infolge der verminderten Hautdurchblutung reduzierte Wärmeabgabe kann – insbesondere bei Kindern und bei Patienten mit stark negativer Flüssigkeitsbilanz – zu erhöhter Körperkerntemperatur und „Durstfieber" führen.

Das **Zentralnervensystem** (ZNS) reagiert auf eine Dehydratation mit Tremor, Myoklonien, Krampfanfällen, Hyperreflexie und Störungen des Bewusstseins bis hin zum Koma [Luft 1998; Oh und Carrol 1992; Swales 1991]. Akute hypertone Dehydratationen können besonders bei Früh- und Neugeborenen zu intrakraniellen Blutungen, zerebralen Nekrosen und Myelinschädigungen führen.

? Was ist die Ursache der hypotonen Hyperhydratation?

Ursache der hypotonen Hyperhydratation ist ein **Wasserüberschuss**. Wasser strömt in die Zellen ein, und das Zellvolumen steigt. Die Hypotonizität (Hyponatriämie) der extrazellulären Flüssigkeit vermindert bei intakter Regulation die ADH-Sekretion. Der ausgeschiedene Urin wird hypoton, und die Urinosmolalität kann unter 700 mosm/l sinken. In der Folge kommt es zur Normalisierung der Plasmaosmolalität. Liegt hingegen eine Überfunktion des ADH-Systems vor, wie beim **Syndrom der inadäquaten ADH-Sekretion** (SIADH) mit niedriger Osmolarität und niedriger P_{Na} bei konzentriertem Urin, so ist die körpereigene Gegenregulation beeinträchtigt. Ursachen des SIADH können neben ektoper ADH-Produktion in vorwiegend pulmonalen Tumoren eine Vielzahl pulmonaler (z.B. Pneumonie) und ZNS-Erkrankungen (z.B. Subarachnoidalblutung) wie auch Medikamente (z.B. Opiate, Haloperidol, Carbamazepin, trizyklische Antidepressiva) sein [Luft 1998]. Therapeutisch können beim SIADH Vasopressinrezeptorblocker (Tolvaptan, Conivaptan) eingesetzt werden. Ein durch die Wasserintoxikation mögliches Hirnödem führt zum Anstieg des intrakraniellen Drucks mit Übelkeit, Erbrechen, Verwirrtheit, Somnolenz, Krämpfen und Paresen. Bei einer Na^+-Konzentration im Plasma von unter 125–120 mmol/l kann sich ein hypoosmolales Koma entwickeln.

Die Geschwindigkeit, mit der eine Hyponatriämie entsteht, bestimmt den Schweregrad der Symptomatik, da die Körperzellen selbst in gewissem Umfang zur Volumenregulation in der Lage sind. Durch Bildung und Abbau intrazellulärer Osmolyte sowie durch Elektrolyttransport entlang der Zellmembran können sie ihr inneres Milieu gegenüber passiven Wasserverschiebungen begrenzt stabilisieren. Auch aus diesem Grund werden langsam entstehende Tonizitätsänderungen vom Organismus besser verkraftet als schnelle.

? Welche primären Störungen des Natriumhaushalts gibt es?

Verliert der Organismus mehr Na^+ als Wasser, kommt es zur **hypotonen Dehydratation**. Diese Störung tritt meist bei verminderter Zufuhr von Kochsalz und gleichzeitig gesteigerten Flüssigkeits- und Natriumverlusten auf. Typische Auslöser sind Diarrhö, Erbrechen, Schwitzen, Thiaziddiuretika und Nebennierenrindeninsuffizienz. Der Abfall der P_{Na} führt zur Flüssigkeitsverschiebung von extra- nach intrazellulär und damit zum extrazellulären Volumenmangel. Das Renin-Angiotensin-Aldosteron-System (RAAS) wird aktiviert und verstärkt die renale Na$^+$-Rückresorption. Die erniedrigte P_{Na}-Konzentration hemmt zudem die ADH-Sekretion, und es wird freies Wasser ausgeschieden. Bei intakter Nierenfunktion kann so die Na$^+$-Konzentration im Urin unter 5 mmol/l fallen. Bei massivem Volumenmangel kann es jedoch trotz erniedrigter Plasmaosmolarität zur Stimulation der ADH-Sekretion und verstärkter Hyponatriämie durch renale Wasserretention kommen (Konkurrenz zwischen Osmo- und Volumenkontrolle der ADH-Sekretion).

Nimmt der Na$^+$-Bestand des Organismus stärker zu als der Wasserbestand, kommt es zur **hypertonen Hyperhydratation**. Infolge des Na$^+$-Anstiegs im Plasma strömt Wasser von intra- nach extrazellulär, und EZR und Plasmavolumen expandieren. Bewusstseinsklare handlungsfähige Patienten mit intaktem Durstempfinden können die angestiegene P_{Na} und Osmolarität zunächst durch Trinken normalisieren. Bei intakten Regelsystemen hemmt die Hypervolämie das Renin-Angiotensin-Aldosteron-System und führt zur Freisetzung von ANP; die GFR nimmt zu und die Na$^+$-Rückresorption ab. Eine hypertone Hyperhydratation kann z.B. durch Trinken von Meerwasser oder durch Hyperaldosteronismus ausgelöst werden. Die Symptomatik betrifft vorwiegend das ZNS und manifestiert sich in Desorientiertheit, Krämpfen, Fieber und Bewusstseinsstörungen.

Der Verlust isotoner Flüssigkeit führt hingegen zur **isotonen Dehydratation**. Da Wasserverschiebungen zwischen IZR und EZR fehlen, ist die zerebrale Symptomatik geringer ausgeprägt als bei hyper- oder hypotoner Dehydratation. Im Vordergrund stehen hier die klinischen Zeichen des Volumenmangels.

Die **isotone Hyperhydratation** entsteht durch ein Missverhältnis zwischen Zufuhr und Ausscheidung von Flüssigkeiten, die entweder im gesamten EZR (Vollelektrolytlösungen) oder überwiegend intravasal verbleiben (Blutprodukte und kolloidale Volumenersatzlösungen). Übersteigt die Menge der ins Interstitium gelangten Flüssigkeit (normalerweise ca. 20 l/d) die Summe aus gleichzeitig rückresorbierter (ca. 18 l/d) und über das Lymphsystem drainierter Menge (ca. 2 l/d), kommt es zur Bildung interstitieller Ödeme. Die Ansammlung interstitieller Flüssigkeit wird durch steigenden hydrostatischen Kapillardruck (erhöhtes Plasmavolumen), abnehmenden KOD (Hypoproteinämie) sowie erhöhte Kapillarpermeabilität (z.B. durch Schädigung der Glykokalix) verstärkt. Bei intakten körpereigenen Regelmechanismen wird die Hypervolämie durch erhöhte Wasser- und Na$^+$-Ausscheidung korrigiert.

Generalisierte Ödeme treten besonders häufig bei folgenden Krankheitsbildern auf:
- Eingeschränkte Ausscheidungsfunktion der Niere
- Herzinsuffizienz (erhöhter Venendruck bei Rechtsherzinsuffizienz, Gefahr des Lungenödems bei Linksherzinsuffizienz)
- Leberzirrhose (sekundärer Hyperaldosteronismus, verminderte Proteinsynthese)

Insbesondere bei **Herzinsuffizienz** und **Leberzirrhose** muss mit einer Koinzidenz von Ödemen und gleichzeitig vermindertem effektiven Blutvolumen gerechnet werden. Dies regt die Na$^+$- und Wasserretention an. Durch verstärkte ADH-Sekretion kann sich dann trotz Hyperhydratation und Ödemen eine **Hyponatriämie** entwickeln.

Eindrückbare Ödeme treten beim Erwachsenen meist erst bei Einlagerung von mehr als 5 l Flüssigkeit auf.

❓ Wie erfolgt die Therapie von Hyper- und Hyponatriämien?

Die zur Rückführung einer **Hypernatriämie** (P_{Na} > 150 mmol/l) in den Normbereich von 140 mmol/l erforderliche Menge an Wasser (appliziert als Glukoselösung 5%) lässt sich grob schätzen:

$$\text{Wasserdefizit (l)} = ((\text{Ist-}P_{Na} / \text{Soll-}P_{Na}) - 1) \times \text{GKW (l)}$$

Das GKW wird mit 50–60% des Körpergewichts angenommen [Luft 1998]. Die gleichzeitig erfolgende Urinausscheidung ist additiv zu berücksichtigen. Es ist jedoch streng darauf zu achten, dass die P_{Na} nicht schneller als **0,5 mmol/h** bzw. **10 mmol/d** gesenkt werden darf. Daraus ergibt sich, dass schon für die Korrektur einer Hypernatriämie von 160 mmol/l mehr als 24 h veranschlagt werden müssen.

Der für die Normalisierung einer **Hyponatriämie** (P_{Na} < 135 mmol/l) erforderliche Na^+-Bedarf lässt sich schätzen als:

$$Na^+\text{-Defizit [mmol]} = (\text{Soll-}P_{Na} - \text{Ist-}P_{Na}) \times 0{,}2 \text{ (bis } 0{,}5) \times \text{kg KG}$$

Der Faktor 0,2 ergibt sich aus dem Anteil des EZR (20%) am Körpergewicht. Bei hypotoner Dehydratation (z.B. infolge schwerer Diarrhö) kann der Faktor bis auf 0,5 steigen [Luft 1998]. Bei diesen Patienten muss zusätzlich zum Na^+-Defizit das Wasserdefizit ausgeglichen werden. Geschwindigkeit und Art der Korrektur einer Hyponatriämie hängen von der Geschwindigkeit ihres Entstehens ab [Adrogue 2005].

Der Effekt von 1 l Infusionslösung auf den zu erwartenden Anstieg des Serum-Na lässt sich nach der folgenden Formel berechnen:

$$\Delta Na = (\text{infundiertes Na} - \text{Serum-Na}) / \text{Gesamtkörperwasser (l)} + 1 \text{ (l)}$$

Folgende Grundsätze sind bei jeder Therapie einer Hyponatriämie zu beachten:
- Zur schnellen Korrektur einer **akut** (innerhalb von Stunden) entstandenen symptomatischen **hypervolämischen Hyponatriämie** mit einer Urinosmolalität von > 200 mosm/l empfiehlt sich primär der Einsatz eines Schleifendiuretikums, wie Furosemid.
- Die rasche Korrektur einer schweren **chronisch** (im Verlauf von Tagen bis Wochen) entstandenen symptomatischen **Hyponatriämie** (P_{Na} < 115 mmol/l) muss vermieden werden, da dies zu schweren zerebralen Schädigungen führen kann. Besonders gefürchtet ist das Syndrom der zentralen pontinen Myelinolyse, die mit Tetraplegie, Dysarthrie, Dysphagie und Bewusstseinsstörungen einhergehen kann.
- Bei symptomatischer **chronischer Hyponatriämie** soll die P_{Na} bis zu Werten von 125–130 mmol/l mit maximal 0,5 mmol/h (nicht mehr als 10 mmol/d) korrigiert werden.
  - Bei Fehlen klinischer Symptome und einer Urinosmolalität von < 200 mosm/l ist die Normalisierung in erster Linie durch Flüssigkeitsrestriktion anzustreben.
  - Der Verlauf der Na^+-Konzentration im Plasma ist in kurzen Intervallen zu kontrollieren.
- Wesentliches Ziel ist die Beseitigung der Symptomatik; das Erreichen des Normalwerts ist sekundär.

Kaliumhaushalt

 Wie und auf welche Kompartimente verteilt sich der Kaliumbestand des Menschen? Welche Rolle spielt Kalium bei der Aufrechterhaltung der neuromuskulären Erregbarkeit?

Etwa 98% des Kaliumbestands des Organismus befinden sich intrazellulär; lediglich 0,4% befinden sich im Plasma. Hauptreservoir sind die Muskelzellen; hier beträgt die K^+-Konzentration etwa 150 mmol/l. Intrazellulär spielt Kalium eine wesentliche Rolle bei der Aufrechterhaltung des Zellvolumens und spielt ebenfalls eine wichtige Rolle für die Funktion vieler intrazellulärer Enzyme. Im klinischen Alltag im Vordergrund steht aber der Einfluss auf die neuromuskuläre Erregbarkeit. Durch den Gradienten zwischen intra- und extrazellulärer K^+-Konzentration – aufrechterhalten durch die elektrogene Na^+/K^+-ATPase – trägt Kalium hauptverantwortlich zum Aufbau und zur Aufrechterhaltung des Ruhemembranpotenzials bei. Trotz der relativ geringen im Plasma gelösten K^+-Menge, bleibt die Plasmakaliumkonzentration zur Beurteilung des Kaliumhaushaltes der klinisch wichtigste Parameter [Truninger und Richard 1985].

Eine $P_K \leq 3{,}5$ mmol/l wird als Hypokaliämie, eine $P_K \geq 5{,}5$ mmol/l als Hyperkaliämie bezeichnet.

In der transmembranalen K^+-Verschiebung nehmen das Renin-Angiotensin-Aldosteron-System, das Insulin und die Katecholamine eine herausragende Stellung ein. Die renale K^+-Ausscheidung wird vorwiegend im distalen Tubulus reguliert. Unter dem Einfluss von Aldosteron wird K^+ dort im Austausch gegen Na^+- und Wasserstoff (H^+)-Ionen in das Tubuluslumen abgegeben. Auch durch Transport in die Muskelzellen senkt Aldosteron die P_K. Neben hohen K^+- und niedrigen Na^+-Konzentrationen im Plasma stimulieren Angiotensin II und auch adrenocorticotropes Hormon (ACTH) die Freisetzung von Aldosteron aus der Zona glomerulosa der Nebennierenrinde. Insulin führt über eine Aktivierung der Na^+/K^+-ATPase und die Zunahme intrazellulärer, negativ geladener Phosphatester zur Verschiebung von K^+ in die Zellen [Rose 1994]. Katecholamine stimulieren die Glykogenolyse, was zur Hyperglykämie und Insulinfreisetzung führt. Diese senkt, wie beschrieben, die P_K. Beta-1-adrenerge Stimulation fördert über gesteigerte Reninfreisetzung und Aldosteronproduktion die renale K^+-Ausscheidung [Tetzlaff, O'Hara, Walsh 1993]. Zusätzlich bewirkt die direkte Stimulation von Beta-2-Rezeptoren den Einstrom von Kalium in die Zelle. Auch dies führt zu einem Abfall der P_K. Substanzen mit alpha-1-adrenerger Wirkung hingegen inhibieren die Insulinfreisetzung, führen zur K^+-Freisetzung in der Leber und vermindern die Aktivität der Na^+/K^+-ATPase, was eine Hyperkaliämie auslösen kann. Bei bestehender Hypokaliämie führt direkte Alpha-1-Stimulation zur K^+-Verschiebung in den EZR [Mandal 1997].

Auch im Säure-Basen-Haushalt spielt Kalium eine wichtige Rolle. Zwei Mechanismen sind für die gegenläufige Verschiebung von H^+ und K^+ über die Zellmembran verantwortlich:

- Die bei Azidose nach intrazellulär strebenden Protonen (H^+) verdrängen im Sinn des elektrochemischen Gleichgewichts K^+ aus der Zelle (Folge: Anstieg P_K).
- Der Anstieg der intrazellulären H^+-Konzentration hemmt die Aktivität der Na^+/K^+-ATPase, und es wird weniger K^+ in die Zelle aufgenommen.
- Im sauren Bereich führt ein Abfall des pH im Blut um 0,1 zum Anstieg der P_K um 0,5 mmol/l.

Bei einer Alkalose gilt Umgekehrtes:
- Im alkalischen Bereich führt ein Anstieg des pH um 0,1 zu einem Abfall der P_K um 0,1–0,4 mmol/l.
- Bei Hyperventilation führt ein Abfall des $paCO_2$ um 10 mmHg zu einem Rückgang der P_K um etwa 0,5 mmol/l [Hierholzer et al. 1997].

Akute Änderungen der P_K führen oft zu bedrohlichen Herzrhythmusstörungen, während **chronische** Hypo- oder Hyperkaliämien weit weniger gefährlich sind [Schaefer und Wolford 2005]. Oft verkraften herzgesunde Patienten langsam entstehende massive Hypokaliämien ($K^+ < 2$ mmol/l) ohne Symptome, und Patienten mit chronischem Nierenversagen können bei einer P_K von 8–9 mmol/l kardial asymptomatisch sein. Akute Änderungen dieser Größenordnung hingegen, etwa bei i.v. Bolusgabe von Kalium, können zu Kammerflimmern und Asystolie führen. Tabelle 3 beschreibt die typischen Kaliumverschiebungen zwischen intra- und extrazellulärem Raum unter verschiedenen klinischen Bedingungen.

Tab. 3: Kaliumverschiebung zwischen intra- und extrazellulärem Raum unter verschiedenen klinischen Bedingungen (modifiziert nach [Truninger und Richards 1985])

	Intrazellulär	Kalium	Extrazellulär
Azidose	⇓	⊙→	⇑
Alkalose	⇑	⊙←	⇓
Depolarisationsblocker	⇓	⊙→	⇑
Parenterale Ernährung	⇑	⊙←	⇓
Digitalisintoxikation	⇓	⊙→	⇑

? Welche Symptome erwarten Sie bei einer Hypo- bzw. Hyperkaliämie?

Bei **Hypokaliämie** kommt es zur Vergrößerung des transmembranalen K^+-Gradienten mit Negativierung des Ruhemembranpotenzials (Hyperpolarisation). Klinisch typische **EKG-Zeichen der Hypokaliämie** [Hierholzer et al. 1997] sind:
- ST-Verkürzung
- Abgeflachte oder präterminal negative T-Welle
- U-Welle (diastolisches Nachpotenzial)
- Gesteigerte Autonomie mit supraventrikulärer und ventrikulärer Extrasystolie, Tachykardie, Kammerflattern und -flimmern

Besonders gefährdet sind herzinsuffiziente Patienten unter Diuretikabehandlung, bei denen häufig zusätzlich ein Magnesiummangel vorliegt, sowie digitalisierte Patienten. Digitalis hemmt die Na^+/K^+-ATPase. Da Digitalis und K^+ eine kompetitive Affinität zur Na^+/K^+-ATPase haben, nimmt die Wirkung von Digitalis an der Na^+/K^+-ATPase bei niedriger P_K zu, und die

Wahrscheinlichkeit toxischer Digitaliseffekte steigt. Weitere **Symptome des K$^+$-Mangels** sind [Vaughan 1991; Wong, Schafer, Schultz 1993]:
- Müdigkeit und Apathie
- Schwäche der Skelettmuskulatur mit Freisetzung von Muskelproteinen als Zeichen erheblicher K$^+$-Verarmung
- Schwäche der Atemmuskulatur mit Beeinträchtigung der Ventilation mit evtl. erschwerter Entwöhnung vom Respirator
- Schluckstörungen, paralytischer Ileus, verzögerte Magenentleerung, Blasenatonie
- Hyperglykämie durch Hemmung der Insulinfreisetzung
- Metabolische Alkalose
- Störung der Konzentrierungsfähigkeit der Nieren mit Polyurie und Nykturie

Die **Hyperkaliämie** ist schweregradabhängig durch typische EKG-Veränderungen charakterisiert. Die Verkleinerung des transmembranalen K$^+$-Gradienten führt zur Hypopolarisation des Ruhemembranpotenzials und Verlangsamung der Erregungsleitung.
- QRS-Verbreiterung, im Extremfall nur noch sinuswellenförmige oder völlig deformierte Kammerkomplexe
- AV-Blockierungen, Schenkelblöcke, Bradykardie, Asystolie
- Zeltförmige T-Welle durch schnelle Repolarisation

Die Zeit für den Calciumeinstrom nach intrazellulär ist verkürzt, und die Kontraktionskraft ist vermindert. Die Leitungsverzögerung mit beschleunigter Repolarisation begünstigt „Reentry"-Phänomene und kann zu Kammerflattern und -flimmern führen. Weitere Symptome der Hyperkaliämie sind Müdigkeit, Verwirrtheit, Muskelschwäche, Parästhesien (besonders an den unteren Extremitäten), Abschwächung der Sehnenreflexe und metallischer Geschmack.

Das Risiko von Arrhythmien ist bei einer Hyperkaliämie ausgeprägter als bei schweren Hypokaliämien. Bei einer P_K > 6–7 mmol K$^+$/l können Kammerflimmern und Asystolie auftreten. Die Arrhythmiehäufigkeit korreliert positiv mit der Geschwindigkeit des P_K-Anstiegs.

? Was sind häufige Ursachen einer Hypo- bzw. Hyperkaliämie?

Ursachen der **Hypokaliämie** sind Verluste und/oder Verteilungsstörungen. Am häufigsten führen renale Verluste zur Hypokaliämie, z.B. infolge einer Diuretikatherapie. Gastrointestinale Verluste (Erbrechen, permanente Drainage von Magensaft, Diarrhö oder Laxanzienabusus etc.) können ebenfalls zu Hypokaliämie führen.

Bei klinisch hinreichendem extrazellulären Volumen und gleichzeitiger Hypokaliämie muss ein Hyperaldosteronismus ausgeschlossen werden (z.B. Nierenarterienstenose, Leberzirrhose). Die Rolle von Beta-2-Mimetika und Insulin wurde bereits besprochen. Wird trotz Hypokaliämie 25–30 mmol/d K$^+$ pro Tag ausgeschieden, ist von einer renalen Ursache, etwa durch den Gebrauch von Diuretika, auszugehen. Nierenkrankheiten (Urinsediment, Kreatinin, Proteinurie, Bartter-, Gitelman-Syndrom, renal-tubuläre Azidose Typ I) sollten ausgeschlossen werden. Umgekehrt sind bei niedriger Ausscheidung von Kalium über die Niere gastrointestinale Verluste oder Verteilungsstörungen wahrscheinlich.

Die chronische **Hyperkaliämie** ist fast immer durch zu geringe K$^+$-Ausscheidung bedingt, z.B. beim chronischen Nierenversagen. Eine Abnahme der GFR bis auf 10% der Norm kann – bei normaler K$^+$-Zufuhr – noch durch verstärkte tubuläre K$^+$-Sekretion ausgeglichen werden [Hierholzer et al. 1991a]. Ursachen der akuten Hyperkaliämie sind häufig eine iatrogen zu hoch dosierte intravenöse K$^+$-Substitution sowie die Transfusion länger gelagerter Erythrozytenkonzentrate. Auch größere Gewebeschädigung (z.B. Darmischämie), Katabolismus, Hypoxie (ATP-Mangel und Laktazidose) und metabolische Azidose sind häufige Ursachen akuter Hyperkaliämien. Eine Pseudohyperkaliämie durch Hämolyse oder fragile Tumorzellen (Tumorlysesyndrom) gilt es zu bedenken.

Nach Gabe von Succinylcholin erhöht sich die P_K gewöhnlich um 0,5 bis max. 1 mmol/l; allerdings kann die P_K bei prädisponierten Patienten, z.B. nach Polytrauma, längerer Immobilisierung, bei Muskeldystrophie, Paraplegie oder nach Verbrennungen, deutlich stärker steigen. Ursachen einer akuten intraoperativen Hyperkaliämie können auch die maligne Hyperthermie sowie die schnelle Injektion K$^+$-haltiger Medikamente sein. Hypothermie steigert die Empfindlichkeit des Myokards auf eine erhöhte P_K [Yentis 1990].

? Wie werden relevante Hypo- bzw. Hyperkaliämie behandelt?

Chronische **Hypokaliämien** werden relativ gut toleriert, und die Kaliumsubstitution kann langsam erfolgen (z.B. diätetisch, Kaliumbrausetabletten). Bei akuten Hypokaliämien sowie bei digitalisierten Patienten ist jedoch mit dem Auftreten von Rhythmusstörungen zu rechnen. Grundsätzlich gilt:

- Bei einer P_K < 3,0 mmol/l sollte eine K$^+$-Substitution erfolgen; dies gilt auch für asymptomatische Patienten.
- Bei einer P_K von 3,0–3,5 mmol/l sollte K$^+$ bei Zeichen des K$^+$-Mangels (EKG-Veränderungen, Muskelschwäche) substituiert werden.
- Digitalisierte Patienten sollten auf höhere Werte um 4,5 mmol/l eingestellt werden.
- Um die P_K um 1 mmol/l anzuheben (nicht jedoch zur Normalisierung des K$^+$-Bestands), reichen oft 40–60 mmol K$^+$ aus (Infusionsgeschwindigkeit und Konzentration siehe unten!). Die i.v. Kaliumzufuhr erfolgt in ein Kompartiment mit kleinem Volumen und niedriger Konzentration, daher können schon geringe Bolusmengen, und zwar besonders bei herznaher Applikation über einen zentralen Venenkatheter (ZVK) – **cave** hohe Kaliumkonzentration in Koronararterien –, zu schweren Arrhythmien bis hin zur Asystolie führen [Mandal 1997]. Bei i.v. Zufuhr und v.a. bei Patienten mit eingeschränkter Nierenfunktion sind kurzfristige Kontrollen der P_K unumgänglich.

Grundsätzliches:
- Bei intravenöser K$^+$-Zufuhr sind Bolusinjektionen grundsätzlich zu unterlassen.
- Die Infusionsgeschwindigkeit soll nicht mehr als 10–20 mmol/h und auch bei lebensbedrohlicher Hypokaliämie nicht mehr als kurzfristig 40 mmol/h unter kontinuierlicher EKG-Kontrolle betragen.
- Bei periphervenöser Zufuhr darf die K$^+$-Konzentration 40 mmol/l (20 mmol/500 ml Trägerlösung) nicht übersteigen, da es sonst zu Schmerzen, Vasospasmen und Thrombophlebitiden kommen kann.
- K$^+$-Infusionen mit einer Konzentration ≥ 1 mmol/ml müssen über einen ZVK erfolgen.
- Kalium sollte nicht einer Glukoseinfusionslösung zugesetzt werden, da die verabreichte Glukose die Freisetzung von Insulin auslöst, welches die zelluläre K$^+$-Aufnahme steigert und so zu einem Abfall der P_K führen kann.
- Außerhalb von Operationssaal und Intensivstation soll K$^+$ möglichst oral substituiert werden [Mandal 1997].

Bei der symptomatischen **Hyperkaliämie** (mit EKG-Veränderungen) kommen verschiedene Maßnahmen zum Einsatz, die sich in ihrer Wirklatenz deutlich unterscheiden [Weiss-Guillet, Takala, Jakob 2003; Greenberg 1998]:
- Erste Maßnahmen sind die Unterbrechung jeder weiteren K^+-Zufuhr (auch verdeckt in anderen Lösungen) und die Zufuhr von Sauerstoff.
- Unter EKG-Kontrolle werden dann beim Erwachsenen 10(–30) ml Calciumgluconat 10% über ca. 5 min i.v. injiziert; dies kann bei Bedarf nach 5 min wiederholt werden. Wirkungseintritt **in Sekunden bis Minuten**.
- Wird Calciumchlorid 10% benutzt, dann beträgt die zu injizierende Menge nur $1/3$ der von Calciumgluconat 10%.

Durch Aktivierung von Ca^{++}-Kanälen wirkt Calcium den Effekten der Hyperkaliämie entgegen. Innerhalb von 1–2 min kann der nachfolgende Ioneneinstrom zu einem Aktionspotenzial mit Wiederherstellung der Myokardkontraktilität führen. Die Wirkung hält aber nur etwa 15 min an. **Eine Verminderung der P_K tritt nicht ein**! Wegen der hyperkalzämieinduzierten Digitalistoxizität ist bei digitalisierten Patienten Vorsicht geboten; diese Rücksicht ist allerdings bei einer bedrohlichen hyperkaliämischen Rhythmusstörung nicht relevant.
- Als nächster Schritt – besonders, wenn die Hyperkaliämie mit einer Azidose einhergeht – erfolgt die Zufuhr von 1 mmol/kg KG Na-Bikarbonat 8,4% (1 ml = 1 mmol) über 5 min i.v. (kann bei Bedarf nach 30 min wiederholt werden). Vorsicht geboten ist bei Patienten im hyperkapnischen Lungenversagen, weil Na-Bikarbonatgabe die CO_2-Last weiter erhöhen und einen weiteren Abfall des pH-Wertes bedingen kann (respiratorische Azidose), daher bei beatmeten Patienten die alveoläre Ventilation steigern. Die Wirkung setzt **innerhalb von etwa 5 min** ein. Calcium und Bikarbonat dürfen nicht gemischt werden, da dies durch Ausfällung von Calciumkarbonat zum Verschluss des venösen Zugangs führen kann.
- Auch durch eine signifikante Erhöhung des Atemminutenvolumens können der kurzfristige Vorteil einer (respiratorischen) Alkalose und der damit einhergehende Abfall der P_K genutzt werden. Die Wirkung beruht u.a. auf der alkalosebedingten Verschiebung von K^+ nach intrazellulär.

Die nachfolgenden Maßnahmen greifen erst mit deutlicher Latenz:
- Die Zufuhr von **Insulin** führt, beginnend nach etwa 30 min, zur Umverteilung von K^+ von extra- nach intrazellulär; die gleichzeitig applizierte Glukose stimuliert die endogene Insulinproduktion und verhindert eine Hypoglykämie. Mittels Spritzenpumpe wird Altinsulin in einer Dosis von 4–24 IE/h zugeführt. Der Blutzucker wird durch gleichzeitige Infusion von z.B. Glukose 20% bei 90–150 mg/dl gehalten.
- Einfacher und schneller: 10 IE Altinsulin in 50 ml Glukose 50% i.v.

Auch **Beta-2-Mimetika** (z.B. bei 75 kg KG 0,5 mg Salbutamol langsam i.v. unter EKG-Kontrolle) können die K^+-Konzentration senken (**Cave**: Tachykardie!). Weiter sind häufig Maßnahmen zur Elimination des Kaliums erforderlich, wie die rektale (50 g) oder die schwächer wirksame orale (15–30 g) Applikation eines **Ionenaustauschers** (z.B. Polysulfonsäure, Resonium A). Die **Dialyse** ist die aufwändigste, aber effektivste Methode zur K^+-Entfernung. Mittels Hämodialyse können ca. 30–50 mmol K^+/h und durch Peritonealdialyse 15–25 mmol K^+/h entfernt werden. Furosemid (40–80 mg) kann bei vorhandener Nierenfunktion eingesetzt werden (Volumenverlust bedenken und ggf. substituieren). Eine große Latenz bis zum

Wirkeintritt besitzt das Absetzen von Spironolacton, Triamteren und ACE-Hemmern. Bei digitalisierten Patienten kann der Einsatz von **Digitalisantikörpern** angezeigt sein, um die digitalisbedingte Hemmung der Na$^+$/K$^+$-ATPase zu vermindern.

Calciumhaushalt

Grundlagen

Ca. 99% des Gesamtcalciums finden sich im Knochen. Erregbare Membranen und kontraktile Elemente des Organismus sowie die Mitose, die Neurotransmission und endokrine Sekretion benötigen Calcium für ihre Funktion. Im Plasma liegt Calcium in ionisierter Form (ca. 50%), protein- (40–50%) und komplexgebunden (5–10%) vor. Nur das ionisierte (freie) Calcium passiert die Zellmembran. Intrazellulär wird es an das Protein Calmodulin gebunden und vermittelt überwiegend in dieser Form seine Wirkung [Fliser und Ritz 1999].

Parathormon (verstärkt Ca^{++}-Freisetzung aus dem Knochen und erhöht die renale Ca^{++}-Rückresorption) und Azidose steigern, Kalzitonin (hemmt die Ca^{++}-Freisetzung aus dem Knochen, erhöht die Ca^{++}-Ausscheidung über die Niere, setzt die Calciumresorption im Darm herab) und Alkalose senken den ionisierten Ca^{++}-Anteil. Vitamin D fördert den Ca^{++}-Einbau in den Knochen und fördert die Ca^{++}-Resorption aus dem Darm.

Die Plasmakonzentration des Gesamt-Ca^{++} beträgt 2,25–2,65 mmol/l, die des ionisierten Ca^{++} bei Messung mit ionensensitiven Elektroden 1,1–1,3 mmol/l (im Blutgasanalysegerät oft verfügbar). Der Tagesbedarf beträgt 0,2–0,5 mmol/kg KG.

? **Welches sind die häufigsten Ursachen und Symptome einer Hypokalzämie?**

Eine Hypokalzämie liegt vor, wenn die Calciumkonzentration im Plasma < 2,2 mmol/l bzw. die des ionisierten Calciums < 1,0 mmol/l liegt. Klinisch häufige Ursachen der Hypokalzämie finden sich in Tabelle 4.

Tab. 4: Häufigste Ursachen klinisch relevanter Hypo- und Hyperkalzämien

Hypokalzämie	Hyperkalzämie
Parathormonmangel	Maligne Tumore
Magnesiummangel	Granulomatöse Erkrankungen
Vitamin-D-Mangel	Vitamin-D-Überproduktion
Niereninsuffizienz	Primärer und tertiärer Hyperparathyreoidismus
Massivtransfusion von Blut und Frischplasma	Erhöhte Zufuhr (Milch-Alkali-Syndrom)
Interstitielle Ca^{++}-Bindung (Pankreatitis, Rhabdomyolyse)	Insuffiziente renale Exkretion von Calcium
Hypoprotein(Albumin)ämie	Akutes Nierenversagen
Hyperventilation	Morbus Paget

Die klinische Symptomatik ist äußerst wechselhaft und meist Ausdruck verstärkter neuromuskulärer Erregbarkeit (Tetanie, Chvostek- und Trousseau-Zeichen, „Pfötchen-Stellung", periorales- und Fingerkribbeln, Schwäche, Ohnmacht und Krampfanfall). Diese können sich bereits bei einem nur geringen Abfall der Plasmacalciumkonzentration auf 2,0–1,5 mmol/l entwickeln. Kardiale Symptome sind eine Verlängerung der QT-Zeit, Arrhythmien sowie eine herabgesetzte Digitalisempfindlichkeit, Herzmuskelschwäche und Hypotonie. Auch psychische Störungen (Angst, floride Halluzinationen und Verwirrtheit) können auftreten. Besonders im Kindesalter können Apnoephasen und Laryngospasmen hypokalzämiebedingt sein. Bei Erwachsenen sind hingegen dermatologische Symptome (brüchige Fingernägel, Haarausfall) häufig Symptome einer chronischen Hypokalzämie.

▲ Bei symptomatischer Hypokalzämie besteht die Therapie in der Gabe von 10–20 ml Calciumgluconat 10% oder Calciumchlorid 10% (unter EKG-Kontrolle langsam injizieren). Bei Persistenz der Symptome Dauerinfusion von elementarem Ca^{++} 0,3–2 mg/kg^{-1}/h^{-1} (10 ml Calciumgluconat 10% enthalten 93 mg elementares Calcium).
▲ Bei digitalisierten Patienten kann die Gabe von Calcium zu Zeichen der Digitalisintoxikation führen.
▲ Chronische Hypokalzämien können durch orale Calciumzufuhr (1–2 g/d) und ggf. Vitamin D (400–800 IE/d) behandelt werden.

? Beschreiben Sie die häufigsten Ursachen und Symptome der Hyperkalzämie.
Eine Hyperkalzämie liegt vor, wenn die Calciumkonzentration im Plasma > 2,7 mmol/l bzw. die des ionisierten Calciums > 1,3 mmol/l liegt. Zu den Ursachen siehe Tabelle 4.

Die **Symptomatik** der Hyperkalzämie ist abhängig von der Entstehungsgeschwindigkeit und der Höhe der Plasmakonzentration.

Bis zu einer Konzentration des Gesamt-Ca^{++} von 3,5 mmol/l (ionisiertes Ca^{++} 1,5 mmol/l) werden beobachtet:
▲ Psychische Störungen, wie Lethargie und Verwirrtheit
▲ Gastrointestinale Störungen, wie Übelkeit, Erbrechen, Darmatonie und Obstipation
▲ Renale Symptome (häufig), wie Polyurie mit Polydipsie und herabgesetzter Konzentrierungsfähigkeit der Nieren sowie Nephrolithiasis

Um Niereninsuffizienz und Gefäßverkalkungen zu verhindern, sollte eine Hyperkalzämie von > 3 mmol/l auch bei fehlender Symptomatik zügig therapiert werden.

Bei Calciumkonzentrationen von > 3,5 mmol/l (ionisiertes Ca^{++} > 1,5 mmol/l) und schnellem Anstieg der Calciumkonzentration kann sich eine lebensbedrohliche hyperkalzämische Krise entwickeln. Zu den oben beschriebenen Symptomen kommen dann hinzu:
▲ EKG-Veränderungen mit QT-Verkürzung, Tachyarrhythmien, Leitungsblockaden, Hypertonie, Muskelschwäche
▲ Bewusstseinsstörungen und Koma

Begleitende Natrium- und Wasserverluste können bei Patienten ohne die Möglichkeit zu essen und zu trinken zu erheblichem Volumenmangel führen. In 20–30% der Fälle ist die Hyperkalzämie mit einer akuten hämorrhagischen Pankreatitis vergesellschaftet [Ahnefeld und Schmitz 1991].

? Wie wird die Hyperkalzämie therapiert?
Bei symptomatischer milder Hyperkalzämie stehen die Substitution der Flüssigkeitsverluste mit einer calciumfreien Elektrolytlösung und die gleichzeitige Steigerung der Diurese

auf 200–300 ml/h mithilfe von Schleifendiuretika (Furosemid) im Vordergrund. Jedoch sollte die Diuretikatherapie niemals vor adäquater Hydrierung erfolgen. Häufig ist zusätzlich auch eine K+-Substitution erforderlich.

Eine bedrohlich erhöhte Calciumkonzentration kann schnell und effektiv durch Hämodialyse gesenkt werden. Versuchsweise können kardiotoxische Effekte mit Calciumantagonisten behandelt werden. Kalzitonin ist hochwirksam und senkt die Plasma-Ca++-Konzentration innerhalb von 2–6 h um ca. 0,5 mmol/l. Es werden 6-stündlich 100 Einheiten s.c. verabreicht. Mit unterschiedlicher Latenz sind auch Bisphosphonate (Latenzzeit von bis zu 1 Tag) und Kortikosteroide (z.B. Methylprednisolon) wirksam [Pfeilschifter 2003]. Besonders im Rahmen von granulomatösen Erkrankungen sind Glukokortikoide indiziert, da sie die Bildung des aktiven 1,25-Dihydroxy-Vitamin-D3 hemmen.

Phosphorhaushalt

? Wie ist Phosphor im Körper verteilt?
Die Gesamtmenge Phosphor im Körper eines Erwachsenen beträgt ca. 20 mol (ca. 620 g, 30,97 g = 1 mol), davon befinden sich 80–85% zusammen mit Calcium im Knochen und 15% in den Zellen, Membranen und verschiedenen Flüssigkeitskompartimenten (organische Phosphatverbindungen sowie in Eiweißen, Lipiden und Kohlenhydraten gebunden).

Die Plasmaphosphatkonzentration (2,5–4,9 mg/dl; 0,8–1,6 mmol/l) zeigt eine zirkadiane Periodik (Minimum vormittags).

Die Blutentnahme zur Phosphatbestimmung sollte nüchtern erfolgen, wegen des Phosphatgehalts der Nahrung und weil bei Aufnahme von Kohlenhydraten Phosphate nach intrazellulär verschoben werden. Citrat, Phenothiazine und Oxalat vermindern, Hämolyse, Hyperlipämie, monoklonale Immunglobuline und Östrogentherapie erhöhen die Phosphatspiegel. Die tägliche Phosphataufnahme über die Nahrung beträgt 1000–2000 mg; (32–64 mmol), die Ausscheidung im Urin 20–50 mmol [Filser 1999].

? Wofür ist Phosphor wichtig?
Phosphor ist essentiell für die Bereitstellung von Stoffwechselenergie in Form von ATP und ist wesentlicher Bestandteil der Membranphospholipide des Phosphoinositolsystems und des 2,3-Diphosphoglycerates. Phosphorverbindungen haben somit eine zentrale Bedeutung für Energietransfer und Zellmetabolismus und damit letztlich für Integrität und Homöostase der Zellen. Die Puffereigenschaften der Phosphatverbindungen werden im Abschnitt Blutgasanalyse zum Säure-Basen-Haushalt besprochen.

? Wie ist die Hypophosphatämie definiert, und was sind die wichtigsten Ursachen?
Hypophosphatämie liegt vor ab einer Serumphosphatkonzentration < 0,8 mmol/l (< 2,5 mg/dl) und wird klinisch relevant bei Werten < 0,5 mmol/l.

Häufig findet sich eine Hypophosphatämie im Zusammenhang mit dem Nahrungsaufbau nach einer Nüchternheits- oder Fastenperiode (**Cave**: vorsichtige Glukosezufuhr bei katabolen Patienten!), bei Therapie mit phosphatbindenden Antazida (Aluminiumhydroxid oder

Aluminiumbikarbonat), bei entgleistem Diabetes mellitus (Phosphatverluste durch Glukosurie sowie Phosphatverschiebung nach intrazellulär durch Insulintherapie) oder bei respiratorischer Alkalose (Anstieg des intrazellulären pH fördert Glykolyse und Glukosefreisetzung, dadurch wird die Phosphorylierung gesteigert, und Phosphor strömt nach intrazellulär). Chronische Verläufe führen zur Entkalkung des Knochens. Bei Sepsis besteht durch Hypermetabolismus evtl. ein erhöhter Bedarf an Phosphor (s. auch Tab. 5).

Tab. 5: Ursachen der Hypophosphatämie

Verminderte Aufnahme	Gesteigerte Verluste	Verschiebung in den Intrazellulärraum
Malnutrition und Hungerzustand	Renale Verluste (> 50 mmol/d), Diabetes mellitus, Tubulusdefekte, nach Nierentransplantation, monoklonale Gammopathien, Schwermetalle	Ernährungsbeginn nach Fastenperiode
Chronischer Alkoholismus (nach Initiierung einer Nahrungszufuhr)	Sekundärer und primärer Hyperparathyreoidismus	Insulintherapie bei diabetischem Koma
Malabsorption (Phosphatausscheidung im Urin < 20 mmol/d)	Hyperthyreose	Steroide (Anabolika, Östrogene, orale Kontrazeptiva)
Therapie mit Phosphatbindern, insbesondere bei Niereninsuffizienz; Antazida, die Aluminium enthalten	Diuretikatherapie	Respiratorische Alkalose (Sepsis, Salicylatintoxikation)
Vitamin-D-Mangel oder Resistenz (Vitamin-D-resistente Rachitis)	Chronische Dialysepatienten	

? Was sind die Symptome einer Hypophosphatämie?

Eine leichte Hypophosphatämie (0,6–0,3 mmol/l oder 1,9–3,8 mg/dl) ist verbunden mit Muskelschwäche, Kardiomyopathie und Herzinsuffizienz, Infektneigung (gestörte Chemotaxis und Phagozytose) und Osteomalazie. Schwere Formen (0,2–0,1 mmol/l oder 6,2–3,1 mg/dl) mit hämolytischer Anämie (verkürzte Erythrozytenlebenszeit), petechialen Blutungen (Thrombozytendysfunktion), Rhabdomyolyse, zerebralen Symptomen (Verwirrtheit, Sprachstörungen, Ataxie, Krämpfe, Apathie bis zum Koma), Ateminsuffizienz und organabhängigen Zeichen der Gewebehypoxie.

? Wie wird die Hypophosphatämie therapiert?

Bei leichter und mittelgradiger Erniedrigung oral durch Gabe von Milchprodukten (1 l Milch enthält ca. 1 g Phosphor [32 mmol]). Parenteral bei Phosphatkonzentrationen < 1 mg/dl, dann nicht mehr als 0,06 mmol/kg KG über 6 h und nicht mehr als etwa 1 mmol/kg KG pro 24 h infundieren, sonst kann es durch hohe Serumphosphatkonzentrationen zu Calcium-Phosphat-Einlagerungen in die Gewebe kommen mit daraus folgender Hypokalzämie. Eine künstliche Ernährung sollte pro 1000 kcal etwa 450 mg (14,5 mmol) Phosphor enthalten. Neben der Hypophosphatämie besteht häufig auch ein Magnesiummangel. Details zur Therapie siehe Felsenfeld & Levine 2012.

Elektrolythaushalt

? **Wie ist die Hyperphosphatämie definiert, und was sind die wichtigsten Ursachen?**
Hyperphosphatämie liegt vor bei einer Serumphosphatkonzentration > 1,6 mmol/l. Häufigste Ursache ist eine verminderte Phosphatausscheidung bei Niereninsuffizienz (glomeruläre Filtrationsrate < 25 ml/min). Auch eine Rhabdomyolyse und Tumorzerfall nach zytostatischer Therapie können zur Hyperphosphatämie führen. Exogen kann eine gesteigerte Zufuhr über phosphathaltige Laxantien und Einläufe oder eine erhöhte Absorption bei Vitamin-D-Überdosierung ursächlich sein. Eine erhöhte renale Phosphatrückresorption im Rahmen eines Hypoparathyreoidismus geht oft mit einer Hypokalzämie einher.

? **Was sind die Symptome einer Hyperphosphatämie?**
Die Symptome ergeben sich meist aus der zugrunde liegenden Erkrankung, z.B. der Niereninsuffizienz. Mit Anstieg des Calcium-Phosphat-Produkts über 5,5 mmol/l (normal bis 3,3 mmol/l) steigt das Risiko für metastatische Verkalkungen und für Gefäßverkalkungen und in Verbindung damit die kardiovaskuläre Mortalität.

? **Wie wird die Hyperphosphatämie therapiert?**
Essentiell ist die Therapie der Grunderkrankung (z.B. bei Niereninsuffizienz Phosphatelimination durch Dialysebehandlung) und ggf. die Korrektur der Hypokalzämie. Diätetisch sollte auf Milchprodukte wegen des hohen Phosphatgehalts weitgehend verzichtet werden. Mit Phosphatbindern, z.B. Calciumazetat (Essigsäuregeschmack bei Einnahme) oder Calciumkarbonat ($3 \times 0{,}5$–$1{,}5$ g/d), kann die enterale Phosphatresorption vermindert werden. Aluminiumhaltige Phosphatbinder sollten bei Niereninsuffizienten wegen der Gefahr der Aluminiumintoxikation vermieden werden.

Magnesiumhaushalt

? **Was ist die physiologische Bedeutung des Magnesiums, und wie ist es im Körper verteilt?**
Mg^{++} ist an der neuromuskulären Übertragung und der Regulation der Na^+/K^+-ATPase, der Ca^{++}-ATPase, der Adenylatzyklase, der Protonenpumpen und der langsamen Ca^{++}-Kanäle beteiligt. Mg^{++} gilt als endogener Ca^{++}-Antagonist. Es ist Kofaktor vieler Enzymsysteme.
Etwa 50% des Gesamtkörpermagnesiums (Mg^{++}) befinden sich im Knochen, 25% in der Muskulatur und weniger als 1% im Plasma. Daher reflektiert die Plasmakonzentration, die normalerweise 0,75–1,25 mmol/l beträgt (15% Chelat, 30% proteingebunden, 50% ionisiert), nicht den Magnesiumbestand. Der tägliche Bedarf liegt bei ca. 0,2 mmol/kg KG (10–20 mmol, 1 mmol = 24,31 mg) enteral und 0,1 mmol/kg KG parenteral. Die Plasmakonzentration wird überwiegend durch die Niere geregelt; Parathormon und Vitamin D spielen eine untergeordnete Rolle [Whang et al. 1997].

? **Ab welcher Plasmakonzentration wird eine Hypomagnesiämie symptomatisch?**
Eine Hypomagnesiämie wird ab einer Plasmakonzentration < 0,7 mmol/l symptomatisch, aber auch ohne eine erniedrigte Plasmakonzentration kann ein Mg^{++}-Mangel vorliegen!

? Was sind die Ursachen einer Hypomagnesiämie?

Ursachen der Hypomagnesiämie [Weglicki et al. 2005; Whang 1997] sind u.a.:
- Mangelhafte Zufuhr, z.B. bei Alkoholismus
- Bei Wiederernährung nach Hungerphase (Umverteilung nach intrazellulär)
- Unzureichende gastrointestinale Resorption bei kontinuierlicher Magensaftdrainage, biliären und/oder intestinalen Fisteln und Drainagen, Erkrankungen des Ileum, Kurzdarmsyndrom, parenteraler Ernährung mit Mg^{++}-freien Lösungen
- Erhöhte renale Verluste durch Diuretika und nephrotoxische Medikamente (Aminoglykoside, Cyclosporin, Amphotericin B)
- Therapie mit Cisplatin
- Hyperparathyreoidismus und Hyperaldosteronismus
- Diabetes mellitus
- Extrakorporale Zirkulation

Eine Hypomagnesiämie besteht häufig zusammen mit einer Hypokaliämie oder Hypokalzämie. An einen begleitenden Mg^{++}-Mangel sollte man daher bei diesen Elektrolytstörungen – insbesondere bei einer persistierenden Hypokaliämie – unbedingt denken, da der Mg^{++}-Mangel sich häufig nicht in einer erniedrigten Plasmakonzentration widerspiegelt.

? Was sind die Symptome einer Hypomagnesiämie?

- Verstärkte neuromuskuläre Erregbarkeit mit Muskelkrämpfen und Hyperreflexie
- Zerebrale Störungen, wie Krampfanfälle, Persönlichkeitsveränderungen und Kopfschmerzen
- Tachyarrhythmien (speziell Torsade de pointes), besonders bei Patienten mit Herzinfarkt und Angina pectoris
- Kardiomyopathie
- Vasokonstriktion und Hypertension
- Erhöhte Empfindlichkeit gegenüber Digitalis
- Intestinale Störungen, wie Erbrechen und Spasmen

? Wie wird die Hypomagnesiämie therapiert?

- Bei einer Plasma-Magnesiumkonzentrationen von < 0,3 mmol/l (0,73 mg/dl) werden bis zu 50 mmol/d (1225 mg) mit 1–2 mmol/h infundiert, davon die Hälfte innerhalb von 3 h. Diese Menge ist über mehrere Tage zu verabreichen, um den intrazellulären Magnesiumbestand wieder zu erhöhen.
- Bei Plasmakonzentrationen von 0,3–0,7 mmol/l (0,73–1,7 mg/dl) wird mit 10–20 mmol/d (250–500 mg/d) (möglichst oral) substituiert.
- Bei Zeichen der Überdosierung (s. Tab. 6), wie Leitungsblockaden im EKG, ist die Infusion zu reduzieren oder zu beenden.
- Bei Niereninsuffizienz ist die Substitutionsrate dem Grad der Ausscheidungsstörung anzupassen.

Bei Rhythmusstörungen im Rahmen von Myokardinfarkten oder nach extrakorporaler Zirkulation kommen oft hohe Dosen zum Einsatz, z.B. 2 g Magnesiumsulfat ($MgSO_4$) über 20–30 min (1 g $MgSO_4 \times 7\ H_2O$ enthält 98 mg – entsprechend 4 mmol – elementares Magnesium. 1 g Magnesiumsulfat entspricht 10 ml der 10%igen $MgSO_4$-Lösung bzw. 2 ml der 50%igen Lösung) [England et al. 1992]. Gelegentlich wird Magnesiumsulfat auch bei schweren, therapieresistenten Asthma-Anfällen empfohlen.

Hypermagnesiämie

Eine Hypermagnesiämie wird meist erst bei Plasmakonzentrationen > 1,5–2 mmol/l symptomatisch (s. Tab. 6).

Tab. 6: Symptome bei steigender Magnesiumkonzentration im Plasma (mmol/l = mg/dl × 0,4113). Nach [Zaloga und Prough 1992]

Klinischer Befund	Magnesium im Plasma (mmol/l)
Normal	0,7–1,0
Therapeutischer Bereich bei Präeklampsie	2–4
Arterielle Hypotonie	1,5–3,3
EKG-Veränderungen (PQ verlängert, QRS verbreitert)	2,5–5
Verminderte Sehnenreflexe	2,1
Somnolenz	3,5
Respiratorische Insuffizienz, Verschwinden der Sehnenreflexe	5
Kardiale Blockbilder, Atemlähmung	7,5
Herzstillstand	10

Was sind die Ursachen der Hypermagnesiämie?

- Einnahme Mg^{++}-haltiger Medikamente, z.B. Antazida oder Laxantien (insbesondere bei Niereninsuffizienz), oftmals geburtshilfliche Patientinnen, die wegen einer Präeklampsie mit Mg^{++} therapiert werden
- Endokrine Erkrankungen: Morbus Addison, Hypothyreoidismus
- Lithiumintoxikation [Whang 1997]

Was sind Symptome der Hypermagnesiämie?
Siehe auch Tabelle 6
- Muskelschwäche
- Hyporeflexie
- EKG-Veränderungen
- Hypotonie durch Blockade der Freisetzung von Katecholaminen aus sympathischen Nervenendigungen
- Verstärkte Wirkung nicht depolarisierender Muskelrelaxantien durch Hemmung der Freisetzung und Wirkung von Acetylcholin an der motorischen Endplatte

Wie erfolgt die Therapie der Hypermagnesiämie?

- Weitere Mg^{++}-Zufuhr unterbinden.
- Bei symptomatischer Hypermagnesiämie 10–20 ml Calciumgluconat 10% über 5–10 min i.v.
- Die Wirkdauer ist begrenzt, daher ist die Applikation ggf. zu wiederholen.
- Mg^{++}-Ausscheidung durch Steigerung der Diurese beschleunigen. Das Extrazellulärvolumen wird mit NaCl 0,9% angehoben und die Diurese mit Furosemid (10–20 mg bei 75 kg KG) gesteigert.
- Bei Patienten im Nierenversagen kann eine Dialyse indiziert sein.

Literatur

Adrogue HJ, Consequences of inadequate management of hyponatremia. Am J Nephrol (2005), 25, 240–249
Ahnefeld FW, Schmitz JE (1991) Infusionstherapie – Ernährungstherapie. Kohlhammer, Stuttgart
Berenson J, Hirschberg R, Safety and convenience of a 15-minute infusion of zoledronic acid. The Oncologist (2004), 9, 319–329
England MR et al., Magnesium administration and dysrhythmias after cardiac surgery. A placebo-controlled, double-blind, randomized trial. JAMA (1992), 268(17), 2395–2402
Fliser D, Ritz E, Störungen des Kalzium- und Phosphathaushalts. Urologe [A] (1999), 38, 285–295
Felsenfeld AJ, Levine BS, Approach to treatment of hypophosphatemia. Am J Kidney Dis (2012), 60(4), 655–661
Fried LF, Palevsky PM, Hyponatremia and hypernatremia. Med Clin North Am (1997), 81, 585–609
Greenberg A, Hyperkalemia: treatment options. Semin Nephrol (1998), 18, 46–57
Hierholzer K, Fromm M (1997) Funktionen der Niere. In: Schmidt RF, Thews G (Hrsg), Physiologie des Menschen, 737–777. Springer, Heidelberg
Hierholzer K, Fromm M, Ebel H (1991) Elektrolyt- und Wasserhaushalt. In: Hierholzer K, Schmidt RF (Hrsg), Pathophysiologie des Menschen. Edition Medizin, 10.1–10.16. VCH, Weinheim
Hierholzer K, Ritz E (1991) Niere und ableitende Harnwege. In: Hierholzer K, Schmidt RF (Hrsg), Pathophysiologie des Menschen. Edition Medizin, 9.1.–9.30. VCH, Weinheim
Hoffman RS et al., Osmolal gaps revisited: normal values and limitations. J Toxicol Clin Toxicol (1993), 31, 81–93. Discussion: J Toxicol Clin Toxicol (1994), 32, 89–97
Lang F (1987) Pathophysiologie, Pathobiochemie: eine Einführung, 5.142–192. Enke, Stuttgart
Luft FC, Salz- und Wasserhaushalt für den klinischen Alltag. Internist (1998), 39, 804–809
Mandal AK, Hypokalemia and Hyperkalemia. Med Clin North Am (1997), 81, 611–639
McCleane GJ, Watters CH, Pre-operative anxiety and serum potassium. Anaesthesia (1990), 45, 583–585. Comment in Anaesthesia (1990), 45, 1101–1102
Oh MS, Carrol HJ, Disorders of sodium metabolism: hypernatremia and hyponatremia. Critical Care Med (1992), 20, 94–103
Pfeilschifter J, Die hyperkalzämische Krise. Internist (2003), 44, 1231–1236
Rose BD (1994) Clinical physiology of acid-base and electrolyte disorders. McGraw-Hill, New York
Schaefer TJ, Wolford RW, Disorders of potassium. Emerg Med Clin North Am (2005), 23, 723–747
Swales JD, Management of hyponatraemia. Br J Anaesth (1991), 67, 146–153
Tetzlaff JE, O'Hara JF Jr, Walsh MT, Potassium and anaesthesia. Can J Anaesth (1993), 40, 227–246. Erratum in Can J Anaesth (1993), 40, 803
Truninger B, Richards P (1985) Wasser- und Elektrolythaushalt: Diagnostik und Therapie, 5. Aufl., 1, 27. Thieme, Stuttgart
Vaughan RS, Potassium in the perioperative period. Br J Anaesth (1991), 67, 194–200
Weglicki W et al., Potassium, magnesium, and electrolyte imbalance and complications in disease management. Clin Exp Hypertens (2005), 27, 95–112

Weiss-Guillet EM, Takala J, Jakob SM, Diagnosis and management of electrolyte emergencies. Best Pract Res Clin Endocrinol Metab (2003), 17, 623–651
Whang R, Clinical disorders of magnesium metabolism. Compr Ther (1997), 23, 168–173
Wong KC, Schafer PG, Schultz JR, Hypokalemia and anesthetic implications. Anesth Analg (1993), 1238–1260
Yentis SM, Suxamethonium and hyperkalaemia. Anaesth Intensive Care (1990), 18, 92–101

Shunt, Totraum, Diffusion

Bodil Petersen, Thilo Busch

? Was ist der pulmonale Gasaustausch?

Hauptfunktionen der Lunge sind Sauerstoffaufnahme und Kohlendioxidabgabe. Mit jedem Atemzug strömt frisches Gasgemisch in die Alveolen und von dort gelangt der Sauerstoff durch Diffusion zum Hämoglobin in den Erythrozyten. Kohlendioxid diffundiert in entgegengesetzter Richtung. Voraussetzung für den pulmonalen Gasaustausch sind Ventilation der Alveolen, Diffusion durch die alveolokapilläre Membran und Perfusion des pulmonalen Kapillarbettes.

Permutt, West und Kollegen entwickelten das Modell der gravitationsabhängigen Perfusion. In dem 4-Zonen-Modell nach West wird die Perfusion durch den Einfluss der Gravitation auf den Druck in Gefäß, Alveole und Interstitium bestimmt. Demgegenüber entwickelten Glenny und Kollegen ein Lungenperfusionsmodell, dem eine inhomogene Perfusionsverteilung zugrunde liegt. Durch einen erhöhten Gefäßwiderstand in den peripheren Lungengefäßen findet eine Perfusionsumverteilung zugunsten der zentralen Lungenabschnitte statt.

Beim Erwachsenen beträgt das physiologische Atemzugvolumen in Ruhe 8 ml/kg ideales Körpergewicht und die normale Atemfrequenz 14/min. Das Produkt aus Atemzugvolumen und Atemfrequenz ist das Atemminutenvolumen. Die Größe des Atemminutenvolumens wird bei intaktem Hirnstamm dem metabolischen Bedarf angepasst. Unter Ruhebedingungen beträgt das Atemminutenvolumen ungefähr 7–8 l/min, von dem ca. 30% als Totraumventilation am Gasaustausch nicht teilnehmen. Die verbleibenden 70% des Atemminutenvolumens entsprechen ca. 5 l/min alveolärer Ventilation (V_A). Bei einem normalen Herzzeitvolumen von 5 l/min liegt das ideale Ventilationsperfusions(V_A/Q)-Verhältnis von 1 vor und somit ein suffizienter pulmonaler Gasaustausch. Im Gegensatz hierzu stellen der Shunt mit einem V_A/Q-Verhältnis von 0 und der Totraum mit einem V_A/Q-Verhältnis gegen unendlich die beiden Extreme eines insuffizienten Gasaustausches dar.

? Wie kann der Anteil des Totraums am Atemzugvolumen ermittelt werden?

Der Totraum V_D ist derjenige Anteil des Atemzugvolumens (V_D/V_T), der nicht am pulmonalen Gasaustausch teilnimmt. Die Größe des Totraums ist als der Teil des Atemzugvolumens definiert, der nicht am Gasaustausch teilnimmt:

$V_T = V_D + V_A$

V_T: Atemzugvolumen
V_D: Totraum
V_A: alveoläre Ventilation (perfundierte Lungenabschnitte)

Es werden 2 Postulate formuliert:
- Das inspiratorische Atemgasgemisch ist frei von Kohlendioxid.
- Der Totraum trägt nicht zur Konzentration des Kohlendioxids im exspiratorischen Gasgemisch bei.

Das Kohlendioxid entsteht als Endprodukt des Metabolismus in den Zellen. Mit dem Blutstrom gelangt das Kohlendioxid in die Lungenstrombahn und wird in die Alveole abgegeben. Die Partialdruckdifferenz ist für Kohlendioxid zwar geringer, als für Sauerstoff; trotzdem diffundiert CO_2 mit erheblich höherer Geschwindigkeit und damit leichter durch die Aleveolarmembran.

Nach dem Massenerhaltungsgesetz wird formuliert, dass die Gesamtmenge des Kohlendioxids im gemischt-exspiratorischen Gasgemisch (fraktionelle Konzentration $FECO_2$) der Menge des Kohlendioxids aus den Alveolen (fraktionelle Konzentration $FACO_2$) entspricht.

$$V_T \times FECO_2 = V_A \times FACO_2$$

Die alveoläre Ventilation kann ausgedrückt werden als:
$V_A = V_T - V_D$, somit gilt:

$$V_T \times FECO_2 = (V_T - V_D) \times FACO_2$$
$$V_T \times FECO_2 = V_T \times FACO_2 - V_D \times FACO_2$$
$$FECO_2 = FACO_2 - (V_D / V_T) \times FACO_2$$
$$V_D / V_T = (FACO_2 - FECO_2) / FACO_2$$

Dies ist die Totraumformel nach Bohr von 1891.

Der Totraum kann unterschieden werden in den anatomischen Totraum der luftleitenden Atemwege (2 ml/kg pbw) und den pathophysiologisch relevanten alveolären Totraum, der sich auf ventilierte, aber nicht perfundierte Lungenareale bezieht. Beide gemeinsam werden als physiologischer Totraum bezeichnet ($V_{D\ phys} / V_T$). Die alveoläre CO_2-Konzentration aus der Totraumformel nach Bohr kann nicht direkt gemessen werden. Für die Modifikation der Totraumformel nach Enghoff wird deshalb ein drittes Postulat formuliert:
- Der alveoläre Kohlendioxidgehalt entspricht dem arteriellen Kohlendioxidpartialdruck ($PaCO_2$).

Damit ergibt sich der physiologische Totraum als:

$$V_{D\ phys} / V_T = (PaCO_2 - PECO_2) / PaCO_2$$

Dies ist die modifizierte Totraumformel nach Enghoff aus dem Jahr 1938. Der gemischt-exspiratorische Kohlendioxidpartialdruck kann mit dem Barometerdruck P_B und dem Wasserdampfpartialdruck P_{H2O} berechnet werden:

$$PECO_2 = (P_B - P_{H2O}) \times FECO_2$$

Das gemischt-exspiratorische Kohlendioxid wird in einem Beutel gesammelt und anschließend seine fraktionelle Konzentration bestimmt. Im klinischen Alltag kann das endexspiratorische Kohlendioxid $P_{endexsp}$ mit der Kapnometrie routinemäßig gemessen werden. Der einerseits anatomisch und zusätzlich apparativ durch die Beatmung bedingte Totraum ergibt sich bei intubierten Patienten damit näherungsweise als:

$V_{D,\ anatomisch\ +\ apparativ} / V_T \approx (P_{endexsp} - PECO_2) / P_{endexsp}$

Für die kontinuierliche klinische Bestimmung wird $PECO_2$ durch Mittelung der über dem Volumen (als x-Achse) aufgetragenen CO_2-Kurve (als y-Wert) bestimmt. Der alveoläre Totraum kann ebenfalls approximiert werden:

$V_{D,\ alveolär} / V_T \approx (PaCO_2 - P_{endexsp}) / PaCO_2$

Für die Totraumformeln werden 3 verschiedene Kohlendioxidwerte verwendet: das arterielle, das endexspiratorische und das gemischt-exspiratorische Kohlendioxid (CO_2). Das gemischt-exspiratorische CO_2 ist kleiner als das endexspiratorische CO_2, weil das Gasgemisch durch CO_2-freies Gas aus den luftleitenden Atemwegen verdünnt wird. Das endexspiratorische CO_2 ist kleiner als das arterielle CO_2, weil das CO_2 in Lungenabschnitten mit Totraum oder geringen V_A/Q-Verhältnissen gar nicht oder nur unvollständig abgegeben wird. Das arterielle Kohlendioxid besitzt daher den größten Zahlenwert.

Klinisch relevante Vergrößerungen des Totraums treten bei Beatmung durch Maske oder einen endotrachealen Tubus bis zum Y-Stück auf, weil dadurch die Strecke der Luftleitung deutlich zunimmt. Bei einer Lungenarterienembolie steigt sowohl der Anteil der alveolären Totraumventilation als auch das V_A/Q-Missverhältnis durch eine der aus der Gefäßobstruktion folgenden Blutumverteilung. Bei chronisch obstruktiven Lungenerkrankungen steigt die Totraumventilation durch ein V_A/Q-Missverhältnis infolge eines Verlustes an funktionellen oder strukturellen alveolokapillären Einheiten.

Der Totraum ist das eine Extrem eines V_A/Q-Missverhältnisses und wird anhand von CO_2-Werten ermittelt. Der intrapulmonale Shunt ist das andere Extrem eines V_A/Q-Missverhältnisses und wird mittels dreier Sauerstoffgehalte errechnet.

? Wie wird der intrapulmonale Shunt definiert?

Als pulmonaler Shunt wird derjenige Anteil des Herzzeitvolumens bezeichnet, der während der Passage durch die Lungenstrombahn nicht oxygeniert wird. Somit gliedert sich das gesamte Herzzeitvolumen (Q_T) in denjenigen Anteil, der in ventilierten (in der Literatur oft als kapillär belüftet bezeichneten) Lungenarealen oxygeniert wird, (Q_C) und denjenigen Anteil, der als Shuntfraktion mit unverändertem Saturierungsgrad die Lungenstrombahn passiert (Q_S):

$Q_T = Q_C + Q_S$

Der intrapulmonale Shunt wird in den konstanten anatomischen und variablen pathologischen Shunt unterschieden. Der anatomische Shunt entsteht im Wesentlichen durch die Mündung der *Venae bronchiales* und *Venae Thebesii* in den linken Vorhof. Er beträgt normalerweise nicht mehr als 2%, wenn keine pathologischen Gegebenheiten, wie pulmonale Anastomosen oder ein intrakardialer Rechts-Links-Shunt, vorliegen. Dem pathologischen Shunt liegen nicht ventilierte Lungenareale zugrunde. Vor allem bei Atelektasen- und Ödembildung, ferner bei Sekretverlegung und arteriovenösen Fisteln, passiert das Blut die pulmonale Strombahn ohne Kontakt zu ventilierten Alveolen, sodass keine Oxygenierung erfolgen kann.

Wie wird der intrapulmonale Shunt errechnet?

Der intrapulmonale Shunt kann nicht direkt gemessen werden. Einen wesentlichen resultierenden Parameter stellt der Sauerstoffgehalt des arteriellen Blutes dar, weil nach der Passage der Lungenstrombahn das oxygenierte Blut aus den ventilierten Bereichen und das nicht oxygenierte Blut aus den Shuntarealen zusammenfließen. Der Saturierungsgrad des Shuntanteils bleibt vor und nach der Lungenstrombahn unverändert, sodass der Sauerstoffgehalt des gemischt-venösen Blutes verwendet wird. Der Sauerstoffgehalt in den ventilierten Lungenarealen ist entscheidend für den resultierenden Sauerstoffgehalt im arteriellen Blutfluss aus der Lunge. Er kann jedoch nicht direkt gemessen werden. Deshalb wird das Postulat aufgestellt, dass der kapilläre Sauerstoffpartialdruck dem alveolären Sauerstoffpartialdruck entspricht und dass das kapilläre Blut zu 100% in voll oxygeniertes Blut überführt wird. Um dieser Forderung möglichst nahe zu kommen, sollten Shuntmessungen bei einer inspiratorischen Sauerstoffkonzentration (FiO_2) von 1,0 durchgeführt werden.

Mathematische Umformungen bis zur Shuntformel:

Die pro Zeiteinheit vom Blut transportierte Sauerstoffmenge ergibt sich durch Multiplikation der Sauerstoffgehalte (in ml O_2/dl Blut) mit den entsprechenden Blutflüssen:

$$CaO_2 \times Q_T = CcO_2 \times Q_C + CvO_2 \times Q_S$$

Einsetzen von $Q_C = Q_T - Q_S$ ergibt:
$$CaO_2 \times Q_T = CcO_2 (Q_T - Q_S) + CvO_2 \times Q_S$$
$$CaO_2 \times Q_T = CcO_2 \times Q_T - CcO_2 \times Q_S + CvO_2 \times Q_S$$
$$CcO_2 \times Q_S - CvO_2 \times Q_S = CcO_2 \times Q_T - CaO_2 \times Q_T$$
$$Q_S (CcO_2 - CvO_2) = Q_T (CcO_2 - CaO_2)$$

Daraus ergibt sich schließlich:
$$Q_S/Q_T = (CcO_2 - CaO_2) / (CcO_2 - CvO_2)$$

Dabei sind:
Q_T: das gesamte Herzzeitvolumen
Q_C: Anteil des Herzzeitvolumens durch ventilierte Lungenareale
Q_S: Anteil des Herzzeitvolumens, der als Shuntfraktion mit unverändertem Saturierungsgrad die Lungenstrombahn passiert
CaO_2: arterieller Sauerstoffgehalt
CcO_2: kapillärer Sauerstoffgehalt in belüfteten Lungenarealen
CvO_2: gemischt-venöser Sauerstoffgehalt

Wie werden die Sauerstoffgehalte ermittelt?

Die Sauerstoffgehalte des arteriellen und gemischt-venösen Blutes können anhand einer arteriellen und gemischt-venösen Blutgasanalyse bestimmt werden.

$$CaO_2 = Hb\ [g/dl] \times 1{,}34 \times HbaO_2\ [\%] / 100 + 0{,}0031 \times PaO_2\ [mmHg]$$

mit
Hb: Hämoglobin-Konzentration
$HbaO_2$: arterielle Oxyhämoglobinfraktion
PaO_2: arterieller Sauerstoffpartialdruck

Im Bedarfsfall erfolgt die Umrechnung der Hämoglobinkonzentration von mmol/l in g/dl: Wert in mmol/l × 1,6 = Wert in g/dl.

Die Hüfnersche Zahl gibt das maximale Bindungsvermögen des Hämoglobins an. Theoretisch liegt diese Zahl bei 1,39. Ein Mol Hämoglobin wiegt 64 500 g, und ein Mol Sauerstoff entspricht dem Volumen von 22,4 l Sauerstoff. Ein Hämoglobinmolekül vermag 4 Moleküle Sauerstoff zu binden, daraus ergibt sich:

4 × 22,4 l / 64 500 g = 89,6 l / 64 500 = 0,00139 l/g bzw. 1,39 ml/g

als Maximalwert der Sauerstoffbindungskapazität des Hämoglobins. Praktisch gemessen werden Werte zwischen 1,31–1,34, sodass häufig für die Hüfnersche Zahl der Wert 1,34 angeben wird.

Der gemischt-venöse Sauerstoffgehalt ergibt sich analog zum arteriellen Wert:

CvO_2 = Hb [g/dl] × 1,34 × $HbvO_2$ [%] / 100 + 0,0031 × PvO_2 [mmHg]

Dabei bedeuten:
$HbvO_2$: gemischt-venöse Oxyhämoglobinfraktion
PvO_2: gemischt-venöser Sauerstoffpartialdruck

Voraussetzung für die Messung des gemischt-venösen Sauerstoffkontents ist die Probenentnahme aus dem distalen Schenkel des Pulmonaliskatheters. Der Pulmonaliskatheter liegt bei korrekter Lage in einem Ast der Arteria pulmonalis, somit nach dem Zusammenfluss des venösen Blutes aus der Vena cava superior et inferior und kann als Indikator für die Gewebeoxygenierung des gesamten Körpers genutzt werden.

Liegt der zentralvenöse Katheter in der Vena cava superior kann die zentralvenöse Sättigung gemessen werden. In einer ausgeglichenen Stoffwechselsituation ist die Sauerstoffausschöpfung in der oberen Körperhälfte höher als in der unteren, sodass die SvO_2 größer ist als die $ScvO_2$ (Differenz 3–5%). In der Situation eines gesteigerten Sauerstoffbedarfs steigt die Sauerstoffausschöpfung im Bereich der Splanchnicus- und Nierenperfusion, sodass für die $ScvO_2$ höhere Werte als die SvO_2 ermittelt werden. Für septische Patienten kann die Differenz 8–10% betragen.

Der kapilläre Sauerstoffgehalt kann nicht direkt gemessen werden. Deshalb werden 2 Postulate aufgestellt, um eine Berechnungsformel für CcO_2 zu begründen:
◢ Der kapilläre Sauerstoffpartialdruck entspricht dem alveolären Sauerstoffpartialdruck.
◢ Das Hämoglobin in den ventilierten Lungenarealen wird zu 100% in oxygeniertes Hämoglobin überführt. Um dieser Forderung möglichst nahe zu kommen, werden Shuntmessungen bei der FiO_2 1,0 durchgeführt.

Als Ergebnis ergibt sich der folgende Formelausdruck für den kapillären Sauerstoffgehalt CcO_2 in den belüfteten Lungenbereichen:

CcO_2 = Hb × 1,34 × (1 – FCOHb [%] / 100 – FMetHb [%] / 100) + 0,0031 × P_AO_2 [mmHg]

Dabei bedeuten:
FCOHb: Fraktion des Carboxyhämoglobins
FMetHb: Fraktion des Methämoglobins
P_AO_2: alveolärer Sauerstoffpartialdruck

Der alveoläre Sauerstoffgehalt P_AO_2 ergibt sich aus der alveolären Gasgleichung. Insbesondere bei Beatmung mit 100% Sauerstoff ergibt sich ein einfach zu berechnender Ausdruck:

$$P_AO_2 = P_B - P_{H_2O} - PaCO_2$$

mit
P_B: Barometerdruck
P_{H_2O}: Wasserdampfpartialdruck
$PaCO_2$: arterieller Kohlendioxidpartialdruck

? Wie unterscheiden sich Oxyhämoglobinfraktion und Sättigung?

Das adulte Gesamthämoglobin (tHb) setzt sich aus Oxyhämoglobin (O_2Hb), Desoxyhämoglobin (DesoxyHb), Methämoglobin (MetHb) und Carboxyhämoglobin (COHb) zusammen:

$$tHb = O_2Hb + DesoxyHb + MetHb + COHb$$

Blutgasanalysatoren, die alle diese 4 Komponenten messen können, bestimmen die Oxyhämoglobinfraktion HbO_2:

$$HbO_2 = O_2Hb / (O_2Hb + DesoxyHb + MetHb + COHb)$$

Entsprechend den arteriellen und gemischt-venösen Blutproben wird in $HbaO_2$ und $HbvO_2$ unterschieden.

Für den Transport wird Sauerstoff reversibel an einen Eisenkomplex der Hämgruppe des Hämoglobinmoleküls gebunden. Die Sauerstoffaffinität des Eisenatoms ist konfigurationsabhängig. In seiner zweiwertigen Form bindet es Sauerstoff (O_2Hb, DesoxyHb), in seiner dreiwertigen Eisenform ist die Affinität zum Sauerstoff zu gering (MetHb). Die Affinität für Kohlenmonoxid (CO) ist 200-mal höher, sodass einmal als COHb gebundenes CO nur mit der Zeit (Halbwertszeit bei einer FiO_2 0,21 ca. 5–6 h; bei einer FiO_2 von 1,0 ungefähr 30 min) oder durch eine Sauerstoffüberdruckbehandlung aus der Bindung gelöst werden kann.

Unter physiologischen Bedingungen liegen 95–98% des Gesamthämoglobins als Oxyhämoglobin und 2–4% als Desoxyhämoglobin vor. Die Fraktion des MetHb beträgt normalerweise nur 0,5% und die des COHb unter 2%. Die Kenntnis der Fraktionen des Hämoglobins ist in zweierlei Hinsicht relevant, zum einen wegen der verwendeten Blutgasanalysatoren und zum anderen bei pathologischen Erhöhungen der Fraktionen von Methämoglobin oder Carboxyhämoglobin.

Um die für den Sauerstofftransport relevanten Oxy- und Desoxyhämoglobine von den für den Sauerstofftransport untauglichen Met- und Carboxyhämoglobin unterscheiden zu können, sind Extinktionsmessungen bei mindestens 4 Wellenlängen im Rot- und Infrarotbereich notwendig. Einfache Blutgasanalysegeräte mit 2 Wellenlängen im roten und infraroten Spektralbereich sowie auch Pulsoxymeter können nur in Oxy- und Desoxyhämoglobin differenzieren. Diese Geräte ergeben dann statt der Oxyhämoglobinfraktion die Sauerstoffsättigung SO_2:

$$SO_2 = O_2Hb / (O_2Hb + DesoxyHb)$$

Dabei werden die arterielle (SaO_2) und die gemischt-venöse (SvO_2) Sättigung unterschieden.

? Wie verändern sich die Ausdrücke für die Sauerstoffgehalte bei Verwendung von BGA-Geräten, die nur Sauerstoffsättigungen messen können?

Bei BGA-Geräten, die nur Oxy- und Desoxyhämoglobin messen können, können nur Angaben für die Sättigungen SaO_2 und SvO_2 resultieren. Diese ersetzen dann in der obigen Formel die Hämoglobinfraktionen $HbaO_2$ und $HbvO_2$ in den Formeln für die arteriellen und gemischt-venösen Sauerstoffgehalte:

CaO_2 = Hb [g/dl] × 1,34 × SaO_2 [%] / 100 + 0,0031 × PaO_2 [mmHg]
CvO_2 = Hb [g/dl] × 1,34 × SvO_2 [%] / 100 + 0,0031 × PvO_2 [mmHg]

Ferner ist die Berücksichtigung von COHb und MetHb bei der Berechnung des Sauerstoffgehaltes in den kapillär belüfteten Lungenarealen wegen der fehlenden Messung nicht mehr möglich. Es wird dann angenommen, dass das gesamte Hämoglobin in diesen Lungenbereichen oxygeniert wird. Daraus resultiert die Berechnungsformel:

CcO_2 = Hb × 1,34 × 1,0 + 0,0031 × P_AO_2 [mmHg]

Die obigen Ausdrücke werden dann in die Shuntformel eingesetzt.

? Wann ist mit erhöhten Werten von Methämoglobin oder Carboxyhämoglobin zu rechnen?

Klinisch relevante Erhöhungen des Methämoglobinanteils können entstehen bei der Überdosierung von Lokalanästhetika, der Einnahme von Amyl-, Butyl-, Isobutylnitriten, wie sie in der Partydroge Poppers vorkommen, oder sind begünstigt bei dem genetisch bedingten Mangel an Glukose-6-phosphat-dehydrogenase (Favismus). In der peripheren Sättigung werden häufig Werte um 80% angezeigt, weil das Pulsoxymeter mit nur 2 Wellenlängen misst. Bei den für die Messung relevanten Wellenlängen von 660 nm und 940 nm liegt der Extinktionskoeffiizient von Methämoglobin jeweils über dem von Oxyhämoglobin. Dadurch erscheint die Sättigung bei hohen Methämoglobinkonzentrationen scheinbar erhöht, und die Pulsoxymetrie wird bedeutungslos. Deshalb sollte im Verdachtsfall die arterielle Oxyhämoglobinfraktion bestimmt werden.

Hohe Carboxyhämoglobinwerte können nachgewiesen werden bei Rauchgasinhalation (Zigarettenraucher, Taxifahrer in Großstädten, Brandverletzte). Klinisch imponieren die Personen mit rosiger Hautfarbe, weil das Carboxyhämoglobin zu einer dem Oxyhämoglobin entsprechenden Lichtbrechung führt. Die Bestimmung der Sättigung mit Pulsoxymetern oder einfachen BGA-Geräten ohne COHb-Messung ergibt falsch hohe Werte, da bei der Messung Oxyhämoglobin nur ins Verhältnis zur Summe aus Oxy- und Desoxyhämoglobin gesetzt wird. Bei V.a. CO-Vergiftung sollte daher unbedingt mit geeigneten BGA-Geräten die Messung der Oxyhämoglobinfraktion erfolgen.

? Wie unterscheiden sich niedriges V/Q-Verhältnis, intrapulmonaler Shunt und venöse Beimischung?

In Lungenabschnitten mit niedrigem V_A/Q-Verhältnis reicht die Kontaktzeit zwischen Atemgas und Blut meistens für die CO_2-Elimination, aber nicht für die vollständige Oxygenierung aus. Bei obstruktiven Lungenerkrankungen entsteht durch Schleimhautödem, Sekretverlegung und Bronchospasmus eine inhomogene Ventilationsverteilung. Über alveoläre Poren und interbronchiale Verbindungen findet eine kollaterale Ventilation der hinter der Obstruktion befindlichen Alveolen mit unvollständiger Oxygenierung statt. Durch eine Erhöhung der FiO$_2$ kann die Oxygenierung deutlich verbessert werden.

Beim dem für das akute Lungenversagen charakteristischen pulmonalen Shunt liegt ein V$_A$/Q-Verhältnis von 0 vor. Die Alveolen sind durch Atelektasen kollabiert oder durch Infiltrate, Transsudate, Exsudate, Ödem oder obliterative Prozesse konsolidiert. Bei hohen inspiratorischen Sauerstoffkonzentrationen kann zwar in den belüfteten Lungenarealen noch eine fast vollständige Aufsättigung des Blutes erfolgen; die gesamte resultierende arterielle Oxygenierung ist jedoch durch den Shuntblutfluss, der keine Sauerstoffaufnahme bewirken kann, begrenzt.

Eine Oxygenierungsstörung basierend auf Arealen mit niedrigem V/Q-Verhältnis und intrapulmonalem Shunt wird als venöse Beimischung bezeichnet. Eine Unterscheidung zwischen Lungenabschnitten mit niedrigem V/Q-Verhältnis und intrapulmonalem Shunt ist nur durch eine multiple inert gas elimination technique (MIGET-Technik) möglich. Bei der MIGET-Untersuchung werden 6 verschiedene Inertgase in Lösung gebracht und intravenös verabreicht. Durch die Messung der Gaskonzentrationen im Blut und im Exspirat werden anhand eines Computeralgorithmus Retention und Elimination errechnet und die Gasaustauschverhältnisse der Lunge abgebildet.

? Welche Bedeutung hat die Diffusion für den pulmonalen Gasaustausch?

Ab der 15. Generation der Bronchien beginnt der pulmonale Gasaustausch. Im Verlauf der Atemwege nimmt die Oberfläche zu, und der konvektive Gasfluss sinkt auf ca. 0,001 mm pro Sekunde. Der alveoläre Gasfluss ist langsamer als die Diffusionsrate von Sauerstoff und Kohlendioxid, sodass der alveolokapilläre Gasaustausch durch Diffusion stattfindet.

Sauerstoff diffundiert aus dem alveolären Gasgemisch durch Epithel, Interstitium, kapilläres Endothel, Plasma zum Hämoglobin in den Erythrozyten. Kohlendioxid diffundiert in entgegengesetzter Richtung. Folgende Faktoren bestimmen die Diffusionsrate: Größe der Diffusionsfläche, Dicke der Membran, der Druckgradient über der Membran (d.h. die FiO$_2$), das Molekulargewicht und die Löslichkeit des Gases.

Je größer das Lungenvolumen ist, desto größer ist die Diffusionsfläche, wenn die dazu gehörigen Kapillaren perfundiert sind. Die Diffusionsfläche ist bei chronisch obstruktiven Lungenerkrankungen, Lungenemphysemen, Pleuraergüssen, Tumoren oder nach Lungenresektion vermindert.

Je dicker die Membran, desto niedriger ist die Diffusionskapazität. Systemische Gefäßerkrankungen, wie Periartritis nodosa, systemischer Lupus erythromatosus, Sklerodermie und Erkrankungen des rheumatoiden Formenkreises, führen durch einen strukturellen Umbau der Gefäße zu einem Diffusionshindernis, weil in den fibrotisch umgebauten Geweben die Löslichkeit für Sauerstoff und Kohlendioxid geringer ist als in Wasser. Sollte unter körperlicher Belastung eine schwere Hypoxämie auftreten, sind die 2 wahrscheinlichsten Differenzialdiagnosen die Umkehr von einem Links-Rechts-Shunt in einen Rechts-Links-Shunt (z.B. Vorhofseptumdefekt) oder eine verminderte Diffusionskapazität (z.B. pulmonale Fibrose, systemische Gefäßerkrankung).

Je größer der Druckgradient ist, desto höher ist die Diffusionsrate über die Distanz Alveole – alveolokapilläre Membran – Plasma – Erythrozyt – Hämoglobin. Unter Ruhebedingungen stellt sich innerhalb der ersten 30% der alveolokapillären Einheit eine Aquilibrium ein. Da 1 g Hämoglobin 1,34 ml Sauerstoff binden kann, werden bei einem Hämoglobinwert von 150 g/l und einer Sättigung von 98% 200 ml Sauerstoff gebunden. Im Vergleich dazu liegen unter normobaren Bedingungen nur 3 ml Sauerstoff physikalisch gelöst im Plasma vor. Daher wird die ins Blut übertragene Sauerstoffmenge (und somit die Difussionskapazität) im Wesentlichen von der Hämoglobinkonzentration beeinflusst. Daraus lässt sich ableiten, dass die Diffusionskapazität bei Anämie abnimmt und bei Polyzythämie zunimmt.

Die Diffusionskapazität ist direkt proportional zur Löslichkeit im Gewebe. Wegen der höheren Löslichkeit von Kohlendioxid diffundiert Kohlendioxid ca. 20-mal schneller als Sauerstoff durch Flüssigkeit.

Literatur

Bendixen HH, Egbert LD, Hedley-Whyte J, Laver MB, Pontoppidan H (1965) Respiratory care. Mosby, Saint Louis

Busch T (2010) Lunge und Atmung. In: Hokema F, Kaisers UX (Hrsg), Anästhesie konkret. Fragen und Antworten, 14–22. Deutscher Ärzte-Verlag, Köln

Glenny RW et al., Gravity is a minor determinant of pulmonary blood flow distribution. J Appl Physiol (1991), 71(2), 620–629

Permutt S, Bromberger-Barnea B, Bane HN, Alveolar pressure, pulmonary venous pressure, and the vascular waterfall. Med Thorac (1962), 19, 239–260

West JB, Dollery CT, Naimark A, Distribution of blood flow in isolated lung; Relation to vascular and alveolar pressures. J Appl Physiol (1964), 19, 713–724

Pathophysiologie des Schocks

Henrik Rüffert

In der Situation des Schocks besteht ein Missverhältnis zwischen dem Sauerstoffangebot (DO_2) und dem Sauerstoffbedarf (VO_2), und zwar insbesondere auf der Ebene der Mikrozirkulation in den Geweben. Im Resultat entsteht eine zelluläre Hypoxie, die je nach Ausmaß und Dauer zu reversiblen Funktionseinschränkungen oder irreversibel zum Tod der Zellen führt. Allerdings ist eine realistische Quantifizierung der Mikrozirkulationsstörung in den unterschiedlichen Organen diagnostisch nicht erfassbar, sodass hierfür auf hämodynamische Globalparameter zurückgegriffen werden muss, die als indirekte Indikatoren des jeweiligen Schockzustandes dienen. Andererseits stehen Veränderungen in der Makrozirkulation am Anfang der Kaskade pathophysiologischer Prozesse, die in einer Gewebsischämie, -azidose und zellulären Hypoxie münden.

? In welcher Beziehung stehen Hämodynamik und Sauerstofftransport?

Das **Sauerstoffangebot DO_2** in den Geweben ist das Produkt aus dem arteriellen Sauerstoffgehalt CaO_2 und dem Herzzeitvolumen (HZV = cardiac output, CO):

(1) $\dot{D}O_2 = CaO_2 \times HZV^*$

* Index-Werte:

Zur besseren interindividuellen Vergleichbarkeit (bezogen auf die Körperoberfläche, KOF [m²]) werden anstatt des HZV der Herzindex (Cardiac Index, CI) verwendet:

(2) $\quad CI = \dfrac{CO}{KOF}$

Davon abgeleitet werden der systemische Widerstandsindex (SVRI) bzw. der pulmonale Widerstandsindex (PVRI) berechnet.
  Beispiel Normalwerte:

$$\dot{D}O_2 = 20\ \dfrac{ml\ (O_2)}{dl} \times 5\ \dfrac{l}{min} = 20\ \dfrac{ml\ (O_2)}{dl} \times 50\ \dfrac{dl}{min} = 1000\ \dfrac{ml\ (O_2)}{min}$$

Die Formel (1) wäre beispielhaft für den kardialen Schock: Das makrozirkulatorisch eingeschränkte HZV führt zu einem kritisch verminderten Sauerstoffangebot im Gewebe. Dabei kann das HZV sowohl durch eine verminderte Herzfrequenz (HR, heart rate) als auch über eine eingeschränkte Pumpfunktion (Schlagvolumen, SV) reduziert werden, da

(3) $\quad$ HZV = SV × HR

So können bradykarde Rhythmusstörungen das HZV bei normalem SV reduzieren, das SV wiederum kann vermindert werden durch:
- Eine zu geringe Vorlast bzw. Füllung, z.B.:
  - Tachykarde Rhythmusstörungen mit zu geringer Füllungszeit
  - Lungenembolie mit linksventrikulärem Vorlastdefizit
- Zu hohe Vorlast bzw. diastolische Füllung mit Wandüberdehnung:
  - Hypervolämie
- Eine myokardiale Kontraktilitätsabnahme, z.B.:
  - Myokardischämie, Infarkt
  - Myokarditis
  - Septische Kardiomyopathie
- Eine hohe Nachlast, z.B.:
  - Schwere Aortenstenose
  - Aortenchirurgie mit Abklemmen

Bei einem kardial bedingten HZV-Abfall auf 2 l würde das Sauerstoffangebot nur noch 400 ml pro Minute betragen.
  Bei der Therapie wiederum ist zu beachten, dass der Einsatz von Katecholaminen den Sauerstoffverbrauch der Organe erhöht (Adrenalin > Noradrenalin > Dobutamin). So ist oftmals im kardialen Schock einerseits eine therapeutische Erhöhung des SV (oder Cardiac Power Index, CPI; Formel 12) durch Inotropika notwendig, um ein adäquates VO_2 zu gewährleisten. Andererseits kann ischämisch geschädigtes Myokardgewebe in eine fortschreitende Sauerstoffschuld getrieben werden, sodass gerade in dieser Situation der Katecholamineinsatz nach Möglichkeit kurz und überbrückend erfolgen sollte und die Patienten schnellstmöglich einer kausalen Therapie (Reperfusion) zugeführt werden müssen.
  Der **arterielle Sauerstoffgehalt** ist die zweite Hauptkomponente, die das Sauerstoffangebot determiniert. Er ist die Summe aus der chemisch gebundenen und der physikalisch gelöster Sauerstoffmenge:

(4) $\quad CaO_2 = (1{,}34 \times [Hb] \times SaO_2) + (0{,}003 \times PaO_2)$

Der chemisch gebundene Sauerstoff ergibt sich aus dem Produkt der Hüfnerschen Zahl (1 g Hämoglobin bindet bei vollständiger Sättigung 1,34 ml Sauerstoff), der Hämoglobinkonzentration sowie der Sättigung des Hämoglobins mit Sauerstoff im arteriellen Blut.

Unter Normalbedingungen würde sich die Menge an chemisch gebundenem Sauerstoff im Blut wie folgt berechnen:

$$CaO_{2\,chem} = 1{,}34 \; \frac{ml\,O_2}{g} \times 16 \; \frac{g}{dl} \times 0{,}98 = 21 \; \frac{ml\,O_2}{dl}$$

Der physikalisch gelöste Sauerstoff ist das Produkt aus arteriellem Sauerstoffpartialdruck und Bunsenschem Löslichkeitskoeffizienten α für Sauerstoff im Blutplasma bei 37 °C:

$$CaO_{2\,phys} = 0{,}031 \; \frac{ml\,O_2}{l \times mmHg} \times 100 \; mmHg = 3{,}1 \; \frac{ml\,O_2}{l} = 0{,}31 \; \frac{ml\,O_2}{dl}$$

Damit ist der chemisch gebundene Anteil Sauerstoff etwa 68-mal höher als der physikalisch gelöste und somit wesentlich bedeutsamer für das Sauerstoffangebot. Selbst bei einer Erhöhung der inspiratorischen Sauerstoffkonzentration auf 100% wäre unter normalen Luftdruckbedingungen (760 mmHg minus Wasserdampfdruck) nur ein CaO_{2phys} von ca. 2 ml O_2/dl zu erreichen.

Repräsentativ für diese Formel wäre der hämorrhagische bzw. traumatisch-hämorrhagische Schock. Bei einem Abfall der Hb-Konzentration auf 6 g/dl würde der Sauerstoffgehalt auf ca. 9 ml O_2/dl Blut fallen. Um das Sauerstoffangebot konstant zu halten, muss sich rechnerisch das HZV auf etwa 10 l/min verdoppeln. In der Praxis wird dies durch die entsprechende Tachykardie mit entsprechender Erhöhung des Atemminutenvolumens klinisch offensichtlich. Ein klassischer Indikator für das aktuelle Stadium des hypovolämischen Schocks ist der Schockindex nach Allgöwer und Burri:

(5) $\quad$ Schockindex = Herzfrequenz / systolischer Bluttdruck
Schockindex = 1,0: drohender Schock
Schockindex = 1,5: manifester Schock

Komponenten der chemisch gebundenen und physikalisch gelösten Sauerstoffmenge stehen trotzdem in einem bedeutsamen Zusammenhang für das Sauerstoffangebot. Dieser wird durch die Sauerstoffbindungskurve bestimmt, die die Beziehung zwischen dem Sauerstoffpartialdruck (pO_2), der arteriellen Sauerstoffsättigung (SO_2) und der Hämoglobinkonzentration herstellt (s. Abb. 4).

Wenn im Schockzustand der arterielle Sauerstoffpartialdruck durch Ventilationsprobleme sinkt, so reduziert sich bspw. bei einem paO_2 von 26 mmHg die SaO_2 auf 50% (Halbsättigungsdruck) und konsekutiv auch das Sauerstoffangebot auf die Hälfte.

Neben der HR und dem SV sind der mittlere arterielle Blutdruck (MAP) und der systemische vaskuläre Widerstand (SVR) Determinanten des Herzzeitvolumens. Wie bereits erwähnt (Formel 5), wird der Blutdruck häufig als Indikator für die Schwere des Schocks verwendet:

(6) $\quad$ MAP = HZV × SVR

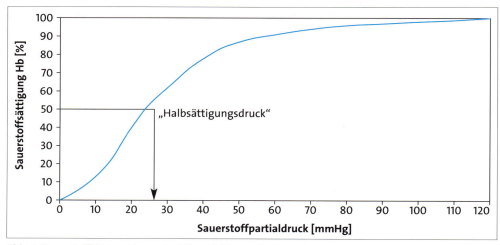

Abb. 4: Sauerstoffbindungskurve des Hämoglobins. In der Umgebung der Lunge herrscht ein hoher O_2-Partialdruck, bei dem alle Hämoglobinmoleküle gesättigt sind. Der steile Bereich der Kurve repräsentiert den Partialdruck in den Geweben; hier wird bei sinkendem Partialdruck leichter Sauerstoff an das Gewebe abgegeben.

Durch Umstellen und Einsetzen der Parameter des HZV wird deutlich, dass der MAP in direkter Beziehung zum DO_2 steht:

(7) $\dot{D}O_2 = CaO_2 \times (MAP / SVR)$

Allerdings ist das Verhältnis zwischen HZV und MAP durch physiologische Kompensationsmechanismen (sympathoadrenerge Reaktionen mit Zentralisation des Blutes in lebenswichtigen Organregionen über eine Erhöhung des SVR) nicht linear. Darüber hinaus wirken lokale Autoregulationsmechanismen auf Organ- und Mikrozirkulationsebene, die einen ausreichenden Blutfluss auch bei einem reduzierten MAP passager garantieren.

Andererseits wird durch die Beziehung MAP = HZV × SVR deutlich, dass auch ein akuter systemischer Widerstandsverlust über die Verminderung des MAP zu einem reduzierten Sauerstoffangebot in den Geweben führen kann. Als Pendant für solche Zustände wären die distributiven Formen neurogener Schock und anaphylaktischer Schock zu nennen.

? Wie verhält sich der Sauerstofftransport im Schock?

Unter physiologischen Bedingungen ist die Sauerstoffaufnahme in den Geweben relativ unabhängig vom Angebot, da das Sauerstoffangebot (DO_2) ca. 4fach über dem -bedarf (VO_2) liegt. Der Bedarf berechnet sich aus der arterio-gemischt-venösen Sauerstoffgehaltsdifferenz und dem HZV:

(8) $\dot{V}O_2 = (CaO_2 - CvO_2) \times HZV$

Beispiel: $VO_2 = \left(20\,\dfrac{ml\,O_2}{dl} - 15\,\dfrac{ml\,O_2}{dl}\right) \times 50\,\dfrac{dl}{min} = 250\,\dfrac{ml\,O_2}{min}$

Fällt das Sauerstoffangebot DO_2, kann der Sauerstoffbedarf in den Geweben zunächst über eine Steigerung der Sauerstoffextraktion aus dem Blut kompensiert werden.

Sauerstoffextraktionsrate (O_{2ex}):

(9) $$O_{2ex} = \left(\frac{CaO_2 - CvO_2}{CaO_2} \right)$$

Unter Normalbedingungen beträgt die Sauerstoffextraktionsrate etwa 25%:

Beispiel:
$$O_{2ex} = \left(\frac{20 \frac{ml\ O_2}{dl} - 15 \frac{ml\ O_2}{dl}}{20 \frac{ml\ O_2}{dl}} \right) = 0{,}25$$

Das Maximum der Extraktionsfähigkeit von Sauerstoff aus dem Blut ist bei etwa 75% erreicht. Dies gilt außerdem für den gesunden Patienten. Unterhalb eines kritischen Sauerstoffangebotes (DO_{2krit}) wird die Sauerstoffaufnahme der Gewebe direkt abhängig vom Angebot, d.h., es resultiert ein proportionaler Abfall der Sauerstoffaufnahme. Dieser ist fortschreitend und für den Funktions- und letztlich Strukturstoffwechsel der Zellen inadäquat, sodass aus der zellulären Ischämie der Zelltod resultiert.

Die Gewebe und Organe haben jedoch eine ungleiche Fähigkeit, Sauerstoff aus dem Blut zu extrahieren. Im Schock kommt es folglich auch auf Makro- und Mikrozirkulationsebene zu einer Umverteilung des Blutflusses weg von Regionen mit einer hohen Sauerstoffextraktionsfähigkeit (Darm, Muskulatur) zu Organen und Geweben, die ihre Sauerstoffextraktion weniger steigern können (Gehirn, Herz).

Ventilatorisch lässt sich die Sauerstoffaufnahme wie folgt aus dem Atemminutenvolumen (AMV) und der Differenz aus inspiratorischer und exspiratorischer Sauerstoffkonzentration berechnen:

(10) $VO_2 = AMV \times (O_2Konz._{Einatemluft} - O_2Konz._{Ausatemluft})$

Beispiel: $VO_2 = 6\ l \times (0{,}209 - 0{,}163) = 0{,}276\ l$

> **?** **Wie wirken sich die makrozirkulatorischen Kompensationsmechanismen aus?**
> Ausgangsformel (3): $HZV = SV \times HR$

Über sympathoadrenerge Reaktionen kommt es in der Frühphase (kompensierter Schock) zu einer präkapillären und venösen Vasokonstriktion (Starlingsche Kräfte: verminderter Blutdruck in den Kapillaren → Vasokonstriktion). Durch die Verminderung des hydrostatischen Drucks im Kapillargebiet resultiert eine Flüssigkeitsumverteilung von extravasal in das Kapillarlumen („Autotransfusion"). Dadurch steigt wiederum das intravasale Volumen und über eine Erhöhung des links- und rechtsventrikulären enddiastolischen Druckes die Vorlast im Herzen. Über den Frank-Starling-Mechanismus am Herzen steigt über die vermehrte Füllung (Vorlast) die Auswurfleistung (SV). Andererseits steigt durch die Vasokonstriktion mit Umverteilung zu lebenswichtigen Organen auch der systemische und pulmonale vaskuläre Widerstand (Nachlast). Das Herz pumpt gegen einen höheren Widerstand, und es verbleibt zunächst mehr Blut am Ende der Systole in den Herzkammern. In der Diastole herrscht somit ein höheres Füllungsvolumen, welches das SV in der nachfolgenden Systole erhöht. Die Spätphase des Schocks (insbesondere hypovolämischen Schock) ist dagegen durch eine energiemangelbedingte Vasodilatation (Vasoplegie) charakterisiert, in der die reduzierte Vorlast, Nachlast und das Schlagvolumen die DO_2 weiter vermindern.

Auf der anderen Seite lässt sich das HZV über eine Erhöhung der Herzfrequenz steigern, aber auch diesem Mechanismus sind durch die reduzierte Füllungszeit der Ventrikel und der diastolischen Perfusionszeit der Koronarien Grenzen gesetzt.

Widerstand

Der Widerstand, der im Gefäßsystem dem Blutstrom entgegengesetzt wird und durch die Herzarbeit überwunden werden muss, lässt sich anhand des Ohmschen Gesetzes herleiten. Dabei ist die im Gefäßsystem herrschende Druckdifferenz die treibende Kraft für den Blutfluss (HZV).

(11) $R = U / I$
R: Widerstand
U: „Spannung" (Druckdifferenz)
I: „Stromfluss" (Herzzeitvolumen)

Der Blutfluss (HZV) ist im systemischen und pulmonalen Kreislauf identisch.

Die globale Leistungsfähigkeit des Herzens zur Überwindung der Widerstände kann bspw. mit dem CPI eingeschätzt werden. Dieser Surrogatparameter kann gleichzeitig als Prädiktor für die Mortalität im kardialen Schock herangezogen werden.

(12) $CPI = MAP \times CI \times 0{,}0022$
Normwerte: $0{,}5\text{--}0{,}7 \text{ W/m}^2$

Systemischer Gefäßwiderstand
Der systemische Kreislauf reicht von der Aorta bis vor das rechte Herz; die Druckdifferenz ist somit die Differenz aus mittlerem arteriellem Druck (MAP) und zentralvenösem Druck (ZVD). Der systemische Widerstand ist daher:

(13) $SVR = \dfrac{MAP - ZVD}{HZV} \times 80$

$Normalwert \rightarrow 800 - 1200 \ \dfrac{dyn \times s}{cm^5}$

$\left(SVRI = \dfrac{MAP - ZVD}{HZV} \times 80/KOF \right)$

Pulmonaler Gefäßwiderstand

Der Lungenkreislauf beginnt in der Pulmonalarterie (pulmonalarterieller Mitteldruck, PAP) und endet vor dem linken Herzen. Da der pulmonalvenöse Druck nicht zugänglich ist, wird als Annäherung der pulmonalkapilläre Verschlussdruck (Wedge-Druck, PCWP) für die Berechnung des pulmonalen Widerstands (PVR) verwendet:

(14) $$PVR = \frac{PAP - PCWP}{HZV} \times 80$$

$$\text{Normalwert} \rightarrow 150 - 250 \; \frac{dyn \times s}{cm^5}$$

$$\left(PVRI = \frac{PAP - PCWP}{HZV} \times 80/KOF \right)$$

„80" ist ein Proportionalitätsfaktor, der es erlaubt, die gewohnten Einheiten für die Druckwerte (mmHg) und das HZV (l/min) zu verwenden.

$$\frac{dyn \times s}{cm^5} = \frac{mmHg - mmHg}{l/min} \times 80$$

? Welche grundlegenden makrozirkulatorischen Therapieoptionen stehen zur Verfügung?

Neben der Ausschaltung der Ursache liegt das Hauptziel der Schockbehandlung in der Wiederherstellung eines adäquaten Sauerstoffangebotes (DO_2). Dazu ist es notwendig, dass oxygeniertes Hämoglobin über suffiziente Herz-Kreislauf-Verhältnisse nach Möglichkeit alle Organe und Gewebe wieder erreicht (Perfusionsdruck) und dort abgegeben werden kann. Zu beachten ist weiterhin, dass genügend Sauerstoffträger zur Verfügung stehen (Hämoglobinkonzentration).

Ein erweitertes Monitoring ist für einen gezielten Therapieansatz unerlässlich. Neben Blutgasanalysen sollten das HZV bzw. hierfür repräsentative Parameter (in Abhängigkeit von der eigenen gerätetechnischen Ausstattung) kontinuierlich oder in entsprechend zeitlichem Abstand gemessen werden. Infrage kommende Messwerte wären:
- HZV: SVI, HR
- Vorlastparameter: GEDV, ITBV, LVEDV, RVEDV, PPV, SVV
- Nachlastparameter: MAP, PVRI, SVRI

GEDV: globale enddiastolisches Volumen; ITBV: intrathorakales Blutvolumen; LVEDV: linksventrikuläres enddiastolisches Volumen; RVEDV: rechtsventrikuläres enddiastolisches Volumen; SVV: Schlagvolumenvariation

Das HZV als ein entscheidender Faktor für das Sauerstoffangebot lässt sich beispielhaft wie folgt bestimmen:
- Mittels Stewart-Hamilton-Gleichung als Thermodilutionsmethode über den Pulmonaliskatheter:

(15) $$HZV = \frac{V_I(T_B - T_I)K}{\int \Delta T_B dT}$$

V_I: Injektionsvolumen; T_B: Bluttemperatur; K: Computer- und Dichtekonstante; $\int \Delta T_B dT$: Veränderung der Bluttemperatur als Funktion der Zeit
◢ Nach dem Fickschen Prinzip über die Oxymetrie

(16) $$HZV = \frac{\dot{V}O_2}{av\dot{D}O_2}$$

(17) $avDO_2 = 1{,}34 \times Hb \times (SaO_2 - SvO_2)$

(Zwischen der zentralvenösen ($ScvO_2$) und gemisch-venösen Sättigung (SvO_2) besteht eine enge Korrelation, sodass anhaltsweise statt der SvO_2 auch die $ScvO_2$ eingesetzt werden kann.)

$$HZV = \frac{250 \frac{ml}{min}}{avDO_2 = 1{,}34 \frac{ml}{g} \times 16 \frac{g}{dl} \times 0{,}26} = 1{,}34 \frac{ml}{g} \times 0{,}16 \frac{g}{ml} \times 0{,}26 = 4488 \frac{ml}{min}$$

◢ Echokardiografie
◢ Kalibrierte Pulsdruckanalyse (PICCO, LiDCO)
◢ Impedanzkardiografie

Unabhängig von der Schockform sind unter der Voraussetzung, dass genügend Sauerstoffträger zur Verfügung stehen und die Sauerstoffverwertung im Gewebe nicht wesentlich beeinträchtigt ist, therapeutisch folgende hämodynamische Ansätze zu berücksichtigen:

Vorlastoptimierung

Volumengabe
Erhöhung der linksventrikulären Vorlast; Steigerung des HZV, CPI und des Blutdruckes über den Frank-Starling-Mechanismus
◢ Hypovolämischer, hämorrhagischer Schock

Medikamentös. Vasopressoren (z.B. Noradrenalin) zur Erhöhung des peripheren systemischen Widerstandes; „Autotransfusion" im Kapillargebiet
◢ Neurogener, anaphylaktischer, septischer Schock

Nachlastoptimierung

Medikamentös
◢ Vasopressoren zwecks Erhöhung des enddiastolischen Volumens mit konsekutiver Steigerung des Schlagvolumens (Frank-Starling):

- Neurogener, anaphylaktischer, septischer Schock
- Kardialer obstruktiver Schock (Lungenembolie)

◢ Nitropräparate, Dobutamin, PDE-Hemmer zwecks Erniedrigung des peripheren Widerstandes (und damit des Sauerstoffverbrauches des Herzens):
- Kardialer Schock

Optimierung der Pumpfunktion

Kontraktilität
Erhöhung: Inotropika: Dobutamin, PDE-Hemmer
◢ Kardialer Schock

Herzfrequenz
Erhöhung: Atropin, Orciprenalin, Pacemaker
◢ Kardialer Schock mit bradykarden Rhythmusstörungen
   Erniedrigung: Amiodarone, Beta-1-Rezeptorenblocker
◢ Kardialer Schock mit tachykarden Rhythmusstörungen

Zu beachten ist ferner, dass viele Patienten in der Postischämiephase einen zum Normalwert erhöhten Sauerstoffbedarf aufweisen. Dazu muss z.B. in einer kompensatorischen hyperdynamen Heilungsphase ein entsprechend höheres Sauerstoffangebot ($DO_2 > 600$ ml/min/m²) gewährleistet werden (z.B. Polytrauma, Sepsis).

Literatur

Allgöwer M, Burri C, Shock index. Dtsch Med Wochenschr (1967), 92(43), 1947–1950

Fincke R et al., SHOCK Investigators. Cardiac power is the strongest hemodynamic correlate of mortality in cardiogenic shock: a report from the SHOCK trial registry. J Am Coll Cardiol (2004), 44(2), 340–348

Greim CA et al. (2001) Erweitertes kardiorespiratorisches Monitoring. In: Van Aken H, Reinhart K, Zimpfer M, Intensivmedizin, 250–287. Thieme, Stuttgart, New York. ISBN 3-13-114871-3

Moshkovitz Y et al., Recent developments in cardiac output determination by bioimpedance: comparison with invasive cardiac output and potential cardiovascular applications. Curr Opin Cardiol (2004), 19(3), 229–237

Phillips RA et al., Pulmonary Artery Catheter (PAC) accuracy and efficacy compared with flow probe and transcutaneous doppler (USCOM): An ovine cardiac validation. Crit Care Res Pract (2012), 2012, ID 621496, 1–9

Romano SM, Pistolesi M, Assessment of cardiac output from systemic arterial pressure in humans. Crit Care Med (2002), 30(8), 1834–1841

Rowell, Loring B (1993) Human cardiovascular control. Oxford University Press, Oxford. ISBN 0-19-507362-2

Sakka SG et al., Assessment of cardiac preload and extravascular lung water by single transpulmonary thermodilution. Intensive Care Med (2000), 26(2), 180–187

Shujaat A, Bajwa AA, Optimization of preload in severe sepsis and septic shock. Crit Care Res Pract (2012), 2012, ID 761051, 1–14

Grundlagen

Gerätetechnik

Das Medizinproduktegesetz – was muss ein Intensivmediziner über das Medizinprodukterecht wissen? 63
Rainer Lobenstein, Fritjoff König

Beatmungstechnik 70
Fritjoff König, Rolf Bonell

Nierenersatztherapie 85
Udo Gottschaldt

Kardiale Unterstützungssysteme 104
Knut Röhrich

Welche Möglichkeiten des hämodynamischen Monitorings gibt es? 122
Thomas Hentschel

Gerätetechnik

Das Medizinproduktegesetz – was muss ein Intensivmediziner über das Medizinprodukterecht wissen?

Rainer Lobenstein, Fritjoff König

? **Welche Ziele und Geltungsbereiche hat das Medizinproduktegesetz (MPG)?**
Ziel des gesetzlichen Regelwerkes ist es „den Verkehr mit Medizinprodukten zu regeln und dadurch für die Sicherheit, Eignung und Leistung der Medizinprodukte sowie die Gesundheit und den erforderlichen Schutz der Patienten, Anwender und Dritter zu sorgen." (§ 1 MPG)

Diese Regelungen gelten bei der Patientenbehandlung im öffentlichen Bereich. Für Medizinprodukte, die von Privatpersonen erworben und betrieben werden, gelten nur Teile der rechtlichen Bestimmungen, wie z.B. das Inverkehrbringen und die Unterweisung beim Kauf.

? **Welche wichtigen und ergänzenden Rechtsvorschriften haben direkten Bezug zum MPG?**
- Verordnung über Medizinprodukte (MPV)
- Verordnung über das Errichten, Betreiben und Anwenden von Medizinprodukten (MPBetreibV)
- Verordnung über die Erfassung, Bewertung und Abwehr von Risiken bei Medizinprodukten (MPSV)
- Verordnung über die Vertriebswege für Medizinprodukte (MPVertrV)

? **Was sind CE-Zertifizierung und Konformitätserklärung?**
Die CE-Kennzeichnung ist die grundlegende Voraussetzung für den freien Warenverkehr innerhalb des europäischen Binnenmarktes.

Die CE-Kennzeichnung eines Medizinproduktes setzt das Durchlaufen einer Konformitätsbewertung voraus und erfolgt unter Einhaltung aller geforderten Schutzziele sowie aller für das jeweilige Medizinprodukt zu berücksichtigenden EG-Richtlinien und Rechtsvorschriften.

Eine Konformitätserklärung ist die schriftliche Versicherung des „Verantwortlichen", i.d.R. des Herstellers, dass für das Medizinprodukt alle relevanten Richtlinien und gesetzlichen Vorgaben entsprechend der vom Hersteller vorgegebenen Zweckbestimmung eingehalten wurden und werden.

Dieses ist z.B. besonders von Bedeutung bei gerätegebundenen Verbrauchsmaterialien.

❓ Was ist ein Medizinprodukt?

Medizinprodukte sind alle einzeln oder miteinander verbunden verwendeten Instrumente, Apparate, Vorrichtungen, Stoffe, Software oder andere Gegenstände, die vom Hersteller zur Anwendung am Menschen für folgende Zwecke bestimmt sind:
- Erkennung, Verhütung, Überwachung, Behandlung oder Linderung von Krankheiten
- Erkennung, Überwachung, Behandlung, Linderung oder Kompensierung von Verletzungen oder Behinderungen
- Untersuchung, Ersatz oder Veränderung des anatomischen Aufbaus oder eines physiologischen Vorgangs
- Empfängnisregelung

und deren bestimmungsgemäße Hauptwirkung im oder am menschlichen Körper weder durch pharmakologische oder immunologische Mittel noch metabolisch erreicht wird, deren Wirkungsweise aber durch derartige Mittel unterstützt werden kann.

Für Zubehör gelten die Bestimmungen entsprechend, da es sich um keine selbständigen Produkte handelt, sondern sie entsprechend der vom Hersteller festgelegten Zweckbestimmung zusammen mit dem Medizinprodukt verwendet werden. Das betrifft sämtliche Gegenstände, Stoffe oder Zubereitungen aus Stoffen, die zum Betrieb eines Medizinproduktes notwendig sind.

Medizinprodukte sind sowohl Patientenüberwachungsgeräte bis hin zur Einwegspritze und zur Patientenunterlage.

❓ Was sind Medizinprodukte mit Messfunktion?

Medizinprodukte mit Messfunktion sind Medizinprodukte, die ausschließlich oder zusätzlich die Hörfähigkeit, die Temperatur, den nichtinvasiven Blutdruck und den Augeninnendruck messen. Aber auch Therapie- und Diagnostikdosimeter und Tretkurbelergometer, die zur definierten physikalischen und reproduzierbaren Belastung von Patienten dienen. Diese unterliegen gesonderten messtechnischen Prüfungen durch zugelassene Stellen und Organisationen.

❓ Welche Klassen von Medizinprodukten gibt es?

Medizinprodukte werden anhand ihres Gefährdungspotenzials in die Klassen I, IIa, IIb und III eingestuft. Für die jeweiligen Klassen kommen entsprechend der potenziellen Risiken der Verletzbarkeit des menschlichen Körpers unterschiedliche Verfahren zur Konformitätsbewertung zur Anwendung.

Medizinprodukte der
- Klasse I sind z.B. Gehhilfen, Rollwagen, Hörhilfen, Stethoskope, Krankenhausbetten, wieder verwendbare chirurgische Instrumente, Antidekubitusbetten, Lagerungshilfen, Intubationshilfen, Temperaturmessgeräte etc.
- Klasse IIa sind z.B. Pulsoxymeter, Sonografiegeräte, nichtinvasive Blutdruckmessgeräte, Ultraschalltherapiegeräte, Bronchialabsaugungen, Bronchoskope, Patientenüberwachungsgeräte etc.
- Klasse IIb sind z.B. Beatmungsgeräte, Infusions- und Spritzenpumpen, Blutbeutel, implantierbare Herzschrittmacher, Defibrillatoren etc.
- Klasse III sind z.B. externe Herzschrittmacher, Hirndruckmonitore, invasive Blutdruckmesssysteme

❓ Welche Anforderungen stellen das Medizinproduktegesetz und die Medizinprodukte-Betreiberverordnung an die Hersteller, Betreiber und Anwender?

Ein Medizinprodukt darf nur betrieben werden, wenn im Einvernehmen mit dem Hersteller oder dessen Bevollmächtigten anhand der Gebrauchsanleitung sowie beigefügter sicherheitsbezogenen Informationen und Instandhaltungshinweisen eine Einweisung sowie eine Funktionsprüfung stattgefunden haben. Für baugleiche Medizinprodukte ist nicht für jedes Einzelne eine erneute Einweisung notwendig und zu dokumentieren. Dennoch muss die Übergabe an eine autorisierte Person erfolgen und nachgewiesen werden.

Der Hersteller definiert für das von ihm hergestellte Medizinprodukt die Zweckbestimmung, nach deren Grundlage dieses Medizinprodukt, entsprechend den allgemein anerkannten Regeln der Technik und den Arbeitsschutz- und Unfallverhütungsvorschriften, errichtet, betrieben, angewendet und instandgehalten wird. Der Betreiber ist verantwortlich, dass Medizinprodukte nur von Personen errichtet, betrieben, angewendet und instandgehalten werden, die die erforderliche Ausbildung, Kenntnis und Erfahrung besitzen. Als Betreiber wird derjenige bezeichnet, der Besitzer des Medizinproduktes ist, also die Sachherrschaft über das Medizinprodukt ausübt. Ein Betreiber kann eine natürliche Person, z.B. der Besitzer der medizinischen Einrichtung, oder eine juristische Person, z.B. der Krankenhausträger, vertreten durch den Geschäftsführer oder den Verwaltungsdirektor, sein.

Der Anwender ist eine Person, die im Gegensatz zum Bediener, eigenverantwortlich ein Medizinprodukt entsprechend der vom Hersteller festgelegten Zweckbestimmung benutzt. Der Bediener agiert stets unter sachkundiger Aufsicht.

❓ Wer darf die bestimmungsgemäße Nutzung eines (einweisungspflichtigen) Medizinproduktes einweisen?

Die Ersteinweisung eines Medizinproduktes darf nur derjenige durchführen, der vom Hersteller oder dessen Bevollmächtigen anhand der Gebrauchsanweisung, sicherheitstechnischer Informationen sowie Instandhaltungshinweisen unterwiesen wurde. Das ist im Medizinproduktebuch zu dokumentieren. Diese Festlegung vom Gesetzgeber dient der Vermeidung des „Schneeballprinzips"! Nachfolgende Einweisungen weiterer Anwender erfolgen durch den vom Betreiber benannten Beauftragten für Medizinprodukte.

Grundsätzlich ist zu empfehlen, neben den nach der Medizinprodukte-Betreiberverordnung Anlage 1 und 2 einweisungspflichtigen Medizinprodukten auch alle weiteren in der Anwendung technisch aufwändiger Medizinprodukte einzuweisen und dieses zu dokumentieren. Beispiele dafür sind EKG-Schreiber und Ultraschalldiagnostikgeräte.

❓ Was ist ein Medizinprodukteverantwortlicher und ein Medizinproduktebeauftragter, welche Rechte und Pflichten nach dem Medizinprodukterecht haben sie?

Der Medizinprodukteverantwortliche ist zuständig für das erstmalige Inverkehrbringen eines Medizinproduktes. Diese Funktion kann auch, im Einvernehmen mit dem Hersteller, eine von ihm befugte Person übernehmen. Dies gilt besonders für Hersteller, die ihren Sitz außerhalb des Europäischen Wirtschaftsraumes haben. Zu den Pflichten im Zusammenhang mit dem Inverkehrbringen gehören:

- Verantwortung im Sinne der Produkthaftung
- Einhaltung des vom Hersteller für dieses Medizinprodukt zugewiesenen medizinischen Verwendungszweckes
- CE-Kennzeichnung und die Verantwortung bez. der Konformität und der grundlegenden Anforderungen
- Verantwortung für die Vollständigkeit der Produktinformation, insbesondere der Vollständigkeit der Gebrauchsanweisung in deutscher Sprache
- Verantwortung, dass das Medizinprodukt nach den Anforderungen des Medizinprodukterechts in Verkehr gebracht wurde
- Durchführung von notwendigen korrektiven Maßnahmen

Der Beauftragte für Medizinprodukte ist eine vom Betreiber benannte Person. Diese wird vom Hersteller oder einer dazu befugten Person, die im Einvernehmen mit dem Hersteller handelt, in die Funktion des Medizinproduktes am Betriebsort anhand der Gebrauchsanweisung sowie der sicherheitsbezogenen Informationen und Instandhaltungshinweise eingewiesen. Diese Einweisung ist für die in der Anlage 1 der Medizinprodukte-Betreiberverordnung aufgeführten Medizinprodukte schriftlich zu belegen. Der Beauftragte für Medizinprodukte ist die Person die entsprechend § 2 Abs. 2 die nötigen Voraussetzungen besitzt und durch den Hersteller bzw. dessen befugte Person in die Lage versetzt wurde, weitere Anwender in das jeweilige Medizinprodukt einzuweisen.

? Was ist ein Anwender, und welche Pflichten nach dem Medizinprodukterecht hat er?

Ein Anwender ist eine Person, die ein Medizinprodukt eigenverantwortlich entsprechend seiner Zweckbestimmung handhabt. Ein Anwender ist verpflichtet, sich vor Anwendung eines Medizinproduktes von dessen einwandfreier Funktion zu überzeugen. Dies gilt einschließlich der Gültigkeit der notwendigen Prüfungen. Des Weiteren muss er sich vor der Anwendung einer Unterweisung durch den Beauftragten für Medizinprodukte unterzogen haben. Diese Einweisung ist im Medizinproduktebuch zu dokumentieren. Für jeden Anwender empfiehlt sich die Führung eines personengebundenen Bedienerpasses, in dem sämtliche Einweisungen unter Nennung des Gerätetyps und des Unterweisenden sowie Ort und Datum dokumentiert sind. Ohne eine entsprechende Unterweisung darf kein Medizinprodukt angewendet werden, fehlende Unterweisungen sind vom Vorgesetzten einzufordern. Die Unterweisung ist eine „Holepflicht" des Anwenders!

? Was ist bei der Inbetriebnahme eines Medizinproduktes zu beachten?

Die Inbetriebnahme eines Medizinproduktes stellt den Zeitpunkt der erstmaligen Nutzung durch den Anwender entsprechend seiner Zweckbestimmung dar. Vorausgegangen ist eine Einweisung der beauftragten Person in
- die sachgerechte Handhabung,
- die Anwendung,
- den Betrieb des Medizinproduktes,
- die zulässigen Verbindungen mit anderen Medizinprodukten, Gegenständen und Zubehör.

❓ Zu welchen Medizinprodukten muss per Gesetz ein Medizinproduktebuch geführt werden?

Detailliert sind alle betreffenden Medizinprodukte in der Anlage 1 der Medizinprodukte-Betreiberverordnung aufgeführt.

In der Intensivtherapie betrifft es insbesondere Medizinprodukte,
- die zur Stimulation von Nerven, Muskeln oder der Herztätigkeit,
- der maschinellen Beatmung,
- zur Einbringung von Substanzen/Flüssigkeiten in den Blutkreislauf,
- der intrakardiale Messung,
- der Erzeugung von Hypothermie

dienen.

❓ Was ist ein Bestandsverzeichnis, wer führt dieses und mit welchem Inhalt?

Die Führung eines Bestandsverzeichnisses ist für alle nicht implantierbaren Medizinprodukte die Pflicht des Betreibers. Dieses Verzeichnis darf mit anderen Verzeichnissen kombiniert werden. Dabei sind alle Datenträger zugelassen. Es müssen nachfolgend genannten Angaben zum Medizinprodukt enthalten sein:
- Bezeichnung, Art und Typ des Medizinproduktes
- Seriennummer und Anschaffungsjahr des Medizinproduktes
- Name oder Firma sowie Anschrift des für das jeweilige Medizinprodukt Verantwortlichen
- Kennnummer des CE-Kennzeichens
- Standort und betriebliche Zuordnung
- Fristen für die Sicherheitstechnischen Kontrollen

Den zuständigen Behörden ist auf deren Verlangen in einer angemessenen Frist Einsicht in das Bestandsverzeichnis zu gewähren.

❓ Was ist ein Medizinproduktebuch – wer führt es, und wo wird es aufbewahrt?

Das Medizinproduktebuch ist eine vom Betreiber zu führende Dokumentation für alle Medizinprodukte, die in Anlage 1 und 2 der Medizinprodukte-Betreiberverordnung aufgeführt sind. Es hat folgende Angaben zum Inhalt:
- Bezeichnung und weitere Angaben zur Identifizierung des Medizinproduktes
- Nachweis zur Funktionsprüfung und Einweisung zum Zeitpunkt der Inbetriebnahme
- Fristen von vorgeschriebenen Prüfungen
- Art und Datum von Funktionsstörungen
- Nachweise der Prüfungen und Instandhaltungen mit Angaben zu den durchführenden Personen bzw. Firmen einschließlich der Adressen und des Datums
- Hinweise zu wiederholten Bedienungsfehlern
- Meldungen von Vorkommnissen an Behörden oder Hersteller

Das Medizinproduktebuch muss ebenso wie die Gebrauchsanleitung für den Anwender leicht zugänglich aufbewahrt werden. In größeren medizinischen Einrichtungen führt das Medizinproduktebuch die Medizintechnik in elektronischer Form, dabei sollte eine Kopie des Medizinproduktebuches beim Anwender verbleiben.

Ein Medizinproduktebuch dokumentiert somit alle Ereignisse von der Inbetriebnahme bis zur Außerbetriebnahme des Medizinproduktes. Es stellt den Lebenslauf des Medizinproduktes dar und ist auch nach dessen Außerbetriebnahme noch weitere 5 Jahre aufzubewahren.

Welche Prüfungen und Kontrollen werden an Medizinprodukten durchgeführt?

? Was ist eine Prüfung nach der Berufsgenossenschaftlichen Verordnung (BGV) A3, wer veranlasst und überwacht diese?

Die BGV-A3-Prüfung ist für jedes ortsveränderliche elektrische Gerät vorgeschrieben. Also neben jedem Medizinprodukt auch der Computer, das Radio im Aufenthaltsraum, Kaffeemaschinen und alle weiteren elektrischen Geräte auch im Umfeld des Patienten. Die BGV-A3-Prüfung beinhaltet neben der Kontrolle der elektrischen Sicherheit auch eine Sichtkontrolle auf äußerliche Schäden, z.B. am Gehäuse, am Verbindungskabel, aber auch die Kippsicherheit des Gerätes. Meist wird die Prüfung anhand einer Checkliste durchgeführt.

Nach erfolgreichem Abschluss muss jedes Gerät durch den Prüfer mit einem Aufkleber gekennzeichnet werden, auf dem auch der nächste Prüftermin vermerkt ist. Diese Prüfungen sind nicht vom MPG gefordert, werden jedoch von der zuständigen Landesbehörde kontrolliert.

? Was ist eine Sicherheitstechnische Kontrolle, und was ist eine Messtechnische Kontrolle?

Die Sicherheitstechnische Kontrolle ist vom Gesetzgeber für die in Anlage 1 der Medizinprodukte-Betreiberverordnung aufgeführten Medizinprodukte zwingend vorgeschrieben. Sie beinhaltet spezielle, der Funktion für das Medizinprodukt entsprechende, vom Hersteller festgelegte Prüfalgorithmen. Die Sicherheitstechnische Kontrolle schließt inhaltlich den vorgesehenen Umfang der BGV-A3-Prüfung mit ein.

Die Messtechnischen Kontrollen sind vom Gesetzgeber für die in Anlage 2 der Medizinprodukte-Betreiberverordnung aufgeführten Medizinprodukte vorgeschrieben. Dies betrifft z.B. nichtinvasive Blutdruckmessgeräte, Manometer der RR-Manschetten, elektronische Temperaturmessgeräte und Fieberthermometer etc.

? Welche Zwischenfälle durch Medizinprodukte sind wo und wie meldepflichtig?

Zwischenfälle werden im Medizinprodukterecht als „Vorkommnisse" bezeichnet. Der Umgang mit Vorkommnissen im Zusammenhang mit der Anwendung von Medizinprodukten ist in der Medizinprodukte-Sicherheitsplanverordnung geregelt.

Ein Vorkommnis ist „eine Funktionsstörung, ein Ausfall oder eine Änderung der Merkmale oder der Leistung oder eine Unsachgemäßheit der Kennzeichnung oder der Gebrauchanweisung eines Medizinproduktes, die unmittelbar oder mittelbar zum Tod oder zu einer schwerwiegenden Verschlechterung des Gesundheitszustandes eines Patienten, eines Anwenders oder einer anderen Person geführt hat, geführt haben könnte oder führen könnte (§ 2 Abs. 1 MPSV)."

Die Meldung erfolgt an die zuständige Bundesoberbehörde (BfArM, Bundesinstitut für Arzneimittel und Medizinprodukte). Diese wird sich mit den zuständigen Landesbehörden und dem Verantwortlichen für das im Zusammenhang mit dem Vorkommnis verwendete Medizinprodukt in Verbindung setzen. Sie werden den Meldenden über den Eingang und über das Ergebnis der Risikobewertung informieren.

Meldepflichtig sind der Verantwortliche nach § 5 des MPG – im Allgemeinen der Hersteller oder dessen Bevollmächtigter – sowie jeder, der beruflich oder gewerblich Medizinprodukte betreibt oder anwendet. Meldepflichtig ist ebenfalls der Händler, wenn ihm Vorkommnisse an den von ihm vertriebenen Medizinprodukten zur Kenntnis gebracht werden.

? Welche Straf- und Bußgeldvorschriften gelten bei Verstößen gegen das Medizinproduktegesetz und dessen Folgeverordnungen?

Es gibt eine Reihe von Straf- und Bußgeldvorschriften, die im direkten Zusammenhang mit der Nichtbeachtung von Vorschriften bei dem Errichten, Betreiben und Anwenden von Medizinprodukten stehen. Insbesondere, wenn eine Gefährdung oder Gefahr des Todes von Patienten oder Dritter beim Anwenden bzw. Betreiben von Medizinprodukten besteht. Dazu zählt bspw., wenn ein Medizinprodukt nach Ablauf des Datums, bis zu dem es gefahrlos betrieben werden kann, weiter betrieben oder angewendet wird. Weiterhin, wenn Medizinprodukte angewendet werden, die keine CE-Kennzeichnung besitzen oder diese durch eigenmächtige Veränderungen den bestimmungsgemäßen Gebrauch verloren haben. Unzulässige Kombinationen von Medizinprodukten, die nicht dem von den Herstellern definierten bestimmungsgemäßen Gebrauch entsprechen, zum Gebrauch nicht ausdrücklich zugelassen sind oder vom Gebrauch ausgeschlossen sind, dürfen nicht angewendet werden.

Das Strafmaß kann mit einem Bußgeld, in besonders schweren Fällen mit einer Freiheitsstrafe von bis zu 5 Jahren geahndet werden. Entscheidend ist, ob vorsätzlich, fahrlässig oder unwissentlich gehandelt wurde.

? Was ist beim Umgang mit Leih- oder Mietgeräten, welche dem Medizinproduktegesetz unterliegen, zu beachten?

Auch Leih- oder Mietgeräte unterliegen als Medizinprodukte dem Medizinproduktegesetz. Für die Einhaltung der Betreiberpflichten steht derjenige ein, der die Sachherrschaft über das Medizinprodukt ausübt. Wenn im Leih- bzw. Mietvertrag nichts anderes vereinbart wurde, stehen der Anwender und/oder Betreiber für die Pflichten aus der Medizinprodukte-Betreiberverordnung in Verantwortung. Somit muss durch sie, vor Ablauf der Fristen, die Beauftragung der Sicherheitstechnischen bzw. Messtechnischen Kontrollen und, wenn diese nicht notwendig sind, die Prüfung nach BGV A3 veranlasst werden.

Medizinprodukte, die geliehen bzw. gemietet wurden, sind ohne Einweisung und gültige Prüfung am Patienten nicht einsetzbar!

Gesonderte Regelungen gelten bei Medizinprodukten, die zur klinischen Prüfung oder zur Leistungsbewertung geliehen werden. Diese sind entsprechend zum Zweck dieser Maßnahme zu kennzeichneten. Eine klinische Prüfung oder die Leistungsbewertung eines Medizinproduktes erfolgt immer im Auftrag und im Einvernehmen mit den zuständigen Bundesbehörden. Der Prüfer wird in jedem Fall allein durch diese Behörden benannt.

Literatur

Böckmann R-D, Frankenberger H (2010) MPG & Co. – Eine Vorschriftensammlung zum Medizinprodukterecht mit Fachwörterbuch. TÜV Media

Böckmann R, Frankenberger H, Will H, Durchführungshilfen zum Medizinproduktegesetz. TÜV Media, 2012

Hennig W, VDE-Prüfung nach BetrSichV, TRBS und BGV A3. VDE-Verlag GmbH, Berlin Offenbach, 2012

Nippa J, Siebold N, Hubka R (2009) Das Medizinproduktegesetz – Verordnungen, Gesetze und EG-Richtlinien. Euritim, Wetzlar

Beatmungstechnik

Fritjoff König, Rolf Bonell

? Was ist die Aufgabe eines Beatmungsgerätes?

Die Unterstützung der Spontanatmung und deren Ersatz beim Ausfall der Spontanatmung durch ein Beatmungsgerät sind eine häufige Therapieoption in der Intensivmedizin.

Bei der intakten Spontanatmung expandiert die Kontraktion der Atemmuskulatur und des Zwerchfells das intrathorakale Volumen. Durch den entstehenden Unterdruck entfaltet sich die intakte Lunge, und es kommt bei freien Atemwegen zur Inspiration. Die Exspiration erfolgt passiv durch die elastischen Rückstellkräfte des Thorax und der Lunge. Dieses Prinzip kann von modernen Beatmungsgeräten nicht realisiert werden, da diese über einen direkten Zugang zur Trachea oder die oberhalb der Stimmlippen gelegenen Luftwege mit einem positiven Atemwegsdruck die Lunge entfalten und somit den Gasaustausch in der Lunge ermöglichen.

Die wesentlichen Herausforderungen an die Beatmungsgeräte, ihre Konstrukteure und die Anwender sind, die negativen Nebenwirkungen dieser Überdruckbeatmung auf die Lunge, das Herz-Kreislauf-System sowie alle Funktionen des Organismus so gering wie möglich zu gestalten.

Hierzu sind eine Vielzahl von Beatmungsmustern und Prinzipien (Verfahrensweisen) beschrieben und finden in der klinischen Praxis Anwendung. Das Ziel ist es, einen optimalen Gasaustausch annähernd wie unter physiologischen Bedingungen zu erreichen und einen Übergang zur eigenen Atmung zu ermöglichen.

? Welche technischen Entwicklungsstufen durchliefen die Beatmungsgeräte?

Bei dem Versuch, die Entwicklung von automatischen Beatmungsgeräten zu beschreiben, stellt man fest, dass die maschinelle Beatmung über einen langen Zeitraum mit dem Versuch verbunden war, Manipulationen am Patienten schmerzlos oder wenigstens schmerzarm zu vollziehen. Technische Hilfsmittel zur Substitution oder Unterstützung der Spontanatmung wurden mit Beginn des vorigen Jahrhunderts entwickelt.

Das ist zum einen auf die fortschreitenden Erkenntnisse in der Anatomie und Physiologie, zum anderen auch auf den technologischen Stand in den einzelnen Entwicklungsstadien zurückzuführen. Neue technologische Möglichkeiten gestatteten es, medizinische Erkenntnisse technisch umzusetzen.

Der Beginn der maschinellen Beatmung ist auf den Anfang des 20. Jahrhunderts zu datieren, und das nicht nur in Deutschland, wo das erste automatische Beatmungsgerät, der „Pulmotor" der Fa. Dräger, entwickelt wurde.

Der „Pulmotor", erstmals im Jahr 1907 gebaut, bestand gemäß den damaligen technischen Mittel aus mechanischen Bauteilen, wie Excentern, Rohren, Hebeln und ähnlichen Teilen. Angetrieben wurde das Gerät mit Sauerstoff, der komprimiert in Stahlflaschen zur Verfügung gestellt wurde. Die Ventilsteuerung, die Umschaltung von Einatmung zur Ausatmung und umgekehrt, wurde mittels eines Uhrwerkes realisiert. Durch das Uhrwerk war das Gerät mit starren Zeiteinteilungen getaktet – und somit nach heutiger Terminologie ein zeitgesteuertes Beatmungsgerät. Das führte zur Wechseldruckbeatmung (Wechsel von Über- und Unterdruck in den Atemwegen). Die medizinischen Erkenntnisse waren dieser Realisierung der mechanischen Beatmung voraus, sodass deren Forderung, die physiologischen Verhältnisse besser nachzustellen, mit der Weiterentwicklung des „Pulmotors" entsprochen werden musste. Die im ersten Gerät möglichen unphysiologischen hohen Drücke – v.a. aber der Unterdruck in der Lunge – wurden nun verhindert durch das Umschalten in die Exspirationsphase bei Erreichen eines konkreten Druckes. Dieses war der Beginn der Drucksteuerung.

Über einen längeren Zeitraum gab es wenig innovative Veränderungen an den mechanischen Beatmungsgeräten, sie wurden überwiegend zur Wiederbelebung und in der Notfallversorgung eingesetzt. Bemerkenswerte Verbesserungen gab es v.a. in der Narkosetechnik.

Erst mit der steigenden Anzahl von Poliomyelitisfällen nach dem Zweiten Weltkrieg erfuhr die Entwicklung der Beatmungsgeräte bedeutende Impulse. Als Erstes wurde die „Eiserne Lunge" nach dem schon Ende der 1930er Jahren bekannten Prinzips des Tankrespirators gebaut. Hier liegt der Patient mit dem Körper in einem abgedichteten Tank, die Beatmung erfolgt mittels Wechseldruck im Inneren des Tankes. Der technische Aufwand, das beträchtliche Volumen und speziell die Hygieneprobleme führten zu neuen Entwicklungen, wenn auch mit der „Eisernen Luge" eine Beatmung nahe der physiologischen Atmung gelang.

Technologische Fortschritte bewirkten, dass die Beatmungsgeräte sukzessive Veränderungen unterworfen wurden und nach und nach eine Vielzahl von unterschiedlichen Beatmungsformen in Zusammenarbeit zwischen Medizinern und Medizintechnik entwickelt werden konnte. Aus den rein pneumatisch-mechanischen Geräten wurden elektrisch-mechanische. Diese wurden von den heute dem Stand der Technik darstellenden und den medizinischen Forderungen genügenden mikroprozessorgesteuerten elektronischen Ventilatoren abgelöst.

? Welchen gesetzlichen Vorschriften unterliegen Beatmungsgeräte?

Die Entwicklung, Produktion, der Vertrieb und der Einsatz medizintechnischer Produkte sind gesetzlich nach dem Medizinproduktegesetz (MPG) reglementiert. In § 8 MPG wird bestimmt, dass harmonisierte Spezifikationen einzuhalten sind. Neben dem Grundstandard für Medizinische Elektrische Geräte, der IEC 60601-1, in dem allgemeine Forderungen, Sicherheitsanforderungen und ergonomische Forderungen formuliert sind, müssen die besonderen Festlegungen an die Sicherheit von Beatmungsgeräten (Beatmungsgeräte für die Intensivpflege; IEC 60601-2-12) eingehalten werden.

Für Komponenten der Geräte, für die entsprechende Vorschriften bereits in anderen internationalen Normen vorhanden sind, wird im Standard darauf verwiesen. Zusätzlich werden explizite Anforderungen erhoben. Für den klinischen Einsatz relevant sind:

- Konkretisierte Anforderungen an die Gebrauchsanweisung
- Anforderungen an das Alarmmanagement
- Maximale Druckbegrenzung auf 125 cmH$_2$O im Normal- und Einzelfehlerfall
- Messung des Beatmungsdruckes und des exspiratorischen Volumens und Alarmierung bei spezifizierten Abweichungen vom vordefinierten Wert
- Messung der inspiratorischen Sauerstoffkonzentration

 Welche Beatmungsgerätetypen sind bei Intensivpatienten im Kindes- und Erwachsenalter überwiegend im Einsatz?

Beutelbeatmungsgerät („Ambubeutel")

Im klinischen Alltag werden Beutelbeatmungsgeräte oftmals „Ambubeutel" genannt. Moderne Beutelbeatmungsgeräte bestehen aus einem aktiv expandierenden Beutel, welcher ein definiertes maximales Atemgasvolumen aufnimmt, einem Rückschlag- und einem Nichtrückatemventil mit einem einstellbarem PEEP-Niveau (positive end-expiratory pressure). Die Eindrücktiefe des Beutels bestimmt das Atemzugvolumen. Die zusätzliche O$_2$-Gabe ist über ein adaptierbares Reservoir, ein Demand-Ventil oder den Anschluss am Beutelsystem möglich.

Atemfrequenz und Atem-Zeit-Verhältnis sind ebenfalls durch Beutelkompression variierbar.

Eine Druckbegrenzung ist im System integriert.

Die Adaption zum Patienten kann über Masken, oropharyngeale Luftbrücken oder einen direkten endotrachealen Zugang (über Normkonnektoren) erfolgen.

Ein Beutelbeatmungsgerät muss beim Einsatz eines Beatmungsgerätes für den Notfall immer parallel verfügbar sein.

Notfall- und Transportrespiratoren

Die Entwicklung erster Notfallbeatmungsgeräte mit pneumatischem Antrieb begann bereits zu Beginn des vorigen Jahrhunderts.

Für die Intensivmedizin geeignete Notfall- und Transportrespiratoren müssen einen hohen Standard der Zuverlässigkeit, einer robusten Konstruktion und einer breiten Variation der möglichen Beatmungsformen und Beatmungsmuster genügen. Ausgenommen für Neonaten müssen alle Altersgruppen beatmet werden können. Entsprechend des Einsatzspektrums ist der energieeffiziente Einsatz von medizinischem Sauerstoff und Elektroenergie am Notfallort und beim Transport wesentlich, da die Adaption an eine zentrale Medienversorgung nicht überall möglich ist.

Neben der kontrollierten Beatmung sind die assistierte Beatmung und die Möglichkeit der noninvasiven Beatmung über Masken wünschenswerte Optionen.

Auch ein ausreichendes Gerätemonitoring sowie eine Warnung bei Fehlfunktionen und Energieausfall sind bei diesen Respiratoren zu fordern.

Für spezielle Erkrankungen wird für den innerklinischen Transport oder den Interhospitaltransfer ein Transportbeatmungsgerät den Anforderungen nicht genügen können. Hier muss ein Intensivrespirator oder bspw. auch ein Lungenersatzverfahren Anwendung finden.

Intensivrespiratoren

Den Wechsel von Inspirationsphase und Exspiration bestimmte bei älteren Respiratoren das Steuerungsprinzip. Daraus resultieren die Bezeichnungen zeit-, volumen-, druck- oder flowgesteuerter Respirator.

Heutige Techniken ermöglichen die Realisierung einer Vielzahl von Beatmungsformen und -mustern in einem Beatmungsgerät. Dieses ist durch Mess- und Steuermechanismen möglich, die auch in flexiblen Kombinationen und im Millisekundenbereich miteinander zuverlässig arbeiten.

Die aufgezeigten Steuermechanismen sind somit in der heutigen Generation von Intensivbeatmungsgeräten je nach Anforderung kombinierbar, um die Vorteile für den Patienten an der jeweiligen vorgewählten Beatmungsform nutzen zu können.

? Welche Steuerprinzipien für Respiratoren existieren?

◢ Zeitsteuerung:
Die Umschaltung nach der Inspiration zur Exspiration und umgekehrt erfolgt nach festen Zeitabständen. Die Dauer ist durch das Atem-Zeit-Verhältnis und die Atemfrequenz bestimmt.
◢ Volumensteuerung:
Nach Applikation eines vorgewählten Atemzugvolumens wird dieses appliziert. Bei Erreichen des vorgewählten Volumens wird entweder auf Exspiration umgeschaltet oder der Gasfluss unterbrochen. Compliance und Resistance beeinflussen den inspiratorischen Druck.
◢ Drucksteuerung:
Die Umschaltung von Inspiration zur Exspiration erfolgt nach Erreichen eines vorgewählten Druckes, ein Plateau am Ende der Inspiration kann sich nicht ausbilden.
◢ Flowsteuerung:
Ein initial hoher Flow nimmt am Ende der Inspiration und Erreichen eines Spitzenwertes im Inspirationsverlauf ab. Somit wird ein dezelerierender Flow generiert, welcher erst nach Unterschreiten eines minimalen Flusses in die Exspiration umschaltet. Es bildet sich endinspiratorisch im Niedrigflowbereich eine annähernde Plateauphase. Bei größeren Leckagen besteht die Gefahr, dass der Steuerimpuls zur Exspiration nicht erreicht wird und daraus eine Minder- oder fehlende Beatmung resultiert.

? Welche Grundbausteine beinhaltet ein modernes Beatmungsgerät?
Ein Beatmungsgerät heutiger Bauart hat einen komplexen Aufbau. Eine Übersicht über die wichtigsten Baugruppen gibt Abbildung 5.

Medienversorgung

Um energetisch betriebene Beatmungsgeräte nutzen zu können, ist die Medienversorgung mit medizinischen Gasen und Elektroenergie notwendig.

Beim heutigen Stand der Technik muss ebenfalls die Adaptierbarkeit an geeignete IT-Netze für die Dokumentation, die Alarmübertragung, für erweiterte Monitorsysteme und für

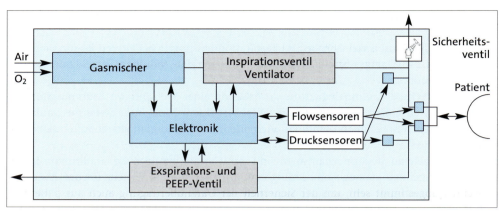

Abb. 5: Blockschaltbild der Baugruppen

eine mögliche Fernwartung und andere Funktionen realisiert werden. Diese IT-Netze müssen den jeweils geforderten Sicherheitsstandards entsprechen!

Für Intensivtherapiestationen sind zentrale Medienversorgungssysteme als Decken- oder Wandversorgungssysteme Stand der Technik.

Bei medizinischem Sauerstoff und medizinischer Druckluft werden für den Fall des Ausfalls einer Erzeuger- oder Versorgungsanlage 2 Rückfallebenen als Reserve bereitgehalten. (Beispiele: Kaltvergaser und 2 wechselseitig zuschaltbare Flaschenbatterien für medizinischen Sauerstoff/Turbine, Kompressor für medizinische Druckluft und Flaschenbatterie).

Durch ein integriertes Alarmsystem und programmierte Umschaltung zwischen Erzeugeranlagen bzw. Flaschenbatterien wird die unterbrechungsfreie Gasversorgung im Regelfall gewährleistet. Die Alarmierung erfolgt beim Anwender optisch und akustisch ebenso wie bei der Gebäudeleittechnik des Krankenhauses.

Aus sicherheitstechnischer Sicht ist die Gaszuleitung zur und innerhalb der Intensivtherapiestation zu jedem Intensivbett in 2 getrennten Kreisen notwendig.

Medizinischer Sauerstoff ist ein Medikament. Er ist im Europäischen Arzneibuch definiert. Nach ISO-EN sind die Entnahmestellen beschriftet, farbneutral oder farbig codiert und geometrisch unverwechselbar gesichert. Es liegt ein Druck von 5 bar an. Dieser Druck muss auch bei Spitzenflüssen bis 150 l/min konstant gehalten werden.

Für Transport- und Notfallbeatmungsgeräte erfolgt die Gasversorgung über Druckgasbehälter unterschiedlicher Kapazität. Ein Anschluss dieser Beatmungsgeräte an die zentrale Versorgungsanlage ist problemlos möglich.

In der Regel handelt es sich um medizinischen Sauerstoff. Die Reinheitskriterien entsprechen den Vorgenannten. Die Druckgasbehälter müssen entsprechend der DIN-EN 1089-3 gekennzeichnet sein (Sauerstoff: mit weißem Hals/medizinische Druckluft: weiß mit schwarzem Ring am Hals).

Die Reduzierung des aktuellen Flascheninhaltdruckes auf 5 bar erfolgt über ein Reduzierventil. Derzeit sind auch Druckgasbehälter für medizinischen Sauerstoff aus Carbon im Einsatz, welche für einen maximalen Fülldruck von 300 bar zugelassen sind und sich durch ein geringeres Gewicht als Aluminium bzw. Stahl auszeichnen. Diese Druckgasbehälter erfordern ein spezielles Reduzierventil auf 5 bar.

Die Elektroenergieversorgung der Patientenversorgungseinheiten erfolgt über ein isolationsschutzüberwachtes Netz. Bei Netzausfall wird, wie vom Gesetzgeber vorgegeben, über ein ausreichend dimensioniertes Notstromaggregat mit einer max. Verzögerung von 15 s wieder ausreichend Elektroenergie bereitgestellt. Die bettseitig anliegende Spannung beträgt 230 V Wechselstrom. Die Zuleitung und Absicherung erfolgen in mehreren Stromkreisen mit 16 A. Absicherungen für besondere Anforderungen, wie von mobilen Röntgengeräten oder die unterbrechungsfreie Spannungsversorgung, werden durch gekennzeichnete Entnahmestellen realisiert.

Geräteinterne Batteriesysteme (12/24 V) können somit im Betrieb bzw. im Stand-by-Modus geladen werden, wenn notwendig, auch mit zwischengeschalteten Ladegeräten.

Netzwerkdosen und -leitungen, welche im Medienversorgungssystem der Intensivstation verbaut werden, müssen zwischen der IT-Abteilung des Hauses, der Medizintechnik und dem Anwender abgestimmt sein, um der Sicherheit der Datenübertragung auch aus patientenschutzrechtlicher Sicht genügen zu können.

Atemgasmischung

Eine Beatmung wird üblicherweise mit einem Sauerstoffanteil in der Atemluft zwischen 21 Vol.-% und 100 Vol.-% durchgeführt. Die Wahl der inspiratorischen Sauerstoffkonzentration ist vom jeweiligen Zustand des Patienten und den Anforderungen des Intensivtherapeuten abhängig. Das bedeutet, dass eine Mischung von 2 Gasen (medizinische Druckluft und medizinischer Sauerstoff) erfolgen muss, um die gewünschte Sauerstoffkonzentration zu erhalten. Dafür gibt es einmal die Möglichkeit, die beiden Gase in einem Tank zusammenzuführen, oder die direkte Mischung.

Beide Varianten müssen garantieren, dass zu jeder Zeit ausreichend Atemgas zur Verfügung steht. Auch bei Spontanatmung oder druckkontrollierter Beatmung können Gasflüsse von 150 l/min und mehr benötigt werden.

Bei der Tankmischung werden beide Gase exakt dosiert in einen Tank geleitet. Die erforderliche Konzentration wird als Sollwert mit dem Tankgemisch verglichen. Bei Abweichungen vom Sollwert wird eines der beiden Gasventile (es handelt sich überwiegend um Magnetventile) geöffnet, um die gewünschte Sauerstoffkonzentration zu erreichen. Nachteilig ist hierbei, dass das Tankvolumen partiell ausgetauscht werden muss, sofern die benötigte O_2-Konzentration geändert werden soll. Eine überwiegend vom Tankvolumen (im geringeren Maße auch vom Gasfluss) abhängige Zeitkonstante ist zu beachten.

Technisch aufwändige, aber in kürzester Zeit erreichbare Konzentrationsänderungen werden durch die direkte Mischung beider Gase erreicht. Geregelte Ventile öffnen nur soweit, um die gewählte Sauerstoffkonzentration zu erreichen und auch von der Entnahmemenge unabhängig bereitzustellen. Die Gasmischung über Rotameter ist für Intensivrespiratoren nicht mehr „Stand der Technik".

Ventilatoren

Vom Ventilator muss das vorgewählte Atemgasgemisch in die Atemwege des Patienten geleitet werden. Die künstliche Beatmung ist eine Überdruckbeatmung. Während der Inspirationsphase besteht im gesamten Atemsystem ein Überdruck, der auf geeignete Weise erzeugt wird. Gleichzeitig ist dafür zu sorgen, das benötigte Gasvolumen bereitzustellen. Je nachdem, welche Beatmungsform zum Einsatz kommt, wird ein konstanter Gasfluss oder ein annähernd konstanter Druck durch das Beatmungsgerät erzeugt. Im Zusammenspiel mit den atemmechanischen Bedingungen des Patienten ergibt sich das Beatmungsmuster.

Eine Möglichkeit besteht darin, ein Magnetventil (bei Gasmischung mittels Tank) oder 2 Ventile parallel entsprechend der vorgewählten Sauerstoffkonzentration zu öffnen und das Gasgemisch kontrolliert zum Patienten strömen zu lassen. Die in Abbildung 6 dargestellten Magnetventile arbeiten als Misch- und Dosiereinheit.

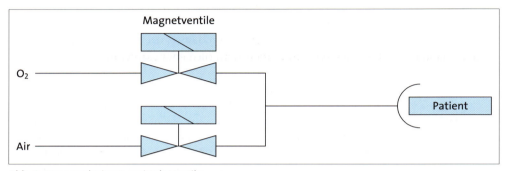

Abb. 6: Atemgasdosierung mittels Ventile

Eine weitere Variante der Erzeugung eines Gasflusses besteht darin, eine Turbine im Inspirationsschenkel des Beatmungsgerätes anzuordnen. Diese Turbine, auch als Blower bezeichnet, wird in der Inspirationsphase angesteuert, sodass die Drehzahl, abhängig von der vorgewählten Inspirationszeit, dem gewählten Inspirationsflow bzw. Inspirationsdruck, erhöht wird und nach Abschluss der Insufflation auf Leerlaufdrehzahl abbremst. Mittels der Drehzahlvariation der Turbine wird in Abhängigkeit von der Atemmechanik des Patienten das gewählte Beatmungsmuster erzeugt. Die in Abbildung 7 gezeigten Magnetventile üben nur die Funktion der Dosierung der Gase aus. Die Dosierventile können auch umgangen werden. Das Atemgas wird dann direkt aus der Umgebungsluft angesaugt (s. Abb. 7, gestrichelte Linie). Die inspiratorische Sauerstoffkonzentration entspricht dann der, die in der Umgebungsluft herrscht.

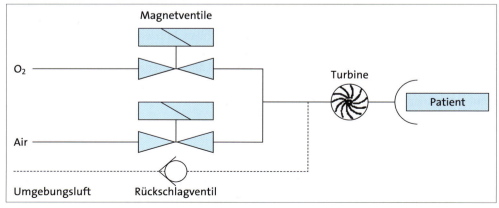

Abb. 7: Atemgasdosierung mittels Turbine

Sicherheitsfunktionen

Sicherheit bezeichnet einen risikofreien Zustand. In einem komplexen System, wie beim Einsatz eines Beatmungsgerätes, gibt es keine Risikofreiheit. Das Gesamtsystem besteht aus den Komponenten Technik (Medienversorgung und Beatmungsgerät), Patient und Anwender.

Sicherheit wird in die 3 nachfolgenden Stufen unterteilt:
- **Unmittelbare Sicherheit** besteht, wenn eine Gefahrenentstehung ausgeschlossen werden kann; auch redundante Teile können zur Sicherheit führen.
- **Mittelbare Sicherheit** besteht, wenn durch Zusatzmaßnahmen eine Gefährdung aller am Prozess Beteiligten abgewendet werden kann.
- **Hinweisende Sicherheit** besteht, wenn der Ausschluss einer Gefährdung nur durch die Beschreibung von Gefahren erreicht werden kann (Bedienungsanleitung).

In einem Beatmungsgerät sind alle diese Sicherheitsstufen zu finden.

Künstliche Beatmung ist ein unphysiologischer Vorgang. Hier ein Beispiel aus dem klinischen Alltag: In den Atemwegen wird während der Inspiration ein im Verhältnis zur Spontanatmung hoher Druck aufgebaut. Um Lungentraumen zu verhindern, müssen entsprechende Vorkehrungen getroffen werden. Vom Anwender wird eine Druckbegrenzung manuell eingestellt. Diesen Umstand muss der Nutzer kennen (hinweisende Sicherheit z.B. durch Lesen der Bedienungsanleitung). Im Fall eines Gerätefehlers muss eine Vorrichtung vorhanden sein, um den möglichen Überdruck zu begrenzen. Das ist durch eine Sicherheitskomponente im Gerät, einem Druckbegrenzungsventil, realisiert (unmittelbare Sicherheit).

Ein Beispiel für die mittelbare Sicherheit ist, wenn Zusatzvorrichtungen (Abdeckklappen oder Blockierung eines Drehelementes) für das unbeabsichtigte Verstellen von Bedienelementen vorhanden sind.

Da die Komplexität der klinischen Versorgung von Patienten stetig zunimmt, wird von der Medizintechnik ein Maximum an Sicherheitstechnik gefordert. Moderne Beatmungsgeräte erfüllen diese Forderungen in weiten Bereichen.

? Welche Beatmungsformen werden unterschieden?

Es werden 3 Beatmungsformen unterschieden, die kontrollierte (volumen- und druckkontrolliert), die assistierte (synchronisierte) Beatmung und die Spontanatmung.

Bei allen folgenden Betrachtungen spielt die Compliance, die Dehnbarkeit von Lunge und Thorax, eine entscheidende Rolle. Die Compliance ist zu keinem Zeitpunkt der Beatmung konstant. Das ist in der Druck-Volumen-Kurve ersichtlich.

Eine einheitliche Nomenklatur für die einzelnen Beatmungsformen existiert bis heute nicht, sodass viele der Hersteller von Beatmungsgeräten eine eigene Terminologie entwickelt haben (z.B. volumenkontrollierte Beatmung: VC, IPPV, VCV etc.).

Kontrollierte Beatmung

Kontrollierte Beatmung beinhaltet, dass die gesamte Atemarbeit durch das Beatmungsgerät aufgebracht wird. Der Patient verhält sich passiv, nur die Retraktionskräfte während der Exspiration werden wirksam. Der Zustand des Patienten muss eine respiratorische Inaktivität gewährleisten, damit es nicht zu unsynchronisiertem Verhalten zwischen Mensch und Maschine kommt (fighting the respirator). Bei den kontrollierten Beatmungsformen werden die Beatmungsfrequenz, Inspirationszeit, alternativ das I:E-Verhältnis vorgegeben. Die weiteren Einstellparameter, wie inspiratorische Sauerstoffkonzentration und PEEP sind bei der Betrachtung der Beatmungsformen nicht relevant.

Volumenkontrollierte Beatmung

Über lange Zeit war die volumenkontrollierte Beatmung die Beatmungsform der ersten Wahl. Es werden das Beatmungsvolumen (V_T), der Atemgasflow und die Beatmungszeiten eingestellt. Das Druckverhalten ergibt sich aus den atemmechanischen Verhältnissen, besonders der Compliance (P = V / C; der Druck ergibt sich aus dem Quotienten von Volumen und Compliance). Das Flowmuster entspricht dem Konstantflowverhalten (s. Abb. 10, c). Der Inspirationsflow spielt eine wesentliche Rolle für die Inspiration. Auch die drucklimitierte Beatmung

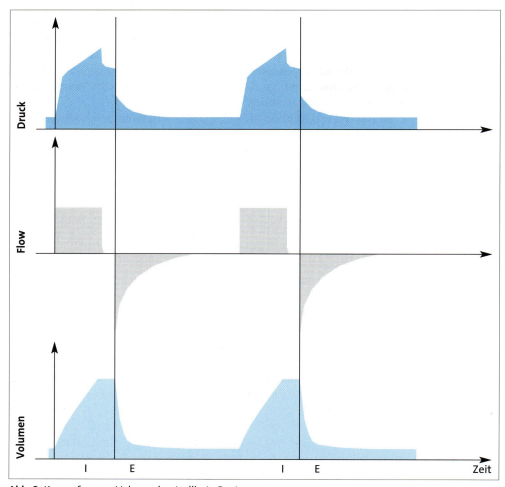

Abb. 8: Kurvenformen. Volumenkontrollierte Beatmung

ist eine Form der volumenkontrollierten Beatmung (PLV, pressure-limited ventilation). Durch Einstellen einer Druckgrenze kommt es bei Erreichen dieser zur Reduzierung des Inspirationsflows bis zum Erreichen des vorgewählten Volumens (dezelerierender Flow, s. Abb. 10, b). Der Inspirationsflow wird erst bei Erreichen des gewählten Volumens (Volumensteuerung) oder am Ende der Inspirationszeit (Zeitsteuerung) unterbrochen.

Eine Sonderform der volumenkontrollierten Beatmung ist die SIMV-Beatmung (synchronized intermittent mandatory ventilation). Die eingestellten Beatmungsparameter (V_T, Flow, Zeiten [f, I:E bzw. t_{insp}]) sind nur bei mandatorischen Atemzügen aktiv. Die möglichen Spontanatemzüge unterliegen eigenen Bedingungen. Bei dem Verfahren der unterstützenden Spontanatmung mit niedrigem Tidalvolumen gewinnen die volumenkontrollierten Verfahren zunehmend an Bedeutung.

Bei der volumenkontrollierten Beatmung werden das Atemzugvolumen und der Flow vom Anwender vorgegeben und eingestellt. Das Inspirationsventil wird geöffnet, das Exspirationsventil bleibt geschlossen. Die Zeit, während der das Gas konstant strömt, ergibt sich aus der Beziehung von Volumen und Flow; diese Rechenoperationen übernimmt ein geräteinterner Rechner. Ist der gewählte Gasstrom ausreichend groß, kann das vorgewählte Volumen schon vor Ablauf der Inspirationszeit erreicht sein, der Gasstrom wird unterbrochen (die Insufflationsphase ist beendet) und das Inspirationsventil schließt. Es resultiert in der Zeit, in der beide Ventile geschlossen sind, die typische Druckkurve. Nach dem erreichten Spitzendruck erfolgt der Gasausgleich innerhalb des Atemsystems (Beatmungsgerät – Lunge), was zeitabhängig einen Druckabfall bis zu einem annähernden Plateau zur Folge haben kann. Mit Beginn der Exspirationszeit (Inspirationsventil geschlossen, Exspirationsventil geöffnet) beginnt die passive Exspiration. Die ausströmende Atemgasmenge wird ermittelt und analysiert. Der Vergleich mit dem Inspirationsvolumen ist ein Indikator für eine mögliche Leckage. Dieses wird für die Noninvasive Beatmung (NIV) genutzt, bei der durch Undichtigkeiten der Maske entstandene Leckagen kompensiert werden müssen. Sofern ein Überdruck am Ende der Inspiration benötigt wird, steht ein einstellbares PEEP-Ventil (Federventil oder Druckgasmembran) zur Variation des endexspiratorischen Druckes zur Verfügung. Ein inspirationsseitiger Drucksensor (z.B. piezoelektrischer Drucksensor, Brückenschaltung etc.) überwacht den aktuellen Druck, begrenzt ihn auf den vorgewählten Druck oder schaltet auf Exspiration um und alarmiert.

Druckkontrollierte Beatmung

Bei der druckkontrollierten Beatmung werden der Beatmungsdruck und die Beatmungszeiten vorgegeben. Das Volumenverhalten ergibt sich in Abhängigkeit der Compliance ($V = P \times C$). Als Flowmuster resultiert ein dezelerierender Flow. Der Wechsel von Inspiration zur Exspiration erfolgt zeitgesteuert.

Bei der druckkontrollierten Beatmung wird vom Nutzer ein definierter Beatmungsdruck vorgegeben. Um den gewünschten Druck zu erreichen, fließt initial ein hoher Gasstrom, der einen dezelerierenden Charakter (s. Abb. 10, b) aufweist. Diese Dezeleration ist notwendig, um den Druck in der gewünschten Zeit (Inspirationszeit) konstant zu halten. Soll der Anstieg des Druckes über einen vorwählbaren Zeitraum erfolgen (Rampe), ergibt sich ein akzelerierendes Flowmuster (Flowverhalten während der Inspirationsphase: anfangs akzelerierend, s. Abb. 10, b, nach Erreichen des eingestellten Druckes dezelerierend bis zum Ende der Inspirationszeit). Das erreichte Volumen wird mittels Flowmessung überwacht.

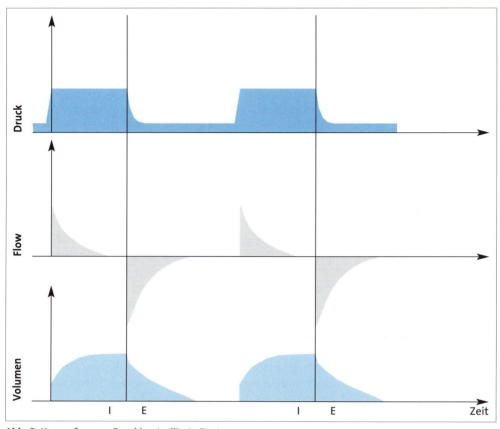

Abb. 9: Kurvenformen. Druckkontrollierte Beatmung

Bei der Betrachtung der auf einem Display dargestellten Druckkurve muss man sich stets vergegenwärtigen, dass der angezeigte Druck im Beatmungsgerät gemessen wird. Nachfolgende Strömungshindernisse, wie Endotrachealtuben, Schlauchverlängerungen, Konnektoren etc., können zur Verfälschung der patientenseitigen Drucke führen. Bei Kenntnis der flowabhängigen Widerstände kann man mithilfe der Rechnertechnik annähernd den wirklichen Druckverlauf in der Lunge nachbilden.

Assistierte Beatmung

Assistierte Beatmungsformen erfordern Spontanatemzüge des Patienten. Das Beatmungsgerät unterstützt die Atembemühungen des Patienten, die insuffizient sein können und einer Unterstützung durch den Respirator bedürfen. Die Atembemühungen werden entweder durch einen Gasfluss (Flowtrigger) oder durch eine Druckveränderung (Drucktrigger) im Atemsystem vom Gerät erkannt und lösen einen unterstützenden Beatmungshub aus. Die Triggerempfindlichkeit ist einstellbar und kann somit dem vorhandenen Atemantrieb des Patienten angepasst werden.

Die Inspiration wird durch den Patienten direkt ausgelöst (getriggert). Die Exspiration beginnt indirekt über Abschaltkriterien, wie z.B. bei Erreichen eines definierten Gasflusses.

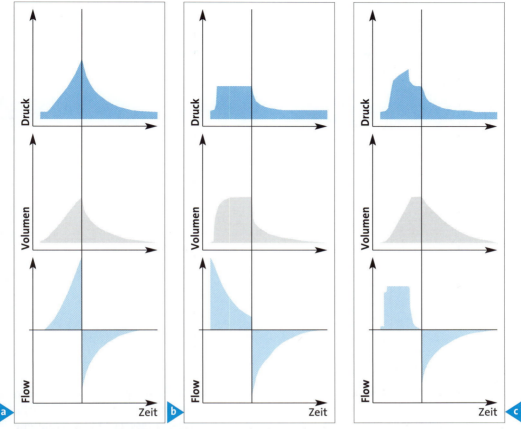

Abb. 10: Flowformen: **a)** akzeleriert, **b)** dezeleriert, **c)** konstant

Mischformen

Die volumen- und auch druckkontrollierte Beatmungsform kann mit anderen Formen der Beatmung und auch mit der Spontanatmung kombiniert werden. Eine dafür typische Beatmungsvariante ist die Atmung auf 2 unterschiedlichen Druckniveauebenen (Beispiel: BIPAP, biphasic positive airway pressure). Die Grundbeatmungsform ist die druckkontrollierte Beatmung. Der Patient hat die Möglichkeit, sowohl auf dem unteren als auch auf dem oberen Druckniveau spontan zu atmen. Dieses wird durch inspirations- und exspirationsseitig angeordnete Ventile, die auf die spontanen Atemversuche des Patienten entsprechend schnell reagieren, ermöglicht.

Spontanatmung

Die Spontanatmung wird bei Patienten oft mit einem endexspiratorischen Druck unterstützt. Diese CPAP-Atmung (continuous positive airway pressure) bedarf eines geringen Geräteaufwandes, ist aber als Option im Intensivbeatmungsgerät integriert. Bei der Spontanatmung ergibt sich ein sinusförmiges Flowmuster, es ist jedoch stark deformiert.

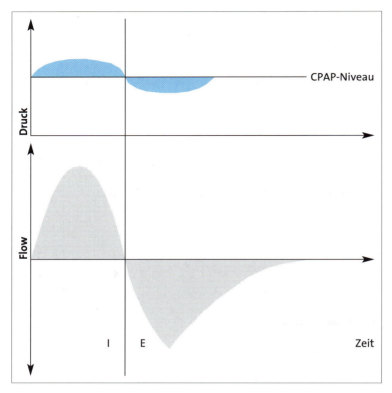

Abb. 11: Kurvenformen. CPAP-Atmung

Im Beatmungsgerät gibt es eine Vielzahl von Sensoren, die es ermöglichen, die einzelnen Beatmungsformen zu realisieren. Flowsensoren (Ultraschallmessung, Anemometerprinzip, Differenzdruckverfahren etc.) erfassen den Gasstrom. Über die vorgegebene bzw. ermittelte Zeit ergibt sich das Volumen. Drucksensoren ermöglichen es, eine gewählte Druckbegrenzung wirksam werden zu lassen.

? Welche Alarme sind in einem Beatmungsgerät integriert, und wie ist ein dazu gehörendes Management aufgebaut?

Alarme sollen eine bestimmte Personengruppe auf ein Ereignis aufmerksam machen, um dadurch eine angemessene Reaktion folgen zu lassen. Alarme in der Medizintechnik, hier bei Beatmungsgeräten, sollen auf Gefahren aufmerksam machen, die durch das Gerät mit seinem Zubehör, den Therapeuten/Anwender, aber auch durch den Patienten ausgelöst worden sind.

Im Einzelnen wird zwischen akustischen und/oder optischen Alarmen unterschieden. Alle Alarmsituationen müssen dem Aufsichtspersonal akustisch übermittelt werden. Der parallele visuelle Alarm dient der Konkretisierung, um zu zeigen, welche der vielen Alarmmöglichkeiten im speziellen Fall ausgelöst wurde.

Das größte Fehlverhalten eines Therapiegerätes ist der Totalausfall. Bei einem Beatmungsgerät bedeutet das, dass der Patient von der Atemgaszufuhr (Sauerstoffzufuhr) entkoppelt ist. Ein Ausfall des Gerätes muss also in jedem Fall zum sofortigen Alarm führen. Das bedeutet, eine von der vorherigen Normalfunktion unabhängigen Quelle muss die Alarmsituation über einen angemessenen Zeitraum in jedem Fall akustisch (beim Gesamtausfall ist eine Visualisierung selten möglich) anzeigen. Bei einem Beatmungsgerät handelt es sich um ein hochkomplexes System, in dem eine Vielzahl von Fehlverhalten des Gerätes möglich sind. Hinzu kommt, dass auch der Anwender Fehler begehen kann, z.B. bei der Einstellung von Parametern, die in der Verknüpfung keinen Sinn ergeben oder möglicherweise eine Gefahr für den Patienten darstellen. Dazu gibt es in den Geräten ein hierarchisches Alarmmanagement aus akustischen und visuellen Alarmen.

Die IEC 60601-2-12 – Beatmungsgeräte für die Intensivpflege gibt Hinweise, wie ein adäquates Alarmmanagement zu realisieren ist. Es wird unterschieden in Alarmkategorien (akustische und visuelle Alarme), Alarmstrukturen (jede Alarmsituationen hat eine spezifische Priorität), Alarmeinstellungen, Alarmunterdrückungen und Prioritätseinteilungen der Alarme.

Bei Beatmungsgeräten sind neben fixen Alarmgrenzen (Apnoealarm) auch die, die bei einer Über- und Unterschreitung reagieren, vorhanden. Beispiele hierfür sind:
- Inspiratorische Sauerstoffkonzentration
- Atemwegsdrucke
- Atemzug/Atemminutenvolumina etc.

Neben den Grenzwerteinstellungen, die vom Anwender nach Situation am Gerät vorgenommen werden, ist auch eine automatische Grenzwertanpassung möglich. Dabei werden die Alarmgrenzen in bestimmten, logischen Bereichen den augenblicklichen Parametern automatisch angepasst. Mit dieser Alarmstruktur nähert man sich einem zukünftigen „intelligenten Alarmsystem".

Es existieren auch doppelte Alarmierungsebenen, wie z.B. durch die Alarme der zentralen Medienversorgung.

❓ Welche patientenrelevante Diagnostik kann ein modernes Intensivbeatmungsgerät leisten?

Beatmungsgeräte waren, als sie noch pneumatisch-mechanisch betrieben wurden, reine Therapiegeräte. Mit der Entwicklung der Elektronik und später der Mikroelektronik konnten zusätzliche Funktionen integriert werden. Heute sind Funktionen in Intensivbeatmungsgeräten möglich, die diagnostische Aussagen gestatten.

Die in zeitlicher Folge ermittelten Messwerte werden in Diagrammen als Trend ausgewiesen. Die Darstellung für die Intensivtherapeuten erfolgt übersichtlich in Tabellenform oder mittels Grafiken. So können bspw. die Compliance und Resistance im Zeitverlauf wichtige Erkenntnisse liefern und werden nicht nur als Momentaufnahme dargestellt. Somit sind wichtige Erkenntnisse in Bezug zum PEEP-Niveau und folgenden Respiratoreinstellungen möglich.

Ergänzende Messwertauswertungen erweitern die Kenntnisse um den Status der Lunge, die Intrinsic-PEEP-Messung und die Okklusionsdruckmessung (Messung des Atemantriebes eines spontan atmenden Patienten).

❓ Welches Zubehör ist eine notwendige Ergänzung beim Einsatz von Beatmungsgeräten?

Beim Betreiben von Beatmungsgeräten kann man notwendiges und ergänzendes Zubehör unterscheiden. Alle diese zusätzlichen Erzeugnisse müssen entsprechend dem Medizinproduktegesetz mit dem Grundgerät konform sein.

Notwendige Zubehörteile sind bspw. die Beatmungsschläuche, welche geometrisch an das Beatmungsgerät passen müssen. Die Beschaffenheit der Schläuche muss mit dem Beatmungsgerät abgestimmt sein. Das trifft auch für alle Verbrauchsmaterialien im Beatmungssystem zu.

Für langzeitbeatmete Patienten ist es unerlässlich, dass das Atemgas, welches von der Medienversorgung kalt und trocken zum Gerät geführt wird, angefeuchtet und erwärmt wird. Hierfür existieren 2 Varianten: die passive und die aktive Atemgaskonditionierung. Die passive Konditionierung erfolgt mittels geeigneter HME (heat and moisture exchanger). Für die aktive Atemgasklimatisierung ist ein höherer technischer Aufwand notwendig, da eine gerätegebundene aktive Erwärmung und Anfeuchtung erfolgen müssen.

Medikamentenvernebler, die überwiegend nach dem Injektorprinzip arbeiten, sind bei Bedarf während der Beatmung ein wichtiges Zubehör. Sie werden im Inspirationsschenkel des Schlauchsystems integriert und vom Beatmungsgerät angetrieben und gesteuert. Vom Ventilator unabhängige Medikamentenvernebler auf der Basis der Verneblung mittels Ultraschall stellen eine Alternative zum Injektorverfahren dar.

Nicht mit jedem Beatmungsgerät ist die Messung des endexspiratorischen CO_2-Wertes möglich. Oft wird die Kapnometrie als Option oder externes Zusatzgerät angeboten. In der Intensivmedizin kommt überwiegend das Hauptstrommessverfahren zum Einsatz. Das Exspirationsgas wird am Y-Stück des Atemschlauchsystems analysiert und direkt auf dem Display des Gerätes visualisiert. Im Gegensatz zum Nebenstromverfahren gibt es keine Zeitdifferenz zwischen Gasfluss und Anzeige.

Der Einsatz von Stickstoffmonoxid während der Respiratortherapie erfordert eine gesonderte Technologie und geeignete Applikationsmodule für die Dosierung und Messung im ppm-Bereich. Diese Module können im Gerät integriert sein, werden jedoch überwiegend als konformes Modul dem Beatmungsgerät zugerüstet.

? Wie wird die Kommunikation mit anderen elektronischen Geräten realisiert?

In der Vergangenheit waren medizintechnische Geräte, die am Patienten im Einsatz waren, überwiegend „Singlegeräte". Moderne Netzwerktechnik ermöglicht es, einzelne Geräte miteinander zu verbinden und diese dauerhaft kommunizieren zu lassen. Als Möglichkeiten dienen die analoge und die digitale Kopplung. Da die digitale Signalübertragung weniger störanfällig ist und die Übertragungsbreite gegenüber den Analogsignalen größer ist, wird aktuell die elektronische Kopplung der Geräte überwiegend digital realisiert.

Dafür 2 typische Beispiele:

- Erstellung einer elektronischen Datensammlung (Patientendatenmanagementsystem: PDMS): Dabei werden Patientendaten und ausgewählte Parameter der angeschlossenen Medizingeräte – also auch die des Beatmungsgerätes – an einen Rechner übermittelt, gespeichert, verarbeitet, analysiert und visualisiert. Kritische Situationen (Alarme) werden dem Behandlungsteam unmittelbar zur Kenntnis gebracht.
- Die seitengetrennte Beatmung (ILV): Zwei Beatmungsgeräte arbeiten synchronisiert, jedoch weitgehend unabhängig voneinander. Dabei fungiert ein Gerät als Taktgeber, das Zweite arbeitet entsprechend der Signale des Ersten (Master-slave-Verhalten). Die Taktgabe erfolgt elektrisch. Die Geräte sind über standardisierte Schnittstellen geometrisch und nach einheitlichen Softwareprotokollen im Netzwerk miteinander verbunden.

Literatur

Europäisches Arzneibuch (Grundwerk 2011), 7. Ausgabe, 7.2, 4365–4366, 3560–3563. Deutscher Apotheker Verlag, Stuttgart und Govi-Verlag, Eschborn
INTERNATIONAL STANDARD IEC 60601-1; Medical electrical equipment – Part 1: General requirements for the for basic safety and essential performance
INTERNATIONAL STANDARD IEC 60601-2-12; Medical electrical equipment – Part 2–12: Particular requirements for the safety of lung ventilators – Critical care ventilators
Larsen R, Ziegenfuß T (2009) Beatmung – Grundlagen und Praxis. Springer, Heidelberg
Rathgeber J (Hrsg) (2010) Grundlagen der maschinellen Beatmung. Thieme, Stuttgart, New York

Nierenersatztherapie

Udo Gottschaldt

? Wann wurde erstmals die Anwendung der Dialyse beschrieben?
Physikalische Grundlagen zur Dialyse wurden bereits 1861 durch den schottischen Chemiker Thomas Graham beschrieben. Erste tierexperimentelle Anwendungen erfolgten durch die Arbeitsgruppe um den amerikanischen Physiologen John Abel 1912.

Die erste klinische Anwendung eines Dialyseverfahrens am Menschen erfolgte 1924 durch Georg Haas am Universitätsklinikum Gießen. Durch verschiedene, zu diesem Zeitpunkt noch unzureichend gelöste technische Schwierigkeiten (u.a. Herstellung geeigneter Dialysemembranen, effektive Antikoagulation, stabiler Gefäßzugang) war die Dauer einer Dialyseanwendung auf 15–30 min begrenzt. Georg Haas verwendete für seine Dialysevorrichtung 4–8 etwa 160 cm lange Glasbehälter, in denen sich je ein Kollodiumschlauchpaar von 140 cm Länge befand. Mit diesem Prinzip stand eine Dialyseoberfläche von etwa 2–4 m² zur Verfügung.

Während der Blutfluss in den ersten Dialysevorrichtungen dem arteriovenösen Druckgefälle folgte, integrierte Georg Haas 1926 eine Blutpumpe, um so einen stabileren Blutfluss zu erreichen und Druckschwankungen ausgleichen zu können. 1937 beschreibt William Thalhimer die Anwendung von Cellophan als Dialysiermembran. Der niederländische Internist Willem Kolff beschreibt 1943 die „Trommelniere", die all diese Vorarbeiten kombiniert und letztlich die wichtigsten Bestandteile einer Dialysemaschine beinhaltet, wie wir sie heute kennen: große Austauschfläche (ca. 2,4 m²), pumpengetriebener Blutfluss, Luft-/Bläschenfänger. Die ersten kontinuierlichen arteriovenösen Nierenersatzverfahren wurden durch die Arbeitsgruppe um Peter Kramer ab 1977 beschrieben.

? Was sind grundlegende physikalische Prinzipien der Nierenersatzverfahren?
Die unterschiedlichen Prinzipien beschreiben den z.T. gerichteten Transport von Teilchen und Flüssigkeit durch eine halbdurchlässige, semipermeable Membran sowie die Fließrichtungen von Flüssigkeiten (Blut/Dialyseflüssigkeit).

- **Diffusion** ist der einem Konzentrationsgefälle folgende Transport von Teilchen oder Flüssigkeit.
- **Gegenstromprinzip** beschreibt, dass Flüssigkeiten mit unterschiedlichen Zusammensetzungen in entgegengesetzter Fließrichtung an einer halbdurchlässigen Membran entlang geleitet werden.

- **Konvektion** ist Mittransport von gelösten Teilchen in einer strömenden Flüssigkeit.
- **Ultrafiltration** bezeichnet den im Rahmen der Nierenersatztherapie angestrebten und erzeugten Flüssigkeitsentzug, mitunter wird dafür auch der Begriff **Effluat** verwendet.

? Was sind weitere wichtige Begriffe in der Nierenersatztherapie?

- **Austausch-** oder **Umsatzvolumen** ist die im Rahmen einer kontinuierlich veno-venösen Hämofiltration durch Filtration entfernte Flüssigkeitsmenge, die durch eine Substitutionslösung ersetzt wird. Für kontinuierliche Verfahren ist das Austauschvolumen ein direktes Maß der Dialyseintensität bzw. -effektivität.
- **Clotting** beschreibt den Verschluss der Kapillaren bzw. der Schläuche durch koaguliertes Blut.
- **Cut-off** beschreibt den Grenzwert, ab dem eine Substanz die Filtrationsmembran nicht mehr passieren kann.
- **Down-Time** beschreibt die Zeit, in der bei Durchführung eines kontinuierlichen Verfahrens keine Nierenersatztherapie stattfindet. Die häufigsten Ursachen dafür sind ein Clotten des Filters und Unterbrechungen der Nierenersatztherapie für diagnostische oder therapeutische Maßnahmen. Diese Unterbrechungen führen dazu, dass kontinuierliche Nierenersatzverfahren deutlich an Effektivität verlieren. Therapieunterbrechungen sollten durch entsprechende Planung diagnostischer Maßnahmen so kurz wie möglich gehalten werden.
- **Dysäquilibrium-Syndrom** beschreibt das Phänomen, das bei Patienten mit initial sehr hohen Retentionsparametern ein zu rascher Entzug harnpflichtiger und osmotisch wirksamer Substanzen (z.B. Harnstoff) zu einem Hirnödem mit den typischen Symptomen (Übelkeit, Kopfschmerzen, Krampfanfälle) führen kann. Deshalb sollten Dialysedauer und Blutflussrate nur langsam gesteigert werden.
- **Filterstandzeit** ist die Gesamtverwendungszeit eines Dialysefilters zusammen mit dem zugehörigen Schlauchsystem bei laufender Blutpumpe.
- **High-Flux-Filter** sind Dialysatoren mit einem Cut-off für Moleküle bis ca. 35 000–40 000 Da (Dalton) und einem Ultrafiltrationskoeffizient > 10 ml/mmHg/h.
- **Low-Flux-Filter** sind Dialysatoren mit einem Cut-off für Molekülgrößen bis 5000 Da und einem Ultrafiltrationskoeffizient < 10 ml/mmHg/h. Sie sind für konvektive Verfahren ungeeignet.
- **Permeabilität** ist ein Maß für die Durchlässigkeit der Filtrationsmembran für kleinmolekulare Substanzen.
- **Rezirkulation** – bereits über den Dialysator geleitetes, zum Patienten zurückströmendes Blut wird erneut durch das Gerät angesaugt und filtriert. Als Folge wird die Effektivität der Nierenersatztherapie reduziert. Ursachen für Rezirkulation können der vertauschte Anschluss der Katheterschenkel, hohe Blutflüsse und die Wahl des Gefäßzuganges, v.a. bei Zugängen über die Vena femoralis, sein. Größere Abstände zwischen Entnahme- und Rückgabeöffnung am Katheter reduzieren die Rezirkulationsrate.
- **Siebkoeffizient** (sieving coefficient) ist ein Maß für die Leistungsfähigkeit einer Filtrationsmembran und gibt an, wie viel Prozent einer Substanz unter standardisierten Bedingungen diese passieren. Ein Siebkoeffizient von „1" bedeutet, die Membran ist für die Substanz frei passierbar, ein Wert von „0" bedeutet Impermeabilität der Membran für diese Substanz. Die Siebkoeffizienten für Kennsubstanzen, wie Vitamin B12, Inulin, Beta-2-Mikroglobulin und Albumin sind in den technischen Unterlagen des Filters angegeben.

- **Solvent drag** bezeichnet den Mittransport, die Mitnahme einer gelösten Substanz in einem gerichteten Flüssigkeitsstrom.
- **Transmembrandruck** (TMP in mmHg) ist die zum Flüssigkeitsentzug notwendige Druckdifferenz über der Dialysemembran zwischen Blut und Dialysatseite. Er wird automatisch durch das Gerät eingestellt, angepasst und steigt mit zunehmendem Clotting.
- **Ultrafiltrationskoeffizient** oder UF-Faktor (in ml/mmHg/h) ist das Maß für die Wasserpermeabilität der Filtrationsmembran. Er gibt an, wie viel Milliliter Flüssigkeit bei einem TMP von 1 mmHg pro Stunde entzogen wird.
- **Verhältnis Ultrafiltrationsrate zu Blutpumpenrate** – Bei CVVH oder CVVHDF können zu hohe Filtrationsraten bei zu niedrigen Blutflussraten zu einer Hämokonzentration im Filter und damit zu raschem Clotten der Kapillaren führen. Die Ultrafiltration sollte 20% des Blutflusses nicht überschreiten. Vereinzelt wird dabei auch von Filtrationsfraktion gesprochen.

? Welche technischen Voraussetzungen werden für die Durchführung einer Nierenersatztherapie benötigt?

Die grundlegenden technischen Vorraussetzungen für den Einsatz eines Nierenersatzverfahrens sind:
- Ein Dialyse-/Hämofiltrationsgerät mit Dialysator (Filter) (1)
- Eine sterile Dialysat- bzw. Substitutionslösung (2)
- Ein stabiler großlumiger zentralvenöser Gefäßzugang mit mindestens 2 Lumina (3)
- Medikamente zur Antikoagulation (4)

Schematisch ist dieser Aufbau in Abbildung 12 dargestellt. Die Nummerierung im Text (1–4) entspricht der in Abbildung 12.

Die prinzipielle Funktionsweise eines Nierenersatzgerätes lässt sich vereinfacht mit den folgenden Schritten beschreiben:
- Über einen großlumigen Zugang wird durch eine Blutpumpe ein extrakorporaler Blutfluss hergestellt.
- Dabei wird über den sog. arteriellen Schenkel (rot, Hergabeschenkel) das Blut dem Patientenkreislauf zentralvenös entnommen und über den „venösen" Schenkel (blau, Rückgabeschenkel) zentralvenös retransfundiert.
- Das Blut wird durch einen Dialysator (Filter) aus semipermeablen Hohlfasern geleitet. Über diese Filtermembran finden die eigentlichen Austauschvorgänge statt.
- Während das Blut die Hohlfasern innen durchströmt, wird die Dialysatflüssigkeit pumpengesteuert im Gegenstromprinzip außen vorbei geleitet. Der Stoffaustausch findet per Diffusion statt.
- Bei Hämofiltrationsverfahren gibt es kein Dialysat. Der Wasseranteil der zu reinigenden Blutmenge wird als Austauschflüssigkeit über die Membran abfiltriert und durch eine Substitutionslösung ersetzt. Der Stoffaustausch findet per Konvektion statt.
- Pumpengesteuert kann sowohl bei der Dialyse als auch bei der Hämofiltration über den Transmembrandruck im Filter ein gewünschter Flüssigkeitsentzug (Ultrafiltration) stattfinden.
- Die Größe der entfernten Moleküle und die Geschwindigkeit des Stoffaustausches werden durch das gewählte Verfahren und die Porengröße des Filters bestimmt.

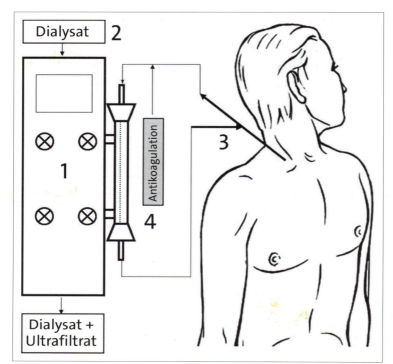

Abb. 12: Schematische Darstellung Nierenersatztherapie

? Welche Verfahren zur Nierenersatztherapie in der Intensivtherapie gibt es?
Typische in der Intensivtherapie eingesetzte Verfahren zur Nierenersatztherapie sind die intermittierende Hämodialyse, die kontinuierliche veno-venöse Hämodialyse, die kontinuierliche veno-venöse Hämofiltration und die kontinuierliche veno-venöse Hämodiafiltration.

Arterio-venöse Verfahren oder die Peritonealdialyse haben als Nierenersatzverfahren in der Intensivtherapie keine Bedeutung.

Beim Einsatz der **intermittierenden Dialyse** (IHD) wird dem oben beschriebenen Konzept folgend Blut über einen Dialysefilter geleitet. Durch Diffusionsvorgänge im Gegenstromprinzip findet der Stoffaustausch vom Blut in Richtung der Dialysatflüssigkeit statt. Die Dauer einer IHD beträgt 4–6 h. Meist werden dafür Dialyseshunts genutzt. Eine Ergänzung der IHD stellt die verlängerte tägliche Dialyse (slow/sustained low-efficiency daily dialysis, SLEDD) dar.

Im Rahmen der **kontinuierlichen veno-venösen Hämodialyse** (CVVHD) findet der Stoffaustausch nach den gleichen Prinzipien der Dialyse statt. Technische Anpassungen der Dialysemaschine ermöglichen den kontinuierlichen Einsatz dieses Nierenersatzverfahrens. Von „kontinuierlich" wird gesprochen, wenn eine Einsatzdauer bis zu 24 h angestrebt wird. Um diese lange Einsatzzeit zu ermöglichen, wird für die CVVHD im Gegensatz zur IHD ein Dialysekatheter benötigt. Zusätzlich zu den diffusiven, dem Konzentrationsgefälle folgenden Austauschvorgängen wird durch den Transmembrandruck ein Flüssigkeitsentzug erzielt. Während der gewünschte Entzug am Gerät eingestellt werden kann, wird der dafür notwendige Transmembrandruck automatisch eingestellt und angepasst. IHD und CVVHD ermöglichen einen raschen Volumen- und Stoffaustausch für kleinere Moleküle (bis ca. 5000 Da).

Die **kontinuierliche veno-venöse Hämofiltration** (CVVH) stellt ein Nierenersatzverfahren dar, dessen Funktionsweise auf konvektivem Stofftransport beruht. Dabei werden Flüssig-

Nierenersatztherapie

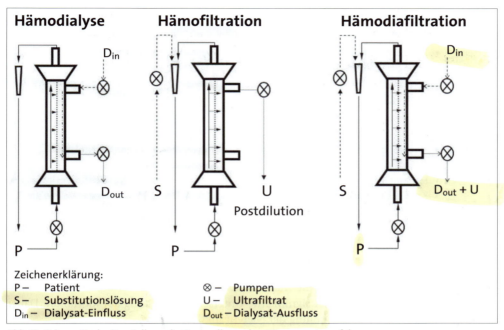

Abb. 13: Schematische Darstellung der 3 grundlegenden Nierenersatzverfahren

keit und die darin gelösten Substanzen mit einer Molekülgröße bis ca. 20 000 Da durch den Transmembrandruck über eine Filtermembran passiv abgepresst. Zusätzlich zu den Austauschvorgängen kann am Gerät ein Flüssigkeitsentzug eingestellt werden. Das abgepresste Plasmawasser wird abzüglich des gewünschten Flüssigkeitsentzugs durch eine Substitutionslösung ersetzt. Dieser Ersatz kann als Prä- oder Postfilter-Substitution erfolgen. Der Einsatz von CVVH ermöglicht für kreislaufinstabile Patienten einen langsamen, gut steuerbaren Volumen- und Stoffaustausch und -entzug.

Im Konzept der **kontinuierlichen veno-venösen Hämodiafiltration** (CVVHDF) wird versucht, die Vorteile der diffusiven (CVVHD) und konvektiven (CVVH) Austauschvorgänge zu kombinieren und eine gute Elimination von klein- und mittelgroßen Molekülen zu erreichen. Nachteil dieses Verfahrens ist neben gesteigerten Kosten ein hoher technischer Aufwand. Die 3 verschiedenen Eliminationsverfahren (Hämodialyse, -filtration, -diafiltration) sind in Abbildung 13 schematisch dargestellt.

? Welches Verfahren sollte auf einer Intensivstation eingesetzt werden?

Neben den äußeren Voraussetzungen – welche Geräte existieren auf der Intensivstation – spielt die klinische Fragestellung, die den Einsatz von Nierenersatzverfahren notwendig macht, eine zentrale Rolle. Stehen z.B. eine Hyperkaliämie und Hypervolämie bei wachen, kreislaufstabilen Patienten im Vordergrund, ist der Einsatz von intermittierenden Dialyseverfahren sinnvoll. Für die Anwendung an beatmeten, kreislaufinstabilen Patienten empfiehlt sich der Einsatz von kontinuierlichen Hämofiltrationsverfahren. Allgemeine Vor- und Nachteile intermittierender und kontinuierlicher Verfahren sind in Tabelle 7 dargestellt.

Tab. 7: Vor- und Nachteile von Nierenersatzverfahren

Verfahren	Intermittierende Verfahren	Kontinuierliche Verfahren
Vorteile	• Rascher Stoffaustausch • Ermöglicht Mobilität des Patienten • Mit und ohne Antikoagulation möglich • Kostengünstig	• Langsamer, besser kontrollierbarer Stoffaustausch und Volumenentzug • Größerer Volumenentzug durch längere Therapiedauer • Meist einfachere Bedienung • Bessere Kreislaufstabilität
Nachteile	• Höherer logistischer und technischer Aufwand • Höherer Personalaufwand/Fachpersonal • Kreislaufinstabilität • Dysäquilibriumsyndrom	• Notwendigkeit von Antikoagulation • Immobilität des Patienten • Höhere Kosten durch Substitutionslösungen • Geringe Effektivität für niedermolekulare Substanzen

Während Überzeugung und Erfahrung vieler Intensivmediziner für den Einsatz kontinuierlicher Verfahren sprechen, kann diese Einstellung nicht mit aktuellen Literaturdaten untermauert werden. Alle bisherigen Studien konnten weder für die Frage intermittierender oder kontinuierlicher Einsatz noch für die Auswahl der einzelnen Nierenersatzverfahren ausreichend gute Antworten geben oder signifikante Unterschiede in Bezug auf Mortalität, Dauer der Nierenersatztherapie oder Erholung der Nierenfunktion zeigen.

Was ist Kolff-Dialyse?

Eine Ergänzung der schon länger etablierten Therapieverfahren ist die SLEDD. Vereinzelt wird dieses Verfahren auch als moderne Form der Kolff-Dialyse in Erinnerung an einen der „Väter" der Nierenersatztherapie bezeichnet. In Deutschland wird dieses Verfahren meist in Form des GENIUS-Konzepts umgesetzt.

Und was bedeutet GENIUS-Dialyse?

Das GENIUS-Konzept versucht, Eigenschaften und Vorteile intermittierender Dialyseverfahren sowie kontinuierlicher Therapiekonzepte zu verbinden. Neben dem für eine Dialyse typischen Patienten-Filter-Kreislauf umfasst das GENIUS-System einen Vorratsbehälter aus Glas von 90 l Volumen. In diesem mobilen Behälter ist zu Beginn der Behandlung die Dialysatflüssigkeit gespeichert. Während der Behandlung wird die verbrauchte Dialysatflüssigkeit im gleichen Behälter gesammelt. Durch unterschiedliche physikalische Eigenschaften tritt eine „Unterschichtung" der beiden Flüssigkeiten auf, wobei sich das unverbrauchte Dialysat oben in dem Vorratsbehälter und die verbrauchte Flüssigkeit unten sammelt. Das entzogene Ultrafiltrat wird in einen extra Behälter abgeleitet. Das mobile Gerät kann ortsunabhängig eingesetzt werden. Durch gezielte Einstellungen des Blutflusses können Laufzeiten bis etwa 20 h erreicht werden, die „quasi" einem kontinuierlichen Verfahren entsprechen. Blut- und Dialysatfluss werden dabei über nur eine Rollerpumpe gesteuert.

Konstruktion und verwendete Materialien sollen eine mögliche Kontamination bzw. Besiedlung mit Bakterien verhindern. Im Inneren des Vorratsbehälters ist eine UV-Lampe angebracht, die eine Verunreinigung des Dialysats durch eingedrungene Keime vermeiden soll. Grundsätzliche technische Voraussetzungen für den Einsatz des GENIUS-Systems sind eine fest installierte Wasseraufbereitungs- und Osmoseanlage sowie eine Anlage zum Befüllen der mobilen Dialysegeräte. Somit wird eine selbstständige, individuell angepasste Herstellung der Dialysatlösung durch die jeweilige Abteilung ermöglicht. Folgt man aktuellen Literaturdaten, kann der Einsatz des GENIUS-Systems abgesehen von den Anschaffungskosten auf Dauer zu einer Kostenreduktion beitragen.

? Welche infektiologischen Besonderheiten sind beim Einsatz intermittierender Verfahren inkl. GENIUS-System zu beachten?

Der Einsatz intermittierender Hämodialyseverfahren führt im systemeigenen Dialysatkreislauf zum Kontakt zwischen Blut und Dialysat bzw. zwischen Dialysat und Oberflächenmaterialien der Maschine. Damit besteht prinzipiell das Risiko der Übertragung insbesondere von Viren. Deshalb sollte vor dem Einsatz jeglicher Hämodialysegeräte mindestens eine Hepatitisserologie (HbsAg, Anti-HCV, HBV-DNA, HCV-RNA, am besten zusätzlich HIV-Serologie) bestimmt werden, um eine mögliche Kontamination des Gerätes zu vermeiden. Geräte, die an infizierten Patienten eingesetzt wurden, sollten nach der Anwendung gesondert aufbereitet werden. Besser noch ist der Einsatz spezieller, für diese Patienten reservierter Maschinen.

Nach Herstellerangaben scheint die normale Aufbereitung eines GENIUS-Systems nach Einsatz an einem infizierten Patienten auszureichen. Im klinischen Alltag hat sich das mehrfache Spülen des Gesamtsystems durchgesetzt.

? Welche Sicherheitsmaßnahmen sind in den Blutkreislauf integriert?

Wichtige Sicherheitsaspekte während des Einsatzes von Nierenersatzverfahren sind die Hergabe-, Rückgabe- und Transmembrandrücke sowie die Vermeidung des Eindringens von Luft in das „Gesamtsystem" aus Patient, Schläuchen und Filter. Um die beschriebenen Drücke zu kontrollieren, sind in den meisten Geräten Drucksensoren in den Blut- bzw. Substitutions- oder Dialysatkreislauf integriert. Blutdetektoren im Dialysat-/Filtratkreislauf überwachen die Dichtigkeit der Filterkapillaren.

Das Eindringen von Luft wird durch Luftfallen im Blutkreislauf verhindert. Die dabei wichtigste Luftfalle befindet sich im Rückgabeschlauch zwischen Auslass des Filters und dem Patienten, um so die Infusion von Luft zu vermeiden. Häufig ist diese Luftfalle mit einem Luftdetektor kombiniert, der bei Erkennen von Luft den Rückgabeschenkel blockiert, die Blutpumpe stoppt und einen Alarm aktiviert. Im manchen Systemen kann sich eine zusätzliche Luftfalle im Hergabeschenkel vor dem Einfluss in den Filter befinden. Damit soll das Eindringen von Luft vermieden und das Clotting-Risiko im Filter reduziert werden. Die Kontrolle des Volumens entzogenen Ultrafiltrats erfolgt bei den meisten Geräten volu- und gravimetrisch.

? Welche Filtersysteme kommen zur Anwendung?

In den ersten beschriebenen Dialyseanwendungen wurden Zellulosepräparationen, wie Kollodium oder Zellophan, verwendet. Diese oft als Schlauch angefertigten Filtersysteme waren etwa 7 m lang und hatten einen Durchmesser von 2 cm. Daraus resultierte eine Membranoberfläche von etwa 1,5 m². Die Membranschläuche waren entweder in Röhren von ca. 160 cm Länge, als Plattendialysator oder als Schlauchtrommel angeordnet. Der eigentliche

Durchbruch der Dialyse als Routineverfahren war die Einführung bzw. technische Massenproduktion von ultradünnen Kapillarfasern Ende der 1960er Jahre.

Moderne Kapillarfiltersysteme können nach Herstellung (natürlich oder synthetisch), Geometrie (Platte oder Kapillare), Permeabilität (Low- oder High-Flux-Membran) sowie nach Biokompatibilität und Oberfläche unterschieden werden. Im Vergleich zu Kapillarfiltersystemen neigen Plattenfiltersysteme durch die flächige, gewundene Ausrichtung der Membran zu geringerem Clotten bzw. wird der Blutfluss durch entstandene Clotts weniger beeinträchtigt. Insgesamt ist der Filtrationseffekt von Plattensystemen aufgrund des ungünstigen Blutfluss-Oberflächen-Verhältnisses schlechter als der von Kapillarsystemen. Im klinischen Alltag auf der Intensivstation hat sich weitgehend der Einsatz von synthetischen, biokompatiblen Kapillarfiltersystemen mit High-Flux-Eigenschaften durchgesetzt. Allgemeine Eigenschaften der einzelnen Filtersysteme sind in Tabelle 8 zusammengefasst.

Tab. 8: Eigenschaften von Dialysemembranen

Herstellung	Beispielmaterialien	Vorteile	Nachteile
Regenerierte Zellulose	Cuprophan	• Preiswert	• Ausgeprägte Bioinkompatibilität (Komplementaktivierung, immunmodulatorische Einflüsse, Enzym-, Zytokinfreisetzung etc.) • Niedrige Permeabilität • Nur für intermittierende Dialyse geeignet
Semisynthetische Membranen	Zelluloseazetat Hämophan	• Bessere Biokompatibilität	
Synthetische Membranen	Polysulfon Polyacrylnitril Polyamid Polyvinylalkohol	• Gute Biokompatibilität • Gute Permeabilität • Für kontinuierliche und intermittierende Verfahren geeignet	• Teuer

Die heute verwendeten Filtersysteme bestehen meist aus ca. 10 000 synthetisch hergestellten Kapillaren, z.B. aus Polysulfon oder Polycarbonat, mit einer Wandstärke von ca. 35 µm, einem Lumen von etwa 220 µm und einem Durchmesser von ca. 250 µm. Die damit zum Stoffaustausch zur Verfügung stehende Fläche beträgt 0,7–1,8 m^2. Die Enden der Kapillaren sind z.B. in Polyurethan eingeschweißt, sodass Blut von Dialysat/Filtrat getrennt ist. Abbildung 14 zeigt schematisch den Aufbau eines Kapillarfilters für den Einsatz zur Dialyse. Moderne, vollsynthetische Membranen zeichnen sich durch eine gute Biokompatibilität aus, d.h., es findet im Vergleich zu Zellulosemembranen eine geringe Komplementaktivierung und Enzymfreisetzung statt.

? Welche Dialysat- bzw. Substitutionslösungen kommen zur Anwendung?

Der Dialysat- und Substitutionslösung kommt eine zentrale Rolle bei dem Einsatz von Nierenersatzverfahren zu, da über sie die Elimination von Substanzen beeinflusst wird und bei Filtrationsverfahren der Ersatz des entfernten Plasmawassers erfolgt. Die Unterscheidung in Dialysat- und Substitutionslösungen kann vernachlässigt werden, da die zum Einsatz kom-

Abb. 14: Aufbau Kapillarfilter

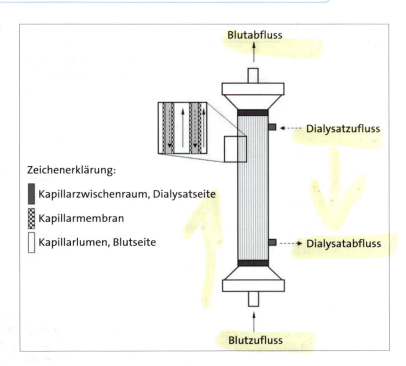

menden Lösungen als Dialysatlösungen entwickelt wurden und im Rahmen von CVVH und CVVHDF als Substitutionslösungen angewendet werden. Die Lösungen müssen steril und pyrogenfrei sein. Hauptsächlich stehen laktat- und bikarbonatgepufferte Lösungen zur Verfügung. Im Rahmen von Citratdialyse werden calciumfreie Lösungen eingesetzt. Acteatgepufferte Lösungen sollten nicht mehr verwendet werden.

In den letzten Jahren hat sich der Einsatz von bikarbonatgepufferten Lösungen durchgesetzt, da durch das Aufkommen von Mehrkammerbeuteln ein einfaches Mischen der Bikarbonatlösung möglich ist. Fertiggemischte Bikarbonatlösungen sind etwa 48 h stabil und verwendbar. Während des Einsatzes von Bikarbonatlösungen tritt die bei kritisch kranken Patienten häufig beobachtete Laktatkumulation nicht auf. Verschiedene Untersuchungen zeigen für die Anwendung von Bikarbonatlösungen eine im Vergleich zu laktatgepufferten Lösungen bessere kardiovaskuläre Stabilität. Eine abschließende Beurteilung zur Überlegenheit einer der beiden Lösungen ist anhand der aktuellen Literaturdaten nicht möglich. Wichtige Bestandteile typischer Dialysatlösungen sind in Tabelle 9 zusammengefasst. Dialysat-/Substitutionslösungen werden bei dem Einsatz kontinuierlicher Verfahren in großer Menge, z.T. bis ca. 50 l/d, benötigt und stellen so einen Hauptkostenfaktor der Nierenersatzverfahren dar.

Tab. 9: Zusammensetzung typischer Dialysatlösungen

Lösung	Elektrolyte	Puffersubstanz
Bikarbonatlösung	• Natrium: 135–155 mmol/l • Kalium: 0–4 mmol/l • Calcium: 1,5–1,75 mmol/l • Magnesium: 0–0,75 mmol/l • Chlorid: 110–120 mmol/l • Glukose: 5 mmol/l • Phosphat: 0–1 mmol/l	Bikarbonat: 35 mmol/l
Ca^{2+}-freie Lösungen	• Natrium: 133 mmol/l • Kalium: 2–4 mmol/l • Calcium: 0 mmol/l • Magnesium: 0,75 mmol/l • Chlorid: 116–118 mmol/l • Glukose: 5 mmol/l	Bikarbonat: 35 mmol/l

? Was spricht für Prä- oder Postdilution im Rahmen der CVVH?

Die Angaben Prä- und Postdilution bezeichnen den Ort, wo bei CVVH der Ersatz des entfernten Filtrats durch eine Substitutionslösung erfolgt.

Prädilution bedeutet, die Substitutionslösung wird vor dem Filterbereich dem Blutstrom zugegeben und verdünnt dessen Konzentration. Während diese Verdünnung den Blutfluss im System durch eine niedrigere Hämokonzentration verbessert, reduziert es durch Konzentrationsverringerung die Effektivität des Verfahrens.

Postdilution bezeichnet die Zugabe der Substitutionslösung nach dem Filtersystem. Obwohl dieses Verfahren deutlich effektiver als die Prädilution ist, tritt während der Filterpassage durch die Filtration eine Blutkonzentration auf. Diese wiederum ist mit einer höheren Rate an Systemverschlüssen durch Clotting und somit einer kürzeren Nutzungsdauer des Nierenersatzverfahrens verbunden. Die Harnstoffclearance ist bei gleichen Geräte-Einstellungen im Einsatz als Prädilutionsverfahren um ca. 10–20% reduziert verglichen mit dem Einsatz als Postdilutionsverfahren.

? Wie lange können vorbereitete Geräte ungenutzt stehen?

Bereits vorbereitete und mit Dialysatlösung gespülte Geräte zur kontinuierlichen Nierenersatztherapie können im Stand-by-Modus bis zu 48 h verwendet werden. Danach können die verwendeten gemischten Bikarbonatlösungen nicht mehr als stabil betrachtet werden. Ein vorbereitetes GENIUS-Gerät sollte wie eine vorbereitete Infusion innerhalb 1 h angeschlossen werden, um bakterielle Kontaminationen oder Instabilitäten des Dialysats durch Temperaturänderungen zu vermeiden.

Soll ein begonnenes kontinuierliches Nierenersatzverfahren unterbrochen werden, so muss das Gerät bzw. der Filter durchgespült werden, bis Blut weitgehend entfernt ist. Anschließend kann sterile NaCl-Lösung bis zu 4 h im Stand-by-Modus im Gerät kreisen. Nach längeren Therapieunterbrechungen muss das Gerät neu aufgebaut werden. Ein entsprechendes Vorgehen ist auch beim Einsatz des GENIUS-Systems möglich.

> **?** **Wie können Gefäßzugänge für Nierenersatzverfahren etabliert werden?**

Die bestgeeigneten Gefäßzugänge zur chronischen intermittierenden Nierenersatztherapie mittels Dialyse sind chirurgisch angelegte arteriovenöse **Dialysefisteln/shunts**. Ein typisches Beispiel eines Shunts ist die 1962 beschriebene arteriovenöse Fistel nach Ciminio und Brescia. Dabei wird chirurgisch eine arteriovenöse Gefäßanastomose zwischen Arteria radialis und Vena cephalica im Unterarmbereich hergestellt. Nach Abheilung können diese Shunts nach etwa 2 Wo. punktiert und genutzt werden. Alternativ kommen Prothesenshunts zum Einsatz.

Portsysteme haben sich im Rahmen der Nierenersatztherapie nicht durchgesetzt.

Zur Akutdialyse in der Intensivtherapie kommen meist zentralvenöse Katheter zum Einsatz. Wichtig ist, bei der Anlage von Dialysekathetern bereits die Situation einer chronisch terminalen Niereninsuffizienz mit notwendiger andauernder Nierenersatztherapie zu bedenken. So sollten nach Möglichkeit keine Punktionen der Vena subclavia mit Anlage großlumiger Katheter erfolgen, da es nachfolgend zu Subclaviastenosen und -thrombosen kommen kann, die zu zentralen Abflussproblemen der am Arm anastomosierten Shuntvenen führen. **Dialysekatheter** sind großkalibrige (11–12 French), meist mehrlumige Katheter aus Polyvinylchlorid, Polyethylen, Polyurethan oder Silikon, die entsprechend hohe Blutflussraten erlauben. Sie werden nach dem schottischen Nephrologen Stanley Shaldon auch als Shaldon-Katheter bezeichnet. Im intensivmedizinischen Bereich ist der Einsatz von Kathetern mit mindestens 2 Lumina sinnvoll, da die typischen Geräte zur Nierenersatztherapie nicht über die Single-Needle-Option verfügen. Single-Needle bedeutet, dass Her- und Rückgabe über das gleiche Lumen erfolgen. Auch muss die Effektivität der Single-Needle-Dialyse kritisch hinterfragt werden. Wird von einer längeren Liegezeit des Dialysekatheters ausgegangen, sollte die Anlage eines „getunnelten" Vorhofkatheters überdacht werden. Dabei wird der Katheter über eine längere Strecke subkutan in die Vene geführt. Getunnelte Katheter haben eine geringere Infektionsanfälligkeit als konventionell platzierte zentralvenöse Katheter, sind jedoch in der Anlage und bei einem eventuellen Wechsel deutlich aufwändiger. Vor diesem Hintergrund kann die getunnelte Technik für die Anwendung im intensivmedizinischen Bereich nicht uneingeschränkt empfohlen werden.

Eine Weiterentwicklung des Shaldon-Katheters ist der „Stufenkatheter". Der Shaldon-Katheter besitzt eine distale, an der Katheterspitze liegende Öffnung und etwas weiter proximal liegende Seitenöffnungen des zweiten Lumens. Der Stufenkatheter hat 2, etwas versetzt liegende orthograde Öffnungen und erlaubt somit höhere Blutflussraten. Beide Kathetersysteme können um ein weiteres zentrales Infusionslumen ergänzt sein.

Typische **Punktionsorte** zur Anlage von Dialysekathetern sind die Vena jugularis und die Vena femoralis. Die Vor- und Nachteile der einzelnen Punktionsstellen sind in Tabelle 10 dargestellt.

Die Anlage des Katheters sollte unter sonografischer Kontrolle erfolgen, um Fehlpunktionen zu vermeiden. Die Länge des Katheters sollte der Punktionsstelle angepasst sein. Für die Punktion der Vena jugularis oder Vena subclavia rechts empfiehlt sich der Einsatz von ca. 15–17,5 cm langen Kathetern. Bei Punktionen auf der linken Seite sollten Katheter mit einer Länge von ca. 20 cm angewendet werden. Katheter über die Vena femoralis sollten mindestens 17,5 cm, besser 20–30 cm lang sein. Zusammenfassend sollte die Vena jugularis als Punktionsstelle bevorzugt werden.

Obwohl die Überlegungen zu Vor- und Nachteilen der verschiedenen Punktionsorte vom theoretischen Standpunkt aus einleuchtend und nachvollziehbar sind, stellen aktuelle Arbei-

Tab. 10: Vor- und Nachteile verschiedener Punktionsstellen (nach [Schindler 2010])

Punktionsort	Vorteile	Nachteile
Vena jugularis	• Sonografisch gut darstellbar • Fehllage relativ selten • Auch unter Antikoagulation sicher möglich	• Risiko arterielle Fehlpunktion • Eingeschränkter Patientenkomfort
Vena subclavia	• Geringes Infektionsrisiko • Höherer Patientenkomfort • Punktion auch bei Volumenmangel	• Pneumothoraxrisiko • Höhere Stenose/Thromboserate • Risiko arterielle Fehlpunktion
Vena femoralis	• Einfache, komplikationsarme Punktion	• Perforationsgefahr Vena iliaca • Eingeschränkte/schlechte Patientenmobilisation • Hohe Infektionsrate • Risiko für Gefäßanastomosen bei zukünftiger Nierentransplantation

ten diese weithin akzeptierten Schlussfolgerungen infrage. Eine französische Arbeitsgruppe kommt in einer Untersuchung an 736 Patienten zu dem Schluss, dass es bei an das Bett gebundenen Patienten keine Vorteile der Katheteranlage in der Vena jugularis gegenüber der Anlage in der Vena femoralis gibt und dass, wenn die Vena jugularis rechts nicht punktiert werden kann, die Vena femoralis den zweiten geeigneten Punktionsort darstellt.

Was ist im Umgang mit Dialysekathetern zu beachten?

Länger liegende Gefäßzugänge stellen prinzipiell ein hohes Infektionsrisiko dar und sollten nur solange, wie unbedingt notwendig, belassen werden. Weiterhin ist ein entsprechend steriler Umgang mit Dialysekathetern notwendig.

Für die Zeit, in der ein Dialysekatheter nicht genutzt wird, sollte er zunächst durchgespült und anschließend mit einer Lock-Lösung geblockt werden. Für kurze Zeiträume (< Wo.) sind Heparin- oder NaCl-Lösungen ausreichend. Für längere Zeiträume werden mit Antibiotika oder besser mit Citrat versetzte Lock-Lösungen empfohlen. Dabei zeichnet sich ein Vorteil für Trisodium Citrat ab. Katheter, die damit geblockt sind, verursachen seltener katheterbedingte Infektionen und neigen weniger zum Verschluss. Gleichzeitig scheint Trisodium Citrat die Ausbildung eines Biofilms im Katheter zu reduzieren.

Vitamin-C-haltige Lock-Lösungen bieten keinen Vorteil gegenüber Heparin- oder NaCl-Lösungen. Bei der Anwendung antibiotikahaltiger Lock-Lösungen sollten deren systemischen Wirkungen und v.a. Nebenwirkungen bzw. das Risiko der Resistenzentwicklung berücksichtigt werden.

Braucht man eine Antikoagulation zur Nierenersatztherapie?

Der Kontakt zwischen Blut und dem Schlauch-Membran-System führt zur Aktivierung der Gerinnungskaskade und zur Thrombozytenaggregation. Neben der Aktivierung der plasmatischen Gerinnung spielen die Freisetzung von Mediatoren durch das Komplementsystem, die Hämokonzentration im Rahmen konvektiver Eliminationsverfahren, die Ablagerung von Eiweißen sowie der Blut-Luft-Kontakt in den maschinenseitigen Luftdetektoren eine zentrale

Rolle. Häufig führt bereits die Grunderkrankung der Patienten zu einer erhöhten Gerinnungsbereitschaft des Blutes.

Zusätzlich haben Materialeigenschaften, Größe und Geometrie der Filtrationsmembran Einfluss auf den Blutfluss und damit auch auf die Gerinnungsaktivierung. Verwirbelungen, Druckabfälle im Filter, aber auch unterschiedliche Strömungsgeschwindigkeiten – der Blutfluss in den inneren Kapillaren ist schneller als in den äußeren – beeinflussen die Clotting-Neigung. Vor diesem Hintergrund scheint eine effektive, den klinischen Umständen angepasste Antikoagulation sinnvoll.

Prinzipiell ist der Einsatz von Nierenersatzverfahren auch ohne Antikoagulation möglich, wenn verschiedene Grundsätze beachtet werden:
- Intermittierende Verfahren bevorzugen.
- Hohe Blutflüsse (> 200 ml/min).
- Regelmäßiges Spülen des Schlauch-Membran-Systems mit Flüssigkeit.
- Hämofiltrationsverfahren sollten als Prädilutionsverfahren erfolgen.

? Wie kann Antikoagulation zur Nierenersatztherapie erfolgen?

Das nach wie vor am häufigsten verwendete Antikoagulanz ist unfraktioniertes **Heparin**. Die Wirkung wird hauptsächlich über eine Bindung an Antithrombin III (AT III) vermittelt und führt zu einer Inaktivierung von Thrombin und den Faktoren IXa und Xa. Die Halbwertszeit nach i.v. Gabe beträgt 60–90 min und steigt bei Niereninsuffizienz an. Die Wirkung kann über die aktivierte partielle Thromboplastinzeit (aPTT) und über die aktivierte Gerinnungszeit (activated clotting time, ACT) kontrolliert werden. Unabhängig vom zum Therapiebeginn zu verabreichenden Heparin-Bolus wird beim Einsatz kontinuierlicher Verfahren das Schlauchsystem vor Therapiebeginn mit Heparin (meist 5000–20 000 IE) gespült (Filterpriming).

Unabhängig, ob intermittierende oder kontinuierliche Nierenersatztherapie, wird zum Start der Therapie ein Bolus von 2000–5000 IE Heparin verabreicht. Für intermittierende Verfahren wird die weitere Therapie mit 10–20 IE/kg/h fortgeführt. Etwa 30 min vor Abschluss der Nierenersatztherapie, v.a. bei intermittierenden Verfahren, sollte die kontinuierliche Heparin-Applikation beendet werden. Beim Einsatz kontinuierlicher Verfahren sollte die richtige Heparin-Dosis durch wiederholte Gerinnungskontrollen überprüft werden, um ein Systemclotting zu vermeiden und ein mögliches Blutungsrisiko zu reduzieren. Die beiden Hauptrisiken beim Einsatz von unfraktioniertem Heparin sind Blutungskomplikationen und die Ausbildung einer heparininduzierten Thrombozytopenie (HIT). In beiden Fällen sollte die Heparin-Gabe umgehend beendet werden. Bei Blutungskomplikationen kann Protamin als Antidot eingesetzt werden. Besteht der V.a. eine HIT, sollte eine alternative Antikoagulation gesucht werden. Neben der laborchemischen Bestätigung (Antikörpernachweis) kann das Risiko für eine HIT durch den 4-T-Test (Thrombozytopenie; Zeit zwischen Heparin-Gabe und Symptombeginn (Time); Thrombosen; andere Gründe für Thrombopenie) abgeschätzt werden.

? Gibt es andere Substanzen zur Antikoagulation?

Ersatzmöglichkeiten für Heparin sind niedermolekulare Heparine, Heparinoide, Prostanoide und direkte Thrombininhibitoren. **Niedermolekulare Heparine**, z.B. **Enoxaparin**, binden an Antithrombin III und inaktivieren Faktor Xa. Die therapeutische Wirkung kann über die Bestimmung der Anti-Xa-Aktivität erfolgen. Vorteile der niedermolekularen Heparine sind die seltenere Ausbildung von HIT und ein geringeres Risiko für Blutungskomplikationen. Gegenüber Heparin haben sie eine deutlich verlängerte Halbwertszeit und bei eingeschränkter Nierenfunktion eine deutliche Akkumulationsneigung bei schlechterer Steuerbarkeit. Trotzdem zeigen Literaturdaten in Bezug auf die Hämofiltration eine Gleichwertigkeit von Enoxaparin mit Heparin bei geringeren Kosten und gleicher Sicherheit.

Für die intermittierende Dialyse (bis zu 4 h) scheint eine Bolusgabe von niedermolekularem Heparin auszureichen. Beim Einsatz kontinuierlicher Verfahren sollte eine kontinuierliche Infusion oder eine erneute Bolusgabe nach etwa 6 h erfolgen.

Heparinoide, die im Alltag zur Anwendung kommen können, sind Danaparoid und das synthetische Heparinoid Fondaparinux. **Danaparoid** bindet an AT III und inaktiviert Faktor Xa und z.T. Thrombin. **Fondaparinux** ist ein selektiver Faktor-Xa-Inhibitor. Nachteile beider Substanzen sind die schlechte klinische Steuerbarkeit (Kontrolle über Anti-Xa-Aktivität) und die deutlich verlängerte Halbwertszeit bei niereninsuffizienten Patienten. Beide Substanzen kommen v.a. bei vermutetem oder nachgewiesenem HIT-II-Syndrom zur Anwendung. Zunehmende Erfahrungen zum klinischen Einsatz beider Substanzen liegen für die Anwendung im Rahmen der intermittierenden Dialyse vor.

Prostanoide, wie **Prostazyklin** und **Prostaglandin**, binden an spezifische Membranrezeptoren der Thrombozyten und verhindern über eine Erhöhung des 3,5-Adenosin-Monophosphats die Plättchenaggregation. Da eine Wirkung auf die plasmatische Gerinnung fehlt, lässt sich der Einsatz von Prostanoiden kaum kontrollieren und nur schwer steuern. Die kurze Halbwertszeit und die fehlende systemische Wirkung lassen eine Anwendung als regionale Antikoagulation möglich erscheinen.

Direkte Thrombininhibitoren sind das natürlich vorkommende Hirudin, das rekombinate Lepirudin und das synthetisch hergestellt Argatroban.

Hirudin wird über die Nieren ausgeschieden und hat bei nierengesunden Patienten eine Halbwertszeit von 1–3 h. Im Fall einer Niereninsuffizienz kann eine Verlängerung der Halbwertszeit auf das 100fache auftreten. Eine Wirkungskontrolle sollte über die Bestimmung des Hirudinspiegels bzw. der Ecarin-Gerinnungszeit erfolgen. Hauptnebenwirkung sind Blutungskomplikationen aufgrund der schlechten Steuerbarkeit. Ein weiteres Problem ist das Fehlen eines spezifischen Antidots. Eine Anwendung zur intermittierenden Dialyse bei sonst weitgehend gesunden Patienten ist relativ sicher. Die schlechte Steuer- und fehlende Antagonisierbarkeit verbieten jedoch die Anwendung zur kontinuierlichen Nierenersatztherapie.

Argatroban bindet spezifisch und reversibel an das katalytische Zentrum des Thrombins. Die Elimination erfolgt überwiegend hepatisch. Die therapeutische Wirkung kann über aPTT und ACT gut gesteuert werden, was sich in der bisher geringen Rate an berichteten Blutungskomplikationen zeigt. Koagulometrische Tests, wie die Messung der Prothrombinzeit (Quick/INR), werden durch Argatroban verändert und sind unter dieser Therapie nur bedingt verwertbar. Beachtet werden muss eine Dosisanpassung für den Einsatz an Patienten mit Leberfunktionsstörungen. Aufgrund guter Steuerbarkeit und hoher Sicherheit ist der Einsatz im Rahmen von kontinuierlichen Nierenersatzverfahren sinnvoll. Der Einsatz von Argatroban kann durch die Bindung an Magnesium das Risiko einer Hypomagnesiämie erhöhen.

Dosierungsbeispiele der verschiedenen genannten Substanzen sind in Tabelle 11 aufgeführt.

Tab. 11: Dosierung von Antikoagulantien zur Nierenersatztherapie

Wirkstoffklassen/ Substanzen	Startdosis	Erhaltungsdosis	Zielparameter
Unfraktioniertes Heparin			
Heparin	10–30 IE/kg	Intermittierende Verfahren: 10–20 IE/kg Kontinuierliche Verfahren: 5–20 IE/kg	aPTT: 2–3facher Normwert (50–60 s) ACT: 200–250 s
Niedermolekulares Heparin			
Enoxaparin Dalteparin Nadroparin	0,7–1 mg/kg 85 IE/kg 0,3–0,6 ml	0,03–0,1 mg/kg/h 600 IE/h	Anti-Xa-Aktivität: 0,25–0,5 IE/ml
Heparinoide			
Danaparoid	1500–3750 IE	Intermittierende Verfahren: 2000–2500 IE Kontinuierliche Verfahren: 140 IE/h	Anti-Xa-Aktivität: 0,3–0,5 IE/ml
Prostanoide			
Prostazyklin		2,5–10 ng/kg/min	Keine Wirkungskontrolle möglich
Direkte Thrombininhibitoren			
Hirudin Argatroban	0,05–0,5 mg/kg 100 µg/kg	0,01–0,02 mg/kg/h 0,5–2 µg/kg/min Start 4 h vor Nierenersatztherapie	Hirudinspiegel: 0,5–0,8 µg/ml aPTT: 2–3facher Normwert (50–60 s) ACT: 200–250 s

? Was ist die Citratdialyse?

Ein von den bisherigen Konzepten der Antikoagulation abweichendes Verfahren ist die regionale Antikoagulation mit Citrat. Grundprinzip dieses Verfahrens ist die Bindung zweiwertiger Kationen, z.B. Calcium durch Citrat. Damit wird Calcium, ein zentraler Mittler auf verschiedenen Ebenen der plasmatischen Gerinnungskaskade, gebunden und steht somit für Gerinnungsabläufe nicht zur Verfügung, was zu einer auf das Extrakorporalsystem beschränkten Blockade der plasmatischen Gerinnung führt. Besonders geeignet scheint dieses Verfahren für Patienten mit hohem Blutungsrisiko oder auch HIT. Aktuelle Literaturdaten über Citrat-CVVHD deuten auf einen Überlebensvorteil hin, der nicht allein durch geringere Blutungskomplikationen erklärt werden kann. Sowohl geringere Blutverluste durch seltenere Systemclottings als auch längere Filterstandzeiten und somit eine effektivere Dialysedurchführung können entscheidenden Einfluss haben.

Citrat wird in diesem Verfahren dem Blut direkt nach Entnahme aus dem Patientenkreislauf zugegeben und wirkt dann lokal im Extrakorporalsystem. Es wird zudem anteilig dialysiert. Vor der Rückgabe des Blutes an den Patienten wird durch die Zugabe von Calcium die antikoagulatorische Citratwirkung beendet. Eine Kontrolle der Citratwirkung im Extrakorporalsystem erfolgt durch die Bestimmung des ionisierten Calciums (Ziel 0,25–0,35 mmol/l) oder der ACT. Ziel der Konzentration des ionisierten Calciums im Patienten sind Werte zwischen 1,10–1,20 mmol/l. Citrat wird hepatisch über die Bildung von Bikarbonat eliminiert, was besonders bei Patienten mit fortgeschrittener Leberinsuffizienz beachtet werden muss. Laborchemisch sollten neben Magnesium, Natrium und Phosphat auch das Gesamtcalcium und Blutgasanalysen kontrolliert werden. Das Gesamtcalcium gibt dabei Hinweise auf die mögliche Kumulation von Citratkomplexen. Eine solche Kumulation ist mit einer Erhöhung des Gesamtcalciums verbunden. Magnesium bildet nach Bindung an Citrat dialysierbare Komplexe und kann somit stark reduziert sein. Da Citrat als Natriumcitrat dem System zugegeben wird, kann Natrium eine Belastung für den Organismus darstellen.

? Wie kann die Effektivität des eingesetzten Nierenersatzverfahrens bestimmt werden?

Die einfachste Möglichkeit, die Effektivität eines Nierenersatzverfahrens zu überprüfen, besteht darin, die Patienten vor und nach Durchführung des Verfahrens zu **wiegen**. Damit kontrolliert man anhand der stattgefundenen Gewichtsveränderung den effektiven Wasserentzug. Einfache laborchemische Methoden zur Abschätzung der Effektivität der Nierenersatztherapie sind die MDRD-2-Formel, die Harnstoffreduktionsrate und für intermittierende Dialyseverfahren der Parameter Kt/V.

Über die Bestimmung des Kreatininwertes im Serum des Patienten kann mithilfe der **MDRD-2-Formel** die glomeruläre Filtrationsrate abgeschätzt werden. Ziel sollte eine GFR > 33 ml/min sein. Gleichzeitig kann dieser Wert zur Anpassung der Medikamentendosierung verwendet werden.

Die mit Nierenersatzverfahren angestrebte **Harnstoffreduktionsrate** sollte ca. 65% betragen und kann über die Formel: Harnstoffreduktionsrate (%) = $(1 - C_{post}/C_{prä}) \times 100\%$ errechnet werden (C_{post} = Harnstoffkonzentration im Serum nach Nierenersatztherapie, $C_{prä}$ = Harnstoffkonzentration vor Nierenersatztherapie).

Der Parameter **Kt/V** schätzt mithilfe der Harnstoffclearance des Dialysators die erreichte Harnstoffreduktion ab. Ziel sollte ein Kt/V > 0,9 sein. Bei 3- bis 4-mal wöchentlicher Dialyse sollte ein Wert > 1,2 angestrebt werden. Ermittelt wird dieser Wert über die Formel: Kt/V = ln $(C_{post}/C_{prä})$ (K = Harnstoffclearance des Dialysator in ml/min, t = Dialysezeit in Minuten, V = Verteilungsvolumen für Harnstoff in ml, C_{post} = Harnstoffkonzentration im Serum nach Nierenersatztherapie, $C_{prä}$ = Harnstoffkonzentration vor Nierenersatztherapie). Dabei werden verschiedene physiologische Aspekte und Vorgänge (Harnstoffverteilung, Eiweißaufnahme und -abbau) stark vereinfacht als gleichmäßig und konstant vorausgesetzt.

Da Nierenersatzverfahren nur die im Blut gelösten Substanzen eliminieren und danach ein Umverteilungsprozess einsetzt, reicht eine Effektivitätsabschätzung über die beiden Formeln nicht aus. Um eine ausreichende Elimination von „Mittelmolekülen" zu gewährleisten, müssen sowohl die Dialysezeit als auch das Intervall zwischen den einzelnen Verfahren angepasst werden.

? Und wie kann diese Effektivität erreicht werden?

Für intermittierende Verfahren können Einstellungen für den täglichen Einsatz von Nierenersatzverfahren und den Einsatz drei- bis viermal wöchentlich unterschieden werden. Für den täglichen Einsatz scheint eine Dialysedauer von mindestens 4 h mit einem Blutfluss von ca. 250 ml/min und einem Ziel-Kt/V > 0,9 sinnvoll zu sein. Soll die Nierenersatztherapie drei- bis viermal wöchentlich erfolgen, sollte ein Kt/V > 1,2 mit einem Blutfluss von 270 ml/min und einer Dialysedauer von 5 h angestrebt werden.

Werden kontinuierliche Verfahren eingesetzt, so sollte eine Umsatzrate > 20 ml/kg/h angestrebt werden. Ob eine weitere Steigerung der Umsatzrate sinnvoll ist und zu einem besseren Überleben der Patienten führt, scheint im Moment noch unklar.

? Welche pharmakokinetischen bzw. pharmakodynamischen Besonderheiten sind zu berücksichtigen?

Nierenversagen sowie Nierenersatztherapie haben einen nachhaltigen Einfluss auf die Pharmakotherapie, da sie sowohl zur Kumulation von Medikamenten und damit zu toxischen Wirkungen als auch zur Unterdosierung und so fehlenden Wirkung von Medikamenten führen können. Vor diesem Hintergrund ist eine gezielte Dosisanpassung der Medikamente notwendig.

An dieser Stelle soll kurz auf grundlegende Überlegungen zur Dosisanpassung eingegangen werden.

Geht man von einer linearen Elimination von Pharmaka aus, kann bei der **Proportionalitätsregel nach Dettli** die Dosis reziprok zur Halbwertszeit bei unverändertem Gabeintervall reduziert oder das Gabeintervall proportional zur Halbwertszeit bei unveränderter Dosis verlängert werden. Eine Folge dieser Regel sind oft zu niedrige Dosierungsempfehlungen bzw. zu lange Gabeintervalle, sodass daraus das Problem der Unterdosierung resultiert.

Eine weitere Dosierungsregel, für Intensivpatienten geeigneter, ist die **Halbierungsregel nach Kunin**. Danach soll mit der normalen Startdosis begonnen werden und im Anschluss, nach einer Halbwertszeit, mit der halben Startdosis fortgefahren werden, um eine Medikamentenkumulation zu vermeiden. Problematisch an dieser Dosierungsempfehlung ist eine langsame Zunahme des Talspiegels und damit auch der toxischen Nebenwirkungen. Unabhängig von diesen Regeln ist das Wissen um die Halbwertszeit der Medikamente wichtig, um die Gabeintervalle entsprechend anpassen zu können.

Zusätzlich zu pharmakokinetischen Aspekten müssen für eine Dosisanpassung pharmakodynamische Aspekte berücksichtigt werden. Dabei interessiert der Effekt eines Medikaments. Zum Erreichen des gewünschten Effekts spielen neben der Konzentration auch Wirkdauer, Schwellen- und Deckenkonzentration eine Rolle. Schwellenkonzentration ist der Wert, unterhalb dessen trotz nachweisbaren Plasmaspiegels kein Effekt nachweisbar ist. Deckenkonzentration ist der Plasmaspiegel, ab dem keine weitere Effektsteigerung mehr nachweisbar und eine weitere Dosissteigerung nicht sinnvoll ist.

Im klinischen Alltag zwingt dies zu einem bewussten Medikamenteneinsatz, insbesondere von Antiinfektiva. Da intermittierende Dialyseverfahren v.a. wasserlösliche Medikamente eliminieren, scheint es sinnvoll, am Ende der Dialyse diese Medikamente nochmals als Startdosis zu applizieren. Beim Einsatz von CVVHD oder CVVH mit kontinuierlicher Pharmakonentfernung sollte eine ebenfalls kontinuierliche Medikamentengabe überdacht werden. Im Zweifel empfiehlt sich die frühzeitige Abstimmung der Pharmakotherapie mit einem Nephrologen, Pharmakologen oder Apotheker.

? Gibt es andere extrakorporale Eliminationsverfahren?

Ein weiteres Einsatzgebiet für extrakorporale Eliminationsverfahren ist die Behandlung von Patienten mit Leberversagen. Im Gegensatz zum etablierten, schon fast alltäglichen Einsatz der Nierenersatztherapie befinden sich die Verfahren zur Leberunterstützung noch im

Stadium der klinisch-experimentellen Erprobung und werden in artifizielle und bioartifizielle System unterschieden.

Bekannte **artifizielle Systeme**, zur Elimination und Detoxifikation eingesetzt, sind die Single-Pass-Albumindialyse (SPAD), das Molecular Adsorbent Recirculation System (MARS) und das Prometheus-System. Allen 3 Verfahren ist gemeinsam, dass grundlegende technische Konzepte der Dialyse zum Einsatz kommen und Albumin als „Trägerlösung" verwendet wird.

Während bei **SPAD** eine albuminhaltige Dialysatlösung im Gegenstrom durch einen High-Flux-Filter strömt und danach verworfen wird, bereiten MARS und Prometheus den Albuminanteil durch Ionentauscher, Aktivkohlefilter (MARS) bzw. Neutralharz (Prometheus) wieder auf. Im Anschluss findet eine normale Dialyse statt. Im **MARS**-Verfahren wird dabei die Albuminlösung, im **Prometheus**-System das Patientenblut filtriert. Für alle 3 Verfahren konnte eine effektive Reduktion lipophiler, eiweißgebundener Stoffwechselprodukte gezeigt werden. Eine abschließende Beurteilung der einzelnen Verfahren ist aufgrund einer noch unzureichenden Datenlage aktuell nicht möglich.

Die Anwendungsdauer von MARS ist im Gegensatz zu SPAD durch eine mit der Zeit zunehmende Sättigung des Adsorbers und einem damit verbundenen Verlust an Effektivität gekennzeichnet. Eine Anwendungsdauer eines MARS-Systems von mehr als 24 h ist deshalb nicht sinnvoll.

Deutliche Unterschiede bestehen für alle 3 Systeme in den logistischen Anforderungen an die Intensivstation sowie in den Behandlungskosten. Die Kosten für eine SPAD-Anwendung werden in der Literatur mit ca. 700,00 € angeben, da herkömmliche Geräte zur Nierenersatztherapie eingesetzt und die albuminhaltige Dialyselösung durch die Sterilabteilung der Krankenhausapotheke vorbereitet werden können. Die Kosten für MARS und Prometheus werden mit ca. 2000,00 €/System angegeben. Dazu kommen der Aufbau und Betrieb der aufwändigen zusätzlichen Geräte.

Bioartifizielle Systeme versuchen, durch den Einsatz humaner oder xenogener, meist porciner, Hepatozyten, die Entgiftungsfunktion um regulative und Syntheseprozesse zu ergänzen. Aufgrund komplexer Herausforderungen an die Logistik, die Aufbereitung der jeweiligen Zellen oder ausreichende infektiologische Sicherheit beim Einsatz xenogener Zellen etc. ist der Einsatz dieser Systeme bisher klinisch-experimentellen Studien in wenigen Zentren vorbehalten. Beispiele für bioartifizielle Systeme sind der Extracorporeal Liver Assist Device (ELAD), das HepatAssist System, die Academic Medical Center Bio-artificial Liver (AMC-BAL), der CellModule Bioreaktor und der Modular Extracorporeal Liver Support (MELS). Auch wenn kleine klinische Studien für alle Systeme sowohl die klinische Wirksamkeit als auch die Biokompatibilität und die Sicherheit zeigen, fehlt ein ausreichend valider Nachweis für einen signifikanten, therapeutischen Vorteil durch den Einsatz dieser Systeme. Noch zu überwindende technische, anatomisch-physiologische und infektiologische Herausforderungen verhindern im Moment den breiten Routine-Einsatz bioartifizieller Leberersatzsysteme.

Weitere **extrakorporale Eliminationsverfahren**, die in der Intensivtherapie im Rahmen spezieller Indikationen eine Rolle spielen, sind die Hämoperfusion und die Plasmapherese. Im Rahmen von **Hämoperfusion** wird Blut durch einen Aktivkohlefilter geleitet. In diesem findet eine unspezifische Adsorption von Substanzen statt. Indikation zur Hämoperfusion ist die Elimination nichtwasserlöslicher, proteingebundener Substanzen. **Plasmapherese** nutzt Prinzipien der Hämofiltration. Durch spezielle Filter werden alle Plasmaproteine, einschließlich der Gerinnungsfaktoren, filtriert. Dieses Plasmavolumen muss anschließend durch Albuminlösungen oder Frischplasma ersetzt werden. Anwendungsgebiete der Plasmapherese sind Autoimmun- und hämatologische Erkrankungen.

> **? Wer sollte die Nierenersatztherapie steuern – Intensivmediziner oder Nephrologe?**

Obwohl die Entwicklung eines Nierenversagens eine häufige und schwerwiegende, den weiteren Krankheitsverlauf prägende Komplikation darstellt, wird diese Komplikation oft erst spät erkannt und ein Nephrologe, wenn überhaupt, meist erst sehr spät in die Planung der weiteren Diagnostik und Therapie einbezogen. Aktuelle Literaturdaten zeigen eine signifikante Reduktion der Mortalität, der Krankenhausaufenthaltsdauer und der Kosten, wenn Nephrologen frühzeitig in die weitere Therapieplanung mit einbezogen werden. Diese Aussagen scheinen unabhängig von der Notwendigkeit zur Nierenersatztherapie zu gelten. Intensivmediziner und Nephrologen sollten sich dieser Daten bewusst sein und versuchen, aufeinander zuzugehen und ihre speziellen Erfahrungen und Ausbildungen zum Vorteil der Patienten zu kombinieren.

> **? Welche Verfahren sollten auf der Intensivstation eingesetzt werden?**

Basierend auf aktuellen Literaturdaten kann diese Frage nicht abschließend beantwortet werden. Sowohl intermittierende als auch kontinuierliche Verfahren bzw. Hämodialyse und Hämofiltration scheinen ähnlich effektiv und ausreichend sicher für kritisch kranke Patienten. Der praktische Einsatz wird durch die im jeweiligen Krankenhaus gegebenen Voraussetzungen beeinflusst und sollte folgende Grundsätze berücksichtigen:

- Frühzeitiger und bewusster Einsatz von Extrakorporalverfahren bei kritisch kranken Patienten mit akutem Nierenversagen (RIFLE-Kriterien Injury oder Failure, AKIN Stadium 2–3)
- Effektiver Einsatz des jeweiligen Verfahrens (tägliche Dialyse mit Kt/V > 0,9, kontinuierliche Verfahren mit Umsatzraten von mindestens 20 ml/kg/h)
- Bewusste und effektive Antikoagulation
- Im Zweifel frühzeitiger Kontakt mit Nephrologen

Literatur

Bosma J et al., Reduction of biofilm formation with trisodium citrate in haemodialysis catheters: a randomized controlled trail. Nephrol Dial Transplant (2010), 25, 1213–1217

Friedrich J et al., Hemofiltration compared to hemodialysis for acute kidney injury: systematic review and meta-analysis. Critical Care (2012), 16, R146

Hopf H et al., Mobiles Single-pass-batch-Hämodialyse-System in der Intensivmedizin. Anaesthesist (2007), 56, 686–690

Joannidis M et al., Enoxaparin vs. Unfractionated heparin for anticoagulation during continuous veno-venous hemofiltration: a randomized controlled crossover study. Intensive Care Med (2007), 33, 1571–1579

Jörres A, Schindler R, Stellenwert des Nephrologen in der Intensivmedizin. Nephrologe (2006), 1, 80–87

Parienti J et al., Catheter dysfunction and dialysis performance according to vascular access among 736 critically ill adults requiring renal replacement therapy: A randomized controlled study. Crit Care Med (2010), 38, 1118–1125

Palevsky P et al., Intensity of Renal Support in Critically Ill Patients with Acute Kidney Injury. N Engl J Med (2008), 359, 7–20

Pannu N et al., Renal Replacement Therapy in Patients with Acute Renal Failure. JAMA (2008), 299(7), 793–805

Schindler R (2010) Vaskulärer Zugang für die Nierenersatztherapie. In: Jörres A, Akutes Nierenversagen bei Intensivpatienten, 91–96. Deutscher Ärzte-Verlag, Köln

Uchino S et al., Continuous is not continuous: the incidence and impact of circuit "down-time" on uraemic control during continuous veno-venous haemofiltration. Intensive Care Med (2003), 29, 575–578

Vienken J et al., Artificial Dialysis Membranes: From Concept to Large Scale Production. Am J Nephrol (1999), 19, 355–362

Wizemann V, Benedum J, Nephrology Dialysis Transplantation 70th Anniversary of Haemodialysis – The pioneering contribution of Georg Haas (1886–1971). Nephrol Dial Transplant (1994), 9, 1829–1831

Kardiale Unterstützungssysteme

Knut Röhrich

IABP, ASSIST, Impella, VA-ECMO

Die chronische terminale Herzinsuffizienz und der akute kardiogene Schock stellen schwere Erkrankungen dar, die bei zu später oder falscher Therapie schnell in einem therapierefraktären Multiorganversagen mit hoher Mortalität enden können. Vor der Entwicklung von mechanischen herzunterstützenden Systemen waren therapeutische Optionen nach Ausschöpfung konservativer medikamentöser Maßnahmen nur begrenzt möglich. Mit der Entwicklung von künstlichen herzunterstützenden Pumpen brach eine neue Ära in der Therapie der akuten und chronischen Herzinsuffizienz an. Mittlerweile befinden sich zahlreiche Möglichkeiten auf dem Markt, und aufgrund des technischen Fortschritts ist auch in Zukunft mit neuen Modellen zu rechnen. Das folgende Buchkapitel soll eine Übersicht der vorhandenen Möglichkeiten und deren Einsatzgebiete geben. Alle Systeme können sowohl in der akuten als auch in der chronischen Herzinsuffizienztherapie eingesetzt werden. Die Entscheidung, welches System das am besten passende für den Patienten darstellt, ist jedoch nicht nur patientenabhängig, sondern wird v.a. von den fachlichen und technischen Möglichkeiten der einzelnen Klinik bestimmt. In den folgenden Kapiteln sollen die einzelnen herzunterstützenden Systeme vorgestellt werden, um am Ende bez. ihrer Möglichkeiten in der Therapie der akuten und chronischen Herzinsuffizienz zusammenfassend diskutiert zu werden.

Intraaortale Ballonpumpe (IABP)

? Wie ist das Funktionsprinzip der IABP?
Die IABP ist ein mechanisches extrakardial gelegenes herzunterstützendes System. Sie wird in Seldinger-Technik, i.d.R. retrograd, über eine der beiden Femoralarterien in die Aorta descendens platziert. Optimalerweise sollte sie etwa 1–2 cm distal des Abganges der A. subclavia sinistra sowie oberhalb der abdominellen Gefäße zu liegen kommen. Die Beurteilung der korrekten Lage kann mittels Thoraxröntgenbild, transösophagealer Echokardiografie oder unter Durchleuchtung erfolgen.

Mittels eines fiberoptischen Sensors an der Spitze des Katheters werden Inflation und Deflation der IABP gesteuert. Des Weiteren kann die IABP über das EKG, den arteriellen Blutdruck, manuell, automatisch oder semiautomatisch getriggert werden.

Während der Diastole des Herzens wird der Ballon mit etwa 30–40 cm³ Helium gefüllt und mit Beginn der Systole wieder entleert. In der Diastole kommt es somit zu einer Zunahme des enddiastolischen Druckes in der Aorta, was zu einem erhöhten koronaren Blutfluss führt. Additiv kommt es zu einer gesteigerten zerebralen Durchblutung sowie zu einer Verbesserung der Perfusion distal der liegenden IABP. Während der Systole des Herzens kommt es durch die Deflation zu einer Nachlastsenkung des linken Ventrikels.

Das Prinzip der intraaortalen Gegenpulsion beruht somit auf 2 Mechanismen:
1. **Kardiale Nachlastsenkung** mit konsekutiver
   - Steigerung des Herzzeit- und Schlagvolumens
   - Abnahme des systolischen Druckes
   - Abnahme des linksventrikulären enddiastolischen Druckes
   - Abnahme der intrakardialen Wandspannung
   - Abnahme des kardialen Sauerstoffbedarfes
2. **Verbesserte Koronardurchblutung** mit
   - Zunahme des Sauerstoffangebotes

? Was sind die Indikationen und Kontraindikationen für die Anlage einer IABP?

Aktuell existieren nach Empfehlungen der Leitlinien noch eine 1B-Empfehlung der ACC/AHA sowie eine 1C-Empfehlung der ESC für die Implantation einer IABP im akuten ST-Hebungsinfarkt [Werdan et al. 2012]. Eine Cochrane-Analyse aus dem Jahr 2011 kommt zu

Tab. 12: Indikationen und Kontraindikationen für die Anlage einer IABP [Krishna et al. 2009]

Indikationen	Absolute Kontraindikationen	Relative Kontraindikationen
Therapierefraktäre Angina pectoris, drohender Myokardinfarkt, infarktbedingter kardiogener Schock	Aortenklappeninsuffizienz	Aneurysma der Aorta, insbesondere der Aorta abdominalis
Kardiogener Schock infolge infarktbedingter mechanischer Komplikationen: • Papillarmuskelabriss mit Mitralklappeninsuffizienz • Ventrikelseptumdefekt	Akute Aortendissektion	Fortgeschrittene aortoiliakale Arteriosklerose
Prophylaktische Unterstützung in Vorbereitung zur Kardiochirurgie	Chronische terminale Herzinsuffizienz ohne Aussicht auf kardiale Rekompensation	Gerinnungsstörungen
Postchirurgische myokardiale Dysfunktion/Low-output-Syndrom	Z.n. Aortenstentimplantation	Unkontrollierte Sepsis
Unterstützung für diagnostische, perkutane Revaskularisations- und interventionelle Prozeduren		Tachyarrhythmie
Ischämiebedingte, therapierefraktäre ventrikuläre Herzrhythmusstörungen		
Weaning von der Herz-Lungen-Maschine		
Mechanische Überbrückung zu anderen assist devices		

dem Ergebnis, dass die IABP durchaus einen positiven Einfluss auf die Hämodynamik des Patienten hat, aber ohne überzeugende Evidenz von randomisierten Studien in der Therapie des kardiogenen Schocks [Unverzagt et al. 2011]. In der in diesem Jahr veröffentlichen IABP-SHOCK-II-Studie konnte jedoch für Patienten mit IABP kein Überlebensvorteil gezeigt werden, sodass in den nächsten erscheinenden Leitlinien mit einer restriktiveren Indikationsstellung zu rechnen ist [Thiele et al. 2012]. Allerdings existieren für die Implantation einer IABP multiple kardiochirurgische Indikationsstellungen (s. Tab. 12). Bezüglich dieser existieren aktuell kaum evidenzbasierte Daten, die gegen eine IABP sprechen, sodass auf dem Gebiet der Kardiochirurgie die IABP nach wie vor ein häufig eingesetztes assist device darstellt. Voraussetzung für eine sinnvolle Indikationsstellung ist eine messbare Eigenleistung des linken Ventrikels. Im Fall einer höchstgradigen linksventrikulären Dysfunktion oder im Kreislaufstillstand ist die Anlage einer IABP kaum oder gar nicht effektiv.

? Wie wird die Effektivität der IABP beeinflusst, und wie kann ich diese optimieren?
Siehe Tabelle 13

Tab. 13: Faktoren mit Einfluss auf die Effektivität der IABP und Optimierungsmöglichkeiten

Faktoren mit Einfluss auf die Effektivität		Optimierungsmöglichkeiten
Positive Einflussfaktoren	Negative Einflussfaktoren	
Optimales Timing von Inflation und Deflation	Herzfrequenz > 130/min	Optimale Einstellung der Balloninflation
Optimierte Assist Ratio, d.h. das Verhältnis IABP-Aktion und Herzschlag von 1:1	Katheterleckage mit Gasverlust	Frequenzoptimierung 90–100/min
Herzindex von > 1,2–1,4 l/min/m²		Assist Ratio von 1:1
		Kreislaufoptimierung, ggf. mit Einsatz von Katecholaminen

? Was für Komplikationen können im Rahmen der Anlage bzw. des Einsatzes auftreten?
Komplikationen im Rahmen der IABP-Therapie sind vielfältig und können sowohl während der Anlage und des Gebrauchs als auch nach dem Entfernen auftreten [Krishna et al. 2009].

Komplikationen während der Anlage
- Blutungen und Hämatome
- Unmöglichkeit der Katheteranlage bei pAVK
- Gefäßdissektion

Komplikationen während des Gebrauchs
- Ischämien:
  - Beinischämie
  - Darmischämie
  - Spinale Ischämie

- Ballonruptur mit Heliumembolie
- Hämolyse mit konsekutiver Thrombozytopenie
- Periphere Neuropathie
- Katheterassoziierte Infektionen

Komplikationen nach dem Entfernen
- Blutungen und Hämatome
- Ausbildung eines Pseudoaneurysmas oder einer AV-Fistel
- Unvollständiges bzw. unmögliches Entfernen des Katheters

Aufgrund der Schwere von möglichen fatalen Komplikationen muss die Indikationsstellung zur Anlage einer intraaortalen Ballonpumpe als herzunterstützendes assist device sorgfältig erwogen werden.

? Bedarf es während der IABP-Therapie einer Antikoagulation?
Die berechtigte Indikationsstellung für eine Antikoagulation erklärt sich durch die thrombogene Oberfläche des liegenden Katheters. Durch die Antikoagulation sollen schwerwiegende Komplikationen, wie thromboembolische Gefäßverschlüsse mit möglichen ischämischen Ereignissen von Extremitäten und intestinalen Organen, vermieden werden. Dem Nutzen muss jedoch der mögliche Schaden gegenübergestellt werden. Durch die Antikoagulation steigt das Blutungsrisiko. In einer Metaanalyse wird die Frage der Notwendigkeit einer Blutverdünnung diskutiert. Sie kommt zu dem Ergebnis, dass die Vermeidung einer Antikoagulation oder die selektive Antikoagulation, d.h. ein patientenangepasstes Risikoprofil, zu einer signifikanten Reduktion von Blutungen bei gleichzeitig nicht erhöhten thromboembolischen Ereignissen führt [Pucher et al. 2012]. Schlussfolgernd bleibt festzustellen, dass eine antikoagulatorische Therapie nicht für jeden Patienten zu empfehlen ist. Generell sollte die Entscheidung stets individuell getroffen werden.

Ventricular assist devices – VAD

? Was ist ein VAD und wann wird es eingesetzt?
Bei einem VAD handelt es sich um ein mechanisches pumpengetriebenes ventrikuläres Kunstherz, das die Funktion des insuffizienten Herz vollständig oder partiell ersetzt. Es existieren uni- und biventrikuläre Pumpen, die sowohl extrakorporal als auch vollständig inkorporiert liegen können. Bei den am häufigsten eingesetzten Kunstherzen handelt es sich um linksventrikuläre, intrakorporal liegende assist devices. Diese werden als LVAD (left ventricular assist devices) bezeichnet. Der Grund hierfür liegt in der Historie der Kunstherzen. In den 1980er Jahren wurden v.a. biventrikuläre, extrakorporal liegende Kunstherzen eingesetzt. Es zeigte sich jedoch, dass die rechtsventrikuläre Unterstützung in den meisten Fällen nicht erforderlich war und man sich auf linksventrikuläre Systeme beschränken konnte. Durch das LVAD kommt es konsekutiv zu einer rechtsventrikulären Entlastung, die i.d.R. zu einer ausreichenden rechtsventrikulären Funktion führt. Somit handelt es sich bei den LVAD nicht um einen Herzersatz, sondern vielmehr um ein herzunterstützendes System.

Generell kann es sich bei der Herzinsuffizienz um ein akutes bzw. um ein chronisches Geschehen handeln. Im akuten Herzversagen steht im Gegensatz zur chronischen Herzinsuffizienz v.a. die venoarterielle ECMO-Therapie im Vordergrund (s.u.). Das Einsatzgebiet der mechanischen Kunstherzen liegt v.a. auf dem Gebiet der therapierefraktären chronischen terminalen Herzinsuffizienz. Grundsätzlich kann eine LVAD-Therapie sowohl zur Überbrückung bis zur Herztransplantation (bridge to transplant) oder auch als dauerhafte Therapie (destination therapy) eingesetzt werden. Des Weiteren besteht die Möglichkeit, die Therapie bis zur Rekonvaleszenz des Organs zu führen (bridge to recovery). Aufgrund des steigenden Organbedarfes, des sinkenden Organangebots und der verbesserten maschinellen Systeme, verbunden mit einer höheren Lebensqualität, nimmt die Indikationsstellung als destination therapy zu.

? Welche linksventrikulären Unterstützungssysteme existieren und wie funktionieren sie?

Aktuell existieren auf dem Markt 4 Generationen von linksventrikulären Kunstherzen. Bei der ersten Generation, die in den 1990er Jahren entwickelt wurden, handelte es sich um intrakorporal liegende, pulsatile, elektrisch angetriebene biventrikuläre (total artificial heart) und univentrikuläre Systeme (u.a. Novacor und HeartMate I). Die univentrikulären Systeme konnten sowohl rechts- als auch linksventrikulär implantiert werden. Von Nachteil waren die Größe, die Geräusche des Gerätes, Infektionen sowie die mangelhafte mechanische Haltbarkeit der Systeme. In der zweiten Generation wurden deutlich kleinere Systeme mittels Axialpumpen mit Verlust des pulsatilen Flusses entwickelt, die im Vergleich zur ersten Generation deutlich kleiner und leichter waren und eine Verbesserung der mechanischen Haltbarkeit sowie des Patientenkomfort zeigten (u.a. DeBakey-Pumpe, INCOR und HeartMate II). Die dritte Generation von herzunterstützenden Systemen stellten Zentrifugalpumpen dar, die einen Rotor in einem Magnetfeld bewegen, sodass mechanische Abnutzungen vollständig entfallen (HeartWare). Im Vergleich zu den Geräten der zweiten Generation konnte ebenfalls eine Gewichts- und Größenreduktion erreicht werden. Moderne Unterstützungssysteme der vierten Generation stellen Miniatur-LVAD zur partiellen Kreislaufunterstützung (u.a. CircuLite Synergy) dar. Ein vollständiger Ersatz der ventrikulären Funktion ist im Vergleich zu den Vorgängermodellen nicht möglich, sodass eine Restfunktion des Ventrikels vorhanden sein muss. Aufgrund minimalinvasiver Implantationsverfahren und der damit verbundenen Reduktion des perioperativen Risikos könnten derartige Geräte in der Zukunft ihren Einsatz in der frühzeitigen partiellen Entlastung von terminal herzinsuffizienten Patienten finden. Bei einem Blick auf die epidemiologische Entwicklung und den technologischen Fortschritt kann man in den nächsten Jahren sicher mit neuen mechanischen kardialen Unterstützungssystemen rechnen (u.a. MVAD HeartWare, Thoratec HeartMate III).

? Konservative medikamentöse Therapie vs. mechanische kardiale Unterstützungssysteme – welche Therapie ist überlegen?

In der Therapie der terminalen Herzinsuffizienz stellt nach wie vor die Herztransplantation den Goldstandard dar. Bezüglich eines Vergleiches zwischen konservativ medikamentösem und mechanischem Therapieansatz konnte in Studien eine deutliche Reduktion der Mortalität gezeigt werden, sodass bereits Anfang dieses Jahrhunderts die wachsende Bedeutung von linksventrikulären Systemen erkannt wurde. Aufgrund des technologischen Fortschrittes und des zunehmend minimalinvasiven Implantationsverfahrens ist davon auszugehen, dass in Zukunft frühzeitiger und häufiger komplette und partielle mechanische kardiale Unterstützungssysteme zum Einsatz kommen werden.

? Wie ist die Notwendigkeit einer therapeutischen Antikoagulation bei gleichzeitig erhöhtem Blutungsrisiko zu beurteilen?

Blutungen stellen eine der häufigsten Todesursachen bei Patienten mit linksventrikulären Unterstützungssystemen dar [John et al. 2008]. Dennoch ist aufgrund der thrombogenen Oberfläche des LVAD eine therapeutische Antikoagulation mittels Heparin- oder Cumarin-Derivaten unumgänglich. Der schmale Grat zwischen Hyperkoagulation und Antikoagulation stellt für den behandelnden Arzt eine besondere Herausforderung dar. In zahlreichen Studien konnte in den vergangenen Jahren gezeigt werden, dass nahezu alle LAVD-Patienten ein erworbenes Von-Willebrand-Syndrom (eVWS) entwickeln [Crow et al. 2010]. Der Von-Willebrand-Faktor (vWF) stellt als Komplex mit dem Faktor VIII einen wichtigen Bestandteil der zellulären Hämostase dar. Trotz des Fehlens treten nicht bei allen Patienten Blutungen auf, sodass ein Mangel des vWF nicht allein für die erhöhte Blutungsneigung verantwortlich sein kann. Durch die mechanische Belastung der Blutbestandteile spielen Thrombozytenfunktionsstörungen zusätzlich eine Rolle. Bei Blutungskomplikationen kann somit ein Therapieansatz mit Thrombozytensubstitution, Desmopressin und einem vWF/Faktor-VIII-Präparat sinnvoll und effektiv sein.

? Welche Komplikationen können nach einer Kunstherzimplantation auftreten?

- Blutungen:
  - Intrazerebrale Blutungen
- Thrombozytopenie
- Rechtherzversagen mit Multiorganversagen
- Infektionen:
  - der Driveline
  - der Implantationstasche
  - Endokarditiden
  - Sepsis
- Thromboembolien:
  - Zerebraler Insult
  - Darmischämie
- Mechanisches Versagen des devices oder der Steuerkonsole

? Wie erfolgt das postoperative rechtsventrikuläre Management?

Wie bereits erwähnt, ist i.d.R. eine mechanische rechtsventrikuläre Entlastung bei terminaler Herzinsuffizienz nicht notwendig. Dennoch stellt gerade der rechte Ventrikel postoperativ eine besondere Herausforderung für den Intensivmediziner dar und sollte in der frühpostoperativen Betreuung mit besonders hohem Interesse bedacht werden. Die Optimierung von Vor- und Nachlast des rechten Ventrikels steht hierbei im Mittelpunkt der Bemühungen. Im Gegensatz zum linken Ventrikel toleriert der rechte Ventrikel eine Volumenbelastung besser als eine Druckbelastung [Haddad et al. 2009a]. Dementsprechend sollte besonderer Augenmerk auf die rechtsventrikuläre Nachlast gelegt werden. Das hämodynamische Monitoring sollte mittels Pulmonalarterienkatheter und Echokardiografie erfolgen. Eine kontinuierliche Überwachung mittels TEE/TTE ist nicht möglich, sodass alternative Parameter zur Beurteilung der rechtsventrikulären Funktion genutzt werden müssen. Die transösophageale Echokardiografie stellt ein hervorragendes Monitoring zur Beurteilung der rechtsventrikulären Funktion dar. Die in Tabelle 14 gelisteten Parameter sollten zur Beurteilung der rechtsventrikulären Funktion regelmäßig erhoben werden.

Tab. 14: Parameter zur Beurteilung der rechtsventrikulären Funktion

Parameter	Zielwerte
ZVD (= rechtsventrikulärer enddiastolischer Druck = RVEDP) zur Beurteilung der rechtsventrikulären Vorlast	ZVD = 10–15 mmHg
PAP (= pulmonalarterieller Druck) zur Beurteilung der rechtsventrikulären Nachlast	„Möglichst niedrig"
PVRI (= pulmonalvaskulärer Widerstandsindex) zur Beurteilung der rechtsventrikulären Nachlast	„Möglichst niedrig"
PAPI (= pulmonalarterieller Pulsindex = $PAP_{sys} - PAP_{diast}/ZVD$) zur Beurteilung der rechtsventrikulären Funktion	PAPI > 1 ausreichende RV-Funktion PAPI = 1 grenzwertige RV-Funktion PAPI < 1 nicht ausreichende RV-Funktion
$SsvO_2$	$SsvO_2$ > 70%
Leberfunktion (laborchemisch, ggf. mittels Messung der Indocyaningrün(ICG)-Verschwinderate)	Normwertig
Echokardiografische Parameter TAPSE (tricuspid annular plane systolic excursion), RVEF, RV-Diameter, RVOT-Obstruktion, RV fractional area change (RVFAC), Beurteilung der rechtsventrikulären Diameter (RVD 1–3)	Zielwerte sind nur schwer zu etablieren. Vielmehr findet die Echokardiografie v.a. in der Verlaufsbeurteilung und der Einschätzung der rechtsventrikulären Funktion ihren Einsatz.

Die Therapie des rechtsventrikulären Managements erfordert ein differenziertes Volumen- und Katecholaminregime (s. Tab. 15). Additiv kommen Phosphodiesterasehemmer und pulmonale Nachlastsenker zum Einsatz [Haddad et al. 2009b].

Im Vordergrund der frühen postoperativen Betreuung steht vor dem Weaning der Analgosedierung die hämodynamische Optimierung. Nach erfolgreichem Weaning der inhalativen NO-Therapie, einem optimierten Volumenstatus und hämodynamischer Stabilität mit guter peripherer Organversorgung ($SsvO_2$ > 70%) sind ein Beenden der Analgosedierung sowie die Extubation anzustreben.

Kardiale Unterstützungssysteme

Tab. 15: Medikamentöse Therapie des rechtsventrikulären Managements

Medikament	Ziel der Therapie
Inotropika	
• Dobutamin	First-line-Katecholamin zur Inotropiesteigerung
• Adrenalin	Second-line-Katecholamin bei therapierefraktärem Rechtsherzversagen
Phosphodiesterasehemmer	
• Milrinon, Enoximon	Inotropiesteigerung und Senkung des pulmonalarteriellen Druckes
• Sildenafil	Senkung des pulmonalarteriellen Druckes
• Calcium-Sensitizer	
• Levosimendan	Inotropiesteigerung
Nachlastsenker	
• Inhalatives Stickstoffmonoxid	Selektive pulmonale Vasodilation und Senkung des pulmonalarteriellen Druckes
• Prostazyklin	Intravenös und per inhalationem verabreichbarer, selektiv pulmonal bzw. systemisch wirkender Nachlastsenker
• Nitrate, Nitroprussidnatrium	Senkung des pulmonalarteriellen Druckes

Impella

? Was ist Impella und wie funktioniert es?

Das Impella-Pumpensystem stellt das kleinste, retrograd implantierte, herzunterstützende System dar und wird durch eine Mikroaxialpumpe betrieben. Korrekt liegt das assist device, wenn die Ansaugöffnung (inflow) frei im linken Ventrikel und der Blutaustritt in der Aorta ascendens (outflow) liegt. Im Wesentlichen besteht die Funktion in der linksventrikulären Nachlastsenkung durch aktive Entleerung des linken Ventrikels und einer verbesserten Koronardurchblutung. Konsekutiv resultiert ein verminderter kardialer Sauerstoffverbrauch. Von dem System liegen 2 unterschiedliche Größen vor: Impella 2.5 und 5.0. Das Impella 2.5 mit einer HZV-Leistung von etwa 2–3 l/min kann über die Femoralgefäße perkutan nach Passieren der Aortenklappe im linken Ventrikel platziert werden (percutaneous ventricular assist device, PVAD). Somit ist ein operativer Eingriff nicht nötig. Aufgrund dieser Tatsache liegt das Einsatzgebiet des Impella-2.5-Systems v.a. in Bereichen von nichtoperativen Fachgebieten. Das Impella 5.0 muss aufgrund der Größe chirurgisch entweder über die A. axillaris oder direkt über die Aorta ascendens in den linken Ventrikel implantiert werden. Es kann ein HZV von 5–6 l/min erreichen. Das herzunterstützende System Impella kann auch biventrikulär implantiert werden.

? Inwieweit unterscheiden sich die beiden Systeme in ihrem Einsatz?

Im Gegensatz zur kleineren Pumpe (bis 5 Tage Therapiedauer) kann die größere in der Therapie der Herzinsuffizienz bis zu 10 Tage eingesetzt werden. Der entscheidende Nachteil des Impella-5.0-Systems liegt in der Notwendigkeit eines chirurgischen Eingriffes. Es konnte jedoch gezeigt werden, dass das Impella 5.0 bessere Ergebnisse in der Therapie der akuten Herzinsuffizienz aufweist. Des Weiteren konnte mittels Impella 2.5 wiederholt keine ausreichende kardiale Entlastung erreicht werden, sodass die Therapie auf Impella 5.0 eskaliert werden musste [Engstrom et al. 2011]. Bei Postkardiotomiepatienten im kardiogenen Schock konnte nach Implantation einer 5.0-Impella-Pumpe eine signifikante Verbesserung der Hämodynamik gezeigt werden [Bartley et al. 2012]. Unter der Therapie mit der kleineren Pumpe zeigte sich im Vergleich zum größeren assist device eine deutliche höhere Hämolyserate, woraufhin die herzunterstützende Therapie beendet werden musste [Seyfarth et al. 2008]. Auf der anderen Seite beschreiben einzelne Fallberichte und kardiologische Studien einen Benefit für Patienten, denen im Zusammenhang mit Hochrisikokatheterinterventionen oder akuter Mitralklappeninsuffizienz nach Myokardinfarkt, eine 2.5-Impella-Pumpe implantiert wurde. Beide Systeme weisen somit Vor- und Nachteile auf, sodass umsichtig abgewogen werden sollte, welche Patienten von dem einen und welche von dem anderen System profitieren. Aufgrund der möglichen unzureichenden kardialen Entlastung und der erhöhten Hämolyserate scheint jedoch die größere der kleineren Pumpe gegenüber von Vorteil zu sein.

? Welche Komplikationen und Kontraindikationen bestehen in der Therapie mit dem Impella-System?
Siehe Tabelle 16

Tab. 16: Komplikationen und Kontraindikationen der Impella-Therapie

Komplikationen	Kontraindikationen	
	Relativ	Absolut
Infektionen: • Vor allem lokal im Bereich der Implantationsstelle	Ausgeprägte pAVK	Aortenklappenstenose
Dislokation	Aortenaneurysma	Linksventrikuläre Thromben
Gefäßverletzungen: • Dissektion und Perforation der Aorta	Gerinnungsstörungen	
Aortenklappeninsuffizienz: • Fallberichte zeigen höhergradige Aortenklappenvitien.		
Hämolyse: • Impella 2.5 > Impella 5.0		
Thromboembolische Ereignisse: • Ischämie der Extremitäten • Darmischämie		

? Ist das Impella-System der IABP überlegen?
Im Vergleich zur venoarteriellen ECMO stellen die IABP und Impella die deutlich weniger invasiven Verfahren in der Therapie des kardiogenen Schocks dar. In der Literatur existieren zahlreiche Studien, die beide Systeme miteinander vergleichen. Die IABP galt bislang aufgrund niedriger Kosten und der leichteren Anwendung und Handhabung als das Verfahren der ersten Wahl bei hämodynamischer Instabilität während koronarvaskulären Interventionen. Die IABP-SHOCK-II-Studie [Thiele et al. 2012] konnte keinen Überlebensvorteil für die

IABP zeigen, sodass das Impella-System in Zukunft möglicherweise an Bedeutung gewinnen könnte. In der ISAR-SHOCK-Studie wurden beide Systeme (IABP vs. Impella 2.5) in der additiven Therapie des kardiogenen Schocks auf Boden eines akuten Myokardinfarktes miteinander verglichen. Trotz einer signifikanten Steigerung des Herzindex in der Gruppe der mit Impella 2.5 therapierten Patienten konnte kein Überlebensvorteil gegenüber der IABP gezeigt werden. Des Weiteren zeigte sich in der mit Impella 2.5 therapierten Gruppe eine signifikant erhöhte Hämolyserate [Seyfarth et al. 2008]. Auch wenn die kürzlich erschiene PROTECT-II-Studie Vorteile in der Therapie mit Impella 2.5 sieht [O'Neill et al. 2012], so fehlt dennoch die Signifikanz für ein verbessertes Outcome für Patienten, die mit dem PVAD therapiert werden. Schlussfolgernd stellen nach aktueller Studienlage beide assist devices gleichwertige additive Optionen in der Therapie des Myokardinfarktes dar.

VA-ECMO – venoarterielle extrakorporale Membranoxygenierung

Was ist eine VA-ECMO und wie funktioniert sie?

Die venoarterielle extrakorporale Membranoxygenierung stellt ein passageres assist device in der Therapie des akuten Herzversagens dar, kann aber auch in der Therapie des therapierefraktären Lungenversagens (ARDS) eingesetzt werden. Das Prinzip entspricht im Wesentlichen dem einer Herz-Lungen-Maschine während kardiochirurgischen Eingriffen. Über eine oder mehrere venöse Kanülen wird vor dem rechten Herzen Blut dem Körper Blut entzogen (outflow) und nach dem linken Herzen über eine arterielle Kanüle dem Körper wieder zugeführt (inflow). Es handelt sich somit um einen künstlichen, außerhalb des Körpers liegenden Herzbypass. Während der extrakorporalen Zirkulation wird dem Blut an einem Oxygenator CO_2 entzogen und O_2 zugeführt. Der Vollständigkeit halber soll die veno-venöse extrakorporale Membranoxygenierung (VV-ECMO) erwähnt werden, die im Gegensatz zur VA-ECMO aufgrund des fehlenden Herzbypasses nicht in der Therapie des akuten Herzversagens eingesetzt werden kann. Ihr Einsatzgebiet liegt in der Therapie der therapierefraktären Hyperkapnie und Hypoxie im Rahmen des ARDS. Das folgende Kapitel widmet sich v.a. den Besonderheiten der venoarteriellen ECMO.

Welche Kanülierungsmöglichkeiten existieren, und was ist dabei zu beachten?

Prinzipiell kann eine ECMO venoarteriell oder veno-venös über die in Tabelle 17 beschriebenen Gefäße kanüliert werden. Bei der Kanülierung unterscheidet man neben der Art der Gefäße auch die Lokalisation. Die Lokalisation ist v.a. bei der venoarteriellen Kanülierung von besonderer Bedeutung. Hierbei unterscheidet man die zentrale von der peripheren ECMO-Anlage. Die zentrale Anlage muss durch einen chirurgischen Eingriff erfolgen und wird dementsprechend v.a. in der Kardiochirurgie eingesetzt. Die periphere Anlage ist hingegen perkutan möglich und somit neben der Notfallanlage unter kardiopulmonaler Reanimation auch in nichtchirurgischen Abteilungen einsetzbar. Im Rahmen der peripheren ECMO-Anlage sind folgende Besonderheiten zu beachten:
▲ Vor Anlage der Kanülen sollte die Beurteilung der Femoralgefäße mittels Sonografie erfolgen. Die Größe der Kanülen sollte dem Durchmesser der Leistengefäße angepasst sein, um eine Ischämie der kanülierten Extremität zu vermeiden. Über eine additive nach distal platzierte Perfusionskanüle zur Versorgung des Beines sollte im Einzelfall entschieden werden.

◢ Im Rahmen der peripheren arteriellen Kanülierung wird das Blut über die A. femoralis in die Aorta descendens reinfundiert. Somit entsteht ein unphysiologischer retrograder Fluss, der dem physiologischen Auswurf des linken Herzens gegenübersteht. Im Fall eines totalen extrakorporalen Herzbypasses mit fehlendem kardialem Auswurf ist ein solches Kanülierungsverfahren akzeptabel. Im Rahmen des ECMO-Weanings oder einer nur partiellen kardialen Entlastung stellt die periphere venoarterielle Kanülierung eine Nachlaststeigerung des linken Ventrikels dar und sollte, wenn möglich, vermieden werden. In diesem Fall ist eine zentrale Umkanülierung mit antegradem Fluss sinnvoll.
◢ Die zerebrale Oxygenierung ist unter der peripheren VA-ECMO-Therapie am besten mittels Monitoring der arteriellen BGA aus der A. radialis dexter zu beurteilen.

Tab. 17: Möglichkeiten der ECMO-Kanülierung

Venoarterielle Kanülierung	Veno-venöse Kanülierung
Die venoarterielle ECMO-Kanülierung kann sowohl im Rahmen der Therapie des schweren ARDS als auch als assist device in der Therapie des kardialen Pumpversagens eingesetzt werden. Die venoarterielle Kanülierung kann sowohl zentral als auch peripher durchgeführt werden.	Aufgrund des fehlenden extrakorporalen Herzbypasses ist mit der veno-venösen ECMO-Kanülierung eine Herzersatztherapie nicht möglich. Ihr Einsatzgebiet liegt somit nur in der Therapie des ARDS.
Periphere Kanülierung:	
Venöse Kanülierung (outflow) • V. femoralis • V. jugularis interna Arterielle Kanülierung (inflow) • A. femoralis	Venöse Kanülierung (outflow) • V. femoralis • V. jugularis interna
Zentrale Kanülierung:	

Venöse Kanülierung (outflow)
• V. femoralis
• V. jugularis interna
  – Rechter Vorhof mit Thorax apertus
 	
Arterielle Kanülierung (inflow)
• A. axillaris über eine Gefäßprothese
  – Aorta ascendens über eine Gefäßprothese
  – Linker Ventrikel mit Thorax apertus
	Venöse Kanülierung (inflow)
	• V. femoralis
	• V. jugularis interna

In der Herzchirurgie existieren noch weitere Kanülierungsmöglichkeiten, die hier nur der Vollständigkeit halber erwähnt werden sollen: • Additive Anlage einer linksventrikulären Kanüle (Vent) in den linken Vorhof oder Ventrikel zur verbesserten Entlastung (outflow) • ECMO-Kanülierung als passageres isoliertes Rechtsherz-asssist-device über eine periphere Vene bzw. rechten Vorhof (outflow) – Truncus pulmonalis (inflow)	

Die Anlage einer VA-ECMO kann im Fall der perkutanen, nichtchirurgischen Implantation sowohl beim tief analgosedierten und intubierten als auch beim wachen und extubierten Patienten erfolgen (Wach-ECMO). Um eine ausgeprägte hämodynamische Instabilität infolge der Analgesie und Sedierung oder schwere beatmungsinduzierte Komplikationen zu vermeiden, kann die Indikation zur Wach-ECMO lebensrettend für den Patienten sein. Einzelne Fallberichte, aber auch Studien mit größeren Patientenzahlen zeigen sowohl in der Therapie des ARDS als auch beim therapierefraktären Herzversagen gute Ergebnisse [Nosotti et al. 2012; Fuehner et al. 2012; Camboni et al. 2009].

? Wo kann die VA-ECMO eingesetzt werden, und welche Evidenz existiert für das Verfahren?

Die Einsatzgebiete der VA-ECMO-Therapie liegen im therapierefraktären Herz- (ECLS = Extracorporeal Life Support) und Lungenversagen (ECMO), wobei die Indikation im Rahmen des ARDS v.a. bei nicht ausreichender Oxygenierung mittels veno-venöser extrakorporaler Membranoxygenierung liegt (s. Tab. 18).

Tab. 18: Indikationen zur ECMO-Therapie

Venoarterielle ECMO Übernahme der Herz- und Lungenfunktion	Veno-venöse ECMO Übernahme der Lungenfunktion
Kardiochirurgische Indikationen:	
• Drohendes kardiales Pumpversagen	• ARDS
• Akutes Koronarsyndrom mit kardiogenem Schock	• Pneumonie
• Postkardiotomiesyndrom nach kardiochirurgischem Eingriff	• Trauma
• Graftversagen nach Herztransplantation	• Bridging zur Lungentransplantation
• Operative Unterstützung bei Lungentransplantation anstelle einer Herz-Lungen-Maschine	
Nichtkardiochirurgische Indikationen:	
• Drohendes kardiales Pumpversagen	
• Akutes Koronarsyndrom mit kardiogenem Schock	
• Intoxikationen mit akutem Herz-Kreislauf-Stillstand	
• Unterkühlung mit Herz-Kreislauf-Versagen	
• Lungenarterienembolie mit akutem Rechtsherzversagen	

Vergleichbar mit dem LAVD kann die Therapie als bridge to recovery, als bridge to transplant oder als bridge to decision eingesetzt werden. Eine Therapie im Sinne einer destination therapy ist nicht möglich. Spätestens seit der H1N1-Epidemie in den Jahren 2009 und 2010 stellt die ECMO-Therapie ein Standartverfahren in der Therapie des therapierefraktären Lungenversagens dar. Allein in den vergangenen 2 Jahren wurden über 100 Publikationen zu diesem Thema veröffentlicht. Mit der CESAR-Studie [Peek et al. 2009] konnte das erste Mal ein Überlebensvorteil für Patienten im therapierefraktären ARDS unter ECMO-Therapie im Vergleich mit konservativ therapierten Patienten gezeigt werden. Voraussetzung war jedoch die Versorgung des Patienten in einem speziellen Studienzentrum. „Mit der CESAR-Studie wurde die extrakorporale Lungenunterstützung aus einem experimentellen, nicht abgesicherten Ultima-

Ratio-Graubereich in Richtung eines ernstzunehmenden, seriösen Organersatzverfahrens, gelenkt, welches schon vielen Menschen im Stadium der lebensbedrohlichen Hypoxämie bzw. Hyperkapnie das Leben gerettet hat. Dennoch dürfen die Ergebnisse nicht dazu verführen, eine ECMO-Therapie kritiklos und ohne überlegte Indikation breitflächig anzuwenden. Die Ergebnisse der CESAR-Studie und neue technische Entwicklungen müssen uns erst recht Verpflichtung sein, durch gut geplante klinische Studien herauszufinden, welche Patientengruppe bei welcher Lungenerkrankung in welchem Stadium davon profitiert. Trotz aller Miniaturisierung und vereinfachtem Handling handelt es sich um ein extrakorporales Organersatzverfahren, das mit gebührender Expertise und entsprechendem Respekt einzusetzen ist." [Bein et al. 2010]. Im Vergleich zu den positiven Ergebnissen der ARDS-Therapie existieren auf dem Gebiet der Kardiochirurgie keine evidenzbasierten Daten. Obwohl zahlreiche Publikationen in der VA-ECMO-Implantation durchaus eine Therapieoption im schweren low cardiac output nach kardiochirurgischen Eingriffen sehen, ist diese aber mit einer sehr hohen Mortalitätsrate von 80–90% und einem schlechten mentalen Outcome im Überlebensfall behaftet [Rastan et al. 2010; Bakhtiary et al. 2008]. Aufgrund hoher Letalitäts- und Komplikationsraten sowie der fehlenden Evidenz kann aktuell sowohl in der Therapie des Lungen- als auch des Herzversagens keine direkte Empfehlung gegeben werden. Vielmehr muss für jeden einzelnen Patienten die Entscheidung neu und differenziert diskutiert werden.

> **? Wie lange kann eine ECMO-Therapie gefahren werden, und welche Komplikationen können auftreten?**

Sowohl in der Therapie des Herz- als auch in der des Lungenversagens existieren keine Empfehlungen und Limitierungen bez. der Liegedauer. Bei einem Blick in die Literatur sind die Tage unter ECMO-Therapie entsprechend variabel. Im Rahmen der akuten linksventrikulären Entlastung beträgt die Liegedauer etwa 3–8 Tage. Bei Rechtsherzversagen wird die ECMO-Therapie i.d.R. über 2–4 Wo. durchgeführt. Vergleichbare Zeiten werden auch in der Therapie des akuten Lungenversagens beschrieben. Im Fall eines therapierefraktären Herz- oder Lungenversagens mit fehlender Organerholung (bridge to recovery) wird die ECMO-Therapie im Rahmen einer „Bridge to transplant"-Option durchgeführt. Dementsprechend können Liegezeiten bis zu > 100 Tage resultieren. Es existieren zahlreiche Fallberichte über Wach-ECMO-Patienten unter Spontanatmung über mehrere Monate. Je länger die Liegedauer, desto höher die Gefahr von möglichen Komplikationen. Aufgrund der Notwendigkeit der therapeutischen Antikoagulation sind hämostasiologische Komplikationen die am häufigsten ungewollt auftretenden Ereignisse. Weitere Komplikationen werden in Tabelle 19 beschrieben.

Tab. 19: Komplikationen unter ECMO-Therapie

Komplikationen
Blutungen, Gefäßdissektionen, Gefäßperforationen
Thromben: • Im Schlauchsystem mit nachfolgender Embolisation in den Organismus • Vor allem bei peripherer VA-ECMO durch retrograden Flow kardiale und/oder aortale Thrombenbildung
Hämolyse
Disseminierte intravasale Gerinnung
Heparininduzierte Thrombozytopenie
evWS
Ansaugen der venösen Kanülen bei Hypovolämie mit ECMO-Dysfunktion
Kanülendislokation
Neurologische Komplikationen: • Thromboembolischer Apoplex • Intrazerebrale Blutungen • Zerebrale Hypoxie, v.a. im Rahmen der peripheren VA-ECMO durch zerebrale Minderperfusion
Kardiale Hypoxie, v.a. im Rahmen der peripheren VA-ECMO durch kardiale Minderperfusion
Infektionen
Ischämien der unteren Extremität
Kompartmentsyndrom: • Der unteren Extremität durch Minderperfusion • Der oberen Extremität durch Hyperperfusion oder Minderperfusion bei axillärer Kanülierung
Verstopfen des Oxygenators mit systemischer Hypoxie
ECMO-Ausfall

 Welche hämostasiologischen Veränderungen existieren und wie werden diese therapiert?

Wie im vorherigen Abschnitt beschrieben, ist trotz des heparinbeschichteten Schlauchsystems während der ECMO-Therapie eine therapeutische Antikoagulation obligat. Diese wird i.d.R. mit unfraktioniertem Heparin mit einer Ziel-ACT von 160–180 s durchgeführt. Bei vorliegender HIT sind Argatroban und Lepirudin als Alternativen einsetzbar. Aufgrund der großen Fremdoberfläche kommt es während der Therapie zu einer Beeinflussung der Hämostase, die sich sowohl in einer Blutungsneigung als auch einer Thrombenbildung äußern kann. Durch den roller- oder axialpumpengetriebenen extrakorporalen Kreislauf kann es additiv zu therapierelevanten Thrombozytenfunktionsstörungen kommen. Des Weiteren können Patienten unter ECMO-Therapie ein evWS entwickeln [Heilmann et al. 2011]. Obwohl nicht alle Patienten mit nachgewiesenem evWS Blutungskomplikationen zeigen, stellt es einen relevanten Risikofaktor dar. Infolge der dauerhaften Gerinnungsaktivierung kann es zu einer überschießenden Fibrinolyse kommen. Die Gerinnungsdiagnostik kann suffizient mittels Rotationsthrombelastografie erfolgen [Oliver et al. 2009]. Siehe auch Tabelle 20.

Tab. 20: Therapie von hämostasiologischen Komplikationen

Therapie hämostasiologischer Komplikationen	
• Heparininduzierte Thrombozytopenie	• Umstellung auf Argatroban oder Lepirudin
• Blutung bei V.a. erworbenes Von-Willebrand-Syndrom	• Gabe von Desmopressin • Zufuhr des vWF in Form vWF-haltigen Gerinnungsfaktorenkonzentraten • Ultima-Ratio-Gabe von aktiviertem Faktor VII/Faktor VIII
• Blutung bei V.a. Hyperfibrinolyse	• Gabe von Tranexamsäure
• Thromben im Schlauchsystem	• Wechsel des Systems
• Fibrinablagerungen im Oxygenator	• Wechsel des Oxygenators
• Thrombozytopenie	• Substitution von Thrombozytenkonzentrat

? Was ist beim Weaning zu beachten und wie sollte es erfolgen?

Mit dem Weaning der ECMO kann nach erfolgreicher kardialer oder pulmonaler Regeneration begonnen werden. Die Entwöhnung sollte vorsichtig über 24–48 h nach einem vorgegebenen Weaningprotokoll erfolgen. Obwohl der richtige Zeitpunkt für ein erfolgreiches Weaning viel Expertise und v.a. Erfahrung erfordert, kann man sich an folgenden laborchemischen und klinischen Parameter orientieren:

Kardiales VA-ECMO-Weaning
◢ Verbesserung der kardialen Pumpfunktion durch regelmäßige Visualisierung mittels Echokardiografie
◢ Reduktion der Katecholamine
◢ Zunahme der Blutdruckamplitude
◢ Hämodynamische Stabilität:
  – $S_{sv}O_2$ von > 70%
  – Gute Organperfusion und -funktion

Pulmonales VA/VV-ECMO-Weaning
◢ Röntgenologische Besserung des Thoraxbefundes
◢ Verbesserung der pulmonalen Compliance und Resistance
◢ Anhaltend p_aO_2 > 60 mmHg und konstanter p_aCO_2 unter ausgeschaltetem Oxygenator

Der richtige Zeitpunkt für das Beginnen der Entwöhnung von der mechanischen Unterstützung sollte stets eine Teamentscheidung sein. Ein zu frühes Weaning gefährdet den Patienten und beeinflusst die bisherigen Bemühungen negativ. Vor dem Beginn der Entwöhnung sollten die kardiale und pulmonale Organfunktion bestmöglich optimiert werden (s. Tab. 21).

Während des Weanings muss mit einem Weaningversagen gerechnet werden. Um ein solches frühestmöglich zu erkennen, ist der Blick auf die Klinik des Patienten sowie folgende Parameter regelmäßig zu monitorisieren:

Tab. 21: Kardiale und pulmonale Optimierung vor VA-ECMO-Weaning

Kardiale Optimierung
Ziel der kardialen Optimierung müssen die Steigerung der Inotropie sowie die Senkung der kardialen Vor- und Nachlast sein.
• Unterstützung und Steigerung der Inotropie mittels Phosphodiesterase-5-Hemmer (PDEV-Hemmer), Levosimendan und Katecholamine (Dobutamin und Adrenalin)
• Selektive rechtsventrikuläre Nachlastsenkung mittels inhalativen Stickstoffmonoxids (iNO) oder inhalativen Prostazyklins
• Reduktion der kardialen Vorlast durch Volumenrestriktion mit negativer bis ausgeglichener Flüssigkeitsbilanz
• Systemische biventrikuläre Nachlastsenkung mittels Nitraten, Nitroprussidnatrium, Urapidil oder Dihydralazin
Pulmonale Optimierung
Im Rahmen der VA-ECMO-Therapie kommt es häufig auf dem Boden einer Vasoplegie und infolge einer Oberflächenaktivierung zu einem ausgeprägten Kapillarleck mit konsekutiver Hypovolämie und interstitieller, insbesondere auch pulmonaler Volumenüberladung, sodass Patienten unter VA-ECMO-Therapie i.d.R. positiv bilanziert sind. Ziel der Bemühungen muss dementsprechend neben der kardialen auch die pulmonale Optimierung sein.
• Negative bis ausgeglichene Bilanzierung mittels Diuretika oder Dialyse bei akutem Nierenversagen
• Entlastung von Pleuraergüssen
• Bronchialtoilette mittels Bronchoskopie
• Lungenprotektive Beatmung

Kardiales VA-ECMO-Weaning

- Klinik (obere Einflussstauung, Ödembildung, Lungenödem, Zyanose, periphere Vasokonstriktion)
- Bedarf an inotropen Substanzen
- Diurese:
  - Laborchemisches Monitoring:
    - Leberwerte zur Beurteilung eines möglichen rechtsventrikulären „Rückwärtsversagens"
    - $S_{sv}O_2$ oder $S_{zv}O_2 > 70\%$, Laktat, pH-Wert und base excess zur Beurteilung eines möglichen kardialen Vorwärtsversagens
  - Erweitertes hämodyamisches Monitoring:
    - Ventrikuläre Füllungsdrücke (ZVD und PWP)
    - Systemischer und pulmonalvaskulärer Widerstandsindex (SVRI und PVRI)
    - Pulmonarterieller Druck
  - Echokardiografie:
    - Bestimmung echokardiografischer Parameter

Pulmonales VA/VV-ECMO-Weaning

- Klinik (Zyanose, Tachypnoe bei Spontanatmung)
- p_aO_2

- Periphere Sauerstoffsättigung
- Horovitz-Quotient

Im Fall eines erfolgreichen Weanings mit stabilen Organfunktionen kann die VA-ECMO entfernt werden. Sollten während der Entwöhnung Organdysfunktionen, wie Nierenversagen oder respiratorische und kardiale Insuffizienz, auftreten, sollte der Abbruch des Weaningversuchs erfolgen und der VA-ECMO-Fluss wieder auf den ursprünglichen erhöht werden.

? Wie kann man die wichtigsten Aspekte kardialer Unterstützungssysteme zusammenfassen?

Im Zusammenhang mit der Diskussion sei an dieser Stelle auf die S3 Leitlinie „Infarktbedingter kardiogener Schock – Diagnose, Monitoring und Therapie" [Werdan et al. 2011] hingewiesen.

Herzunterstützende Systeme stellen einen neuen Therapieansatz in der Therapie der akuten und chronischen Herzinsuffizienz dar. In vielen Studien konnte ein Nutzen belegt und – im Vergleich zur konservativen medikamentösen Therapie – ein Überlebensvorteil gezeigt werden. Mit Ausnahme der LVAD und der größeren Impella-Pumpe ist eine perkutane Implantation möglich, sodass sowohl die IABP als auch die venoarterielle ECMO und das Impella-2.5-System unabhängig von kardiochirurgischen bzw. sonstigen chirurgischen Fachbereichen eingesetzt werden können. Der Wunsch, dem einzelnen Patienten um jeden Preis helfen zu wollen, und die vorliegenden technischen Möglichkeiten bergen jedoch die Gefahr der unreflektierten und falschen Anwendung von herzunterstützenden Systemen und sollte unbedingt vermieden werden. Aktuell scheint es v.a. für die ECMO-Therapie einen Trend zum breiten Einsatz zu geben. Die Implantation und v.a. die postinterventionelle Betreuung sollten jedoch speziellen Zentren vorbehalten werden. Bei einem Blick in die Literatur findet man keine allgemein gültige Empfehlung, wann welches assist device am besten einzusetzen ist, sodass die Entscheidung für jeden einzelnen Patienten individuell getroffen werden muss.

Das VAD stellt unter den besprochenen herzunterstützenden Systemen das einzige Modell für die Therapieoption destination therapy dar. Aufgrund fehlender Organangebote bei einem gleichzeitig wachsenden Bedarf und des technischen Fortschritts wird es in der Zukunft deutlich mehr Patienten mit Kunstherzen geben. Allein diese Tatsache lässt die eingangs gestellte Frage „Kardiale Unterstützungssysteme – nur in der Kardiochirurgie relevant?" mit nein beantworten, da Patienten mit Kunstherzen auch außerhalb ihres kardiochirurgischen Zentrums ärztlich versorgt werden müssen. Sowohl Hausärzte als auch Ärzte anderer Fachbereiche und Kliniken werden in Zukunft in höherem Maße mit Kunstherzpatienten konfrontiert.

Die Frage über die Relevanz von herzunterstützenden Systemen außerhalb herzchirurgischer Einrichtungen lässt sich allerdings mit ja beantworten, wenn man den Einsatz von assist devices in anderen Fachbereichen diskutiert. In kardiologischen Kliniken stellt der Einsatz von IABP und Impella-Systemen keine Seltenheit dar. Auch die perkutane VA-ECMO-Implantation ist an keine herzchirurgische Abteilung gebunden und wird auf kardiologischen Intensivstationen eingesetzt. Ebenfalls wird die ECMO-Therapie erfolgreich in der Therapie des therapierefraktären Lungenversagens eingesetzt.

Abgesehen von der im obigen Abschnitt beschriebenen Konkurrenz zwischen IABP und Impella können die vorgestellten herzunterstützenden Systeme nicht als konkurrierende, sondern vielmehr als sich addierende Therapieoptionen gesehen werden. Mit wachsender Invasivität steigt das Risiko von Nebenwirkungen und Komplikationen. Im Rahmen einer Eskalationstherapie könnte vor einer VA-ECMO-Implantation die IABP oder ein Impella-System ausreichend für eine suffiziente kardiale Unterstützung sein. Sollte sich das gewählte Verfahren als nicht ausreichend erweisen, wäre eine Eskalation auf ein effektiveres Verfahren möglich. Auch bei der Betrachtung zwischen VA-ECMO und LVAD sollte der gemeinsame additive Effekt genutzt werden. Kommt es im Rahmen der operativen LVAD-Implantation zu einem therapierefraktären Rechtsherzversagen, kann mittels VA-ECMO eine additive temporäre kardiale Entlastung angeboten werden.

Herzunterstützende Systeme eröffnen der Medizin neue therapeutische Optionen in der Behandlung schwerstkranker Menschen. Der Wunsch, seinem Patienten helfen zu wollen, kann aufgrund der neuen technischen Möglichkeiten jedoch auch fatale Folgen für den Patienten haben. Um dem eigenen und v.a. dem Anspruch des Patienten zu genügen, sollte die Indikation für die Implantation eines mechanischen Unterstützungssystems mit Bedacht gestellt werden.

Literatur

Bakhtiary F et al., Venoarterial extracorporeal membrane oxygenation for treatment of cardiogenic shock: clinical experiences in 45 adult patients. J Thorac Cardiovasc Surg (2008), 135(2), 382–388
Bartley P et al., The RECOVER I: a multicenter prospective study of Impella 5.0/LD for postcardiotomy circulatory support. J Thorac Cardiovasc Surg (2012) [Epub ahead of print]
Bein T et al., Salve CESAR, deine Kritiker grüßen dich! INTENSIV News – Forum für Intensiv- und Notfallmedizin. Jahrgang 14, Ausgabe 4/2010, 10–12
Camboni D et al., Possibilities and limitations of a miniaturized long-term extracorporeal life support system as bridge to transplantation in a case with biventricular heart failure. Interact Cardiovasc Thorac Surg (2009), 8(1), 168–170
Crow S et al., Acquired von Willebrand syndrome in continuous-flow ventricular assist device recipients. Ann Thorac Surg (2010), 90(4), 1263–1269
Engstrom AE et al., The Impella 2.5 and 5.0 devices for ST-elevation myocardial infarction patients presenting with severe and profound cardiogenic shock: The Academic Medical Center intensive care unit experience. Crit Care Med (2011), 39, 2072–2079
Fuehner T et al., Extracorporeal membrane oxygenation in awake patients as bridge to lung transplantation. Am J Respir Crit Care Med (2012), 185(7), 763–768
Haddad F et al., The Right Ventricle in Cardiac Surgery, a Perioperative Perspective: I. Anatomy, Physiology, and Assessment. Anesth Analg (2009a), 108, 407–421
Haddad F et al., The Right Ventricle in Cardiac Surgery, a Perioperative Perspective: II. Pathophysiology, Clinical Importance and Management. Anesth Analg (2009b), 108, 422–433
Heilmann C et al., Acquired Von Willebrand Syndrome in patients with extra-corporeal life support (ECLS) or membrane oxygenation (ECMO). Thorac cardiovasc Surg (2011), 59 – V136
John R et al., Improved survival and decreasing incidence of adverse events with the HeartMate left ventricular assist device as bridge-to-transplant therapy. Ann Thorac Surg (2008), 86, 1227–1235
Krishna M et al., Principles of intra-aortic balloon pump counterpulsation. Contin Educ Anaesth Crit Care Pain (2009), 9(1), 24–28
Nosotti M et al., Extracorporeal membrane oxygenation with spontaneous breathing as a bridge to lung transplantation. Interact Cardiovasc Thorac Surg (2012) [Epub ahead of print]
Oliver WC et al., Anticoagulation and coagulation management for ECMO. Semin Cardiothorac Vasc Anesth (2009), 13(3), 154–175

O'Neill WW et al., A Prospective Randomized Clinical Trial of Hemodynamic Support with Impella 2.5TM versus Intra-Aortic Balloon Pump in Patients Undergoing High-Risk Percutaneous Coronary Intervention: the PROTECT II Study Circulation (2012), 126(14), 1717–1727

Peek GJ et al., Efficacy and economic assessment of conventional ventilatory support versus extracorporeal membrane oxygenation for severe adult respiratory failure (CESAR): a multicentre randomised controlled trial. Lancet (2009), 374(9698), 1351–1363

Pucher P et al., Is heparin needed for patients with an intra-aortic balloon pump? Interact CardioVasc Thorac Surg (2012), 15(1), 136–113

Rastan AJ et al., Early and late outcomes of 517 consecutive adult patients treated with extracorporeal membrane oxygenation for refractory postcardiotomy cardiogenic shock. J Thorac Cardiovasc Surg (2010), 139(2), 302–311

Seyfarth M et al., A Randomized Clinical Trial to Evaluate the Safety and Efficacy of a Percutaneous Left Ventricular Assist Device Versus Intra-Aortic Balloon Pumping for Treatment of Cardiogenic Shock Caused by Myocardial Infarction. J Am Coll Cardiol (2008), 52(19), 1584–1588

Thiele H et al., Intraaortic Balloon Support for Myocardial Infarction with Cardiogenic Shock. N Engl J Med (2012), 367, 1287–1296

Unverzagt S et al., Intra-aortic balloon pump counterpulsation (IABP) for myocardial infarction complicated by cardiogenic shock. Cochrane Database Syst Rev (2011), 7, CD007398

Werdan K et al., S3 Leitlinie – Infarktbedingter kardiogener Schock – Diagnose, Monitoring und Therapie. Kardiologe (2011), 5, 166–224

Welche Möglichkeiten des hämodynamischen Monitorings gibt es?

Thomas Hentschel

Grundlagen des hämodynamischen Monitorings

Trotz einer teilweise widersprüchlichen Studienlage im Hinblick auf den Nutzen des erweiterten hämodynamischen Monitorings gilt die Durchführung desselben in der klinischen Praxis – insbesondere bei hämodynamischer Instabilität und dem Einsatz vasoaktiver Substanzen – als zielführendes Instrument zur Steuerung einer erfolgreichen Kreislauftherapie. Hierbei wird der Abschätzung der ventrikulären Vorlast einerseits und der Ermittlung des Herzzeitvolumens andererseits eine zentrale Bedeutung zugeschrieben.

Es gibt zahlreiche Techniken, die zu diesem Zweck sowohl intraoperativ als auch auf der Intensivstation Anwendung finden.

In Hinblick auf die Invasivität der jeweiligen Methode wird zwischen (hoch)invasiven (z.B. Pulmonalarterienkatheter), semiinvasiven (z.B. transösophageale Echokardiografie) und noninvasiven (z.B. NiCO) Methoden unterschieden.

Ferner unterteilt man insbesondere bez. der Erhebung des Herzzeitvolumens in **kontinuierliche**, **diskontinuierliche** und **semikontinuierliche** Verfahren.

Unter diskontinuierlichen Methoden versteht man z.B. die Messung des Herzzeitvolumens durch manuelle Anwendung der Thermo- oder Indikatordilution beim Pulmonalarterienkatheter oder beim COLD-System (COLD = cardiac output lung disease).

Zu den kontinuierlichen Techniken zählen bspw. alle Methoden der Pulskonturanalyse (PiCCO, LiDCO etc.). Hier wird der Messwert in kurzen Zeitintervallen von wenigen Sekunden erneuert, und somit reagiert das System im Verlauf von wenigen Herzschlägen. Diese kontinuierliche Erfassung bietet die Möglichkeit der Hinterlegbarkeit von Grenzwerten mit automatischer Alarmierung, was den Vorteil hat, dass der Therapeut unmittelbar davon informiert wird, wenn z.B. das Herzzeitvolumen unter eine kritische Grenze fällt, und nicht erst dann, wenn bei Anwendung eines diskontinuierlichen Verfahrens die nächste Messung durchgeführt wird.

Ferner lässt sich durch die zeitnahe Werterfassung eine bessere Beurteilung der Wirksamkeit von getroffen Maßnahmen realisieren: Reagiert ein Patienten bspw. auf Volumenzufuhr, wird der Effekt schon während der laufenden Infusion durch den Anstieg der kontinuierlich erhobenen Werte aus der Pulskonturanalyse sichtbar.

Als semikontinuierlich wird die automatische Wiederholung von diskontinuierlichen Messungen exempli gratia einer pulmonalarteriellen Thermodilutionsmessung bezeichnet. Es steht somit ca. alle 30 s ein neuer Messpunkt zur Verfügung; die Messungen werden über mehrere Zeitintervalle gemittelt. Der Vorteil der Alarmhinterlegung ist auch hier gegeben; prinzipiell besteht auch hier der oben beschriebene Vorteil der vereinfachten Beurteilbarkeit der Wirkung getroffener Maßnahmen durch die kontinuierliche Trenderfassung. Das System reagiert jedoch träger, sodass sich diese Änderungen erst mit einer Zeitverzögerung von 8–10 min [Wittkowski et al. 2009] zeigen, was durchaus eine klinische Relevanz haben kann.

Im Folgenden werden wesentliche Aspekte der am häufigsten verwendeten Verfahren des erweiterten hämodynamischen Monitorings beschrieben.

Methoden des hämodynamischen Monitorings

Pulmonalarterienkatheter (PAK)

Die Verwendung des Pulmonalarterienkatheters ist von ausgesprochen hoher Invasivität und mit erheblichen Gefahren verbunden (s.u.) [Connors und Castele 1985]. Deshalb hat seine Verwendung in den vergangenen Jahren auf allen Feldern seiner klinischen Anwendung an Boden verloren [Torgersen et al. 2011]; sein Einsatz sollte heutzutage nur noch unter Berücksichtigung spezieller Indikationen von Ärzten mit hinreichender Expertise im Umgang mit diesem risikoreichen Verfahren erfolgen [Dalen und Bone 1996]. Dennoch haben viele Untersuchungen gezeigt, dass der Kenntnisstand auch von Ärzten, die den Pulmonalarterienkatheter regelmäßig einsetzen, oft unzureichend ist [Iberti et al. 1990]. Möglicherweise ist dies einer der Gründe dafür, dass bisher kein eindeutiger Nachweis dafür existiert, dass das Monitoring mit dem PAK eine Verbesserung des Outcomes bewirkt [Wittkowski et al. 2009]. Seit der klinischen Einführung des Pulmonalarterienkatheters vor über 40 Jahren ist dieses Verfahren millionenfach eingesetzt worden. In dieser Zeit hat ein erheblicher Erkenntnisgewinn bez. der Kreislaufsteuerung des Intensivpatienten stattgefunden. So gibt es mittlerweile eine Vielzahl von Untersuchungen über die Kreislauftherapie im septischen Schock [Meier-Hellmann et al. 1997]. Diese Forschungsergebnisse der letzten Jahrzehnte waren nur durch Studien möglich, in die auch in erheblichem Umfang Daten, die mittels Pulmonalarterienkatheter erhoben wurden, eingeflossen sind. Die kollektive Learning Curve, die zu dieser Verbesserung vasoaktiver Therapie geführt hat, wäre also ohne das PAK-Monitoring nicht realisierbar gewesen. Somit ist dem Pulmonalarterienkatheter, obwohl seine Bedeutung heute sehr umstritten ist, in der historischen Entwicklung der intensivmedizinischen Kreislauftherapie sicher eine herausragende Rolle zuzusprechen.

In der heutigen Situation, in der man einerseits auf die so gewonnenen Erkenntnisse zurückgreifen kann, und andererseits auch eine Reihe von deutlich weniger invasiven Methoden als Alternativen zum PAK für das erweiterte hämodynamische Monitorings zur Verfügung stehen, kann der Einsatz dieses hochinvasiven Verfahrens auf die Fälle beschränkt werden, in der der Intensivtherapeut auf Informationen angewiesen ist, die ausschließlich mit dem Pulmonalarterienkatheter gewonnen werden können, bspw. dann, wenn das Monitoring der Drücke im kleinen Kreislauf erforderlich ist. Zum reinen HZV-Monitoring ist die Verwendung des PAK sicherlich nicht mehr gerechtfertigt. Dies spiegelt sich auch darin wider, dass es weltweit zu einer wesentlichen Abnahme der Anzahl von Anwendungen des PAK gekommen ist, so ist in den USA die Menge der verwendeten Pulmonalarterienkatheter um ca. 65% gesunken [Wiener und Welch 2007].

Was sind Komplikationen bei der Verwendung eines Pulmonalarterienkatheters?

Punktion
- Fehlpunktion
- Blutung
- Pneumothorax
- Gefäß- und Nervenschädigung

Positionierung
- Arrhythmien (anhaltende ventrikuläre Arrhythmie, RSB)
- Knotenbildung
- Trikuspidalklappenverletzung

Verweilen und Verwendung
- Ruptur der Pulmonalarterie
- Infarzierung
- Infektionen (Kathetersepsis, Endokarditis)
- Thromboembolie/Luftembolie/Tod
- Fehllage außerhalb West-Zone III:
  - Fehlerhafte Messwerterhebung
  - Fehlinterpretation der Daten

Wie wird bei der Verwendung des Pulmonaliskatheters das Herzzeitvolumen bestimmt?

Das Herzzeitvolumen wird mittels des pulmonalarteriellen Thermodilutionsprinzips gemessen [Wittkowski et al. 2009]. Dazu wird ein definiertes Volumen kalter Flüssigkeit (Standard: 10 ml eisgekühlte 0,9%ige NaCl-Lösung) in ein zentralvenös platziertes Lumen des PAK injiziert und die dadurch verursachte Abkühlung des Blutes in der A. pulmonalis mit einem Thermistor am distalen Katheterende erfasst. Aus dem Verlauf der Thermodilutonskurve kann unter Verwendung der Stewart-Hamilton-Gleichung in der in Abbildung 15 dargestellten Weise das Herzzeitvolumen abgeleitet werden.

Pulmonalarterienkatheter neuerer Generationen sind in der Lage, anstelle des manuellen Bolusverfahrens durch eine Folge von Heizimpulsen, die in kurzem zeitlichem Abstand aus

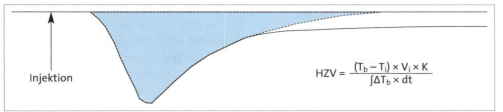

Abb. 15: Charakteristische Thermodilutionskurve mit Stewart-Hamilton-Gleichung. Die vom Kurvenverlauf eingeschlossene Fläche ist reziprok-proportional zum Herzzeitvolumen. Um eine Verfälschung durch Rezirkulationsphänomene auszuschließen, wird zur Berechnung des HZV der initiale, steil abfallende Verlauf der Dilutionskurve extrapoliert.
HZV = Herzzeitvolumen, T_b = Bluttemperatur, T_i = Injektattemperatur, V_i = Injektatvolumen, K = Injektatkonstante, $\int \Delta T_b \times dt$ = Fläche unter der Thermodilutionskurve

Thermofilamenten am proximalen Katheter abgegeben werden und zu einer geringfügigen Erwärmung des vorbeiströmenden Blutes führen, das Herzzeitvolumen zu bestimmen. Diese sog. Continuous-cardiac-output (CCO)-Messung ist ein semikontinuierliches Verfahren (s.o.).

Weitere technische Fortentwicklungen des PAK stellen die kontinuierliche Messung der gemischt-venösen Sättigung S_vO_2 durch ein optisches Modul und die Erfassung der rechtsventrikulären Volumina dar (s. Abb. 16).

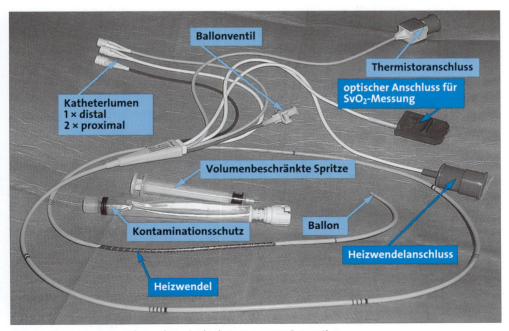

Abb. 16: Elemente eines Pulmonalarterienkatheters neuerer Generation

? Wie wird die rechtsventrikuläre Ejektionsfraktion (RVEF) bestimmt, und welche Bedeutung hat dieser Wert?

Zur Abschätzung der rechtsventrikulären Volumina und der RVEF sind sog. Fast-response-Thermistoren notwendig, die kleinste Temperaturänderungen in kürzester Zeit (50–100 ms) erfassen können. Durch den in Abbildung 17 dargestellten Algorithmus gelingt die Abschätzung des endsystolischen Volumens (ESV) und enddiastolsichen Volumens (EDV) des rechten Ventrikels und damit die Angabe der RVEF.

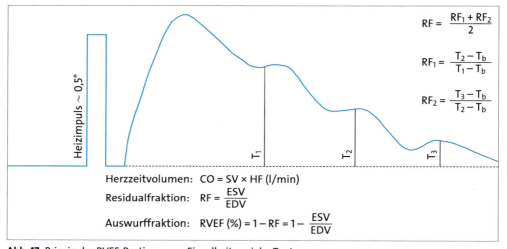

Abb. 17: Prinzip der RVEF-Bestimmung. Einzelheiten siehe Text
$RF_{(1, 2)}$ = Residualfraktion des 1. und 2. Herzzyklus nach Applikation des Heizimpulses; T_b = Ausgangstemperatur des Blutes vor dem Heizimpuls; $T_{(1, 2, 3)}$ = Temperatur über Ausgangstemperatur

Der Pulmonalarterienkatheter bietet unter allen Methoden des erweiterten hämodynamischen Monitorings das umfassendste Messwerteprofil. Die direkt gemessenen und die daraus rechnerisch abgeleiteten hämodynamischen Größen sind in Tabelle 22 und 23 aufgeführt.

Tab. 22: Hämodynamische Größen, die mittels Pulmonalarterienkatheter direkt gemessen werden können

Messwert	Maßeinheit	Normalbereich
CO	l/min	5–6
ZVD	mmHg	2–8
sPAP	mmHg	15–30
dPAP	mmHg	4–12
mPAP	mmHg	9–16
PCWP	mmHg	5–12
SvO_2	%	70–75
PvO_2	mmHg	~ 30

CO = cardiac output; ZVD = zentralvenöser Druck; s (d) [m] PAP = systolischer (diastolischer) [mittlerer] Pulmonalarteriendruck; PCWP = pulmonary capillary wedge pressure; SvO_2 = gemischt-venöse Sättigung; PvO_2 = gemischt-venöser Sauerstoffpartialdruck

Tab. 23: Hämodynamische Größen, die mittels Pulmonalarterienkatheter errechnet werden können

Parameter	Maßeinheit	Formel
CI	l/min	HZV/KOF
SV	ml	HZV/HF × 1000
SI	ml/m²	SV/KOF
SVR	dyn × s/cm⁵	79,96 × (MAP − ZVD)/HZV
SVRI	dyn × s/cm⁵ × m²	SVR × KOF
PVR	dyn × s/cm⁵	79,96 × (MPAP − PCWP)/HZV
PVRI	dyn × s/cm⁵ × m²	PVR × KOF
LCW	kg × m	0,0136 × (MAP − PCWP) × HZV
LCWI	kg × m/m²	LCW/KOF
LVSW	g × m	0,0136 × (MAP − PCWP) × SV
LVSWI	g × m/m²	LVSW/KOF
RCW	kg × m	0,0136 × (MPAP − ZVD) × HZV
RCWI	kg × m/m²	RCW/KOF
RVSW	g × m	0,0136 × (MPAP − ZVD) × SV
RVSWI	g × m/m²	RVSWI/KOF
CaO_2	ml/dl	(0,0138 × Hb × SaO_2) + 0,0031 × PaO_2
CvO_2	ml/dl	(0,0138 × Hb × SvO_2) + 0,0031 × PvO_2
$avDO_2$	ml/dl	$CaO_2 - CvO_2$
O_2AV	ml/min	CaO_2 × HZV × 10
O_2AVI	(ml/min)/m²	O_2AV/KOF
VO_2	ml/min	$avDO_2$ × HZV × 10
VO_2I	(ml/min)/m²	VO_2/KOF
PAO_2	mmHg	FiO_2 × (Atmosphärendruck − 47) − $PaCO_2$
O_2ER	Dezimal	$(CaO_2 - CvO_2)/CaO_2$
$aADO_2$	mmHg	$PAO_2 - PaO_2$
Qs/Qt	%	$\frac{100 \times (1{,}34 \times HB + 0{,}0031 \times PAO_2 - CaO_2)}{(1{,}34 \times HB + 0{,}0031 \times PAO_2 - CvO_2)}$

CI = cardiac index; SV = Schlagvolumen; SI = Schlagvolumenindex, SVR = systemic vascular resistance; SVRI = systemic vascular resistance index; PVR = pulmonary vascular resistance; PVRI = pulmonary vascular resistance index; LCW = left cardiac work; LCWI = left cardiac work index; LVSW = left ventricular stroke work; LVSWI = left ventricular stroke work index; RCW = right cardiac work; RCWI = right cardiac work index; RVSW = right ventricular stroke work; RVSWI = right ventricular stroke work index; CaO_2 = arterieller Sauerstoffgehalt; CvO_2 = gemischt-venöser Sauerstoffgehalt; $avDO_2$ = arteriovenöse Sauerstoffgehaltsdifferenz; O_2AV = Sauerstoffangebot; O_2AVI = Sauerstoffangebotsindex; VO_2 = Sauerstoffausschöpfung; VO_2I = Sauerstoffausschöpfungsindex; PAO_2 = alveolärer Sauerstoffpartialdruck; O_2ER = oxygen extraction ratio; $aADO_2$ = alveolär-arterielle Sauerstoffdifferenz; Qs/Qt = pulmonaler Shuntanteil (Shunt)

Der pulmonalkapilläre Verschlussdruck (pulmonary capillary wedge pressure, PCWP), der durch Ballonokklusion der Pulmonalarterie ermittelt wird, kann als Surrogatparameter für den linksventrikulären enddiastolischen Druck (LVEDP) und soll somit als Maß für die linksventrikuläre Vorlast gewertet werden. Allerdings wird die Abschätzung des LVEDP durch die Messung des PCWP durch zahlreiche Faktoren beeinflusst, wie z.B. die Positionierung der Katheterspitze außerhalb der West-Zone III, ein vorhandenes Mitralvitium oder reduzierte Compliance des linken Ventrikels bei Linksherzinsuffizienz etc. Aufgrund dieser Tatsache ist die linksventrikuläre Vorlast nur sehr unzureichend durch den PCWP abschätzbar; was auch bedeutet, dass alle Größen, in die der PCWP rechnerisch eingeht {z.B. PVR(I), RCW(I) RVSW(I)}, ebenfalls nur sehr eingeschränkt aussagefähig sind.

Ferner ist die linksventrikuläre Vorlast ein Maß für die myofibrillare Vordehnung und wird somit durch das linksventrikuläre enddiastolische **Volumen** LVEDV bestimmt. Aufgrund dieser Tatsachen ist es wenig erstaunlich, dass zahlreiche Untersuchungen eine völlig unzureichende Korrelation zwischen dem PWCP und der Volumenreagibilität des kardiovaskulären Systems gezeigt haben [Michard 2002; Sander et al. 2007].

 Wie funktionieren die verschiedenen Verfahren der Pulskonturanalyse und welche Bedeutung haben diese?

Das PiCCO-System (Pulsion Medical Systems GmbH, München)

In letzter Zeit haben sich verschiedene alternative Methoden etabliert, die das Herzzeitvolumen kontinuierlich durch eine fortlaufende Analyse der arteriellen Druckkurve ermitteln – z.T. ist hierfür eine Kalibration des Systems durch Indikator oder Thermodilution erforderlich (s. Tab. 24).

Tab. 24: Notwendigkeit von Kalibration und erforderliches Katheterinstrumentarium für die gängigen Pulskonturanalyseverfahren

	PiCCO	**LiDCO**	**LiDCOrapid**	**Vigileo**
Kalibration	Thermo	Lithium	–	–
Spez. art. Katheter notwendig	Ja	Nein	Nein	Nein
ZVK notwendig	Ja	Nein	Nein	Nein

Das PiCCO-System (puls contour continuous cardiac output) ist das Pulskonturverfahren mit der längsten Marktverfügbarkeit und der weitesten Verbreitung. Es ist eine initiale Kalibration durch transpulmonale Thermodilutionsmessung erforderlich. Dazu wird ein spezieller arterieller sog. PiCCO-Katheter mit Thermistor an der Spitze in ein geeignetes arterielles Gefäß (z.B. A. femoralis oder A. radialis) gelegt. Zur initialen Kalibration wird ein Bolus kalter Flüssigkeit zentralvenös appliziert. Danach erfolgt die kontinuierliche Bestimmung des Herzzeitvolumens durch Pulskonturanalyse (s. Abb. 18).

Aus der transpulmonalen Thermodilution kann eine breite Palette von Werten bestimmt bzw. abgeschätzt werden. Dabei wird von der Annahme ausgegangen, dass während des Vorgangs der Thermoboulus die in Abbildung 19 dargestellten „Mischkammern" bzw. Partialvolumina durchläuft.

Bei der transpulmonalen Thermodilutionskurve werden folgende 3 Parameter gemessen:
◂ Herzzeitvolumen nach der Stewart-Hamilton-Beziehung (s. Abb. 15)

- Mean transit time (MTt) = die Passagezeit, bis die Hälfte des Bolus den Messort durchlaufen hat
- Down slope time (DSt) = das Zeitintervall der Thermodilutionskurve, in der der Temperaturabfall exponentiell verläuft

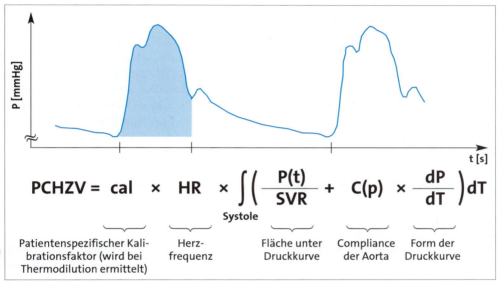

Abb. 18: PCHZV = Pulskonturherzzeitvolumen, SVR = systemic vascular resistance. Arterielle Pulskonturanalyse beim PiCCO-System (sog. modifizierter Wesseling-Algorithmus)

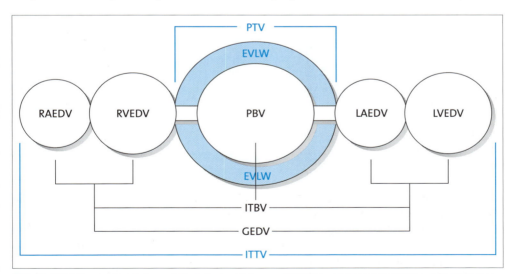

Abb. 19: RAEDV = rechtsatriales enddiastolisches Volumen, RVEDV = rechtsventrikuläres enddiastolisches Volumen, PBV = pulmonales Blutvolumen, LAEDV = linksatriales enddiastolisches Volumen, LVEDV = linksventrikuläres enddiastolisches Volumen, PTV = pulmonales Thermovolumen, ITTV = intrathorakales Thermovolumen, GEDV = globales enddiastolisches Volumen, ITBV = intrathorakales Blutvolumen, EVLW = extravaskuläres Lungenwasser

Weiterhin gelten folgende Annahmen:

Die MTt steigt proportional zu dem gesamten Volumen, das der Indikator vom Ort der Injektion bis zum Ort der Detektion durchläuft, dem sog. intrathorakalen Thermovolumen: MTt × HZV = ITTV.

Die DSt ermittelt in der Serie von Mischkammern das größte Einzelvolumen, wenn dieses mindestens 20% größer ist als das nächst kleinere: DTt × HZV = PTV.

Durch Subtraktion dieser beiden Größen erhält man das GEDV. Ursprünglich wurden diese Parameter ITBV, GEDV und EVLW mittels COLD-System durch Doppelindikatortechnik (Kälte und Indocyaningrün) tatsächlich gemessen; das ermittelte extravaskuläre Lungenwasser wurde durch den Vergleich mit gravimetrischen Messungen validiert [Sturm 1990]. Diese Methode war für die klinische Praxis zu kompliziert, und es erfolgte die Weiterentwicklung zum PiCCO-System. Untersuchungen von Sakka et al. zeigten, dass das ITBV um 25% größer als das GEDV ist, und somit wurde die Schätzformel ITBV = 1,25 × GEDV hergeleitet. Inwieweit diese Gleichung für jeden Intensivpatienten zutreffend ist, wurde bisher nur unzureichend validiert; woraus auch folgt, dass für alle weiteren auf dem ITBV aufbauenden Größen (z.B. EVLW und PVPI) ebenso diese Einschränkung gilt.

Nichtsdestotrotz gelten GEDV und das ITBV als volumetrische Parameter und sind den Füllungsdrücken ZVD und PCWP zur Abschätzung der linksventrikulären Vorlast überlegen [Lichtwarck-Aschoff, Beale, Pfeiffer 1996].

Eine weitere Option zur Steuerung der Volumentherapie bietet die Analyse der stroke volume variation (SVV). Dabei werden Schwankungen der arteriellen Druckkurve (arterial swing) im Sinne einer atemabhängigen Ab- bzw. Zunahme des Schlagvolumens ermittelt. Dies führt zu einer Variation des systolischen Anteils der Fläche unter der Blutdruckkurve (s. Abb. 20).

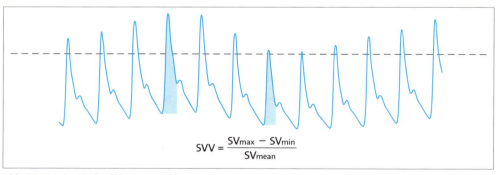

Abb. 20: SVV im Verlauf des Atemzyklus

Der Parameter erlaubt eine Abschätzung der Volumenreagibilität, d.h. eines positiven Effekts von infundierter Flüssigkeit auf das Schlagvolumen [Michard 2001].

Eine wesentliche Limitation des SVV ist die verminderte Aussagekraft am insuffizienten Ventrikel: Durch eine stark abgeflachte Frank-Starling-Kurve ist der Effekt auf die vorlastabhängige Schlagvolumenvariation extrem gemindert (s. Abb. 21).

LiDCO (lithium dilution cardiac output)
Ein weiteres Pulskonturverfahren zur HZV-Bestimmung ist der LiDCO-Monitor mit arteriellem Lithiumsensor (LiDCO Ltd., Cambridge, London, UK). Dieser setzt ebenfalls eine Kalibra-

Abb. 21: SVV bei normaler Ventrikelfunktion und bei schwerer Insuffizienz. Die atemabhängige Vorlastschwankung in Normovolämie ΔEDV_1 und Hypovolämie ΔEDV_2 erzeugt bei normaler Frank-Starling-Beziehung eine deutliche Variation des Schlagvolumens ΔSV_1 → ΔSV_2. Im Fall der abgeflachten Frank-Starling-Beziehung des insuffizienten linken Ventrikels variiert das Schlagvolumen bei Hypovolämie kaum: ΔSV_{1in} → ΔSV_{2in}.

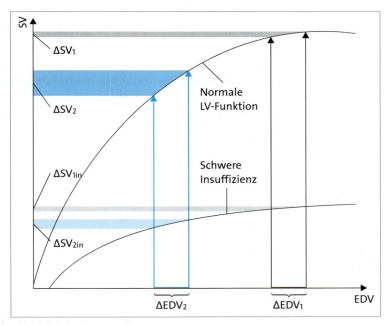

tion voraus; dies wird mittels transpulmonaler Lithiumdilution realisiert. Die Dilutionskurve eines Lithiumboluses, der gleichermaßen zentral- oder periphervenös appliziert werden kann, wird dabei über einen speziellen Sensor gemessen, der mit einem beliebigen arteriellen Katheter via Dreiwegehahn verbunden werden kann. Die Analyse der Pulskurve erfolgt in vergleichbarer Weise wie beim PiCCO-System, allerdings geht beim LiDCO-Algorithmus nicht nur der systolische Anteil, sondern auch die gesamte Kontur des Herzzykluses in die Berechnung des Herzzeitvolumens ein [Pearse, Ikram, Barry 2004].

Ein weiteres Produkt der Firma ist die Variante des LiDCOrapid-Monitors.

Bei diesem Produkt wird das Signal einer herkömmlichen arteriellen Druckmessung mit einem speziellen Adapterkabel in das Gerät weitergeleitet und die arterielle Pulskurve analysiert. Nach Angabe von Körpergröße, Gewicht und Alter des Patienten werden SV, HZV und SVV angegeben, ohne dass eine Kalibration durchgeführt werden muss. Leider ist auch diese Technik nicht verbrauchskostenfrei, denn zur Anwendung des Gerätes müssen sog. LiDCO-smart-Karten erworben werden, mit denen das Monitoring dann für ein bestimmtes Zeitbudget (bspw. 12 oder 24 h) betrieben werden kann.

Das LiDCO-System hat in Deutschland eine wesentlich geringere Verbreitung als das PiCCO-Monitoring. Für die Werte der kontinuierlichen HZV-Bestimmung nach initialer Lithiumkalibration wurden gute Übereinstimmungen zur pulmonalarteriellen Thermodilution gefunden [Pittman et al. 2005]. Ein Schwachpunkt ist allerdings die Tatsache, dass nichtdepolarisierende Muskelrelaxantien mit der Lithiummessung interagieren, sodass die Lithiumkalibrierung nur vor deren Gabe oder erst wieder ca. 30 min später erfolgen kann.

Das LidCOrapid-System hat zwar nicht diesen Nachteil, jedoch bestehen derzeit keine hinreichenden Untersuchungen, die die Validität der der ermittelten hämodynamischen Werte im Vergleich zu alternativen Monitoringverfahren belegen könnten.

Vigileo

Der Vigileo-Monitor (Edwards Lifesciences, Irvine, United States) stellt ein weiteres Pulskonturverfahren dar. Durch Einsatz eines speziellen sog. FloTrac-Sensors ist eine kontinuierliche Bestimmung von Herzzeitvolumen und SV über jeden herkömmlichen arteriellen Katheter möglich. Ähnlich dem LidCOrapid-System wird hier keine Kalibrierung durchgeführt, sondern erfolgt die Extrapolation der Werte nach einem Nomogramm. Hierbei gehen Alter, Geschlecht, Größe und Gewicht ein. Ferner finden hierbei die sog. **Pulsatility** (die Standardabweichung der Druckkurve innerhalb eines Zeitfensters von 20 s) und eine Konstante K, die sich aus der Arterien-Compliance und dem vaskulären Widerstand ergibt, Berücksichtigung.

Verschiedene klinische Untersuchungen zeigten unterschiedliche Ergebnisse bez. der Reliabilität und Validität dieses Verfahrens [Sakka et al. 2007; Manecke und Auger 2007], sodass in der Beurteilung der Verlässlichkeit der Messwerte des Vigileo-Monitors zum jetzigen Zeitpunkt noch erhebliche Vorsicht geboten ist.

 Welche alternativen Methoden zum erweiterten hämodynamischen Monitoring gibt es und welche Bedeutung haben diese?

Ösophagusdoppler (CardioQ)

Das CardioQ-System (Deltex Medical, Chichester, West Sussex, UK) ist ein kontinuierliches HZV-Monitoring auf Ultraschallbasis. Es handelt sich um eine ca. 6 mm dicke Ultraschallsonde, gewissermaßen eine „abgespeckte" TEE-Sonde, die im Dopplerverfahren Flüsse messen kann. Sie wird im mittleren Ösophagus nach dorsal weisend auf die Aorta descendens gerichtet. Ein klassisches Dopplertonsignal erleichtert dabei die korrekte Ausrichtung. Die Sonde kann sowohl oral als auch nasal positioniert werden. Im Continuous-wave (CW)-Verfahren wird so „beat to beat" ein Dopplerflusssignal abgeleitet.

Aus dem Dopplerflussprofil werden anhand eines Nomogramms mit Alter, Größe und Gewicht des Patienten das Schlagvolumen und Herzzeitvolumen extrapoliert. Nachteilig ist hierbei, dass gerade bei kritisch kranken Patienten, etwa nach Lagerungsmaßnahmen etc., die Sonde häufig repositioniert werden muss.

In mehreren Untersuchungen konnte eine akzeptable Übereinstimmung im Vergleich zur Thermodilution ermittelt werden [Dark und Singer 2004]. Dennoch ist die Handhabung dieser Technik nicht einfach, denn sie erfordert einen gewissen Erfahrungshorizont im Umgang mit Ösophagusdopplersonografie; so wurden in einer Untersuchung erhebliche anwenderabhängige Unterschiede der erhobenen Messergebnissen bei diesem Verfahren gefunden [Roeck et al. 2003].

Transösophageale Echokardiografie (TEE)

Die TEE ist ein breit angewendetes diagnostisches Verfahren, mit dem sich wohl die umfangreichsten Aussagen zu Volumenstatus und kardialer Performance treffen lassen. Deshalb gehört die transösophageale Echokardiografie spätestens seit der Definition ihrer Anwendungsgebiete und der Angabe einer für sie geltenden Ausbildungsrichtlinie sowie der Schaffung eines Zertifikats durch die Deutsche Gesellschaft für Anästhesiologie und Intensivmedizin [Loick 1999 et al.] zu den anerkannten Überwachungsverfahren. Zur Durchführung und richtigen Interpretation einer TEE-Untersuchung wird ein hohes Maß an Expertise benötigt, im Folgenden kann diese Methode also nur sehr oberflächlich abgehandelt werden.

Im Gegensatz zu den besprochenen Verfahren des erweiterten hämodynamischen Monitorings ist es mithilfe dieser Technik nicht nur möglich, hämodynamische Messgrößen, wie z.B. den Abfall des Herzzeitvolumens, zu bestimmen, sondern es können auch Ursachen (e.g. Perikarderguss, Wandbewegungsstörung oder Klappendysfunktion etc.) dafür ermittelt und sichtbar gemacht werden. Die daraus resultierenden Weichenstellungen für die Therapie gehen weit über das hinaus, was man an richtungweisenden Informationen durch eines der oben besprochenen Monitoringverfahren gewinnen kann. Würde, wie oben beispielhaft aufgeführt, ein Perikarderguss oder eine Wandbewegungsstörung als Grund einer hämodynamischen Instabilität identifiziert werden, wäre der differenzialtherapeutische Ansatz natürlich ein völlig anderer. In beiden Fällen würden die erhobenen Messwerte des Monitorings nur das Vorhandensein eines Pumpversagens illustrieren, aber keinen Hinweis zu dessen Kausalität liefern.

Aus diesem Grund wird die Anwendung der Echokardiografie bei anhaltender arterieller Hypotension unklarer Ursache empfohlen. Besonders in der Kardiochirurgie wird die Technik der TEE breit eingesetzt und hat hier auch die Qualität eines „Monitoringinstruments" etwa zur Volumenkontrolle beim Weaning vom kardiopulmonalen Bypass, allerdings gibt es für das TEE klare Limitationen in dieser Funktion:

◤ Es ist die dauerhafte Anwesenheit eines im TEE erfahrenen Untersuchers erforderlich.
◤ Es erfolgen keine automatische Erfassung und Verarbeitung von Messwerten.
◤ Im Gegensatz zum herkömmlichen Monitoring fehlen:
   – Alarmfunktion
   – Trendaufzeichnung.

Das als semiinvasiv bezeichnete Verfahren hat einige beschriebene Risiken (s. Tab. 25); daher muss gefordert werden, dass nach Möglichkeit bei jedem Patienten, bei dem diese Methode angewendet wird, ein vollständiger Untersuchungsgang gemäß den einschlägigen Empfehlungen durchgeführt werden sollte [Shanewise et al 1999].

Tab. 25: Risiken der transösophagealen Echokardiografie

Komplikationen	
Oraler, pharyngealer und Gastrointestinalbereich	Ösophageale Perforation (Perforationswahrscheinlichkeit ca. 1:10 000), Schleimhautblutung, Schluckstörung, Zahnschäden, thermale Schäden, transiente Bakteriämie (sonstige Komplikationen ca. 1:100 bis 1:1000)
Umgebende Strukturen	Stimmbandschäden, kardiale Arrhythmien, Hypertension, Hypotension, Milzverletzung
Kontraindikationen	
Absolut	Verletzungen, Einengungen, Tumoren des Ösophagus, HWS-Instabilität
Relativ	Ösophagusdivertikel, Hiatushernie, vorausgegangene Operationen des Ösophagus oder Magens, Dysphagie, mediastinale Radiatio, oropharyngeale Veränderungen

HWS = Halswirbelsäule

Nach Absolvierung der vollständigen Untersuchung kann eine longitudinale Verlaufsbeurteilung durch Messung verschiedener Parameter erfolgen, einige Beispiele sind in Tabelle 26 zusammengefasst (nach [Skarvan et al. 2001]).

Tab. 26: Linksventrikuläre Durchmesser und Flächen sowie deren systolische fraktionelle Änderung (nach [Skarvan et al. 2001])

Schnittebene	Transgastraler, mittpapillärer Querschnitt		Mittösophagealer Vierkammerblick	
Geschlecht	Männlich	Weiblich	Männlich	Weiblich
$EDDI_{ai}$ (cm × m – 2KOF)	2,2 ± 0,3	2,2 ± 0,3		
$ESDI_{ai}$ (cm × m – 2KOF)	1,5 + 0,3	1,4 + 0,2		
EDLI (cm × m – 2KOF)			4,0 ± 0,6	3,7 ± 0,5
ESLI (cm × m – 2KOF)			3,3 ± 0,5	2,9 ± 0,4
ESAI (cm² × m – 2KOF)	3,4 ± 1,1	2,7 ± 0,7	10,0 ± 2,6	7,3 ± 1,9
FAC (%)	59 ± 8	62 ± 6	33 ± 11	41 ± 11
FS_{ai} (%)	34 ± 9	37 ± 7		

Alle Werte als Mittelwerte ± 2fache Standardabweichung (95%-Konfidenzintervall), EDAI = enddiastolischer Flächenindex, EDDI = enddiastolischer Durchmesserindex, EDLI = enddiastolischer Längenindex, ESAI = endsystolischer Flächenindex, ESDI = endsystolischer Durchmesserindex, ESLI = endsystolischer Längenindex, FAC = fraktionelle systolische Flächenänderung, FS_{ai} = anteriore inferiore Verkürzungsfraktion

Kohlendioxid-Rückatmungsverfahren (NiCO)

Die Methode, das Herzzeitvolumen aus der partiellen Rückatmung von CO_2 zu ermitteln, lehnt sich an das sog. Ficksche Prinzip an. Dieses Verfahren wird seit über 100 Jahren angewandt, die theoretischen Grundlagen wurde bereits im Jahr 1870 durch Adolf Fick vorgestellt [Fick 1870]. Hierbei wird der im Blut transportierte Sauerstoff als Indikator angesehen. Die durch die Lungen aufgenommene Sauerstoffmenge (VO_2) wird in einem definierten Zeitintervall an die peripheren Organe wieder abgegeben. Solange das Herzzeitvolumen über den Beobachtungszeitraum konstant bleibt, entspricht nach dem Massenerhaltungssatz die VO_2 dem Produkt aus arterio-venöser Sauerstoffdifferenz ($avDO_2$) und HZV:

$$VO_2 = HZV \times avDO_2$$

Also gilt:

$$HZV = VO_2 / avDO_2$$

Mit der spirometrisch bestimmten Menge des aufgenommen Sauerstoffs und der Messung des arteriellen Sauerstoffgehaltes (CaO_2) und des gemischt-venösen Sauerstoffgehaltes (CvO_2) kann so das HZV berechnet werden:

$$HZV = VO_2 / (CaO_2 - CvO_2)$$

Diese Methode kann prinzipiell auf jedes durch die Lungen diffundible Gas angewendet werden.

Bei der Bestimmung des Herzzeitvolumens anhand partieller Kohlendioxid-Rückatmung wird analog das Ficksche Prinzip auf den physiologischen Umsatz von CO_2 übertragen.

Der pulmonalkapilläre Blutfluss (PCBF) und somit das Herzzeitvolumen werden hier über die Abatmung von CO_2 und die Differenz von arteriellem und gemischt-venösem CO_2-Gehalt berechnet:

$$PCBF = VCO_2 / (CaCO_2 - CvCO_2)$$

$CaCO_2$ und $CvCO_2$ werden aus kapnometrischen Atemgasanalysen extrapoliert. Es wird zwischen totaler und partieller Rückatmung unterschieden.

Die endexspiratorische CO_2-Konzentration entspricht unter Normatmung ohne Rückatmung dem arteriellen CO_2-Gehalt. Atmet der Patient in ein abgeschlossenes Reservoir, gleicht sich die CO_2-Konzentration im Reservoir dem gemischt-venösen Gehalt an [Reuter und Goetz 2005] (s. Abb. 22).

Das Prinzip der partiellen Rückatmung wird im NiCO-Monitor zur Bestimmung des Herzzeitvolumens genutzt. Dazu wird in regelmäßigen Abständen eine definierte Vergrößerung des Totraums vorgenommen, indem ein Schlauch-Loop (s. Abb. 24) in den Atemweg eingeschaltet wird. Dies erfolgt automatisch durch Umschaltung eines Ventils (s. Abb. 25). Hieraus resultiert ein passagerer Anstieg des CO_2. Aus dessen Kinetik kann nach dem Prinzip der partiellen Rückatmung auf den gemischt-venösen CO_2-Gehalt geschlossen werden kann (s. Abb. 23).

Das Verfahren gestattet es, nur auf den Teil des Blutflusses rückzuschließen, der am Gasaustausch teilnimmt, die pulmonale Shuntfraktion wird dabei außer Acht gelassen. Dies wird versucht, durch eine Abschätzung der Shuntfraktion aus inspiratorischer Sauerstoffkonzentration und arteriellem Sauerstoffpartialdruck (extrapoliert aus der pulsoxymetrischen Sättigung) zu korrigieren, die in die Berechnung des Herzzeitvolumens mit einbezogen werden.

Der Vorteil dieses Verfahrens ist, dass es vollkommen noninvasiv ist. Nachteilig ist, dass es nur am beatmeten Patienten angewendet werden kann.

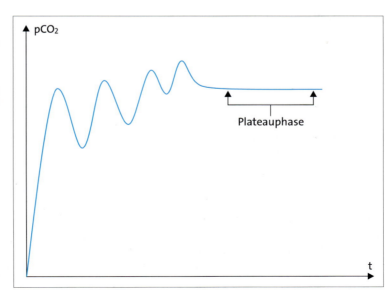

Abb. 22: Bei totaler Rückatmung gleicht sich die endexspiratorische CO_2-Konzentration in der Plateauphase dem gemischt-venösen CO_2-Gehalt an (modifiziert nach [Jaffe 1999]).

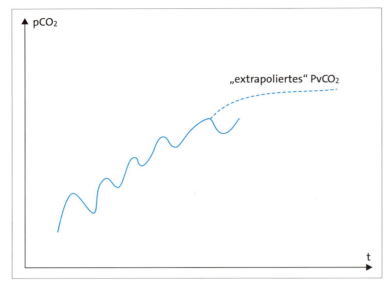

Abb. 23: Bei partieller Rückatmung wird in regelmäßigen Zyklen eine Vergrößerung des Totraums in den Atemweg geschaltet. Aus der Kinetik des daraus resultierenden CO_2-Anstiegs kann der gemischt-venöse CO_2-Gehalt extrapoliert werden (modifiziert nach [Jaffe 1999]).

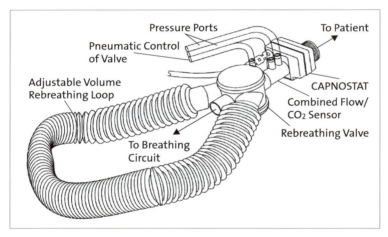

Abb. 24: Rückatmungs-Loop für NiCO-Monitor [Jaffe 1999]. Mit freundlicher Genehmigung der Springer Science and Business Media.

Messung der thorakalen Impedanz (Impedanzkardiografie)

Die Impedanzkardiografie ist ein langjährig bekanntes Verfahren, welches das Herzzeitvolumen anhand von Veränderungen der elektrischen Impedanz des Thorax in Abhängigkeit vom Herzzyklus abschätzt (s. Abb. 26).

Die genauen zugrunde liegenden Ursachen sind bis heute noch nicht vollständig aufgeklärt. In den letzten Jahrzehnten gab es zahlreiche Modifikationen in der zugrunde liegenden Berechnungsformel des Herzzeitvolumens.

Kubicek veröffentlichte 1966 den ersten Algorithmus zur Abschätzung des Herzzeitvolumens [Kubicek, Karnegis, Patterson 1966], der auf der Widerstandsänderung basierte. In weiteren Modifikationen wurde später die Betrachtung auf die Widerstandsänderung auf die Ejektionszeit des linken Ventrikels beschränkt. Eine weitere Modifikation des impedanzkardiografischen Algorithmus stellt die Annahme dar, dass die Modulation der Leitfähigkeit in

Welche Möglichkeiten des hämodynamischen Monitorings gibt es?

Abb. 25: Atemgaswege im Rückatmungs-Loop bei Normalatmung (**a**) und bei partieller Rückatmung (**b**) [Jaffe 1999]. Mit freundlicher Genehmigung der Springer Science and Business Media.

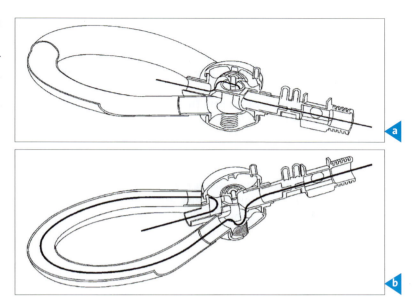

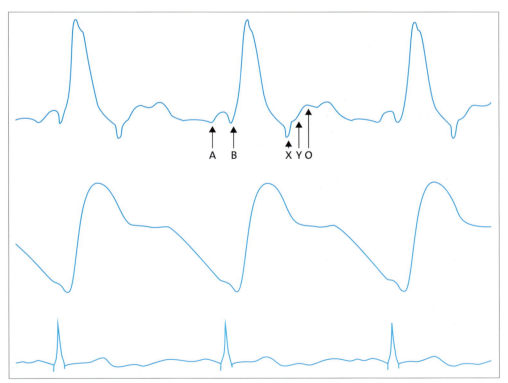

Abb. 26: Impedanzkardiografiekurven und physiologische Ereignispunkte in Abhängigkeit vom Herzzyklus. **Obere** Kurve: Widerstandsänderung, **mittlere** Kurve: Widerstand, **untere** Kurve: EKG. Ereignispunkte: A = Vorhofkontraktion, B = Trikuspidalklappenschluss, X = Aortenklappenschluss, Y = Pulmonalklappenschluss, O = Mitralklappenöffnung (modifiziert nach [Boldt et al. 2007])

der ersten Phase der Systole durch die Ausrichtung der Erythrozyten verursacht wird [Bernstein und Osypka 2003].

In ersten Studien wurde eine gute Übereinstimmung dieser Methode mit Messwerten, die mittels Ösophagusdoppler ermittelt wurden, an thoraxchirurgischen Patienten gezeigt [Schmidt et al. 2005].

Die Veränderung der globalen Thoraximpedanz aufgrund der Varianz thorakaler Flüssigkeitskompartimente in Abhängigkeit vom Herzzyklus setzen sich jedoch aus verschiedenen Komponenten zusammen: Neben Modulationen des aortalen Blutflusses, die Ziel der Messung sind, tragen auch Veränderungen des extravasalen Flüssigkeitsgehalts sowie atmungsbedingte Schwankungen des intrathorakalen Blutvolumens hierzu bei. Hieraus begründen sich auch einige der Limitationen dieser Methode: So verfälschen extravaskuläre Veränderungen des intrathorakalen Flüssigkeitsgehalts, wie pulmonale Ödemen oder Pleuraergüsse, die Messwerte in erheblichem Umfang. Darüber hinaus treten häufig Bewegungsartefakte auf und führen kardiale Arrhythmien zu Fehlmessungen.

Trotzdem ist die Methode aufgrund der tatsächlichen Nichtinvasivität klinisch attraktiv, was zu ihrer technischen Weiterentwicklung geführt hat. Es sind einige vergleichende Studien zwischen der Impedanzkardiografie und anderen klinisch etablierten Verfahren durchgeführt worden, wobei die Ergebnisse dieser Studien z.T. deutlich divergieren [Kaukinen et al. 2003; Van De Water et al. 2003].

Literatur

Bernstein DP, Osypka MJ (2003) Apparatus and method for determining an approximation of the stroke volume and the cardiac output of the heart. US Patent No. 6,511,438 B2

Boldt J et al. (2007) Hämodynamisches Monitoring. UNI-MED, Bremen, London, Boston

Connors AF Jr, Castele RJ, Farhat NZ et al., Complications of right heart catheterization. A prospective autopsy study. Chest (1985), 88, 567–572

Dalen JE, Bone RC, Is it time to pull the pulmonary artery catheter? JAMA (1996), 276, 916–986

Dark PM, Singer M, The validity of trans-esophageal Doppler ultrasonography as a measure of cardiac output in critically ill adults. Intensive Care Med (2004), 30, 2060–2066

Fick A (1870) Über die Messung des Blutquantums in den Herzventrikeln. Sitzungsberichte der Physiologisch-Medizinischen Gesellschaft zu Würzburg 2, 16

Iberti TJ et al., A multicenter study of physicians' knowledge of the pulmonary artery catheter. Pulmonary Artery Catheter Study Group. JAMA (1990), 264, 2928–2932

Jaffe M, Partial CO_2 rebreathing cardiac output – operating principles of the NICO system. J Clin Monit Comput (1999), 15(6), 387–401

Kaukinen S et al., Cardiac output measurement after coronary artery bypass grafting using bolus thermodilution, continuous thermodilution, and whole-body impedance cardiography. J Cardiothorac Vasc Anesth (2003), 17, 199–203

Kubicek W, Karnegis J, Patterson R, Development and evaluation of an impedance cardiac output system. Aerosp Med (1966), 37(12), 1208–1212

Lichtwarck-Aschoff M, Beale R, Pfeiffer UJ, Central venous pressure, pulmonary artery occlusion pressure, intrathoracic blood volume, and right ventricular end-diastolic volume as indicators of cardiac preload. J Crit Care (1996), 11, 180–188

Loick HM et al., Richtlinien zur Weiterbildung in der transösophagealen Echokardiographie für Anästhesisten. Anasthesiol Intensivmed (1999), 40, 67–71

Manecke GR Jr, Auger WR, Cardiac output determination from the arterial pressure wave: clinical testing of a novel algorithm that does not require calibration. J Cardiothorac Vasc Anesth (2007), 21, 3–7

Meier-Hellmann A et al., Epinephrine impairs splanchnic perfusion in septic shock. Critical care medicine (1997), 25(3), 399–404

Michard F, Ruscio L, Teboul JL, Clinical prediction of fluid responsiveness in acute circulatory failure related to sepsis. Intensive Care Med (2001), 27, 1238

Michard F, Teboul JL, Predicting fluid responsiveness in ICU patients: a critical analysis of the evidence. Chest (2002), 121, 2000–2008

Pearse RM, Ikram K, Barry J, Equipment review: an appraisal of the LiDCO plus method of measuring cardiac output. Crit Care (2004), 8, 190–195

Pittman J et al., Continuous cardiac output monitoring with pulse contour analysis: a comparison with lithium indicator dilution cardiac output measurement. Crit Care Med (2005), 33, 2015–2021

Reuter D, Goetz A, Measurement of cardiac output. Anaesthesist (2005), 54, 1135–1153

Roeck M et al., Change in stroke volume in response to fluid challenge: assessment using esophageal Doppler. Intensive Care Med (2003), 29, 1729–1735

Sakka SG et al., Measurement of cardiac output: a comparison between transpulmonary thermodilution and uncalibrated pulse contour analysis. Br J Anaesth (2007), 99, 337–342

Sakka SG et al., Assessment of cardiac preload and extravascular lung water by single transpulmonary thermodilution. Intensive Care Med (2000), 26, 180–187

Sander M et al., Prediction of volume response under open-chest conditions during coronary artery bypass surgery. Crit Care (2007), 11, R121

Schmidt C et al., Comparison of electrical velocimetry and transoesophageal Doppler echocardiography for measuring stroke volume and cardiac output. Br J Anaesth (2005), 95, 603–610

Shanewise JS et al., ASE/SCA guidelines for performing a comprehensive intraoperative multiplane transesophageal echocardiography examination: recommendations of the American Society of Echocardiography Council for Intraoperative Echocardiography and the Society of Cardiovascular Anesthesiologists Task Force for Certification in Perioperative Transesophageal Echocardiography. J Am Soc Echocardiogr (1999), 12, 884–900

Skarvan K et al., Reference values for left ventricular function in subjects under general anaesthesia and controlled ventilation assessed by two-dimensional transoesophageal echocardiography. Eur J Anaesthesiol (2001), 18, 713–722

Sturm J (1990) Practical Applications of Fiberoptics in Critical Care Monitoring, Springer, Stuttgart, pp 129–139

Torgersen C et al., Current approach to the haemodynamic management of septic shock patients in European intensive care units: a cross-sectional, self-reported questionnaire-based survey. European Journal of Anaesthesiology (2011), 28, 284–290

Van De Water JM et al., mpedance cardiography: the next vital sign technology? Chest (2003), 123, 2028–2033

Wiener RS, Welch HG, Trends in the use of the pulmonary artery catheter in the United States, 1993-2004. JAMA (2007), 298, 423–429

Wittkowski U et al., Haemodynamic monitoring in the perioperative phase. Available systems, practical application and clinical data. Anaesthesist (2009), 58, 764–778

Grundlagen

Intensivmedizinische Therapieprinzipien und Techniken

Wichtige Aspekte postoperativer/postinterventioneller Überwachung Wolfgang Heinke	143
Reanimation Alexander Dünnebier	166
Innerklinische Notfallversorgung Gerald Huschak	185
Flüssigkeitstherapie mit Kristalloiden und Kolloiden Nora Jahn	190
Atemwegsmanagement Karsten Kluba	196
Schwierige Beatmungssituationen Hermann Wrigge	216
Entwöhnung von der Beatmung Sven Bercker	224
Noninvasive Beatmung Christian Nestler, Andreas W. Reske	231
ECMO Sven Laudi	245
Lagerung von kritisch kranken Patienten Sylvia Köppen	252
Besonderheiten der intravenösen Arzneimitteltherapie Axel Dürrbeck, Donald Ranft	268
Ernährung des kritisch kranken Patienten Gerald Huschak	278
Thromboseprophylaxe auf der Intensivstation Stefan Schering	294
Sedierung, Analgesie und Delir Sven Bercker	312

Therapie mit Antiinfektiva in der Intensivmedizin 320
Maria Deja

Thoraxröntgen auf der Intensivstation 333
Reinhard Roßdeutscher

Der ethische Konflikt 386
Rolf-Michael Turek

Aufklärungspflichten, Organisationsverschulden, Übernahmeverschulden, Fixierung von Patienten, Delegation ärztlicher Aufgaben in der Intensivmedizin 413
Sandra Kuwatsch

Intensivmedizinische Therapieprinzipien und Techniken

Wichtige Aspekte postoperativer/postinterventioneller Überwachung

Wolfgang Heinke

? Warum besteht die Notwendigkeit einer qualifizierten postoperativen und postinterventionellen Überwachung und wie sollte diese organisiert werden?
Ein großer Teil der innerhalb der ersten 24 h nach einer Operation auftretenden Todesfälle ist prinzipiell vermeidbar, da diese oft auf einer unzulänglichen postoperativen Überwachung beruhen [Mhyre et al. 2007]. **Jeder** Patient ist nach Durchführung einer Anästhesie bei diagnostischen, interventionellen und operativen Eingriffen durch die Auswirkungen des Anästhesieverfahrens und durch den Eingriff selbst in seinen Vitalfunktionen noch einige Zeit gefährdet. Der Zeitraum dieser Gefährdung wird als Erholungsphase bezeichnet. Diese kann in Abhängigkeit vom Anästhesieverfahren, vom Patienten und von der Art des Eingriffs Minuten, Stunden oder auch Tage betragen. In dieser Phase bedarf der Patient einer kontinuierlichen Überwachung [Wehner 2010].

Die konkrete Ausgestaltung dieser postoperativen Überwachung hat sich primär an den medizinischen Erfordernissen zu orientieren, die abhängig von der Art und Dauer des Anästhesieverfahrens, der verwendeten Medikamente, dem Verlauf des Eingriffs und der präoperativen Komorbidität variieren können. Organisatorisch kann diese Überwachung vom verantwortlichen Anästhesisten selbst vorgenommen werden oder an Personal mit einer speziellen Ausbildung und Erfahrung im Umgang mit postoperativen Patienten delegiert werden.

? Welche Ziele werden mit der postoperativen/postinterventionellen Überwachung und Therapie nach einer Anästhesie verfolgt?
Die kontinuierliche Überwachung und ggf. Therapie der Patienten nach einer Anästhesie dient in erster Linie einer Reduktion der Morbidität und Mortalität und damit der Erhöhung der Patientensicherheit. Daneben stehen im Fokus einer modernen postanästhesiologischen Behandlung ein möglichst hoher Patientenkomfort und der Wunsch nach einer evidenzbasierten postoperativen Behandlung der Patienten sowie einer ebenfalls evidenzbasierten Behandlung möglicher Komplikationen in der Erholungsphase nach Eingriffen [Silverstein et al. 2002]. Sind die Patienten nach einem Eingriff in ihren Vitalfunktionen längere Zeit (z.B. Tage) gefährdet, muss auch das Erreichen besserer Behandlungsergebnisse der Grunderkrankung als wesentliches Ziel genannt werden.

Um diese Ziele zu erreichen, werden Patienten nach einer Operation oder Intervention angepasst an die jeweiligen Erfordernisse auf verschiedenen Organisationseinheiten, wie Aufwachräumen (AWR), Post-anaesthesia Care Unit (PACU), Intermediate Care Station (IMC) oder Intensivtherapiestation (ITS) behandelt.

? Welchen strukturellen und personellen Anforderungen sollten postoperative und postinterventionelle Überwachungseinheiten allgemein gerecht werden?

Kennzeichen aller postoperativen und postanästhesiologischen Überwachungseinheiten sind bestimmte räumliche Voraussetzungen, wie die Nähe zum Operationssaal und zu zentralen diagnostischen Einrichtungen (CT, MRT), die Möglichkeit, zeitnah Laborwerte zu erheben, sowie die Betreuung der Patienten durch anästhesiologisch und intensivmedizinisch geschulte Ärzte und Pflegekräfte. Darüber hinaus sollte eine zur Überwachung und Therapie gestörter Vitalfunktionen geeignete technische Ausstattung zur Verfügung stehen, die sich in Umfang und Möglichkeiten zwischen der routinemäßigen postoperativen Überwachung (AWR, PACU) und der intensivmedizinischen Überwachung und Behandlung (IMC, ITS) unterscheidet.

? Wie sollten Ausstattung und Überwachung im AWR und der PACU aussehen?

AWR und PACU müssen apparativ und personell so ausgestattet sein, dass angepasst an die gesundheitlichen Erfordernisse des Patienten und des vorausgegangenen Eingriffs Sicherheit und Komfort der Patienten gewährleistet sind und Komplikationen zeitnah erkannt

Tab. 27: Monitoringstandards, technische und personelle Voraussetzungen für die Überwachung von Patienten im AWR und in der PACU

Materiell-technische	Monitoring	Personell
Druckluft-, Sauerstoff- und Vakuumversorgung	Monitor-EKG, Mehrkanal-EKG verfügbar	Anästhesist ständig rufbar
Absaugung an jedem Bettplatz	Blutdruckmessung (invasiv, nichtinvasiv)	Chirurg ständig rufbar
Sauerstoffinsufflation an jedem Bettplatz	ZVD-Monitoring	Anästhesiologisch oder intensivmedizinisch ausgebildete Pflegekräfte
Notfallinstrumentarium (inkl. Ausrüstung für den schwierigen Atemweg)	Pulsoxymetrie	Intensivmediziner konsultierbar
Notfallmedikamente	Temperaturmessung	Radiologe konsultierbar
Manuelle Beatmungsmöglichkeit	Kapnometrie	Laborbereitschaft (klinische Chemie, Transfusionsmedizin)
Defibrillator	Relaxometrie (ggf. bei Nachbeatmung)	
Intensivbeatmungsgerät	Urinproduktion	
Transportbeatmungsgerät	Blutgasanalyse	
Medikamentendepot (z.B. Opioide, Kreislaufmedikamente)	Minimallabor (Hb, Hk, BZ, Quick, PTT, Thrombozyten, K$^+$)	
Sonografiegerät verfügbar	Wund- und Drainageverluste	
Spritzen- und Infusionspumpen	Flüssigkeitsbilanz	
Patientendatenmanagementsystem		
Kommunikationstechnik, z.B. Telefon mit DECT-System (digital enhanced cordless telecommunications)		

und behandelt werden können. Demzufolge sind bestimmte technische, Monitoring- und personelle Standards zu schaffen (s. Tab. 27), um den optimalen Zeitpunkt für eine therapeutische Intervention zu erkennen, diese durchzuführen und deren Effektivität zu überprüfen.

Je nach Art des Eingriffs und dem ASA-Status des Patienten kann der Umfang der postoperativen Überwachung variieren. Hier sollten den Erfordernissen der jeweiligen Einrichtung angepasst klinische Behandlungspfade oder Standard Operating Procedures (SOPs) für die postanästhesiologische Betreuung der Patienten etabliert werden.

? Welche Patienten sollten im Aufwachraum oder der PACU betreut werden?

Die postoperative Überwachung der Mehrheit der Patienten erfolgt im Aufwachraum oder der PACU. Dort werden Patienten aller Altersgruppen nach unauffälligen Allgemein- und Regionalanästhesien überwacht und behandelt. Die Betreuung kann auch kritisch kranke Patienten nach kleineren und mittelgroßen Eingriffen (z.B. Augenchirurgie, Cholezystektomie) einschließen. Dies stellt besondere Anforderungen an die Flexibilität und Aufmerksamkeit des Pflegepersonals, um unterschiedlichsten Situationen gerecht werden zu können. Da im Aufwachraum zumindest vorübergehend auch intensivtherapeutische Aufgaben (z.B. Beatmung) sichergestellt werden müssen, sollten Aufwachräume anästhesiologisch geleitet sein, und das Pflegepersonal sollte über intensivmedizinische oder anästhesiologische Erfahrungen verfügen.

Patienten, bei denen neben der Überwachung auch therapeutische Maßnahmen (z.B. Transfusionen, Katecholamintherapie, invasive oder noninvasive Beatmung) in größerem Umfang notwendig sind, sollten dagegen primär in den Intensivbereich verlegt werden (s. Tab. 28 und 29).

? Wie lassen sich Intensivstation und Intermediate Care Station abgrenzen?

Intensivstationen (Synonyme: Intensivtherapiestation, Intensivbehandlungsstation) sind Betteneinheiten für kritisch kranke Patienten, bei denen vitale Bedrohungen nur durch den vorübergehenden apparativ-technischen oder medikamentösen Ersatz von Organfunktionen (bzw. deren Unterstützung) abgewendet werden können. Im Gegensatz dazu steht auf Intermediate-Care-Stationen (Synonym: Intensivüberwachungsstation) nicht die Behandlung, sondern die Überwachung vitaler Organfunktionen im Vordergrund.

Derzeit existieren in Deutschland unterschiedliche Modelle für die Organisation von operativen ITS- und IMC-Bereichen. Mögliche Modelle sind die flexible Nutzung von Intensivbetten als Intensiv- oder Intermediate-Care-Betten in einer Einheit (Step-up- und Step-down-Prinzip), die unmittelbar räumlich benachbarte Schaffung eines IMC- und ITS-Bereiches, aber auch die räumlich getrennte Schaffung einer IMC und einer ITS [Kopp et al. 2012].

Konzepte der Integration von IMC-Betten in den ITS-Bereich ermöglichen die Betreuung aller Patienten durch qualifiziertes ärztliches und pflegerisches Personal und Zugang zu den gleichen technischen Ressourcen für alle Patienten. Bei getrennten Bereichen ist ebenfalls eine flexible Nutzung der vorhandenen Ressourcen mit hoher Patientensicherheit möglich, wenn die operativen ITS- und IMC-Betten von einer Abteilung geführt werden und die Stationen eine räumliche Nähe zueinander aufweisen. Dagegen wirkt es sich komplizierend aus, wenn die IMC- und ITS-Betten eines Hauses, wie gelegentlich üblich, von unterschiedlichen Abteilungen genutzt werden [Kopp et al. 2012].

> **Welche Patienten sollten geplant postoperativ/postinterventionell auf einer Intensivstation überwacht werden?**

Obwohl sich die Kriterien für die geplante Aufnahme eines Patienten auf eine Intensivstation eindeutig formulieren lassen (s. Tab. 28 und 29), kann die Entscheidung, welcher Patient postoperativ wohin verlegt wird, im Einzelfall sehr schwierig sein. Dies umso mehr, da nicht immer ausschließlich medizinische Gründe für die Aufnahme in den Intensivbereich eine Rolle spielen, sondern auch organisatorische und standortbedingte Faktoren, wie die Leistungsfähigkeit der Normalstation oder des Aufwachraums, mit zu berücksichtigen sind.

Bei geplanten Aufnahmen lassen sich operative Gründe sowie vorbestehende Begleiterkrankungen und deren Folgen für den postoperativen Verlauf als Indikationen differenzieren. Neben den geplanten Aufnahmen sollten aber immer ungeplante Aufnahmen aus dem laufenden OP-Programm einkalkuliert werden. Medizinische Gründe für ungeplante Aufnahmen sind hauptsächlich das Auftreten von intraoperativen Komplikationen.

Tab. 28: Patientenabhängige Kriterien für die postoperative/postinterventionelle Aufnahme in den Intensivbereich – differenziert nach IMC und ITS

IMC	ITS
Kontinuierliches kardiopulmonales Monitoring (inkl. ZVD und invasiver Blutdruckmessung)	Erweitertes hämodynamisches Monitoring (PAK, PiCCO)
Einorgandysfunktion: Lunge, Herz, Kreislauf, Niere, metabolisch, Leber, ZNS	Mehrorgandysfunktion: Lunge, Herz, Kreislauf, Niere, metabolisch, Leber, ZNS
Hämodynamisch stabile kardiale Arrhythmie	Myokardiale Ischämie mit interventionellem Handlungsbedarf
Intermittierende CPAP-Behandlung	Beatmung (invasiv oder nichtinvasiv)
Niedrig dosierte Katecholamintherapie	Hochdosierte Katecholamintherapie
24-stündige Flüssigkeitsbilanzierung	Postoperative Gerinnungsstörungen
Intravenöse antihypertensive Therapie	Anhaltende Transfusionspflichtigkeit
Neurologische/neurochirurgische Überwachungspflicht	Anhaltende Vigilanzminderung (GCS < 13)
	Hyperaktives Delir
	Erhöhter ICP
	Status epilepticus
	SAB mit Komplikationen (ICP-Anstieg, Vasospasmus, Status epilepticus bzw. rezidivierende epileptische Anfälle)
	Z.n. Reanimation

GCS = Glasgow Coma Scale, ICP = intracranial pressure, SAB = Subarachnoidalblutung

Tab. 29: Eingriffsabhängige Kriterien für die Aufnahme postoperativer Patienten in den Intensivbereich – differenziert nach IMC und ITS

IMC	ITS
Thoraxchirurgische Eingriffe	2-Höhlen-Eingriffe (z.B. Ösophagusresektion)
Einfache intrakranielle Eingriffe	Intrakranielle Eingriffe mit hohem Nachblutungsrisiko
Neuroradiologische Interventionen	Große abdominalchirurgische Eingriffe, wie Pankreasresektionen, Leberteilresektionen, -transplantation, Pankreastransplantationen, ausgedehnte Tumorchirurgie im kleinen Becken
Nierentransplantationen	Herzchirurgische Eingriffe
Offene Operationen an der Prostata	Länger dauernde rekonstruktive Tumorchirurgie bei Eingriffen im Kopf-Hals-Bereich
Karotischirurgie	Septische Endoprothesenwechsel (Hüftgelenk)
Bariatrische Chirurgie	Eingriffe an der Aorta
Ausgedehnte Operationen an der Wirbelsäule (z.B. Tumorchirurgie)	
Periphere Gefäßchirurgie	

? Wie häufig sind ungeplante postoperative Aufnahmen elektiver Patienten auf eine Intensivstation, und welche Ursachen liegen ihnen zugrunde?

Knapp 2% der elektiv operierten Patienten müssen in Deutschland ungeplant auf eine Intensivstation aufgenommen werden. Verantwortlich dafür sind sowohl organisatorische als auch medizinische Faktoren [Bauer et al. 2007]. Unter organisatorisch bedingten Gründen sind nicht verfügbare Aufwachraumraumkapazitäten (z.B. außerhalb der Regelarbeitszeit) und fehlende Bettenkapazitäten auf Intermediate-Care-Stationen zu nennen. Medizinisch ursächlich sind in der Hälfte der Fälle Zwischenfälle oder Beinahezwischenfälle [Haller et al. 2005]. Hierbei scheint nur ¼ anästhesiebezogen zu sein (Hypothermie, Überhang von Narkosemitteln, unzureichende Schmerztherapie), während die Mehrheit der ungeplanten Aufnahmen durch eingriffsbezogene Komplikationen verursacht zu sein scheint. Aus logistischer und ökonomischer Sicht ist es von Bedeutung, dass organisatorische und anästhesiebezogene ungeplante Aufnahmen oftmals vermeidbar sind [Bauer et al. 2007].

? Welche Parameter sollten während der Erholungsphase nach einem Eingriff routinemäßig überwacht und dokumentiert werden?

Die Überwachung der Herz-Kreislauf-Funktion erfolgt routinemäßig mit einer kontinuierlichen EKG-Ableitung (Herzfrequenz, Rhythmus), der nichtinvasiven oder invasiven Blutdruckmessung und mit der Pulsoxymetrie (Pulsfrequenz, pulsoxymetrisch gemessene Sauerstoffsättigung, SpO_2). Bei ausgewählten Indikationen kann dieses Monitoring durch die Überwachung der zentralvenösen Sauerstoffsättigung und des zentralvenösen Drucks ergänzt werden.

Die kontinuierliche pulsoxymetrische Ableitung der SpO_2 gehört zum Standard der Überwachung von Atmung und Gasaustausch. Sie ermöglicht es, Oxygenierungsstörungen zeitnah zu erkennen und ggf. weitere diagnostische Schritte einzuleiten. Intermittierend sollten die Atemfrequenz und die Durchgängigkeit der oberen Atemwege kontrolliert und dokumentiert werden.

Zur Routineüberwachung gehört ebenfalls die Erhebung der Körperkerntemperatur. Bei allen Patienten, die einen Harnblasendauerkatheter bekommen, kann diese über einen Katheter mit integrierter Messsonde kontinuierlich abgeleitet werden. Der Harnblasendauerkatheter kann dann ebenfalls zur Überwachung der Nierenfunktion und zur exakten Flüssigkeitsbilanzierung genutzt werden, in die auch die regelmäßig zu kontrollierenden Verluste über die Wunde und die Wunddrainagen eingehen.

Ein neuromuskuläres Monitoring in der postoperativen Phase ist keine obligate Routine, kann aber nach Gabe von Muskelrexantien, Nachbeatmung und Zweifeln an der vollständigen Erholung der neuromuskulären Funktion oder bei bestimmten prädisponierenden Erkrankungen (myasthener Formenkreis) sinnvoll sein.

Bei längerem Verlauf oder bei präklinischen Hinweisen auf Risikofaktoren sollte der mentale Status des Patienten ebenfalls überwacht werden. Hier kann der Einsatz validierter Test-

Tab. 30: Technische Monitoringverfahren zur postoperativen/postinterventionellen Überwachung verschiedener Organsysteme

Organsystem	Monitoring
Herz und Kreislauf	EKG*
	Pulsoxymetrie*
	Nichtvasiver Blutdruck (Intervall 5 min)*
	Invasiver Blutdruck**
	Zentralvenöser Druck, zentralvenöse Sauerstoffsättigung**
	Herzzeitvolumen***
	Globales enddiastolisches Volumen, extravaskuläres Lungenwasser***
Atmung	Sauerstoffsättigung*
	Atemfrequenz*
	Arterielle Blutgasanalyse**
	Kapnometrie**
Neuromuskuläre Funktion	Relaxometrie**
Niere; Volumen- und Flüssigkeitsstatus	Urinmenge*
	Sekretverluste über die Wunde und Drainagen*
	Bilanzierung*
ZNS	Sedierungsscore (z.B. Ramsey, RASS)**
	Delirmonitoring (z.B. CAM-ICU)**
	Schmerzwahrnehmung (VAS, NRS)*
	Körperkerntemperatur intermittierend*, kontinuierlich**
Gastrointestinaltrakt	Dokumentation von PONV*

*   Postoperativer Standard bei allen Patienten
**   Indikationsbezogenes erweitertes Monitoring in Abhängigkeit von Patient und Operation
*** Monitoring bei kritisch kranken Patienten
RASS = Richmond Agitation Sedation Scale, VAS = visuelle Analogskala, NRS = numerische Ratingskala

instrumente (z.B. CAM-ICU, Confusion Assessment Method for Intensive Care Units) Aufschluss über eine Verschlechterung der kognitiven Funktionen geben und somit helfen, die Indikation für eine Pharmakotherapie zu stellen.

Ebenfalls überwacht und dokumentiert werden sollten Schmerzen und das Auftreten von Übelkeit und Erbrechen (PONV, postoperative nausea and vomiting). Nach intrakraniellen oder wirbelsäulenahen Eingriffen kann auch die regelmäßige Erhebung der Vigilanz und neurologischer Qualitäten zur Routineüberwachung gehören. Um operative Komplikationen frühzeitig erkennen und behandeln zu können, müssen alle Drainagesekrete regelmäßig in Hinblick auf Menge und Art der Sekrete kontrolliert werden.

? Was versteht man unter dem hämodynamischen Basismonitoring?

Als hämodynamisches Basismonitoring werden die Komponenten des Monitorings bezeichnet, mit deren Hilfe **jeder** Patient postoperativ überwacht werden sollte (EKG, Blutdruck, Pulsoxymetrie) [Graf, Irqsusi, Janssens 2008]. Dieses Monitoring kann je nach Erfordernis sowohl invasiv als auch nichtinvasiv erfolgen. Bei kritisch kranken Patienten, die postoperativ auf eine ITS verlegt werden, ist dem invasiven hämodynamischen Monitoring mit Messung der zentralvenösen Sauerstoffsättigung, des zentralvenösen Drucks und einer invasiven Blutdruckmessung der Vorzug zu geben.

Grundsätzlich ist ein postoperatives Monitoring erforderlich, da die Homöostase durch eine Anästhesie und Operation bis weit in die postoperative Phase hinein beeinträchtigt sein kann. Im Vordergrund stehen dabei Gefahren durch Einschränkungen der Atmung (Hypoxie und Hyperkapnie), v.a. durch Anästhetikawirkung und durch hämodynamisch relevante Blutungen. Daneben rufen Anästhesie und Operation vegetative Veränderungen und Entzündungsreaktionen unterschiedlichen Ausmaßes hervor. Nozizeptive Impulse führen intra- und postoperativ zu einer Aktivierung des hypothalamisch-hypophysären Systems und zu einer Sympathikusaktivierung. Zusätzlich werden durch das operative Trauma lokal proinflammatorische und antiinflammatorische Mediatoren freigesetzt, die zu einer systemischen inflammatorischen Reaktion führen können. Diese Prozesse können insbesondere vorbelastete Patienten hämodynamisch gefährden, bspw. durch die Entstehung von Herzrhythmusstörungen oder myokardialer Ischämien. Weitere perioperative Komplikationen können durch Interaktionen mit dem Gerinnungs- oder Immunsystem (Thrombosen, Embolien, Wundheilungsstörungen) getriggert werden.

Daraus ergibt sich zwingend die Notwendigkeit der Herz-Kreislauf-Überwachung bei allen Patienten. Wie weit das Basismonitoring erweitert wird, ist von den Besonderheiten des operativen Eingriffs, von dem Patienten und seinen Komorbiditäten und von den Kenntnissen der behandelnden Anästhesisten und Intensivmediziner abhängig. Risiken, Nutzen und Kosten des Monitorings sollten immer in einem sinnvollen Verhältnis zueinander stehen.

? Was ist der Stellenwert des EKG-Monitorings in der postoperativen Phase?

Die Ableitung eines EKGs gehört zu den Standardmaßnahmen der postoperativen Überwachung. Üblicherweise werden die Standardableitungen nach Einthoven (bipolare Extremitätenableitung I, II und III) abgeleitet. Über eine Erkennung der Anstiegssteilheit der R-Zacke des EKGs wird die Herzfrequenz gemessen. Moderne EKG-Monitore bieten darüber hinaus eine automatisierte Arrhythmieüberwachung, die typische pathologische Veränderungen des Herzrhythmus, wie Bigeminus, ventrikuläre Extrasystolie bis hin zu akut lebensbedrohlichen Rhythmen, wie ventrikulären Tachykardien oder Kammerflimmern, detektieren kann. Durch die Messung der thorakalen Impedanz, die sich im respiratorischen Zyklus ändert, ist mit den Elektroden des EKGs, wenn auch störanfällig, zusätzlich eine Überwachung der Atemfrequenz möglich.

? Welche Besonderheiten sind bei der indirekten Blutdruckmessung zu beachten?
Die indirekte Blutdruckmessung ist das Standardverfahren für die meisten zu überwachenden Patienten. Abgesehen von methodenimmanenten Fehlermöglichkeiten handelt es sich um eine nahezu komplikationsfreie Methode. Die Möglichkeit, den Blutdruck bei ungeeigneter Manschettengröße falsch zu messen, die Ungenauigkeit des Verfahrens bei sehr niedrigen Blutdruckwerten und die fehlende Kontinuität der Blutdrucküberwachung sind jedoch Gründe, warum diese Methode nicht für alle Patienten ausreicht.

Die Verwendung einer falsch dimensionierten Blutdruckmanschette (Miscuffing) ist wahrscheinlich die häufigste Ursache für fehlerhafte Blutdruckmessungen. Die Länge der Blutdruckmanschette sollte mindestens 80% und die Breite mindestens 40% des Oberarmumfangs betragen, da die für die Messung notwendige Kompression der Arterie gleichmäßig und über eine kurze Strecke erfolgen soll. Praktisch kann man sich an der Breite des Luftkissens der Manschette orientieren. Dazu wird die Manschette entlang ihrer Längsachse auf den Oberarm gelegt und überprüft, ob die Breite des Luftkissens der Hälfte des Oberarmumfangs entspricht. Wird die Manschette zu klein gewählt, resultieren falsch hohe Blutdruckwerte. Eine zu große Manschette („dünne Extremität") führt wahrscheinlich zu keinen nennenswerten Fehlmessungen [Pickering et al. 2005].

? Was sind Indikationen für die perioperative Anlage einer invasiven arteriellen Blutdruckmessung?
Tabelle 31 gibt einen Überblick über übliche Indikationen zur peri- und postoperativen invasiven Blutdruckmessung. Die höhere Messgenauigkeit der direkten Blutdruckmessung ermöglicht eine sicherere hämodynamische Überwachung gefährdeter Patienten. Deshalb ist die direkte Blutdruckmessung ein häufig angewendetes Verfahren in der postoperativen und intensivmedizinischen Überwachung.

Die Indikation zur invasiven arteriellen Blutdruckmessung ist jedoch nicht nur unter dem Aspekt des hämodynamischen Monitorings zu sehen, sondern ebenfalls zur Blutentnahme für die Beurteilung des Gasaustausches bei respiratorisch kompromittierten Patienten von Bedeutung. Ein Beispiel für die Indikation zum Legen einer intraarteriellen Kanüle sind Patienten, die wegen vorbestehender Lungenerkrankungen respiratorisch insuffizient sind und deren Gastaustausch engmaschig beurteilt sowie postoperativ mit präoperativen Ausgangswerten verglichen werden soll.

Tab. 31: Überblick über die perioperativen Indikationen zur invasiven arteriellen Blutdruckmessung

Patientenabhängige Faktoren	Operationsabhängige Faktoren
Respiratorische Insuffizienz (schwere COPD, neuromuskuläre Erkrankungen, interstitielle Lungenerkrankungen)	Große viszeral- und thoraxchirurgische Eingriffe
Schwere Herzinsuffizienz (NYHA III–IV)	Eingriffe mit großem Volumenumsatz (z.B. Endoprothesenwechsel, Tumorchirurgie)
Schwere koronare Herzerkrankung (z.B. akuter Myokardinfarkt innerhalb der letzten 3 Monate)	Kardiochirurgie
Erhöhter intrakranieller Druck	Intrakranielle Eingriffe
Sepsis	Größere gefäßchirurgische Eingriffe
Unausgeglichener Volumenstatus (z.B. bei Blutung, Dehydratation)	
Patient mit transitorisch ischämischen Attacken oder Karotisstenose	

COPD = chronic obstructive pulmonary disease, NYHA = New York Heart Association

? Wie häufig sind während des Transports in den Aufwachraum oder die Intensivstation Sättigungsabfälle zu beobachten? Ab wann werden diese klinisch sichtbar?

In der Vergangenheit konnte wiederholt gezeigt werden, dass es klinisch nicht gelingt, relevante Sättigungsabfälle rechtzeitig zu erkennen und dass ca. jeder 2. Raumluft atmende Patient während des Transports in den Aufwachraum relevante Sättigungsabfälle zeigt. Zyanotisch werden Patienten erst, wenn die Sauerstoffsättigung auf unter 80% sinkt. Deshalb sollte bei jedem Patienten, unabhängig davon, ob er beatmet oder spontan atmend ist, die Pulsoxymetrie lückenlos von der Operation/Intervention über den Transport zum AWR oder in den Intensivbereich abgeleitet werden. In Deutschland scheint es aber immer noch gängige Praxis zu sein, spontan atmende Patienten ohne Überwachung der SpO_2 zu verlegen [Aust et al. 2012]. Auch wenn es bisher nicht bewiesen ist, so ist doch anzunehmen, dass Hypoxämien und insbesondere deren zu späte Detektion den postoperativen Verlauf ungünstig beeinflussen können.

? Ist die Pulsoxymetrie zur Beurteilung des Gasaustausches ausreichend?

Nein, denn mithilfe der Pulsoxymetrie lässt sich zwar die Oxygenierung einschätzen, aber nicht die Ventilation. Deren Einschätzung ist nur mithilfe einer arteriellen Blutgasanalyse oder der Kapnometrie möglich. Die Pulsoxymetrie ist ein wertvolles Verfahren, um Hypoxien rechtzeitig zu entdecken bzw. zu vermeiden. Werden Patienten postoperativ mit der Pulsoxymetrie überwacht, so treten Hypoxien bis zu dreimal seltener auf als bei Patienten ohne ein entsprechendes Monitoring [Pedersen, Møller, Hovhannisyan 2009].

? Was sind Risikofaktoren für das Auftreten von postoperativen Hypoxämien bzw. Sättigungsabfällen?

Als wesentliche Risikofaktoren für das Auftreten von postoperativen Hypoxämien konnten das Patientenalter, der ASA-Status (> 1), ein pathologisch erhöhter Body-Mass-Index (> 26,4 kg/m^2), eine erniedrigte Ausgangssättigung, die Wahl des Opioids (Fentanyl), die Anwendung von Lachgas und die Differenz zwischen inspiratorischem Spitzendruck (peak inspiratory pressure, PIP) und endexspiratorischem Druck (positive endexspiratory pressure, PEEP) herausgearbeitet werden [Aust et al. 2012]. Auch die Art des Eingriffs (große Eingriffe in Abdomen und Thorax) und präexistente Lungenerkrankungen sind von Bedeutung. Bemerkenswert ist der Umstand, dass trotz verbesserter Überwachung und besser zu steuernden Anästhetika die Gefahr postoperativer Hypoxämien tendenziell steigt. Als ursächlich wird der überproportional größer werdende Anteil älterer und übergewichtiger Patienten angesehen.

? Kann mithilfe der Pulsoxymetrie die Durchblutung einer minderperfundierten Extremität überwacht werden?

Die Pulsoxymetrie sollte nur im Kontext mit der klinischen Beurteilung und einer eventuellen dopplersonografischen Überwachung von Blutfluss und Pulssignal zur Überwachung durchblutungsgefährdeter Extremitäten herangezogen werden. Das Signal eines Pulsoxymeters wird um ein Vielfaches verstärkt, sodass ein normaler Sättigungswert und eine ableitbare Pulskurve eine falsche Sicherheit vortäuschen können und die Durchblutung der so überwachten Extremität überschätzt werden kann.

Keine Sicherheit gibt die Pulsoxymetrie in der Überwachung gefährdeter Extremitäten bei einem drohenden Kompartmentsyndrom. Hier sollte die klinischen Überwachung bzw. die Druckmessung im Kompartiment die bevorzugte Überwachungsmethode sein.

? Welchen Stellenwert hat der zentrale Venendruck (ZVD) in der postoperativen Überwachung?

Der zentrale Venendruck war jahrzehntelang ein Basisparameter der postoperativen Überwachung intenisvpflichtiger Patienten. Er wurde v.a. zur Beurteilung des intravasalen Volumens und der rechtsventrikulären Vorlast herangezogen. Mittlerweile ist jedoch klar, dass der ZVD kein geeigneter Surrogatparameter für die ventrikuläre Vorlast ist.

Jüngere Daten belegen, dass mittels ZVD weder valide Aussagen zum zirkulierenden Blutvolumen noch Vorhersagen zur Reagibilität des Kreislaufs individueller Patienten auf eine Flüssigkeitsbelastung möglich sind [Marik, Baram, Vahid 2008]. Sowohl die Absolutwerte als auch relative Änderungen korrelieren unter klinischen Bedingungen nicht oder nur äußerst schwach mit Änderungen der enddiastolischen Ventrikelfüllung und den Änderungen des Schlagvolumens [Weyland und Grüne 2009]. Extrem niedrige ZVD-Werte machen eine Hypovolämie und eine erniedrigte Vorlast zwar wahrscheinlich, hohe Werte schließen diese jedoch keinesfalls aus.

? Welche Bedeutung hat die zentralvenöse Sättigung?

Mit der kontinuierlichen oder diskontinuierlichen Messung der zentralvenösen Sauerstoffsättigung ($SvcO_2$) kann das Monitoring erweitert werden. Allerdings sind die gegenwärtig angebotenen Katheter mit integrierter Möglichkeit zur kontinuierlichen Überwachung der zentralvenösen Sauerstoffsättigung (SvcO$_2$) kostenintensiv und werden deshalb in der Routine selten verwendet. Eine regelmäßige diskontinuierliche Bestimmung der SvcO$_2$ über eine Blutgasanalyse ist aber sicher für die meisten Patienten ausreichend.

Die aus einem zentralen Venenkatheter gewonnene zentralvenöse Sauerstoffsättigung des Hämoglobins (SvcO$_2$) ist ein guter Surrogatparameter für das Verhältnis zwischen Sauerstoffangebot (DO$_2$) und Sauerstoffverbrauch (VO$_2$) und kann für eine Therapiesteuerung genutzt werden. Insbesondere, wenn mehrere Messungen der SvcO$_2$ gemittelt werden, findet sich eine für klinische Belange ausreichende Übereinstimmung mit der gemischt-venösen Sauerstoffsättigung (SvO$_2$).

Für verschiedene klinische Situationen, wie den septischen Schock, die akute Herzinsuffizienz sowie bei Patienten mit Blut- und Flüssigkeitsverlusten, konnte gezeigt werden, dass diese Patienten trotz annähernd normaler Kreislaufparameter bei SvcO$_2$-Werten < 65% von Interventionen (bspw. Erythrozyten- oder Flüssigkeitssubstitution) zur Stabilisierung profitieren [Bloos und Reinhart 2004]. Damit ist die SvcO$_2$ ein einfach zur erhebender Wert, der, wenn er im Verlauf erfasst wird, postoperativ zumindest bei kritischen Verläufen Routineparameter, wie Blutdruck und Herzfrequenz, sinnvoll ergänzt.

Darüber hinaus kann die zentralvenöse Sauerstoffsättigung (SvcO$_2$) für Transfusionsentscheidungen bei hämodynamisch stabilen, aber anämen Patienten herangezogen werden. Ab einer Differenz zwischen SaO$_2$ und SvcO$_2$ (bzw. SvO$_2$) von mehr als 50% kann von einer gestörten Gewebeoxygenierung ausgegangen werden. Somit ist die Bestimmung der Sauerstoffextraktionsrate über die Surrogatparameter SaO$_2$ und SvcO$_2$ ein besserer Transfusionstrigger als die für diesen Zweck häufig genutzte Hämoglobinkonzentration.

? Was zählt zum erweiterten hämodynamischen Monitoring und welche Bedeutung hat es?

Weder klinische Parameter, wie der Zustand der Haut (Turgor, Temperatur), die Herzfrequenz oder die Diurese, noch die einfach zu messenden druckbasierten Hämodynamikparameter geben allein ausreichend Sicherheit zur Steuerung der Flüssigkeits- und Volumentherapie. Hier schaffen die mit dem erweiterten hämodynamischen Monitoring erhobenen Daten mehr Sicherheit.

Zu den am häufigsten eingesetzten invasiven Messmethoden gehören der Pulmonalarterienkatheter (PAK) und die transpulmonale Thermodilutionsmethode mit Pulskonturanalyse (PiCCO). Die Häufigkeit der Anwendung des PAK ist in den letzten Jahren deutlich rückläufig, da mit dem PiCCO und verschiedenen anderen Systemen (z.B. LiDCO, Vigileo) einfachere Möglichkeiten zum erweiterten hämodynamischen Monitoring verfügbar sind. Zudem scheinen die mit dem PiCCO erhobenen volumetrischen Daten zur Steuerung der Flüssigkeits- und Volumentherapie den Messwerten des PAK überlegen zu sein.

? Worin liegen Gemeinsamkeiten und Unterschiede zwischen PAK und PiCCO?

Beide dienen v.a. der Bestimmung des Herzzeitvolumens. Dazu beruhen beide Verfahren auf der Injektion eines löslichen Indikators und der Erfassung des Konzentrationskurvenverlaufs flussabwärts (Indikatordilutionsprinzip). Beide Verfahren ermöglichen neben der Bestimmung des HZV Aussagen über das Herzzeitvolumen, den Volumenstatus und können helfen, die Katecholamintherapie zu steuern. Der Unterschied zwischen beiden Verfahren besteht darin, dass beim PiCCO der Indikatorkonzentrationsverlauf nicht pulmonalarteriell, sondern transkardiopulmonal im arteriellen Gefäßsystem (zumeist in der A. femoralis) aufgezeichnet wird. Dadurch können aus der Thermodilutionskurve volumetrische Parameter, wie das globale enddiastolische Volumen (GEDV) oder das extravaskuläre Lungenwasser (EVLW), abgeleitet werden. Dagegen ermöglicht der PAK aufgrund der Position seiner Katheterspitze in der Arteria pulmonalis die Messung des pulmonalarteriellen Drucks und des pulmonalarteriellen Okklusionsdrucks.

Im Vergleich der beiden Methoden ermöglicht das PiCCO-System die gleichzeitige Messung von statischen Vorlastparametern (GEDV) und dynamischen Parametern der Volumenreagibilität, wie die Schlagvolumenvariabilität (SVV). Damit kann mit dieser Methode nicht nur die Vorlast optimiert, sondern auch eingeschätzt werden, ob die Patienten auf zusätzliche Flüssigkeitsgaben mit einer Verbesserung der Hämodynamik reagieren. Praktisch lässt sich mit diesem System prüfen, ob durch eine Volumensubstitution zur Optimierung der Vorlast (GEDV) die Schlagvolumenvariabilität abnimmt.

? Welche Parameter lassen sich mit dem PiCCO-System überwachen?
Tabelle 32 zeigt die Parameter, die durch das PiCCO-System kontinuierlich oder diskontinuierlich gemessen, berechnet oder aus der Thermodilutionskurve hergeleitet werden können.

Tab. 32: Mit dem PiCCO-System erhebbare Parameter

Parameter	Normwert
Pulskontur-Herzindex (PCHI)	3,0–5,0 l/min/m²
Schlagvolumenindex (SVI)	40–60 ml/m²
Globaler enddiastolischer Volumenindex (GEDVI)	680–800 ml/m²
Intrathorakaler Blutvolumenindex (ITBVI)	850–1000 ml/m²
Extravaskulärer Lungenwasserindex (EVLWI)	3,0–7,0 ml/kg
Schlagvolumenvariation (SVV)	≤ 10%
Pulmonalvaskulärer Permeabilitätsindex (PVPI)	1,0–3,0
Pulsdruckvariation (PPV)	≤ 10%
Globale Auswurffraktion (GEF)	25–35%
Kardialer Funktionsindex (CFI)	4,5–6,5 l/min
Systemisch vaskulärer Widerstand (SVR)	900–1400 dyn × s × cm⁵
Systemisch vaskulärer Widerstandsindex (SVRI)	1700–2400 dyn × s × cm⁵ × m²
Linksventrikulärer Kontraktilitäsindex (dPmax)	1200–2000 mmHg/s

? Welche Bedeutung hat die Bestimmung des EVLW?
Die Messung des extravaskulären Lungenwassers ermöglicht die frühe Detektion und Verlaufskontrolle eines Lungenödems. Diese perioperative Komplikation kann sowohl kardial als auch nichtkardial bedingt (z.B. durch übermäßige perioperative Flüssigkeitszufuhr) entstehen. Auf der einen Seite können Beeinträchtigungen der myokardialen Pumpleistung bspw.

bei vorbestehender Herzinsuffizienz oder perioperativen myokardialen Ischämien zu einer Erhöhung des hydrostatischen Druckes in der pulmonalen Strombahn führen. Andererseits ist, wie bereits erläutert, die perioperative Zunahme der pulmonalvaskulären Permeabilität durch Störungen der Gefäßbarriere (z.B. durch Mediatorfreisetzung oder infolge Hypervolämie) bei größeren Eingriffen keine Seltenheit. Die Folge kann die Entwicklung eines pulmonalen Ödems mit einer deutlichen Zunahme der perioperativen Letalität sein. Beide Formen, sowohl das kardiale als auch das nichtkardiale Lungenödem, sind durch ein erhöhtes extravaskuläres Lungenwasser gekennzeichnet.

Das EVLW ist deutlich sensitiver bei der Detektion pulmonaler Flüssigkeitsbelastung. So steigt das EVLW an, noch bevor sich die Blutgase, der Röntgenthorax, der zentralvenöse Druck oder der pulmonalkapilläre Verschlussdruck ändern. Außerdem sind die letztgenannten Methoden unspezifisch und werden von einer Vielzahl anderer Faktoren beeinflusst.

Für die therapeutischen Interventionen ist es wichtig, zwischen kardialem und nichtkardialem Lungenödem zu differenzieren. Hier bietet die PiCCO-Technologie mit der Berechnung des pulmonalvaskulären Permeabilitätsindex (PVPI) einen Parameter an, der dieses ermöglicht. Ein PVPI > 3 spricht für ein Permeabilitätsödem, liegt er zwischen 1 und 3, spricht der Befund eher für eine kardiale Genese.

? Welche Indikationen verbleiben für den Einsatz des Pulmonalarterienkatheters?

Das perioperative Instrument zur Steuerung der Flüssigkeits-, Volumen- und Katecholamintherapie kritisch kranker Patienten war in der Vergangenheit der Pulmonalarterienkatheter. In der Zukunft werden jedoch nur einige wenige Indikationen für den Einsatz des PAK übrig bleiben. Welche das sein werden, muss im Rahmen von randomisierten und kontrollierten Studien ermittelt werden. Bisher ist es nicht definitiv belegt, dass der Einsatz eines PAK die perioperative Morbidität und Mortalität senken kann. Allerdings haben viele Studien zum perioperativen Einsatz des PAK observationalen Charakter. Die protokollbasierte Steuerung hämodynamischer Parameter wurde in einigen Studien untersucht. Die Ergebnisse sind uneinheitlich, und ein eindeutiger Beleg für den Nutzen des PAK existiert nicht.

Traditionell wird der PAK perioperativ v.a. in der Kardiochirurgie eingesetzt.

Nachfolgend einige klassische Indikationen für ein perioperatives Monitoring mit einem PAK:
- Kardiochirurgie bei schwerer Herzinsuffizienz
- Perioperatives Rechtsherzversagen, Lungenarterienembolie zur zielgerichteten pharmakologischen Entlastung des rechten Ventrikels
- Invasives Monitoring bei Notwendigkeit einer perioperativen IABP (Kontraindikation für PiCCO)
- ARDS mit Rechtsherzbelastung

? Nennen Sie Indikationen für den Einsatz des PiCCO-Monitorings.

Die Indikationen zum Einsatz des perioperativen PiCCO-Monitorings können möglicherweise im Vergleich zum PAK großzügiger gestellt werden, denn diese Methode scheint weniger invasiv zu sein. Es werden lediglich ein evtl. bereits platzierter, nach Möglichkeit mehrlumiger zentraler Venenkatheter und ein spezieller arterieller Katheter, der in der Arteria femoralis oder Arteria brachialis platziert wird, benötigt. Weil keine Katheterisierung der Pulmonalarterie nötig ist, ist die Methode mit weniger Aufwand sowie weniger Komplikationen behaftet und nicht zuletzt auch kostengünstiger. Die Messung des Herzzeitvolumens in annähernd so genau wie die Bestimmung des Herzzeitvolumens über den Pulmonaliskatheter. Dementsprechend kann über eine Indikationsstellung bei Patienten nachgedacht werden, wenn ein kardiovaskuläres und volumetrisches Monitoring notwendig scheint. Das können Patienten mit größeren chirurgischen Eingriffen, Operationen bei Polytrauma, Verbrennungen oder Lebertransplantationen sowie Patienten mit schwerer Herzinsuffizienz oder im Schock sein.

 Diskutieren Sie Nutzen und Risiko eines erweiterten hämodynamischen Monitorings.

Allgemein ist die Indikation für ein erweitertes hämodynamisches Monitoring dann gegeben, wenn die gewonnenen Zusatzinformationen Diagnose, Prognose oder Behandlung verbessern. Dazu gehört auch, dass der Anwender über entsprechende Kenntnisse zur Interpretation der teilweise komplexen Daten verfügen sollte. Mit der Invasivität der Verfahren steigen aber auch die methodenimmanente Morbidität und Letalität der Patienten an. Deshalb müssen Nutzen und Risiko sorgfältig gegeneinander abgewogen werden, und das erweiterte hämodynamische Monitoring sollte nur bei expliziten Fragestellungen das Basismonitoring ergänzen [Graf, Irqsusi, Janssens 2008]. Sowohl der Pulmonalarterienkatheter als auch die PiCCO-Technologie sind gute Beispiele dafür, dass zwar rasch eine Vielzahl verschiedener Parameter gewonnen werden kann, aber unklar bleibt, ob dadurch tatsächlich die Prognose der Patienten verbessert wird. Diese Erkenntnis ist nicht zwingend überraschend, denn Monitoringinstrumente sind keine Therapieinstrumente. Wenn mit dem erweiterten hämodynamischen Monitoring Probleme erkannt werden, die nicht oder nur schwer behandelbar sind, ist das kein Problem des Monitorings, sondern eher ein Problem des Fehlens effektiver Behandlungsmöglichkeiten.

Welche typischen Komplikationen können durch das erweiterte hämodynamische Monitoring verursacht werden?

Es ist nicht das Monitoring selbst, sondern es sind Komplikationen, die durch die Punktion der arteriellen und venösen Gefäße zu erwarten sind oder aus der intravasalen Lage der Katheter resultieren. Die Überlegung, dass bei der oftmals als Routine betrachteten Punktion von Arterien und zentralen Venen auch schwerwiegende Komplikationen (s. Abb. 27–29) auftreten können, sollte in die sorgfältige Indikationsstellung zum erweiterten hämodynamischen Monitoring einfließen. Komplikationen der arteriellen Kanülierung sind Hämatome, Nervenschädigungen, Aneurysmabildung, AV-Fistelbildung (Punktion der Arteria femoralis), Blutungen, Infektionen, Ischämien, arterielle Embolien oder auch Fehlinjektionen mit Nekrosen im nachgeschalteten Stromgebiet. Während oder nach einer zentralen Venenkatheterisierung ist in bis zu 15% mit Komplikationen zu rechnen. Häufige Komplikationen sind Fehllagen (v.a. im rechten Vorhof oder rechten Ventrikel), arterielle Fehlpunktionen, Hämatome, Hämatooder Pneumothorax, Luftembolien, Infektionen oder thrombotische Komplikationen [Szibor-Kriesen 2008]. Bei Anlage eines PAK können zusätzlich noch Herzrhythmusstörungen unterschiedlicher Art und Schwere auftreten. Daneben sind Knotenbildungen, Lungenparenchymblutungen, Endokarditiden oder Pulmonalarterienrupturen möglich.

Abb. 27: Infektion und Durchblutungsstörung nach Katheterisierung der Arteria radialis

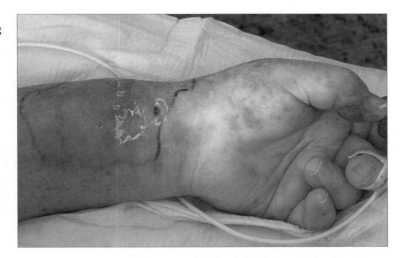

Abb. 28: Kontrastmittelaustritt in den Thorax nach arterieller Fehlpunktion bei versuchter ZVK-Anlage über die Vena subclavia links mit nachfolgendem Hämatothorax

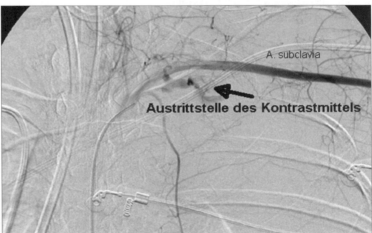

Abb. 29: Verschluss des punktionsbedingten Defektes (s. Abb. 30) in der Arteria subclavia durch einen Metallstent

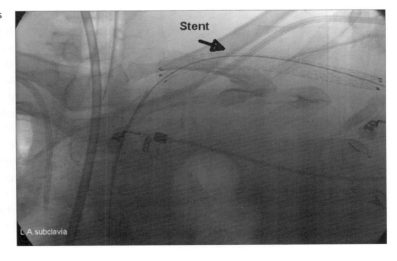

Wie häufig treten Komplikationen in der frühen postoperativen Phase auf, und wovon ist das Risiko behandlungspflichtiger Komplikationen abhängig?

Es gibt nur einige wenige und dazu noch ältere Publikationen zur Häufigkeit von Komplikationen in der postoperativen Phase [Hines et al. 1992; Tarrac 2006]. Nach diesen Daten treten bei etwa 25% aller Patienten im Aufwachraum interventionspflichtige Komplikationen unterschiedlicher Schwere auf. Aufgrund des demografischen Wandels und der Durchführung größerer Eingriffe bei Patienten mit relevanten Begleiterkrankungen ist es wahrscheinlich, dass aktuelle Zahlen zu behandlungspflichtigen Komplikationen im Aufwachraum deutlich höher ausfallen würden. Die Häufigkeit postoperativer behandlungspflichtiger Komplikationen wird durch den ASA-Status der Patienten, den Dringlichkeitsgrad und die Dauer der Operation negativ beeinflusst. Dagegen scheint der Einfluss des Anästhesieverfahrens auf das Auftreten behandlungspflichtiger Komplikationen im Aufwachraum eher gering zu sein [Reyle-Hahn, Kuhlen, Schenk 2000].

Mit welchen Komplikationen muss postoperativ typischerweise gerechnet werden und wie kann ihnen begegnet werden?

Die am häufigsten zu behandelnden Probleme sind Übelkeit und Erbrechen, respiratorische Komplikationen und konsekutive Oxygenierungsstörungen, Herz-Kreislauf-Komplikationen sowie Störungen der Vigilanz. Alle diese Probleme können zu einer akuten vitalen Bedrohung für den Patienten werden und müssen deshalb rechtzeitig erkannt und behandelt werden.

Ist der Patient postoperativ akut bedroht, ist ein Algorithmus zur raschen klinischen Diagnostik sinnvoll. Ein einfacher diagnostischer Ansatz ist das Vorgehen nach dem A-B-C-D-E-Schema. Hypoxien bedrohen den Patienten postoperativ vital und müssen deshalb umgehend erkannt und behoben werden. Durch eine im Notfall sofortige Prüfung der Atemwege (A) und der Atmung bzw. Beatmung (B) des Patienten können kritische Hypoxien erkannt und therapiert werden. Sind Atemwege und Beatmung als ursächlich für einen kritischen Zustand des Patienten ausgeschlossen, wird der Kreislauf überprüft (C, Circulation). Daran schließt sich eine Prüfung der Bewusstseinslage des Patienten an (D, Disability). Im Anschluss folgt eine Prüfung der Operationswunde, der liegenden Drainagen und Katheter sowie der Körperkerntemperatur (E, Environment).

Grundsätzlich sind Strategien zur Vermeidung von kritischen Vorfällen aus nahe liegenden Gründen der Reaktion auf eingetretene Komplikationen vorzuziehen. Besonders Strategien zur Vermeidung von postoperativer Übelkeit und Erbrechen sind gut belegt [Rüsch et al. 2010]. Auch kardialen Komplikationen kann durch medikamentöse Strategien (Betablocker, Statine, Alpha-2-Agonisten) oder Blockaden des thorakalen sympathischen Nervensystems (Epiduralanalgesie) vorgebeugt werden. Allerdings muss hier noch abgewartet werden, welche pharmakologischen Strategien sich als am besten geeignet erweisen. Obwohl lange Zeit Standard, haben jüngere Studien doch einige Fragen zur korrekten Indikationsstellung und Durchführung der perioperativen Betablockade aufgeworfen [Flynn, Vernick, Ellis 2011].

Darüber hinaus gibt es zunehmend Daten, dass auch Oxygenierungsstörungen und pulmonale Komplikationen durch geeignete Maßnahmenbündel in Häufigkeit und Schwere vermindert werden können. Diese sollten in Form einer Stufentherapie erfolgen [Hofer et al. 2006]. Geeignete Maßnahmen einer ersten Stufe sind eine optimierte Patientenlagerung (Oberkörper erhöht), frühzeitige physiotherapeutische Maßnahmen, die Frühmobilisation und Inhalationen. Die frühzeitige Mobilisation führt zu einer verbesserten Atemmechanik, einer besseren Sekretmobilisation und einer Vergrößerung der funktionellen Residualkapazität. Die nächste Eskalationsstufe zur Vermeidung perioperativer pulmonaler Komplikationen ist der prophylaktische Einsatz nichtinvasiver Beatmungsformen (Masken-CPAP mit Druckunterstützung) bereits in der frühen postoperativen Phase. Unter Beachtung der Kontraindikationen und durch geschultes Personal eingesetzt, können dadurch pulmonale Komplikationen in ihrer Häufigkeit deutlich reduziert werden [Pelosi, Jaber 2010]. Diese Form der Atmungsunterstützung kann zum einen mit klassischer Beatmungstechnik geschehen, aber auch mit einfacheren Maskensystemen, die die Anwendung eines PEEP ermöglichen, wie bspw. dem EzPAP-System [Rieg 2012].

? Lässt sich das Ausmaß der postoperativen Stressreaktion vorhersagen?
Nein. Jeder Patient reagiert zwar mit einer typischen Stressantwort auf eine Operation und den damit verbundenen Änderungen der körpereigenen Homöostase (z.B. Anämie, Hypothermie), aber das Ausmaß der Stressreaktion ist individuell sehr unterschiedlich. Operation und Trauma führen immer zu einer neuronalen Aktivierung des hypothalamisch-hypophysären Systems mit Aktivierung des sympathischen Nervensystems, einer verstärkten Freisetzung von Stresshormonen und komplexen immunologischen Veränderungen. Trotz Korrelation der postoperativen Stressantwort mit der Größe des Traumas ist die individuelle Stressantwort nicht vorhersehbar. Die Folgen der neurohumoralen Stressantwort sind zu erkennen an Tachykardie, Hypertonie und erhöhten Temperaturen. Sie können den Patienten im postoperativen Verlauf gefährden und sollten deshalb erkannt und behandelt werden [Desborough 2000].

? Welche Maßnahmen und Medikamente können zur postoperativen Stress- und Schmerzreduktion zum Einsatz kommen?
Neben der allgemeinen Stressreaktion liegen der sympathoadrenergen Aktivierung zumeist auch behandelbare Ursachen zugrunde (s. Tab. 33). Diese sollten zunächst bei allen Patienten mit auffälligen Symptomen geklärt werden. Von den zügig zu behandelnden Komplikationen sind an erster Stelle Hypoxie und Hyperkapnie zu nennen. Lassen sich Schmerzen als Ursache von Tachykardien und Hypertensionen identifizieren, sollten die Patienten nach den anerkannten Regeln der postoperativen Schmerztherapie behandelt werden. Dazu gehört auch die Dokumentation von Schmerzscores im Aufwachraum oder auf der Intensivstation.

Im Zentrum multimodaler Konzepte zur allgemeinen Stressprophylaxe bei größeren chirurgischen Eingriffen steht die thorakale Epiduralanästhesie. Diese Technik führt zu einer Unterbrechung der nozizeptiven Afferenzen und sympathischer Efferenzen, die die sympathoadrenerge Reaktion vermitteln. Dies führt zu einer signifikanten Verringerung der Stresshormone Adrenalin, Noradrenalin und Cortisol im Plasma. Auch perioperativ gemessene Blutglukosespiegel fallen niedriger aus.

Neben der thorakalen Epiduralanästhesie spielen im multimodalen Konzept der Stressprophylaxe auch pharmakologische Strategien eine Rolle. Deren Stellenwert wird allerdings derzeit durch Studien reevaluiert, sodass bisher keine pauschalen Empfehlungen gegeben werden können, welches Medikament oder welche Medikamentenkombination bei welchen Indikationen eingesetzt werden sollte. Im Zentrum der pharmakotherapeutischen Überlegungen stehen Beta-Adrenozeptorenblocker, Alpha-2-Adrenozeptoragonisten und Statine. Eine perioperativ begonnene Beta-Rezeptorenblockade kann kardiovaskuläre Komplikationen reduzieren, führt aber zu einer erhöhten Rate an Komplikationen, hauptsächlich von Schlaganfällen. Eine sorgfältige Überwachung der Beta-Adrenozeptorerblockertherapie hinsichtlich kritischer Abfälle der Herzfrequenz und des Blutdrucks ist deshalb erforderlich. Alpha-2-Adrenozeptoragonisten führen zu einer zentralen Sympathikolyse und vermitteln auf diese Art und Weise antiischämische Effekte. Auch bei Einsatz dieser Substanzklasse müssen Blutdruck und Herzfrequenz sorgfältig überwacht werden, insbesondere, wenn Alpha-2-Adrenozeptoragonisten mit Beta-Rezeptorblockern kombiniert werden. Statine verfügen über antiinflammatorische, antithrombotische und immunmodulatorische Eigenschaften. Möglicherweise sind sie sogar neuroprotektiv wirksam und verringern die Rate des postoperativen Delirs.

Tab. 33: Postoperative Stressoren und deren Behandlung

Stressursache	Maßnahme	Bemerkung
Schmerz	• Analgetika • Regionalanästhesie	Aufmerksames Titrieren
Hypoxie	• Freimachen der Atemwege, Sauerstoffgabe • EzPAP, CPAP, ASB • Invasive Beatmung	Akutintervention
Hyperkapnie	• Stimulation, Lagerung • Antagonisierung • Nichtinvasive Beatmung • Invasive Beatmung	Kurzfristige Blutgasanalysen bei Risikopatienten (OSAS, Adipositas), nasale Kapnometrie zur Überwachung der Ventilation
Harnverhalt	Blasenkatheterisierung	Daran denken!
Durchgangssyndrom	• Kognitive Stimulation • Neuroleptika, Clonidin, Benzodiazepine	Anamnese (Demenzerkrankungen, Alkohol)
Angst	Zuwendung, Uhren, Brille, Hörgerät, vertraute Personen	Ungewohnte Umgebung!

? Warum sollte perioperativ die Körperkerntemperatur überwacht werden?

Veränderungen der Temperaturhomöostase treten perioperativ regelhaft auf. Es werden postoperativ v.a. Temperaturanstiege und intraoperativ überwiegend Abnahmen der Körperkerntemperatur beobachtet. Intra- und postoperative Hypothermien haben eine Reihe von unerwünschten und den Patienten gefährdenden Wirkungen, wie Shivering, Erhöhung des Sauerstoffverbrauchs mit dem Risiko myokardialer Ischämien, Wundheilungsstörungen oder Gerinnungsstörungen, sodass diese nach Möglichkeit zu vermeiden sind [Sessler 2008]. Ursächlich für das Auftreten von Hypothermien sind intraoperative thermoregulatorische Umverteilungsprozesse vom Körperkern zur Körperschale durch den Einfluss der Anästhetika, Wärmeverluste an die Umgebung oder Verdunstungsprozesse bei Öffnung der großen Körperhöhlen. Obwohl dem Hypothermierisiko durch geeignete prophylaktische Maßnahmen entgegengewirkt werden kann, gelingt es nicht immer, Temperaturverluste vollständig zu vermeiden.

Im postoperativen Verlauf kommt es dagegen nahezu immer zu einem Anstieg der Körperkerntemperatur. Dieser Temperaturanstieg ist in seiner Größe von der Dauer der Operation und vom Ausmaß des chirurgischen Gewebetraumas abhängig. Im Maximum erreicht der

Temperaturanstieg durchschnittlich 0,8 °C des präoperativen Ausgangswerts der Patienten. Bei etwa 50% der operierten Patienten führt dies zu einem Temperaturanstieg über 38 °C, bei 25% sogar auf über 38,5 °C. Das Maximum des postoperativen Temperaturanstiegs wird ca. 11 h nach dem Ende der Operation erreicht. Es korreliert mit dem Auftreten von Shivering und einer kutanen Vasokonstriktion. Beides sind Hinweise darauf, dass der thermoregulatorische Sollwert im Hypothalamus postoperativ in einen höheren Bereich verschoben wird [Frank, Kluger, Kunkel 2000]. Parallel zum Anstieg der Temperatur kommt es zu einem Anstieg proinflammatorischer Zytokine im Blut. Auch Temperaturen von über 38,5 °C bei postoperativen Patienten können als noch normal bewertet werden. Darüber hinaus wird klar, dass es sich bei postoperativ erhöhten Temperaturen nicht um eine Hyperthermie, sondern um echtes Fieber mit einer Verschiebung des thermoregulatorischen Sollwerts handelt. Eine erfolgreiche Behandlung wird deshalb i.d.R. durch eine pharmakologische Senkung des thermoregulatorischen Sollwerts mit Antipyretika zu erreichen sein und weniger durch eine Kühlung.

? Wie sollte sich die postoperative Überwachung älterer Patienten von der jüngerer Patienten unterscheiden?

Prinzipiell unterscheidet sich die Überwachung der Vitalfunktionen älterer Patienten kaum von der jüngerer Patienten. Sie sollte aber über eine reine Standardüberwachung hinaus in eine umfassende postoperative Betreuung übergehen. Schon die ungewohnte Umgebung, z.B. des Aufwachraums, ist für ältere Patienten ein wesentlich größerer Stressor, dem durch geeignete Maßnahmen begegnet werden kann. Dies bedeutet v.a. einen erhöhten pflegerischen Aufwand.

Alte Menschen sind durch Komplikationen gefährdet, die eine Vielzahl von Ursachen und Ausprägungen haben können. Vor allem tragen ältere Patienten (> 70 Jahre) ein deutlich größeres Risiko, postoperativ neurologische Komplikationen zu entwickeln. Dabei steht die Entwicklung kognitiver Funktionsstörungen im Vordergrund. Schlaganfälle und periphere Nervenschädigungen treten seltener auf.

Bei kognitiven Funktionsstörungen ist es eher die Prophylaxe denn die Therapie, der große Bedeutung zukommt. Dies ist umso wichtiger, da der Krankenhausaufenthalt durch ein Delir verlängert wird und Folgekomplikationen, wie Pneumonien, Wundinfektionen oder Harnwegsinfektionen, auftreten können. Auch nach Wochen oder Monaten können die Patienten durch ein postoperatives kognitives Defizit in ihrem Alltag noch deutlich beeinträchtigt sein.

Schwere und Häufigkeit kognitiver Komplikationen können durch standardisierte Maßnahmebündel beeinflusst werden. Perioperativen Risikofaktoren, wie Schlafentzug, Immobilisation, Seh- und Hörbeeinträchtigungen oder Dehydratation und Elektrolytstörungen (s. Tab. 34), kann durch ein entsprechendes Management entgegengewirkt werden [Sieber und Barnett 2011]. Neben einem geeigneten Management ist eine pharmakologische Delirprophylaxe mit niedrig dosiertem Haloperidol (1,5 mg/d) sinnvoll. Diese reduziert zwar nicht die Häufigkeit eines Delirs, vermindert aber die Schwere und verkürzt die Dauer delirant Episoden.

Tab. 34: Risikofaktoren (und deren Beeinflussung) für postoperative kognitive Funktionsstörungen bei älteren Patienten (modifiziert nach [Sieber und Barnett 2011])

Risikofaktor	Präventive Maßnahmen
Vorbestehende kognitive Beeinträchtigung	• Erleichterung der Orientierung (Tafel mit Namen des Pflegeteams, Namensschilder des Personals) • Sichtbare Uhr • Regelmäßige Kommunikation • Strukturierter Tagesablauf • Regelmäßige kognitive Stimulation nach Protokoll (mindestens 3-mal täglich)
Schlafmangel	Schlafunterstützung ohne pharmakologische Maßnahmen (Ruhe, entspannende Musik)
Bettlägerigkeit	• Protokoll zur Frühmobilisation • Täglich mehrfach Physiotherapie • Keine überflüssige Fixation
Sehbeeinträchtigung	• Brille oder Lupe • Animation zum Lesen (Tageszeitung)
Hörminderung	• Hörgerät • Geduldige Kommunikation
Dehydratation	Aufrechterhaltung der Homöostase des Wasser- und Elektrolythaushalts (Ermuntern zum Trinken, Infusionstherapie, Elektrolytkontrolle)

? Welche Besonderheiten sind bei der postoperativen Überwachung übergewichtiger Patienten zu beachten?

Adipositas kann mit einer deutlichen Erhöhung der postoperativen Komplikationsrate einhergehen. Diese Tatsache ist aber nicht allein der Adipositas geschuldet, sondern in hohem Maß assoziierten Begleiterkrankungen, wie dem obstruktiven Schlafapnoe-Syndrom, der chronischen obstruktiven Lungenerkrankung oder dem chronischen Cor pulmonale. Neben diesen und anderen Begleiterkrankungen sind es anatomische Veränderungen, die adipöse Patienten anfällig für Hypoxien in der postoperativen Phase machen. Die Adipositas ist mit einer Einlagerung von Fettgewebe in der Pharynxwand, der Uvula, den Tonsillen, der Zunge und den Aryfalten vergesellschaftet. Demzufolge sind die oberen Atemwege eingeengt und haben eine erhöhte Kollapsneigung. Darüber hinaus sind adipöse Patienten, je nach Schweregrad, dadurch gefährdet, dass Atemmechanik und Gasaustausch beeinträchtigt sind. Compliance und Mobilität des knöchernen Thorax sind eingeschränkt, das Diaphragma steht hoch und ist in seiner Beweglichkeit ebenfalls beeinträchtigt. Die funktionelle Residualkapazität, das exspiratorische Reservevolumen und die totale Lungenkapazität sind verringert. Von Bedeutung ist, dass diese Veränderungen sich im Liegen verstärken. Auch die Lungencompliance nimmt mit zunehmender Adipositas ab, und die Atemarbeit ist deutlich erhöht.

Aufgrund der genannten pathophysiologischen Probleme sind adipöse Patienten stärker gefährdet, postoperative Atelektasen oder Pneumonien zu entwickeln, respiratorisch insuffizient zu werden oder zu aspirieren. Insgesamt muss man unmittelbar nach der Extubation bei knapp 20% aller über 90 kg schweren Patienten mit Sättigungsabfällen rechnen. Deshalb gehören zum postoperativen Management eine konsequente Oberkörperhochlagerung (sofern durch die OP möglich) und der frühe Einsatz nichtinvasiver Beatmungsformen, um kritische

Hypoxien zu verhindern. Darüber hinaus sind eine frühe Mobilisation und eine konsequente Thromboembolieprophylaxe in gewichtsadaptierter Dosierung zur Vermeidung thrombotischer Komplikationen sinnvoll.

Ein weiteres, wenn auch selteneres Problem, ist die Entwicklung eines Kompartmentsyndroms der unteren Extremität v.a. nach Eingriffen in Steinschnittlage (z.B. nach laparoskopischer Chirurgie). Schwierigkeiten der Lagerung von Patienten mit einem BMI > 25 kg/m² können zu einem unphysiologischen Abknicken im Knie und Hüftgelenk führen. Zusätzlich sinkt durch die Hochlagerung der Extremität der Perfusionsdruck. In Kombination mit einer längeren OP-Dauer können schwere Ischämien an primär nicht durchblutungsgestörten Extremitäten entstehen. Deshalb gehören zur postoperativen Überwachung dieser Patienten die Kontrolle der CK und des Myoglobins und eine regelmäßige klinische Untersuchung von Durchblutung und Sensibilität der unteren Extremität.

? Welche Besonderheiten sind bei der postoperativen Überwachung von Patienten mit obstruktivem Schlafapnoe-Syndrom (OSAS) zu beachten?

Es gibt nach wie vor keine anerkannten Empfehlungen, welche polysomnografisch erhobenen Grenzwerte eine intensivere postoperative Überwachung von Patienten triggern sollten. Wahrscheinlich können Patienten mit mildem OSAS in Abhängigkeit vom Eingriff und den Begleiterkrankungen vom Aufwachraum direkt auf die Normalstation verlegt werden. Problematisch bleibt dennoch, dass OSAS-Patienten nicht nur die ersten 24 h postoperativ kritisch sind. Das Risiko lebensbedrohlicher schlafinduzierter Apnoen ist in der gesamten ersten postoperativen Woche erhöht – wahrscheinlich aufgrund der gestörten Schlafarchitektur mit Schlaf-Rebound-Phänomenen. Daher ist die Dauer der postanästhesiologischen Überwachung eher großzügig auszudehnen und bleibt eine Einzelfallentscheidung.

Wichtig ist, dass die Patienten, die bereits präoperativ auf ein nasales CPAP-Gerät angewiesen waren, ihr Gerät und ihre eigene Maske mit Befestigungsmaterial im Aufwachraum oder auf der Intensivstation unmittelbar postoperativ nutzen können.

Insbesondere bei sehr adipösen Patienten bringt eine nahezu sitzende Lagerung durch Vergrößerung des pharyngealen Querschnittes und Erhöhung der funktionellen Residualkapazität eine Verbesserung der Sauerstoffsättigung und eine Reduktion der obstruktiven Schlafapnoephasen. Die Sauerstoffgabe ist nur bei pulsoxymetrisch bedeutsamen Sauerstoffsättigungsabfällen indiziert. Zusätzliche Sauerstoffzufuhr kann zu längeren Apnoephasen führen, da die Atmung bei OSAS nicht durch Kohlendioxid, sondern durch die Sauerstoffsättigung getriggert werden kann. Postoperativ besonders gefährdet sind die OSAS-Patienten, die über kein CPAP/BIPAP-Gerät verfügen.

? Warum sind die exakte perioperative Überwachung und Steuerung der Flüssigkeits- und Volumentherapie von so großer Bedeutung?

Es gibt praktisch keine größere Operation, die nicht mit signifikanten Veränderungen des intravasalen Volumens einhergeht. Diese Änderungen und der Versuch, durch eine möglichst adäquate perioperative Flüssigkeitstherapie den Volumenstatus auszugleichen, haben, da sowohl die Hypovolämie als auch die Hypervolämie dem Patienten schadet, einen signifikanten Einfluss auf die Prognose chirurgischer Patienten. Leider werden perioperative Veränderungen des zirkulierenden Blutvolumens unter Nutzung eines Standardmonitorings häufig gar nicht oder zu spät erkannt, sodass insbesondere bei kardial vorgeschädigten oder kritisch kranken Patienten zur Steuerung einer balancierten Flüssigkeits- und Volumentherapie ein erweitertes hämodynamisches Monitoring und eine daraus abgeleitete, zielgerichtete Therapie sinnvoll scheinen.

? Erläutern Sie kurz die Pathophysiologie perioperativer Störungen des Volumenhaushalts.

Chirurgisches Gewebetrauma, Hypoperfusion bei Volumenverlusten, aber auch eine Volumenüberladung durch zu große Flüssigkeitszufuhr haben perioperativ eine Zunahme der Kapillarpermeabilität durch Schädigung einer dünnen Gefäßinnenschicht, der sog. endothelial surface layer (ESL oder Glykokalix) zur Folge. Diese Schicht wirkt im Normalzustand beladen mit Albumin einer Flüssigkeitsextravasation entgegen und scheint neben der Endothelzelle der wesentliche Faktor der Gefäßbarriere zu sein. Wird diese Gefäßbarriere geschädigt, ist die Folge eine Zunahme der Gefäßdurchlässigkeit mit interstitieller Ödemneigung und einer Abnahme des intravasalen Volumens. Aus einer erhöhten Gefäßpermeabilität können Hypovolämien mit Kreislaufinstabilität und weiteren Komplikationen durch Organminderperfusionen, wie bspw. der Entwicklung eines prärenalen Nierenversagens oder einer Translokation von Bakterientoxinen, durch die Darmwand resultieren. Bei zu großer Flüssigkeitszufuhr, z.B. im Bemühen, perioperative Verluste rasch auszugleichen, kann zwar das Schlagvolumen über den Frank-Starling-Mechanismus vorübergehend erhöht und der Kreislauf stabilisiert werden, langfristig ist jedoch mit weiteren Problemen zu rechnen. Nach Überschreiten des Optimums der Vorlast fällt das Schlagvolumen wieder, und die Lunge kann durch Zunahme der extravasalen Flüssigkeit mit einer Complianceabnahme infolge Ödembildung reagieren. Auch im Gastrointestinaltrakt kann die Ödemneigung der Darmschleimhaut zu einer Gewebedruckzunahme der Darmwand führen. Behinderungen der nutritiven Perfusion, Motilitätsstörungen, bakterielle Translokationen und die Entwicklung eines abdominalen Kompartmentsyndroms können die Folge sein.

Dieser kurze Abriss dieser Pathophysiologie zeigt, dass ein adäquates Flüssigkeitsmanagement den Ausgleich einer Hypovolämie bei Verhinderung einer Hypervolämie zum Ziel haben sollte. Intravasale Normovolämie mit einem ausreichenden Sauerstoffangebot ist eine fundamentale Voraussetzung für den Erhalt der Homöostase des Organismus und damit für einen komplikationslosen postoperativen Verlauf [Wittkowski et al. 2009].

Literatur

Aust H et al., Hypoxämie nach Allgemeinanästhesie. Anaesthesist (2012), 61, 299–309
Barclay L, Postoperative complications. Anesth Analg (2004), 99, 140–145
Bauer M et al., Ungeplante postoperative Aufnahme elektiver Patienten auf Intensivstation: Eine prospektive Multi-Center-Analyse von Inzidenz, Kausalität und Vermeidbarkeit. Anästh Intensivmed (2007), 48, 542–550
Bloos F, Reinhart K, Zentralvenöse Sauerstoffsättigung zur Abschätzung der Gewebeoxygenierung. Dtsch Med Wochenschr (2004), 129, 2601–2604
Desborough JP, The stress response to trauma and surgery. Br J Anaesth (2000), 85, 109–117
Empfehlungen zur Überwachung nach Anästhesieverfahren. Anästh Intensivmed (2009), 50, 485–488

Flynn BC, Vernick WJ, Ellis JE, ß-Blockade in the perioperative Management of the patient with cardiac disease undergoing noncardiac surgery. B J Anaesth (2011), 107(Suppl), 13–15

Frank SM, Kluger MJ, Kunkel SL, Elevated thermostatic setpoint in postoperative patients. Anesthesiology (2000), 93, 1426–1431

Graf J, Irqsusi M, Janssens U, Monitoring in der Anästhesie – Perioperatives hämodynamisches Monitoring – AINS (2008), 5, 364–372

Haller G et al., Validity of unplanned admission to an intensive care unit as a measure of patient safety in surgical patients. Anesthesiology (2005), 103, 1121–1129

Hines R et al., Complications occurring in the postanesthesia care unit: a survey. Anesth Analg (1992), 74, 503–509

Hofer S et al., Postoperative pulmonale Komplikationen. Prophylaxe nach nichtkardiochirurgischen Eingriffen. Anaesthesist (2006), 55, 473–484

Kopp R et al., Intensivstation und Intermediate Care unter einem Dach. Anästh Intensivmed (2012), 53, 598–608

Marik PE, Baram M, Vahid B, Does central venous pressure predict fluid responsiveness? A systematic review of the literature and the tale of seven mares. Chest (2008), 134, 172–178

Mhyre JM et al., A series of anesthesia-related maternal deaths in Michigan, 1985–2003. Anesthesiology (2007), 106, 1096–1104

Pedersen T, Møller AM, Hovhannisyan K, Pulse oximetry for perioperative monitoring. Cochrane Database Syst Rev (2009), 7, CD002013

Pelosia P, Jaberb S, Noninvasive respiratory support in the perioperative period. Cur Opin Anaesth (2010), 23, 233–238

Pickering TG et al., Recommendations for blood pressure measurement in humans and experimental animals, part 1: blood pressure measurement in humans: a statement for professionals from the Subcommittee of Professional and Public Education of the AHA Council on HBP. Circulation (2005), 111, 697–716

Rieg AD et al., EzPAP® zur Therapie der postoperativen Hypoxämie im Aufwachraum. Anaesthesist (2012), 61, 867–874

Reyle-Hahn M, Kuhlen R, Schenk D, Komplikationen im Aufwachraum. Anaesthesist (2000), 49, 236–251

Rüsch D et al., Übelkeit und Erbrechen nach Operationen in Allgemeinanästhesie: Eine evidenzbasierte Übersicht über Risikoeinschätzung, Prophylaxe und Therapie. Dtsch Ärztebl (2010), 107, 733–741

Sessler DI, Temperature monitoring and perioperative thermoregulation. Anesthesiology (2008), 109, 318–338

Sieber F, Barnett SR, Preventing postoperative complications in the elderly. Anesthesiol Clin (2011), 29, 83–97

Silverstein JH et al., Practice Guidelines for Postanesthetic Care. A Report by the American Society of Anesthesiologists Task Force on Postanesthetic Care. Anesthesiology (2002), 96, 742–52

Szibor-Kriesen U, Rücker G, Vagts DA, Der zentrale Venenkatheter – Eine Literaturanalyse – Indikationen, Nutzen und Risiken. AINS (2008), 43, 654–663

Tarrac SE, A description of intraoperative and postanesthesia complication rates J Perianesth Nursing (2006), 21, 88–96

Wehner M, Überwachung nach Anästhesieverfahren. Anästhesist (2010), 59, 171–174

Weyland A, Grüne F, Kardiale Vorlast und zentraler Venendruck. Anaesthesist (2009), 58, 506–512

Wittkowski U et al., Hämodynamisches Monitoring in der perioperativen Phase. Verfügbare Systeme, praktische Anwendung und klinische Daten. Anaesthesist (2009), 58, 764–786

Reanimation

Alexander Dünnebier

? Nach welchen Empfehlungen erfolgt die kardiopulmonale Reanimation?
Die kardiopulmonalen Reanimationsmaßnahmen werden nach den Empfehlungen des European Resuscitation Council (ERC) durchgeführt. Diese spiegeln die aktuellen wissenschaftlichen Erkenntnisse der Wiederbelebung wider. Die im Jahr 2010 zuletzt aktualisierten und derzeit gültigen Leitlinien mit den Empfehlungen für die erweiterten Reanimationsmaßnahmen des Erwachsenen [Deakin et al. 2010], die auch als Grundlage für das vorliegende Kapitel dienen, beinhalten den ALS Algorithmus (Advanced Life Support – ALS). Dieser Algorithmus (s. Abb. 30) ist gültig für alle Formen des Herz-Kreislauf-Stillstands beim Erwachsenen und findet auch auf der Intensivstation Anwendung. Ein Verlassen dieses standardisierten Vorgehens sowie zusätzliche Maßnahmen bei Herz-Kreislauf-Stillständen unter besonderen Umständen können im Einzelfall indiziert sein.

? Welche Besonderheiten charakterisieren den Herz-Kreislauf-Stillstand auf der Intensivstation?
Trotz verbesserter Ausbildung und standardisierter Therapie der kardiopulmonalen Reanimation hat sich das Überleben der außerklinischen Herz-Kreislauf-Stillstände in den letzten Jahrzehnten kaum verbessert. Häufig sind sie unbeobachtet, und im überwiegenden Teil setzen Reanimationsmaßnahmen oft erst verzögert mit Eintreffen des Rettungsdienstes ein. In Europa liegt die Überlebensrate rettungsdienstlich behandelter Kreislaufstillstände derzeit bei ca. 10% für alle Ausgangsrhythmen [Nolan et al. 2010].

Auch der überwiegende Teil der innerklinischen Herz-Kreislauf-Stillstände außerhalb der Intensivstationen tritt unbeobachtet ein. Die betroffenen Patienten verschlechtern sich meist langsam über Stunden vor dem eigentlichen Kreislaufversagen. Von entscheidender Bedeutung sind demnach das frühzeitige Detektieren der klinischen Verschlechterung dieser Patienten und die Einleitung von Maßnahmen zur Verhinderung des Herz-Kreislauf-Stillstands. In der Zusammenfassung werden Überlebens- bzw. Krankenhausentlassungsraten von 17,6% für alle Ausgangsrhythmen angegeben [Nolan et al. 2010].

Im Gegensatz dazu sind nahezu alle Herz-Kreislauf-Stillstände auf einer Intensivstation beobachtet. Die Patienten unterliegen i.d.R. einer Überwachung mit kontinuierlicher EKG-Registrierung und oftmals invasiver Blutdruckmessung. Fast alle dieser Patienten verfügen über einen peripher- oder zentralvenösen Zugang, weiterhin sind sie häufig intubiert und maschinell beatmet. Daneben stehen üblicherweise rund um die Uhr speziell geschultes Personal sowie das notwendige medizinische Equipment zur Verfügung. Somit ist es möglich, unmittelbar nach Eintritt des Herz-Kreislauf-Stillstands effektive kardiopulmonale Reanimationsmaßnahmen einzuleiten. Diesen Bedingungen stehen auf der anderen Seite die Grunderkrankung des Intensivpatienten, oftmals eine Vielzahl relevanter Komorbiditäten sowie eventuell vorbestehende Ausfälle von Organsystemen entgegen. Aufgrund der vorgenannten optimalen Rahmenbedingung zeigt sich jedoch i.A. ein besseres Überleben des Herz-Kreislauf-Stillstands auf der Intensivstation. Wobei auch hier eine starke Abhängigkeit von der Ursache sowie vorbestehendem Patientenstatus vorliegt. Es werden Krankenhausentlassungsraten bis 47,3% angegeben [Enohumah et al. 2006].

Reanimation

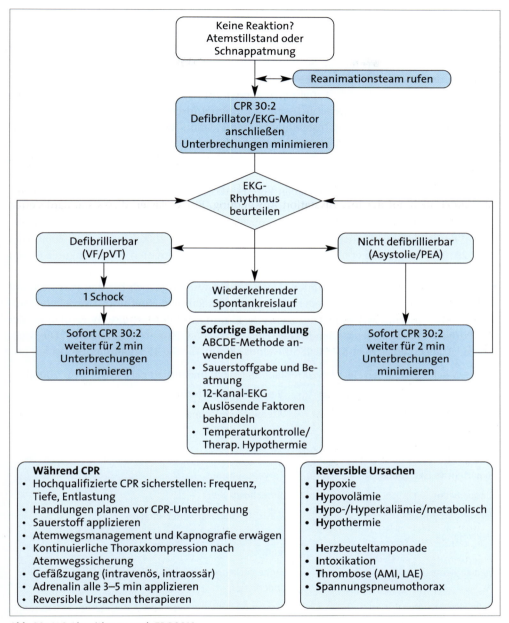

Abb. 30: ALS-Algorithmus nach ERC 2010

Was sind mögliche Ursachen eines Herz-Kreislauf-Stillstands?

Es wird angenommen, dass über 80% der außerklinisch auftretenden Herz-Kreislauf-Stillstände primär kardial bedingt sind [Pell et al. 2003]. Ein Großteil dieser Patienten weist initial Kammerflimmern (VF) oder eine pulslose ventrikuläre Tachykardie (pVT) auf, die bei frühzeitigem Erkennen mit sofortigem Einsetzen von kardiopulmonalen Reanimationsmaßnahmen sowie zeitnaher elektrischer Defibrillation mit einer guten Prognose vergesellschaftet sind.

Auch die meisten überlebenden Patienten eines unter laufendem Monitoring im Krankenhaus aufgetretenen Herz-Kreislauf-Stillstands wiesen initial Kammerflimmern aufgrund einer primär kardialen Ursache auf [Nolan et al. 2010].

Davon abzugrenzen sind die Patienten, die innerklinisch außerhalb von Intensivstationen reanimiert werden müssen. Ursächlich sind v.a. respiratorische Störungen, Bewusstseinseintrübung oder hämodynamische Instabilität mit einer daraus resultierenden Hypoxie und Hypotension. Anders als bei den primär kardial bedingten Herz-Kreislauf-Stillständen finden sich überwiegend eine Asystolie oder pulslose elektrische Aktivität (PEA) als initiale Rhythmen [Nolan et al. 2010].

Verschiedene Untersuchungen haben gezeigt, dass auf Intensivstationen ebenso mehrheitlich die nicht defibrillierbaren Rhythmen, wie Asystolie und PEA, sowie nur bei einem Viertel bis einem Drittel der Patienten Kammerflimmern oder eine pVT als Ausgangsrhythmen in der Reanimationssituation vorliegen [Enohumah et al. 2006; Chang et al. 2009; Tian et al. 2010; Kutsogiannis et al. 2011]. In Abhängigkeit des betreuten Patientengutes finden sich auch kardiale Ursachen nach koronar- oder herzchirurgischer Intervention sowie im Rahmen perioperativer Myokardischämien. Überwiegend werden jedoch bei den Patienten auf der Intensivstation eine Hypoxie oder Hypotension im Rahmen einer respiratorischen Insuffizienz, eine Sepsis mit Mehrorganversagen, eine Blutung beziehungsweise Hypovolämie oder eine Lungenembolie als ursächlich für den Herz-Kreislauf-Stillstand angenommen. Die wichtigsten Ursachen eines Herz-Kreislauf-Stillstands sind in Tabelle 35 zusammengefasst.

Tab. 35: Mögliche Ursachen eines Herz-Kreislauf-Stillstands (modifiziert nach [Nolan et al. 2006])

Kardiale und zirkulatorische Ursachen	Respiratorische Ursachen
Myokardinfarkt	Atemwegsverlegung durch Blut, Sekrete oder Fremdkörper
Herzrhythmusstörungen	Epiglottitis
Primäre und sekundäre Kardiomyopathien	Pharyngeale Schwellungen (Infektion, Allergie, Blutung)
Hypertensive Herzkrankheit	Laryngospasmus
Klappenvitien	Bronchospasmus
Perikardtamponade	Gesichts- oder Halsverletzungen
Elektrounfall	Störungen der Atemregulation durch ZNS-Beeinträchtigungen
Medikamente	Hohe Rückenmarksverletzung mit Ausfall der Zwerchfellinnervation
Elektrolytstörungen	Lungenerkrankungen mit schwerer Gasaustauschstörung
Spannungspneumothorax	Ertrinken
Lungenembolie	
Schock (hämorrhagisch, distributiv)	
Hypothermie	

? Wie erfolgt die Diagnostik des Herz-Kreislauf-Stillstands, und welche Maßnahmen sind unmittelbar nach dem Erkennen indiziert?

Leitsymptome des Herz-Kreislauf-Stillstands sind die Bewusstlosigkeit und das Vorliegen einer Apnoe beziehungsweise einer nicht normalen Atmung. Nach Auffinden eines kollabierten oder offensichtlich nicht wachen Patienten erfolgt die Feststellung der Bewusstlosigkeit durch laute Ansprache und Schütteln, parallel sollte bereits die Alarmierung weiterer Mitarbeiter erfolgen. Reagiert der Patient nicht, schließt sich eine Kontrolle der Kreislauffunktion an. Dazu wird der Patient in Rückenlage gebracht, und nachfolgend werden die Atemwege durch Reklination des Kopfes und Anheben des Kinns geöffnet. Danach wird durch Sehen, Hören und Fühlen für maximal 10 s überprüft, ob der Patient normal atmet, hustet oder sich bewegt. Wird für Laien und nichtprofessionelles Personal die alleinige Suche nach diesen sog. Kreislaufzeichen als Hinweis für einen vorhandenen Spontankreislauf vermittelt, kann professionelles Personal zeitgleich eine Pulskontrolle der A. carotis durchführen. Diese Maßnahme sollte die Diagnostik jedoch auf keinen Fall verzögern und besitzt im Vergleich zu den Kreislaufzeichen eine niedrigere diagnostische Aussagekraft. Zeigt der Patient keine Lebenszeichen oder keinen tastbaren Puls, ist die Diagnose Herz-Kreislauf-Stillstand gestellt. Sofort danach wird die Wiederbelebung mit 30 Thoraxkompressionen gefolgt von 2 Beatmungen begonnen.

Einige Patienten zeigen in der Frühphase des Herz-Kreislauf-Stillstands eine Schnappatmung, d.h. vereinzelte, sehr langsame oder geräuschvolle Atemzüge. Diese dürfen nicht als Lebenszeichen gewertet werden und müssen ebenfalls einen unmittelbaren Beginn von Reanimationsmaßnahmen nach sich ziehen.

Falls noch nicht geschehen, sollte der Patient schnellstmöglich an einen EKG-Monitor oder Defibrillator angeschlossen werden, um umgehend eine Rhythmusanalyse durchführen zu können.

Der Patient auf der Intensivstation ist i.d.R. bereits an ein kontinuierliches Monitoring unterschiedlichen Umfanges angeschlossen. Ist er intubiert und maschinell beatmet sowie mit einem arteriellen Katheter bestückt, wird der Herz-Kreislauf-Stillstand durch Ausschluss von messtechnischen Artefakten und Palpation der A. carotis verifiziert. Bestätigt sich der Herz-Kreislauf-Stillstand, wird die Wiederbelebung mit sofortigen Thoraxkompressionen begonnen. Dabei können die Beatmung und Thoraxkompressionen simultan und ohne Unterbrechung durchgeführt werden.

Die Beatmung sollte mit höchstmöglicher FiO_2 erfolgen (Beatmungsbeutel mit Reservoir oder Demand-Ventil). Verbleibt der Patient am Respirator, sollte ein volumenkontrollierter Modus mit einer FiO_2 1,0, Beatmungsfrequenz 10/min und Tidalvolumina von 500–600 ml (6–7 ml/kg KG) eingestellt werden. Des Weiteren ist für die Sicherstellung einer adäquaten Ventilation die obere Druckgrenze entsprechend anzupassen.

Das weitere Vorgehen erfolgt in Abhängigkeit des vorliegenden EKG-Rhythmus anhand des ALS-Algorithmus (s. Abb. 30).

? Welche Maßnahmen sind bei Kammerflimmern oder pulsloser ventrikulärer Tachykardie indiziert?

In der Behandlung eines durch VF oder pVT verursachten Herz-Kreislauf-Stillstands stellt die Elektrotherapie mittels Defibrillation neben den Basismaßnahmen mit Thoraxkompressionen und Beatmungen die wesentliche Therapiemaßnahme dar. Ergibt die Rhythmusanalyse ein VF oder eine pVT sind folgende Maßnahmen durchzuführen:

- Defibrillation mit 150–200 J biphasisch (gemäß Herstellerempfehlungen) oder 360 J monophasisch, während der Aufladung des Defibrillators Thoraxkompressionen fortsetzen und nur kurzzeitig für die Schockabgabe unterbrechen.
- Fortführung der Thoraxkompressionen und Beatmungen unmittelbar nach der Schockabgabe ohne erneute Rhythmus- oder Kreislaufkontrolle.
- Nach 2 min Rhythmusanalyse, bei Persistenz von VF/pVT Abgabe eines 2. Defibrillationsschocks mit 150–360 J (gemäß Herstellerempfehlungen) biphasisch oder 360 J monophasisch.
- Sofortige Wiederaufnahme von Thoraxkompressionen und Beatmungen unmittelbar nach der Schockabgabe ohne erneute Rhythmus- oder Kreislaufkontrolle.
- Nach 2 min Rhythmusanalyse, bei Persistenz von VF/pVT Abgabe eines 3. Defibrillationsschocks mit 150–360 J (gemäß Herstellerempfehlungen) biphasisch oder 360 J monophasisch.
- Sofortige Wiederaufnahme von Thoraxkompressionen und Beatmungen unmittelbar nach der Schockabgabe ohne erneute Rhythmus- oder Kreislaufkontrolle sowie Applikation von 1 mg Adrenalin **und** 300 mg Amiodaron i.v./i.o., sobald die Thoraxkompressionen wieder aufgenommen wurden.
- Nach 2 min Rhythmusanalyse, bei Persistenz von VF/pVT Abgabe eines weiteren Defibrillationsschocks und 150 mg Amiodaron i.v./i.o. Repetitionsdosis.
- Weiter nach ALS-Algorithmus, Adrenalin 1 mg i.v. alle 3–5 min (nach jeder 2. Defibrillation).
- Ergibt die Rhythmusanalyse eine Asystolie oder PEA, erfolgt der Wechsel in den rechten Schenkel des Algorithmus.

Zeigt sich im EKG ein sehr feines und kaum von einer Asystolie abgrenzbares Kammerflimmern, sollte keine Defibrillation erfolgen, da die erfolgreiche Terminierung dieses feinen Flimmerns durch einen Elektroschock sehr unwahrscheinlich ist. Vielmehr können durch die Behandlung analog zur Asystolie mit Thoraxkompressionen, Beatmung und Applikation von Adrenalin die Amplitude des Kammerflimmerns und somit die Wahrscheinlichkeit einer erfolgreichen Defibrillation erhöht werden.

? Wie erfolgt die kardiopulmonale Reanimation beim Vorliegen einer Asystolie oder pulslosen elektrischen Aktivität?

Das Vorliegen einer Asystolie oder PEA ist i.A. mit einer niedrigeren Überlebenswahrscheinlichkeit assoziiert. Der Begriff PEA bezeichnet eine Situation ohne kardiale Auswurfleistung bei Vorhandensein eines potenziell mit einem Auswurf einhergehenden Herzrhythmus. Das heißt, im EKG lässt sich ein Rhythmus ableiten, bei dem man eine Kreislauffunktion erwarten würde, jedoch bestehen Zeichen des Herz-Kreislauf-Stillstands mit einer Pulslosigkeit. Zumeist liegen einer PEA keine kardialen Ursachen zugrunde, sie kann aber auch primär bei ausgedehnten Myokardinfarkten auftreten. Häufig spiegeln die PEA und die Asystolie terminale Zustände eines Herz-Kreislauf-Stillstands wider oder sind möglicherweise Folge von potenziell reversiblen Ursachen (s. dort). Diese müssen konsequent erkannt und therapiert werden, da nur eine Beseitigung dieser reversiblen Ursachen ein Überleben des Patienten mit Asystolie oder PEA wahrscheinlich macht. Asystolie und PEA stellen keine Indikation zur Defibrillation dar. Vielmehr haben neben den Thoraxkompressionen die Etablierung eines Gefäßzugangs mit Applikation von Adrenalin sowie die adäquate Oxygenierung und die Atemwegssiche-

rung Priorität. Ergibt die Analyse am Monitor eine Asystolie, sollte zunächst ohne Unterbrechung der Basismaßnahmen die Korrektheit der EKG-Ableitung überprüft werden. Folgendes Vorgehen ist beim Vorliegen einer Asystolie oder PEA indiziert:
- Thoraxkompressionen und Beatmungen (30:2 bei nicht gesicherten Atemwegen).
- So rasch wie möglich 1 mg Adrenalin i.v./i.o. applizieren.
- (Ggf.) Atemwegssicherung durch endotracheale Intubation oder eine supraglottische Atemwegshilfe.
- Rhythmusanalyse nach 2 min, bei Fortbestehen von Asystolie/PEA Thoraxkompressionen und Beatmung weiter.
- 1 mg Adrenalin alle 3–5 min i.v./i.o.
- Weiter nach ALS-Algorithmus.
- Ergibt die Rhythmusanalyse ein VF oder eine pVT, erfolgt der Wechsel in den linken Schenkel des Algorithmus.

Findet sich im Rahmen der Rhythmusanalyse ein mit einem potenziellen Auswurf einhergehender Herzrhythmus, erfolgt für maximal 10 s die Palpation der A. carotis. Ist kein Puls tastbar oder besteht Zweifel bez. des Vorliegens eines palpablen Pulses, erfolgt unverzüglich ein erneuter zweiminütiger Zyklus von Thoraxkompressionen und Beatmungen. Des Weiteren sollte bei einer Asystolie immer nach P-Wellen gesucht werden, da bei deren Vorliegen eine Therapie mittels transkutanen Pacings oder eines eingeschwemmten Schrittmachers aussichtsreich sein kann.

? Wie erfolgen das Atemwegsmanagement und die Beatmung bei der kardiopulmonalen Reanimation?

Die endotracheale Intubation stellt den Goldstandard der Atemwegssicherung dar. Derzeit liegen jedoch keine wissenschaftlichen Erkenntnisse vor, die zeigen konnten, dass die endotracheale Intubation die Überlebensrate nach Herz-Kreislauf-Stillstand erhöht. Aufgrund dieser Tatsache sowie der möglichen Schwierigkeiten, Komplikationen oder unerkannten Fehllagen wird die Bedeutung der frühen endotrachealen Intubation in den aktuellen ERC-Leitlinien reduziert. Sie sollte nur durch hoch qualifiziertes Personal, welches in dieser Technik gut ausgebildet ist und regelmäßige Erfahrungen in der Anwendung aufweisen kann, durchgeführt werden. Die endotracheale Intubation sollte möglichst ohne Unterbrechungen der Thoraxkompressionen erfolgen. Ist eine Pause für die Laryngoskopie oder die Passage des Tubus durch die Stimmlippen erforderlich, sollte diese 10 s nicht überschreiten. Lässt sich der Patient problemlos mit einem Beatmungsbeutel beatmen, kann die Atemwegssicherung ggf. auch erst nach Wiederherstellung eines Spontankreislaufs erfolgen.

Obligat sind die Verifikation der korrekten Tubuslage und eine suffiziente Fixierung des Tubus. Für die Bestätigung der korrekten Tubuslage wird die Verwendung der Kapnografie dringend empfohlen, welche im weiteren Verlauf auch für die Überwachung des Atemwegs sowie die Beurteilung der Effektivität der kardiopulmonalen Reanimationsmaßnahmen genutzt werden kann. Nach Intubation erfolgt die Beatmung mit einer Frequenz von 10/min. Die Tidalvolumina sollten so gewählt werden, dass daraus ein normales Heben des Thorax resultiert.

Neben der Gewährleistung eines sicheren Aspirationsschutzes bietet die Atemwegssicherung mittels Endotrachealtubus einen weiteren Vorteil. Ist der Patient intubiert, können die Thoraxkompressionen mit einer Frequenz von 100/min kontinuierlich ohne Unterbrechung für die Beatmungen fortgeführt werden. Dadurch kann dem durch die bei ungesichertem Atemweg notwendige Unterbrechung der Thoraxkompressionen mit einem daraus resultierenden Abfall des mittleren koronaren Blutflusses entgegengewirkt werden.

Fehlen Helfer mit entsprechender Expertise oder gelingen die Masken-Beutel-Beatmung auch unter Anwendung von Hilfsmitteln sowie die endotracheale Intubation nicht, können alternativ supraglottische Atemwegshilfen (SAD), wie Larynxmaske, Larynxtubus oder Combitubus, angewendet werden. Auch nach Platzierung eines SAD sollte eine kontinuierliche Fortführung der Thoraxkompressionen angestrebt werden. Kommt es darunter durch größere Undichtigkeiten zu einer inadäquaten Ventilation, müssen Thoraxkompressionen und Beatmungen im Verhältnis 30:2 fortgeführt werden.

Lässt sich durch die zuvor genannten Maßnahmen der Patient nicht oxygenieren, sollte als Ultima Ratio eine Koniotomie erfolgen.

Essentiell ist die Sicherstellung einer effektiven Oxygenierung, die neben der Durchführung von qualitativ hochwertigen Thoraxkompressionen maßgeblich für den Erfolg einer kardiopulmonalen Reanimation ist. Eine Übersicht der Kenngrößen und Zielwerte dieser entscheidenden Basismaßnahmen ist in Tabelle 36 dargestellt.

In der Zusammenfassung gibt es keine Evidenz für die Bevorzugung einer spezifischen Methode der Atemwegssicherung. Diese kann sich jedoch erfahrungsgemäß insbesondere beim Notfallpatienten schwierig gestalten. Der Intensivmediziner muss demnach Maßnahmen des Atemwegsmanagements von der Beutel-Masken-Beatmung bis hin zur Koniotomie sicher beherrschen.

Tab. 36: Kenngrößen und Zielwerte von Thoraxkompressionen und Beatmungen während der CPR

Kenngröße	Zielwert
Frequenz der Thoraxkompressionen	100–120/min
Tiefe der Thoraxkompressionen	5–6 cm
Druckpunkt	Mitte des Brustkorbs
Kompressions-Dekompressions-Verhältnis	1:1
Tidalvolumen	„Normales Heben des Brustkorbs", 6–7 ml/kg KG
Inspirationsdauer	1 s
Beatmungsfrequenz	10/min
FiO_2	1,0
Kompressions-Ventilations-Verhältnis	Bei Beutel-Masken-Beatmung 30:2 Nach Atemwegssicherung kontinuierliche Thoraxkompressionen mit 100/min ohne Unterbrechungen für Beatmungen

? Welche Zugangswege für die Medikamentenapplikation finden im Rahmen der kardiopulmonalen Reanimation Anwendung?

Für die Applikation von Notfallmedikamenten bei der kardiopulmonalen Reanimation sind prinzipiell folgende Zugangswege zur Zirkulation geeignet:
- Periphervenös
- Zentralvenös
- Intraossär

Der Patient auf der Intensivstation ist i.d.R. mit mindestens einem Zugang zum Gefäßsystem bestückt. Ist ein zentralvenöser Katheter vorhanden, sollte dieser für die Medikamentenapplikation im Rahmen der kardiopulmonalen Reanimation genutzt werden. Die Anlage eines zentralvenösen Zugangs unter laufender CPR wird aufgrund der Notwendigkeit der Unterbrechung der Thoraxkompressionen und der vielfältigen möglichen Komplikationen nicht empfohlen. Wird eine zentrale Vene unter laufenden Thoraxkompressionen punktiert, kann durch Erzeugung von Unterdruck im Gefäßlumen eine Luftaspiration und nachfolgend eine Luftembolie provoziert werden.

Auch ein sicherer periphervenöser Zugang ist akzeptabel. Dabei sollte nach Injektion die betreffende Extremität für 10–20 s angehoben und die verabreichten Medikamente mit 20 ml 0,9% NaCl nachgespült werden. Besitzt der Patient noch keinen venösen Zugang, sollte aufgrund der schnellen sowie technisch einfachen Machbarkeit mit einer hohen Erfolgsrate ein periphervenöser Zugang geschaffen werden.

Ist dies innerhalb von 2 min nicht möglich, sollte die Anlage eines intraossären Zugangs erwogen werden. Bevorzugte Punktionsorte sind die proximale oder distale Tibia. Über den intraossären Zugang können alle für die Reanimation relevanten Medikamente analog zur i.v. Dosierung verabreicht werden. Die Anschlagzeiten und Plasmakonzentrationen sind mit der Applikation über einen zentralvenösen Katheter vergleichbar.

Aufgrund der nicht bewiesenen Effektivität, der schwer kalkulierbaren Plasmakonzentration und der unklaren optimalen Dosierung endobronchial applizierter Medikamente wird die endobronchiale Medikamentengabe während der CPR auch im Hinblick auf die einfache Alternative in Form der intraossären Applikation nicht mehr empfohlen.

? Welche Medikamente finden im Rahmen der kardiopulmonalen Reanimation Anwendung?

Entscheidend für den Erfolg einer Wiederbelebung sind neben dem frühzeitigen Erkennen des Herz-Kreislauf-Stillstands die unmittelbare Anwendung von Thoraxkompressionen mit minimalen Unterbrechungen, die Gewährleistung einer adäquaten Beatmung sowie bei entsprechender Indikation die schnellstmögliche Defibrillation. Wichtigstes Notfallmedikament ist der Sauerstoff. Jeder Patient sollte während der Reanimation mit der höchstmöglichen verfügbaren Sauerstoffkonzentration versorgt werden. Die Anwendung weiterer Notfallmedikamente bei der Behandlung eines Herz-Kreislauf-Stillstands wird nur durch wenige wissenschaftliche Daten unterstützt. Ziel der medikamentösen Therapie sind im Wesentlichen die Verbesserung der koronaren und zerebralen Perfusion sowie die Behandlung lebensbedrohlicher Herzrhythmusstörungen. Beim Vorliegen von defibrillierbaren Rhythmusstörungen sollte die Elektrotherapie nicht verzögert und die Medikamentenapplikation erst nach dem dritten Defibrillationsschock durchgeführt werden.

Eine Übersicht der Indikationen und Dosierungen der im Rahmen der kardiopulmonalen Reanimation angewandten Medikamente ist in Tabelle 37 dargestellt.

Tab. 37: Medikamente bei der kardiopulmonalen Reanimation

Medikament	Indikation und Wirkung	Dosierung	Anmerkungen
Adrenalin	**Alle Formen des Herz-Kreislauf-Stillstands**, direktes Sympathomimetikum, Stimulation von Alpha- und Beta-Rezeptoren, Verbesserung der zerebralen und koronaren Perfusion	1 mg i.v. alle 3–5 min	• Bei defibrillierbaren Rhythmen unmittelbar nach dem 3. Schock • **Cave:** erhöhter myokardialer Sauerstoffverbrauch und Proarrhythmogenität!
Amiodaron	**Therapierefraktäre VF/pVT**, Klasse III Antiarrhythmikum, Membranstabilisation durch Verlängerung des Aktionspotenzials und der Refraktärzeit von Vorhof und Ventrikel	300 mg i.v., bei Persistenz ggf. 150 mg Repetitionsdosis, nachfolgend Infusion mit 900 mg/24 h	• Bezüglich Applikationszeitpunkt keine Evidenz • Empfehlung: gemeinsam mit Adrenalin nach dem 3. Schock • **Cave:** Hypotonie und Bradykardie nach ROSC!
Lidocain	**Therapierefraktäre VF/pVT**, Klasse Ib Antiarrhythmikum, Membranstabilisation durch Verlängerung der Refraktärzeit	1–1,5 mg/kg KG i.v., max. 3 mg/kg KG	• Einsatz nur, wenn Amiodaron nicht verfügbar • Nicht gemeinsam mit Amiodaron verwenden
Magnesiumsulfat	**Torsade de pointes, VF/VT bei (V.a.) Hypomagnesiämie, Digitalisintoxikation**, Membranstabilisation	2 g (8 mmol) i.v.	• Hypomagnesiämie häufig bei hospitalisierten Patienten sowie bei Einnahme von Diuretika • Nebenwirkung bei Überdosierung selten
Calcium	**Hypokalzämie, Hyperkaliämie, Überdosierung von Calciumkanalblockern**	10 ml 10% Calciumchlorid (6,8 mmol Ca^{++}) i.v.	• Keine routinemäßige Anwendung, nur bei eindeutiger Indikation • **Cave:** unerwünschte Wirkungen am ischämischen Myokard, Proarrhythmogenität! • Nicht gleichzeitig mit Natriumbikarbonat über denselben Zugang
Natriumbikarbonat	**Hyperkaliämie, Intoxikation mit trizyklischen Antidepressiva**, Alkalisierung und Pufferung	50 ml 8,4% Natriumbikarbonat (50 mmol) i.v.	• Gabe gemäß Blutgasanalyse • Separaten Zugang nutzen • Keine routinemäßige Applikation • **Cave:** Verstärkung der intrazellulären Azidose!
Thrombolytika	**V.a. oder gesicherte Lungenembolie**, Auflösung des Thrombus	Zum Beispiel: Alteplase (rt-PA) 50–(100) mg i.v. Bolus	• Keine routinemäßige Anwendung bei der CPR • Nach Applikation Fortführung der CPR für 60–90 min

? Welchen Stellenwert hat die Pufferung mit Natriumbikarbonat während der kardiopulmonalen Reanimation?

Die Unterbrechung des pulmonalen Gasaustauschs sowie der Eintritt einer anaeroben Stoffwechsellage im Rahmen des Herz-Kreislauf-Stillstands resultieren in aller Regel in der Entstehung einer gemischten respiratorischen und metabolischen Azidose. Die Applikation von Natriumbikarbonat führt durch die Verbindung von Natriumbikarbonat- und Wasserstoffionen zur zusätzlichen Produktion von CO_2. Die rasche Diffusion des CO_2 in die Zellen bewirkt eine Aggravierung der intrazellulären Azidose mit einem daraus resultierenden negativ inotropen Effekt am ischämischen Myokard. Weitere unerwünschte Wirkungen sind die Entstehung einer ausgeprägten, stark osmotisch wirksamen Natriumladung sowie die erschwerte Sauerstofffreisetzung im Gewebe durch eine Linksverschiebung der Sauerstoffbindungskurve. Um eine adäquate Elimination des durch die Natriumbikarbonatzufuhr zusätzlich anfallenden CO_2 zu erreichen, muss eine uneingeschränkte Ventilation mit einem erhöhten Atemminutenvolumen gewährleistet sein. Dies ist unter den Umständen der kardiopulmonalen Reanimation nicht gegeben.

Eine vollständige Korrektur der Azidose kann den zerebralen Blutfluss nach ROSC (return of spontaneous circulation) potenziell senken, da diese der durch eine milde Azidose möglichen Vasodilatation mit konsekutiv erhöhtem zerebralem Blutfluss entgegenwirkt.

Die Studienlage bez. Pufferung während der CPR ist uneinheitlich, konnte jedoch mehrheitlich keinen Vorteil dieser Maßnahme zeigen.

Aufgrund der zuvor genannten Wirkungen wird die routinemäßige Anwendung von Natriumbikarbonat während der CPR nicht empfohlen. Beim Vorliegen eines Herz-Kreislauf-Stillstands bei nachgewiesener Hyperkaliämie oder Intoxikation mit trizyklischen Antidepressiva kann die Applikation erwogen werden.

Da die beim Herz-Kreislauf-Stillstand zu verzeichnende kombinierte Azidose Folge von Gewebeminderperfusion und Hypoxie ist, stellen suffiziente Thoraxkompressionen sowie eine adäquate Oxygenierung die effektivsten Therapiemaßnahmen dar.

? Wann ist die Anwendung des präkordialen Faustschlags indiziert?

Der präkordiale Faustschlag ist eine Maßnahme, mit dem ein kurzer elektrischer Impuls im Herzen erzeugt werden soll. Dabei wird die durch den Schlag auf den Thorax generierte mechanische Energie in elektrische Energie umgewandelt, welche im Einzelfall ausreichen kann, eine ventrikuläre Tachykardie oder ein ventrikuläres Flimmern in einen geordneten und perfundierenden Rhythmus zu konvertieren. Die Anwendung des präkordialen Faustschlags ist nur dann sinnvoll, wenn sie innerhalb weniger Sekunden nach Eintritt der Rhythmusstörung durchgeführt wird. Dabei sind die Erfolgschancen größer für eine ventrikuläre Tachykardie als für Kammerflimmern. Der präkordiale Faustschlag darf weitere Maßnahmen, insbesondere die Vorbereitung einer Defibrillation nicht verzögern. Er ist somit nur dann indiziert, wenn ein am Monitor überwachter und beobachteter durch eine pVT oder VF bedingter Herz-Kreislauf-Stillstand eintritt, bei dem ausreichend Personal anwesend ist und nicht sofort ein Defibrillator zur Verfügung steht. Er muss unmittelbar nach Bestätigung des Herz-Kreislauf-Stillstands zur Anwendung kommen und darf nur durch darin speziell geschultes medizinisches Personal eingesetzt werden. Die korrekte Durchführung besteht aus der Bildung einer Faust mit dem Schlag der ulnaren Seite aus einer Höhe von ungefähr 20 cm auf die untere Sternumhälfte des Patienten. Dabei muss die Faust schnell vom Thorax wieder zurückgezogen werden, um einen impulsähnlichen Stimulus zu generieren. Die wissenschaftliche Evidenz für diese Maßnahme fehlt weitestgehend, die Empfehlung beruht auf wenigen Fallberichten.

? Unter welchen Bedingungen kann ein Abweichen von der 1-Schock-Defibrillationsstrategie erwogen werden?

Erleidet der Patient einen durch ein Kammerflimmern oder eine ventrikuläre Tachykardie verursachten Herz-Kreislauf-Stillstand während einer Herzkatheteruntersuchung oder unmittelbar nach erfolgtem herzchirurgischem Eingriff, so kann die Abgabe von 3 direkt aufeinander folgenden Schocks erwogen werden. Dabei sollte eine kurze Rhythmusanalyse nach dem 1. und 2. Schock erfolgen. Unmittelbar nach dem 3. Schock schließt sich ein mit Thoraxkompressionen beginnender zweiminütiger CPR-Zyklus mit nachfolgender Rhythmusanalyse an.

Diese 3-Schock-Defibrillationsstrategie kann ebenfalls in Erwägung gezogen werden, wenn der Patient zu Beginn eines beobachteten durch VF oder pVT ausgelösten Herz-Kreislauf-Stillstands bereits an einen manuellen Defibrillator angeschlossen ist.

Eine wissenschaftliche Evidenz für die Anwendung der 3-Schock-Defibrillationsstrategie liegt derzeit nicht vor. Es ist jedoch unwahrscheinlich, dass in den oben genannten Fällen Thoraxkompressionen die ohnehin hohen Erfolgschancen für die Wiederherstellung eines Spontankreislaufs weiter verbessern können. Voraussetzung dabei ist, dass die Defibrillationen sehr früh nach Beginn des ventrikulären Flimmerns beziehungsweise der ventrikulären Tachykardie appliziert werden.

? Was sind die potenziell reversiblen Ursachen eines Herz-Kreislauf-Stillstands und wie werden diese therapiert?

Unter den potenziell reversiblen Ursachen eines Herz-Kreislauf-Stillstands versteht man Faktoren, für die spezifische Therapieoptionen unter laufender CPR existieren und die bei jeder kardiopulmonalen Reanimation konsequent bedacht und therapiert werden sollten. Zur vereinfachten Erinnerbarkeit werden diese Ursachen in 2 Gruppen basierend auf den Anfangsbuchstaben in die sog. 4Hs und HITS unterteilt (s. Tab. 38).

Nachfolgend eine Auflistung dieser Faktoren mit möglichen spezifischen Therapieoptionen:

- **Hypoxie**: Anwendung von 100% Sauerstoff, Sicherstellung einer adäquaten Ventilation durch Auskultation und Beurteilung der Thoraxexkursionen sowie Sicherung der Atemwege (Endotrachealtubus, Larynxmaske, Larynx- oder Combitubus) mit Anwendung der Kapnografie zum Ausschluss einer Fehllage
- **Hypovolämie**: adäquate Volumenersatztherapie, ggf. Bluttransfusion, da meist durch akute Blutung verursacht, umgehende Blutstillung, ggf. chirurgisch
- **Hyperkaliämie**: Gabe von Calciumchlorid, Natriumbikarbonat, Glukose/Insulin unter Elektrolyt- und Blutglukosekontrolle, ggf. Hämodialyse
- **Hypokaliämie**: Gabe von Kaliumchlorid und Elektrolytkontrolle
- **Hypokalzämie**: Gabe von Calciumchlorid und Elektrolytkontrolle
- **Hypothermie**: weitere Auskühlung verhindern, Applikation von warmen Infusionslösungen, Beatmung mit angewärmten und befeuchteten Gasen, bevorzugte Wiedererwärmung durch eine extrakorporale Zirkulation (z.B. ECMO), bei Körpertemperatur unter 30°C:

keine Medikamentenapplikation und max. 3 Defibrillationsversuche; 30–35 °C: Verdopplung der Zeitintervalle der Medikamentenapplikation, prolongierte CPR, bis Normothermie hergestellt ist
- **Herzbeuteltamponade**: Perikardiozentese oder notfallmäßige Thorakotomie
- **Intoxikationen**: Antidottherapie, falls verfügbar, ggf. Hämodialyse
- **Thromboembolie**: Thrombolyse bei (V.a.) Lungenembolie, im Einzelfall ggf. PCI bei Myokardinfarkt
- **Spannungspneumothorax**: Dekompression initial durch Entlastungspunktion in Monaldi-Position, Anlage einer Thoraxdrainage

Von besonderer Bedeutung sind die potenziell reversiblen Ursachen bei einem (mutmaßlich) traumatisch bedingten Herz-Kreislauf-Stillstand. Essentiell ist die Sicherstellung einer effektiven Oxygenierung bei diesen Patienten. Daneben sollte gezielt nach Blutungen als Ursache für eine Hypovolämie oder bei einem Thoraxtrauma nach einem Spannungspneumothorax oder einer Herzbeuteltamponade gesucht und diese konsequent therapiert werden.

Beim Vorliegen einer PEA sollte ebenfalls an eine Hypovolämie im Rahmen einer akuten Blutung gedacht werden. Des Weiteren kann die PEA insbesondere auf eine Lungenembolie, Herzbeuteltamponade, einen Spannungspneumothorax oder Elektrolytstörungen hinweisen.

Tab. 38: Potenziell reversible Ursachen eines Herz-Kreislauf-Stillstands

H	Hypoxie	H	Herzbeuteltamponade
H	Hypovolämie	I	Intoxikationen
H	Hyperkaliämie, Hypokaliämie, Hypoglykämie, Hypokalzämie u.a. metabolische Störungen	T	Thromboembolie (Lungenembolie oder Myokardinfarkt)
H	Hypothermie	S	Spannungspneumothorax

? Welche zusätzlichen therapeutischen Optionen bei der kardiopulmonalen Reanimation kann das Umfeld der Intensivstation bieten?

Neben den anfangs bereits erwähnten oft optimalen Reanimationsbedingungen im Hinblick auf Patientenüberwachung sowie Anzahl und Ausbildung des zur Verfügung stehenden Personals auf der Intensivstation kann die im Intensivbereich häufig umfangreiche Medizintechnik zu einem frühzeitigen Einsatz weiterer beziehungsweise erweiterter Reanimationsmaßnahmen beitragen. So kann die Anwendung eines Ultraschallgerätes unter laufender CPR die Detektion von reversiblen Ursachen, wie Herzbeuteltamponade, Pneumothorax oder Hypovolämie, erleichtern. Des Weiteren kann bei Intoxikationen oder einer Hyperkaliämie eine Hämodialyse angeschlossen sowie bei entsprechender Indikation ein transvenöser Herzschrittmacher eingeschwemmt werden. Nicht zuletzt besteht in einigen ausgewählten Zentren die Möglichkeit des Anschlusses an eine extrakorporale Zirkulation bei Hypothermie oder als Ultima Ratio beim kardialen Versagen.

? Welche Kriterien haben Einfluss auf die Entscheidung zum Abbruch der Reanimationsmaßnahmen?

Patienten mit infauster Grunderkrankung und einem palliativen Therapiekonzept oder mit terminalen Zuständen ohne weitere Therapieoptionen, bei denen im Vorfeld konsensuell eine DNR-Anweisung (do not resuscitate) ausgesprochen wurde, sollten beim Eintritt eines Herz-Kreislauf-Stillstands nicht reanimiert werden. In allen anderen Situationen ist beim Fehlen von sicheren Todeszeichen eine CPR zunächst sofort und effektiv zu beginnen.

Eine Reanimation aufgrund Erfolg- oder Sinnlosigkeit abzubrechen, ist und bleibt eine der schwierigsten ärztlichen Entscheidungen, die von zahlreichen Faktoren beeinflusst wird. Diese Entscheidung sollte unter Berücksichtigung der Grunderkrankung, der erwarteten Prognose, der mutmaßlichen Ursache und deren Therapierbarkeit, des Intervalls zwischen Eintritt des Herz-Kreislauf-Stillstands und des Beginn der Therapie oder der vorliegenden Rhythmusstörung, um nur einige zu nennen, getroffen werden.

Stellt sich im Verlauf der Reanimation heraus, dass die vermutete Ursache des Herz-Kreislauf-Stillstands das Überleben unwahrscheinlich macht, und verbleibt der Patient trotz ALS-Maßnahmen in der Asystolie, sollte die Reanimation abgebrochen werden.

Ein frühzeitiger Abbruch der Reanimationsbemühungen sollte erwogen werden, wenn während der CPR das Zusammentragen weiterer Informationen ein terminales Leiden bekannt werden lässt oder das Vorliegen einer Patientenverfügung diese Maßnahmen untersagt.

So lange defibrillierbare Rhythmusstörungen vorliegen, sollte die kardiopulmonale Reanimation fortgesetzt werden. Des Weiteren können in Einzelfällen prolongierte Reanimationsmaßnahmen erforderlich sein. Patienten, die aufgrund des V.a. eine Lungenembolie eine Thrombolysetherapie erhalten haben, werden für 60–90 min weiter reanimiert, da die Fragmentierung des Thrombus durch die Thoraxkompressionen auch noch in diesem verlängerten Intervall zur Wiederherstellung eines Spontankreislaufs führen kann.

Ist eine Hypothermie ursächlich für den Herz-Kreislauf-Stillstand, dürfen die Reanimationsmaßnahmen erst nach Erreichen einer Normothermie beendet werden.

In Ausnahmefällen kann ein Transport unter laufender Reanimation erwogen werden. Dies ist aber nur dann gerechtfertigt, wenn der Patient damit einer spezifischen Therapie, z.B. dem Anschluss an eine extrakorporale Zirkulation, zugeführt werden kann.

Ist beim Vorliegen nicht reversibler Ursachen des Herz-Kreislauf-Stillstands trotz Anwendung adäquater ALS-Maßnahmen eine länger als 20 min anhaltende Asystolie zu verzeichnen, ist es allgemein akzeptiert, den Reanimationsversuch abzubrechen.

? Welche Besonderheiten können sich bei der Reanimation eines Patienten nach herzchirurgischem Eingriff ergeben?

Häufig finden sich Nachblutungen, eine Perikardtamponade oder der Verschluss eines aortokoronaren Bypasses als Ursache eines Herz-Kreislauf-Stillstands in der postoperativen Phase nach herzchirurgischen Eingriffen. Daher kann bei diesen Patienten ein modifiziertes Vorgehen in Hinblick auf die vorgenannten Ursachen im Rahmen der kardiopulmonalen Reanimation notwendig werden. Generell folgen die Reanimationsmaßnahmen dem ALS-Algorithmus. Myokardischämien und Perikardtamponaden sind die häufigsten Ursachen für eine kardiopulmonale Reanimation in der frühen postoperativen Phase. Häufig findet sich Kammerflimmern, während Bradykardien mit hämodynamischer Instabilität, eine PEA oder Asystolie seltener vorkommen. Die Konversionsrate von Kammerflimmern nach der 1.

Schockabgabe ist hoch, gefolgt von einem raschen Abfall beim 2. und 3. Schock. Ab der 4. Schockabgabe sinken die Chancen für eine Konversion in einen stabilen Rhythmus unter 10%, weshalb nach 3 frustranen Defibrillationsversuchen eine sofortige Rethorakotomie erfolgen sollte [Trummer, Donauer, Beyersdorf 2009].

Durch die intraoperativ angelegten temporären epikardialen Schrittmacherelektroden können bradykarde Herzrhythmusstörungen mittels externer Schrittmacherstimulation zügig behandelt werden. Bestehen Asystolie oder PEA trotz dieser Therapie weiter, sollte ebenfalls umgehend eine Rethorakotomie durchgeführt werden [Trummer, Donauer, Beyersdorf 2009].

Herzchirurgische Patienten, die aufgrund einer akuten, starken Blutung oder einer Perikardtamponade reanimationspflichtig werden, müssen ebenfalls sofort rethorakotomiert werden, da nur eine rasche Entlastung der Tamponade und die chirurgische Versorgung der Blutungsquelle ein Überleben des Patienten ermöglichen. Eine Besonderheit stellen Patienten mit einem implantierten assist device dar. Bei diesen Patienten dürfen in Abhängigkeit des eingesetzten Systems im Rahmen der Wiederbelebung keine externen Thoraxkompressionen durchgeführt werden, da die Kanülen des Unterstützungssystems aus dem Herzen oder den herznahen Gefäßen dislozieren können. Deshalb müssen für diese Patientengruppe für den Fall einer Gerätedysfunktion oder eines Herz-Kreislauf-Stillstands anderer Genese patienten- und gerätespezifische, individuelle Algorithmen der mechanischen Kreislaufunterstützung erarbeitet werden [Trummer, Donauer, Beyersdorf 2009].

Zusammenfassend kann in der postoperativen Phase nach herzchirurgischen Eingriffen eine Modifikation der ALS-Maßnahmen indiziert und eine Erweiterung der Reanimationsmaßnahmen in Richtung notfallmäßiger Rethorakotomie erforderlich sein. Häufige Ursachen eines Herz-Kreislauf-Stillstands sind myokardiale Ischämien mit defibrillierbaren Rhythmusstörungen sowie Nachblutungen mit Ausbildung einer Perikardtamponade. Bei Kammerflimmern oder ventrikulärer Tachykardie kann die Abgabe von bis zu 3 schnell aufeinander folgenden Schocks erwogen werden. Kann der Patient durch ALS-Maßnahmen zeitnah nicht stabilisiert werden, sollte umgehend eine Rethorakotomie erfolgen. Die entsprechenden personellen sowie logistischen Voraussetzungen müssen in diesen spezifischen Bereichen gewährleistet sein.

? Was sind die Behandlungsziele nach Wiederherstellung eines Spontankreislaufs?

Die Wiederherstellung des Spontankreislaufs (ROSC) ist ein wichtiges Ziel jeder kardiopulmonalen Reanimation. In der Postreanimationsphase sollten schnellstmöglich eine Stabilisation der Hämodynamik und eine damit einhergehende Normalisierung der zerebralen Funktion gewährleistet werden. Die Integration der Postreanimationsversorgung als letztes Glied der Rettungskette spiegelt ihre enorme Bedeutung wider. Der Beginn der Postreanimationsversorgung setzt unmittelbar nach Wiederherstellung des Spontankreislaufs ein und erfordert ein kontinuierliches Monitoring sowie ein an den Patienten angepasstes therapeutisches Vorgehen.

Die Ziele der Postreanimationsversorgung beinhalten:
- Sicherung des Atemwegs sowie Sicherstellung einer adäquaten Ventilation und Oxygenierung
- Aufrechterhaltung eines stabilen Rhythmus mit ausreichender kardialer Funktion
- Suche nach Ursachen des Herz-Kreislauf-Stillstands, die eine sofortige Behandlung erfordern
- Optimierung der neurologischen Erholung

Wie erfolgt die Beatmungstherapie nach Wiederherstellung eines Spontankreislaufs?

Abgesehen von den Patienten, die nur einen kurzzeitigen Herz-Kreislauf-Stillstand erlitten haben und unmittelbar nach CPR wieder eine normale Hirnfunktion erlangen, müssen die meisten Patienten nach ROSC zunächst kontrolliert beatmet werden. Durch Hypoxie und Hyperkapnie kann der Eintritt eines erneuten Herz-Kreislauf-Stillstands begünstigt werden. Des Weiteren können diese Faktoren die neurologische Erholung durch sekundäre Hirnschäden negativ beeinflussen. Es ist daher essentiell, bei intubierten Patienten die korrekte Tubuslage durch Auskultation und Kapnografie zu verifizieren sowie anhand von Pulsoxymetrie und Blutgasanalysen eine Normoventilation zu erzielen. Eine hohe inspiratorische Sauerstoffkonzentration mit einer daraus resultierenden Hyperoxie kann zu einem schlechteren Outcome beitragen. Daher sollte die FiO_2 so angepasst werden, dass die Sauerstoffsättigung im Bereich von 94–98% liegt.

Eine Hypokapnie kann zu einer zerebralen Vasokonstriktion mit einem verminderten Blutfluss und einer daraus resultierenden zerebralen Ischämie führen. Daher sollte die Beatmung mit dem Ziel der Normokapnie erfolgen und diese engmaschig durch Kontrollen des endexspiratorischen Kohlendioxidpartialdrucks und/oder der Blutgase sichergestellt werden.

Die kontrollierte Beatmung erfordert weiterhin eine adäquate Analgosedierung, die so angepasst werden sollte, dass der Patient stressfrei und hämodynamisch stabil und damit der Sauerstoffverbrauch reduziert ist. Ggf. kann auch der Einsatz von Muskelrelaxantien erforderlich werden. Um zerebrale Krampfanfälle nicht zu kaschieren, sollte eine kontinuierliche Muskelrelaxation vermieden werden.

Da mögliche Komplikationen der CPR, wie Rippenfrakturen, ein Pneumothorax, die Überblähung des Magens oder aber auch ein Lungenödem, die Beatmung in der Postreanimationsphase beeinträchtigen können, wird die routinemäßige Anfertigung eines Thoraxröntgen empfohlen.

Das Einführen einer Magensonde zur Entlastung des Magens scheint sinnvoll, wenn die Reanimation bei zunächst ungesichertem Atemweg mit Masken-Beutel-Beatmung begonnen wurde. Hieraus kann eine Luftinsufflation mit Dilatation des Magens und konsekutivem Zwerchfellhochstand mit erhöhtem Regurgitationsrisiko sowie verminderter Lungencompliance resultieren.

 Welche Maßnahmen und Ziele beinhaltet die kardiovaskuläre Stabilisierung nach Wiederherstellung eines Spontankreislaufs?

Viele Patienten sind nach erfolgreicher CPR zunächst hämodynamisch instabil. Diese Instabilität kann sich in einer arteriellen Hypotension, eingeschränkten myokardialen Pumpfunktion sowie Herzrhythmusstörungen äußern. Um diese umfassend erkennen und adäquat therapieren zu können, schließt sich in der intensivmedizinischen Phase nach ROSC zunächst die Etablierung eines umfangreichen kardiovaskulären Monitorings an. Dazu gehören die kontinuierliche EKG-Registrierung, die invasive Blutdruckmessung, die Anlage eines Blasendauerkatheters sowie ggf. der Einsatz von Systemen zur Bestimmung des Herzzeitvolumens. Da der zentrale Venendruck und die zentralvenöse Sättigung als zusätzliche Parameter für die Therapiesteuerung genutzt werden können und die Patienten oftmals eine differenzierte Katecholamintherapie benötigen, ist die Anlage eines zentralvenösen Katheters ebenfalls gängige Praxis.

Um eine anhaltende Stabilisation des Patienten erzielen zu können, ist es essentiell, dass die Ursachen des Herz-Kreislauf-Stillstands in der Postreanimationsphase konsequent diagnostiziert und die Patienten umgehend einer entsprechenden Behandlung zugeführt werden. Bei jedem Patienten sollte nach ROSC so früh wie möglich ein 12-Kanal-EKG angefertigt werden. Zeigen sich darin ST-Hebungen, ist eine sofortige Koronarintervention durchzuführen. Da klinische Symptome, wie Thoraxschmerzen oder auch EKG-Veränderungen, bei Patienten nach Herz-Kreislauf-Stillstand oft nur unzureichend beurteilt werden können, sollte generell bei allen Herz-Kreislauf-Stillständen mit mutmaßlich kardialer Genese eine sofortige Koronarintervention erwogen werden. Zusätzliche diagnostische Informationen kann eine frühzeitige Echokardiografie liefern. Ergibt die Diagnostik andere potenziell reversible Ursachen, müssen diese ebenfalls umgehend therapiert werden (s. dort).

Da es nur wenige randomisierte Studien zum Einfluss des Blutdrucks auf das Outcome nach Herz-Kreislauf-Stillstand gibt, existieren keine einheitlichen Empfehlungen bez. eines angestrebten arteriellen Mitteldrucks. Eine Hypotension (RR_{sys} < 90 mmHg) in der frühen Phase nach Herz-Kreislauf-Stillstand sollte vermieden werden, da diese mit einem schlechteren Outcome assoziiert ist. Da ausreichende evidenzbasierte Daten fehlen, sollten sich die Therapie und Stabilisation der Hämodynamik an einer adäquaten Urinproduktion (1 ml/kg KG/h) sowie einer Normalisierung der Plasmalaktatkonzentration orientieren.

Zeigt sich eine anhaltende Schocksymptomatik, die nicht ausreichend auf eine Volumen- oder Katecholamintherapie anspricht, sollte die Anlage einer intraaortalen Ballonpumpe in Betracht gezogen werden.

? Welche Maßnahmen zur Neuroprotektion finden nach Wiederherstellung eines Spontankreislaufs Anwendung?

Das Outcome nach CPR ist im Wesentlichen von der neurologischen Erholung des Patienten abhängig. Die Letalität komatöser Patienten in der Postreanimationsphase ist hoch. Daher müssen Strategien zur Optimierung der neurologischen Erholung unmittelbar nach ROSC beginnen.

Folgende Maßnahmen sind entscheidende Faktoren der neurologischen Rehabilitation:
- Adäquate zerebrale Perfusion
- Sedierung
- Krampfkontrolle
- Blutglukose-Einstellung
- Temperaturkontrolle und therapeutische Hypothermie

Eine unmittelbar nach ROSC einsetzende Phase der zerebralen Hyperämie geht im weiteren Verlauf in eine Phase der gestörten zerebralen Autoregulation über, die für einige Zeit anhält. In dieser Phase ist die zerebrale Durchblutung unmittelbar vom arteriellen Mitteldruck (MAP) abhängig. Hypotensive Phasen führen somit direkt zu einer Reduktion des zerebralen Blutflusses und dadurch zur Aggravation des neurologischen Schadens. Daher sollte nach Wiederherstellung des Spontankreislaufs der MAP den Normwerten des Patienten entsprechen. Eine Hypotension ist konsequent zu vermeiden.

Aktuell existieren keine Daten, die eine routinemäßige Sedierung und Beatmung des Patienten nach ROSC unterstützen. Die Dauer und Notwendigkeit der Sedierung werden maßgeblich durch die Anwendung der therapeutischen Hypothermie bestimmt, da diese eine tiefe Sedierung voraussetzt. Eine optimale Sedierung vermindert den Sauerstoffverbrauch und kann dazu beitragen, dass durch Verhinderung von Shivering die Zieltemperatur zügiger erreicht wird. Bezüglich der zur Sedierung zum Einsatz kommenden Pharmaka gibt es keine generelle Empfehlung. Es ist jedoch ratsam, auf kurzwirksame Medikamente zurückzugreifen, da diese eine frühe neurologische Beurteilung nach Ende der Analgosedierung erlauben.

Zerebrale Krampfanfälle und/oder Myoklonien erhöhen den zerebralen Stoffwechsel erheblich. Insbesondere bei komatös verbleibenden Patienten zeigen sich diese Phänomene. Eine effektive und nachhaltige medikamentöse Therapie muss umgehend nach dem ersten Auftreten begonnen werden, um weitere Hirnschäden zu minimieren. Dabei finden Benzodiazepine, Phenytoin, Valproat, Propofol, Barbiturate oder Levetiracetam Anwendung. Die prophylaktische Anwendung von Antikonvulsiva nach einem Herz-Kreislauf-Stillstand wird nicht empfohlen.

Es ist bekannt, dass zwischen Hyperglykämien nach ROSC und einer schlechten neurologischen Rehabilitation ein starker Zusammenhang besteht. Ein Überlebensvorteil für die strikte im Vergleich zur moderaten Blutzuckereinstellung konnte bisher nicht gezeigt werden. Unter einem strengen Blutzuckerregime besteht jedoch ein erhöhtes Risiko unerkannter Hypoglykämien. Daher wird aufgrund der aktuell vorliegenden Daten bei Patienten nach Wiederherstellung eines Spontankreislaufs eine Blutglukosekonzentration ≤ 10 mmol/l angestrebt. Hypoglykämien sind strikt zu vermeiden.

Eine Hyperpyrexie ist typisch für die ersten 48 h nach einem Herz-Kreislauf-Stillstand. Mehrere Untersuchungen konnten eine Verbindung zwischen Fieber und einem schlechten neurologischen Outcome aufzeigen. Aufgrund dieser Erkenntnisse sollte Fieber (Körpertemperatur ≥ 37,6 °C) nach Herz-Kreislauf-Stillstand konsequent mit Antipyretika oder aktiven Kühlmaßnahmen therapiert werden.

? Bei welchen Patienten sollte eine therapeutische Hypothermie nach kardiopulmonaler Reanimation angewendet werden?

Aufgrund der vorliegenden Studienlage wird für alle komatös verbleibenden Patienten, die einen präklinischen durch Kammerflimmern ausgelösten Herz-Kreislauf-Stillstand überlebt haben, eine therapeutische Hypothermie empfohlen. Eine Erweiterung dieser Indikation, die derzeit nur durch wenige zuverlässige Daten belegt ist, kann gleichfalls für bewusstlose Patienten nach außerklinischem Herz-Kreislauf-Stillstand mit anderen Ausgangsrhythmen, für Patienten nach innerklinischer Reanimation sowie für den kindlichen Herz-Kreislauf-Stillstand ausgesprochen werden. Auch für diese Patientengruppen ist ein positiver Nutzen der therapeutischen Hypothermie anzunehmen. Demnach sollten alle komatösen Patienten nach überlebtem Herz-Kreislauf-Stillstand unverzüglich gekühlt werden. Bei Vorliegen schwerer systemischer Infektionen, nachgewiesenem Mehrorganversagen oder vorbestehenden Gerinnungsstörungen, die uneinheitlich als Kontraindikationen genannt werden, sollte eine Risiko-Nutzen-Analyse bez. der therapeutischen Hypothermie erfolgen.

? Wie erfolgt die therapeutische Hypothermie, und welche Nebenwirkungen oder Komplikationen sind zu erwarten?

Eine milde Hypothermie wirkt neuroprotektiv und kann das Outcome verbessern. Sie kann die Apoptose postischämischer Neurone unterdrücken, den zerebralen Sauerstoffbedarf reduzieren sowie die Freisetzung exzitatorischer Aminosäuren und freier Radikale vermindern. Sie begrenzt den Reperfusionsschaden und wirkt somit einer sekundären Hirnschädigung entgegen. Folglich sind nach ROSC alle komatösen Patienten so rasch wie möglich auf 32–34 °C zu kühlen. Optimalerweise sollten die Kühlmaßnahmen sofort und noch am Ort der Reanimation initiiert werden. Dazu kann zunächst die Infusion von 30 ml/kg KG 4 °C kalter Kochsalz- oder Vollelektrolytlösung erfolgen. Damit kann die Körperkerntemperatur um ca. 1,5 °C gesenkt werden. Als weitere Techniken und Methoden zur Einleitung und Aufrechterhaltung der Hypothermie eignen sich u.a. Kühldecken und Kühlkissen, intravaskuläre Kühlkatheter oder transnasale Kühlsysteme. Ist die Zieltemperatur erreicht, wird die Hypothermie für 12–24 h aufrechterhalten. In dieser Phase ist auf eine angemessene Sedierung zu achten und Shivering ggf. durch eine neuromuskuläre Blockade zu verhindern. Die Temperatur muss kontinuierlich gemessen und möglichst unter Anwendung von Rückkopplungssystemen konstant gehalten werden. Die Wiedererwärmung sollte langsam mit 0,25–0,5 °C/h erfolgen, da sich Plasmaelektrolytkonzentrationen, intravaskuläres Volumen sowie Metabolisierungsrate rasch ändern können.

Neben dem bereits genannten Shivering, welches den Metabolismus steigert und den Abkühleffekt minimiert, können unter Hypothermie Arrhythmien, eine vermehrte Diurese, Elektrolytstörungen, wie Hypophosphatämie, Hypomagnesiämie, Hypokaliämie und Hypokalzämie, auftreten. Durch die Verminderung der Insulinsensitivität und Insulinsekretion kommt es zu therapiebedürftigen Hyperglykämien. Somit sind engmaschige Kontrollen der Serumelektrolyte sowie des Blutzuckerspiegels essentiell. Als weitere Nebenwirkung der Hypothermie werden eine erhöhte Blutungsgefahr und eine Schwächung des Immunsystems mit erhöhter Infektionsrate beschrieben. Abschließend sollte berücksichtigt werden, dass die Clearance von Sedativa und Muskelrelaxantien bei einer Körperkerntemperatur von 34 °C bis zu 30% vermindert ist.

? Welche klinischen Kriterien und diagnostischen Möglichkeiten zur Prognosebeurteilung nach kardiopulmonaler Reanimation finden in der Praxis Anwendung?

Bei erwachsenen, nach ROSC bewusstlos verbleibenden Patienten, die keine Hypothermie erhalten und nicht hypoton oder sediert sind, weist das Fehlen der Licht- und Kornealreflexe nach 3 Tagen sicher auf eine ungünstige Prognose hin.

Andere klinische Zeichen, wie die zuvor erwähnten Myoklonien, sind zwar bei dauerhaftem Auftreten mit einem schlechten Outcome vergesellschaftet. Sie sollten jedoch aufgrund von Einzelfällen mit guter neurologischer Erholung zur Prognosebeurteilung nicht herangezogen werden.

Auch die Messung verschiedener Biomarker, wie die neuronenspezifische Enolase (NSE), das brain natriuretic peptide (BNP) oder der vWF, um nur einige zu nennen, hat sich nicht als geeignetes und alleiniges Instrument zur Vorhersage eines schlechten neurologischen Outcomes bei komatösen Patienten nach überlebten Herz-Kreislauf-Stillstand herausgestellt. Einschränkungen bei der Aussagekräftigkeit dieser Laborwerte ergeben sich v.a. durch kleine Fallzahlen untersuchter Patienten und uneinheitliche Grenzwerte für die Vorhersagbarkeit eines schlechten Outcomes.

Auch weitere apparative Diagnostik, wie elekrophysiologische Untersuchungen mit der Messung von SSEP, die neurologische Bildgebung durch Computer- und Magnetresonanztomografie, zerebrale Angiografien oder transkranielle Dopplersonografien, kann derzeit das neurologische Outcome nicht sicher vorhersagen. Eine routinemäßige Anwendung kann aktuell nicht empfohlen werden.

Zusammenfassend existieren derzeit keine validen Testverfahren, die das neurologische Outcome in den ersten Tagen nach ROSC sicher vorhersagen können. Die genannten Möglichkeiten können als prognostische Hilfsmittel zusätzliche Informationen liefern und sollten in Anbetracht der eingeschränkten Aussagekraft allenfalls in der Zusammenschau verschiedener und wiederholter Untersuchungen Einfluss auf die Limitierung von Behandlungsmaßnahmen haben.

Zusammenfassung

◢ Auch auf der Intensivstation bildet der ALS-Algorithmus nach ERC die Grundlage für Maßnahmen der kardiopulmonalen Reanimation.
◢ Herz-Kreislauf-Stillstände unter besonderen Umständen können in Einzelfällen ein modifiziertes und erweitertes Vorgehen erfordern.
◢ Hochqualitative Thoraxkompressionen mit minimalen Unterbrechungen, eine adäquate Ventilation sowie die schnellstmögliche Elektrotherapie bei defibrillierbaren Rhythmusstörungen sind essentielle Grundlagen für den Erfolg der kardiopulmonalen Reanimation.
◢ In der Zusammenfassung zeigt sich für die kardiopulmonale Reanimation auf der Intensivstation durch den i.d.R. beobachteten Eintritt des Herz-Kreislauf-Stillstands sowie den sofortigen Beginn der Maßnahmen durch speziell geschultes Personal eine günstigere Prognose als für Reanimationssituationen unter anderen Umständen.
◢ Eine therapeutische Hypothermie sollte möglichst bei allen komatösen Überlebenden eines Herz-Kreislauf-Stillstands Anwendung finden.
◢ Derzeit existieren keine klinischen oder apparativen diagnostischen Verfahren, die eine sichere Prognosebeurteilung bei komatös verbleibenden Patienten in den ersten Stunden und Tagen nach kardiopulmonaler Reanimation zulassen.

Literatur

Chang SH et al., Who survives cardiac arrest in the intensive care units? Journal of Critical Care (2009), 24, 408–414

Deakin CD et al., Erweiterte Reanimationsmaßnahmen für Erwachsene („advanced life support"). Notfall Rettungsmed (2010), 13, 559–620

Enohumah KO et al., Outcome of cardiopulmonary resuscitation in intensive care units in a university hospital. Resuscitation (2006), 71, 161–170

Kutsogiannis DJ et al., Predictors of survival after cardiac or respiratory arrest in critical care units. CMAJ (2011), 183(14), 1589–1595

Nolan J et al. (2006) Advanced life support. Antwerp, Belgium: European Resuscitation Council Secretariat

Nolan JP et al., European Resuscitation Council Guidelines for Resuscitation 2010, Section 1. Executive summary. Resuscitation (2010), 81, 1219–1276

Pell JP et al., Presentation, management, and outcome of out of hospital cardiopulmonary arrest: comparison by underlying aetiology. Heart (2003), 89, 839–842

Tian J et al., Outcomes of Critically Ill Patients Who Received Cardiopulmonary Resuscitation. Am J Respir Crit Care Med (2010), 182, 506–510

Sandroni C et al., In-hospital cardiac arrest: incidence, prognosis and possible measures to improve survival. Intensiv Care Med (2007), 33, 237–245

Trummer G, Donauer M, Beyersdorf F, Herz-Kreislauf-Stillstand und kardiopulmonale Reanimation auf der herzchirurgischen Intensivstation. Z Herz- Thorax- Gefäßchir (2009), 23, 33–40

Innerklinische Notfallversorgung

Gerald Huschak

? Was für Strukturen existieren zur innerklinischen Notfallversorgung?

Bei der innerklinischen Notfallversorgung ist die Versorgung von nicht stationär behandelten Personen von stationär aufgenommenen Patienten zu unterscheiden. Bei dem nicht stationär behandelten Personenkreis handelt es sich oftmals um Angehörige oder Besucher eines Patienten, welche im Rahmen eines Besuches medizinischer Hilfe bedürfen. Gelegentlich sind auch medizinisches Personal oder Studenten zu versorgen. Zur Betreuung dieser Fälle ist die Regelung der Zuständigkeit erforderlich. Sofern diese Zuständigkeit nicht geregelt ist, wird sich – sofern der Notfall sich auf einer Station ereignet – der Stationsarzt zuständig fühlen. Problematisch sind Notfälle im öffentlich zugänglichen Bereich und insbesondere in den Eingangsbereichen, welche sich nicht in direkter Nähe der Notfallaufnahme befinden.

Es werden klassische Reanimationsteams von MET (medical emergency team) unterschieden. Ein Reanimationsteam kommt beim absoluten Notfall, wie z.B. beim Kreislaufstillstand, beim Atemstillstand oder bei einer Atemwegsverlegung, zum Einsatz. Dem gegenüber stehen die MET, welche auch als rapid response team bezeichnet werden. Sie kommen bei (noch) nicht bestehender vitaler Bedrohung zum Einsatz. Typische Einsatzindikationen sind z.B. eine Sepsis, ein Lungenödem, kardiale Arrhythmien oder eine sich entwickelnde respiratorische Insuffizienz.

Das Ziel eines MET ist die Durchführung von medizinischen Maßnahmen bei Patienten, welche sich unerwartet klinisch verschlechtern [Jones, DeVita, Bellomo 2011]. Dies kann im äußersten Fall zu einer Reanimationssituation führen. Die Aktivierung eines MET bereits vor Eintreten der maximalen Verschlechterung soll die Anzahl schwerwiegender Patientenereignisse vermindern [Brennan et al. 1990]. Einen Vergleich der Eigenschaften bzw. der Unterschiede von MET und Reanimationsteams zeigt Tabelle 39.

Typischerweise erfolgt die Evaluation des Patienten zusammen mit dem zuständigen Stationsarzt. Gemeinsam wird die Entscheidung über den weiteren Therapieplan getroffen. So können z.B. weitere Diagnostik (CT, MRT etc.), die Anpassung des Infusionsplanes, die Initi-

Tab. 39: Vergleich Reanimationsteam und MET anhand typischer Merkmale

	Reanimationsteam	MET
Einsatzindikation	• Kein Puls • Kein Blutdruck • Keine normale Atmung • Bewusstlosigkeit	• Niedriger Blutdruck • Tachykardie • Bewusstseinsänderung
Ursache	• Herzstillstand • Atemstillstand • Atemwegsverlegung	• Sepsis • Lungenödem • Herzrhythmusstörung • Ateminsuffizienz
Zusammensetzung des Teams	Anästhesist/Intensivmediziner + ITS-Schwester/Pfleger	Anästhesist/Intensivmediziner (+ ITS-Schwester/Pfleger)
Häufigkeit der Alarmierung	0,5–5/1000 Aufnahmen	20–40/1000 Aufnahmen
Krankenhaussterblichkeit	70–90%	0–20%

ierung oder Änderung einer Antibiotikatherapie notwendig werden. Weiterhin ist die Entscheidung zu treffen, ob der Patient einer Intensivtherapie bedarf. Die Aktivierungshäufigkeit eines MET ist üblicherweise deutlich höher als die eines Reanimationsteams. Einen Sonderfall stellen Kliniken dar, wo im Ausnahmefall kein Dienstarzt für die sofortige Behandlung auf der Normalstation verfügbar ist (Beispiel: 2 chirurgische Dienste im OP-Saal gebunden). In diesem Fall ist das innerklinische Notfallteam ebenfalls zu aktivieren.

Durch die Einführung eines MET wird als Zusatznutzen intensivmedizinisches Know-how über die Intensivstation hinaus transportiert. Somit ist ggf. ein nahtloser Übergang beim Wechsel einer Versorgungsstufe (Intensivstation – Normalstation) möglich.

? Wer ist für die Versorgung von Patienten zuständig, welche auf dem Weg ins Krankenhaus im öffentlichen Raum vor dem Krankenhauseingang kollabieren?
Für die Versorgung im öffentlichen Raum ist formell der Träger des Rettungsdienstes zuständig. Die Regelungen hierzu sind in den entsprechenden Landesgesetzen geregelt. Üblicherweise wird die hoheitliche Aufgabe der Notfallrettung auf Rettungsdienstorganisationen übertragen. In den Landesgesetzen bzw. spezifizierenden Verordnungen werden Hilfsfristen genannt, innerhalb derer eine erste medizinische Versorgung von Notfallpatienten erfolgen soll.

Sofern sich ein Patient kurz vor einem Krankenhaus in einer Notfallsituation befindet, ist formell der öffentliche Rettungsdienst zuständig. Natürlich wird ein Notruf, welcher an das innerklinische Notfallteam gerichtet wird, nicht abgelehnt werden. Dies könnte die Unterlassung einer Hilfeleistung bedeuten. Das Notfallteam wird also die Erstbehandlung des Patienten im Sinne einer notärztlichen Versorgung übernehmen. Im Vergleich zum öffentlichen Rettungsdienst wird ein innerklinisches Notfallteam in einer deutlich schnelleren Zeit den Notfallort erreichen können, da dieser sich in unmittelbarer Nähe des Krankenhauses befindet. Sofern der Rettungsdienst alarmiert wurde, kann dieser die Weiterversorgung übernehmen bzw. wird der Patient gemeinsam einer weiteren Versorgung ggf. in der vor Ort befindlichen Klinik zugeführt. Damit insbesondere auch im Eingangsbereich eines Klinikums Notfälle versorgt werden können, sind eine klare Zuständigkeitsregelung und Alarmierungskette notwendig. Dies sichert zusätzlich zur optimalen Patientenversorgung eine positive Außendarstellung mit professionellem Handeln.

? Woher kommt das Konzept von medizinischen Notfallteams?
Die Idee von MET stammt ursprünglich aus Australien. Es soll durch die frühzeitige Identifizierung von kritisch kranken Patienten und auch deren Behandlung eine effizientere Behandlung im Krankenhaus erreicht werden. Durch ein MET sollen potenziell lebensbedrohliche Vitalfunktionsstörungen erkannt und die weitere Therapie soll möglichst durch ein Spezialistenteam gebahnt werden. Zusätzlich kann dieses Team eine Risikostratifizierung vornehmen, um den adäquaten Level der Patientenversorgung festzulegen (Intensivstation, Intermediate Care Station, Normalstation, OP-Saal). Prinzipiell sollte die optimale Behandlung der Patienten auch vom zuständigen Stationsarzt möglich sein. Ein MET ermöglicht jedoch auch den Wissenstransfer von intensivmedizinisch erfahreneren Kollegen und bildet eine Rückfallebene in der Patientenversorgung. Mittlerweile wird die Vorhaltung von MET in Kliniken und Krankenhäusern durch das ERC empfohlen [Nolan et al. 2010].

? Warum führen schwerwiegende Ereignisse beim Patienten auf der Normalstation zur erhöhten Sterblichkeit?

Wenn eine Verschlechterung des Patientenzustandes eintritt, kann eine insuffiziente, verspätete oder auch inkorrekte Therapie zur Prognoseverschlechterung führen. Hierbei sind verschiedene Stufen der medizinischen Eskalation zu unterscheiden. Die folgenden Handlungsebenen sind hier zu nennen:
- Missachtung oder Ignoranz von klinischen Warnzeichen
- Inadäquates Patientenmonitoring
- Inadäquate Therapie-Eskalation

Die adäquate Erhebung und Interpretation von klinischen Warnzeichen können helfen, Patienten mit einer klinischen Verschlechterung vor dem Auftreten eines fatalen Ereignisses zu identifizieren. Dies ist üblicherweise innerhalb eines variablen Zeitbereichs von Minuten bis Stunden möglich [Franklin und Mathew 1994]. In den meisten Fällen wäre ausreichend Zeit, um adäquat zu reagieren, bevor eine relevante Verschlechterung eintritt. Ein wesentlicher Fakt zur Optimierung der Versorgung sind in diesem Zusammenhang die regelmäßige und valide Messung sowie die Dokumentation von Vitalzeichen. Dieses Monitoring ist nicht zwangsläufig bei allen Patienten notwendig, jedoch müssen gefährdete Patientengruppen identifiziert werden.

Sofern klinische Warnzeichen und Monitoringdaten vorliegen, sind die Interpretation dieser Parameter und deren Veränderung im Kontext der zugrunde liegenden Krankheit ein kritischer Punkt. Es kann hierbei zur fehlenden Information an den behandelnden Arzt, der fehlerhaften Interpretation durch das medizinische Personal sowie fehlerhaften oder inadäquaten Therapieänderung kommen. Dies kann letztlich zum Fehler der unzureichenden Therapie-Eskalation führen. Um diesen kritischen Schritt in der klinischen Versorgung zu optimieren, wurde auch das Konzept von MET eingeführt.

? Wie sollte die personell-fachliche Ausstattung eines MET bzw. eines Reanimationsteams sein?

Es existieren keine Studien, wie ein innerklinisches Notfallteam personal ausgestattet sein soll. Es handelt sich um anspruchsvolle klinische Situationen, für welche der Facharztstandard zu fordern ist. Während einer Reanimation wird aufgrund der Notfallsituation die Atemwegssicherung erschwert sein. Das ärztliche Personal muss ausreichend Training in der Atemwegssicherung aufweisen. Dies gilt umso mehr, wenn in der Einrichtung Patienten operativ im Kopf- und Halsbereich versorgt werden (Hals-Nasen-Ohrenklinik, Mund-Kiefer-Gesichtschirurgie). Bei dem genannten Patientengut wird oftmals der schwierige Atemweg ursächlich für die Notfallsituation sein. Diese Expertise zur Sicherung des Atemweges auch in schwierigen Situationen kann durch Anästhesisten als auch intensivmedizinisch tätige Kollegen erwartet werden. Oftmals wird das Notfallteam vom ärztlichen Personal der Intensivstation gebildet. Dies bietet nicht nur den Vorteil der fachlichen Kompetenz hinsichtlich der Notfallsituation, sondern auch den direkten Zugriff auf Intensivstationsbetten. Hierdurch wird ein evtl. entstehender Informationsverlust vermieden.

Das Team wird durch eine Intensivpflegekraft, welche alle notwendigen Maßnahmen unterstützt, komplettiert. Selbstverständlich sind bei dem durchführenden Personal regelmäßige Schulungen im Basic Life Support (BLS) und ALS zu fordern.

? Was ist bei der Etablierung eines innerklinischen Notfallteams zu beachten?

Der Alarmierungsalgorithmus muss präzise geregelt sein. Üblicherweise wird eine zentrale Notfalltelefonnummer an allen wichtigen Stellen gut sichtbar platziert. Ein solcher Anruf sollte über die Telekommunikationsanlage priorisiert werden. Mit der Alarmierung beginnt der Einsatz des Notfallteams, welches am Einsatzort die Leitung des Einsatzes übernimmt. Während des laufenden Einsatzes wird in aller Regel der routinemäßig betreuende Arzt vor Ort sein, um gemeinsam mit dem Notfallteam die weiteren diagnostischen und therapeutischen Schritte und ggf. die Übernahme auf eine höhere Versorgungsstufe festzulegen.

Bis zum Eintreffen des Notfallteams muss die Erstversorgung des Patienten durch das vor Ort befindliche Personal inkl. Monitoring und ggf. BLS-Maßnahmen durchgeführt werden. Idealerweise erfolgt das Notfalltraining des Personals zusammen mit dem Notfallteam, sodass die Informationsverluste bei der Zusammenarbeit und an den Schnittstellen bei der Patientenübergabe möglichst minimiert werden. Das Personal ist regelmäßig ebenfalls in der Erkennung vital bedrohlicher Zustände und in der Indikationsprüfung zur Alarmierung des Reanimationsteams bzw. MET zu schulen.

Zur Verlaufsdokumentation ist ein Notfallprotokoll anzufertigen. Die hierbei erfassten Daten dienen außerdem der Qualitätssicherung und möglicherweise der Identifikation von Bereichen mit einer Notfallhäufung. Dies ermöglicht gezielte Schulungen und Fortbildungen. Als Qualitätsmessinstrument kann das Deutsche Reanimationsregister dienen. Dieses Instrument dient der Erfassung, der Auswertung und dem Ergebnisbenchmarking von präklinischen Reanimationen und innerklinischen Notfallteamversorgungen (http://www.reanimationsregister.de).

? Ist die Vorhaltung eines Reanimationsteams oder eines MET oder beides sinnvoll?

Diese Entscheidung kann nur anhand der lokalen Gegebenheiten erfolgen. Hierzu sind auch administrative Vereinbarungen zwischen den beteiligten Klinken bzw. Departments notwendig. Ein innerklinisches Reanimationsteam ist nicht verzichtbar. Ob ein MET separat vom Reanimationsteam vorgehalten werden muss, ist nicht klar. Es ist eine Kombination beider Teams in einem innerklinischen Notfallteam denkbar. Es muss jedoch während eines MET-Einsatzes eine Rückfallebene für einen ggf. anfallenden Reanimationseinsatz verfügbar sein. Die Vorhaltung eines kombinierten Notfallteams eröffnet den Vorteil einer für beide Notfallsituationen einheitlichen Alarmierungskette. Idealerweise ist eine gut einprägsame Telefon- und/oder Pager-Nummer zu verwenden.

? Was sind die häufigsten Krankheitsbilder, welche zur Alarmierung eines MET führen?

Die häufigsten Zustände, welche durch ein rapid response team versorgt werden, sind die akute respiratorische Insuffizienz, die akute Herzinsuffizienz, die Vigilanzminderung, die arterielle Hypotension, kardiale Arrhythmien, das Lungenödem und die Sepsis [Jones et al. 2006].

? Welche Maßnahmen werden typischerweise durch ein Notfallteam durchgeführt?

Die durchgeführten Maßnahmen entsprechen prinzipiell der notärztlicher Tätigkeit. Sie beinhalten die Gabe von Sauerstoff, i.v. Flüssigkeit, Diuretika, Bronchodilatatoren und insbesondere die Bahnung weiterer Diagnostik [Bellomo et al. 2003]. Ein Teil der Patienten wird einer Intensivtherapie bedürfen. Diese wird durch das Notfallteam vermittelt. Idealerweise bildet das Notfallteam eine Einheit mit den weiter behandelnden Ärzten auf der Intensivstation. Hierdurch wird ein möglicher Informationsverlust, insbesondere in der Akutphase vermieden.

Eine besondere Situation und Bedeutung können ein Notfallteam im Rahmen von Therapielimitierungen spielen [Jones et al. 2007]. Es handelt sich in dieser Situation um essentielle Therapie-Entscheidungen, die üblicherweise nicht ohne den Patienten und die behandelnden Ärzte der Normalstation getroffen werden können.

Welche Outcome-Effekte sind durch die Etablierung von MET zu erwarten?

Es ist unklar, ob und welche positiven Effekte auf das Outcome durch den Einsatz von MET zu erreichen sind. Eine multizentrische Studie begleitete die Einführung eines MET in 12 australischen Krankenhäusern im Vergleich zu 11 Kontrollkrankenhäusern als Kontrollgruppe. Die Ergebnisse dieser Arbeit sind widersprüchlich und zeigten keine klare Outcomeverbesserung [Jones, DeVita, Bellomo 2011]. Es ist unklar, ob die Generierung eines Studiendesigns möglich ist, welche klar die Effekte von MET herausarbeiten kann, sodass eine Beurteilung gemäß der evidenzbasierten Medizin möglich wird.

Was sind mögliche nachteilige Effekte eines MET?

Nachteilige Effekte eines MET werden insbesondere durch die entstehenden Kosten der Implementierung beschrieben. Sofern keine zusätzlichen Ressourcen bereitgestellt werden, werden diese von intensivmedizinischer Seite eingefordert werden, was möglicherweise in konkreten Einzelsituationen zu Limitationen im Bereich der Intensivstation führen kann. Die Verfügbarkeit der Rückfallebene MET könnte weiterhin zu einer Verlagerung relevanter Therapie-Entscheidungen vom Team der Normalstation auf das Notfallteam bzw. die Intensivtherapeuten führen, was zusammen mit einer eventuellen Desensibilisierung für Notfallsituationen einhergehen könnte [Jones, DeVita, Bellomo 2011].

Literatur

Bellomo R et al., A prospective before-and-after trial of a medical emergency team. Med J Aust (2003), 179, 283–287

Brennan TA et al., Identification of adverse events occurring during hospitalization. A cross-sectional study of litigation, quality assurance, and medical records at two teaching hospitals. Ann Intern Med (1990), 112, 221–226

Franklin C, Mathew J, Developing strategies to prevent inhospital cardiac arrest: analyzing responses of physicians and nurses in the hours before the event. Crit Care Med (1994), 22, 244–247

Jones DA, DeVita MA, Bellomo R, Rapid-response teams. N Engl J Med (2011), 365,139–146

Jones D et al., Medical emergency team syndromes and an approach to their management. Crit Care (2006), 10, R30

Jones DA et al., The medical emergency team and end-of-life care: a pilot study. Crit Care Resusc (2007), 9, 151–156

Nolan JP et al., European Resuscitation Council Guidelines for Resuscitation 2010 Section 1. Executive summary. Resuscitation (2010), 81, 1219–1276

Flüssigkeitstherapie mit Kristalloiden und Kolloiden

Nora Jahn

? Welche theoretischen Vor- oder Nachteile werden kolloidalen Lösungen im Vergleich zu kristalloiden Lösungen zugeschrieben?

Als theoretische Vorteile von kolloidalen Lösungen gelten deren längere intravasale Verweildauer und ein über das infundierte Volumen hinausgehender osmotischer intravasaler Volumeneffekt mit der damit einhergehenden geringeren Volumenbelastung und Ödembildung. Als Argumente gegen den Einsatz von Kolloiden zur kontinuierlichen Volumentherapie werden der fehlende Nachweis einer klinischen Überlegenheit im Vergleich zu kristalloiden Lösungen sowie das Nebenwirkungsspektrum von Kolloiden aufgeführt. Im folgenden Kapitel soll daher nach einer kurzen Einführung über die in der Praxis eingesetzten Volumenersatzmittel die aktuelle Studienlage dargestellt und eine evidenzbasierte Antwort nach dem Platz für Kolloide auf der Intensivstation hergeleitet werden.

? Wie hoch ist der durchschnittliche Flüssigkeitsverlust eines erwachsenen Menschen bei normaler körperlicher Aktivität pro Tag? Versuchen Sie, den Flüssigkeitsverlust pro Organ (Niere, Darm, Lunge, Haut) abzuschätzen.

Siehe Tabelle 40

Tab. 40: Durchschnittliche Flüssigkeitsverluste bei normaler körperlicher Aktivität

	Flüssigkeitsverlust (ml)
Urin	800–1500
Haut	300–500
Lunge	300–400
Stuhl	100
Summe	**1500–2500**

? Beschreiben Sie die Elektrolytzusammensetzung des Intra- und Extrazellularraumes.

Siehe Tabelle 41

Tab. 41: Elektrolytzusammensetzung des Intra- und Extrazellularraums

	Intrazellularraum	Extrazellularraum	
		Interstitiell	Intravasal
Natrium	10 mmol/l	143 mmol/l	141 mmol/l
Kalium	155 mmol/l	4 mmol/l	4 mmol/l
Calcium	< 0,001 mmol/l	1,3 mmol/l	2,5 mmol/l
Magnesium	15 mmol/l	0,7 mmol/l	1 mmol/l
Chlorid	8 mmol/l	115 mmol/l	103 mmol/l
Phosphat	65 mmol/l	1 mmol/l	1 mmol/l

? Welchen Stellenwert würden Sie der Volumeneratztherapie in der Intensivmedizin zuschreiben?

Die Volumenersatztherapie ist einer der Grundpfeiler in der Behandlung kritisch kranker Patienten. Im Gegensatz zu gesunden Menschen kann der Flüssigkeitsbedarf bei kritisch kranken Patienten um ein Vielfaches erhöht sein. Jedoch führt neben einer nicht ausgeglichenen Hypovolämie auch eine Volumenüberladung zu erhöhter Sterblichkeit von Intensivpatienten. Neben dem Erreichen eines adäquaten Herzzeitvolumens ist ein Vermeiden von Gewebsödemen mit konsekutiver Organdysfunktion wichtiges Ziel der Volumentherapie, wobei sich diese Zielgrößen häufig widersprechen. Nach der – ggf. aggressiven – primären hämodynamischen Stabilisierung sollte daher versucht werden, eine weitgehend ausgeglichene Bilanz mit Korrektur einer eventuellen Volumenüberladung anzustreben. Dies kann nicht anhand der klassischen Bilanzierung von Ein- und Ausfuhrmengen geschehen, vielmehr ist eine häufige und regelmäßige Einschätzung von Hämodynamik und einzelner Organfunktionen notwendig [Finfer 2010].

? Was versteht man unter kristalloiden Lösungen?

Kristalloide Lösungen bestehen aus Salzen und Wasser und können frei zwischen den Flüssigkeitskompartimenten des Körpers diffundieren. In der Praxis eingesetzte Standardlösungen zur Volumentherapie sind 0,9% Kochsalzlösung und balancierte Lösungen, wie Ringeracetat, die aufgrund ihres reduzierten Chloridanteils die Elektrolytzusammensetzung des Plasmas besser widerspiegeln (s. auch Tab. 41 und Tab. 42).

? Verdient 0,9% Kochsalzlösung Ihrer Meinung nach den Namen „physiologische Kochsalzlösung"?

Die sog. physiologische isotone Kochsalzlösung besteht aus Na^+- und Cl^--Ionen, gelöst in Wasser. Damit besteht sie aus 154 mmol/l Natriumionen und 154 mmol/l Chloridionen und hat einen pH-Wert zwischen 4,5–7,0. Die sog. physiologische Kochsalzlösung entspricht damit nicht der Elektrolytzusammensetzung des Plasmas. In Anlehnung an Paul E. Marik könnte man 0,9% Kochsalzlösung auch als „unphysiologische Kochsalzlösung" bezeichnen. Unterstrichen wird diese Bezeichnung durch Daten, die belegen, dass allein die Verringerung des Chloridgehaltes in kristalloiden Infusionslösungen mit einer Verringerung der Letalität einherzugehen scheint [Marik 2010].

> Cave: 0,9% Kochsalzlösung („unphysiologische Kochsalzlösung"/AbNormal Saline) entspricht in ihrer Elektrolytzusammensetzung nicht der des Plasmas (Na^+ 154 mmol/l, Cl^- 154 mmol/l) und sollte daher speziellen Indikationen vorbehalten sein!

? Wie entsteht die sog. hyperchlorämische Azidose?

Die Infusion größerer Mengen isotoner Kochsalzlösung (0,9% NaCl) kann durch deren hohen Chloridanteil von 154 mmol/l Chlorid zu einer metabolischen Azidose führen. In der Niere führt ein hoher Chloridanteil im Primärfiltrat zu einer vermehrten Ausscheidung von HCO_3^- und damit zu einem Verlust von Pufferkapazität, wodurch eine metabolische Azidose begünstigt wird. Zudem kommt es durch den hohen Chloridanteil zu einer Reduktion der glomerulären Filtrationsrate, was eine geringere Urinproduktion nach sich zieht.

? Was versteht man unter der sog. Dilutionsazidose?

Eine Dilutionsazidose entsteht durch die Verdünnung der Bikarbonatkonzentration des Plasmas bei Infusion großer Mengen isotoner Kochsalzlösung. Damit wird eine metabolische Azidose ebenso begünstigt wie durch den hohen Chloridanteil der Lösung. Balancierte Elektrolytlösungen enthalten zum einen weniger Chlorid (z.B. 109 mmol/l in Ringeracetat), was die Entstehung einer hyperchlorämischen Azidose verhindert. Zusätzlich enthalten balancierte Elektrolytlösungen metabolisierbare Anionen, meist Acetat oder Laktat. Bei der Metabolisierung dieser Anionen entsteht Bikarbonat, wodurch der Entstehung einer Dilutionsazidose entgegengewirkt wird.

$$\text{Acetat (CH}_3\text{COO}^-) \leftrightarrows \text{Acetyl-CoA} \leftrightarrows \text{Citrat} \leftrightarrows CO_2 + H_2O \leftrightarrows HCO_3^- + H^+$$

Tab. 42: Zusammensetzung häufig eingesetzter Volumenersatzmittel

(mmol/l)	Na$^+$	Cl$^-$	K$^+$	Ca^{++}	Acetat	Kolloid (g/dl)	Glukose (g/l)
Physiologische Kochsalzlösung	154	154	–	–	–	–	–
Ringeracetat	130	109	4	3	28	–	–
HES 6% [130/0,4]	154	154	–	–	–	6	
5%-Glukoselösung	–	–	–	–	–	–	50

? Was versteht man unter kolloidalen Lösungen?

Als kolloidale Lösungen werden Volumenersatzmittel bezeichnet, die im Gegensatz zu kristalloiden Flüssigkeiten aufgrund ihres höheren Molekulargewichts länger und zu größeren Anteilen im Gefäßsystem verweilen. Zudem soll ein größerer relativer Volumeneffekt entstehen: Die theoretische Überlegung hierfür ist, dass große Moleküle die semipermeable Gefäßwand nicht überwinden können. Durch die intravasalen Makromoleküle baut sich ein kolloidosmotischer Druck auf, der das Gleichgewicht zwischen Filtration aus dem Gefäßsystem und Reabsorption in das Gefäßsystem zugunsten der Reabsorption verschiebt. Diese Überlegung spiegelt jedoch nur einen Teil der komplexen physiologischen Abläufe wider: Die endotheliale Glykokalix sowie verschiedene Transport- und Diffusionsmechanismen beeinflussen die Barrierefunktion der Gefäßwand für Makromoleküle entscheidend. Ebenso kann die Durchlässigkeit von Kapillaren durch inflammatorische Mediatoren verändert werden. Durch eine vermehrte Durchlässigkeit der tight junctions des Endothels entsteht bspw. das sog. capillary leak bei septischen Patienten, wodurch der massive Abstrom von Volumen (und auch Makromolekülen!) in das Interstitium erklärt wird. Daneben bestehen auch organspezifische Unterschiede in der Durchlässigkeit des Endothels. So sind bspw. die Kapillargefäße der Leber auch für Makromoleküle gut permeabel.

? Welche kolloidalen Lösungen werden in der Praxis eingesetzt?

Die in der Praxis eingesetzten kolloidalen Lösungen sind Humanalbumin, Hydroxyethylstärke, Dextranpräparate und Gelatinepräparate, wobei die beiden Letzteren aufgrund ihrer Nebenwirkungen nur noch selten verwendet werden. Daher wird im Folgenden v.a. auf den Einsatz von Humanalbumin und Hydroxyethylstärkepräparaten eingegangen.

Flüssigkeitstherapie mit Kristalloiden und Kolloiden

? Beschreiben Sie das Molekül Hydroxyethylstärke. Was versteht man unter HES 6% [130/0,4]?

Hergestellt wird Hydroxyethylstärke (HES) aus Mais- oder Kartoffelstärke, die Grundstruktur von HES ist Amylopektin. HES gehört damit zu den Glukopolysacchariden, wobei an die vernetzten Glukosemoleküle Hydroxyethyl(HE)-gruppen angelagert sind, um den intravasalen Abbau durch die Serumamylase zu verlangsamen. Der Anteil der mit HE-Gruppen besetzten Glukosemoleküle wird als Substitutionsgrad bezeichnet. In der Nomenklatur der HES-Präparate wird nach der Konzentrationsangabe der Lösung in % zuerst das Molekulargewicht in kDa (Kilodalton) und dann der Substitutionsgrad angegeben, z.B. HES 6% [130/0,4], HES 10% [200/0,5].

? Welche intravasale Volumenwirkung und Wirkdauer werden den HES-Präparaten zugeschrieben?

Die Volumenwirkung des HES-Präparates ist abhängig von der Konzentration und vom Molekulargewicht der Lösung und variiert zwischen 100% bei 6%- und 140% bei 10%-Lösungen. Die Wirkdauer wird zwischen 3 und 12 h angegeben. Das häufig zitierte Verhältnis vom Bedarf an kristalloiden zu kolloidalen Flüssigkeiten von 3:1 oder 4:1 entstammt zum Großteil tierexperimentellen Studien und nicht randomisierten Beobachtungen der 1970er und 1980er Jahre. Aktuelle randomisierte prospektive Studien widerlegen diese Annahme.

? Wie werden HES-Präparate eliminiert, und welche Nebenwirkungen sind beschrieben?

Moleküle unterhalb der Nierenschwelle (ca. 70 kDa) können renal eliminiert werden, bei Einschränkung der Nierenfunktion kann es zu einer vermehrten Speicherung in dem Interstitium und verschiedenen Organen kommen. Als Nebenwirkungen von HES-Präparaten werden Einschränkungen der plasmatischen und thrombozytären Gerinnungsfunktion beobachtet. Zudem wird HES im retikuloendothelialen und lysosomalen System und in Nervenzellen der Haut gespeichert, was zu Speicherkrankheiten und therapierefraktärem Pruritus führen kann. Zusätzlich kann es unter HES zu einer Einschränkung der Nierenfunktion kommen, weshalb für HES-Präparate eine tägliche Höchstdosis vom Hersteller angegeben wird. Die Langzeitnebenwirkungen von HES sind jedoch nicht so sehr von der verabreichten Tagesmaximaldosis abhängig, sondern vielmehr von der insgesamt verabreichten, kumulativen Dosis. Im akuten Nierenversagen mit Oligo- oder Anurie ist HES kontraindiziert [Myburgh 2012].

? Was versteht man unter Humanalbumin?

Humanalbumin ist das einzige natürlich vorkommende Kolloid und steht für den klinischen Einsatz in Konzentrationen von 4%, 5% und 20% zur Verfügung. Albumin wird von der Leber gebildet, hat ein Molekulargewicht von 66 kDa und liegt zu 40% im Plasma und zu 60% im Interstitium vor. Der Einsatz von Humanalbumin ist bestimmten Indikationen vorbehalten, da es durch Isolation aus menschlichem Plasma gewonnen wird, was zu einem potenziellen Risiko für die Übertragung von Krankheiten führt, zudem sind die Kosten für Albumin verglichen mit HES-Präparaten ca. 4fach höher.

? Welche Studien kennen Sie, die den Einsatz von kolloidalen Lösungen auf der Intensivstation untersuchen?

Um beurteilen zu können, inwiefern der Einsatz von Kolloiden auf der Intensivstation gerechtfertig ist, soll im Folgenden die aktuelle Studienlage mit den wichtigsten klinischen Studien kurz dargestellt werden.

Bis vor kurzem gab es keine klinischen Studien, die einen direkten Vergleich zwischen kolloidalen und kristalloiden Lösungen als Volumenersatz für Intensivpatienten untersuchten. In verschiedenen Metaanalysen kleinerer Studien zeigte sich entweder kein Unterschied in der Letalität zwischen kristalloidem oder kolloidalem Volumenersatz oder ein Trend zu höherer Sterblichkeit in der Kolloidgruppe, v.a. bei Traumapatienten. Die Aussagekraft dieser Metaanalysen war jedoch deutlich eingeschränkt, da die eingeschlossenen Studien jeweils nur eine geringe Patientenanzahl untersucht hatten und heterogene Patientenkollektive zusammengefasst wurden. Zudem wurde kein Unterschied zwischen den verschiedenen Kolloiden gemacht.

? Können Sie die SAFE-Studie näher beschreiben?

Die erste große prospektive doppel-blinde randomisierte multizentrische Studie, die einen direkten Vergleich von kristalloiden und kolloidalen Volumenersatzmitteln untersuchte, war die im Jahr 2004 veröffentliche SAFE-Studie (SAFE: Saline versus Albumine Fluid Evaluation). In dieser Studie wurde der Einsatz von 4% Albumin mit 0,9% Kochsalzlösung über 28 Tagen an insgesamt 6997 Intensivpatienten verglichen. Es zeigten sich keine Unterschiede zwischen beiden Gruppen, weder im primären Endpunkt (28-Tage-Letalität) noch in den sekundären Endpunkten (Aufenthaltsdauer auf der Intensivstation und im Krankenhaus, Beatmungsdauer, Häufigkeit von Nierenersatztherapie und Organversagen). Das Verhältnis der insgesamt infundierten Volumenmenge von Albumin zu Kochsalz in den ersten 4 Studientagen lag bei 1:1,4. Unterschiede im arteriellen Mitteldruck fanden sich nicht. Nach dem 4. Studientag gab es keine Unterschiede in der insgesamt verabreichten Menge an Volumen zwischen beiden Studiengruppen. Die Autoren folgerten, dass ein Volumenersatz mit 4% Albumin in Kombination mit 0,9% Kochsalzlösung vergleichbar sicher und effektiv ist wie Volumenersatz mit 0,9% Kochsalzlösung allein. Eine Überlegenheit von Albumin gegenüber 0,9% Kochsalzlösung konnte in dieser Studie nicht nachgewiesen werden. In einer Post-hoc-Subgruppenanalyse fand sich allerdings in der Albumingruppe eine nicht-signifikant erhöhte 28-Tage-Sterblichkeit für Patienten mit Schädelhirntrauma; bei Patienten mit schwerer Sepsis dahingegen zeigte sich eine nicht-signifikant erhöhte 28-Tage-Sterblichkeit in der Kochsalzgruppe. In einer prospektiven Studie von Caironi et al. hingegen konnte bei Patienten mit schwerer Sepsis oder septischem Schock kein Vorteil für die Gabe von Albumin und kristalloiden Lösungen im Vergleich zur Gabe von kristalloiden Lösungen allein gefunden werden. Allerdings wurde in dieser Studie 20% Humanalbumin verwendet. Zusammenfassend kann nach aktueller Datenlage für die Gabe von Humanalbumin als Volumenersatz in einem breiten Kollektiv von kritisch kranken Patienten kein Vorteil im Vergleich zur Gabe von kristalloiden Lösungen allein gezeigt werden [Finfer 2004, Caironi 2014].

? Beschreiben Sie die Ergebnisse der VISEP-Studie.

In einer randomisierten kontrollierten Multicenterstudie des Kompetenznetzes SepNet wurde der Einsatz von Hydroxyethylstärke HES 10% [200/0,5] mit dem Einsatz von Ringerlaktat zur Volumentherapie bei 537 Patienten mit Sepsis verglichen (VISEP: Volumen und Insulintherapie bei schwerer Sepsis und septischem Schock). Die theoretische Überlegung hierbei war, dass der Einsatz von Kolloiden zu einer rascheren Normalisierung des Volumenstatus und damit zu einer verringerten Sterblichkeit im Vergleich zum alleinigen Einsatz von kristalloiden Lösungen führen würde. Die Studie zeigte keinen Unterschied in der 28-Tage-Sterblichkeit zwischen den Versuchsgruppen. Der SOFA-Score (SOFA: Sepsis-related Organ Failure Assessment) als Ausdruck der Organfunktion war in beiden Versuchsgruppen vergleichbar. Unterschiede in der Lungenfunktion, welche als Ausdruck einer vermehrten Ödembildung untersucht wurde, fanden sich ebenfalls nicht. In der HES-Gruppe fielen jedoch ein signifikant erhöhtes Vorkommen von akutem Nierenversagen mit erhöhter Notwendigkeit zur Nierenersatztherapie sowie ein Trend zu einer erhöhten 90-Tage-Sterblichkeit auf. Beides war abhängig von der insgesamt verabreichten kumulativen HES-Dosis. Das Verhältnis der insgesamt infundierten Volumenmenge von HES zu Ringerlaktat in den ersten 4 Studientagen lag ebenso wie der der SAFE-Studie bei 1:1,4 [Brunkhorst 2008].

? Kennen Sie eine Studie, die den Einsatz von Ringeracetat mit HES 6% [130/0,4] verglichen hat?

Ein möglicher Schwachpunkt der bisher zitierten Studien ist, dass als kristalloide Vergleichslösung in vielen Studien 0,9% Kochsalzlösung gewählt wurde. Diese wird jedoch auf der Intensivstation aufgrund ihrer unphysiologischen Zusammensetzung nur noch selten eingesetzt. Eine randomisierte verblindete kontrollierte Multicenterstudie untersuchte den Einsatz von Ringeracetat oder HES 6% [130/0,42] an 798 Intensivpatienten mit schwerer Sepsis. Die 90-Tage-Sterblichkeit war in der HES-Gruppe signifikant erhöht mit 51% gegenüber 43% in der Ringeracetatgruppe. Daneben mussten in der HES-Gruppe signifikant mehr Patienten (22%) mit Nierenersatzverfahren behandelt werden als in der Ringeracetatgruppe (16%). Auch zeigte sich in der HES-Gruppe eine erhöhte Blutungsneigung. Zudem war die insgesamt benötigte Volumenmenge von kristalloiden und kolloidalen Lösungen identisch, was den viel zitierten Vorteil einer geringeren Volumenbelastung bei der Gabe von kolloidalen Lösungen weiter infrage stellt [Perner 2012].

? Welche Lösung würden Sie demnach zur Volumentherapie auf der Intensivstation einsetzen?

Zusammenfassend lässt sich feststellen, dass HES-Präparate mit einem erhöhten Risiko von Nierenversagen und mit einer höheren Sterblichkeit von Intensivpatienten assoziiert sind. Demnach wird der Einsatz von HES auf der Intensivstation nicht empfohlen. Von der European Medical Association wurde insbesondere vom Einsatz von HES-haltigen Infusionslösungen bei kritisch kranken Patienten und Patienten mit Sepsis abgeraten.

Der Ausschuss für Risikobewertung im Bereich der Pharmacovigilanz (PRAC: Pharmacovigilance Risk Assessment Committee) hat im Juni 2013 aufgrund der aktuellen Datenlage die vorläufige Empfehlung ausgesprochen, HES-haltige Infusionen nicht mehr anzuwenden. Eine abschließende Bewertung durch die europäische Arzneimittelagentur (EMA) steht zum Zeitpunkt der Veröffentlichung dieses Buches noch aus. Begründet wird diese Empfehlung mit dem Fehlen eines positiven Risiko-Nutzen-Verhältnis von HES-haltigen Lösungen [Brunkhorst 2008, Myburgh 2012, Perner 2012].

Der Einsatz von Albumin (4%-Lösung) scheint zwar sicher (SAFE) zu sein, eine Überlegenheit von Albumin gegenüber Ringeracetat besteht nach aktueller Studienlage jedoch nicht. Bei Patienten mit Schädelhirntrauma sollte der Einsatz von Albumin vermieden werden und stattdessen Ringeracetat verwendet werden.

Isotone Kochsalzlösung ist mit einer verminderten GFR und damit einer geringeren Urinproduktion assoziiert. Zudem wird die Entstehung einer hyperchlorämischen Azidose und einer Dilutionsazidose gefördert. Der Einsatz von 0,9% NaCl zur Volumentherapie sollte daher vermieden werden.

Literatur

Brunkhorst FM et al., Intensive insulin therapy and pentastarch resuscitation in severe sepsis. N Engl J Med (2008), 358(2): 125–39
Caironi P et al., Albumin Replacement in Patients with Severe Sepsis or Septic Shock. N Engl J Med (2014), 370(15): 1412–21
Finfer S et al., Resuscitation fluid use in critically ill adults: an international cross sectional study in 391 intensive care units. Crit Care Med (2010), 14(5): R185
Finfer S et al., A comparison of albumin and saline for fluid resuscitation in the intensive care unit. N Engl J Med (2004), 350(22): 2247–56
Marik PE, Handbook of Evidence-Based Critical Care. 2nd ed. Springer (2010)
Myburgh JA et al., Hydroxyethyl Starch or Saline for Fluid Resuscitation in Intensive Care. N Engl J Med (2012), 367(20): 1901–11
Perner A et al., Hydroxyethyl Starch 130/0.42 versus Ringer's Acetate in Severe Sepsis. N Engl J Med (2012), 367(2): 124–34

Atemwegsmanagement

Karsten Kluba

? Was ist der Atemweg?

Der Atemweg dient der Atemgasleitung von der Außenwelt zu den Alveolen und zurück. Hierbei findet kein Gasaustausch statt. Wichtige Funktionen bestehen in der Anfeuchtung und Erwärmung der Atemluft sowie bei Phonation und der immunologischen Abwehr. Die anatomische Einteilung erfolgt in die oberen Atemwege (Nasen- und Mundhöhle, Nasennebenhöhlen, Pharynx) und die unteren Atemwege (Larynx, Trachea, Bronchien, Bronchiolen).

? Wodurch wird der Atemweg gefährdet?

- Atemwegsobstruktion (Schleimhautschwellung, Kompression von außen)
- Blutung
- Höhergradige Vigilanzminderung (Aspirationsgefahr)
- Traumafolgen

? Wie ist der schwierige Atemweg definiert?

Ein schwieriger Atemweg liegt dann vor, wenn ein durchschnittlich ausgebildeter Anästhesist Schwierigkeiten mit der Maskenbeatmung, der endotrachealen Intubation oder mit beidem hat.

? Wie kann man Probleme beim Atemwegsmanagement einteilen?

- Probleme bei der Maskenbeatmung
- Probleme bei der Laryngoskopie
- Probleme bei der Intubation

? Was sind Besonderheiten des Atemwegsmanagements beim Intensivpatienten?

Das Atemwegsmanagement bei Intensivpatienten wird oftmals durch eine Reihe von Faktoren erschwert. Diese Einflüsse lassen sich grob in 2 Gruppen einteilen:
- Patientenseitige Faktoren:
  - Oftmals hochgradig eingeschränkte kardiopulmonale Reserve
  - Verminderte Apnoetoleranz (erhöhter Sauerstoffbedarf, keine Präoxygenierung)
  - Erhöhte Regurgitations- und Aspirationsgefahr
  - Erhöhte Inzidenz an Atemwegspathologien (Ödeme, stattgehabte Operationen am Atemweg, HWS-Immobilisation nach Trauma)
  - Rückzug auf Spontanatmung/Erwecken des Patienten i.d.R. keine Alternative
- Umgebungsfaktoren:
  - Eingeschränkter Zugang bzw. Lagerungsmöglichkeiten des Patienten
  - Oftmals unerwartete (Notfall-)Intubation (crashing patient)
  - Zeitgleich durchgeführte Handlungen (Herzdruckmassage)
  - Kommunikationsprobleme, unklare Rolleneinteilung

? Wie erfolgt die Evaluation des Atemweges?

Die Evaluation des Atemweges stützt sich auf anamnestische Erhebungen, die klinische Untersuchung des Patienten, die Risikoabschätzung möglicher Probleme beim Atemwegsmanagement mittels Scoringsysteme und ggf. ergänzend auf radiologische Untersuchungsbefunde.

? Nennen Sie klinische Zeichen, die auf eine erschwerte Maskenbeatmung hindeuten (können).

- Adipositas (BMI > 26)
- Bartträger
- Keine Zähne
- Alter > 55 Jahre
- Schnarcher bzw. bekanntes Schlafapnoe-Syndrom

❓ Welche klinischen Zeichen weisen auf eine möglicherweise erschwerte Intubation hin?

- Bestrahlung, Narben, Verbrennungen im Kopf-Hals-Bereich
- Eingeschränkte Mundöffnung (< 3 cm)
- Makroglossie, Agromegalie
- Hämatome, Tumoren, Entzündungen enoral
- Kloßige Sprache, Dysphonie, Schluckbeschwerden
- Schlechter Zahnstatus, Überbiss
- Eingeschränkte HWS-Mobilität
- Körperkonstitution (Adipositas per magna, kurzer Hals, Nackenfettpolster)
- Syndrome (Down-Syndrom, Klippel-Feil-Syndrom)
- Degenerative Veränderungen (rheumatoide Arthritis, M. Bechterew)

❓ Gelten diese Zeichen auch für extraglottische Atemwege (EGA)?

Für die Evaluation einer möglichen Platzierung eines EGA gelten die Prädiktoren für eine schwierige Maskenbeatmung sowie für eine erschwerte Intubation nur eingeschränkt. Klinisch lassen sich Larynxtubus oder Larynxmaske oftmals auch in Situationen des schwierigen Atemwegs sicher platzieren.

❓ Welche Tests zur Beurteilung des Atemweges kennen Sie? Beschreiben Sie kurz die Durchführung.

Klinisch wichtige Tests zur Evaluation/Beschreibung des Atemweges sind:
- Mallampati-Test
- Test nach Patil
- Savva-Test
- Einschätzung der Beweglichkeit im Atlantookzipitalgelenk

Zur Durchführung des Mallampati-Tests sitzt der Patient in Neutralposition vor dem Untersucher, die Zunge ist maximal herausgestreckt, und es erfolgt keine Phonation. Entsprechend der sichtbaren Anteile des weichen bzw. harten Gaumens erfolgt die Einteilung in die Klassen I–IV. Ab Klasse III muss man von einer erhöhten Wahrscheinlichkeit der schwierigen Intubation ausgehen.

Der Test nach Patil hat den thyreomentalen Abstand als Untersuchungsgegenstand. Dabei wird die Halswirbelsäule maximal gestreckt und der Mund geschlossen. Eine Distanz größer 6,5 cm wird hierbei als unproblematisch für Laryngoskopie und Intubation angesehen. Ähnlich wird der Savva-Test durchgeführt (HWS maximal überstreckt, Mund geschlossen). Hierbei wird der sternomentale Abstand gemessen. Bei einer Länge von > 12,5 cm sollte eine Laryngoskopie problemlos möglich sein.

Die Ermittlung der Beweglichkeit im Atlantookzipitalgelenk wird wie folgt durchgeführt. Der Patient wird gebeten, die HWS maximal zu strecken („Kopf in den Nacken legen"). Gemessen wird der Winkel der Zahnokklusionsflächen der Oberkieferzähne zur Ausgangslinie (Neutralstellung des Kopfes). Ein Winkel größer als 35° spricht für eine normale HWS-Beweglichkeit.

Atemwegsmanagement

Trotz zahlreicher Klassifikationen und Konzentration auf verschiedenste klinische Merkmale gibt es zurzeit kein alleiniges Merkmal mit ausreichender Vorhersagewahrscheinlichkeit für das Vorliegen eines schwierigen Atemweges. Das zeitgleiche Auftreten mehrerer Prädiktoren macht jedoch die Möglichkeit des Vorliegens eines schwierigen Atemweges wahrscheinlicher und sollte daher ernst genommen werden. Das zuverlässigste einzelne Element in der Evaluation des Atemweges als Hinweis auf mögliche Intubationsschwierigkeiten ist die positive Anamnese für eine schwierige Intubation.

Wie wird der Laryngoskopiebefund klassifiziert?

Der Laryngoskopiebefund wird nach der Klassifikation von Cormack-Lehane eingeteilt:
- Grad I: Die Glottisebene ist nahezu vollständig einsehbar.
- Grad II: Nur die hinteren Glottisanteile sind sichtbar.
- Grad III: Nur die Epiglottis ist sichtbar.
- Grad IV: Die Epiglottis ist nicht sichtbar.

Kennen Sie Klassifikationen/Scoresysteme für die Evaluation des Atemweges?

Klassifikationen und Scoresysteme versuchen, durch die Gruppierung und Wichtung spezieller anatomischer Merkmale eine Vorhersagewahrscheinlichkeit für das Vorliegen eines schwierigen Atemweges zu treffen. Vier der bekanntesten sind Wilson-Risiko-Score, Benumof's analysis, Saghei & Safavi Test und Lemon assessment.

Was ist das Prayer sign?

Das Prayer sign ist positiv, wenn der Patient beim Aneinanderlegen beider Handflächen, nicht in der Lage ist, die Fingergrundgelenke aneinander zu bringen. Dieses stiff joint syndrome betrifft 30–40% der Typ-1-Diabetiker und ist zusätzlich durch eine Einschränkung der HWS-Mobilität charakterisiert. Somit kann es ein Hinweis für einen difficult airway sein.

Nennen Sie Intubationskriterien.

- Kardiopulmonale Reanimation
- Unzureichende Vigilanz (Aspirationsschutz)
- Schutz des Atemweges (Blutung)
- Versagen der NIV, respiratorische Insuffizienz
- Applikation eines (höheren) PEEP-Niveaus
- Schmerzhafte, lang dauernde Prozeduren

Was sind Zeichen der respiratorischen Insuffizienz?

- Ängstlicher, agitierter Patient/Apathie, Koma
- Sympathikusaktivierung (Tachykardie, Hypertonie, Schwitzen)

- Dyspnoe, Orthopnoe
- Tachypnoe oder Bradypnoe
- Einsatz der Atemhilfsmuskulatur
- Lippenzyanose
- Inspiration durch den Mund (trockene Lippen)

? Woran erkennen Sie eine inadäquate Maskenbeatmung?

- Keine oder unzureichende Thoraxbewegung
- Keine Auskultation von (Be-)Atmungsgeräuschen
- Magenüberblähung/Entlastungsgeräusche
- Zyanose
- Fallende oder persisterend niedrige Pulsoxymetriewerte
- Kein oder inadäquates exspiratorisches CO_2 messbar
- Hämodynamische Instabilität mit Bradykardie/Asystolie

? Welche Vorbereitungen treffen Sie zur „elektiven" Intubation eines Intensivpatienten?

Die Intubation ist eine Routineintervention auf einer Intensivstation und sollte daher technisch sicher beherrscht werden. Dennoch kommt es mitunter zu kritischen Situationen auch bei routinierten Ärzten. In aller Regel sind hierfür eine unzureichende Vorbereitung, fehlendes oder fehlerhaftes Equipment oder bewusste Verletzungen geltender Sicherheitsregeln verantwortlich. Darüber hinaus ist es essentiell, sich für den Fall des unerwarteten schwierigen Atemweges ein Konzept zurechtzulegen und dem Team im Vorfeld zu kommunizieren. Während die notwendigen Medikamente vorbereitet werden (Sedativum, Analgetikum ggf. Muskelrelaxans, kardiovaskulärwirksame Medikamente), sollte eine kurze klinische Untersuchung auf typische Hinweise einer erschwerten Intubation/Maskenventilation erfolgen. Ggf. ist eine kurze Abfrage anamnestisch relevanter Punkte möglich. Der Patient wird kurz über die bevorstehenden Maßnahmen informiert. Die enterale Ernährung wird spätestens jetzt diskonnektiert, und die Magensonde wird abgesaugt. Mit einem neuen Sauger wird die Absaugung in Reichweite des intubierenden Arztes griffbereit fixiert. Der Patient wird mit Oberkörperhochlagerung gelagert.

Das Beatmungsgerät sollte entsprechend der gewünschten Einstellung vor Einleitung der Narkose eingestellt werden. Eine Kapnometrie ist obligat. Das akustische Signal der Pulsoxymetrie wird für alle hörbar eingestellt. Die Alarmgrenzen werden überprüft und ggf. angepasst. Jetzt erfolgt der abschließende Check auf Vollständigkeit und Funktionstüchtigkeit des benötigten Equipments. Dazu gehören: Beatmungsbeutel mit Demandventil (bereits konnektiert) oder Reservoirbeutel, Filter, verschiedene Beatmungsmasken, extraglottische Atemwegdevices (Guedel-, Wedeltubus), endotracheale Tuben unterschiedlicher Größe, Laryngoskop (auf Funktion geprüft), Magill-Zange, Führungsstab, Blockerspritze, Fixierungspflaster und ein Stethoskop. Alle notwendigen Medikamente werden an entsprechende Gefäßzugänge konnektiert und diese auf korrekte intravasale Lage geprüft. Der Patient wird präoxygeniert.

Der erste Intubationsversuch schlägt fehl, was nun?

Ein Intubationsversuch sollte nicht länger als 30 s dauern. Insbesondere Notfallpatienten bzw. kritisch Kranke sind hypoxiegefährdet und haben i.d.R. eine deutlich eingeschränkte Apnoetoleranz. Daher muss bereits jetzt der Algorithmus „Schwieriger Atemweg" zur Anwendung kommen. Hierbei haben sich klinikinterne SOPs, angepasst an die vor Ort verfügbaren Möglichkeiten, bewährt. Eine Maskenbeatmung (100% Sauerstoff, Beatmungsbeutel mit Demandventil) wird begonnen. Falls dies nicht suffizient möglich ist, muss durch die Verbesserung der Lagerung, Anwendung des Esmarch-Handgriffs, einen Austausch der Beatmungsmaske, die Einlage naso- oder oropharyngealer Tuben sowie die Durchführung der Maskenventilation durch 2 Personen versucht werden, die Ventilation effektiv zu gestalten. Gelingt dies nicht, kommen EGA zum Einsatz. Ist jedoch durch die getroffenen Maßnahmen eine suffiziente Maskenbeatmung erreicht, kann ein weiterer Intubationsversuch vorbereitet werden. Im Vorfeld sollten jedoch folgende Optimierungsmöglichkeiten geprüft werden:

- Ist die Lagerung optimal? (Jackson-Position)
- War der Tubus zu groß?
- Ist ein Führungsstab/Bougie sinnvoll?
- Ist das Laryngoskopblatt passend? Videolaryngoskop?
- Ist die Narkose adäquat? Stellt Relaxation eine Option dar?
- Kann man die Larynxposition optimieren (OLEM, optimal laryngeal external manipulation), BURP (backwards upwards rightwards pressure)?
- Gibt es einen erfahreneren Operator?
- Ist der Pharynx suffizient abgesaugt?

Da der erste Intubationsversuch gescheitert ist, erscheint ein erneuter Versuch nur dann Erfolg versprechend, wenn die Rahmenbedingungen optimiert wurden. Es gilt: Primär ist die Sicherung der Ventilation, erst dann Intubation.

Hat die Lagerung des Patienten eine Bedeutung während der Intubation?

Intensivmedizinisch betreute Patienten sind in aller Regel mit erhöhtem Oberkörper gelagert. Sollte dies nicht der Fall sein, ist eine Lagerung spätestens zum Intubationszeitpunkt in die (halb-)sitzende Position empfehlenswert. Da kritisch kranke Patienten aus mannigfaltigen Gründen aspirations- und regurgitationsgefährdet sind (Magen-Darm-Atonie, Schmerzen, Medikamente etc.), stellt dies eine Prophylaxe während des Intubationsvorganges dar. Zusätzlich verändert sich in Abhängigkeit der Körperposition die funktionelle Residualkapazität (FRC), die als wichtigster „Sauerstoffspeicher" im Rahmen einer Präoxygenierung angesehen wird. Eine sitzende Position respektive eine erhöhte FRC lässt eine größere Apnoetoleranz erwarten, was insbesondere bei der geplanten RSI (Intubation ohne vorherige Maskenbeatmung) einen entscheidenden Sicherheitsvorteil bietet. Nachdem der Tubus geblockt und die Lage verifiziert ist, wird aufgrund der hämodynamischen Auswirkungen der maschinellen Beatmung (Abnahme des venösen Rückstromes) eine rasche Rücklagerung in die 30°-Grundposition empfehlenswert sein.

Was unternehmen Sie zur Aspirations-/Regurgitationsprophylaxe?

Die Intubation erfolgt auf der Intensivstation in aller Regel aus einer Notfallsituation heraus (akzidentelle Extubation, kardiopulmonale Reanimation, Blutung etc.). Daher ist eine Einhaltung von Nahrungskarenzzeiten bzw. eine pharmakologische intravenöse Aspirationsprophylaxe, wie bei (elektiven) Anästhesien empfohlen, oft nicht mehr möglich. Als Interventionsmöglichkeiten bleiben lediglich die Oberkörperhochlagerung (sitzende Position), eine sofortige Unterbrechung der enteralen Ernährung und Absaugen des Mageninhaltes sowie in Einzelfällen die orale Gabe von 0,3 M Natriumcitrat. Dies kann zwar die Regurgitation/Aspiration nicht verhindern, aber durch Anhebung des Magen-pH-Wertes die Auswirkungen begrenzen. Darüber hinaus sollte man während der Intubation auf eine ausreichende Narkosetiefe und Reflexdämpfung achten, denn gerade Phasen von inadäquater Narkosetiefe mit Pressen und Husten erhöhen das Aspirationsrisiko erheblich. Im Rahmen der initial drohenden/bestehenden Hypoxie muss nach oraler Absaugung eine Masken-Beutel-Beatmung mit minimalmöglichen Atemwegsdrücken durchgeführt werden. Günstig ist hierbei, falls Spontanatmung noch vorhanden ist, diese zu augmentieren. Sobald das zur Intubation notwendige Equipment vollständig und funktionstüchtig am Notfallort verfügbar ist, erfolgt die zügige und schonende endotracheale Intubation.

Was ist mit dem Sellick-Handgriff?

Aufgrund der fraglichen Effektivität in der Vermeidung von Regurgitationen und gleichzeitiger möglicher Verschlechterung des Laryngoskopiebefundes, durch die eingeschränkte Sicht auf die Glottisebene, ist das Sellick-Manöver (Cricoiddruck) nicht mehr als Routinemanöver im Rahmen der RSI (rapid sequence induction) empfohlen. Ein zusätzliches Problem stellte die Standardisierung des applizierten Druckes dar [Timmermann et al. 2012].

Wie hoch ist die Komplikationsrate der Intubation auf der Intensivstation?

Belastbare Untersuchungsergebnisse hinsichtlich der Art und Häufigkeit von Intubationskomplikationen auf der Intensivstation sind aufgrund des heterogenen Patientengutes und der sehr unterschiedlichen strukturellen und personellen Vorraussetzungen auf den einzelnen Intensivstationen nur schwer zu erheben bzw. eingeschränkt zu vergleichen. Aus Daten der Notfallaufnahme wird jedoch ersichtlich, dass typische Komplikationen bei Notfallintubationen, wie Hypoxie, die ösophageale Fehlintubation, die Regurgitation/Aspiration, die Bradykardie und der Herz-Kreislauf-Stillstand, signifikant häufiger bei Patienten auftraten, bei denen mehr als 2 Intubationsversuche benötigt wurden [Russo et al. 2010].

Was ist DOPES?

DOPES ist ein Akronym (s. Tab. 43). Die Buchstaben stehen für mögliche Ursachen einer anhaltenden oder progredienten Hypoxämie bei bereits intubierten Patienten (Kindern). Es ermöglicht so ein strukturiertes Abarbeiten der zugrunde liegenden Pathologien [Biarent et al. 2010].

Tab. 43: DOPES – Ursachen bei persistierender Hypoxämie und liegendem Endotrachealtubus

D	Dislokation
O	Obstruktion
P	Pneumothorax/pulmonale Störung
E	Equipmentversagen
S	Stomach (geblähter Bauch)/Spezielles

? Wie können Sie die richtige Lage des endotrachealen Tubus verifizieren?

Die sofortige Lagekontrolle eines endotrachealen Tubus nach der Intubation ist zwingend. Man unterscheidet sichere von unsicheren Zeichen der korrekten endotrachealen Tubuslage. Als beweisend für eine korrekte Lage werden die direkte Visualisierung des Hindurchgleitens des Tubus durch die Stimmbandebene und die fiberoptische Lagekontrolle (Sicht auf die Carina, bzw. auf Trachealspangen bei Sondierung des Tubus) angesehen. Die positive Kapnometrie (beatmungssynchroner CO_2-Anstieg) ist heute als Kontrollmaßnahme in vielen Bereichen vorgeschrieben. Dennoch muss man sich vergegenwärtigen, dass die endexspiratorische CO_2-Messung falschnegativ sein kann (korrekte Tubuslage wird nicht angezeigt). Dies betrifft im Wesentlichen zirkulatorische Probleme (kardiopulmonale Reanimation, fulminante Lungenembolie). Alle weiteren Zeichen, wie Auskultation, Thoraxexkursion, Beschlagen des Tubus, Abwesenheit von Beatmungsgeräuschen über dem Magen, ausströmende Luft aus dem diskonnektierten Tubus bei Thoraxkompression etc., gelten als unsichere Zeichen für eine korrekte Tubuslage. Gerade in der Notfallsituation sind sie aber wichtige einzelne Indizien, die bei simultanem Auftreten eine korrekte Tubuslage sehr wahrscheinlich machen.

? Kennen Sie eine weitere Möglichkeit, im Notfall die Tubuslage zu verifizieren?

Gerade in Notfallsituationen ist die Kontrolle der korrekten Lage eines endotrachealen Tubus oft schwierig (Umgebungsgeräusche, Minimalkreislauf, erschwerte Intubationsbedingungen mit schlechter Visualisierung der Stimmbandebene, keine fiberoptische Kontrollmöglichkeit). Dennoch profitieren gerade kritisch Kranke von einer sofortigen Korrektur eines inkorrekt platzierten Tubus. Daher kann es sinnvoll sein, durch einen vorsichtigen Vorschub des Tubus eine endobronchiale (einseitige) Intubation zu provozieren (Kontrolle durch Auskultation, Thoraxbewegung). Liegt der Tubus fälschlicherweise ösophageal, ist eine „einseitige Ventilation" natürlich nicht zu erreichen. Nach diesem Test muss der Tubus wieder in die korrekte Position zurückgezogen werden. Dieses Vorgehen stellt, aufgrund der potenziellen bronchialen Verletzungsgefahr, aber kein Routineverfahren dar.

? Wie ist die korrekte Lage des endotrachealen Tubus im Röntgen-Thorax?

Die korrekte Lage der Tubusspitze im ap. Röntgen-Thorax-Bild des intubierten Erwachsenen ist ca. 4–5 cm oberhalb der Carina. Somit projiziert sie sich auf den Bereich der Wirbelkörper TH2–Th4.

❓ Was sind Vor- und Nachteile einer oralen vs. nasalen Intubation?

Heute stellt der nasotracheal intubierte Patient die Ausnahme auf unseren Intensivstationen dar. Mögliche Indikation können die postoperative Betreuung nach enoraler Chirurgie sein oder eine primär wachfiberoptische nasale Intubation im Rahmen des Atemwegsmanagements. Von einigen Kollegen wird der nasale Zugangsweg, aufgrund der anatomisch vorgegebenen „Führung", als leichter angesehen. Nachteile der nasalen Intubation sind ein erhöhtes Risiko für eine Blutung [Depoix et al. 1987], die in aller Regel zwar selbstlimitierend ist, aber bei der zunehmenden Patientenzahl mit Antikoagulantientherapie und/oder Plättchenaggregationshemmung zukünftig noch kritischer gesehen werden muss. Auch die Verletzung der Nasenmuscheln beim Tubusdurchtritt kann langfristig zu Folgeproblemen führen. Nekrosen im Bereich der Nasenflügel sind bei längerer Liegedauer beschrieben. Darüber hinaus ist die Minderbelüftung der Nasennebenhöhlen ein relevantes Problem. Die bei längerer Liegedauer nahezu regelhaft auftretenden Sinusitiden [Fassoulaki und Pamouktsoglou 1989] können zu Sepsis und weiteren operativen Eingriffen führen. Daher sollte die nasale Intubation auf maximal 7 Tage limitiert sein. Per se kontraindiziert ist die nasale Intubation bei endonasalen Pathologien, Schädelbasisfrakturen, bei endonasalen Liquorlecks sowie Mittelgesichtsfrakturen. Vorteilhaft zu sehen sind die sicherere Tubusfixierung, z.B. während Transporten, die vereinfachte Möglichkeit zur Mundpflege und die bessere Tubustoleranz auch in oberflächlichen Sedierungsphasen.

❓ Was ist die richtige Tubusgröße?

Aus postoperativen Untersuchungen zu tubusassoziierten Problemen (Halsschmerzen) ist bekannt, dass ein kleinerer Tubusdurchmesser zu signifikant geringeren postoperativen Beschwerden führt. Während Phasen kontrollierter Beatmung sollte ein kleinerer Tubusdurchmesser, der zu weniger Larynxdruckschäden führt, somit insgesamt vorteilhaft sein. Andererseits erhöht der Tubus in erheblichem Umfang den Atemwegswiderstand und führt damit zu vermehrter Atemarbeit und verkompliziert Spontanatmung und die Entwöhnung von der Beatmung. Zusätzlich stellen Tubusobstruktionen durch Sekrete oder intermittierend notwendige Bronchoskopien dann ein ernstes Ventilationsproblem dar. Somit bedeutet für Frauen ein Tubus mit Innendurchmesser 7–8 mm und für Männer 8–9 mm einen guten Kompromiss.

❓ Was wissen Sie über Intubationsschäden?

Intubationsschäden werden eingeteilt in Schäden, die durch den Intubationsvorgang hervorgerufen werden, und Schäden, die durch die Tubuslage per se entstehen.

Entsprechend der vorgegebenen Form der endotrachealen Tuben befinden sich die Larynxschäden, verursacht durch den permanenten Druck des einliegenden Tubus, v.a. im posterioren Larynxanteil. Sie reichen von reversiblen Ödemen bis hin zu Granulomen. Eine weitere gefürchtete Folge eines endotrachealen Tubus ist die Entwicklung einer Trachealstenose. Hierbei spielen pathophysiologisch ein zu stark geblockter Tubuscuff und/oder eine mechanische Irritationen der Trachealschleimhaut bei Lagerungsmanövern, Husten etc. eine entscheidende Rolle. In Spontanatmungsphasen kommt es durch die intermittierende Kontraktion der trachealen Muskulatur mit Änderung des trachealen Durchmessers konsekutiv, durch die Bewegungen des Tubus respektive des Cuffs, zu einer zusätzlichen mechanischen Belastung der Schleimhaut.

Die dem Intubationsvorgang direkt zuzuordnenden Verletzungen sind zahlreich. Dazu zählen: Zahn- und Lippenschäden, Verletzungen an pharyngealen Weichteilen, Aryknorpelluxationen, Verletzungen der Stimmbänder, Tracheal- und Bronchialverletzungen, Nervenverletzungen (N. hypoglossus), Augenverletzungen sowie Kiefergelenksluxationen.

Relaxation zur Intubation? Wenn ja, womit?

Ziel eines Intubationsversuches ist die zügige, sichere und möglichst atraumatische Einlage eines endotrachealen Tubus zur Atemwegssicherung. Dies gilt natürlich auch unter Notfallbedingungen auf der Intensivstation. Während bei reanimationspflichtigen Patienten eine Relaxation nicht notwendig ist, erscheint bei elektiven Intubationen und Intubationen mit aufgeschobener Dringlichkeit die Benutzung von Muskelrelaxantien durchaus Vorteile zu bieten. Neben der Verbesserung der Intubationsbedingungen, der Schonung insbesondere laryngealer Strukturen werden ein Husten und Pressen während der Intubation mit einhergehendem erhöhtem Risiko für Aspiration/Regurgitation verhindert. Die Auswahl möglicher Substanzen wird durch das notwendige Anforderungsprofil stark eingeschränkt. So sollte das Muskelrelaxans eine kurze Anschlagszeit haben (RSI bei hypoxiegefährdeten Patienten), der Metabolismus unabhängig von Organdysfunktionen (Leber, Niere) sein, es eine hämodynamische Stabilität aufweisen und eine kurze Wirkdauer haben. Diese Charakteristik wird von keinem der heute verfügbaren Muskelrelaxantien umfassend erfüllt. Als Alternative bietet sich Rocuronium am ehesten für diesen Einsatz an. In einer Dosierung von 0,6–1,0 mg/kg ist die Anschlagszeit auch für eine RSI ausreichend kurz, und darüber hinaus bietet es bei gescheitertem Intubationsversuch die Option der Reversierung mittels Sugammadex.

Was gibt es bei der Anwendung von Sugammadex zu beachten?

Sugammadex ist ein sicher wirkendes Medikament, das durch seine strukturelle Bindung innerhalb von 90 s eine tiefe Muskelrelaxation, eingeleitet mit 1,2 mg/kg Rocuronium, sicher reversieren kann. Hierfür wird eine Dosierung von 16 mg/kg empfohlen. Die Zulassung erfolgte für den Einsatz nach Rocuronium- und Vecuronium-Gabe.

Vom Hersteller wird jedoch darauf hingewiesen, dass Sugammadex nicht an intensivpflichtigen Patienten untersucht wurde. Besondere Vorsicht in der Anwendung wird bei Patienten mit höhergradiger Niereninsuffizienz und bei Patienten mit therapeutischer Antikoagulation bzw. bestehender Koagulopathie empfohlen. Bei Letzteren wurden passagere Veränderungen von pTT und INR beschrieben. Darüber hinaus kann die Anwendung von Sugammadex bradykarde Herzrhythmusstörungen provozieren.

Was sind alternative Verfahren zur Atemwegssicherung bei fehlgeschlagener Intubation?

Nach frustranem Intubationsversuch ist das primäre Ziel die suffiziente Oxygenierung bzw. Ventilation des Patienten. Dies kann über eine Masken-Beutel-Beatmung, eventuell unter Zuhilfenahme von Lagerungsmanövern (verbesserte Jackson-Position, spezielle Lagerungskissen etc.) oder durch die Einlage extraglottischer Atemwege erfolgen. Hierbei bietet sich die Möglichkeit, z.B. über spezielle Larynxmasken (LMA Fastrach), einen erneuten Intubationsversuch unter gesicherter Ventilation vorzunehmen, an. Dabei sollten immer „optisch kontrollierte Verfahren" bevorzugt werden. Varianten können hierbei die Intubation über die Larynxmaske unter Kontrolle der endoluminal liegenden Fiberoptik oder die Verwendung eines fiberoptisch platzierten Führungsstabes (Aintree Intubation Catheter) sein. Dieses Vorgehen erlaubt zu jedem Zeitpunkt eine suffiziente Ventilation des Patienten. Alternativ ist die fiberoptische Intubation über spezielle Beatmungsmasken mit zusätzlich integriertem Portsystem möglich.

Eine weitere Möglichkeit stellt die retrograde Intubation dar. Hierbei wird ein, entsprechend der Seldinger-Technik, von außen durch das Ligamentum cricothyroideum eingebrachter Führungsdraht retrograd nach oral ausgeleitet und dient entweder direkt als Leitschiene für den oral eingebrachten Tubus, oder es wird in einem Zwischenschritt, zur Minimierung des Kalibersprungs, der Tubus auf einem Bronchoskop bzw. Tubus-Exchanger (Cook-Stab) befestigt und diese dann über den Führungsdraht nach endotracheal vorgeschoben.

Falls eine definitive Atemwegssicherung mittels Einlage eines endotrachealen Tubus nicht zu erreichen ist, muss bei bestehender Indikation, die chirurgische Atemwegssicherung mittels Tracheostoma-Anlage erwogen werden.

? Was ist die Rolle extraglottischer Atemwege auf der Intensivstation?

Der Goldstandard für den kritisch kranken Patienten auf der Intensivstation ist die Atemwegssicherung mittels endotrachealen Tubus. Die erhöhte Dislokationsgefahr bei Lagerungsmanövern sowie die eingeschränkte Verwendbarkeit von EGA bei eskalierten Beatmungsmustern bspw. mit hohem PEEP verhindert eine breitere Anwendung.

Als unstrittige Einsatzindikationen haben sich der Einsatz als Alternativvariante zur endotrachealen Intubation, im Rahmen des Managements eines schwierigen Atemweges sowie der (überbrückende) Einsatz im Rahmen der kardiopulmonalen Reanimation oder anderer Notfallsituationen, z.B. der akzidentellen Extubation, etabliert. Hier kommt neben dem geringeren technischen Aufwand bei der Platzierung die Simplizität im Umgang mit EGA zum Tragen. Speziell für Anwender mit wenig Erfahrung im invasiven Atemwegsmanagement (Intubation) ist auch eine suffiziente Maskenbeatmung eine Herausforderung, und somit ist der frühzeitige Einsatz eines EGA eine Erfolg versprechende Alternativ der Atemwegssicherung und verspricht eine suffiziente Ventilationsmöglichkeit. Die endotracheale Intubation kann dann bei liegendem EGA und regelrechter Ventilation in einem „geordneten Setting" (vorbereitetes Equipment, personelle Hilfe vor Ort etc.) z.B. über einen Cook- Stab nachgeordnet durchgeführt werden. Bei der Verwendung von EGA sollten bevorzugt Modelle mit der Möglichkeit, über einen Drainagekanal eine Magensonde, zur gastralen Entlastung, platzieren zu können (Bsp. LTS II), eingesetzt werden.

Ein weiteres Einsatzgebiet auf der Intensivstation ist der gezielte Einsatz während der Extubationsphase spezieller Patientengruppen. Bei Patienten, bei denen in der Weaningphase Husten und Pressen zu einer Gefährdung des Operationsergebnisses führen würden und daher unter allen Umständen vermieden werden müssen (Bsp. Trachealchirurgie), bietet die Verwendung einer Larynxmaske in der „Aufwachphase" eine vielversprechende Alternative. Durchaus konträr wird zurzeit der Einsatz von Larynxmasken zur Atemwegssicherung während der perkutanen dilatativen Tracheotomie (PDT) diskutiert.

? Beschreiben Sie Techniken zum Tubuswechsel.

Zahlreiche Indikationen, z.B. Tubuswechsel bei zerstörtem Cuff, postoperativer Wechsel von Doppellumentubus auf „normalen" endotrachealen Tubus, Sekretobstruktionen, die einen Wechsel notwendig machen, Verfahrenswechsel von nasale auf orale Tubuslage, MRT-Inkompatibiliät des liegenden Tubus und vieles mehr, machen den Wechsel des liegenden Tubus auf einer Intensivstation notwendig. Trotz unterschiedlichster Szenarien stellt ein solcher Wechsel immer eine Herausforderung an Planung und Management für den durchführenden Arzt dar. In die Planung sollten Faktoren, wie gegenwärtiger Gasaustausch, aktuelles Beatmungsmuster, Dringlichkeit des Wechsels, bisherige Intubationsdauer, Anamnese und klinische Befunde des Atemweges, Möglichkeit der Relaxation, Erfahrung mit Atemwegsmanagement, verfügbares Equipment, Personal etc., unbedingt einfließen. Im Vorfeld sollten zwingend ein Konzept und eine Rückfallstrategie ausgearbeitet und kommuniziert sein. Eine primäre konventionelle Übersichtslaryngoskopie ist ebenfalls obligat.

Im Wesentlichen sind 2 Techniken beschrieben. Erstens kann ein Tubuswechsel über einen Tubus-Exchanger erfolgen. Hierbei wird ein entsprechender Führungsstab endoluminal bis in die Trachea vorgeschoben und verbleibt als Leitschiene, während der alte gegen einen neuen Tubus ausgetauscht wird. Neben der Schienung bieten modere Hilfsmittel hierbei die Möglichkeit zur Ventilation (15-mm-Standardkonnektor für Beatmungsbeutel/Beatmungsgerät, Konnektor für Jet-Ventilation) sowie die Möglichkeit, die korrekte endotracheale Lage durch die einliegende Fiberoptik zu kontrollieren. Die zweite Möglichkeit ist, mittels Bronchoskop bei noch einliegendem Tubus die Stimmbandebene vorsichtig zu sondieren. Durch die Vorformung der Tuben und ihre resultierende Lage im posterioren Larynxanteil gelingt dies in aller Regel im anterioren Larynxanteil oft problemlos. Vorsicht ist beim anschließenden Tubusrückzug geboten, um insbesondere mit dem Cuff das Bronchoskop nicht aus der Stimmbandebene zu dislozieren.

Gemeinsamer Nachteil der vorgeschriebenen Verfahren ist, dass gerade die Tubuspassage durch die Larynxebene nicht eingesehen werden kann (Fiberoptik liegt ja dann schon in der Trachea). Daher sind auch Kombinationen aus simultaner konventioneller Laryngoskopie und Einlage eines Tubus-Exchangers als „Rückfallventilationsmöglichkeit" denkbar.

? Welche Probleme antizipieren Sie dabei?

Manipulationen am Atemweg von kritisch kranken Patienten sind mit einer hohen Komplikationsrate vergesellschaftet. Eine Reihe von möglichen Stressoren lässt sich durch sorgfältige Planung, Vorbereitung und Kommunikation im Vorfeld bereits vermeiden. Dennoch bleiben zahlreiche mögliche Herausforderungen:
- Verschwellung/Ödem/Hämatom im Pharynx- und Larynxbereich.
- Sekret oberhalb des endotrachealen Cuffs führt bei Tubusrückzug zur Sichtbehinderungen.
- Dislokation des Bronchoskops aus der Trachea.
- Tubus lässt sich nicht platzieren (bleibt an Larynxstrukturen hängen).
- Blutungen insbesondere bei nasalem Zugangsweg.
- PEEP-Verlust mit Verschlechterung des Gasaustausches.
- Equipmentversagen (Lichtquelle etc.).

? Mit welchen Schwierigkeiten rechnen Sie während der Extubationsphase?

Die Extubation von Intensivpatienten kann aus vielerlei Gründen kompliziert verlaufen. Neben den atemwegsassoziierten Problemen, wie Stridor (verursacht durch die Schwellung von Tracheal- und Larynxschleimhaut), Laryngospasmus und Aspiration (anhaltender Schluckstörung nach längerer translaryngealer Intubation), kann zusätzlich eine Reihe weiterer Probleme simultan auftreten und die Situation aggravieren. Beispielsweise können Husten und Pressen zur Gefährdung des OP-Ergebnisses mit potenziellen Komplikationen führen (Nachblutung nach Karotischirurgie, Nahtdehiszenz nach Trachealchirurgie), und es kann zu hämodynamischen und kardialen Dekompensationen im Rahmen der Extubation kommen. Die Entwicklung einer respiratorischen Insuffizienz sowie krisenhafte ICP-Anstiege sind darüber hinaus ebenso denkbar.

Daher stellen Patienten mit bekanntem schwierigem Atemweg bzw. mit jetzt vermutetem (z.B. postoperativ) schwierigem Atemweg eine besondere Herausforderung dar. Hierbei können mangelnde Vigilanz und Vorbereitung schnell im Atemwegsnotfall mit deletärem Ausgang enden.

? Welche Vorbereitungen treffen Sie für die geplante Extubation eines Patienten mit bekanntem/oder vermutetem schwierigem Atemweg?

Eine komplikationslose Extubation beginnt bereits im Vorfeld mit einer konzentrierten Planung und Antizipation möglicher Szenarien. Darüber hinaus stellt die aktive und kluge zeitliche Terminierung des Extubationsvorganges ein relevantes Sicherheitsmomentum dar. So sollten schwierige Atemwegsszenarien zu Tageszeiten mit hoher Personalstärke und unmittelbarer Verfügbarkeit von im Atemwegsmanagment erfahrenen Ärzten durchgeführt werden. Aber auch Ressourcen, wie OP-Kapazitäten, Verfügbarkeit von HNO-Chirurgen etc., müssen bedacht werden. Unter bestimmten räumlichen Bedingungen kann ein Transfer des Intensivpatienten in eine OP-Einheit für den Extubationsvorgang erwogen werden (bessere Lagerungsmöglichkeiten etc.). Zusätzlich erlaubt die Terminierung eines angestrebten Zeitfensters für die Extubation natürlich eine optimale Vorbereitung des Patienten (enterale Nahrungskarenz, antiödematöse Therapie, Umstellung der Analgosedierung auf kurzwirksame Medikamente oder Umstellung auf Bolusgaben zur Vermeidung von unerwünschten „Überhängen" zum Extubationszeitpunkt). Das verfügbare Airwayequipment sollte komplett am Patientenplatz zur Verfügung stehen (Airwaywagen). Ein Extubationsplan sowie ein möglicher Alternativplan müssen erarbeitet und im Team noch vor Beginn kommuniziert sein. Der Patient wird mit erhöhtem Oberkörper gelagert und mit einer FiO_2 von 1,0 präoxygeniert.

Vor dem unmittelbaren Extubationsversuch sollte eine orientierende Übersichtslaryngoskopie erfolgen, um Pathologien bzw. das Ausmaß eines möglichen Atemwegproblems zum geplanten Extubationszeitpunkt aktuell einschätzen zu können. Mitunter können Atemwegspathologien eine hohe Dynamik aufweisen (Schwellung, Hämatom etc.). Zusätzlich erfolgt hierbei das subtile enorale Absaugen unter Sicht. Bei starker Speichelproduktion kann zusätzlich Glycopyrroniumbromid verabreicht werden. Da jede länger dauernde translaryngeale Intubation mit einer druckbedingten Ödembildung im Larynxbereich verbunden ist, sollte in einem nächsten Schritt ein „Nebenlufttest" durchgeführt werden.

Zur Extubation von Patienten mit schwierigem Atemweg oder vermuteter erschwerter Reintubation (Larynxödem) ist es ratsam, den Tubus über ein Hilfsmittel, welches vorübergehend in der Trachea verbleibt und als Leitschiene bei ggf. notwendiger Reintubation dient, zu extubieren. Hierfür bieten sich entweder Tubuswechsler (Cook-Stab) oder auch eine flexible Fiberoptik an. Während die Fiberoptik den Vorteil der endotrachealen Absaugung in dieser sensiblen Phase bietet, hat der Cook-Stab seinen Vorteil in einer Notfallventilationsmöglichkeit während der Reintubationsphase. Gerade das Zubeißen oder Agitationszustände stellen in diesem Moment eine große Gefahr für Patient und Equipment dar. Daher kann es mitunter notwendig sein, eine milde Sedierung (unter erhaltener Spontanatmung) zunächst fortzuführen und im Verlauf – bei stabiler respiratorischer Funktion – schrittweise zu reduzieren respektive zu beenden.

Die unmittelbare Gefährdung des Patienten mit schwierigem Atemweg durch atemwegsassoziierte Komplikationen endet jedoch nicht mit der Extubation! Deshalb sollte das Airwayequipment zunächst am Patienten verbleiben, eine Personalpräsenz am Bett obligatorisch sein und die Reintubationsbereitschaft inklusive aller notwendigen Medikamente bestehen. Auch für dieses Szenario muss im Vorfeld ein Plan erarbeitet werden (fiberoptische Intubation über NIV-Maske etc.). Die initial meist bestehende laryngopharyngeale Schwellung lässt sich oftmals durch die Inhalation bzw. Verneblung von Adrenalinlösung günstig und zügig beeinflussen. Die orale Nahrungskarenz sollte zur Aspirationsprophylaxe unmittelbar post extubationem fortgeführt werden, da nach länger dauernder translaryngealer Intubation eine zumindest passagere Schluckstörung unterstellt werden muss [De Larminat et al. 1995].

? Beschreiben Sie den Nebenlufttest.

Ziel des Nebenlufttests ist es, vor einer geplanten Extubation zu prüfen, ob ein bestehendes Ödem im Bereich des Larynx und/oder der Trachea post extubationem durch den generierten erhöhten Atemwegswiderstand und der konsekutiv damit einhergehenden vermehrten Atemarbeit zu einem respiratorischen Versagen führen kann. Dazu wird der Cuff des endotrachealen Tubus entblockt und das exspiratorische Tidalvolumen zum exspiratorischen Tidalvolumen bei geblocktem Cuff ins Verhältnis gesetzt. Das Leckagevolumen wird von modernen Beatmungsgeräten gemessen und angegeben. De Bast und Kollegen postulierten, dass ein Leckagevolumen von mehr als 15,5% einen zuverlässigen Test darstellt, um das Risiko einer Reintubation zu minimieren [De Bast et al. 2002]. Zu prüfen ist jedoch im Vorfeld, dass keine zusätzliche Leckage, z.B. durch eine bronchopleurale Fistel, besteht.

? Was tun bei negativem Nebenlufttest?

Ein negativer Nebenlufttest spricht in aller Regel für ein anhaltendes Ödem der Atemwegsschleimhaut. Daher sollte nach Ausschluss anderer Ursachen (Trachealstenose, pharyngeales Hämatom, Weichteilphlegmone etc.) das Augenmerk auf einer antiödematösen Therapie liegen. Hierbei kommen Kortikoide und NSAR zum Einsatz [Mc Caffrey et al. 2009]. Die maschinelle Ventilation wird fortgeführt, und regelmäßige Kontrollen (Laryngoskopie, Nebenlufttest) in einem Abstand von 24 h zur Reevaluation des Atemweges sind notwendig. Begleitend wird der Patient, wenn möglich, in einer (halb-)sitzenden Position gelagert.

? Beschreiben Sie Techniken zur Koniotomie.

Die Koniotomie ist eine Notfalltechnik und steht in aller Regel als Ultima Ratio am Ende eines Atemwegsmanagements. Ziel ist die Eröffnung der ligamentären Verbindung zwischen Ring- und Schildknorpel des Larynx (Lig. cricothyroideum) und die Platzierung einer

Kanüle oder eines kleinlumigen Endotrachealtubus in die Trachea. Dies kann chirurgisch mittels Skalpell oder aber unter Zuhilfenahme spezieller kommerziell erhältlicher Koniotomiesets geschehen. Diese Sets lassen sich hinsichtlich der Anlagetechnik in 3 Gruppen unterteilen:
- Catheter over needle technique
- Seldinger-Technik
- Chirurgische Koniotomie

Während bei der catheter over needle technique die Trachealkanüle über einen geschliffenen Stahlmandrin (analog zur intravenösen Flexülenanlage) in die Trachea eingebracht wird, erfolgt bei der Seldinger-Technik in einem Zwischenschritt nach der Punktion erst das Einbringen eines Führungsdrahtes, der dann als Leitschiene für die eigentliche Trachealkanüle dient. Mittlerweile sind auch fertig konfektionierte chirurgische Koniotomiesets erhältlich.

Was ist apnoeische Oxygenierung?

Die apnoeische Oxygenierung ist eine Technik zur vorübergehenden Oxygenierung bzw. Verlängerung der Apnoetoleranz eines Patienten. Sie kommt z.B. in einer „Can't ventilate, can't intubate"-Situation zur Anwendung. Hierbei wird entweder über eine Beatmungsmaske oder über eine Sauerstoffinsufflationssonde oro- bzw. nasopharyngeal Sauerstoff mit hohem Flow appliziert. Bei supra- bzw. glottischen Atemwegsobstruktionen kann Sauerstoff ebenfalls über eine Kanüle direkt in die Trachea verabreicht werden. Jedoch muss hierbei ein ausreichender Abstrom gewährleistet sein, da sonst ein Barotrauma der Lunge die Folge sein kann.

Während einer Apnoephase laufen die sauerstoffverbrauchenden und kohlendioxidproduzierenden metabolischen Zellstoffwechselvorgänge unverändert ab. Der Sauerstoffbedarf des durchschnittlichen Erwachsenen beträgt 230 ml/min (3–4 ml/kg). Der Großteil des in den Zellen produzierten CO_2 (ca. 90%) gelangt während einer Apnoe aufgrund der fehlenden Abatmung und der damit verbundenen Angleichung des alveolären und kapillären Partialdrucks nicht in die Alveole, sondern wird im Gewebe gepuffert. Somit strömen gerade noch 21 ml/min in die Alveolen. Dieses Missverhältnis bewirkt eine Verkleinerung des Lungenvolumens um 209 ml/min und damit einen Druckgradienten, der – einen patenten Atemweg vorausgesetzt – Sauerstoff von den oberen Atemwegen in die Alveolen nachströmen lässt. Das Kohlendioxid wird entgegen den mit hohem Flow einströmenden Sauerstoff nicht nach außen abgegeben, und somit kommt es allmählich zu einem Anstieg des alveolären Partialdruckes (erste Minute 10 mmHg, jede weitere je 5 mmHg) des Kohlendioxids und folglich zum Absinken des Sauerstoffpartialdruckes in der Alveole. Hieraus wird erkennbar, das die Zeit, die mittels apnoeischer Oxygenierung überbrückt werden kann, von der Größe der FRC (Sauerstoffspeicher), dem aktuellen Sauerstoffverbrauch und der Kohlendioxidproduktion abhängig ist.

Nennen Sie Indikationen für die fiberoptische Intubation.

- Anamnestisch bekannter schwieriger Atemweg
- Auffällige klinische Untersuchung (Mundöffnung eingeschränkt, Tumor etc.)
- Stattgehabtes Trauma (Mittelgesicht, HWS, Atemwege)
- Zeichen für schwierige Maskenventilation
- Aspirationsrisiko (Blutung)

Atemwegsmanagement

 Wie können Sie Ihre Skills zum Handling der Fiberoptik trainieren?

- Tracheobronchalbaummodell
- Intubationsmannequins
- Bereits intubierte/tracheotomierte Patienten
- Elektive Patienten ohne schwierigen Atemweg
- Benutzung von Videosystemen unter Supervision

Wie kann man Tracheotomieverfahren einteilen?

Die klassische Indikation für eine Tracheotomie besteht in der Schaffung eines patenten und gesicherten Atemweges bei drohender oder bestehender Gefährdung des Atemweges (Trauma vs. elektive OP im Kopf-Hals-Bereich). Darüber hinaus ist das Weaningversagen mit Langzeitbeatmung eine häufige Tracheotomieindikation auf unseren Intensivstationen.

Prinzipiell lassen sich Tracheotomieverfahren in chirurgische (offene) Verfahren und die perkutanen (minderinvasiven) Punktionsverfahren einteilen. Bei der chirurgischen Vorgehensweise erfolgen die operative Eröffnung der Tracheavorderwand und die Einlage einer entsprechenden Trachealkanüle. In Abhängigkeit, ob hierbei eine chirurgischen Fixation der prätrachealen Haut an der Trachea vorgenommen, also ein sog. epithelialisiertes Tracheostoma geschaffen wird, unterteilt man in chirurgische Tracheotomie und chirurgische Tracheostomie. Standard sollte heute, wann immer möglich, ein epithelialisiertes Tracheostoma sein. Diese Technik bietet hinsichtlich der Sicherheit beim Trachealkanülenwechsel, insbesondere in den ersten Tagen und in Bezug auf kosmetische Gesichtspunkte, deutliche Vorteile.

Techniken zur minderinvasiven Tracheotomie sind inzwischen in zahlreichen Varianten beschrieben und entsprechende kommerzielle Sets erhältlich. Zu den etablierten Verfahren zählen:

- Perkutane dilatative Tracheotomie nach Ciaglia
- Single-Step-Ciaglia-Methode – Blue Rhino
- Dilatative Tracheotomie mittels Rotationsschraube (PercuTwist)
- Translaryngeale Tracheotomie nach Fantonie
- Perkutane dilatative Tracheotomie nach Griggs

Entsprechend der spezifischen Vorgehensweisen besitzen all diese Verfahren jedoch spezifische Kontraindikationen (anatomische Pathologien, Einsatz im Kindesalter etc.) und stellen somit u.U. sinnvolle sich ergänzende Alternativen dar.

Nennen Sie Indikationen/Kontraindikationen für die perkutane Dilatationstracheotomie.

Während es für die operative Tracheotomie zur Schaffung eines patenten und gesicherten Atemweges unter einer individuellen realistischen Nutzen-Risiko-Abwägung keine Kontraindikation gibt, sind bei den perkutanen Verfahren zahlreiche Kontraindikationen zu beachten. Dazu zählen:

- Schwierige konventionelle Intubationsmöglichkeit (schwieriger Atemweg, Trauma)
- Infektion im Punktionsbereich
- Anatomische Besonderheiten (Struma, Tracheadeviation, Adipositas per magna)

- Instabile Halswirbelsäule bzw. degenerative Veränderungen (M. Bechterew etc.)
- Gerinnungsversagen
- Hochgradig gestörter Gasaustausch mit eskaliertem Beatmungsmuster
- Instabiler bzw. erhöhter ICP

? Diskutieren Sie Vor- und Nachteile der Atemwegssicherung während der PDT mittels Larynxmaske vs. endotrachealen Tubus.

Für die Durchführung perkutaner dilatativer Tracheotomieverfahren gilt seit Jahren die simultane bronchoskopische Kontrolle als unstrittiger Goldstandard. Als bekannte Komplikation gilt hierbei die akzidentelle Beschädigung des Bronchoskops durch die Punktionsnadel bzw. Punktion des endotrachealen Tubus. Um dies zu vermeiden, wird der endotracheal liegende Tubus bis in den Larynx zurückgezogen. Dabei kann es durch den hier insufflierten Cuff zu Verletzungen an laryngealen Strukturen kommen. Ein weiteres Problem stellt die Obstruktion des Tubus dar, da das Lumen sowohl durch das Bronchoskop als auch oftmals durch reichlich Borken (in aller Regel ja bereits längere Liegedauer des Tubus) eingeengt wird. Die Folge sind eingeschränkte Sichtverhältnisse, aber auch Ventilationsprobleme sind möglich. Hier bietet die Larynxmaske klare Vorteile.

Als nachteilig sind jedoch die erhöhte Dislokationsgefahr, der verminderte Aspirationsschutz und die Unmöglichkeit, eskalierte Beatmungsmuster anzuwenden, zu bewerten. Darüber hinaus würde ein Abbruch der Tracheotomie eine erneute Intubation inklusive aller Risiken notwendig machen. Eine Reintubation kann nach längerer Intubation durch laryngeale Ödeme deutlich erschwert sein.

Somit bleibt die Diskussion Tubus oder Larynxmaske weiter aktuell und muss individuell entschieden werden.

? Beschreiben Sie das Vorgehen zum Trachealkanülenwechsel.

Die Handlungsstrategie beim Trachealkanülenwechsel wird von zahlreichen Einflussfaktoren bestimmt. Wichtige Kernfragen zur Planung des Managements sind:
- Art des Tracheostomas (chirurgisch/dilatativ, epithelialisiert)?
- Gab es Probleme bei der Anlage (Trachealspangenfraktur)?
- Zeitpunkt der Tracheotomie?
- Indikation zur Tracheotomie?
- Verliefen die vorherigen Wechsel komplikationslos?
- Indikation des jetzigen Wechsels (Verlegung der Kanüle, Wechsel auf Sprechkanüle)
- Ist der Patient spontan atmend oder kontrolliert beatmet?
- Aktueller Gasaustausch des Patienten?
- Gesamtzustand des Patienten (Hypoxämie vs. elektiven Wechsel bei rekonvaleszentem Patienten)?

Zu einem sicheren elektiven Trachealkanülenwechsel gehören eine gründliche Planung und Vorbereitung. Insbesondere der erste Kanülenwechsel oder ein Wechsel bei antizipierbaren Problemen, bspw. einer bekannten Trachealspangenfraktur während der Anlage, sind mit dem kritischen Risiko eines Atemwegnotfalls für den Patienten behaftet. Daher sollte schon während der Vorbereitungsphase spezielles Augenmerk auf die Risikominimierung gelegt werden. Hierzu können die Einhaltung von entsprechenden enteralen Ernährungspausen, das Absaugen des Pharynx- und Mageninhaltes vor Beginn, die Lagerung des Patienten mit erhöhtem Oberkörper unter zusätzlicher Verwendung einer Schulterrolle (ideal ist die Einnahme der ursprünglichen Tracheotomieposition) und eine großzügige Präoxygenierung des Patienten beitragen.

Obligat sollten ebenfalls die Sichtung des OP- bzw. Anlageprotokolls und die Suche nach Hinweisen auf eventuell antizipierbare Probleme sein. Das gesamte zu verwendende Equipment (Trachealkanülen unterschiedlicher Größe, suffiziente Absaugung, Absaugschläuche, Beatmungsbeutel, Blockerspritze, ggf. Cook-Stab, Intubationsequipment) muss am Patientenplatz verfügbar sein und wird vor Beginn auf Funktion und Vollständigkeit geprüft. Bei wachen, spontan atmenden Patienten kann eine milde Analgosedierung, z.B. mittels Piritramid- und Propofol-Bolusgaben, erwogen werden. Hierbei sollte die Spontanatmung erhalten bleiben. Nach Entblockung und Entfernung der Kanüle wird die neue Trachealkanüle mit einer der vorgegebenen bogenförmigen Kontur der Trachealkanüle nachempfundenen Bewegung neu platziert. Dabei sollte die prätracheale Haut mit der nichtdominanten Hand straff gehalten werden. Zur Vereinfachung des Wechsels – insbesondere bei relativ frischen Tracheostomata – kann und sollte der Wechsel über einen Tubus-Exchanger (Cook-Stab) erfolgen. Dieser wird über die zu wechselnde Kanüle in die Trachea vorgeschoben, die Kanüle wird entfernt, und der verbleibende Tubus-Exchanger dient nun als Leitschiene für die neue Kanüle. Vorteil dieser Methode ist, dass das Risiko für eine prätracheale Fehllage der neuen Kanüle minimiert wird. Zusätzlich bietet dieses Vorgehen die Möglichkeit, während der Intervention Sauerstoff über den Tubus-Exchanger endotracheal zu insufflieren oder diesen über den mitgelieferten 15-mm-Adapter an einen Beatmungsbeutel zu konnektieren.

Nach dem Einbringen der Trachealkanüle erfolgen die kontrollierte Blockung des Kanülencuffs und die sorgfältige beidseitige Auskultation. Fixiert wird die Kanüle mittels des im Set mitgelieferten Fixationsmaterials oder mittels Annaht.

? Was ist Ihr Management nach akzidentellem Verlust der Trachealkanüle?

Der akzidentelle Verlust bzw. die Dislokation oder anderweitige Funktionseinschränkung (Totalverlegung) der Trachealkanüle stellt per se erstmal einen Atemwegsnotfall dar und ist auf Intensivstationen kein seltenes Ereignis. Kritisch ist die Situation insbesondere bei maschinell und kontrolliert beatmeten Patienten. Aufgrund der u.U. hochgradig eingeschränkten Sauerstoffreserve (keine Präoxygenierung, PEEP-Verlust mit Derekrutierung, erhöhter Sauerstoffverbrauch bei Agitation, oftmals eingeschränkte Koronarreserve) ist zügiges und bedachtes Handeln notwendig. Zur Differenzierung zwischen einem technischen Fehler des Beatmungsgerätes und einem patientenseitigen Problem sollten in einem ersten Schritt die Diskonnektion vom Beatmungsgerät und die manuelle Beatmung mittels Beatmungsbeutel über die Trachealkanüle erfolgen. Besteht das Problem weiterhin, ist von einem patientenseitigen Problem auszugehen. Das weitere Vorgehen wird nun entscheidend von der Art des vorliegenden Tracheostomas bestimmt. Während bei einem chirurgischen, epithelialisierten Tracheostoma eine Replatzierung bzw. Neuanlage der Trachealkanüle problemlos möglich sein sollte, ist bei einem perkutan dilatativ angelegten Tracheostoma primär von erheblichen Schwierigkeiten bei der Replatzierung auszugehen. Daher ist v.a. bei kritischen Patienten und rasch progredienter Hypoxie die umgehende Intubation des Patienten die Strategie der Wahl. Zumindest sollten in solch einer Situation Rekanülierungsversuche streng limitiert werden.

Entsprechend der Kontraindikationen für die PDT sollte der Patient in aller Regel jedoch sicher zu intubieren sein.

Initial ist eine bewusst tiefe Intubation zu bevorzugen, da durch den distal des Tracheostomas platzierten Cuff eine Leckage über das Tracheostoma vermieden wird. Nach Sicherung der Oxygenierung wird unter kontrollierten Bedingungen (einschließlich der bronchoskopischen Kontrolle) die Replatzierung der Trachealkanüle bzw. eine erneute Tracheotomie vorgenommen.

Problematisch ist der Umgang mit chirurgisch tracheotomierten Patienten, die kein epithelialisiertes Tracheostoma besitzen. Hier kann die Replatzierung der Trachealkanüle erheblich erschwert oder gar unmöglich sein (Kulissenphänomen). Gleichzeitig ist eine der häufigsten Indikationen zur chirurgischen Tracheotomie der schwierige Atemweg. In diesem Fall wäre der Versuch der fiberoptischen Intubation durch eine spezielle Gesichtsmaske zur noninvasiven Beatmung unter gleichzeitiger Beatmungstherapie vorstellbar. Überbrückend können auch extraglottische Atemwegshilfen eingesetzt werden. Priorität hat die Oxygenierung des Patienten, und daher sollte nicht kostbare Zeit in frustrane Rekanülierungsversuche investiert werden.

? Was ist die gefährliche Zeitspanne für den erstmaligen Trachealkanülenwechsel nach Anlage des Tracheostomas?

Die ersten 7 Tage nach perkutaner Tracheotomie oder bei chirurgisch angelegten nicht epithelialisierten Tracheostomata gelten als kritisch [Hazard 1999]. Gefährdet wird der Wechsel durch das sog. Kulissenphänomen, d.h. das kulissenartige Übereinanderlegen einzelner Gewebeschichten und somit resultierend die Unpassierbarkeit des Weichteilkanals prätracheal nach Kanülenentfernung. Durch die längere Liegedauer und die anhaltende Druckwirkung der Trachealkanüle auf das Umgebungsgewebe bildet sich im Verlauf ein zumindest vorübergehender stabiler Kanal, der einen problemlosen Trachealkanülenwechsel zulassen sollte. Daher gilt: kein Routinewechsel der Trachealkanüle vor dem 7. Tag bei Patienten mit nicht epithelialisiertem Tracheostoma.

? Woran erkennen Sie klinisch eine Tracheal-/Bronchialverletzung?

Die Symptomtrias aus Zyanose, Hautemphysem und Dysphonie ist hochverdächtig für eine vorliegende Bronchial- bzw. Trachealverletzung. Bei liegenden Thoraxdrainagen kann eine Fistelsymptomatik ein Hinweis darauf sein. In der Bildgebung können ein persistierender Pneumothorax, ein Haut- oder Mediastinalemphysem indikativ sein. Bei Auftreten dieser Symptome, insbesondere bei kürzlich zurückliegender Intubation oder Tracheotomie sollte eine Verletzung der Luftwege fiberoptisch ausgeschlossen werden.

? Was sind die essentiellen Punkte für das Atemwegsmanagement auf der Intensivstation?

- Vor dem Atemwegsmanagement stehen Anamnese und klinische Untersuchung.
- Patienten auf der Intensivstation sind Risikopatienten für Atemwegszwischenfälle.
- Ein Airwaywagen mit Equipment aller Eskalationsstufen des Managements ist von Vorteil.
- Vor dem Beginn Equipment prüfen.

- Regelmäßiges Training im Umgang mit verschiedenen Techniken im OP/am Modell.
- Beschränkung auf wenige, aber häufig praktizierte Techniken.
- Rechtzeitig und großzügig Hilfe holen (lassen).
- Im Vorfeld Plan A und B (und C) erstellen und kommunizieren.
- Strategieauswahl nach Dringlichkeit der Atemwegssicherung (Notfallkoniotomie vs. wachfiberoptischer Intubation).
- Ist die Atemwegssicherung beim wachen Patienten möglich, oder ist eine Narkose notwendig?
- Ist der Erhalt der Spontanatmung während der Atemwegssicherung möglich?
- Ist eine Muskelrelaxation sinnvoll/hilfreich/notwendig?
- Zwischen jedem Intubationsversuch sollte etwas geändert werden (Lagerung, Hilfsmittel, Relaxation etc.).
- Wenn der Plan nicht aufgeht, Alternativplan verwenden (kein starres Festhalten an frustranen Strategien).
- Primäres Ziel ist immer die Oxygenierung des Patienten (Einsatz von EGA).
- In „Can't intubate, can't ventilate"-Situationen an die apnoeische Oxygenierung denken.
- Ruhe bewahren.
- Bei tracheostomaassoziierten Problemen primär an Oxygenierung denken (Intubation).
- Auch die Extubation will vorbereitet sein.
- Der schwierige Atemweg ist erfolgreich gemanaget, wenn der Patient extubiert ist und für 48 h bleibt.

Literatur

Biarent D et al., European Resuscitation Council Guidelines for Resuscitation 2010 Section 6. Paediatric life support. Resuscitation (2010), 81, 1364–1388

De Bast Y et al., The cuff leak test to predict failure of tracheal extubation for laryngeal edema. Intensive Care Med (2002), 28, 1267–1272

De Larminat V et al., Alteration in swallowing reflex after extubation in intensive care unit patients. Crit Care Med (1995), 23, 486–490

Depoix JP et al., Oral intubation v. nasal intubation in adult cardiac surgery. Br J Anaesth (1987), 59, 167–169

Fassoulaki A, Pamouktsoglou P, Prolonged nasotracheal intubation and its association with inflammation of paranasal sinuses. Anesth Analg (1989), 69, 50–52

Hazard PB (1999) Tracheostomy. In: Webb AR et al. (Eds), Oxford Textbook of Critical Care, 1305–1308. Oxford University Press, Oxford

Mc Caffrey J et al., Corticosteroids to prevent extubation failure: a systemic review and meta-analysis. Intensive Care Med (2009), 36(6), 977–986

Russo SG et al., Extraglottische Atemwegshilfen auf der Intensivstation. Ansesthesist (2010), 59, 555–563

Timmermann A et al., Handlungsempfehlung für das präklinische Atemwegsmanagement. Anästh Intensivmed (2012), 53, 294–308

Schwierige Beatmungssituationen

Hermann Wrigge

? Was sind Indikationen zur Beatmung?

Die Indikationen für eine maschinelle Beatmung sind vielfältig und lassen sich in extrapulmonale und pulmonale Indikationen aufteilen. Extrapulmonale Indikationen betreffen vorwiegend die Atemwegssicherung bei Störungen des Bewusstseins und der Schutzreflexe, wie etwa im Rahmen von Narkose, Schädel-Hirn-Läsionen, Intoxikationen oder seltenen Ursachen (z.B. CO-Vergiftung). Pulmonale Indikationen erfordern oft eine differenzierte Beatmungsstrategie und gliedern sich – auch im Hinblick auf Leitsymptome und therapeutische Konsequenzen – grundsätzlich in die Gruppe der Oxygenierungsstörungen und die der Ventilationsstörungen; Letztere werden auch als Versagen der Atemmuskelpumpe bezeichnet (s. Abb. 31). Auch wenn es natürlich fließende Übergänge zwischen beiden Entitäten gibt, erscheint die formale Unterscheidung sinnvoll, da die Beatmungsziele (s.u.) grundsätzlich verschieden sind.

Das Leitsymptom der Insuffizienz der Atemmuskelpumpe ist die Hyperkapnie. Ursächlich hierfür ist häufig eine chronisch obstruktive Lungenerkrankung, die akut z.B. im Rahmen eines Infektes exazerbiert. Hierbei kommt es zu einer Überlastung der Atemmuskulatur durch eine erhöhte Atemwegsresistance, dadurch bedingte inkomplette Exspiration mit air trapping und einem intrinsischen PEEP. Hieraus resultiert eine weitere Erhöhung der Atemarbeit hauptsächlich durch 2 Probleme, nämlich die Notwendigkeit des Patienten, den intrinsischen PEEP in der Inspiration zu überwinden, bevor Gas in die Lunge strömt, und eine dynamische Überblähung der Lunge, welche die Sarkomere der Atemmuskeln überdehnen kann, sodass diese nicht mehr im optimalen Vordehnungsbereich arbeiten.

Seltener sind zentrale Störungen des Atemantriebs, eine muskuläre Insuffizienz durch originäre Muskel- oder Nervenerkrankungen.

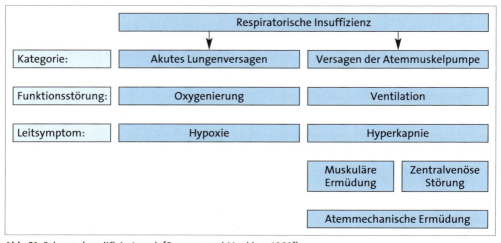

Abb. 31: Schema (modifiziert nach [Roussos und Macklem 1982])

? Welches Ziel hat die Beatmung?

Ziele der Beatmungstherapie können grundsätzlich sein:
- Sicherstellung eines ausreichenden Gasaustauschs
- Reduktion der Atemarbeit
- Herstellung eines suffizienten Atemwegs
- Vermeidung von durch die Beatmung selbst verursachten Lungenschäden

Grundsätzlich ist die maschinelle Beatmung ein zwar potenziell lebensrettendes, aber invasives und mit Nebenwirkungen behaftetes Verfahren. In den letzten Jahren konnte gezeigt werden, dass Beatmung das Lungenparenchym nicht nur makroskopisch schädigen kann (Baro- und Volutrauma), sondern insbesondere eine schon in der Lunge bestehende inflammatorische Aktivierung verstärken kann (Biotrauma). Nach heutigem Verständnis nimmt man an, dass durch Translokation von Entzündungsmediatoren aus der Lunge auch andere Organe geschädigt werden können und so ein Multiorganversagen begünstigt wird [Fan, Villar, Slutsky 2013]. Vor dem Hintergrund, dass das Multiorganversagen die führende Todesursache für Patienten mit ARDS ist, wäre hiermit ein Zusammenhang zwischen lungenprotektiven Beatmungsstrategien und einem verbesserten Outcome von Patienten mit ARDS erklärbar. Ziel ist daher immer auch, die Phase der notwendigen Atemunterstützung so kurz wie möglich zu halten und die Lunge möglichst wenig zusätzlich zu schädigen. Auch der Vermeidung eines invasiven Atemwegs durch frühzeitige Verwendung von nichtinvasiver Beatmung (s. dort) zur Vermeidung von nosokomialen Infektionen kommt eine zunehmende Bedeutung zu.

Zusammenfassend dient die Beatmung meistens zur möglichst kurzzeitigen Überbrückung eines insuffizienten Gasaustauschs, einer neuromuskulären Atemstörung oder einer Vigilanzstörung.

? Welches Tidalvolumen wird bei beatmeten Patienten empfohlen?

In den letzten Jahren konnten viele experimentelle Daten zeigen, dass mechanischer Stress mit zyklischem Kollaps, Dehnung und Überdehnung des Lungengewebes nicht nur zu direkten mechanischen Schäden des Lungengewebes führt, sondern auch die zelluläre Integrität reversibel und irreversibel schädigen kann. Dabei kommt es zu einer inflammatorischen Reaktion und insbesondere zu einer Verstärkung einer schon bestehenden inflammatorischen Aktivierung des Lungenparenchyms. Dieses auch als Biotrauma bezeichnete Schädigungsmuster ist zurzeit der Erklärungsansatz dafür, dass durch Änderung des mechanischen Stresses auf das Lungengewebe offenbar nicht nur die pulmonale, sondern auch die systemische Entzündungsreaktion modifiziert werden kann. Diese Theorie würde den Einfluss von Beatmung auch auf extrapulmonale Organe erklären und damit die Bedeutung von mechanischem Stress auf das Lungenparenchym für die Entwicklung eines Multiorganversagens nahe legen.

Ziel von protektiven Beatmungsverfahren ist daher, die zyklische Dehnung von ventilatorischen Einheiten der Lunge zu reduzieren, was durch Reduktion des Tidalvolumens, aber auch durch Wiederherstellung eines größeren Lungenvolumens (z.B. durch adäquaten Einsatz von PEEP), auf das sich das Tidalvolumen verteilen kann, erreichbar ist. Auch wenn die Bedeutung von sog. protektiven Beatmungsverfahren für Patienten mit ARDS besonders nahe liegend ist, mehren sich die Befunde, dass auch Patienten, die (noch) kein akutes Lungenversagen haben, von solchen lungenprotektiven Beatmungsstrategien profitieren [Gajic et al. 2005].

❓ Druckkontrolliert oder volumenkontrolliert beatmen?

Grundsätzlich und formal unterscheidet man bei der mandatorischen Beatmung die volumenkontrollierte (VCV) von der druckkontrollierten Beatmung (PCV). Klassischerweise liefert die VCV einen konstanten inspiratorischen Gasfluss, bis das eingestellte Tidalvolumen erreicht ist, dabei ist der Atemwegsdruck variabel. Bei der PCV beginnt das Beatmungsgerät mit maximalem Glasfluss, der dann nach Erreichen der eingestellten Druckgrenze dezeleriert. Bei Änderungen der Atemmechanik des respiratorischen Systems ist das Tidalvolumen variabel.

In verschiedenen Regionen der Welt werden entweder VCV oder PCV präferiert. Bisherige Studien mit relativ niedrigen Fallzahlen zeigen keine Vorteile hinsichtlich relevanter Outcomeparameter, sodass keines der Verfahren grundsätzlich als überlegen empfohlen werden kann. Allerdings gibt es Situationen, wo der dezelerierende Fluss bei PCV von Vorteil sein kann, da die zur Verfügung stehende Inspirationszeit im Rahmen der tolerierten Druckgrenzen durch den dezelerierenden Fluss optimal genutzt wird. Um diesen Vorteil auch im VCV-Modus zu nutzen, gibt es verschiedene Hybridformen (z.B. Auto-Flow), bei denen das Beatmungsgerät durch Applikation von Testhüben die Atemmechanik des Patienten abschätzt und dann im VCV-Modus Atemzüge mit dem dezelerierenden Flussmuster wie bei PCV appliziert. Ein weiterer Vorteil von PCV sind die besseren Interaktionsmöglichkeiten zwischen Patient und Beatmungsgerät. Auf der anderen Seite ändert sich bei PCV bei Änderungen der Atemmechanik zum Beispiel durch Lagerung des Patienten die Ventilation, was z.B. bei der Beatmung von Patienten mit erhöhtem intrakraniellem Druck unerwünscht sein kann, wenn sich dadurch Schwankungen im arteriellen $PaCO_2$ mit Auswirkungen auf die zerebrale Perfusion ergeben. In diesen Fällen kann die Sicherung einer konstanten Ventilation mit VCV sinnvoll sein.

❓ Schwierige Situationen: Wie beatmet man bei einer Lungenfistel?

Eine Lungenfistel ist eine offene Verbindung zwischen Bronchialsystem oder Lungenparenchym zum Pleuraspalt, der üblicherweise drainiert ist. Bei maschineller Beatmung entweicht demzufolge ein Teil des Tidalvolumens über die Fistel und wird nicht über den endotrachealen Atemweg exhaliert. Das Fistelvolumen hängt von der Größe der Fistel und dem applizierten Beatmungsdruck pro Zeit ab und kann bei vielen Intensivbeatmungsgeräten als Leckagevolumen, also Differenz zwischen inspiriertem und exspiriertem Tidalvolumen, abgelesen werden.

Die volumenkontrollierte Beatmung eines Patienten mit größerer Lungenfistel kann zur alveolären Minderventilation führen, weil der Ventilator keine Kompensation für das über die Fistel entweichende Volumen vornimmt, sondern nach Erreichen des eingestellten Tidalvolumens die Inspiration abbricht. Je langsamer dabei der inspiratorische Fluss und je größer der Fluss über die Fistel sind, desto weniger Ventilation erhält die Restlunge. Es ist daher wesentlich effektiver, einen Patienten mit relevanter Lungenfistel druckkontrolliert zu beatmen, weil erstens der inspiratorische Fluss dynamisch geregelt wird und der eingestellte inspiratorische Plateaudruck in der Restlunge gehalten wird, auch wenn in größerer Menge Atemgas über die Fistel entweicht. Weiterhin bietet sich die Beatmung mit höheren Atemfrequenzen und geringerem transpulmonalem Druck an, damit die Druckdifferenz über der Fistel möglichst gering ist.

Gibt es Indikationen für seitengetrennte Beatmung?

Vor einigen Jahren wurde versucht, einseitigen Lungenprozessen, wie einer Lungenfistel (s.o.), oder zunächst einseitigen Prozessen, wie Verletzungen oder Entzündungen, mit einer seitengetrennten Beatmung zu begegnen. In der praktischen Durchführung bedeutete dies die Umintubation auf einen Doppellumentubus und die Verwendung von 2 Beatmungsgeräten, die idealerweise synchronisiert werden mussten. Inzwischen gilt die seitengetrennte Beatmung aus verschieden Gründen für die Beatmung auf einer Intensivstation als obsolet. Die längerfristige Verwendung eines Doppellumentubus kann zu Tracheal- und Bronchusschäden führen, da hierfür keine high-volume, low-pressure cuffs zur Verfügung stehen. Die beiden getrennten, relativ kleinkalibrigen Lumina bedeuten eine hohe Resistance und Flusslimitierung, welche die Beatmung längerfristig erschwert. Weiterhin kann es zu Dislokationen des Doppellumentubus kommen, und die Sekretdrainage, Absaugen und Bronchoskopie sind durch die kleineren Lumina erschwert oder nicht suffizient möglich. Was die Indikationen selber betrifft, zeigt die klinische Erfahrung, dass zunächst streng einseitige Lungenschädigungen – vermutlich im Rahmen von inflammatorischen Prozessen – häufig und oft innerhalb weniger Stunden auch zu einer Schädigung der zunächst noch weniger oder nicht betroffenen Lunge führen können. Auch diese Erkenntnis führte dazu, dass die seitengetrennte Beatmung heute intensivmedizinisch keine klinische Rolle mehr spielt. Größere Fisteln lassen sich übergangsweise mit Bronchusblockern behandeln und erfordern oftmals auch eine thoraxchirugische Intervention.

Welcher Beatmungsmodus für welchen Patienten?

Auf dem Markt bietet die Industrie uns eine Vielzahl von Beatmungsverfahren an, die sich häufig, auch aus patentrechtlichen Gründen, oft nur marginal oder im Namen unterscheiden. Sinnvollerweise kann man zunächst volumen- und druckkontrollierte Beatmung (s.o.) sowie kontrollierte oder mandatorische Beatmung von assistierter oder augmentierter Beatmung unterscheiden. Weiterhin kann man die augmentierten Beatmungsformen in Modi aufteilen, die bezogen auf das Atemminutenvolumen eine Unterstützung geben (z.B. SIMV, APRV, BIPAP, MMV) oder die bezogen auf die Unterstützung des individuellen Tidalvolumens (z.B. PSV, PAV, ATC) nach entsprechender Triggerung des Beatmungsgerätes liefern. Grundsätzlich gibt es keine großen prospektiven Studien, die Vorteile hinsichtlich relevanter Outcomeparameter für ein bestimmtes Beatmungsverfahren geben. Wenn wir die Einteilung nach Roussos und Macklem (s. Abb. 31) heranziehen, gibt es unterschiedliche Ziele oder Prioritäten. Bei Patienten mit Störungen der Atemmuskelpumpe und einer konsekutiven Ventilationsstörung erscheint die Verwendung eines Verfahrens sinnvoll, das jeden einzelnen (detektierten) Atemzug unterstützt. Demgegenüber konnte gezeigt werden, dass Beatmungsmuster mit einer nicht synchronisierten, auf das Minutenvolumen bezogenen Unterstützung (z.B. BIPAP) bei diesen Patienten nicht gut toleriert werden [Katz-Papatheophilou et al. 2000]. Auf der anderen Seite führt eine nicht unterstützte Spontanatmung in Kombination mit zeitgesteuerter, druckkontrollierter Beatmung bei Patienten mit führender Störung der Oxygenierung zu einer verbesserten Oxygenierung, was vorwiegend durch eine Umverteilung der Ventilation in dorsale, zwerchfellnahe Bereiche zustande kommt. Dabei spielt einerseits eine Rekrutierung zuvor nicht ventilierter Lungenbereiche mit konsekutiver Erhöhung des endexspiratorischen Lungenvolumens eine Rolle [Wrigge et al. 2003], andererseits kommt es zu einer Verbesserung der regionalen Ventilations-Perfusions-Verhältnisse durch bessere Ventilation der dorsal liegenden und vermehrt perfundierten Lungenregionen [Neumann et al. 2005].

? Sollen Patienten in der Frühphase des ARDS relaxiert werden?

In der Frühphase (den ersten 48 h) des ARDS wird die Anwendung von Muskelrelaxantien zur Unterdrückung von Spontanatmung zurzeit kontrovers diskutiert, nachdem für diese Strategie eine Verbesserung der Überlebensrate gezeigt werden konnte [Papazian et al. 2010]. Allerdings wurden die vorliegenden Daten bei Patienten erhoben, die mit einer zeitgesteuerten, flusskonstanten volumenkontrollierten Beatmung behandelt wurden, die dem Patienten wenig Freiheitsgrade für die Interaktion mit dem Beatmungsgerät liefert. So können Patienten während einer maschinellen Inspiration durch Pressen oder Husten hohe transpulmonale Drucke erzeugen, bevor das Beatmungsgerät abhängig von der eingestellten Maximaldruckgrenze die Inspiration abbricht. Als weiterer potenziell lungenschädigender Mechanismus wird das Doppeltriggern beschrieben, wobei der Patient z.B. während einer inspiratorischen Plateau- und damit Nullflussphase erneut zusätzlich inspiriert und dadurch einen zweiten, vollen Atemzug vom Gerät appliziert bekommt, ohne zwischenzeitlich exspiriert zu haben [Pohlman et al. 2008]. Außer der Vermeidung von Patient-Ventilator-Asynchronie sind keine Mechanismen bekannt, die eine Verbesserung des Überlebens durch die Verwendung von Cisatracurium in den ersten 48 h bei beatmeten ARDS Patienten erklären. Dabei scheint es sinnvoller zu sein, durch adäquate Änderungen der Beatmungseinstellung oder Wahl eines besser tolerierten Beatmungsmodus das Beatmungsgerät an die Bedürfnisse des Patienten anzupassen, als umgekehrt mit tiefer Analgosedierung und Relaxierung den Patienten an das Beatmungsgerät adaptieren zu müssen. Tierexperimentell konnte gezeigt werden, dass starke Spontanatmungsbemühungen bei schwerem experimentellem Lungenversagen zu hohen transpulmonalen Druckamplituden und einer Verschlechterung der Lungenfunktion führen können [Yoshida et al. 2012, 2013]. Vor dem Hintergrund, dass es nicht nur experimentell, sondern auch bei kontrolliert beatmeten Patienten innerhalb weniger Stunden zu einer Inaktivitätshypotrophie der Zwerchfellmuskulatur kommt [Levine et al. 2008] und eine tiefere Sedierung ein unabhängiger Risikofaktor für eine Verlängerung der Zeit bis zur Extubation und der Letalität zu sein scheint [Shehabi et al. 2012], kann die Muskelrelaxierung nicht generell empfohlen werden. Vielmehr sollte man aus heutiger Sicht eine moderate Spontanatmung zulassen und die Patienten so analgosedieren, dass sie schmerzfrei und möglichst kooperativ sind, sofern keine absoluten Kontraindikationen, wie etwa erhöhter intrakranieller Druck, vorliegen. Dies kann auch in der akuten Erkrankungsphase trotz Organdysfunktionen eine frühe Mobilisation möglich machen, was wiederum zu einer schnelleren Wiedererlangung von stärker ausgeprägter Selbstständigkeit der Patienten führt [Schweickert et al. 2009].

? Was sind pulmonales und extrapulmonales ARDS, und hilft diese Unterscheidung für die Praxis?

Nach der Pathogenese lassen sich grundsätzlich 2 Mechanismen für die Entstehung eines ARDS unterscheiden: Beim pulmonalen oder primären ARDS kommt die primäre Schädigung aus der Lunge selber und hier über den Weg des Alveolarepithels. Dies ist z.B. bei einer Pneumonie, der Säureaspiration, Lungenkontusion, Rauchgasvergiftung oder dem Beinahe-Ertrinken der Fall. Im Gegensatz dazu liegt beim sekundären oder primär extrapulmonalen ARDS der schädigende Insult außerhalb der Lunge und wird auf dem Blutweg und damit über das Kapillarendothel durch Translokation von Entzündungsmediatoren und -zellen in die Lunge verlagert. Häufig kommt es bei abdominellem Fokus und/oder ausgeprägter systemischer Inflammation dabei zu einem Anstieg des intrapulmonalen Drucks und kranialer Verlagerung des Zwerchfells sowie Einschränkung der Zwerchfellbeweglichkeit. Zunächst schien die Unterscheidung dieser beiden Entitäten sinnvoll, da man dem extrapulmonalen ARDS ein diffuseres Schädigungsmuster unterstellte und ein besseres Ansprechen auf erhöhte Beatmungsdrücke auch wegen des häufig erhöhtem abdominellen Drucks nahe lag. Allerdings mündet auch die primäre Lungenschädigung häufig in eine inflammatorische Aktivierung von primär nicht geschädigten Lungenarealen. Retrospektive Analysen zeigten, dass erstens eine Unterscheidung von primärem und sekundärem ARDS in vielen Fällen auch für Experten nicht möglich war und zweitens die Gruppen (primäres ARDS, sekundäres ARDS, unklares ARDS) sich nicht in dem Potenzial für Rekrutierbarkeit bei Erhöhung des Beatmungsdrucks unterschieden [Thille et al. 2007]. Weiterhin zeigte eine Metaanalyse keine Unterschiede im Outcome von Patienten, die nach Pathogenese des ARDS in die eine oder andere Gruppe eingeteilt wurden [Agarwal et al. 2008].

Somit scheint die klinische Relevanz der Unterscheidung des ARDS nach Pathogenese begrenzt zu sein. Hilfreich ist allerdings die Frage, ob ein Patient eine Einschränkung der Thoraxwandcompliance hat, was i.d.R. durch einen erhöhten abdominellen Druck bedingt ist. Hierfür ist die Abschätzung des Pleuradrucks wünschenswert, was durch Messung des Ösophagusdrucks in erster Näherung erfolgen kann. Allerdings hat das Verfahren zahlreiche Limitationen und steht in der klinischen Routine nur eingeschränkt zur Verfügung. Einfacher ist die Messung des abdominellen Drucks bspw. über einen liegenden Blasenkatheter, sodass hierüber indirekt auf eine Erhöhung des Pleuradrucks geschlossen werden kann (s. dort).

? Wie beatmet man Patienten mit akuter bronchialer Spastik?

Eine bronchiopulmonale Spastik führt über eine Erhöhung der Resistance zu einer exspiratorischen Flusslimitierung und weiter zu einer Ventilationsstörung (s. Abb. 31). Hierdurch kann es zu inkompletter Exspiration mit air trapping und der Entwicklung eines Auto-PEEP oder intrinsischen PEEP kommen. Aus dieser dynamischen Hyperinflation resultiert eine alveoläre Überblähung mit Einschränkung der globalen und regionalen Lungenperfusion und damit eine Zunahme des funktionellen Totraumes. Atemmechanisch kann die dynamische Hyperinflation die Vordehnung der Atemmuskulatur bis hin zur Überdehnung verstärken, was zu einer zunehmend insuffizienteren Atemmuskelpumpe bis hin zur Dekompensation führen kann. Diese ventilatorische Dekompensation gilt es zu vermeiden, da es dadurch zu morphologischen Schäden der Atemmuskulatur kommen kann, die dann ausheilen müssen. Im Fall eines noch nicht beatmeten Patienten, der über eine akute bronchiale Spastik zu dekompensieren droht, ist zunächst bei fehlender Kontraindikation die nichtinvasive Beatmung das Verfahren der ersten Wahl. Hierbei kann die Applikation eines PEEP/CPAP einen Teil des Auto-PEEP kompensieren und somit die Druckdifferenz zwischen bronchiopulmonalem Druck und Atemwegsdruck senken, was zu einer Reduktion der isovolumetrischen Atemarbeit führt. Weiterhin führt ein externer PEEP oft zu einer Stabilisierung von bronchialen Anteilen, die bei Patienten mit COPD durch strukturelle Veränderungen im Rahmen der chronischen Inflammation der Atemwege zum Kollaps neigen, insbesondere dann, wenn es zusätzlich zu einer Kompression durch benachbarte, überblähte Lungenareale kommt. Ein PEEP/CPAP kann also in einer solchen Situation zu einer homogeneren Exspiration führen, was manchmal an einer weniger steilen Phase III der exspiratorischen CO_2-Kurve beobachtet werden kann. Eine zusätzliche inspiratorische Druckunterstützung führt zu einer weiteren Reduktion der Atemarbeit.

Ist eine NIV nicht möglich und muss invasiv beatmet werden, sollte der Patient im Fall einer stattgehabten muskulären Erschöpfung zunächst 1–2 Tage weitgehend maximal von seiner Atemarbeit entlastet werden, damit sich die Atemmuskulatur erholen kann. Im Anschluss sollte der Patient von der Beatmung entwöhnt werden, sofern die Ursache der Dekompensation ausreichend behandelt ist. Auch hierbei kann die NIV die Phase der invasiven Beatmung mit entsprechenden, vorwiegend infektiösen Komplikationen, verkürzen helfen (s. Kap. zu NIV, Weaning).

Während einer kontrollierten Beatmung eines Patienten mit Entstehung eines Auto-PEEP haben druck- oder volumenkontrollierte Beatmung verschiede Effekte. Bei volumenkontrollierter Beatmung führen Auto-PEEP und air trapping zu einer dynamischen Hyperinflation, und zwar so lange, bis durch stärkere Dehnung des respiratorischen Systems die Exspirationszeit ausreicht, das inspirierte Volumen getrieben von den Rückstellkräften von Lunge und Thorax auf einem höheren Lungenvolumen zu exspirieren. Eine weitere Möglichkeit ist der Abbruch der Inspiration durch Erreichen der eingestellten oberen Druckgrenze des Beatmungsgerätes. Bei druckkontrollierter Beatmung kommt es in dieser Situation nur zu einer geringeren dynamischen Hyperinflation. Die effektive Druckamplitude zwischen pulmonalem und Atemwegsdruck nimmt durch den Auto-PEEP allerdings ab und damit auch das Tidalvolumen, was zu einer Hypoventilation führen kann. Wichtig ist bei diesen Patienten die Optimierung von In- und Exspirationszeit anhand der in- und exspiratorischen Flusskurve des Beatmungsgerätes. Ziel ist es hierbei, dass es nicht zu einem vorzeitigen Abbruch der Flusskurven vor Erreichen des Nullflusses kommt.

? Was bringen „neue" Beatmungsmodi?

Moderne Beatmungsgeräte sind heutzutage mikroprozessorgesteuert und erlauben damit eine Vielzahl von Möglichkeiten der Umsetzung und Steuerung verschiedener Beatmungsmuster. Inzwischen lassen sich Unterschiede zwischen gängigen Herstellern weniger in ihren technischen Grundzügen und möglichen physiologischen Effekten ausmachen als vielmehr in der, aus vorwiegend urheberrechtlichen Gründen, unübersichtlichen Nomenklatur. Erfreulich sind dabei die Verbesserungen hinsichtlich Patient-Beatmungsgerät-Interaktionen, was insbesondere die Integration von erhaltener Spontanatmung ermöglicht. Während früher eine Adaptation des Patienten an das Beatmungsgerät mithilfe tiefer Analgosedierung mit oder ohne Muskelrelaxierung erforderlich war, erlauben moderne Beatmungsverfahren heute die in Maßen sinnvolle Interaktion von Spontanatmung und notwendiger Augmentation des Patienten durch das Beatmungsgerät, auch wenn diese Konzepte häufig noch nicht ausreichend in der klinischen Praxis und in Studien zur Beatmung abgebildet werden.

Exemplarisch für neue Beatmungsverfahren (ohne Anspruch auf Vollständigkeit) sollen hier kurz einige Verfahren besprochen werden, die in der jüngeren Vergangenheit konzeptionell neue Aspekte einbrachten.

Die proportional assist ventilation (PAV) wurde unter der Vorstellung konzipiert, dass der Ventilationsbedarf eines beatmeten Intensivpatienten über die Zeit nicht konstant ist, sondern sich situativ ändert (z.B. durch Fieber, Mobilisation, Schlaf, Änderung der Lungenfunktion usw.). Ziel dieses Modus ist es daher, die Unterstützung mit dem Atemantrieb des Patienten zu koppeln, was bedeutet, dass ein starker Antrieb mehr und ein geringerer Antrieb weniger Unterstützung vom Beatmungsgerät abruft. Physiologische Grundlage für die Steuerung der dynamischen Unterstützung, die mit der Servolenkung von Kraftfahrzeugen verglichen wurde, ist die respiratorische Bewegungsgleichung mit den eingehenden Größen Resistance und Elastance des respiratorischen Systems. Beide Größen müssen zur sinnvollen Einstellung der Unterstützung abgeschätzt oder gemessen werden, was die praktische Anwendung erschwert, auch wenn ein Anbieter inzwischen eine automatisierte Messung dieser Größen unter assistierter Spontanatmung implementiert hat. Die wesentlichen physiologischen Effekte von PAV zeigen sich in einer höheren, mit der physiologischen Variabilität vergleichbaren Variabilität der Atemzugvolumina. Ob diese höhere Variabilität zu einer verbesserten Lungenfunktion führt, wird derzeit kontrovers diskutiert. Die Dynamisierung der Druckunterstützung wird von den Patienten offenbar als angenehmer empfunden, denn es konnte eine Erhöhung des Patientenkomforts durch die verbesserte Patient-Ventilator-Interaktion gezeigt werden.

Eine erhöhte Variabilität der Tidalvolumina unterscheidet auch noisy PSV von konventioneller Druckunterstützung. Im Gegensatz zu PAV entsteht diese aber nicht durch Verstärkung des variablen Atemantriebs des Patienten, sondern wird vom Beatmungsgerät erzeugt. Auch wenn erste Daten hierzu recht vielversprechend sind, bleiben physiologische Effekte und die zukünftige Rolle dieses Verfahrens in der Klinik noch weitgehend unklar.

Einen grundsätzlich neuen Ansatz bedeutet neurally adjusted ventilatory assist (NAVA). Hierbei wird über ein Elektrodenfeld einer speziellen Magensonde das Zwerchfell-EMG abgeleitet und über dieses Signal die Druckunterstützung des Beatmungsgerätes geregelt. Hierdurch ist erstens eine schnellere Triggerung der Druckunterstützung möglich und zweitens auch die proportionale Verstärkung der Amplitude der Zwerchfellinnervation. Den offensichtlichen Vorteilen einer verbesserten Patient-Ventilator-Interaktion steht hierbei das Problem der Sondendislokation und -kosten gegenüber.

Insgesamt gibt es keine einheitliche Bewertung sowohl der gängigen als auch der neuen Verfahren. Es kann aber festgestellt werden, dass der Aspekt der Patient-Ventilator-Interaktion durch neue Verfahren und Beatmungsgeräte signifikant verbessert werden konnte, was dem Bestreben nach einer Verkürzung der Beatmungsdauer durch frühzeitige Einbindung von Spontanatmung und geringere Dauer und Tiefe von Analgosedierung dienlich ist. Auch wenn viele heutige Beatmungsgeräte hierfür gute Optionen bieten, werden diese doch weltweit in vielen Regionen nur zögerlich genutzt.

Literatur

Agarwal R et al., Is the mortality higher in the pulmonary vs. the extrapulmonary ARDS? A metaanalysis. Chest (2008), 133(6), 1463–1473

Fan E, Villar J, Slutsky A, Novel approaches to minimize ventilator-induced lung injury. BMC Med (2013), 28, 11(1), 85

Gajic O et al., Ventilator settings as a risk factor for acute respiratory distress syndrome in mechanically ventilated patients. Intensive Care Med (2005), 31(7), 922–926

Katz-Papatheophilou EE et al., Effects of biphasic positive airway pressure in patients with chronic obstructive pulmonary disease. Eur Respir J (2000), 15(3), 498–504

Levine S et al., Rapid disuse atrophy of diaphragm fibres in mechanically ventilated humans. N Engl J Med (2008), 358(13), 1327–1335

Neumann P et al., Spontaneous breathing affects the spatial ventilation and perfusion distribution during mechanical ventilatory support*. Crit Care Med (2005), 33(5), 1090–1095

Papazian L et al., Neuromuscular Blockers in Early Acute Respiratory Distress Syndrome. N Engl J Med (2010), 363(12), 1107–1116

Pohlman MC et al., Excessive tidal volume from breath stacking during lung-protective ventilation for acute lung injury. Crit Care Med (2008), 36(11), 3019–3023

Roussos C, Macklem PT, The respiratory muscles. N Engl J Med (1982), 307(13), 786–797

Schweickert WD et al., Early physical and occupational therapy in mechanically ventilated, critically ill patients: a randomised controlled trial. Lancet (2009), 373(9678), 1874–1882

Shehabi Y et al., Early intensive care sedation predicts long-term mortality in ventilated critically ill patients. Am J Respir Crit Care Med (2012), 186(8), 724–731

Thille AW et al., Alveolar recruitment in pulmonary and extrapulmonary acute respiratory distress syndrome: comparison using pressure-volume curve or static compliance. Anesthesiology (2007), 106(2), 12–17

Wrigge H et al., Spontaneous breathing improves lung aeration in oleic acid-induced lung injury. Anesthesiology (2003), 99(2), 376–384

Yoshida T et al., Spontaneous breathing during lung-protective ventilation in an experimental acute lung injury model. Crit Care Med (2012), 40(5), 1578–1585

Yoshida T et al., The Comparison of Spontaneous Breathing and Muscle Paralysis in Two Different Severities of Experimental Lung Injury*. Crit Care Med (2013), 41(2), 536–545

Entwöhnung von der Beatmung

Sven Bercker

❓ Was ist Entwöhnung von der Beatmung?

Das Wort Entwöhnung oder Weaning wird im klinischen Alltag sehr häufig und sehr unscharf verwendet. In der klinischen Umgangssprache kann Weaning bspw. bedeuten, die Sedierung bei Patienten mit intrakranieller Blutung zu beenden („kann geweant werden"), ein Argument für eine frühzeitige Tracheotomie sein („kann nicht geweant werden"), Patienten beschreiben, die nicht extubiert werden können („lässt sich nicht weanen") oder synonym für das Fortbestehen einer schweren Gasaustauschstörung sein („Weaning geht nicht voran"). So wird es auf vielen Intensivstationen sein, und hieraus lässt sich zumindest ablesen, dass die Entwöhnung von der Beatmung (a) keine scharfe Definition hat und (b) sehr viele Aspekte invasiver und nichtinvasiver Beatmung umfasst.

Ganz grundsätzlich sprechen wir von Entwöhnung bei jeder Rücknahme der Invasivität von Beatmung. Dabei kann es sich um eine Reduktion von Beatmungsdrücken oder das Zulassen von Spontanatmung handeln. Entscheidend für den Behandlungserfolg ist, mit welcher Strategie diese Deeskalation erfolgt und welche klinischen Parameter hier als Richtgrößen eingesetzt werden können.

Wesentliches Element von Entwöhnungsstrategien ist die Durchführung von Spontanatemversuchen. Spontanatemversuche sollen v.a. Informationen darüber liefern, ob eine Extubation erfolgreich sein kann.

Manche Autoren postulieren, dass die Entwöhnung von der Beatmung schon bei ihrem Beginn anfangen soll – „Weaning beginnt mit der Intubation". Gemeint ist hiermit, dass es von Anfang an ein wesentlicher Bestandteil der Beatmungsstrategie sein sollte, Beatmungsinvasivität zu reduzieren und Spontanatmung zuzulassen, wann immer dies möglich ist.

Entwöhnung kann eingeteilt werden in 3 Kategorien:

- Einfache Entwöhnung: erfolgreiche Extubation nach einem initialen Spontanatemversuch

- Schwierige Entwöhnung: erfolgreiche Extubation nach 3 oder weniger Spontanatemversuchen oder innerhalb von 7 Tagen nach dem ersten Spontanatemversuch
- Prolongierte Entwöhnung: Notwendigkeit von mehr als 3 Spontanatemversuchen oder Beatmung > 7 Tage nach einem initialen Spontanatemversuch

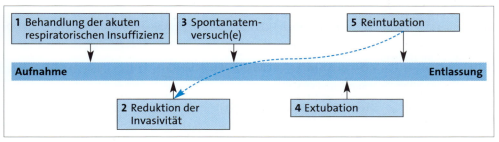

Abb. 32: Weaningprozess (nach [Boles et al. 2007])

Von Entwöhnungsversagen spricht man bei Abbruch eines Spontanatemversuchs oder, wenn der Patient innerhalb von 48 h reintubiert werden muss bzw. erneute maschinelle Unterstützung benötigt. Siehe auch Abbildung 32.

Die Entwöhnung von der Beatmung kann nicht losgelöst von anderen Aspekten kritischer Erkrankung gesehen werden. Wesentliche Faktoren, die eine Rolle dabei spielen bzw. Weaning erschweren können, sind:
- Grunderkrankung und relevante Nebenerkrankungen
- Muskelkraft
- Vigilanz
- Alter des Patienten

? Wann ist der richtige Zeitpunkt für die Beendigung der Beatmung?

Die Frage des richtigen Zeitpunktes ist deswegen besonders wichtig, weil Patienten durch frustrane Extubationen einem substanziellen Risiko ausgesetzt werden. Das Ziel der klinischen und parameterorientierten Einschätzung ist also, die Rate an Reintubationen möglichst gering zu halten und gleichzeitig eine unnötig prolongierte Beatmung mit Aggravierung der damit verbundenen Risiken (z.B. ventilatorassoziierte Pneumonien, thromboembolische Komplikationen) zu vermeiden. Aus klinischer Einschätzung sollte der Patient einen ausreichenden Hustenstoß haben, und es sollten keine großen Sekretmengen abzusaugen sein: Fragen Sie die Pflegekraft, wie häufig und wie viel Sekret endotracheal abgesaugt werden muss. Gerade bei Patienten mit neuromuskulären Erkrankungen kann die mangelnde Fähigkeit, Sekret zu expektorieren, limitierend für den Weaningprozess sein. Diese Patienten sind u.U. bei frustranen Extubationsversuchen durch das Risiko einer bronchialen oder trachealen Sekretverlegung vital bedroht.

Objektivierbare Parameter, die herangezogen werden können, um die Möglichkeit der Entwöhnung zu beurteilen, sind in Tabelle 44 zusammengefasst. Diese Parameter sind allenfalls Anhaltspunkte und müssen in einen klinischen Kontext eingeordnet werden. So kann ein Patient, der im Rahmen einer unzureichenden Schmerztherapie tachykard wird, u.U. dennoch extubiert werden.

Tab. 44: Voraussetzungen für eine erfolgreiche Beendigung der Beatmung (nach [Riad und Bercker 2009])

Kreislaufstabilität	Systolischer Blutdruck 90–160 mmHg
	Allenfalls geringe Katecholamindosen
	Herzfrequenz < 140/min
Gasaustausch/Atmung	SpO_2 > 90% bei einer FiO_2 < 0,4 oder P/F > 150 mmHg bei einem PEEP ≤ 8 cmH_2O
	Atemfrequenz ≤ 35/min
	Inspiratorischer Spitzendruck ≤ 20–25 cmH_2O
	Tidalvolumen > 5 ml/kg KG
	Atemfrequenz/Tidalvolumen < 105/min/l
	Keine signifikante respiratorische Azidose
Vigilanz	Wach, nicht sediert, adäquate Schmerztherapie
	Vorhandene Schutzreflexe (Schlucken, Husten)
Sauerstoffverbrauch	Schmerzen ausreichend behandelt
	Kein Fieber

Sind diese Kriterien erfüllt, kann ein Spontanatemversuch (spontaneous breathing trial, SBT) durchgeführt werden. Es wurde durch zahlreiche Untersuchungen gezeigt, dass die Durchführung von Spontanatemversuchen im Rahmen einer protokollbasierten Entwöhnung die Dauer einer maschinellen Beatmung verringert [Esteban et al. 1999]. Im Rahmen der publizierten Studien wurden verschiedene Konzepte untersucht, die von kompletter Spontanatmung am Tubus und ohne Respirator bis hin zur assistierten Spontanatmung mit einer definierten oder individuell festgelegten Druckunterstützung reichen. Ebenso variierte die Dauer des Spontanatemversuches. Es fällt daher schwer, ein einziges standardisiertes Vorgehen zu empfehlen. Sicher aber ist es sinnvoll, für jede Station einen Algorithmus festzulegen. Es erscheint rational, in einen solchen Algorithmus irgendeine Kompensation des Tubuswiderstandes zu implementieren, um die Atemarbeit des Patienten während des SBT nicht zusätzlich zu erhöhen. Dazu kann eine feste Druckunterstützung oder auch eine automatisierte Tubuskompensation (ATC) eingesetzt werden. In klinischen Untersuchungen konnte gezeigt werden, dass ein Großteil der erfolglosen SBT innerhalb der ersten halben Stunde abgebrochen werden muss, sodass eine wesentlich längere Durchführung als 30 min wahrscheinlich nicht zielführend ist.

? Was sind die Elemente einer protokollbasierten Entwöhnung?

Im Rahmen einer protokollbasierten Entwöhnung sollten Beatmungseinstellungen möglichst engmaschig validiert und angepasst werden. Dabei ist es sinnvoll, Beatmungseinstellungen an Zielparametern zu orientieren. Ein einfaches Beispiel hierfür ist die Anpassung der FiO_2 an ein definiertes Oxygenierungsziel (z.B. PaO_2 > 80 mmHg). Ebenso einfach kann in vielen Fällen der inspiratorische Spitzendruck an ein definiertes Tidalvolumen angepasst werden. Im Rahmen einer ärztlich angeordneten protokollbasierten Entwöhnung kann dies auch durch qualifizierte Pflegekräfte und damit sehr engmaschig erfolgen. Für andere Parameter, wie z.B. die maschinelle Atemfrequenz oder die Inspirationszeit, gibt es keine derart einfach definierten Ziele. Sie müssen i.d.R. patientenindividuell und durch engmaschige Reevaluation des Patienten durch Intensivmediziner angepasst werden. Hier spielen Aspekte wie die Synchronisation mit dem Respirator, die Analyse der Flusskurven oder die Erschöpfung der Atemmuskulatur eine Rolle, die derart einfachen Algorithmen nicht zugänglich sind. Dennoch gibt es Ansätze, auch diese Aspekte in Zielgrößen abzubilden.

Ein Prädiktor für das Versagen der muskulären Atempumpe ist der Rapid Shallow Breathing Index (RSBI):

Atemfrequenz (f) / Tidalvolumen (Vt)

Bei einem RSBI ≥ 105 ist die Wahrscheinlichkeit eines erfolgreichen Spontanatemversuches erhöht. Abbildung 33 zeigt einen einfachen Algorithmus für eine protokollbasierte Entwöhnung. Es gibt zahlreiche Untersuchungen, die die Effekte einer protokollbasierten Entwöhnung untersucht haben. In fast allen Untersuchungen dazu konnte gezeigt werden, dass die Anwendung eines Entwöhnungsprotokolls zu einer Verkürzung der Beatmungsdauer führt. Sie war in den meisten Fällen einer individuellen Entscheidung durch die behandelnden Intensivmediziner überlegen [Blackwood et al. 2011]. In aktuellen Leitlinien wird daher die Anwendung von Entwöhnungsprotokollen unbedingt empfohlen.

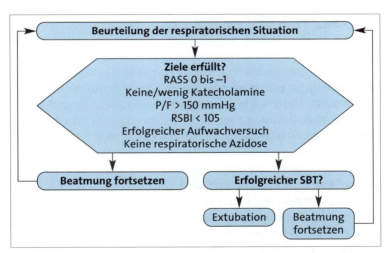

Abb. 33: Beispiel für eine protokollbasierte Entscheidungsfindung zur Extubation (nach [Schonhofer et al. 2014])

? Wie kann man die Voraussetzungen für erfolgreiches Weaning erhöhen?

Wesentlichste Voraussetzung für eine erfolgreiche Entwöhnung von der Beatmung ist die effiziente Behandlung der Erkrankung oder der Probleme, die zum respiratorischen Versagen geführt haben. Dazu gehören:

- Ist eine zugrunde liegende pulmonale Infektion behandelt: resistenzgerechte gezielte Therapie? Kalkulierte Therapie führt zu fallenden Entzündungswerten? Verbesserung des Gasaustausches? Rückgang radiologischer Infiltrate?
- Belüftung/Atelektasen: Gibt es Hinweise auf Belüftungsstörungen? Können diese durch Lagerung oder bronchoskopisch behandelt werden?
- Überwässerung: Gibt es radiologische oder klinische Zeichen der pulmonalen Volumenbelastung? Behandlung durch Diuretika, ggf. durch Nierenersatzverfahren? Volumenrestriktion sinnvoll?

▲ Ergussdrainage: Gibt es punktionswürdige Pleuraergüsse?
▲ Herzinsuffizienz: Ist eine evtl. bestehende kardiale Pumpschwäche ausreichend gut behandelt?
▲ Seltenere behandelbare Ursachen für eine muskuläre Schwäche können endokrinologische Störungen (z.B. Hypothyreose), ein erhöhter intraabdomineller Druck oder Elektrolytstörungen (z.B. Hyperkaliämie) sein.

Es gibt technische Möglichkeiten, die Atemarbeit zu reduzieren. Der Atemwegswiderstand ist u.U. durch einen „Heat and moisture exchange"-Filter (HME) erhöht. Eine aktive Befeuchtung kann hier in Grenzfällen helfen, die Atemarbeit zu reduzieren. Der Atemwegswiderstand erhöht sich ebenfalls durch Tuben oder Trachealkanülen mit einem kleinen Diameter, sodass über eine Umintubation bzw. Umkanülierung vor Beginn des Weaningprozesses nachgedacht werden kann. Manche Kliniker kürzen Endotrachealtuben auch, um die Atemarbeit weiter zu reduzieren. Die Atemmechanik kann erheblich durch eine Lagerung beeinflusst werden, die die Zwerchfellmotilität einschränkt. Aus atemmechanischer Sicht ist bei kritisch kranken Patienten eine halbsitzende Lagerung („Pilotsitz") geeignet.

Darüber hinaus sind alle Faktoren, die den Sauerstoffverbrauch erhöhen, für den Weaningprozess negativ, und alle Faktoren, die den Sauerstoffverbrauch senken, positiv. Stress, Tachykardie, Tachypnoe und Fieber erhöhen den Sauerstoffverbrauch und die Kohlendioxidproduktion, eine Anämie reduziert das Sauerstoffangebot. Dieses kann zu einer erhöhten Atemarbeit führen und sich negativ auf die Entwöhnbarkeit auswirken (s. Abb. 34). Ob und in welchem Umfang eine Transfusion hier zielführend ist, kann nicht beantwortet werden. Grundsätzlich ist gut belegt, dass eine restriktive Transfusionsstrategie einer liberalen bei kritisch kranken Patienten mindestens gleichwertig und zumindest bei einigen Patientengruppen überlegen ist. Eine Anhebung des Hb über 6 g/l zur Erleichterung des Weaning darf daher nicht regelhaft, sondern kann nur in gut begründeten Einzelfällen erfolgen.

Zu den behandelbaren Ursachen eines Entwöhnungsversagens gehört auch eine inadäquate Sedierungstiefe. Inadäquat kann hier sowohl eine zu tiefe Sedierung mit der Folge unzureichender Schutzreflexe oder eines unzureichenden Atemantriebs als auch eine zu flache Sedierung mit der Folge von Stress, Tachypnoe und damit eines erhöhten Sauerstoffverbrauches und einer erhöhten Kohlendioxidproduktion sein. Es erscheint daher sinnvoll, die Steuerung der Sedierungstiefe mit der Entwöhnung von der Beatmung zu synchronisieren. Einzelne Studien, die solche Algorithmen evaluiert haben, zeigen, dass dieses Vorgehen ge-

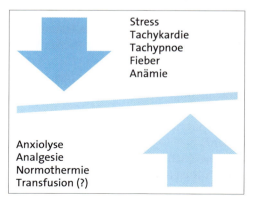

Abb. 34: Faktoren, die das Sauerstoffangebot verschlechtern und die Kohlendioxidproduktion erhöhen, sowie mögliche Gegenmaßnahmen

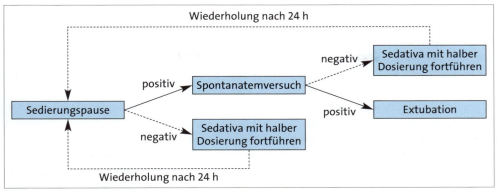

Abb. 35: Kombination eines täglichen Aufwachversuches mit einem Spontanatemversuch (modifiziert nach [Girard et al. 2008])

genüber der getrennten Anwendung von Sedierungs- und Entwöhnungsstrategien überlegen ist. Abbildung 35 zeigt ein modifiziertes Beispiel für ein solches Vorgehen.

? Kann eine frühzeitige Tracheotomie helfen, das Weaning zu verbessern?

Es gibt einige klinische Untersuchungen, die die Effekte einer frühzeitigen Tracheotomie auf das Behandlungsergebnis kritisch kranker Patienten betrachtet haben. Bei der Bewertung dieser Untersuchungen gibt es einige Schwierigkeiten: Es gibt keine einheitliche Definition davon, was früh und was spät ist, und die Auswahl der Patienten unterscheidet sich z.T. erheblich. Eine Metaanalyse aus dem Jahre 2005 kommt noch zu dem Schluss, dass durch eine frühzeitige Tracheotomie eine Verkürzung der Beatmungsdauer möglich ist [Griffiths et al. 2005]. In einer aktuelleren Untersuchung konnte allerdings auch gezeigt werden, dass durch ein solches Konzept der frühzeitigen Tracheotomie auch unnötige Operationen vorgenommen werden [Terragni et al. 2010]. Die angenommenen Vorteile müssen streng gegen diesen Aspekt und das OP-Trauma abgewogen werden. Eine frühzeitige Tracheotomie kann also bei einigen Patienten zur Verbesserung des Weaning beitragen. Sie sollte aber auf solche Patienten beschränkt bleiben, die mit einer sehr hohen Wahrscheinlichkeit ein Entwöhnungsversagen haben werden. Dazu gehören Patienten, die z.B. aufgrund einer zerebralen Schädigung absehbar für einen längeren Zeitraum keine suffizienten Schluck- und Hustenreflexe haben werden, oder Patienten, bei denen eine muskuläre Erholung durch die zugrunde liegende Erkrankung nicht zu erwarten ist (z.B. bei Patienten mit amyotropher Lateralsklerose).

Theoretische Argumente für eine frühzeitige Tracheotomie sind:
- Höherer Patientenkomfort durch einen fehlenden laryngealen Reiz
- Niedrigerer Sedierungsbedarf
- Höhere Sicherheit
- Leichtere orale Ernährung
- Reduktion des Larynxtraumas
- Erleichtertes Weaning
- Niedrigere Inzidenz respiratorassoziierter Pneumonien
- Frühzeitigere Mobilisation und damit Reduktion immobilisationsassoziierter Komplikationen (z.B. thromboembolische Komplikationen)

? Welchen Stellenwert haben automatisierte Entwöhnungsverfahren?

Automatisierte Entwöhnungsversagen versuchen über einen Feedbackmechanismus zwischen gemessenen Atemparametern und automatisch veränderten Beatmungseinstellungen, den Übergang von der kontrollierten Beatmung bzw. den Übergang von der assistierten zur vollständigen Spontanatmung zu ermöglichen. Sie sollen dabei die Entscheidungen und Maßnahmen von Therapeuten ersetzen bzw. ergänzen. Der wesentliche Vorteil solcher Verfahren besteht darin, dass das Beatmungsgerät auf patientenseitige Veränderungen unmittelbar reagieren kann; ein wesentlicher Nachteil darin, dass gegenwärtig nur wenige Parameter in die Entscheidungen einbezogen werden können. Ein relativ altes und nur noch historisch relevantes Verfahren, das hier angreift, ist mandatory minute ventilation (MMV). Hier wird das Atemminutenvolumen als Ziel gewählt, das Gerät wechselt zwischen volumenkontrollierter Beatmung und SIMV (synchronized intermittent mandatory ventilation)/PS (pressure support) und passt die mandatorische Frequenz so an, dass das Zielatemminutenvolumen erreicht wird.

Ein völlig anderer Ansatz wird bei der adaptive support ventilation (ASV) gewählt. Hier werden ein minimales Atemminutenvolumen, eine obere Druckgrenze, die FiO_2 und der PEEP manuell eingestellt, und die Software analysiert Parameter der Atemmechanik (z.B. Compliance und Resistance) und adaptiert das Unterstützungsniveau des Respirators (inspiratorischer Spitzendruck, Atemfrequenz) mit dem Ziel, die Atemarbeit möglichst gering zu halten und damit eine Erschöpfung der Atemmuskulatur zu vermeiden. Ein weiteres Verfahren, das eine exspiratorische Kohlendioxidmessung mit einbezieht, ist SmartCare. Hier werden das Tidalvolumen, die spontane Atemfrequenz und das exspiratorische CO_2 engmaschig überwacht, um unerwünschte Phasen von Tachy- und Bradypnoe zu detektieren. SmartCare passt die Druckunterstützung dahingehend an, dass der Patient ein ausreichendes Tidalvolumen erreicht. Solange der Patient sich in einer Zone der Normoventilation befindet, wird die Druckunterstützung schrittweise reduziert. Für einige automatisierte Entwöhnungsversagen konnte in klinischen Studien gezeigt werden, dass durch ihre Anwendung die Beatmungszeit und auch die Dauer der intensivstationären Behandlung verkürzt werden können. Da hierzu bislang nur zu ausgesuchten Patientenkollektiven valide klinische Daten vorliegen, kann eine uneingeschränkte Empfehlung zum Einsatz solcher Verfahren nicht gegeben werden. Sie können aber gerade bei unkomplizierten Weaningsituationen hilfreich sein [Rose et al. 2013].

? Welches sind die wichtigsten Punkte in Zusammenhang mit der Entwöhnung von der Beatmung?

- Optimieren Sie die Bedingungen für die Entwöhnung. Reduzieren Sie Faktoren, die den Sauerstoffverbrauch und die Kohlendioxidproduktion erhöhen.
- Identifizieren Sie frühzeitig Patienten, die nicht oder nur über einen längeren Zeitraum vom Beatmungsgerät zu entwöhnen sind. Diese Patienten können von einer frühzeitigen Tracheotomie profitieren.
- Verwenden Sie ein Entwöhnungsprotokoll, das einen Spontanatemversuch beinhaltet. Synchronisieren Sie dieses Protokoll mit einem Sedierungsprotokoll.

Literatur

Boles JM et al., Weaning from mechanical ventilation. Eur Respir J (2007), 29, 1033–1056
Blackwood B et al., Use of weaning protocols for reducing duration of mechanical ventilation in critically ill adult patients: Cochrane systematic review and meta-analysis. BMJ (2011), 342, c7237
Esteban A et al., Effect of spontaneous breathing trial duration on outcome of attempts to discontinue mechanical ventilation. Spanish Lung Failure Collaborative Group. Am J Respir Crit Care Med (1999), 159, 512–518
Girard TD et al., Efficacy and safety of a paired sedation and ventilator weaning protocol for mechanically ventilated patients in intensive care (Awakening and Breathing Controlled trial): a randomised controlled trial. Lancet (2008), 371, 126–134
Griffiths J et al., Systematic review and meta-analysis of studies of the timing of tracheostomy in adult patients undergoing artificial ventilation. BMJ (2005), 330, 1243
Riad S, Bercker S (2009) Entwöhnung von der maschinellen Beatmung. In: Eckart J, Forst H, Briegel J (Hrsg), Intensivmedizin. Ecomed, Landsberg
Rose L et al., Automated versus non-automated weaning for reducing the duration of mechanical ventilation for critically ill adults and children. Cochrane Database Syst Rev (2013), 6:CD009235
Schonhofer B et al., Prolonged weaning: S2k-guideline published by the German Respiratory Society. Pneumologie (2014), 68, 19–75
Terragni PP et al., Early vs late tracheotomy for prevention of pneumonia in mechanically ventilated adult ICU patients: a randomized controlled trial. JAMA (2010), 303, 1483–1489

Noninvasive Beatmung

Christian Nestler, Andreas W. Reske

? Worin unterscheiden sich nichtinvasive (nichtinvasive Ventilation, NIV) von invasiven Beatmungsverfahren?

Aus physiologischer Sicht basieren alle Beatmungsverfahren auf der Generierung eines positiven transpulmonalen Druckes (P_{tp}), der Druckdifferenz zwischen Alveolardruck (P_{alv}) und Intrapleuraldruck (P_{pl}) ($P_{tp} = P_{alv} - P_{pl}$). Dies gilt für die Erzeugung eines negativen Druckes im Pleuraspalt bei offenem Atemweg (Prinzip der „eisernen Lunge") ebenso wie für die Applikation positiven Druckes am Atemweg. Für die Applikation positiven Druckes stehen sowohl invasive (Endotrachealtubus, Trachealkanülen) als auch nichtinvasive Zugangswege zum Atemweg bzw. Respirationstrakt (sog. Interfaces) zur Verfügung. Bei Verwendung nichtinvasiver Interfaces spricht man von NIV.

? Was sind generelle Vor- und Nachteile der NIV?

Der relevanteste Vorteil der NIV begründet sich im Verzicht auf invasive Zugangwege, wie Endotrachealtuben oder Trachealkanülen, zum Atemweg. Es konnte gezeigt werden, dass dadurch das Risiko ventilatorassoziierter Pneumonien sowie trachealer Früh- oder Spätschäden reduziert werden kann.

Es entfällt die durch die Resistance des Tubus bedingte zusätzliche Atemarbeit. Die Entwöhnung vom Respirator ist im Vergleich zu invasiven Verfahren deutlich erleichtert.

Ein weiterer Vorteil ist die Möglichkeit einer weniger tiefen Sedierung. So sind eine bessere Mobilisation in aufrechter Körperposition, effektives Husten, Essen und Trinken, Reduktion der Katecholamintherapie sowie bessere Kommunikation möglich.

Nachteilig sind der fehlende direkte Zugang zu den Atemwegen und damit der fehlende Aspirationsschutz, die Limitation des anwendbaren Beatmungsdruckes (Öffnungsdruck des oberen Ösophagussphinkters bei 20 cmH$_2$O), interfacebedingte Druckstellen im Gesicht und gelegentliche CO$_2$-Rückatmung, kaum zu vermeidende Leckagen, gestörte Synchronisierung zwischen Patient und Ventilator sowie mögliche Aerophagie und häufig auftretende Alarme am Beatmungsgerät.

? Welche Interfaces werden zur NIV verwendet?
Die NIV kann mithilfe von Nasen-, Mund-Nasen-Masken, Vollgesichtsmasken oder Helmen (s. Abb. 36) appliziert werden.

? Worin liegen die Unterschiede klinisch gebräuchlicher NIV-Interfaces?
Die NIV über isolierte Nasenmasken ist bei geringer Aspirationsgefahr auch von klaustrophobischen Patienten gut zu tolerieren, ermöglicht Sprechen und Expektoration, zeigt jedoch die Nachteile der Mundleckage und der damit unmöglichen Überwachung des Atemvolumens. Sie dient eher der Therapie des obstruktiven Schlafapnoe-Syndroms als der Therapie einer akuten respiratorischen Insuffizienz.

Gesichts- oder Mund-Nasen-Masken dichten die Atemwege besser ab und erlauben somit ein Monitoring des Beatmungsvolumens. Sie beeinträchtigen jedoch den Patientenkomfort, stören beim Sprechen und bei der Expektoration. Außerdem besteht die Gefahr der Aerophagie und Aspiration, da Sekrete und Erbrochenes nicht ablaufen können. Um Druckulzerationen des Gesichtes zu vermeiden, sollte im Verlauf der NIV nach Druckstellen bzw. Rötungen gesucht und erforderlichenfalls zwischen verschiedenen Maskentypen gewechselt werden.

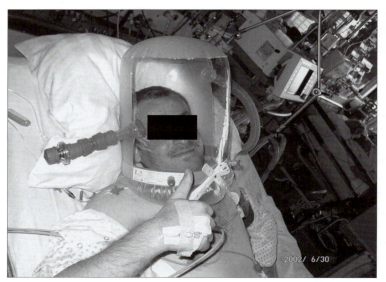

Abb. 36: Noninvasive Beatmung mittels CPAP-Helm

Vollgesichtsmasken werden im Vergleich zu Mund-Nasen-Masken besser toleriert und erlauben somit längere Anwendungszeiten [Chacur et al. 2011].

NIV-Helme eignen sich bei Patienten, bei denen aus anatomischen Gründen (z.B. Gesichtstraumata oder Vollbart) das Abdichten einer Maske nicht möglich ist, die das Tragen der Maske nicht tolerieren können oder Druckverletzungen nach längerer Maskenbeatmung aufweisen. Aufgrund des großen Totraums und des großen kompressiblen Volumens des NIV-Helmes ist das Monitoring von Atemvolumen und Druckunterstützung der Atmung des Patienten nur eingeschränkt möglich. Der Patientenkomfort kann aufgrund der teilweise schwierigen Helmanlage, starken Lärmes im Helm, Aerophagie und eingeschränkter Expektorationsmöglichkeit reduziert sein. Die CO_2-Elimination ist von einem ausreichenden inspiratorischen Atemgasfluss abhängig, die Wahl einer sehr kurzen inspiratorischen Anstiegszeit (inspiratory rise time, „Rampe") kann hier hilfreich sein.

? Welche Beatmungsformen können nichtinvasiv durchgeführt werden?

Die NIV wird typischerweise als nicht assistierte (CPAP) oder assistierte Spontanatmung (PSV) durchgeführt. Da die Patienten im Rahmen einer akuten respiratorischen Insuffizienz i.d.R. einen starken Atemantrieb zeigen, eignen sich zur NIV besonders assistierende Beatmungsmodi (PSV mit positiv endexspiratorischem Druck, PEEP), da diese die Synchronität zwischen Patient und Respirator verbessern können. Mandatorische Beatmungsmodi werden für die NIV nur selten, z.B. als Backup-Beatmung während Apnoephasen, angewendet.

? Sind nichtinvasives CPAP und NIV das Gleiche?

Nein. Wie oben beschrieben, ist NIV der Oberbegriff für verschiedene Beatmungsstrategien, die mittels nichtinvasiver Atemwegs-Interfaces durchgeführt werden.

CPAP stellt keine Beatmungsform, sondern eine Form der Atemunterstützung dar, bei der der Druck in den Atemwegen und im Beatmungssystem sowohl in Inspiration als auch in Exspiration positiv bleibt.

Es erfolgt kein die Atemanstrengung des Patienten unterstützender maschineller Atemhub des Respirators. Allerdings verringert CPAP die inspiratorische Atemarbeit des Patienten. CPAP kann invasiv oder nichtinvasiv durchgeführt werden (s. Abb. 37).

? Wie unterscheiden sich Continuous-Flow-CPAP und Demand-Flow-CPAP?

Continuous-Flow-CPAP-Systeme bestehen aus Frischgasversorgung, in- und exspiratorischem Schenkel, Atemgasreservoir und Druckventil. Durch die Erzeugung eines hohen Frischgasflows (über 25 l/min) wird das am Druckventil eingestellte CPAP-Niveau während In- und Exspiration aufrechterhalten. Dazu muss der Frischgasflow größer als der durch den Patienten erzeugte inspiratorische Flow sein. Der hohe inspiratorische Gasflow erleichtert die Atemarbeit. Um die Arbeit für In- und Exspiration zu minimieren, sollten die atemzyklusabhängigen Druckschwankungen im System minimal sein, was bei einem Frischgasflow von mindestens dem 2- bis 4fachen des Atemminutenvolumens erreicht wird. Bei Continuous-Flow-CPAP mit inspiratorischem Flow ab 140 l/min spricht man von High-Flow-CPAP. Nachteil der hohen inspiratorischen Atemgasflüsse sind die Austrocknung der Atemwege und die daher notwendige Befeuchtung des Atemgases.

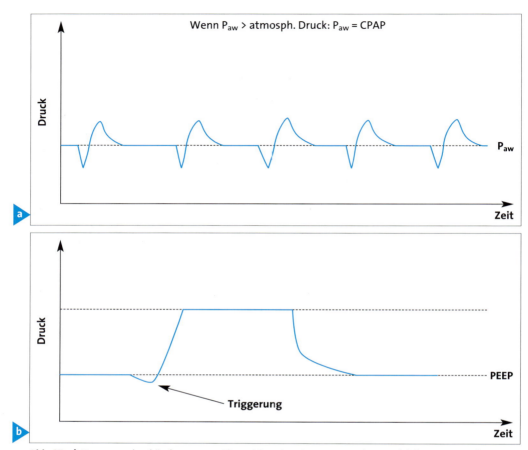

Abb. 37: a) Atemwegsdruckänderungen während Spontanatmung unter im Vergleich zur Atmosphäre erhöhtem Atemwegsdruck (CPAP): Druckabfall entspricht Inspiration, Druckanstieg Exspiration. **b)** Atemwegsdruckänderungen während Spontanatmung bei supraatmosphärischem Atemwegsdruck mit inspiratorischer Druckunterstützung (PSV + PEEP): Der initiale inspiratorische Druckabfall (Triggerung) löst die Druckunterstützung (Druckanstieg) aus.

Beim Demand-Flow-CPAP wird durch inspiratorische Atemanstrengung des Patienten mit resultierendem Druck- oder Flowsignal ein Demandventil geöffnet und der erforderliche Inspirationsflow dosiert, um das CPAP-Niveau zu halten. Da während der Exspiration kein Gasflow vom Gerät geliefert wird, resultiert ein reduzierter Frischgasverbrauch.

Die Vorteile dieses Demandsystems liegen neben geringerem Frischgasverbrauch in der besseren Atemgaskonditionierung und der Möglichkeit des Volumenmonitorings. Allerdings muss der Patient zuerst die Atemarbeit zum Öffnen des Demandventils leisten. Mit modernen Flowtriggern ist diese Atemarbeit aber im Vergleich zu Drucktriggern deutlich reduziert. Während des Demand-Flow-CPAP besteht die Möglichkeit, eine inspiratorische Druckunterstützung einzusetzen (PSV).

Flow-By-CPAP ist ein System nach den Prinzipien des Demand-Flow-CPAP mit dem Unterschied eines kontinuierlichen Basisflows (5–20 l/min) während In- und Exspiration und somit einer weiteren Abnahme der Atemarbeit.

? Was sind klinisch relevante Indikationen zur Anwendung von NIV?

Die NIV dient v.a. der Therapie akuter respiratorischer Insuffizienzen. Hohe Evidenz existiert zum Einsatz der NIV bei hyperkapnischer akuter respiratorischer Insuffizienz aufgrund akuter Exazerbationen chronisch obstruktiver Lungenerkrankungen (COPD) [Bott et al. 1993; Brochard et al. 1990; Meduri et al. 1989; Plant, Owen, Elliott 2000; Roberts et al. 2011]. Verlässliche Daten unterlegen weiterhin die Bedeutung der NIV im Rahmen hypoxischer akuter respiratorischer Insuffizienz aufgrund eines kardialen Lungenödems [Gray et al. 2008; Masip et al. 2005; Nava et al. 2003; Nouira et al. 2011; Peter et al. 2006; Vital et al. 2013; Winck et al. 2006] sowie bei immunsupprimierten Patienten (z.B. nach Organtransplantation) [Gristina et al. 2011]. Sichere Vorteile hat die NIV weiterhin zur Respiratorentwöhnung bei Patienten mit COPD oder Erkrankungen der Atempumpe [Boles et al. 2007; Burns et al. 2009; Girault et al. 2011; Hess 2012; Su et al. 2012].

Für den Einsatz der NIV im posttraumatischen oder postoperativen Kontext gibt es zunehmend Daten, die positive Effekte, wie z.B. die Reduktion der Intubationsrate, beschreiben [Chiumello et al. 2013; Kilger et al. 2010; Ricksten et al. 1986; Squadrone et al. 2005].

Die NIV scheint auch geeignet, während einer Bronchoskopie Ventilation und Oxygenierung zu verbessern [Murgu, Pecson, Colt 2010].

Bei Neugeborenen hilft der Einsatz von NIV, die Nebenwirkungen einer invasiven Beatmung zu reduzieren [Mahmoud, Roehr, Schmalisch 2011].

Eine Übersicht zu den möglichen Indikationen der NIV gibt Tabelle 45 (nach [Oczenski 2008]).

Tab. 45: Indikationen der NIV (nach [Oczenski 2008])

Kardiogenes Lungenödem (Nitroeffekt)
COPD/Asthma bronchiale (intrapulmonale Gerüstfunktion)
Respiratorentwöhnung (Weaning)
Pneumonien
Postoperative Gasaustauschstörung (Reduktion von Atelektasen)
Posttraumatische Gasaustauschstörung (Reduktion von Atelektasen, Lungenödem)
Respiratory distress syndrome (RDS) des Neugeborenen

? Welche Anwendungen der NIV basieren auf verlässlicher wissenschaftlicher Evidenz?

Dazu existiert im deutschen Sprachraum eine S3 Leitlinie [Schönhofer et al. 2008] (s. Tab. 46). Zur Anwendung der NIV existieren weiterhin für verschiedene Krankheitsbilder mehrere qualitativ hochwertige randomisierte Studien und Metaanalysen.

? Welche Kontraindikationen für NIV sollten Beachtung finden?

Absolute Kontraindikationen zur NIV existieren außer Apnoe, Schnappatmung, Atemwegsverlegungen, Aspirationsgefahr bei Ileus oder gastrointestinaler Blutung nicht. Noch vor wenigen Jahren als kontraindiziert geltende Krankheitsbilder, wie z.B. das ARDS oder der vigilanzgeminderte hyperkapnische Patient, stellen heutzutage z.T. sogar Indikationen zur NIV dar.

Tab. 46: NIV-Indikationen nach Empfehlungsgrad und Evidenzlevel [Schönhofer et al. 2008]

Empfehlungsgrad/ Evidenzlevel	Indikation
A/Ia	• Kardiales Lungenödem • Akut exazerbierte COPD (hyperkapnisch) • Weaning nach frühzeitiger Extubation bei COPD-Patienten • Vermeidung der Intubation bei (hämato-)onkologischen, immunsupprimierten Patienten und bei Patienten mit AIDS und Pneumocystis-Pneumonie • Prophylaktisch in der Extubationsphase bei Patienten mit erhöhtem Risiko für Extubationsversagen
B/II + III	• Ambulant erworbene Pneumonie des COPD-Patienten (hypoxisch) • Akute respiratorische Insuffizienz nach Trauma • Prophylaktisch direkt postoperativ bei Risiko für postoperativ akute respiratorische Insuffizienz • Alternative bei Ablehnung der Intubation, nicht aber Beatmung durch den Patienten
C/IV	• Zystische Fibrose • Zur Verbesserung der Oxygenierung während Bronchoskopie • Palliativ zur Linderung von Atemnot • Prinzipiell bei Kindern (zystische Fibrose, Immunsuppression, neuromuskuläre Erkrankungen) • Akutes oder akut auf chronisches respiratorisches Versagen bei neuromuskulären Erkrankungen oder Thoraxdeformität
D/V	• Kann in der Therapie des ARDS erwogen werden

Als relative Kontraindikationen gelten mangelnde Kooperativität, fehlende Schutzreflexe, starker Sekretverhalt, undrainierter Pneumothorax, Kreislaufinstabilität, Schock, Multiorgandysfunktionssyndrom sowie Gesichts- und Atemwegstraumata.

Ungeeignet beziehungsweise sogar nachteilig scheint die NIV bei ARDS-Patienten zu sein, bei denen sich die Oxygenierungsstörung trotz NIV-Anwendung nicht prompt verbessert. Zur längerfristigen Therapie bei zystischer Fibrose scheint die NIV ebenfalls ungeeignet.

? **Welche Nebenwirkungen hat die NIV?**

Im Vergleich zur invasiven Ventilation mit Tubus oder Trachealkanüle hat die NIV, abgesehen vom fehlenden Aspirationsschutz, deutlich weniger Nebenwirkungen.

Hämodynamische Nebenwirkung im Sinne einer Hypotonie können durch Vorlastsenkung aufgrund des erhöhten intrathorakalen Druckes entstehen, sind unter erhaltener Spontanatmung jedoch selten. Typisch sind Aerophagie mit Luftansammlung in Magen und Darm. Bei Schädelbasisfrakturen besteht die Gefahr eines Pneumozephalus. Durch Atemgasleckagen in Augennähe können Augenaustrocknung und Konjunktividen entstehen. Den durch das NIV-Interface möglicherweise verursachten Druckläsionen kann durch gewissenhaftes Kontrollieren, Anpassen und regelmäßiges Wechseln des Interface-Typs vorgebeugt werden. Gegen Angst und Beklemmungsgefühle des Patienten unter NIV können niedrig dosierte Opioide verabreicht werden. Bewährt hat sich hierfür Morphin.

Es existieren therapierelevante Unterschiede in der Pathogenese einer akuten respiratorischen Insuffizienz. Welche Zusammenhänge bestehen zwischen der Pathogenese und der Art der NIV-Anwendung?

In Bezug auf die Ätiologie kann eine akute respiratorische Insuffizienz infolge Ventilations-/Perfusions-Missverhältnis (Gasaustauschstörung) von einer akuten respiratorischen Insuffizienz durch Ventilationsversagen (Atempumpe) unterschieden werden. Tabelle 47 liefert einen Überblick über typische klinische Konstellationen.

Tab. 47: Ätiologie der akuten respiratorischen Insuffizienz-Symptome

	Hypoxämie	Hyperkapnie
PaO_2/FiO_2 [mmHg]	< 200	> 200
SpO_2 [%]	< 95 (trotz O_2-Maske)	> 95
Atemfrequenz	Tachypnoe, typisch > 30 min^{-1}	Moderate Tachypnoe
$PaCO_2$	< 45 mmHg	> 45 mmHg

Typische Ursachen einer Gasaustauschstörung (hypoxämische akute respiratorische Insuffizienz) sind Atelektasen, Lungenödem, Pneumonien oder ARDS.

Bei Anwendung der NIV kommt es durch Erhöhung des transpulmonalen Druckes zur Vergrößerung des endexspiratorischen Lungenvolumens, zu Rekrutierung und Stabilisierung belüftungsgestörter Lungenregionen und somit zur Reduktion intrapulmonaler Rechts-Links-Shunts. Weiterhin kommt es zur Ödemreduktion. Entscheidend für den Effekt der NIV bei akuter respiratorischer Insuffizienz ist die Wahl des PEEP- oder CPAP-Niveaus.

Typische Ursachen für das Versagen der Atempumpe (hyperkapnische akute respiratorische Insuffizienz) sind Exazerbationen einer COPD, neuromuskuläre Erkrankungen oder Pathologien der Thoraxwand. Hauptsymptom ist meist die Hyperkapnie. In der Regel treten keine oder erst sehr spät im Krankheitsverlauf Oxygenierungsstörungen auf.

Eine Reduktion der Atemarbeit durch die Druckunterstützung mittels NIV führt zur Entlastung der Atemmuskulatur. Deshalb sollte hier zusätzlich zum PEEP der PSV-Beatmungsmodus mit adäquater Druckunterstützung gewählt werden.

 Ist die NIV zur Therapie postoperativer und posttraumatischer akuter respiratorischer Insuffizienzen geeignet?

Posttraumatische akute respiratorische Insuffizienzen sind bis zu 60% durch Atelektasen bedingt [Reske et al. 2011].

Die Pathogenese der postoperativen akuten respiratorischen Insuffizienz ist – nach Ausschluss vielfältiger Differenzialdiagnosen (Medikamentenüberhang, Bronchospasmus, Sekretverhalt, Lungenödem, Pneumothorax, Phrenikusparese oder Methämoglobinämie nach Regionalanästhesie) – typischerweise und ausgesprochen häufig (bis zu 70% der Fälle) auf anästhesie- oder operationsbedingte Atelektasenbildung zurückzuführen. Begünstigende Faktoren sind Rückenlage, unzureichender PEEP während der intraoperativen Beatmung, Zwerchfellmanipulation oder hohe inspiratorische Sauerstoffkonzentrationen.

Die klinische Praxis zeigt eine hohe Effektivität der NIV zur kausalen Therapie und damit zur Vermeidung einer Intubation und konsekutiver Komplikationen gerade im postoperativen und posttraumatischen Kontext bei Beachtung entsprechender Kontraindikationen [Hernandez et al. 2010; Squadrone et al. 2005].

❓ Wie kann NIV beim Patienten mit COPD eingesetzt werden? Welche Besonderheiten sind zu beachten?

Die COPD führt als obstruktive Lungenerkrankung zu überblähten Lungenbereichen mit schlechter Compliance, über dynamische Kompression kleiner Atemwege zu einem erhöhten Exspirationswiderstand und damit zu air trapping und ggf. zur Entstehung eines intrinsischen PEEP. Spontan atmende Patienten mit akuter Exazerbation einer COPD müssen bei jeder Inspiration durch eine flussunwirksame Pleuradrucknegativierung vor Beginn der inspiratorischen Atemgasströmung den intrinsischen PEEP überwinden, was zu einer Erhöhung der Atemarbeit führt. Die Druckdifferenz zwischen Atmosphäre und intrinsischem PEEP kann in diesem Fall durch die Applikation eines externen PEEP in vergleichbarer Größenordnung reduziert werden, da dieser der dynamischen Kompression kleiner Atemwegen entgegenwirkt und die Atemarbeit reduziert.

Durch den Einsatz einer zusätzlichen inspiratorischen Druckunterstützung wird ein Teil der inspiratorischen Atemarbeit vom Respirator übernommen. Die Abnahme der dynamischen Überblähung führt über die Verlagerung der Druck-Volumen-Kurve in deren steilen Bereich mit guter Compliance zu einer Verminderung der Atemarbeit.

Praktische Anwendung findet die NIV bei COPD-Patienten mit akuter Exazerbation zur Vermeidung einer Intubation, beim Weaning von invasiver Beatmung, aber auch in chronisch stabilen Phasen als intermittierende Heimbeatmung zur Regeneration der Atempumpe. Da dabei die Schwäche der Atemmuskulatur im Vordergrund steht, ist eine assistierte Beatmung (PSV) Mittel der Wahl. Ein PEEP von 5–8 cmH$_2$O liegt häufig in der Größenordnung des intrinsischen PEEP. Bei der Anwendung einer PSV ist besonders bei Patienten mit großem „Lufthunger" auf eine ausreichend steile Druckanstiegsgeschwindigkeit (Rampe) zu achten, da sonst die Inspirationszeit auf Kosten der Exspiration verlängert sein kann. Eine Verkürzung der Exspirationszeit kann zu einem Anstieg des intrinsischen PEEP führen. Neben erhöhter Atemarbeit kann bei hohem intrinsischem PEEP auch die Triggerung der PSV unzuverlässig und asynchron werden, da der Patient vor Generierung des zur Triggerung notwendigen Druck- oder Flusssignals den intrinsischen PEEP überwinden muss. Risikofaktoren für eine Desynchronisierung sind Tachypnoe, hohe Triggerschwelle, flache Rampe und zu hohes oder zu niedriges Atemzugvolumen bei zu großer oder zu niedriger Druckunterstützung. Eine Verbesserung der Synchronisierung kann manchmal durch Erhöhung des externen PEEP erreicht werden, da so die am Beginn der Inspiration zu überwindende Differenz zwischen intrinsischem und externem PEEP und somit die Triggerschwelle reduziert werden können.

❓ Wie erklärt sich die therapeutische Wirkweise der NIV beim kardialen Lungenödem?

Ein kardiales Lungenödem entsteht typischerweise im Rahmen einer akuten Linksherzinsuffizienz mit Rückwärtsversagen und konsekutivem Lungenödem.

Die positiven kardialen Effekte der NIV mit PEEP begründen sich in der Reduktion von linkskardialer Vor- und Nachlast. Ein verminderter venöser Rückstrom aufgrund des erhöhten intrathorakalen Druckes führt zur Abnahme der Wandspannung (Vorlastsenkung, „Nitroeffekt"). Außerdem werden durch die Anhebung des intrathorakalen Druckes die Drücke zwischen den intra- und extrathorakalen Gefäßkompartimenten angeglichen (Nachlastsenkung).

Neben der ödembedingten Gasaustauschstörung führt das Lungenödem zu einer Abnahme der pulmonalen Compliance, einer Reduktion der funktionellen Residualkapazität

(FRC) und einer Zunahme der Atemarbeit (restriktive Störung). Die Ödembildung in den kleinen Atemwegen mit Querschnittsverminderung erklärt die obstruktive Komponente des kardialen Lungenödems (Asthma kardiale). Auf all diese pulmonalen Konsequenzen des kardialen Lungenödems hat die NIV einen positiven Effekt.

Weiterhin besteht aufgrund erhöhter Atemarbeit der Atempumpe beim kardialen Lungenödem ein erhöhter Sauerstoffbedarf. Bereits in Ruhe ist die Sauerstoffausschöpfung des Zwerchfells maximal. Der Blutfluss ist proportional zum HZV. Somit kann eine suffiziente Sauerstoffversorgung der Atemmuskulatur nur über eine Steigerung des HZV erzielt werden, was aufgrund der akuten Herzinsuffizienz nicht möglich ist. Die inadäquate Durchblutung der Atemmuskulatur kann zu einem sekundären Atempumpversagen führen. Deshalb kann die NIV auch in dieser Situation hilfreich sein und ein akutes kardiales Lungenödem kompensieren. Dabei sollten eine ausreichend hohe inspiratorische Sauerstoffkonzentration (unter Beachtung eines Reststickstoffgehaltes zur Vermeidung von Resorptionsatelektasen, z.B. 60%), ein PEEP von 5–12 cmH_2O und eine moderate Druckunterstützung (4–8 cmH_2O) zum Einsatz kommen.

Idealerweise sollte NIV als Therapieoption beim kardialen Lungenödem in ein Gesamtkonzept aus Stressreduktion, Vor- und Nachlastsenkung sowie ggf. Inotropiesteigerung (Morphin, Nitraten und ggf. Phosphodiesteraseinhibitoren) eingebettet sein.

? Kann durch den initialen Einsatz der NIV der Krankheitsverlauf eines ARDS positiv beeinflusst werden?

Ein Einsatz der NIV als Alternativtherapie zu invasiver Beatmung in der Initialphase eines ARDS kann nicht generell empfohlen werden.

In einem gemischten Kollektiv von Patienten mit ARDS konnte zwar gezeigt werden, dass die NIV den Gasaustausch der Patienten so weit verbessert, dass bei 54% der initial mit NIV behandelten Patienten eine Intubation verhindert und somit eine signifikante Reduktion von ventilatorassoziierten Pneumonien (2% vs. 20%) sowie der Mortalität (6% vs. 53%) erzielt werden konnte [Antonelli et al. 2007]. Allerdings waren 69% der aufgrund eines ARDS zugewiesenen Patienten bereits intubiert oder mussten sofort intubiert werden, sodass eine NIV nur bei 31% der Patienten angewendet werden konnte. Außerdem ist das Risiko eines NIV-Versagens prinzipiell hoch und wird durch Schwere der Hypoxie, Komorbiditäten, Komplikationen und Krankheitsschwere bestimmt. Als unabhängige Prädiktoren eines NIV-Versagens konnten ein SAPS II (New Simplified Acute Physiology Score) > 34 Punkte und eine PaO_2/FiO_2 ≤ 175 mmHg identifiziert werden. Weiterhin ist zu beachten, dass bei ARDS-Patienten unter initialer NIV eine prompte Verbesserung der Oxygenierung eintreten sollte. Ist dies nicht der Fall, sollte von einem NIV-Versagen ausgegangen werden und eine notwendige Intubation nicht verzögert werden.

Nützlich scheint ein zeitiger NIV-Einsatz bei immunkompromittierten Patienten mit pulmonalen Infiltraten, bei denen eine Intubation das Infekt- und Mortalitätsrisiko signifikant erhöht [Nava, Schreiber, Domenighetti 2011].

? Ist die NIV zur Präoxygenierung vor Intubation auf Intensivstation nützlich?

Mittels NIV zur Präoxygenierung vor Intubation können sowohl die Zeitdauer bis zum Sättigungsabfall als auch der Sauerstoffgehalt des Blutes 5 min nach Intubation signifikant verbessert werden [Baillard et al. 2006].

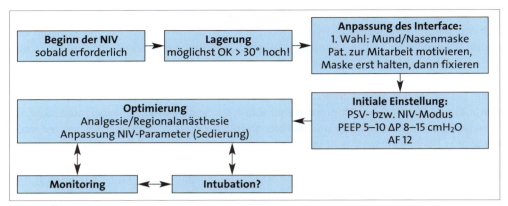

Abb. 38: Übersicht über das praktische Vorgehen bei Beginn einer NIV-Therapie

? Wie sollte die NIV praktisch durchgeführt werden?

Der Patient sollte sitzend, mindestens jedoch 30°-Oberkörper, hoch gelagert werden. Er sollte ausreichend und empathisch über das weitere Prozedere aufgeklärt und zur Mitarbeit motiviert werden. Das NIV-Interface sollte angepasst werden. Dabei empfiehlt es sich, dieses vorerst zur Gewöhnung per Hand zu halten und erst im Verlauf zu fixieren. Es sollte mit niedrigen PEEP (5–10 cmH$_2$O) und Druckamplituden (ΔP 8–15 cmH$_2$O) begonnen werden. Die inspiratorische Sauerstoffkonzentration sollte möglichst niedrig gewählt, aber an die Oxygenierung des Patienten angepasst werden.

Eine vorsichtige Sedierung kann den Patientenkomfort und die Effektivität der NIV steigern! In der Praxis haben sich dafür Opiate beziehungsweise Opioide und hierfür besonders Morphin bewährt. Dabei stehen die Vertiefung und Verlangsamung der Atmung sowie anxiolytische Effekte im Vordergrund. Hinzu kommt eine Reduktion des pulmonalvaskulären Widerstandes als günstige Nebenwirkung des Morphins. Abbildung 38 zeigt eine Übersicht über das praktische Vorgehen zu Beginn einer NIV-Therapie

? Muss NIV immer kontinuierlich durchgeführt werden?

Eine NIV-Applikation muss nicht kontinuierlich erfolgen. Nach initialer Stabilisierung ist es möglich, die NIV-Therapie zu unterbrechen und intermittierend fortzusetzen. In den Pausen können pflegerische Maßnahmen, wie Mundhygiene, Waschen, Lagerung, Mobilisation und Ernährung, durchgeführt werden.

? Muss eine enterale Ernährung während NIV pausiert werden?

Diese Frage muss im Zusammenhang mit der NIV-Indikation und dem Zustand des Patienten beantwortet werden: In der Phase der akuten respiratorischen Insuffizienz sollte die enterale Ernährung aus unserer Sicht pausiert werden, da mit einer weiteren respiratorischen Verschlechterung und der Notwendigkeit einer Intubation gerechnet werden muss. Bei erschöpften, agitierten Patienten besteht per se eine erhöhte Aspirationsgefahr. Eine enterale Ernährung sollte deshalb auch hier unterlassen oder gestoppt werden. Bei Einsatz der NIV in einer stabilen und kontrollierten Phase der Erkrankung bei vigilanten Patienten mit erhaltenen Schutzreflexen besteht aus unserer Sicht keine zwingende Notwendigkeit, die enterale Ernährung zu pausieren.

? Woran zeichnet sich ein Erfolg der NIV ab?

Die Wirksamkeit der NIV sollte v.a. klinisch beurteilt werden, dies kann anhand der Beurteilung von Atemfrequenz, Agitation, Vigilanz und Dyspnoe-Empfindung des Patienten erfolgen. Weitere Zeichen einer suffizienten NIV sind Verbesserungen von $PaCO_2$, pH, PaO_2 und Herzfrequenz. Entscheidend sind jedoch nicht einzelne Parameter, sondern der klinische Gesamtzustand des Patienten.

? Wann sollte die NIV abgebrochen werden?

Klinische Verschlechterung unter NIV oder fehlende Verbesserung trotz Eskalation der Beatmungsparameter sind Prädiktoren eines NIV-Versagens. Abbruchkriterien sind in Tabelle 48 aufgezählt.

Bei NIV-Versagen sollte umgehend die Intubation erfolgen [Schönhofer et al. 2008].

Tab. 48: Abbruchkriterien der NIV (nach [Oczenski 2008])

Keine Besserung (SpO_2) nach max. 60 min
Keine Toleranz durch den Patienten, fehlende Synchronisierung
AF > 25–30 min^{-1}, Anstieg der Herzfrequenz, Hypertonie, Agitation
Unveränderter Einsatz der Atemhilfsmuskulatur
PaO_2 < 60 mmHg oder SpO_2 < 90% bei > 60% insp. O_2-Konzentration
Steigender $PaCO_2$

? Warum können Leckagen zum Versagen der NIV-Therapie führen?

Leckagen entstehen i.d.R. durch Undichtigkeiten im Bereich des Beatmungsinterfaces. Prinzipiell werden dadurch das Monitoring des Beatmungsvolumens, die PEEP-Stabilität und die Triggerung der assistierten Beatmung beeinflusst. Zu beachten ist, dass das Leckagevolumen von Zeit und Druck abhängt. So ist der Leckageflow bei PSV während der Inspiration am größten und kann exspiratorisch sogar auf null fallen. Das Leckagevolumen ist das Produkt aus Leckageflow und Zeit. Tritt eine Leckage ausschließlich inspiratorisch auf, so ist das Leckagevolumen pro Atemzug die Differenz aus inspiratorischem (VTi) und exspiratorischem (VTe) Tidalvolumen. Leckagen in- und exspiratorisch machen ein realistisches Monitoring der Atemvolumina unmöglich, weil auch während der Exspiration Volumen vor dem Flowsensor des Respirators verloren geht.

Unter CPAP und PSV mit PEEP können Leckagen trotz einer Flowerhöhung durch das Beatmungsgerät zu einem Abfall des PEEP-Niveaus führen, was das Wiederauftreten von Belüftungsstörungen zur Folge haben kann. Hoher Leckageflow erschwert die Triggererkennung des Respirators, da nicht zwischen Druckabfall aufgrund Leckage oder inspiratorischer Atemaktivität unterschieden werden kann. Dies kann sowohl zu artifizieller Triggerung mit Desynchronisierung als auch zu ausbleibender Unterstützung bei fehlender Triggererkennung und letztlich zum Versagen der NIV-Therapie führen.

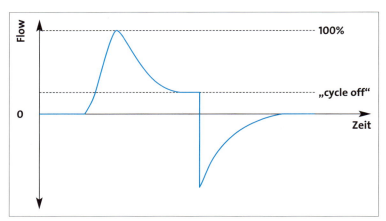

Abb. 39: Flowverlauf eines einzelnen Atemzugs bei PSV: Leckagen können die Reduktion des inspiratorischen Flow und so den Abbruch der Inspiration durch Nichterreichen des Cycle-off-Kriteriums behindern. Moderne Respiratoren können bestehende geringfügige Leckagen durch integrierte Algorithmen mittels Flow- und Druckvariation kompensieren.

Leckagen können weiterhin die Beendigung druckunterstützter Atemzüge stören. Ein Atemzug wird i.d.R. beendet, wenn der Inspirationsflow auf 25% (oder, wenn am Gerät möglich, einen anderen Prozentwert) des anfänglichen Spitzenflusses abgefallen ist (Cycle-off-Kriterium, s. Abb. 39). Überschreitet ein potenzieller Leckageflow dieses flowbasierte Abbruchkriterium, setzt der Respirator die Insufflation fort, und der Patient muss gegen erhöhten Widerstand ausatmen, was zur Desynchronisierung zwischen Patient und Beatmungsgerät und zur Erhöhung der Atemarbeit führen kann. Um extrem lang andauernde Atemzüge bei großen Leckagen zu vermeiden, bieten viele Beatmungsgeräte die Option, die maximale Inspirationszeit zu begrenzen.

? Sind während NIV zusätzliche Atemluftbefeuchter notwendig?

Physiologisch erfolgen die Befeuchtung und Erwärmung der Atemluft in den oberen Atemwegen (Nasen-Rachen-Raum). Im Vergleich zur invasiven Beatmung, bei der diese Atemgaskonditionierung durch Tubus oder Trachealkanüle überbrückt wird, bleibt sie bei NIV erhalten. Dennoch ist es aufgrund der hohen Atemgasströme und Sauerstoffkonzentrationen notwendig, zusätzliche Atemgasbefeuchtungssysteme anzuwenden. Mangelnde Atemgasbefeuchtung führt zu beeinträchtigtem Patientenkomfort, zur Austrocknung der Schleimhäute mit steigender Infektanfälligkeit und Konsolidierung oropharyngealen Sekretes mit Borkenbildung und Gefahr der Aspiration oder Intubationsbehinderung.

Anhand gesunder Probanden konnte eine komfortable Atemgasfeuchte von 15–30 mgH_2O/l identifiziert werden, die sowohl durch HME-Filter als auch durch geheizte aktive Atemgasbefeuchter erzielt werden kann [Lellouche et al. 2009; Ricard und Boyer 2009]. Die Leistung der HME-Filter wird durch Leckagen im Beatmungssystem, die der geheizten Befeuchter durch erhöhte Temperaturen der Umgebung und des Atemgases beeinflusst. Eine Erweiterung des Totraums mit konsekutiver Steigerung der Atemarbeit durch HME-Filter ist nur in Ausnahmesituationen (z.B. extreme Hyperkapnie) klinisch relevant. Aus ökonomischen Aspekten sollte initial ein HME-Filter eingesetzt werden.

> **Kann eine CPAP-Therapie auch ohne Intensivrespirator, z.B. im Rettungsdienst, durchgeführt werden?**

Ja, es existieren verschiedene tragbare Transportbeatmungsgeräte mit Optionen zur NIV. Beispiele sind der Medumat Transport (Fa. Weinmann), der Oxylog 3000 (Fa. Dräger) oder der HAMILTON-T1 (Fa. Hamilton).

Außerdem steht ein CPAP-System nach Boussignac zur Verfügung, welches eine minimalapparative CPAP-Therapie, die besonders für den Rettungsdienst geeignet scheint, ermöglicht. Dabei wird der CPAP über ein spezielles, patentiertes Druckventil, das an eine gewöhnliche CPAP-Maske angeschlossen wird, mittels hoher Sauerstoffflüsse erzeugt. Dabei können mit Gasflüssen bis 25 l O_2 pro Minute CPAP-Werte bis 10 cmH_2O erzeugt werden [Hernandez et al. 2010].

> **Welche Mindestanforderungen müssen geeignete Respiratoren erfüllen?**

Tabelle 49 zeigt die in der S3 Leitlinie zur NIV definierten, notwendigen Mindestanforderungen an Respiratoren.

Tab. 49: Mindestanforderungen an Ventilatoren (nach [Schönhofer et al. 2008])

Notwendig	Wünschenswert
Druckvorgabe	Schnelle Reaktionszeit bei Änderung der Beatmungsparameter
Maximaler IPAP ≥ 30 mmH$_2$O	
Inspiratorische Flussrate mindestens 60 l/min	Schneller Druckaufbau (kurze Anstiegszeit)
Backup-Frequenz einstellbar	Einstellbare Triggerschwellen für In- und Exspiration
Bilevel-Modus	Alarmstummschaltung
Maximale AF ≥ 40/min	Interner Akku für 1 h Betriebsdauer
Sensibler Flowtrigger	Betriebsstundenzähler
Diskonnektionsalarm	
Einstellbares I:E-Verhältnis	

AF = Atemfrequenz, I = Inspiration, IPAP = inspiratory positive airway pressure, E = Exspiration

Literatur

Antonelli M et al., A multiple-center survey on the use in clinical practice of noninvasive ventilation as a first-line intervention for acute respiratory distress syndrome. Crit Care Med (2007), 35, 18–25

Baillard C et al., Noninvasive ventilation improves preoxygenation before intubation of hypoxic patients. Am J Respir Crit Care Med (2006), 174, 171–177

Boles J et al., Weaning from mechanical ventilation. Eur Respir J (2007), 29, 1033–1056

Bott J et al., Randomised controlled trial of nasal ventilation in acute ventilatory failure due to chronic obstructive airways disease. Lancet (1993), 341, 1555–1557

Brochard L et al., Reversal of acute exacerbations of chronic obstructive lung disease by inspiratory assistance with a face mask. N Engl J Med (1990), 323, 1523–1530

Burns KEA et al., Use of non-invasive ventilation to wean critically ill adults off invasive ventilation: meta-analysis and systematic review. BMJ (2009), 338, b1574

Chacur FH et al., The total face mask is more comfortable than the oronasal mask in noninvasive ventilation but is not associated with improved outcome. Respiration (2011), 82, 426–430

Chiumello D et al., Noninvasive ventilation in chest trauma: systematic review and meta-analysis. Intensive Care Med (2013), 39, 1171–1180

Girault C et al., Noninvasive ventilation and weaning in patients with chronic hypercapnic respiratory failure: a randomized multicenter trial. Am J Respir Crit Care Med (2011), 184, 672–679

Gray A et al., Noninvasive ventilation in acute cardiogenic pulmonary edema. N Engl J Med (2008), 359, 142–151

Gristina GR et al., Noninvasive versus invasive ventilation for acute respiratory failure in patients with hematologic malignancies: a 5-year multicenter observational survey. Crit Care Med (2011), 39, 2232–2239

Hernandez G et al., Noninvasive ventilation reduces intubation in chest trauma-related hypoxemia: a randomized clinical trial. Chest (2010), 137, 74–80

Hess DR, The role of noninvasive ventilation in the ventilator discontinuation process. Respir Care (2012), 57, 1619–1625

Kilger E et al., Noninvasive mechanical ventilation in patients with acute respiratory failure after cardiac surgery. Heart Surg Forum (2010), 13, E91–95

Lellouche F et al., Water content of delivered gases during non-invasive ventilation in healthy subjects. Intensive Care Med (2009), 35, 987–995

Mahmoud RA, Roehr CC, Schmalisch G, Current methods of non-invasive ventilatory support for neonates. Paediatr Respir Rev (2011), 12, 196–205

Masip J et al., Noninvasive ventilation in acute cardiogenic pulmonary edema: systematic review and meta-analysis. JAMA (2005), 294, 3124–3130

Meduri GU et al., Noninvasive face mask ventilation in patients with acute respiratory failure. Chest (1989), 95, 865–870

Murgu SD, Pecson J, Colt HG, Bronchoscopy during noninvasive ventilation: indications and technique. Respir Care (2010), 55, 595–600

Nava S et al., Noninvasive ventilation in cardiogenic pulmonary edema: a multicenter randomized trial. Am J Respir Crit Care Med (2003), 168, 1432–1437

Nava S, Schreiber A, Domenighetti G, Noninvasive ventilation for patients with acute lung injury or acute respiratory distress syndrome. Respir Care (2011), 56, 1583–1588

Nouira S et al., Non-invasive pressure support ventilation and CPAP in cardiogenic pulmonary edema: a multicenter randomized study in the emergency department. Intensive Care Med (2011), 37, 249–256

Oczenski W (Hrsg) (2008) Atmen – Atemhilfen. Thieme, Stuttgart

Peter JV et al., Effect of non-invasive positive pressure ventilation (NIPPV) on mortality in patients with acute cardiogenic pulmonary oedema: a meta-analysis. Lancet (2006), 367, 1155–1163

Plant PK, Owen JL, Elliott MW, Early use of non-invasive ventilation for acute exacerbations of chronic obstructive pulmonary disease on general respiratory wards: a multicentre randomised controlled trial. Lancet (2000), 355, 1931–1935

Reske AW et al., Computed tomographic assessment of lung weights in trauma patients with early posttraumatic lung dysfunction. Crit Care (2011), 15, R71

Ricard J, Boyer A, Humidification during oxygen therapy and non-invasive ventilation: do we need some and how much? Intensive Care Med (2009), 35, 963–965

Ricksten SE et al., Effects of periodic positive airway pressure by mask on postoperative pulmonary function. Chest (1986), 89, 774–781

Roberts CM et al., Acidosis, non-invasive ventilation and mortality in hospitalised COPD exacerbations. Thorax (2011), 66, 43–48

Schönhofer B et al., [Non-invasive mechanical ventilation in acute respiratory failure]. Pneumologie (2008), 62, 449–479

Squadrone V et al., Continuous positive airway pressure for treatment of postoperative hypoxemia: a randomized controlled trial. JAMA (2005), 293, 589–595

Su C et al., Preventive use of noninvasive ventilation after extubation: a prospective, multicenter randomized controlled trial. Respir Care (2012), 57, 204–210

Vital FMR, Ladeira MT, Atallah AN, Non-invasive positive pressure ventilation (CPAP or bilevel NPPV) for cardiogenic pulmonary oedema. Cochrane Database Syst Rev (2013), 5, CD005351

Winck JC et al., Efficacy and safety of non-invasive ventilation in the treatment of acute cardiogenic pulmonary edema – a systematic review and meta-analysis. Crit Care (2006), 10, R69

ECMO

Sven Laudi

> *The membrane oxygenator ... maintains the body in proper balance, but cannot heal the organ it assists.*

In der aktuellen Diskussion um die Therapie des schweren akuten Lungenversagens (ARDS) haben sich die maschinelle Beatmung mit niedrigen Tidalvolumina und einem adäquat hohen PEEP-Niveau, die intermittierende Lagerung auf dem Bauch sowie ein restriktives Flüssigkeitsmanagement als allgemein akzeptierte, grundlegende Therapieprinzipien herauskristallisiert. Parallel findet sich eine Debatte um den Einsatz extrakorporaler Verfahren als Lungenunterstützungs- bzw. -ersatzverfahren statt: Auf dem Boden des technischen Fortschritts mit zunehmender Miniaturisierung der Maschinen sowie des einfacheren Handlings werden diese Verfahren in einer zunehmenden Zahl von Krankenhäusern bei einer zunehmenden Zahl von Patienten und einer zunehmenden Zahl von Indikationen eingesetzt. Gleichzeitig ist die Datenlage, auf dem Boden derer dieser Einsatz stattfindet, dünn. Neben der Darstellung des Verfahrens und der Einsatzmöglichkeiten soll in diesem Kapitel kritisch hinterfragt werden, inwieweit der zunehmende Einsatz von Extrakorporalverfahren beim akuten Lungenversagen gerechtfertigt ist.

? Was ist ECMO?

Eine extrakorporale Membranoxygenierung (ECMO) ist eine Maschine, welche aktiv mittels einer Pumpe Blut extrakorporal über einen Membranoxygenator pumpt. Je nach Anschlussform kann eine solche ECMO zur Kreislaufunterstützung (venoarterieller Anschluss) oder zur Lungenunterstützung (i.A. veno-venöser Anschluss) eingesetzt werden [Brodie und Bacchetta 2011].

Die Drainage des Blutes erfolgt in beiden Fällen aus großen Kapazitätsgefäßen, zumeist aus der Vena cava inferior oder aus beiden Hohlvenen.

Bei venoarteriellem Anschluss erfolgt die Rückgabe des mit Sauerstoff angereicherten und CO_2-depletierten Blutes in die arterielle Strombahn, normalerweise in die Aorta oder Arteria iliaca. Bei veno-venöser Anwendung hingegen wird das Blut in die Vena cava superior oder in den rechten Vorhof, in seltenen Fällen auch in die Vena cava inferior zurückgegeben. Indem bei der venoarteriellen Anwendung über die Pumpe ein Druck aufgebaut wird, kann das Blut mit Druck in die Aorta gegeben werden und so die Herzarbeit unterstützen oder übernehmen (zu weiteren Details der Anwendung der venoarteriellen ECMO vgl. Kap. Kardiale Unterstützungssysteme). Bei der veno-venösen Anwendung wird venöses, sauerstoffarmes Blut aus der Hohlvene entnommen, mittels der Pumpe über den Membranoxygenator geleitet und vor den oder in den rechten Vorhof zurückgegeben. Damit fließt bereits oxygeniertes und decar-

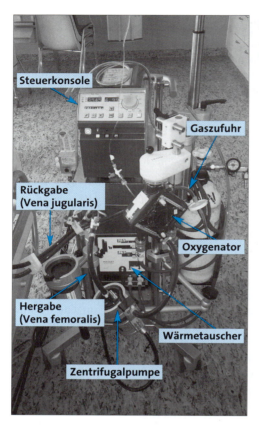

Abb. 40: Laufende veno-venöse ECMO. Das Blut aus der in der Vena femoralis liegenden Hergabekanüle wird über eine Zentrifugalpumpe in den Oxygenator gepumpt und weiter über die Rückgabekanüle in die Vena jugularis.

boxyliertes Blut in die pulmonale Strombahn, sodass ein Teil der Lungenfunktion durch die Maschine bereits vor der Lungestrombahn übernommen wird (s. Abb. 40).

 Wie wird eine veno-venöse ECMO etabliert?

Einfache Kanülen
Regelhaft werden Drainage und Rückgabe des Blutes für eine VV-ECMO über 2 mittels Seldinger-Technik oder chirurgisch eingebrachten Kanülen ermöglicht. Klassisch wird eine Kanüle in eine Femoralvene eingebracht und soweit in die Vena cava inferior vorgeschoben, dass die Kanülenspitze auf Höhe der Mündung der Lebervenen liegt. Die Rückgabekanüle wird über die Vena jugularis dextra in die Vena cava superior eingebracht. Der Durchmesser der Kanülen richtet sich dabei nach Körpergröße und Durchmesser der Zugangsvenen und liegt bei normalgewichtigen Erwachsenen zwischen 17 Fr und 25 Fr (s. Abb. 41).

Doppellumenkanülen
Alternativ gibt es die Möglichkeit, Doppellumenkanülen zu verwenden. Einfache Doppellumenkanülen entsprechen in Funktion und Aufbau im Prinzip großen Dialysekathetern, werden mittels Seldinger-Technik eingebracht, erlauben daher eine einfache, venensparende

Abb. 41: Typische Lage einer „Multistage"-Hergabekanüle in der Vena cava inferior

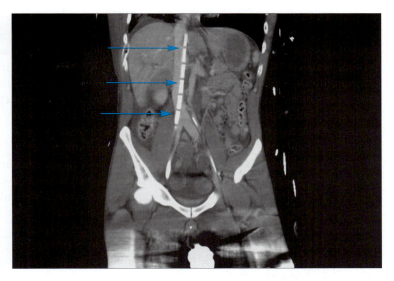

Platzierung. Da diese Kanülen relativ kleine Durchmesser haben und die Öffnungen für Blutein- und -austritt relativ nah zusammen liegen, kann nur ein begrenzter extrakorporaler Blutfluss von maximal 3 l/min erreicht werden. Bicavale Doppellumenkanülen werden über die Vena jugularis externa unter Ultraschall- oder Röntgenkontrolle transatrial in der Vena cava inferior platziert. Die Anlage erfolgt dabei – je nach Durchmesser – in Seldinger-Technik oder chirurgisch. Die Hergabe erfolgt über Öffnungen sowohl in der Vena cava inferior als auch Vena cava superior, die Rückgabe über eine seitliche Öffnung, welche im rechten Vorhof mit direkter Ausrichtung auf die Trikuspidalklappe liegt und so den Rückgabeblutstrom direkt in den rechten Ventrikel richtet. Vorteil sind im Vergleich zu einfachen Doppellumenkanülen die höheren Flussraten von bis zu 4 l/min (23 Fr) oder 6 l/min (31 Fr), zudem können die Patienten aufgrund des Fehlens einer Kanüle in der Leiste besser mobilisiert werden. Nachteilig jedoch sind die schwierige Platzierung der Kanülen, der relativ große Gesamtdurchmesser, die zur Kanülierung mit einfachen Kanülen vergleichsweise niedrigen Flussraten und das hohe Risiko einer Kanülendislokation, welche neben hohen Rezirkulationsflüssen zur Dislokation der Kanülenspitze durch die Trikuspidalklappe in den rechten Ventrikel mit hoher Perforationsgefahr führen kann.

 Welche Indikationen gibt es für den Einsatz einer ECMO zur Lungenunterstützung?

Therapierefraktäre Hypoxämie
Im schweren akuten Lungenversagen steht man gelegentlich vor dem Problem, trotz Einsatz von maschineller Beatmung mit hohem Sauerstoffanteil, restriktiver Flüssigkeitstherapie, Lagerungstherapie sowie eventuell auch Einsatz von selektiven pulmonalen Vasodilatatoren, wie Stickstoffmonoxid, einen Patienten nicht mehr oxygenieren zu können. Diese therapierefraktäre Hypoxämie ist mit einer erhöhten Letalität und Morbidität verbunden und wird zurzeit als ECMO-Indikation weitgehend akzeptiert, wenn es eine hinreichende Chance auf Wiederherstellung der Lungenfunktion gibt.

Etablierung lungenprotektiver Beatmung

Häufig ist eine Oxygenierung eines Patienten mit schwerem ARDS nur unter Inkaufnahme hochinvasiver maschineller Beatmung mit hohem PEEP und hohen Beatmungsspitzendrücken zu erreichen, wodurch man ein hohes Risiko für einen konsekutiven beatmungsassoziierten Lungenschaden eingeht. Der Einsatz der ECMO könnte daher eine Reduktion der Beatmungsinvasivität und somit eine lungenschonende Beatmung ermöglichen. Diese Indikation ist derzeit nicht belegt und wird widersprüchlich eingeschätzt.

Bridging to transplant

Bei Patienten, welche eine Lungentransplantation erhalten sollen, die Lungenfunktion jedoch dekompensiert, bevor ein geeignetes Organ zur Verfügung steht, kann der Einsatz einer ECMO die Zeit bis zur Transplantation überbrücken. Belegt ist diese Indikation vornehmlich durch **case reports** und Fallserien.

Vermeidung der maschinellen Beatmung

Für Patienten, bei denen sich eine Intubationsindikation abzeichnet, sie aber durch eine endotracheale Intubation einem hohen Risiko unterliegen, dauerhaft abhängig vom Respirator zu werden (z.B. Patienten mit exazerbierter COPD), oder durch die Intubation aufgrund der Abnahme von Thoraxcompliance, Schwächung der Atemmuskulatur oder Verhinderung der Sekretdrainigen der Einsatz weiterer Therapieoptionen beeinträchtigt oder verhindert wird (z.B. Patienten mit zystischer Fibrose vor Lungentransplantation), kann der Einsatz einer ECMO die Intubation verhindern bzw. eine maschinelle Beatmung ersetzen. Ein Ersatz von Intubation und maschineller Beatmung durch den Einsatz einer ECMO könnte theoretisch auch die mit Intubation, Sedierung und Immobilität vergesellschafteten Folgen der Intensivtherapie verhindern.

? Welche Komplikationen treten unter ECMO-Therapie auf?

Die wichtigsten Komplikationen der ECMO sind (vgl. auch Kap. Kardiale Unterstützungssysteme):
- Verletzung der Gefäße bei Anlage der Kanülen
- Luft- und Thromboembolien
- Kanülendislokation
- Blutungsneigung

Blutungsneigung

Unter ECMO-Therapie wird Blut über große Fremdoberflächen geleitet, zudem liegen Fremdkörper (Kanülen) dauerhaft im Blutstrom. Trotz der Verwendung antikoagulativ beschichteter Systeme müssen die Patienten dennoch antikoaguliert werden. In der Regel wird dies mit Heparin mit einer Ziel-ACT von 160–180 s durchgeführt, alternativ setzt sich bei der ECMO-Therapie erwachsener ARDS-Patienten die Steuerung der Heparin-Dosis mittels aPTT (Ziel 50–60 s) durch. Im Vergleich zu Zeiten, als noch keine antikoagulativ beschichteten Systeme verfügbar waren, ist die Antikoagulation zwar verringert und daher komplikationsärmer durchzuführen, jedoch besteht anhaltend eine signifikante Blutungsneigung.

Neben der therapeutischen Gabe von Antikoagulantien treten (vornehmlich) unter lang laufender ECMO-Therapie nur unzulänglich verstandene Veränderungen der Thrombozytenfunktion und der plastischen Gerinnung auf, welche diese Blutungsneigung verstärken und zu relevanten Blutungskomplikationen teils nach Bagatelleingriffen (Thoraxdrainagen, ZVK-Anlagen) führen können.

Gleichzeitig sind die Patienten gefährdet, thromboembolische Ereignisse zu erleiden, wobei bei ECMO-Blutflussraten > 2 l/min die Tromben weniger der extrakorporalen Zirkulation entstammen, sondern vornehmlich an den Außenseiten der im Blutstrom liegenden Kanülen entstehen.

? Zu welchem Teil kann die Lungenfunktion durch eine VV-ECMO ersetzt werden?

Moderne Membranoxygenatoren, die in heutigen ECMO-Systemen eingesetzt werden, bestehen aus Polymethylpenten. Dies ist weitgehend blut- und plasmadicht, hat jedoch eine hohe Diffusionskapazität für Sauerstoff und Kohlendioxid. Diese Oxygenatoren haben eine kapillarartige Polymethylpenten-Membran, durch die das Blut gepumpt wird. Die Außenseite der Membran ist gasumflossen, der Gasaustausch findet durch Diffusion von Sauerstoff und Kohlendioxid über diese Membran statt und ist abhängig sowohl von der Menge Blut, welche pro Zeiteinheit durch den Oxygenator fließt, als auch von dem durch den Oxygenator geleiteten Gasfluss. Grundsätzlich bestimmt der Sauerstoffanteil in dem durchgeleiteten Gas die Oxygenierungsleistung, die Flussgeschwindigkeit des Gases die Decarboxylierungsleistung. Diese Oxygenatoren können bis zu 400 ml O_2/min bzw. CO_2/min in das beziehungsweise aus dem Blut heraus transportieren, allerdings wird diese maximale Oxygenierungsleistung erst bei einem hohen Blutfluss von 7 l/min und einem Sauerstofffluss von 15 l/min erreicht. Damit kann aufgrund der Gastransportkapazität ein Oxygenator i.d.R. die Lungenfunktion vollständig ersetzen.

In der Praxis hingegen ist ein vollständiger Ersatz der Lungenfunktion durch eine venovenöse ECMO schwieriger zu erreichen, denn neben dem hohen extrakorporalen Blutfluss per se, welcher dazu notwendig ist, müssen der Anteil des extrakorporalen Blutflusses am Herzzeitvolumen sowie die Rezirkulation der ECMO beachtet werden:

- Über eine veno-venöse ECMO wird immer nur ein Anteil des Herzzeitvolumens über die ECMO geleitet, daher bildet sich nach Rückgabe ein Gemisch aus venösem und oxygeniertem Blut im rechten Ventrikel und nachfolgend der Pulmonalarterie. Als Faustregel kann man festhalten, dass zum vollständigen Lungenersatz mindestens 80% des Herzzeitvolumens über den extrakorporalen Kreislauf fließen müssen. Um abschätzen zu können, ob die ECMO-Leistung ausreicht, die Lungenfunktion vollständig zu ersetzen, muss die gemischt-venöse Blutgasanalyse annähernd arterielle Werte erreichen.
- Der extrakorporale Maximalfluss über die ECMO ist abhängig von den verwendeten Kanülengrößen. Bei hohem Fluss bildet sich jedoch ein Jet aus der Rückgabekanüle in der oberen Hohlvene in Richtung der unteren Hohlvene und der dort liegenden Hergabekanüle, sodass bereits extrakorporal oxygeniertes Blut wieder in den extrakorporalen Kreislauf gelangt und damit die Effektivität der ECMO senkt.

? Welche Indikationen sind belegt?

Aktuell findet sich eine Vielzahl von Publikationen zur Anwendung von ECMO im ARDS, allerdings ist die Datenlage wenig belastbar.

Insgesamt sind bisher nur 3 prospektive Studien veröffentlicht worden:

Zapol, JAMA 1979

Im Jahr 1979 haben Zapol und Kollegen die erste vergleichende Studie zum Einsatz einer ECMO im schweren akuten Lungenversagen durchgeführt [Zapol et al. 1979]. Es wurden insgesamt 90 Patienten eingeschlossen, wovon 42 in die ECMO-Gruppe randomisiert und mit 48 Patienten verglichen wurden, die eine konventionelle Intensivtherapie erhielten. Die Letalität in beiden Gruppen betrug mehr als 90% ohne statisch messbaren Unterschied. In der Studie wurde die ECMO venoarteriell eingesetzt. Neben einem Beatmungsregime mit hohen Tidalvolumina war v.a. der hohe Transfusionsbedarf von 1000–2500 ml/d Blut und Plasma auffällig. Im Rahmen der Studie konnte die ECMO zwar zur Verbesserung von Oxygenierung und Decarboxylierung im Lungenversagen eingesetzt werden, die Ergebnisse der Studie haben jedoch inzwischen ausschließlich historischen Wert.

Morris, Am J Respir Crit Care 1994

Im Jahr 1994 haben Morris und Kollegen die Etablierung eines vermeintlich lungenprotektiven Beatmungsregimes unter Zuhilfenahme einer ECMO untersucht, welche jedoch vornehmlich zur Decarboxylierung verwendet wurde; die Oxygenierung sollte über die Lunge erfolgen [Morris et al. 1994]. Eingeschlossen wurden insgesamt 40 Patienten, davon wurden 21 mit ECMO und lungenprotektiver Beatmung behandelt und mit 19 Patienten verglichen, die mittels konventioneller maschineller Beatmung behandelt wurden. Ein signifikanter Letalitätsunterschied zeigte sich zwischen ECMO- und Non-ECMO-Gruppe nicht, zudem wurden inspiratorische Spitzendrücke von > 50 cmH$_2$O zur maschinellen Beatmung eingesetzt. Auch Daten dieser Studie haben nur noch historische Bedeutung.

Peek, Lancet 2009

Im Jahr 2009 wurde als derzeit aktuellste prospektive Studie zum Einsatz von ECMO beim ARDS der CESAR Trial veröffentlicht [Peek et al. 2009]. In der Multicenterstudie aus Großbritannien wurden 180 Patienten mit schwerem ARDS in 2 Gruppen randomisiert: Während eine Gruppe nach Diagnose des Lungenversagens im behandelnden Krankenhaus nach konventionellen Standards (ohne ECMO-Möglichkeit) vor Ort behandelt wurden, wurde die zweite Gruppe zur ECMO-Therapie in das Referenzkrankenhaus nach Leicester verlegt, welches sich auf die Therapie des akuten Lungenversagens unter Einsatz von ECMO spezialisiert hatte. Patienten, welche dorthin verlegt wurden, hatten in dem kombinierten Endpunkt „Überleben und/oder schwere Behinderung nach 6 Monaten" einen Vorteil, jedoch war dieser Vorteil schmal, zudem war ein reiner Überlebensvorteil ohne Kombination mit schwerer Behinderung nicht mehr signifikant unterschiedlich zwischen den beiden Gruppen. Darüber hinaus erhielten nur 75% der Patienten, welche in die ECMO-Gruppe randomisiert wurden, auch tatsächlich eine ECMO-Therapie. In der Regel wird daher akzeptiert, dass die Daten des CESAR Trial nicht darauf hindeuten, per se ECMO zur Behandlung eines ARDS einzusetzen, sondern dass sie belegen, Patienten mit schwerem ARDS in ein Zentrum zu verlegen, welches sich auf die Therapie des ARDS mit der Möglichkeit, eine ECMO-Therapie durchzuführen, spezialisiert hat.

H1N1

Neben diesen 3 kontrollierten Studien gibt es eine Vielzahl von Fallberichten und Fallserien, welche einen erfolgreichen Einsatz von ECMO beschreiben. Am bekanntesten sind die Berichte aus Australien und Neuseeland, worin der Einsatz der ECMO in der H1N1-Pandemie

2009/2010 beschrieben wird und eine Krankenhausletalität von 23% bei Patienten mit H1N1-assoziiertem ARDS und ECMO-Therapie berichtet wird [Davies et al. 2009; Miller et al. 2010]. Die Interpretation dieser Daten ist jedoch schwierig, da bei einem vergleichbaren Krankengut in Utah ebenfalls bei H1N1-assoziiertem ARDS von einer Krankenhausletalität von 27% bei Patienten berichtet wird – ohne Einsatz von ECMO.

Für die weiteren oben genannten Indikationen zur ECMO liegen allenfalls Fallserien vor, keine der genannten Indikationen kann über den Einsatz als Heilversuch im Einzelfall hinaus Evidenz beanspruchen.

Letztlich weisen die Daten darauf hin, dass Patienten im schweren ARDS möglichst in ein Zentrum, welches sich auf die Behandlung von Patienten mit ARDS spezialisiert hat, eine hohe Fallzahl dieser Patienten behandelt und die Möglichkeit der ECMO-Therapie besitzt, verlegt werden sollten. Ein flächenhafter Einsatz von ECMO zur Behandlung des ARDS kann derzeit aufgrund der Datenlage nicht empfohlen werden.

Die technische Entwicklung der ECMO-Konsolen von großen, raumfüllenden Maschinen zu tragbaren, stabilen Aggregaten sowie der Einsatz von Membranoxygenatoren und Systemen mit langer Laufzeit lassen ECMO als einfach zu beherrschendes Organersatzverfahren erscheinen. Jedoch sollte aus dem technischen Fortschritt allein keine ECMO-Indikation abgeleitet werden. Solange keine Daten über den Einsatz von ECMO bei spezifischen Krankheitsbildern vorliegen bzw. diese Daten keinen sicheren Überlebensvorteil bieten, sollte der Einsatz solcher Ersatzverfahren außerhalb von speziellen Zentren kritisch überdacht werden.

Literatur

Brodie D, Bacchetta M, Extracorporeal membrane oxygenation for ARDS in adults. N Engl J Med (2011), 365, 1905–1914

Davies A et al., Extracorporeal Membrane Oxygenation for 2009 Influenza A(H1N1) Acute Respiratory Distress Syndrome. JAMA (2009), 302, 1888–1895

Miller RR et al., Clinical findings and demographic factors associated with ICU admission in Utah due to novel 2009 influenza A(H1N1) infection. Chest (2010), 137, 752–758

Morris AH et al., Randomized clinical trial of pressure-controlled inverse ratio ventilation and extracorporeal CO_2 removal for adult respiratory distress syndrome. Am J Respir Crit Care Med (1994), 149, 295–305

Peek GJ et al., Efficacy and economic assessment of conventional ventilatory support versus extracorporeal membrane oxygenation for severe adult respiratory failure (CESAR): a multicentre randomised controlled trial. Lancet (2009), 374, 1351–1363

Zapol WM et al., Extracorporeal membrane oxygenation in severe acute respiratory failure. A randomized prospective study. JAMA (1979), 242, 2193–2196

Lagerung von kritisch kranken Patienten

Sylvia Köppen

? Welche Formen der Lagerungstherapie zur Prophylaxe oder Behandlung von pulmonalen Funktionsstörungen werden in der Intensivmedizin angewendet?
- Oberkörperhochlagerung
- Seitenlagerung
- Bauchlage (180°)
- Modifikation der Bauchlage (135°)
- Kontinuierliche laterale Rotation (KLRT)

? Wie wird die Oberkörperhochlagerung definiert?

Als Oberkörperhochlagerung (OKH) wird eine Positionierung beschrieben, bei der sich der Oberkörper oberhalb des Körperstammniveaus in einem Winkel von mindestens 30° befindet. Die praktische Durchführung der Patientenpositionierung kann durch verschiedene Formen der Lagerung und Einstellungen des Patientenbettes erfolgen. Die halbsitzende Positionierung erfolgt mit gebeugten Hüft- und gestreckten (s. Abb. 42) oder gebeugten Kniegelenken. Bei der Herzbettlagerung wird der Oberkörper erhöht, die Kniegelenke werden gebeugt und das gesamte Bett wird mit dem Fußende zum Boden hin gekippt (s. Abb. 43). Die Aufrichtung des flach liegenden Patienten wird als Anti-Trendelenburg-Lagerung bezeichnet (s. Abb. 44), die Trendelenburg-Lagerung ist analog die Kopftieflagerung in dieser Position. Die klassische sitzende Position erfolgt mit Beugung in Hüft- und Kniegelenk (s. Abb. 45).

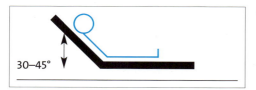

Abb. 42: Halbsitzende Lagerung

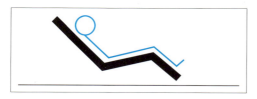

Abb. 43: Herzbettlagerung

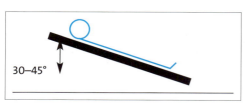

Abb. 44: Anti-Trendelenburg-Lagerung

Abb. 45: Sitzende Lagerung

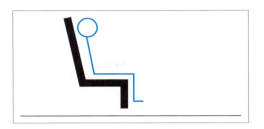

❓ Welche Auswirkungen hat die Oberkörperhochlagerung auf den pulmonalen Gasaustausch?

Das intrathorakale Blutvolumen ist von der Körperposition abhängig. Im Liegen beträgt es ungefähr 25–30% des im Niederdrucksystem vorhandenen venösen Gesamtvolumens. Die hämodynamischen Effekte bei der Oberkörperhochlagerung basieren auf der Umverteilung des Blutes von den zentralen Venen und vom Herzen in die großen Gefäße der unteren Extremitäten. Durch die Oberkörperhochlagerung wird das Zwerchfell nach kaudal verschoben und somit der Druck der Eingeweide auf das Zwerchfell gemindert. Dies führt zu einer Verschiebung der elektrischen Herzachse im EKG und zur Veränderung der hämodynamischen und ventilatorischen Parameter der Lunge. Die basalen Lungenanteile werden vermehrt durchblutet und die apikalen Lungenabschnitte besser belüftet. Die Ausprägungen dieser Effekte sind von der Art der Oberkörperhochlagerung sowie von den individuellen Gegebenheiten des Patienten abhängig. Patienten mit einem hohen BMI profitieren möglicherweise mehr von der sitzenden Position als schlanke oder normgewichtige Patienten [Vaughan, Bauer, Wise 1976].

❓ Hat die Oberkörperhochlagerung Einfluss auf die Atemarbeit?

Die zu erwartenden Effekte der Lagerung unterscheiden sich zwischen Patienten mit stabiler Gasaustauschstörung und mit akut exazerbierter COPD. Bei Patienten nach elektiven Thoraxeingriffen führt die halbsitzende Lagerung durch Abnahme der Atemarbeit und des Sauerstoffverbrauchs in der respiratorischen Muskulatur zu einer Reduktion des Energieverbrauchs [Brandi et al. 1996]. Im Vergleich zur Rückenlage führt die Oberkörperhochlagerung dagegen bei nichtinvasiv beatmeten COPD-Patienten zu keinen Veränderungen der Lungenvolumina, des Atemmusters, der Atemarbeit oder des Gasaustausches [Porta et al. 1999].

❓ Welche Auswirkungen hat die Oberkörperhochlagerung auf den gastroösophagealen Reflux und die pulmonale Aspiration?

Ziel der OKH bei intubierten Patienten, die zusätzlich mit einer Magen/Ernährungssonde versorgt und enteral ernährt werden, ist die Vermeidung einer passiven Regurgitation mit anschließender Aspiration von Mageninhalt. Eine 45°-OKH kann im Vergleich zu einer flachen Positionierung den gastroösophagealen Reflux reduzieren, aber eine Aspiration von Magensekreten nicht vollständig verhindern. Beatmete Patienten, die enteral ernährt werden, aspirieren pulmonal erheblich mehr und schneller, wenn sie sich in einer flachen Körperposition befinden, als dies bei einer 45°-OKH der Fall ist [Torres et al. 1992]. Es wird daher angenommen, dass diese Form der Lagerung eine prophylaktische Maßnahme gegen ventilatorassoziierte Pneumonien ist. Es wird vermutet, dass es über einen längeren Zeitraum zur Aspiration von potenziell kontaminierten Sekreten aus dem Mund-Rachenraum am Tubuscuff vorbei kommt. Das Vorhandensein einer Magen-/Ernährungssonde sowie die Applikation von Sondennahrung steigern das Risiko einer Regurgitation von Mageninhalt in den Mund-Rachenraum, insbesondere bei einer flachen Körperpositionierung [Torres et al. 1992]. Wird die 45°-Oberkörperhochlagerung als Teil eines multifaktoriellen Konzepts zur Vermeidung einer VAP eingesetzt, nimmt ihre Inzidenz gegenüber flacher Rückenlagerung signifikant ab [van Nieuwenhoven et al. 2006]. Vergleichbare Effekte sind bei einer geringeren Oberkörperhochlagerung von 10–30° nicht nachweisbar [van Nieuwenhoven et al. 2006; Alexiou et al. 2009]. Die Lagerung ist nur dann effektiv, wenn sie konsequent angewendet und allenfalls kurzfristig unterbrochen wird. Auch der Lagerungswechsel zur Dekubistusprophylaxe sollte mit der 30–45°-Oberkörperhochlagerung verbunden werden.

? Welche Auswirkungen hat die Oberkörperhochlagerung auf die Hämodynamik?
Die Oberkörperhochlagerung kann zu einer Verminderung des venösen Rückstroms zum Herzen und zu einer Reduktion des Herzzeitvolumens und des Blutdruckes führen. Die Oberkörperhochlagerung bis zu einer Sitzpositionierung von 45° führt bei kritisch kranken Patienten mit normalem oder leicht erhöhtem pulmonalarteriellem Druck (PAP) zu keiner Veränderung des Messwertes. Die rechtsventrikuläre Funktion wird bei Normovolämie, unabhängig von einer maschinellen Beatmung, nicht beeinflusst.

? Welche Auswirkungen hat die erhöhte Oberkörperhochlagerung auf den intrazerebralen Druck (ICP) und die zerebrale Perfusion (CPP)?
Die Oberkörperhochlagerung gehört zu den Therapiemaßnahmen bei erhöhtem Hirndruck. Durch die gravitationsabhängige Umverteilung sinken das zerebrale Blut- und das Liquorvolumen, und der ICP nimmt ab. Die halbsitzende Position kann aber auch zu einer Beeinträchtigung der Hämodynamik und damit zu einem Absinken des CPP führen. Ein begleitender Abfall des CPP ist bei einer Oberkörperhochlagerung von > 30° zu beobachten. Allerdings sind individuelle Reaktionen durch die Interaktion mit anderen Parametern, wie dem Beatmungsdruck, der hämodynamischen Funktion, dem Volumenstatus und dem Sedierungsgrad groß und daher nicht immer vorhersagbar [Brimioulle et al. 1997].

? Wie ist Seitenlagerung definiert und welche Auswirkungen hat sie auf Gasaustausch und Hämodynamik?
Bei der Seitenlagerung wird eine Körperseite unterstützt und angehoben. Dies sollte in einem Winkel von 45–90° erfolgen.

Neben der Entlastung von Auflagepunkten sollen dabei durch regelmäßige Veränderung der alveolären Belüftung pulmonale Komplikationen verhindert werden. Der wesentliche Vorteil ist die Einfachheit der Maßnahme.

Bei postoperativ beatmeten Lungengesunden bewirkt die Seitenlagerung in einem Winkel von 45° allerdings keine klinisch relevanten Veränderungen des Gasaustausches [Banasik und Emerson 2001]. Bei spontan atmenden Patienten mit unilateraler Lungenschädigung verbessert die Seitenlage die Oxygenierung, wenn die gesunde Lunge unten gelagert wird (good lung down) [Thomas und Bryce 1998]. Die Verbesserung der Oxygenierung beruht auf einer Homogenisierung der Ventilations-Perfusions-Verteilung mit konsekutiver Reduktion des intrapulmonalen Shunts.

Bei beatmeten Patienten mit Lungenschädigung wird in Rechtsseitenlagerung häufiger eine hämodynamische Kompromittierung im Vergleich zur Linksseitenlage beobachtet. Dies wird durch eine stärker verminderte rechtsventrikuläre Füllung verursacht.

? Was bedeutet Mikrolagerung und welches Ziel hat sie?

Der gesunde Mensch führt in einer Stunde zwischen 8 und 40 Mikrobewegungen durch. An diesem physiologischen Bewegungsmuster orientiert sich die Mikrolagerung. Dabei werden physiologische Positionsveränderungen in den Gelenken sowie unterstützende Lageveränderungen durch Druckverteilung an Kopf, Schulter, Hüfte und im Fersenbereich angestrebt. Die praktische Durchführung erfolgt durch Positionierung von kleinen Lagerungskissen an den genannten Körperstellen unterhalb des Patienten.

Die Mikrolagerung dient der zeitweiligen Entlastung (Druckverteilung), ersetzt aber nicht das regelmäßige Umlagern. Die Häufigkeit und Kontinuität in der Nachahmung des physiologischen Bewegungsmusters dienen der Vermeidung von Sekundärerkrankungen, wie z.B. Dekubitus, Thrombose und Kontrakturen.

? Was bedeutet komplette Bauchlage und was sind deren Effekte?

Komplette Bauchlage bedeutet die Umlagerung eines Patienten um 180° von der Rückenlage (s. Abb. 46a, b).

Primäres Ziel der Bauchlage ist die Verbesserung des Gasaustausches. Auf Röntgenaufnahmen und in der CT der Lunge lässt sich oft eine Auflösung der basalen pulmonalen Atelektasen feststellen. Als Erfolg der Bauchlagerung wird ein Anstieg des PaO_2 oder des PaO_2/FiO_2 um mehr als 20% gegenüber dem Ausgangswert definiert. Bauchlagerung führt dabei zu einer Verringerung des Pleuradruckgradienten und daraus resultierend zu einer Homogenisierung der regionalen Belüftung. Das kann einen ausgeprägten Anstieg des PaO_2/FiO_2-Quotienten bewirken. Die Reduktion des Pleuradruckgradienten in Bauchlage wird häufig von einer Veränderung der Lungenmechanik begleitet. Die Bauchlage bewirkt jedoch nicht regelhaft eine echte Zunahme des endexspiratorischen Lungenvolumens (EELV), sodass die Verbesserung des Gasaustausches nicht ausschließlich auf Grundlage der Rekrutierung kollabierter Areale bei gleich bleibender Belüftung zurückzuführen ist. Vielmehr führt die zeitgleiche Verringerung der Überblähung noch belüfteter Areale zu einer Verbesserung des Gasaustausches [Vieillard-Baron et al. 2005]. In einigen Fällen findet sich während der Bauchlage aber auch ein Anstieg des EELV oder der FRC. Während der Beatmung in Bauchlage kann es bei unverändert eingestelltem Beatmungsgerät zu einer gesteierten CO_2-Elimination, als Ausdruck eines Rekruitment, kommen [Protti et al. 2009]. Durch eine verbesserte Drainage pulmonaler Sekrete, die Homogenisierung der Belüftung der Lunge und eine Verkürzung der Beatmungsdauer kann es zu einer Reduktion der Inzidenz ventilatorassoziierter Pneumonien (VAP) durch die Bauchlage kommen [Guerin et al. 2014].

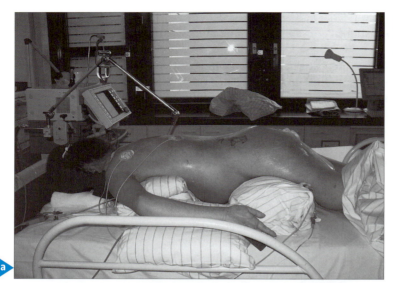

Abb. 46a, b: Komplette Bauchlagerung bei Patienten mit schwerem ARDS

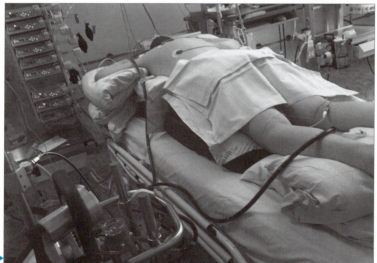

> **?** **Welche Auswirkungen hat die Bauchlage auf die Hämodynamik?**
> Bei Patienten mit einer vorbestehenden Hypovolämie kann es ähnlich wie bei anderen Lagerungsmaßnahmen zu einer Umverteilung des intra- und extravaskulären Volumens mit begleitender Hypotension kommen. Es kann durch die Bauchlagerung aber auch zu einer Steigerung des Herzzeitvolumens oder des arteriellen Druckes kommen [Hering et al. 2001], wobei es sich hierbei um lagerungsbedingte hämodynamische Phänomene oder um Stressreaktionen bei z.B. unzureichender Sedierungstiefe handeln kann.

? Welche Auswirkungen hat die Bauchlage auf die zerebrale Perfusion und den intrazerebralen Druck?

Bei Patienten ohne zerebrale Schädigung ist von keiner klinisch relevanten Veränderung der zerebralen Perfusion durch Anwendung der Bauchlage auszugehen. Beim Vorliegen einer akuten zerebralen Läsion mit erhöhtem intrazerebralem Druck kann die Bauchlage einen weiteren Anstieg des intrazerebralen Drucks auslösen und damit eine Reduktion der zerebralen Perfusion bewirken. Die Bauchlage führt aber häufig auch zu einem Anstieg des mittleren arteriellen Druckes und kann somit auch die zerebrale Perfusion bzw. durch die geschilderte Shuntreduktion auch die lokoregionäre Sauerstoffversorgung verbessern [Nekludov, Bellander, Mure 2006].

? Wird der intraabdominelle Druck durch die Bauchlage beeinflusst?

Bei Patienten, die keine akute abdominelle Erkrankung aufweisen, kommt es zu einem geringen Anstieg des intraabdominellen Druckes ohne die Gefahr eines intraabdominellen Kompartmentsyndroms. Der Einsatz von Schaumstoffmatratzen ohne zusätzliche Lagerungskissen führt allerdings zu einem signifikanten Anstieg des intraabdominellen Druckes im Vergleich zu Luftkissenmatratzen [Michelet et al. 2005]. Nach Rücklagerung kehren die Werte schnell wieder auf das Ausgangsniveau zurück [Hering et al. 2001]. Eine Beeinträchtigung der Splanchnicusperfusion ist nicht nachgewiesen.

? Hat die Bauchlagerung Einfluss auf andere Organfunktionen?

Die Bauchlage führt gegenüber der Rückenlage zu einem signifikanten Anstieg des renalen Gefäßwiderstandes (RVRI) und einer Abnahme der renalen HZV-Fraktion. Diese haben aber keinen Einfluss auf den renalen Blutfluss, die Diurese und die glomeruläre Filtrationsrate [Hering et al. 2001].

Bei Untersuchungen zum Einfluss der Lagerung auf Funktionsparameter der Leber fanden Hering und Mitarbeiter keine Veränderungen der hepatischen Clearance von Indocyaningrün (ICG). Der CO_2-Partialdruck der Magenschleimhaut als Indikator der Perfusion des Splanchnicusgebietes blieb ebenfalls unverändert [Hering et al. 2001].

? Wie lange sollten Patienten in Bauchlage verbleiben?

Die Verbesserung der Oxygenierung kann innerhalb weniger Minuten oder erst mit einer Verzögerung von 12 h nach Beginn der Lagerungstherapie eintreten [L'Her et al. 2002]. Bei einigen Patienten kann auch nach 16–20 h Bauchlagerung noch ein Benefit beobachtet werden [Guerin et al. 2013]. In der Frühphase des akuten Lungenversagens ist die Bauchlage bei Patienten, die einen hohen intrapulmonalen Rechts-Links-Shunt infolge dorsobasaler Atelektasen aufweisen, effektiver als in der späteren Phase des Krankheitsverlaufes. Eine höhere Effizienz der Bauchlagerung ist bei Patienten mit extrapulmonal verursachtem (sekundärem) akutem Lungenversagen im Vergleich zu einem primär pulmonal bedingten Lungenversagen beobachtet worden [Pelosi, Brazzi, Gattinoni 2002]. Die positiven Effekte der Bauchlagerung treten bei Patienten mit sekundärem akutem Lungenversagen wesentlich rascher ein, d.h. innerhalb einer halben Stunde, mit einem Plateaueffekt nach etwa 2–4 h. Bei Patienten mit pulmonal bedingtem akutem Lungenversagen erfolgt die Verbesserung der Oxygenierung dagegen kontinuierlich über einen Zeitraum von mehreren Stunden [Lim et al. 2001]. Ob die Effekte der Bauchlagerung auch in Rückenlage anhaltend sind, hängt vom kritischen Verschlussdruck der eröffneten Alveolarkompartimente ab. Der Rekrutierungseffekt der Bauchlage ist eng mit dem Beatmungskonzept verbunden.

Auch wenn ein Patient bei einem ersten Versuch keine Verbesserung des Gasaustausches aufweist, kann dies bei einer Wiederholung durchaus der Fall sein. Eine Wiederholung oder ein Fortführen der Bauchlagerung sollte bis zur ausreichenden Stabilisierung des Gasaustausches oder bis zum Ausbleiben eines Effektes auf die Oxygenierung erfolgen.

? Welche Gründe gibt es für das Ausbleiben einer Oxygenierungsverbesserung?

Die Gründe für das Ausbleiben einer Oxygenierungsverbesserung bei etwa 20–30% der Patienten, den sog. Nonrespondern, werden auf verschiedene Ursachen zurückgeführt. Die Rekrutierbarkeit von atelektatischen Arealen ist Grundvoraussetzung für einen Therapie-Erfolg. Bei Patienten mit primär pulmonalen Erkrankungen kommt es zu einer überwiegenden Konsolidierung des Lungenparenchyms [Gattinoni et al. 1998]. Eine Eröffnung und Belüftung der betroffenen Areale können erschwert oder unmöglich sein. Auch die Beatmungsdauer kann eine Rolle spielen. Ist es bereits zu einer erheblichen Fibrosierung und Versteifung der Lunge gekommen, dürfte der Effekt der Bauchlage weniger ausgeprägt sein [Nakos et al. 2000].

? Wie tief sollten Patienten in Bauchlage sediert werden?

Eine Vertiefung der Sedierung, um Regurgitation und einen Hustenreiz zu unterdrücken, ist für das Drehmanöver empfehlenswert. Nach Positionierung des Patienten kann die Analgosedierung wieder verringert werden.

? Können Patienten in Bauchlage enteral ernährt werden?

Die enterale Ernährung sollte für das Drehmanöver unterbrochen werden. Nach Positionierung des Patienten kann die enterale Ernährung wieder fortgesetzt werden. Der Einsatz der Bauchlagerung führt nicht zwangsläufig zu einem erhöhten Residualvolumen des Magens. Bei Auftreten von Erbrechen sollte die Ernährung unterbrochen bzw. die Laufrate reduziert werden.

? Können Patienten in Bauchlage von einem assistierten Spontanatmungsmodus profitieren?

Die Aktivität des Zwerchfells durch Spontanatmung kann helfen, einen Kollaps insbesondere der abhängigen Lungenareale zu verhindern und so den Gasaustausch zu verbessern. Die Reduktion des Pleuradruckgradienten durch den Einsatz der Bauchlage kann zusätzlich zu einer Stabilisierung der eröffneten Areale beitragen und eine weitere Optimierung der Oxygenierung bewirken. Von besonderer Bedeutung ist hierbei eine adäquate Sedierung der Patienten.

? Kann die Bauchlage mit anderen Lagerungsformen kombiniert werden?

Die zusätzliche aufrechte Position in Form der Anti-Trendelenburg-Lagerung in Bauchlage (s. Abb. 47) kann synergetische Effekte auf die Oxygenierung bei Patienten mit ARDS ausüben [Roback et al. 2011].

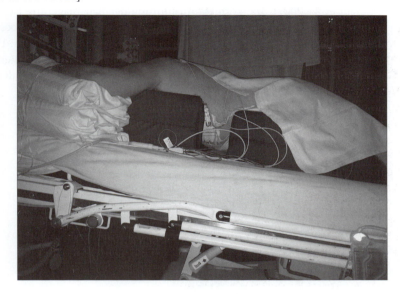

Abb. 47: Kombination von Bauchlage und Anti-Trendelenburg-Lagerung

? Welche Kontraindikationen gibt es für die Anwendung der Bauchlage?

Absolute Kontraindikationen für die Bauchlage sind selten und ergeben sich aus den Spezifika des Verfahrens. Aufgrund der erschwerten Reanimationsbedingungen sollten Patienten mit lebensbedrohlichen Herzrhythmusstörungen nicht auf den Bauch gelagert werden. Patienten mit instabilen Wirbelsäulenverletzungen und/oder unversorgtem Gesichtstrauma sollten ebenfalls nicht auf den Bauch gelegt werden. Mögliche Kontraindikationen sind in Tabelle 50 zusammengefasst. Von diesen Kontraindikationen kann im Einzelfall nach Abwägung von Nutzen und Risiko abgewichen werden [S2e Leitlinien Lagerungstherapie 2015].

Tab. 50: Kontraindikationen für die Bauchlage (Leitlinien Lagerungstherapie)

Kontraindikation	Kommentar
Instabile Wirbelsäule	Absolute Kontraindikation
Extensionsbehandlung	Unpraktikabel
Instabile Frakturen, z.B. Thorax	Relative Kontraindikation: unterschiedliche Meinungen unter Unfallchirurgen
Schädel-Hirn-Trauma	Relative Kontraindikation: Entscheidung nach Ätiologie, Art, Ausmaß und Monitoring
Instabile Hämodynamik, z.B. Schock oder Herzrhythmusstörungen	Relative Kontraindikation: erschwerte kardiopulmonale Reanimation

> **Können stark übergewichtige Patienten in Bauchlage verbracht werden?**
>
> Die Bauchlagerung ist gerade bei übergewichtigen Patienten eine Herausforderung (s. Abb. 48). Auch bei adipösen Patienten führt die Bauchlagerung zu einer Verbesserung der funktionellen Residualkapazität, der Lungencompliance und des PaO_2/FiO_2-Verhältnisses [Chergui et al. 2007]. Die korrekte Ausführung der Bauchlagerung ist bei diesen Patienten Grundvoraussetzung dafür, dass optimale Bedingungen für eine Verbesserung der Lungenfunktion geschaffen, aber auch Lagerungsschäden vermieden werden. Der Bauch sollte frei gelagert sein, sodass kein Druck auf das Abdomen ausgeübt wird. Die Vena cava inferior oder die Femoralvenen sollten nicht komprimiert werden, da ansonsten der venöse Rückstrom zum Herzen behindert wird.

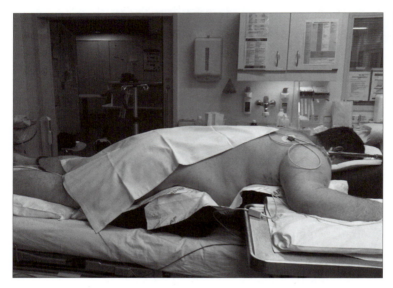

Abb. 48: Patient mit BMI > 40 kg/m² in Bauchlage

> **Welche Komplikationen können durch die Bauchlagerung auftreten?**
>
> Neben der akzidentellen Entfernung von Endotrachealtuben, zentralen Venenkathetern und Ernährungssonden (ca. 1–2%) stellen Hautulzerationen an den Auflagestellen der Patienten und die Ausbildung von Ödemen im Gesichtsbereich die häufigsten Probleme dar (ca. 20%) [Sud et al. 2008]. Das Risiko von Lagerungsschäden ist unter Einsatz von vasopressorischen Substanzen (Katecholaminen) und bei besonders schlanken oder besonders übergewichtigen Patienten deutlich erhöht. Eine hohe Aufmerksamkeit und Kompetenz der betreuenden Pflegekraft bei der Vorbereitung und Durchführung der Bauchlage können die Inzidenz von Hautulzerationen verringern. Nachdem der Patient umgelagert wurde, müssen die Auflagepunkte identifiziert werden, die später zu Druckstellen führen können. Auf die druckarme Lagerung des Kopfes, des Beckens, der Knie und Füße ist zu achten. Diese Auflagepunkte sind während der Maßnahme wiederholt zu kontrollieren. Kopf und Arme sollten während der Bauchlage in kürzeren Intervallen umgelagert werden (Mikrolagerung). Hämodynamische oder respiratorische Instabilitäten treten nicht signifikant häufiger in Bauch- als in Rückenlage auf [Sud et al. 2008]. Desynchronisation zwischen Beatmungsgerät und Patient sind häufig auf eine unzureichende Sedierung zurückzuführen.

? Welche Modifikationen der Bauchlage gibt es?

Eine Modifikation der Bauchlagerung besteht in der inkompletten Bauchlagerung (auch überdrehte Seitenlage oder Kraulerlagerung). Inkomplette Bauchlage bedeutet die Umlagerung eines Patienten um 135° von der Rückenlage. Die Durchführung erfolgt wie bei der vollständigen Bauchlage, jedoch wird die entsprechende Seite rechts oder links unterpolstert und das Bein rechts oder links angewinkelt, unterpolstert und auf Hüfthöhe gelagert (s. Abb. 49). Die 135°-Bauchlagerung kann mit abwechselndem Seitenwechsel erfolgen, wobei der Patient jeweils für 6–8 h rechts oder links gelagert wird.

Die modifizierte Bauchlage wird von vielen Ärzten und Pflegekräften bevorzugt eingesetzt. Als Gründe werden die einfachere Durchführung, die möglicherweise geringe Belastung für den Patienten und die daraus resultierende Möglichkeit zur Reduktion der Sedierungstiefe angegeben. Beide Lagerungsformen führen zu einem Anstieg des PaO_2/FiO_2-Quotienten. Allerdings ist dieser Effekt während der kompletten Bauchlage signifikant stärker ausgeprägt. Hinsichtlich der Inzidenz und Ausprägung von Komplikationen gibt es bei korrekter Durchführung keine Unterschiede zwischen den beiden Lagerungsformen [Bein et al. 2004].

Abb. 49: Modifikation der Bauchlage (135°)

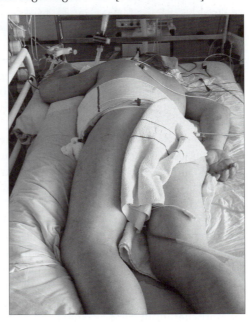

? Was bedeutet KLRT, und welche Effekte sind zu erwarten?

KLRT bedeutet die kontinuierliche Drehung des Patienten um seine Längsachse in einem motorgetriebenen Bettsystem (s. Abb. 50). Unterschieden werden Systeme, die den gesamten Patienten drehen, von solchen, die nur den Oberkörper rotieren lassen. Anbieterspezifisch wird auch der Begriff „kinetische Therapie" verwendet. Der maximale Drehwinkel kann 124° betragen (62° in jede Richtung). Dabei sollte zu Beginn der Therapie ein minimaler Drehwinkel im Bereich von 80° gewählt werden, der dann kontinuierlich erhöht wird.

Ziel der KLRT ist die Vermeidung von pulmonalen Komplikationen (Atelektasen, Pneumonie) sowie die Verbesserung des pulmonalen Gasaustausches.

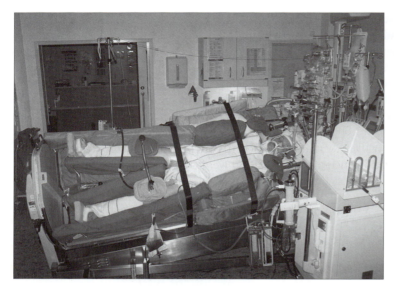

Abb. 50: Kontinuierliche laterale Rotationstherapie

Nach bisherigen Untersuchungen bestehen die Effekte der KLRT in der Verbesserung des pulmonalen Gasaustausches, in der Mobilisierung von Lungensekreten, in der Reduktion extravasaler Lungenflüssigkeit durch Stimulation der Drainageleistung des pulmonalen lymphatischen Systems sowie in der mäßigen Beeinflussung des Ventilations-Perfusions-Verhältnisses [Wanless und Aldridge 2012].

Wenn die KLRT zur Therapie der Oxygenierungsstörung eingesetzt wird, sollte sie bei Stabilisierung des Gasaustausches beendet werden oder wenn die kontinuierliche Anwendung über 72 h erfolglos geblieben ist. Beim Einsatz der KLRT zur Prävention von beatmungsassoziierten Pneumonien ist das Therapie-Ende i.d.R. an die Entwöhnung vom Respirator bzw. an die Toleranz des Patienten gebunden.

Der frühzeitige Einsatz der KLRT kann im Vergleich zur Seit- und Rückenlagerung und unter Anwendung weiterer präventiver Maßnahmen (Mundpflege und Absaugstandards, Sedierung, Weaningprotokoll, Oberkörperhochlagerung 30°) zur Vermeidung der VAP, zu einer Reduktion der Beatmungsdauer der Intensiv- sowie der Krankenhausaufenthaltsdauer führen [Wanless und Aldridge 2012].

Die kontinuierliche laterale Rotationstherapie über 124° kann bei Patienten mit akuter respiratorischer Insuffizienz zu einer klinischen Verbesserung der Oxygenierung führen. Dieser Effekt ist bei traumatologischen und internistischen Patienten [Wang et al. 2003] mit schwerem akutem Lungenversagen nachgewiesen. Allerdings tritt die Verbesserung der Oxygenierung bei der Anwendung der Bauchlage schneller und ausgeprägter ein. Die Effekte der KLRT sind erst nach 46–72 h Therapie mit denen der Bauchlage vergleichbar [Goldhill et al. 2007].

> **?** **Welche Kontraindikationen für die KLRT gibt es, und welche Komplikationen sind beschrieben?**

Absolute Kontraindikationen für eine KLRT liegen nicht vor. Als relative Kontraindikation zur KLRT gilt die instabile Wirbelsäule, allerdings kann die stabile Fixierung im entsprechenden Bettsystem die KLRT zur Lagerungstherapie der Wahl machen. Die reine Oberkörperrotation ist bei Patienten mit instabilen Wirbelsäulenverletzungen kontraindiziert. Ein Körpergewicht > 159 kg (laut Firmenangaben maximale Belastung für die Betten) ist ebenfalls eine relative Kontraindikation. Bei Anwendung der KLRT bei Patienten mit akuten zerebralen Läsionen sollte der Patient mittels einer Hirndrucksonde überwacht und in mäßiger Oberkörperhochlagerung rotiert werden.

Druckstellen im Bereich der Patientenfixierung bei länger dauernder Therapie sind möglich. Intoleranz bei nicht sedierten Patienten oder Patienten im Weaning, ausgedrückt durch vegetative Symptome (Hypertonie und Tachykardie), Beatmungsprobleme, Kinetosen, Katheterdislokation und Nervenschäden sind beschrieben. Potenziell lebensbedrohliche Komplikationen, die auf die Rotationstherapie zurückgeführt werden können, wurden bisher nicht beschrieben [Wanless und Aldridge 2012].

? Welche Auswirkungen hat die Immobilisierung?

Eine Komponente in der Therapie von kritisch kranken Patienten ist die Verordnung der kontinuierlichen Bettruhe. Dem liegt die Annahme zugrunde, dass diese Maßnahme zu einer Reduktion von Komplikationen führt sowie einen Erhalt metabolischer Ressourcen zugunsten der Genesung des Patienten bewirkt. Die Immobilisierung eines Menschen kann jedoch zur Entwicklung weitreichender Komplikationen führen und so den Heilungsprozess erheblich verzögern [Brower 2009]. Die North American Nursing Diagnosis Association (NANDA) definiert das „Immobilitätssyndrom" als einen Zustand, bei dem die Gefahr von Schädigungen als Folge einer verordneten oder unvermeidbaren körperlichen Inaktivität besteht. Nahezu jedes Organ/Organsystem ist von einer funktionellen Verschlechterung bei körperlicher Immobilität betroffen (s. Tab. 51). Bei kritisch Kranken können diese negativen Auswirkungen, insbesondere in Kombination mit der Grunderkrankung und der daraus resultierenden Therapie (Beatmung, Sedierung und vasoaktive Substanzen) besonders schnell und nachhaltig ausgeprägt sein.

Tab. 51: Auswirkungen der Immobilität

Organsystem	Auswirkungen
Bewegungsapparat	Aktivitätsintoleranz, Muskelatrophie, Gelenkkontrakturen, Gelenkknorpeldegeneration, Knochendemineralisierung, periphere Nervenverletzungen, -degenerationen
Herz-Kreislauf-System	Orthostatische Hypotension, vermindertes Schlagvolumen, thromboembolische Erkrankungen, mikrovaskuläre Dysfunktion, Veränderungen des Elektrolythaushalts
Lungenfunktion	Abnahme der mukoziliären Clearence, Atelektasen, Reduktion Atemvolumina
Verdauungssystem	Abnahme von Magensekretion und Peristaltik, Obstipation, Insulinresistenz
Zentrales Nervensystem	Gleichgewichtsstörungen, sensorische Deprivation, Desorientiertheit, kognitive Dysfunktion, Angst, Schlafstörungen
Sonstiges	Systemische Entzündungen, Druckulzerationen

? Welche Muskeln sind von der Immobilisierung besonders betroffen?

Mit zunehmender Immobilisierungsdauer kommt es zu einer muskulären Atrophie, die besonders in den ersten 2–3 Wo. beobachtet werden kann.

Bei beatmeten Intensivpatienten sind die Rücken-, Nacken- und Extremitätenmuskulatur sowie das Zwerchfell von einer Atrophie betroffen [Paternostro-Sluga et al. 2006]. Die Atemmuskulatur zeigt bereits nach 2–3 Tagen kontrollierter Beatmung eine Atrophie [Levine et al. 2008]. Diese steht im direkten Zusammenhang mit Komplikationen bei der Entwöhnung vom Respirator. Die Atrophie des Wadenmuskels (Musculus soleus), der für das Gehen wichtig ist, kann nach 60 Tagen Bettruhe 7–29% betragen. Eine Verringerung der Oberschenkelmuskulatur von 3% kann bereits nach siebentägiger Bettruhe beobachtet werden [Adams, Caiozzo, Baldwin 2003].

? Welchen Einfluss hat die Immobilisierung auf die Entstehung von Gelenkkontrakturen?

Eine Gelenkkontraktur mit der Folge einer muskulären bzw. kapsulären Bewegungseinschränkung tritt ein, wenn es durch Ruhigstellung oder Lähmung zu einer Verkürzung von Muskeln, Sehnen und Bändern kommt. Prädestinierte Gelenke für die Entstehung einer Kontraktur beim kritisch kranken Patienten sind die Sprunggelenke (Spitzfuß), Kniegelenke, Hüftgelenke (Beugekontrakturen), Schultergelenke (Adduktionskontrakturen) sowie die Ellbogengelenke (Beugekontrakturen). Kontrakturen der Gelenke können sich bereits nach 8 h Bewegungslosigkeit in Form von spürbarer „Steifigkeit" bemerkbar machen. Dies kann sich verstärken, wenn neben der Immobilisierung Ödeme, Infektionen, Wunden und/oder Zu- und Ableitungen die Beweglichkeit einschränken. Als präventive Maßnahme gegen die Entstehung von Gelenkkontrakturen werden passive Dehnungen der Gelenke mit dem Ziel der Mobilisation und Verlängerung verkürzter Weichteilsstrukturen zur Verbesserung der Beweglichkeit und Flexibilität angewandt.

? Kann die Immobilisierung zu einer Störung der Körperbildes führen?

Bei Immobilisierung reduziert sich der sensorische Informationsfluss, und die Eigenwahrnehmung des Körpers verändert sich. Dies kann zu einem Verlust des Oberflächen- und Körpergefühls bis zu Missempfindungen und Orientierungsstörungen führen. Diese Veränderungen können durch den Einsatz von Weichlagerungsmatratzen noch verstärkt werden [Zegelin 2005]. Die individuelle, sich am Zustand des Patienten orientierende Positionsveränderung sowie die Veränderung der Extremitätenlage besitzen daher neben dem Aspekt der Dekubitusprophylaxe einen hohen Stellenwert, indem sie die sensorische Wahrnehmung des Patienten fördern.

? Kann die Immobilisierung zu psychischen Veränderungen führen?

Die Immobilisierung kann zu einer signifikanten Zunahme von Ängsten, Aggressivität und Depressionen sowie einem gestörten Schlaf-Wach-Rhythmus führen. Zur Vermeidung derartiger Störungen, die zu einer erheblichen Beeinträchtigung in der Koordinationsfähigkeit, Orientierung und psychischer Verfassungen führen können, bedarf es u.a. regelmäßiger Positionswechsel, Mobilisation und der Zuführung sensorischer Reize.

? Hat die Immobilisierung Einfluss auf die gesundheitsbezogene Lebensqualität nach erfolgreicher Entlassung aus dem Krankenhaus?

In der Regel ist die Muskelschwäche nach Überwinden der Grunderkrankung reversibel. Dennoch ist in verschiedenen Publikationen davon berichtet worden, dass auch lange nach der Entlassung von der Intensivstation eine eingeschränkte Muskelkraft und elektrophysiologische Veränderungen zu finden sind. In einer Lebensqualitätsuntersuchung von Patienten mit akutem Lungenversagen, die im Durchschnitt 25 Tage behandelt wurden, zeigten sich im ersten Jahr nach Entlassung keine pulmonalen Residuen mehr. Allerdings berichteten 50% der Patienten zu diesem Zeitpunkt von einer signifikanten Muskelschwäche, die dazu führte, dass sie zu diesem Zeitpunkt noch nicht in ihre gewohnten Arbeitsprozesse integriert werden konnten. Des Weiteren berichteten die Patienten von Konditionsschwächen und Müdigkeit. Auch 5 Jahre nach Entlassung zeigten relativ junge Patienten Einschränkungen hinsichtlich der körperlichen Belastung mit mehr oder weniger ausgeprägten funktionellen Defiziten [Herridge et al. 2011].

Eine frühzeitig eingeleitete Mobilisation ist eine pflegerische und therapeutische Maßnahme zur Abwendung, Beseitigung, Minderung oder Verhütung der Zunahme krankheits- und behandlungsbedingter Immobilität (s. Abb. 51a, b). In der Rehabilitationsmedizin wird die frühe Mobilisation als funktionsorientierte Physiotherapie mit therapeutisch sekundärpräventivem Ansatz definiert und sollte daher integraler Bestandteil der akutmedizinischen Versorgung sein. Die frühzeitige Mobilisation wird daher mit dem Ziel angewandt, vorübergehende Beeinträchtigungen von Körperfunktionen und -strukturen zu beheben, um so eine autonome Mobilität zu erhalten bzw. wiederzuerlangen [Stucki et al. 2002]. Mittels verschiedener Trainingseinheiten, Positionierungen und mobilisationsfördernder Konzepte kann dem Verlust von Kraftpotenzialen und Beweglichkeit entgegengewirkt werden. Der rehabilitative Endpunkt ist die Erhaltung oder Rückerlangung der motorischen und muskulären Leistungsfähigkeit zum Verrichten von Tätigkeiten des täglichen Lebens sowie die Fähigkeit, laufen zu können. Auf psychologischer Ebene führt die Frühmobilisation zu einer Verbesserung der Lebensqualität und trägt somit auch zu einer Verbesserung des Langzeitergebnisses bei [Hall und Kress 2011].

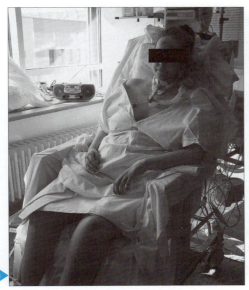
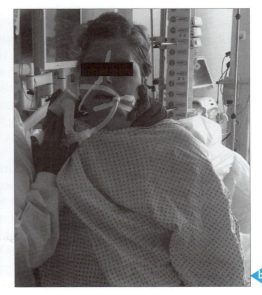

Abb. 51a, b: Beatmete früh mobilisierte Patientinnen

? Welche Kriterien können für die Einschätzung der Belastungsintensität der mobilisationsfördernden Maßnahmen herangezogen werden?

Die Umsetzung körperlicher Aktivitäten beatmeter Patienten muss dem individuellen Gesundheitszustand und der zugrunde liegenden Erkrankung angepasst werden. Kardiopulmonale und neuromuskuläre Erschöpfungszustände gilt es zu vermeiden, um ggf. daraus resultierenden Komplikationen und mentalen Demotivationszuständen entgegenzuwirken. Als Indikator für das Erreichen der nächsten Mobilisationsstufe können die Herzfrequenz (> 50 min/< 130/min), der Blutdruck (MAP > 60 mmHg), die Atemfrequenz (< 35/min) und die periphere Sauerstoffsättigung (> 88%) verwendet werden. Als ein Maß für die Berücksichtigung der Belastungsintensität gelten insbesondere die individuelle Empfindung und Einschätzung des Patienten selbst.

? Was sind Maßnahmen zur Frühmobilisation?

Maßnahmen zur Frühmobilisation sind individuelle, am Zustand und Problem des Patienten orientierte Handlungen, die bereits während der Zeit der Bettruhe, z.B. als achsengerechte, assistierte und wahrnehmungsfördernde Bewegungen, durchgeführt werden. Insbesondere Maßnahmen zur Bewegungsanbahnung, zum Konditionserhalt sowie zur Gleichgewichtsförderung können bei frühzeitiger Anwendung dazu beitragen, die Beweglichkeit, Gehfähigkeit und Standfestigkeit vom Intensivpatienten zu erhalten und zu fördern.

? Sind die frühzeitige Mobilisation und das Gehen mit beatmeten Patienten sicher und machbar?

Intensivpflichtige Patienten erhalten häufig nur begrenzte physikalische Therapien, die vornehmlich im Bett durchgeführt werden. Die Vertikalisierung des beatmeten Patienten über die Bettkante in den Stand zum Sitzen im Sessel bis hin zum Gehen ist bei Beachtung des kardiopulmonalen, neurologischen sowie neuromuskulären Zustandes des Patienten durchführbar und sicher [Stiller 2007]. Im Vorfeld sollten die Patienten eine adäquate neurologische Reaktionsfähigkeit, stabile Herz-Kreislauf-Verhältnisse ohne bzw. minimale Zufuhr vasoaktiver Substanzen, eine $FiO_2 < 0{,}6$ sowie ein PEEP von < 10 mmHg aufweisen [Bailey 2007]. Eine weitere wesentliche Voraussetzung für das Gehen mit beatmeten Patienten ist eine ausreichende Personalressource (2–3 Personen), die für den Zeitraum der Maßnahme gebunden ist. Auch ein entsprechendes mobiles Equipment (Rollator oder ähnliches Hilfsmittel, Rollstuhl, tragbares Monitoring und Beatmungsgerät) muss für die Maßnahme zur Verfügung stehen [Stiller 2007].

? Haben mobilisationsfördernde Maßnahmen Einfluss auf die Dauer der Beatmung und Entstehung und Dauer eines Delirs?

Eine Strategie, die eine frühzeitig einsetzende Mobilisationstherapie in Verbindung mit dem Absetzen bzw. der Reduktion der Sedierung kombiniert, führt zu einem verbesserten funktionellen Status, verringert die Beatmungsdauer und verkürzt die Dauer eines Intensivdelirs. Auch die Verweildauer auf der Intensivstation kann so gesenkt werden [Needham und Korupolu 2010].

Literatur

Adams GR, Caiozzo VJ, Baldwin KM, Skeletal muscle unweighting: Spaceflight and ground-based models. J Appl Physiol (2003), 95, 2185–2201

Alexiou VG et al., Impact of patient position on the incidence of ventilator-associated pneumonia: a meta-analysis of randomized controlled trials. J Crit Care (2009), 24(4), 515–522

Bailey P et al., Early activity is feasible and safe in respiratory failure patients. Crit Care Med (2007), 35, 139–145

Banasik JL, Emerson RJ, Effect of lateral positions on tissue oxygenation in the critically ill. Heart Lung (2001), 30(4), 269–276

Bein T et al., Vergleich von inkompletter (135°) und kompletter Bauchlage (180°) beim schweren akuten Lungenversagen. Anästhesist (2004), 53, 1054–1060

Brandi LS et al., Energy metabolism of thoracic surgical patients in the early postoperative period. Effect of posture. Chest (1996), 109, 630–637

Brimioulle S, Moraine JJ, Norrenberg D et al., Effects of positioning and exercise on intracranial pressure in a neurosurgical intensive care unit. Phys Ther (1997), 77, 1682–1689

Brower RG, Consequences of bed rest. Crit Care Med (2009), 37, 422–428

Chergui K et al., Prone-positioning for a morbidly obese patient with acute respiratory distress syndrome: an opportunity to explore intrinsic positive end-expiratory pressure-lower inflection point interdependence. Anesthesiology (2007), 106, 1237–1239

Gattinoni L et al., Acute respiratory distress syndrome caused by pulmonary and extra pulmonary disease. Different syndromes? Am J Respir Crit Care Med (1998), 158, 3–11

Goldhill DR et al., Rotational Bed Therapy o Prevent and Treat Respiratory Complications: A Review and Meta-Analysis. Am J Crit Care (2007), 16(1), 50–61

Guerin C, Baboi L, Richard JC, Mechanisms of the effects of prone positioning in acute respiratory distress syndrome. Intesive Care Med (2014), 40(11), 1634–1642

Guerin C, Reignier J, Richard JC et al., Prone Positioning in Severe Acute Respiratory Distress Syndrome. N Engl J Med (2013), 368(23), 2159–2168

Hall JD, Kress JP, The burden of functional recovery from ARDS. N Engl J Med (2011), 364(14), 1358–1359

Hering R et al., The effects of prone positioning on intraabdominal pressure and cardiovascular and renal function in patients with acute lung injury. Anesth Analg (2001), 92, 1226–1231

Herridge MS et al., Functional disability 5 years after acute respiratory distress syndrome. N Engl J Med (2011), 64, 1293–1304

L'Her E et al., A prospective survey of early 12-h prone positioning effects in patients with the acute respiratory distress syndrome. Intensive Care Med (2002), 28(5), 570–575

Levine S et al., Rapid disuse atrophy of diaphragm fibres in mechanically ventilated humans. N Engl J of Medicine (2008), 358, 1327–1335

Lim CM et al., Comparison of the response to the prone position between pulmonary and extrapulmonary acute respiratory distress syndrome. Intensive Care Med (2001), 27, 477–485

Michelet P et al., Influence of support on intra-abdominal pressure, hepatic kinetics of indocyanine green and extravascular lung water during prone positioning in patients with ARDS: a randomized crossover study. Crit Care (2005), 9(3), R251–257

Nakos G et al., Effect of the prone position on Patients with Hydrostatic Pulmonary Edema Compared with Patients with Acute Respiratory Distress Syndrome and Pulmonary Fibrosis. Am J Respir Crit Care Med (2000), 161, 360–368

Needham DM, Korupolu R, Rehabilitation quality improvement in an intensive care unit setting: Implementation of a quality improvement model. Topics in Stroke Rehabilitation (2010), 17(4), 271–281

Nekludov M, Bellander BM, Mure M, Oxygenation and cerebral perfusion pressure improved in the prone position. Acta Anaesthesiol Scand (2006), 50(8), 932–926

Paternostro-Sluga T et al., Physikalische Medizin und Rehabilitation in der Intensivmedizin (2006). In: Van Aken H et al., Intensivmedizin, 2. überarbeitete Aufl., 532. Thieme, Stuttgart, New York

Pelosi P, Brazzi L, Gattinoni L, Prone position in acute respiratory distress syndrome. Eur Respir J (2002), 20, 1017–1028

Porta R et al., Physiological effects of posture on mask ventilation in awake stable chronic hypercapnic COPD patients. Eur Respir J (1999), 14, 517–522

Protti A, Chiumello D, Cressoni M et al., Relationship between gas exchange response to prone position and long recruitability during acute respiratory failure. Intensive Care Med (2009), 35(6), 1011–1017

Roback O et al., Short term effects of combining upright and prone position in patients with ARDS: a prospective randomized study. Crit Care (2011), 15(5), R230

S2e Leitlinie der DGAI, Lagerungstherapie und Frühmobilisation zur Prophylaxe oder Therapie von pulmonalen Funktionsstörungen (2015)

Stiller K, Safety issues that should be considered when mobilizing critically ill patient. Crit Care Clin (2007), 23(1), 35–53

Stucki G et al., Konzept zur indikationsübergreifenden Frührehabilitation im Akutkrankenhaus. Physikalische Medizin – Rehabilitationsmedizin – Kurortmedizin (2002), 3, 134–155

Sud S et al., Effect of mechanical ventilation in the prone position on clinical outcomes in patients with acute hypoxemic respiratory failure: a systematic review and meta-analysis. CMAJ (2008), 178(9), 1153–1161

Thomas AR, Bryce TL, Ventilation in the patient with unilateral lung disease. Crit Care Clin (1998), 14(4), 743–773

Torres A et al., Pulmonary aspiration of gastric contents in patients receiving mechanical ventilation: the effect of body position. Annals of Internal Medicine (1992), 116, 540–543

Van Nieuwenhoven CA et al., Feasibility and effects of the semirecumbent position to prevent ventilator-associated pneumonia: A randomized study. Crit Care Med (2006), 34, 396–402

Vaughan RW, Bauer S, Wise L, Effect of position (semirecumbent versus supine) on postoperative oxygenation in markedly obese subjects. Anesth Analg (1976), 55(1), 37–41

Vieillard-Baron A et al., Prone position improves mechanics and alveolar ventilation in acute respiratory distress syndrome. Intensive Care Med (2005), 31, 220–226

Wang JY et al., Continuous lateral rotational therapy in the medical intensive care unit. J Formos Med Assoc (2003), 102(11), 788–792

Wanless S, Aldridge M, Continuous lateral rotation therapy – a review. Nurs Crit Care (2012), 17(1), 28–35

Zegelin A, Festgenagelt sein – Der Prozess des Bettlägerigwerdens durch allmähliche Ortsfixierung. Pflege (2005), 18, 281–288

Besonderheiten der intravenösen Arzneimitteltherapie

Axel Dürrbeck, Donald Ranft

Problem der Medikamenteninkompatibilitäten

Intravasale Injektionen und Infusionen gelangen ohne Resorptionsbarriere in die systemische Zirkulation und sind daher als besonders sensible Applikationsformen anzusehen. Die Fehleranfälligkeit im Prozess der Anordnung, Herstellung und Applikation von Parenteralia wurde durch mehrere Erhebungen belegt [Valentin A et al. 2009; Taxis und Barber 2004; Westbrook et al. 2011]. Ein großer Teil der Fehler betraf die Kompatibilität der angewendeten Infusionsregime und kann als vermeidbar betrachtet werden [Cousins et al. 2005; Bertsche et al. 2008].

Neben den verbindlichen Forderungen des Europäischen Arzneibuches nach Sterilität, Pyrogenfreiheit und Schwebstofffreiheit von Parenteralia sind besondere Anforderungen an das herstellende und applizierende Personal zu stellen, die entsprechende Kenntnisse und Fähigkeiten der Zubereitungs- und Applikationsvorschriften und -techniken erwerben müssen.

Innerhalb komplexer Infusionstherapieregime steht die Anzahl der in einem Zeitraum zu verabreichenden Medikamente einer begrenzten Anzahl an i.v. Zugängen gegenüber.

Inkompatibilitäten aufgrund unterschiedlicher physikalisch-chemischer Eigenschaften der Arzneistoffe gehören deshalb zum Stationsalltag und sind aufgrund ihres häufig larvierten Auftretens (nicht wahrnehmbar aufgrund des begrenzten Auflösungsvermögens des menschlichen Auges bzw. wegen Maskierung, z.B. in Fettemulsionen) nicht ausreichend im Problembewusstsein der agierenden Berufsgruppen verankert [Schröder 1990]. Das Fehlen sichtbarer Veränderungen in Arzneimittelmischungen ist kein Beweis für Kompatibilität, da mögliche Wirksamkeitsverluste so nicht sicher erkennbar sind.

Inkompatibilitäten können sowohl von Arzneistoffen untereinander als auch von Hilfsstoffen, Trägerlösungen, Infusionsbehältnissen und -überleitungssystemen ausgelöst werden.

Da es nicht möglich ist, alle Arzneistoffe in allen möglichen Konzentrationen und Trägerlösungen auf Kompatibilität zu untersuchen, ist eine Standardisierung der häufigsten Infusionsschemata anzustreben [Nemec, Kopelent-Frank, Greif 2008]. Für diese kann in Zusammenarbeit mit dem Apotheker im Vornherein die Kompatibilität recherchiert und niedergelegt werden. Damit können viele Inkompatibilitäten verhindert und die vorhandenen Zugangswege effizienter genutzt werden. Ein für alle intensivmedizinischen Bereiche (z.B. für internistische/chirurgische, neonatologische/pädiatrische ITS, stroke unit) gleichermaßen nutzbares Schema erscheint aufgrund der unterschiedlichen Infusionsregime bzw. intravasalen Zugangsmöglichkeiten nicht sinnvoll.

? Welche Folgen können Inkompatibilitäten für Patienten haben?

Inkompatibilitäten können folgende Probleme auslösen:
- Nicht kalkulierbarer Wirkverlust und Fehlen des therapeutischen Wirkspiegels mit der Konsequenz des Therapieversagens
- Wirkabschwächung, bei Antiinfektiva z.B. mit Folgen der Resistenzentstehung
- Partikelbelastung und Auftreten von Thrombophlebitiden, SIRS, Mikroembolien oder allergoiden Reaktionen (Fieber, Schüttelfrost, MOV) [van Lingen et al. 2004; Jack et al. 2012]
- Thrombozytenaggregation und nachfolgende Hyperkoagulabilität ausgelöst durch winzige Gasblasen
- Katheterokklusionen

? Welche Arten von Inkompatibilitäten gibt es, woran können sie erkannt werden und wovon sind sie abhängig?

Inkompatibilitäten in Form von Verfärbungen, Gasentwicklungen, Trübungen oder Niederschlägen/Präzipitaten werden durch physikalische oder chemische Reaktionen hervorgerufen.

Dabei manifestieren sich physikalische Inkompatibilitätsreaktionen häufig als Ausfällungen (Präzipitationen) oder Phasentrennungen in Fettemulsionen. Nicht sichtbar sind dagegen Adsorptionen von Arzneistoffen an Infusionssystemen (Kunststoffmaterialien), die zu erheblichen Konzentrationsverlusten führen können. Solche Phänomene wurden für Heparin- und Insulinlösungen beschrieben [D'Arcy 1983]. Das Herauslösen der Weichmacher aus PVC-haltigen Infusionsbehältnissen durch Lösungsvermittler (z.B. Cremophor EL in Sandimmun) kann durch Verwendung PVC-freier Infusionsbestecke und von Glasflaschen umgangen werden.

Zu den chemischen Inkompatibilitätsreaktionen gehören eine Vielzahl von Reaktionen, wie z.B. Oxidation, Reduktion, Hydrolyse oder Komplexbildung, die zum Aktivitätsverlust des Arzneistoffes beitragen.

Proteine (z.B. Hormone, Enzyme, Immunglobuline) können durch physikochemische Einflüsse denaturiert werden und dadurch an Wirksamkeit verlieren.

Inkompatibilitätsreaktionen sind von dem Einfluss folgender Faktoren abhängig:
- pH-Wert-Änderungen
- Energiezufuhr (Licht, Temperatur, UV-Strahlen)
- Einfluss von Sauerstoff
- Gegenwart von Spurenelementen als Reaktionskatalysatoren
- Arzneistoffkonzentration und Kontaktzeit

? Welchen Einfluss hat der pH-Wert auf die Stabilität von Arzneistoffen?

Dem pH-Wert kommt als Hauptauslöser einer Inkompatibilitätsreaktion eine besondere Bedeutung zu [Newton 2009]. Viele Arzneistoffe liegen als wasserlösliche Salze schwacher Basen oder Säuren mit einer spezifischen Pufferkapazität vor. Die Veränderung der Wasserstoffionenkonzentration in diesem System und damit des pH-Wertes kann zur Freisetzung des Arzneistoffes aus den löslichen Salzen führen, diese ausfallen lassen oder Abbaureaktionen beschleunigen.

Zur Prävention solcher Reaktionen ist es unabdingbar, die pH-Werte der Fertigarzneimittellösungen zu berücksichtigen und das Mischen von sauren und alkalischen Lösungen strikt zu vermeiden (s. Tab. 52). Dies gilt selbstverständlich auch bei der gleichzeitigen Applikation von 2 Arzneistofflösungen über dasselbe Lumen. Die Tabelle 52 liefert einen Anhaltspunkt zur Einschätzung der pH-Werte, kann jedoch im Einzelfall nicht ausschließlich zur Kompatibilitätsbeurteilung herangezogen werden.

Bei Gabe von sauren und basischen Lösungen nacheinander muss unbedingt vor- und nachgespült werden.

? „Im Zweifel schalte ich einen Filter davor." – Eine gute Strategie?

Standard-Inline-Filter für kristalline Lösungen mit einer Porengröße von 5 µm können die Partikelbelastung der Patienten deutlich reduzieren und die damit verbundenen Folgekomplikationen erheblich vermindern (s.o.). Zudem kann durch Filteranwendung eine mögliche Inkompatibilität bei Verstopfung des Filters angezeigt werden. Wegen nicht kalkulierbarer Wirkverluste ist der Einsatz von Filtern jedoch keine Alternative zu einer sorgfältigen Planung des Infusionsregimes. Von der Kathetereintrittsstelle ausgehende Infektionen können mit Bakterienfiltern nicht vermindert werden [Ortolano et al. 2004; Ball 2003].

Filter mit größerer Porenweite oder speziellen Eigenschaften sind bspw. für folgende Arzneimittel erforderlich:
- Fettemulsionen (Propofol-ratiopharm MCT, Ernährungslösungen)
- Kolloidale Lösungen oder Liposome (z.B. Amphotericin B, Ambisome, Daunoxome)
- Zellhaltige Arzneimittel (Erythrozyten- oder Thrombozytenkonzentrate)
- Blutprodukte (z.B. Feiba NF)
- Proteine (monoklonale Antikörper, wie z.B. Remicade, Enzyme, Immunglobuline)

Besonderheiten der intravenösen Arzneimitteltherapie

Tab. 52: Übersicht der pH-Werte häufig eingesetzter Parenteralia (modifiziert nach [Litterst, Trittler, Strehl 2011]). Bei Mischungen oder der Parallelinfusion über das gleiche Lumen ist es nicht erlaubt, 2 Spalten in der Tabelle zu überspringen.

Stark sauer pH < 4	Schwach sauer pH 4–6	Neutral pH 6–8	Schwach basisch pH 8–9,5	Stark basisch pH > 9,5
Amiodaron-ratiopharm	Adalat pro infusione	ACC injekt	Ampicillin-ratiopharm	Aciclovir-ratiopharm
Arterenol	Akineton	Amantadin-ratiopharm	Dexa inject Jenapharm	Aldactone
Atropinsulfat B. Braun	Atosil	Beloc	Eremfat	Cotrim-ratiopharm
CellCept	Avalox	Ceftriaxon-ratiopharm	Euphylong	Cymeven
Ciprobay	Buscopan	Cefuroxim Fresenius	Lasix	Luminal
Dobutamin-ratiopharm	Cimetidin-CT	Digimerck	Natriumhydrogencarbonat 8.4% B. Braun	Pantozol
Gentamicin-ratiopharm	Claforan	Erythrocin	Unacid	Phenhydan
Ketamin-ratiopharm	Ebrantil	Fluconazol-ratiopharm		
Midazolam-ratiopharm	Fentanyl-ratiopharm	Fortum		
MSI Mundipharma	Gernebcin	Foscavir		
Piritramid-Hameln	Infectocillin	Heparin-Natrium-ratiopharm		
Rivotril	MCP-ratiopharm	Hydrocortison		
Suprarenin	Metronidazol Fresenius	Infectofos		
Vancomycin-ratiopharm	Neostigmin Actavis	Insuman rapid		
	Neurocil	Magnesiumsulfat 10% Inresa		
	Paracefan	Meronem		
	Paracetamol Kabi	Natriumglycerophosphat Fresenius		
	Sufenta	Piperacillin Tazobactam Stragen		
	Tavanic	Prednisolut		
		Propofol MCT Fresenius		
		Ranitic injekt		
		Sandimmun		
		Tavegil		
		Tramal		
		Urbason solubile		
		Vomex A		
		Zienam		

? **Welchen Einfluss können Hilfsstoffe haben?**

Aus therapeutischen und galenischen Anforderungen werden zur Gewährleistung der physikalisch-chemischen Stabilität von Infusionslösungen häufig Hilfsstoffe (z.B. Antioxidantien, Lösungsvermittler, Säuren/Basen zur pH-Wert-Einstellung, Komplexbildner zur Schwermetallmaskierung etc.) zugesetzt. Dieses ausbalancierte System ist in vielen Fällen störanfällig für weitere Manipulationen.

Beispielsweise kann das Verdünnen von Konzentraten, die zur Stabilisierung der Wirkstoffe Lösungsvermittler erhalten, zu Ausfällen führen.

Beispiele: Diazepam-ratiopharm, Phenhydan-Injektionslösung

? **Welche Arzneistofflösungen eignen sich generell nicht als Trägerlösungen?**

Das Mischen von komplexen Arzneimitteln (Wirkstoff und Hilfsstoffe) kann zu Inkompatibilitäten führen, weshalb manche Trägerlösungen von vornherein ungeeignet für weitere Zumischungen sind.

Fettemulsionen werden zur Erhöhung der Stabilität Emulgatoren und Stabilisatoren zugesetzt. Zumischung von anderen Arzneistoffen bzw. Elektrolytzusätzen kann die Emulsion brechen und zur Aufrahmung führen. Auf die Zugabe nicht ausdrücklich erlaubter Arzneimittel sollte deshalb generell verzichtet werden.

Aminosäuren sind reaktionsfreudige Substanzen und können den pH-Wert von zugemischten Arzneimitteln aus deren Stabilitätsbereich verschieben. Deshalb eignen auch sie sich nicht als Trägerlösungen.

Zur Verschiebung des pH-Wertes tragen auch alkalische Lösungen wie Natriumbikarbonat bzw. trometamolhaltige Lösungen bei, sodass sie als Trägerlösungen generell unbrauchbar sind.

Vitamin- und Spurenelementelösungen sind besonders labile Lösungen, deren Stabilität durch geringe Veränderungen im pH-Optimum gefährdet wird. Zudem können Spurenelemente in Zusammenwirkung mit Licht den Abbau von Arzneistoffen katalysieren. Konzentrate von Spurenelementen sind nur in dafür vorgesehenen Mischungen zu verwenden, wobei deren physikalische/chemische Stabilität dann verkürzt sein kann.

Hochgesättigte Kohlenhydratlösungen wie Mannitol 20% oder Glukoselösungen mit einer Konzentration oberhalb von 20% sollten aufgrund ihres sauren pH-Wertes und der durch Hitzesterilisation entstandenen Zersetzungsprodukte sowie der hohen Osmolarität nicht als Trägerlösungen fungieren.

Auch Plasmaexpander, wie HAES, haben einen niedrigen pH-Wert und zeigen vielfältige Inkompatibilitäten.

? **Welche Probleme können beim Zumischen eines Arzneimittels zu kompatiblen Trägerlösungen auftreten?**

Die Sterilität der Parenteralia muss auch nach Zubereitung durch eine aseptische Herstellung (Auflösen von Arzneimitteln bzw. Zumischungen) gewährleistet sein.

Die Wahrscheinlichkeit einer Kontamination steigt mit der Anzahl der Manipulationen am Infusionssystem.

Der Partikeleintrag ist bei Zumischungen erheblich und kann zu unvorhersehbaren Reaktionen beim Patienten führen (s.o. unter „Welche Folgen können Inkompatibilitäten für Patienten haben?").

Die durch Zumischung resultierenden Verdünnungseffekte können zu Veränderungen der Arzneimittelwirkung (Pharmakokinetik/-dynamik) führen, da die Applikationszeiten dadurch z.T. erheblich verlängert werden.

? Welche Arzneimittel sollten immer über einen separaten i.v. Zugang verabreicht werden?

Bei den folgenden Arzneimitteln handelt es sich um eine Auswahl von Medikamenten mit einem besonders hohen Risiko für physikalisch-chemische Unverträglichkeiten:
- Antimykotika: Amphotericin B, Cancidas
- Virustatika: Cymeven, Foscavir
- Antibiotika: Zyvoxid, Cotrim, Aminoglykoside
- Immunsuppressiva: CellCept, Sandimmun
- Blut und Blutprodukte
- Proteine: monoklonale Antikörper, Enzyme, Immunglobuline
- Calciumkonzentrate: Calciumchlorid 5,5% Baxter
- Analgetika: Metamizol

? Welche Grenzen haben Kompatibilitätsvorhersagen?

Kompatibilitätsaussagen gelten streng nur für die untersuchte Arzneistoffkombination unter den spezifischen Untersuchungsbedingungen (Konzentration und definierte Umgebungsverhältnisse). Die erhaltenen Aussagen sind produktspezifisch, können jedoch in vielen Fällen auf analoge Arzneimittel übertragen werden.

Eine Übertragbarkeit der Kompatibilitäten von Zweistoffgemischen auf Mehrfachgemische, sog. therapeutische Cocktails, ist dagegen nicht gewährleistet. Konzentrationsgradienten im Katheter und Laufzeiten sind weitere limitierende Faktoren, die keine Berücksichtigung finden.

? Welche Strategien zur Vermeidung von Inkompatibilitäten gibt es?

- Reduktion der i.v. Medikamente durch Hinterfragung der Notwendigkeit parenteraler Applikation (alternative Arzneiformen wählen)
- Frühzeitige enterale Ernährung zur Freigabe eines Lumens
- Notwendigkeit der Simultangabe prüfen; ggf. zeitversetzte Applikation nach Spülung des Infusionssystems
- Verwendung mehrlumiger ZVK (Quadlumen als Standard)
- Alternative Zugänge nutzen (periphere Zugänge etc.)
- Zuspritzen auf das absolut nötige Maß reduzieren und nur unmittelbar vor Applikation
- Beim Zuspritzen patientennahe Y-Stücke benutzen, um Kontaktzeit zu verringern
- Standardisierung von Konzentrationen und Lösungsmittel

? Welche Hilfsmittel kann man zum Abschätzen von Inkompatibilitäten benutzen?

◢ Fachinformation des Arzneimittels (www.fachinfo.de, Zugang mit Doccheck-Passwort; www.dimdi.de, Homepage des Herstellers)
◢ Beipackzettel des Arzneimittels
◢ Kompatibilitätsschieber/Übersichten von pharmazeutischen Herstellern

Probleme der Herstellung und Lagerung von Arzneimitteln

Da bis zu 50% der aufgetretenen Fehler bei der Verabreichung von parenteralen Medikamenten die Herstellung bzw. Lagerung von Infusionslösungen betreffen, soll im Folgenden näher auf einige Aspekte eingegangen werden.

Besonders fehleranfällig scheint in diesem Zusammenhang die Auswahl der geeigneten Lösungsmittel für pulverförmig vorliegende Parenteralia und/oder Lösungen zur Weiterverdünnung von Stammlösungen zu sein [Cousins et al. 2005; Taxis und Barber 2003]. Die Hinweise in der Packungsbeilage bzw. der Fachinformation unter Punkt 6 (Pharmazeutische Angaben) zu Lösungsmitteln und Konzentrationsbereichen bedürfen deshalb besonderer Beachtung.

? Ist Aufziehen auf Glukose 5% (G5) bei Hypernatriämie immer eine gute Wahl?

Nein. Es gibt Arzneimittel, die mit glukosehaltigen Lösungen inkompatibel sind. Bitte die Angaben in der Packungsbeilage Punkt 5 oder der Fachinformation Punkt 4.2 bzw. 6.2 beachten.

Beispiele: Actilyse, Cancidas, Cubicin, Perfan, Phenhydan Infusionskonzentrat

Im Gegensatz dazu verlangen andere Arzneimittel in jedem Fall das Aufziehen mit 5%iger Glukose, da sie in isotonischer Kochsalzlösung 0,9% instabil sind.

Beispiele: Amphotericin B, CellCept, Cordarex, Neupogen, Nitroprussidnatrium (Import), Rytmonorm

? Was ist der Unterschied zwischen physikalisch-chemischer Stabilität und mikrobieller Haltbarkeit?

Die physikalisch-chemische Stabilität wird durch die Eigenschaften des Arzneimittels und einwirkende Umweltfaktoren bestimmt (s.o. unter „Welche Arten von Inkompatibilitäten gibt es, woran können sie erkannt werden und wovon sind sie abhängig?"). Angaben zur physikalisch-chemischen Stabilität sind in der Fachinformation unter Punkt 6 „Pharmazeutische Angaben" zu finden.

Unter den üblichen stationären Bedingungen begrenzt die nicht sicher auszuschließende mikrobielle Kontamination die Verwendbarkeitsdauer von Parenteralia. Daher sind aufgezogene bzw. hergestellte Lösungen zur parenteralen Applikation nur zur sofortigen Verwendung (< 1 h) bestimmt.

Das Auflösen/Rekonstituieren von Lyophilisaten bzw. Trockensubstanzen verlangt nicht selten mehrere Arbeitsschritte. Häufig ist nach der Rekonstitution noch eine weitere Verdünnung in isotonischer Kochsalzlösung bzw. Glukoselösung 5% notwendig. Es gilt zu beachten, dass die resultierende Stammlösung und die gebrauchsfertige Infusionslösung voneinander abweichende Stabilitäten haben können (z.B. bei Cymeven).

Unabhängig von der deklarierten Haltbarkeit der Parenteralia soll die Laufzeit reiner Lipidlösungen nicht länger als 12 h und bei TPN-Lösungen nicht länger als 24 h betragen [Bundesgesundheitsbl 2002].

? Dürfen Parenteralia im Stationsumfeld auf Vorrat hergestellt werden? Welche Anforderungen sind an die Herstellung von Arzneimitteln zu stellen?

Die Vorratsherstellung in patientennahen Bereichen ist generell nicht gestattet. Die Keimfreiheit von Parenteralia (= mikrobiologisch determinierte Haltbarkeit) ist wesentlich von der Anwendung einer reproduzierbaren streng aseptischen Arbeitsweise auf einer geeigneten Arbeitsfläche durch geschultes Personal abhängig. Die Anzahl der Manipulationsschritte bis zur Verabreichung des Arzneimittels korreliert mit der Kontaminationsrate. Fettemulsionen sind besonders anfällig für Keimwachstum (z.B. Propofol-ratiopharm MCT).

Nicht konservierte Parenteralia sind ausschließlich zur unmittelbaren Anwendung vorgesehen.

Die in Mehrdosenbehältnissen enthaltenen Konservierungsmittel verzögern mikrobielles Wachstum lediglich für einen gewissen Zeitraum. Somit ist auch hier bei Entnahme eine streng aseptische Arbeitsweise erforderlich. Eine Mehrfachverwendung von Kanülen zur Entnahme ist nicht zulässig [Bundesgesundheitsbl 2011].

Nur wenn die Herstellung von applikationsfertigen Infusionslösungen in der Krankenhausapotheke unter validierten und kontrollierten aseptischen Bedingungen (unter einem Laminar-Airflow) erfolgt, können unter Beachtung der chemisch/physikalischen Stabilitätsdaten auch längere Haltbarkeiten ermöglicht werden. Die Verantwortung übernimmt in diesem Fall der Apotheker aufgrund umfangreicher Qualitätssicherungsmaßnahmen.

? Bedeutet die Angabe „zum Schutz vor Licht in der Originalverpackung aufzubewahren", dass vor Licht geschützt appliziert werden muss?

Nein. Grundsätzlich sollen Arzneimittel in der Originalverpackung entsprechend den Lagerungshinweisen aufbewahrt werden. Damit ist die Qualität des Arzneimittels bis zum Ende der Laufzeit entsprechend der Verfallsangabe gewährleistet. Albumin- und Aminosäurelösungen müssen bspw. strikt vor Licht geschützt gelagert werden, da sie sich unter Raumlichtexposition schnell zersetzen. Von der Lagerung des Arzneimittels bis zum Verfall ist die Haltbarkeit nach Rekonstitution oder Anbruch bis zum Applikationszeitpunkt zu unterscheiden. Hierzu sind die Angaben in der Packungsbeilage Punkt 5 oder der Fachinformation Punkt 4.2 (Art der Anwendung) und 6.3 (Dauer der Haltbarkeit) zu beachten.

? Welche Arzneimittel müssen lichtgeschützt appliziert werden?

Die Verwendung eines vor Licht schützenden Applikationssystems ist nur bei wenigen Präparaten notwendig, wie bspw. der Infusion von Adalat oder Vitaminen. Werden Vitamine dagegen als Zusatz in Lösungen zur parenteralen Ernährung (sog. All-in-one-Lösungen) verabreicht, kann der Lichtschutz entfallen.

Bei kontinuierlicher Infusion von Nitroprussidnatrium (Importpräparat) ist ebenfalls Lichtschutz vorgeschrieben.

? Ist das Mischen von Arzneimitteln eine Arzneimittelherstellung nach Arzneimittelgesetz (AMG)?

Ja. Das Mischen mehrerer Arzneimittel, das Lösen oder Verdünnen in einem nicht in der Fachinformation genannten Lösungsmittel gelten als Arzneimittelherstellung. Ärzte sind von einer Erlaubnis zur Herstellung von Arzneimitteln befreit, „soweit die Arzneimittel unter ihrer unmittelbaren fachlichen Verantwortung zum Zwecke der persönlichen Anwendung bei einem bestimmten Patienten hergestellt werden." (§ 13 Abs. 2 b Satz 1 AMG). Die Herstellung von Arzneimitteln ist jedoch der zuständigen Behörde anzuzeigen (§ 67 Abs. 2 AMG) und hat unter Einhaltung der anerkannten pharmazeutischen Regeln zu erfolgen (§ 55 Abs. 8 AMG).

Die Rekonstitution (d.h. das Überführen eines Fertigarzneimittels in seine anwendungsfähige Form unmittelbar vor der Anwendung laut Packungsbeilage) gilt nicht als Herstellung und ist somit nicht anzeigepflichtig.

? Fazit: Was kann die Infusionstherapie sicherer machen?

Am Anfang der Überlegungen sollte die Wahl eines geeigneten Lösungsmittels bzw. einer geeigneten Trägerlösung stehen. Die entsprechenden Angaben des Beipackzettels/der Fachinformation sind zu berücksichtigen und geben häufig Auskunft über die Stabilität eines Arzneimittels in dieser Lösung.

Wann immer möglich, sollte auf Mischungen zugunsten von separaten Infusionen/Injektionen unter Ausnutzung aller verfügbaren Zugangsmöglichkeiten verzichtet werden. Die sequenzielle Applikation der Medikamente kann ebenso wie die Verwendung von Multilumenkathetern einen Lösungsansatz darstellen.

Zur Abschätzung des geeigneten Zuganges sind Kenntnisse der pH-Werte und Osmolaritäten der infundierten Arzneimittel notwendig. Zur Erleichterung der Entscheidungen trägt eine Standardisierung der gebräuchlichsten Injektions- und Infusionslösungen bei und kann nur dringend empfohlen werden. Bei Applikation weiterer Arzneistoffe über das gleiche Lumen muss erneut deren Kompatibilität mit den laufenden Infusionslösungen beurteilt werden. Zuspritzungen sollten so patientennah wie möglich erfolgen, und ggf. sollte der Einsatz von geeigneten Inline-Filtern erwogen werden. Nach Bolusgaben muss in jedem Fall mit wirkstofffreier Trägerlösung nachgespült werden. Die Herausforderungen der komplexen Infusionstherapie können nur multidisziplinär angegangen werden und bedürfen einer kontinuierlichen Fortbildung des beteiligten ärztlichen und pflegerischen Personals.

? Was sind hilfreiche Quellen oder Datenbanken zur Abschätzung von Inkompatibilitäten?

- Handbook on Injectable Drugs [Trissel 2013]
- PÄD i.v. Sichere Anwendung von Arzneimitteln bei Kindern [Ege et al. 2008]
- i.v. Infusion, Transfusion, parenterale Ernährung [v. Hintzenstern 2004]
- Injectable Drugs Guide [Gray et al. 2011]

Internetquellen:
- http://www.stabilis.org
- http://www.kingguide.com

Firmen-Datenbanken:
- KiK von B. Braun
- Kompa-Datenbank von Fresenius unter http://www.fresenius-kabi.de/kompatibilitaeten.htm

Literatur

Ball PA, Intravenous in-line filters: filtering the evidence. Curr Opin Clin Nutr Metab Care (2003), 6, 319–325

Bertsche T et al., Prevention of intravenous drug incompatibilities in an intensive care unit. Am J Health Syst Pharm (2008), 65, 1834–1840

Bundesgesundheitsbl (2002), 45, 907–924. Prävention Gefäßkatheterassoziierter Infektionen. Empfehlung der Kommission für Krankenhaushygiene und Infektionsprävention beim Robert Koch-Institut (RKI)

Bundesgesundheitsbl (2011), 54, 1135–1144. Anforderungen an die Hygiene bei Punktionen und Injektionen. Empfehlung der Kommission für Krankenhaushygiene und Infektionsprävention beim Robert Koch-Institut (RKI)

Cousins DH et al., Medication errors in intravenous drug preparation and administration: a multicentre audit in the UK, Germany and France. Qual Saf Health Care (2005), 14, 190–195

D'Arcy PF, Drug interactions with medical plastics. Drug Intell Clin Pharm (1983), 17, 726–731

Ege E et al. (2008) PÄD i.v. Sichere Anwendung von intravenösen Arzneimitteln bei Kindern, 3. Aufl. Zuckschwerdt, München

Gray A et al. (2011) Injectable Drugs Guide, 1st ed. Pharmaceutical Press, London

Jack T et al., In-line filtration reduces severe complications and length of stay on pediatric intensive care unit: a prospective, randomized, controlled trial. Intensiv Care Med (2012), 38, 1008–1016

Litterst S, Trittler R, Strehl E, Inkompatibilitäten parenteral verabreichter Arzneimittel. Krankenhauspharmazie (2011), 32, 345–351

Nemec K, Kopelent-Frank H, Greif R, Standardization of infusion solutions to reduce the risk of incompatibility. Am J Health System Pharm (2008), 65, 1648–1654

Newton D, Drug incompatibility chemistry. Am J Health Syst Pharm (2009), 66, 348–357

Ortolano GA et al., Contamination control in nursing with filtration. Part 1: filters applied to intravenous fluids and point-of-use hospital water. J Infus Nurs (2004), 27, 89–103

Schröder F, Partikelbelastung in der Intensivtherapie. Lösungsmöglichkeiten durch Multilumenkatheter und Intrapur-Filter. Infusionstherapie (1990), 17, 149–154

Taxis K, Barber N, Ethnographic study of incidence and severity of intravenous drug errors. BMJ (2003), 326, 684–687

Taxis K, Barber N, Incidence and severity of intravenous drug errors in German hospital. Eur J Clin Pharmacol (2004), 59, 815–817

Trissel LA (2013) Handbook on Injectable Drugs. 17th ed. American Society of Health-System Pharmacists, Bethesda

Valentin A et al., Sentinel Events Evaluation (SEE) Study Investigators. BMJ (2009), 338, b814

Van Lingen RA et al., The use of in-line intravenous filters in sick newborn infants. Acta Paediatr (2004), 93, 658–662

Von Hintzenstern U (2004) i.v. Infusion, Transfusion, parenterale Ernährung, 3. Aufl. Urban & Fischer, München, Jena

Westbrook J et al., Errors in the administration of intravenous medications in hospital and the role of correct procedures and nurse experience. BMJ Qual Saf (2011), 20, 1027–1034

Ernährung des kritisch kranken Patienten

Gerald Huschak

? Wie ist die Wertigkeit der Ernährung während medizinischer Maßnahmen?

Bei Patienten, welche sich medizinischen Maßnahmen im Rahmen einer z.B. stationären Therapie unterziehen, werden 2 Grundsäulen pflegerisch-ärztlichen Handelns unterschieden. Jeder Patient hat Anspruch auf eine Basisversorgung. Diese ist Grundbestandteil der Basispflege und beinhaltet bspw. Körperpflege und Zuwendung. Es werden hiermit Grundbedürfnisse befriedigt. Es handelt sich dabei um einen obligaten Teilbereich unseres medizinischen Handels. Diese Basisversorgung ist nicht nur aus medizinischer, sondern auch aus ethischer Sicht unverzichtbar. Grundsätzlich gehört Ernährung im Sinne von Kostaufnahme bei allen Patienten zu dieser Basistherapie. Auf der anderen Seite ermöglicht die Basisversorgung unserer Patienten erst die medizinischen Therapien. Hierfür muss eine spezifische Indikation vorliegen. Es existieren Erfolgsparameter, anhand derer eine Risiko-Nutzen-Abwägung möglich ist. Eine solche medizinische Therapie ist verzichtbar, wenn die Belastungen bzw. Komplikationsrate für den Patienten im Vergleich zu den Vorteilen überwiegen.

Die klinische Ernährungstherapie, welche im Rahmen der Intensivtherapie durchgeführt wird, ist beiden Bereichen (Basisversorgung und Therapie) zuzuordnen. Sie kann auf der einen Seite „nur" Basisversorgung sein, auf der anderen Seite jedoch auch eine medizinische Intervention für sich allein darstellen. Diese letztgenannte Bedeutung wird durch den Begriff der Pharmakonutrition beschrieben. Sie wird ärztlich indiziert und verordnet.

Die Ernährungstherapie ist ein Bestandteil einer Intensivtherapie, wie z.B. die Beatmungstherapie, die Flüssigkeitstherapie, die Katecholamintherapie, die Antibiotikatherapie, die Nierenersatztherapie usw. Jeder Bestandteil dieser Therapiebereiche ist täglich zu evaluieren.

? Zu welchen metabolischen Veränderungen kommt es während kritischer Erkrankungen?

Während schwerer Krankheit kommt es regelhaft zu ausgeprägten metabolischen Veränderungen. Diese umfassen insbesondere die Proteinkatabolie, eine Insulinresistenz mit Hyperglykämie und einen gesteigerten Energieumsatz. Unter der Annahme einer nicht möglichen Nahrungsaufnahme ist dies eine entwicklungsgeschichtlich vorteilhafte Anpassung. Erst durch die Verfügbarkeit von medizinischen Einrichtungen und von Ernährungstherapie ist eine ausreichende Ernährung auch während schwerer Krankheit möglich.

Die Proteinkatabolie hat das Ziel, durch den vermehrten Umsatz Aminosäuren für die Inflammationsreaktionen und die Heilungsprozesse bereitzustellen. Jedoch ist eine andauernde Katabolie durch einen Verbrauch der Reserven (z.B. Muskulatur, Darmschleimhaut) gekennzeichnet. Die Hyperglykämie und begleitende Insulinresistenz zusammen mit gesteigerter Glukoneogenese stellen für die glukoseabhängigen Gewebe ausreichend Substrat zur Verfügung. Die Insulinresistenz ist hierbei irrelevant, da die Glukose unabhängig von der Insulinwirkung aufgenommen werden kann (Gehirn, Tubulusepithelien der Niere, Hornhaut des Auges per diffusionem, Erythrozyten, Leukozyten). Die Gewebe mit insulinabhängiger Glukoseaufnahme zeigen eine Veränderung der Substratverwertung zu vermehrter Fettsäureoxidation, was hilft, die Reserve Glukose zu schonen. Eine Schonung der Glukosereserven stellt eine längere Versorgung der genannten Organe sicher. Die endogenen Energiereserven gesunder Erwachsener betragen ca. 141 000 kcal Fettgewebe (85 cal%), ca. 24 000 kcal Muskeleiweiß (14,5 cal%) und 900 kcal Glykogen (0,5 cal%). Dies entspricht einer Masse von ca. 15 kg Fettgewebe, ca. 6 kg Muskeleiweiß und ca. 0,09 kg Glykogen [Cahill 1970]. Diese überwiegende Energiekonservierung in Fett verdeutlicht die Bedeutung einer verstärkten Metabolisierung von Lipiden bei fehlender Nahrungsaufnahme.

Unter intensivmedizinischen Gesichtspunkten erschweren diese entwicklungsgeschichtlichen Anpassungen die Therapie, da ein ausgeprägter Proteinkatabolismus und die Hyperglykämie/Insulinresistenz mit einer Outcomeverschlechterung einhergehen. Dies gilt jedoch nur für die Verfügbarkeit medizinischer Interventionsmöglichkeiten. Ohne die Verfügbarkeit medizinischer Maßnahmen sind die beschriebenen Anpassungen sinnvoll.

? Wie kann man den Ernährungsstatus valide einschätzen?

Der Begriff Fehlernährung umfasst alle klinisch relevanten Ernährungsdefizite. Es handelt sich hierbei ausschließlich um Mangelzustände. Die Überernährung wird hiervon nicht erfasst. Eine Unterernährung (undernutrition) beschreibt per definitionem verringerte Energiespeicher. Eine Mangelernährung (malnutrition) liegt bei den folgenden Zuständen vor [Pirlich, Schwenk, Müller 2003]:

- Krankheitsassoziierter Gewichtsverlust (Gewichtsverlust im Zusammenhang mit Krankheit)
- Eiweißmangel (Verringerung Gesamtkörpereiweiß)
- Spezifischer Nährstoffmangel (Vitamine, Spurenelemente etc.)

Die Einschätzung des Ernährungsstatus bei intensivmedizinisch betreuten Patienten ist mit deutlichen Unsicherheiten verbunden. Die Beurteilung einer möglichen Unterernährung ist bei der Aufnahme in aller Regel durch die Bestimmung des BMI möglich. Gemäß der WHO-Definition liegt bei einem BMI < 18,5 kg/m² Untergewicht vor, sodass auch von einer Unterernährung auszugehen ist. Da insbesondere bei Patienten einer Intensivstation im Verlauf relevante Hydratationsstörungen mit Ödemen und der Expansion des Extrazellulärraumes auftreten, ist die Verwendung des BMI zur Verlaufsbeurteilung eher ungeeignet. Nichtsdestotrotz wäre eine regelmäßige Gewichtsbestimmung auch zur Beurteilung der Flüssigkeitsbilanz wünschenswert. Die Hautfaltenmessung ist aufgrund der oft auftretenden ödematösen Veränderungen für diese Patientengruppe ebenfalls nicht hilfreich. Ebenfalls schwierig ist die Einschätzung einer möglichen Depletion des Körperweißbestandes, welcher durch die Muskelmasse und die Plasmaproteinkonzentration repräsentiert wird. Diese Parameter sind während einer Intensivtherapie – sehr oft der Krankheitsschwere assoziiert – vermindert und werden mitunter substituiert (Gefrierplasmapräparate, Humanalbumin), sodass diese Werte als Zielparameter der Ernährungstherapie ungeeignet sind.

Um eine Evaluation des Ernährungszustandes, z.B. bei der Patientenaufnahme, zu ermöglichen, existieren verschiedene Scoringsysteme, welche eine Risikoeinschätzung hinsichtlich der Unterernährung erlauben. Zur Verwendung kommen hierbei der Nutritional Risk Index [Buzby et al. 1988], das Mini Nutritional Assessment [Guigoz, Vellas, Garry 1996] und das Subjective Global Assessment [Detsky et al. 1987]. Die Abbildung 52 zeigt ein Bespiel des Nutritional Risk Index.

Nutritional Risk Score (NRS 2000) zur Erfassung von Unter-/Mangelernährung	
1. Eingangsscreening Body-Mass-Index < 20,5 kg/m²? ☐ Gewichtsverlust in den letzten 3 Monaten? ☐ Verminderte Nahrungsaufnahme in der letzten Woche? ☐ Liegt eine schwere Erkrankung vor? ☑	Wenn eine der Fragen mit „ja" beantwortet wird, erfolgt das Hauptscreening. Das ist bei ITS-Patienten in der Regel der Fall.

2. Hauptscreening
 a) Störung des Ernährungszustands (Gewichtsverlust, Nahrungsmenge, Ernährungsstatus)

Frage	1 Punkt	2 Punkte	3 Punkte
Gewichtsverlust > 5%	in 3 Monaten	in 2 Monaten	in 1 Monat
BMI (kg/m²)	n.a.	○ 18,5–20,5	◉ < 18,5 ○
Nahrungszufuhr	50–75%	25–50%	0–25%

 b) Schwere der Erkrankung, metabolischer Stress

	1 Punkt	2 Punkte	3 Punkte
	z.B.:	z.B.:	z.B.:
	Schenkelhalsfraktur	Apoplex	Kopftrauma
	Leberzirrhose ○	große Bauch-OP ○	KM-Transplant. ◉
	COPD	Leukämie	Intensivpatient (APACHE II > 10)
	Diabetes	schwere Pneumonie	

3. Alter   Alter > 70 Jahre (1 Punkt zusätzlich)   ☐

4. Ergebnis   Nutritional Risk Score   5

Abb. 52: Die Berechnung des Nutritional Risk Score ergibt einen Wert von 5. Bei Werten > 2 liegt ein ernährungsmedizinisches Risiko vor, sodass bei diesem Patienten eine Ernährungstherapie indiziert ist. Dies wird in aller Regel beim Großteil der intensivmedizinisch therapierten Patienten zutreffen. Nicht jedoch für Patienten, die aufgrund einer Überwachungsindikation auf der Intensivstation aufgenommen sind.

? Wer braucht eine Ernährungstherapie?

Unter Berücksichtigung der oben genannten Screeningtools werden Intensivtherapiepatienten (nicht Intensivüberwachung) einer Ernährungstherapie bedürfen. Sofern bei Patienten eine orale oder enterale Ernährung möglich ist, sollte diese durchgeführt werden. Die Frage, ob und ab welchem Zeitpunkt ein Patient ggf. eine additiv parenterale Ernährung benötigt, ist bislang nicht ausreichend untersucht. Sofern ein kritisch kranker Patient auch nach 5–7 Tagen keine ausreichende orale oder enterale Ernährung toleriert, ist eine dem Bedarf angepasste additiv parenterale Ernährung indiziert. Dies fordert die Leitlinie der Deutschen Gesellschaft für Ernährungsmedizin (DGEM) [Kreyman et al. 2007].

? Was sind die wesentlichen Komponenten des Energieumsatzes?

Der Gesamtenergieumsatz (TEE, total energy expenditure) setzt sich aus den 3 Komponenten Grundumsatz (REE, resting energy expenditure), durch physikalische Aktivität umgesetzte Energie und nahrungsmittelinduzierte Thermogenese (spezifisch dynamische Wirkung

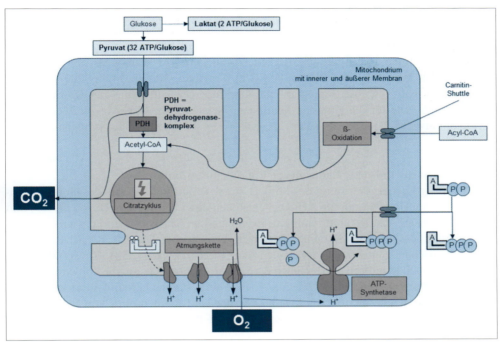

Abb. 53: Das Schema stellt Komponenten der inneren Atmung im Mitochondrium dar. Der Energieträger Kohlenstoff wird mittels Beta-Oxidation (Fettsäuren, Acyl-Coenzym-A [CoA]) und Pyruvat (Glukose) über Acetyl-CoA in den Citratzyklus und folgend in die Atmungskette eingebracht. Als Endprodukte entstehen unter Sauerstoffverbrauch (O_2) als biologischer Energieträger Adenosintriphosphat (ATP) und Kohlendoxid (CO_2). Hierbei entsteht ein geringer Anteil an Oxidationswasser (H_2O).

insbesondere bei der Eiweißverbrennung) zusammen. Der Energieumsatz repräsentiert somit die Summe der zur Gewinnung von Adenosintriphosphat (ATP) ablaufenden Oxidationsprozesse. Physikalisch betrachtet handelt es sich um einen Verbrennungsprozess, welcher durch die verschiedenen Enzyme (Pyruvatdehydrogenase, Citratzyklus, Atmungskette, ATP-Synthetase) die Oxidation von Kohlenstoff katalysiert (s. Abb. 53). Der Wirkungsgrad dieser Verbrennung wird in der Literatur unterschiedlich beschrieben und hängt sehr stark von der körperlichen Tätigkeit sowie der Methodik der Bestimmung ab. Ein Nettowirkungsgrad um 30% ist erreichbar.

? Wie kann der Energieumsatz bestimmt werden?

Die Messung des Energieumsatzes ist technisch nicht trivial. Es muss unterschieden werden zwischen der Bestimmung des Gesamtenergieumsatzes und des Grundumsatzes. Sofern Letzterer bestimmt werden soll, müssen bestimmte Voraussetzungen eingehalten werden (Nahrungskarenz, Uhrzeit, Raumtemperatur etc.). Die hierfür auch intensivmedizinisch verfügbare Methode ist die indirekte Kalorimetrie. Um den Gesamtenergieumsatz zu messen, ist unter experimentellen Bedingungen die doubly labeled water method verfügbar. Es handelt sich hierbei um eine nuklearmedizinische Methode, deren Anwendung im Rahmen der klinischen Routine nicht praktikabel ist.

Zur Abschätzung des Grundumsatzes wurde eine Reihe von Formeln entwickelt, die mit unterschiedlicher Präzision eine Vorhersage des Energieumsatzes erlauben. Die bekannteste hiervon ist die von Harris und Benedict. Auch wenn diese Formel eine gewisse Genauigkeit vermuten lässt, ist zu beachten, dass es sich weiterhin um eine Schätzung handelt, die eine Genauigkeit nur suggeriert. Als grober Richtwert für den Ruhe-Energieumsatz beschreiben die deutschen Leitlinien eine Altersabhängigkeit (20–30 Jahre: 25 kcal/kg KG/d, 30–70 Jahre: 22,5 kcal/kg KG/d, > 70 Jahre: 20 kcal/kg KG/d) [Kreyman, Adolph, Müller 2007]. Aus der Sicht des Autors ist die Abschätzung anhand des Körpergewichts (bei Normalgewichtigkeit) zu bevorzugen. Die für die klinische Routine zu bevorzugende Methode zur Messung des Energieumsatzes ist die indirekte Kalorimetrie. Diese ist jedoch nur selten verfügbar.

Was ist die indirekte Kalorimetrie und wie funktioniert sie?

Bei der Energiegewinnung des Körpers aus der Nahrung handelt es sich im chemischen Sinne um eine Verbrennung. Hierbei entstehen unter dem Verbrauch von O_2 CO_2 und Oxidationswasser. Aus der Bestimmung des verbrauchten Sauerstoffs und des produzierten Kohlendioxids des Patienten ist der Energieumsatz berechenbar. Dies ist z.B. nach der vereinfachten Weirschen Formel möglich: Energieumsatz = $(5{,}616 \times O_2) + (1{,}584 \times CO_2)$ [Takala und Meriläinen 2002]. Es müssen also lediglich der Sauerstoffverbrauch und die Kohlendioxidproduktion gemessen werden. Dies ist über die Analyse der gesamten Ein- und Ausatemluft möglich, sei es über den Respirator oder über eine Haube bei Patienten ohne künstlichen Atemweg. Technisch ist dies anspruchsvoll, sodass die verfügbaren Geräte teurer als moderne Intensivrespiratoren sind. Zusätzlich ist zu beachten, dass ab inspiratorischen Sauerstoffkonzentrationen > 60–80% die Messung und Berechnung wegen der zugrunde liegenden mathematischen Voraussetzungen (Haldane-Transformation) unzuverlässig werden. Die indirekte Kalorimetrie ermöglicht eine Onlinevisualisierung des Energieumsatzes. Dies ist besonders eindrucksvoll während Veränderungen der Körpertemperatur. Hierbei kann es zu einer Erhöhung des Energieumsatzes um bis 1000 kcal/d oder mehr kommen.

Wie hoch soll die Energiezufuhr bei kritisch kranken Patienten sein?

Die Hyperalimentation (Zufuhr größerer Energiemengen als verbraucht) führt bei kritisch kranken Patienten zu einer Verschlechterung des Überlebens. In der Vergangenheit wurde diese dennoch propagiert unter der Annahme, dass nur so eine als vorteilhaft angenommene ausgeglichene Stickstoffbilanz erreicht werden kann. Die Stickstoffbilanz kann jedoch nicht als alleiniges Ziel einer Ernährungstherapie stehen. Eine Hyperalimentation (hyperkalorische Ernährung) beim Intensivpatienten ist schädlicher als eine hypokalorische proteinreiche Ernährungstherapie [Patino et al. 1999].

Während kritischer Krankheit sollte eine möglichst isokalorische Ernährungstherapie durchgeführt werden. Durch diese ist eine Minimierung der negativen Energiebilanz möglich. Sofern die Methode der indirekten Kalorimetrie nicht verfügbar ist, sollte ein Kalorienziel von 25 kcal/kg/d angestrebt werden. Dieses soll über einen Zeitraum von 2–3 Tagen erreicht werden, sodass bspw. am ersten Tag einer Ernährungstherapie die Hälfte der berechneten Kalorien zugeführt wird, um die Kalorienmenge langsam zu steigern [Singer et al. 2009].

Ernährung des kritisch kranken Patienten

? Was ist der Postaggressionsstoffwechsel?

Alle Formen von physischem und auch psychischem Stress durch Operation, Trauma, Schock, Sepsis oder systemisches Inflammationssyndrom (SIRS, systemic inflammatory response syndrome) als auch längerfristiges Hungern oder Fasten führen zu tief greifenden Veränderungen des Stoffwechsels. Zu unterscheiden sind der Postaggressionsstoffwechsel mit stark erhöhtem Energieumsatz und der Stoffwechsel bei Mangelernährung (Hungerstoffwechsel) mit reduziertem Energieumsatz. Beide Formen sind beim kritisch kranken Patienten schwer voneinander zu unterscheiden und können auch gleichzeitig auftreten [Apin und Martin 2000].

Die Stoffwechselveränderungen im Postaggressionsstoffwechsel entsprechen den Veränderungen im SIRS. Sie sind charakterisiert durch einen erhöhten Sauerstoffverbrauch bei gesteigerter Proteolyse und Lipolyse. Traditionell [Cuthbertson und Tilstone 1969] spricht man von der Ebbphase und beschreibt damit die für die ersten Tage nach dem auslösenden Ereignis typische, reduzierte Verwertung zugeführter Kalorien bei erhöhtem Abbau körpereigener Proteine. Auf diese Ebbphase folgt nach ungefähr 24–48 h die Flowphase, die durch einen erhöhten Bedarf an Kalorien gekennzeichnet ist.

Unter klinischen Bedingungen sind der tatsächliche Kalorienbedarf und dementsprechend der mögliche Kalorieneinbau sowohl in der Ebb- als auch in der Flowphase nicht erkennbar und können nur geschätzt werden. Die Empfehlungen aus Studien und Standardlehrbüchern liegen zwischen 15 und 65 kcal/kg KG und differieren damit stark. Die Abbildung 54 gibt den phasenhaften Verlauf des Energieumsatzes schematisch wieder.

Die Ebbphase (Dauer: Stunden bis wenige Tage) ist gekennzeichnet durch eine erhöhte Flüssigkeitsretention und gesteigerte Mobilisation von Substraten (Glukose, Triglyzeride, Proteine/Aminosäuren). Dies dient der ausreichenden Perfusion und der Energieversorgung lebenswichtiger Organe. Durch die Stresssituation kommt es zum starken Anstieg der antiinsulinären Hormone Adrenalin, Noradrenalin, Glukagon, Cortisol, Wachstumshormon, Trijodthyronin und Thyroxin, antidiuretisches Hormon (ADH) und Aldosteron. Maximale Gly-

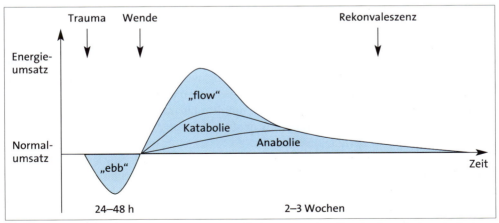

Abb. 54: Phasenhafter Verlauf des Energieumsatzes/Postaggressionsstoffwechsels nach einem isolierten Trauma. Eventuelle zusätzliche Traumata (Revisionsoperationen) oder eine eventuelle nosokomiale Pneumonie finden hierin keine Berücksichtigung. Diese sind in der klinischen Realität jedoch im Sinne einer Superposition der Kurven zu erwarten. Eine konkrete Einordnung oder Messung des genauen Zeitpunkts ist mit akzeptablem Aufwand aktuell im Rahmen der klinischen Standardversorgung nur schwer möglich. Ein hilfreiches Werkzeug ist die indirekte Kalorimetrie, welche jedoch nicht standardmäßig verfügbar ist.

kogenolyse und Glukoneogenese resultieren in Hyperglykämie. Es finden sich eine starke Proteolyse mit negativer Stickstoffbilanz und eine gesteigerte Lipolyse mit dem Anstieg der Fettsäurekonzentrationen und der Ketonkörper. Die Ebbphase kennzeichnet ein absolutes Insulindefizit.

Auch in der Postaggressionsphase (Dauer: Tage bis eine Woche) finden sich noch erhöhte Konzentrationen der antiinsulinären Hormone. Die Insulinsekretion ist durch zugeführte Kohlenhydrate stimulierbar, aber weiterhin nicht adäquat. Es besteht ein relatives Insulindefizit. Bei verbrauchten Glykogenreserven herrschen die Glukoneogenese aus Laktat, Glyzerin und glukoplastischen Aminosäuren sowie eine aus der Proteolyse resultierende negative Stickstoffbilanz vor. Die Energiegewinnung beruht überwiegend auf der Beta-Oxidation der aus der gesteigerten Lipolyse freigesetzten Fettsäuren. Während der Dauer der Flowphase besteht ein Hypermetabolismus.

In der Reparationsphase (Dauer: Wochen) kommt es zur Normalisierung der antiinsulinären Hormone, adäquaten Insulinsekretion, Normalisierung der Blutzuckerwerte, Positivierung der Stickstoffbilanz, Erhöhung der Albuminwerte und Anabolie.

Im Gegensatz zur reduzierten Metabolisierung von Glukose steigt in der Flowphase die Verwertung auch exogen zugeführter Fettemulsionen. Im Stressstoffwechsel kommt es durch die Katabolie zu einem nicht unwesentlichen Stickstoffverlust. Das Ziel einer künstlichen Ernährung muss deshalb auch eine Minimierung der auftretenden negativen Stickstoffbilanz sein. Die Kalkulation der Stickstoffbilanz erfolgt über die Berechnung des Stickstoffs der zugeführten Nahrung und der Sammlung des 24-h-Urins mit nachfolgender Bestimmung des Volumens und der N-Konzentration.

Aus einer zu hohen Kalorienzufuhr in den ersten Tagen der Flowphase resultiert ein zusätzlicher metabolischer Stress. Hierfür wurde die Bezeichnung „iatrogener Hypermetabolismus" geprägt. Hyperkalorische, total parenterale Ernährung von Patienten mit frühem MOV (Multiorganversagen) führte im Vergleich zu einem hypokalorischen Regime zu einem Anstieg des Energieumsatzes, einem erhöhten Proteinabbau und Hyperglykämie, vereinfachend als metabolische Belastung bezeichnet. Der Zusammenhang zwischen hoher Energiezufuhr von bis zu 60 kcal/kg KG und damit iatrogen gesteigertem Energieumsatz wurde bereits 1979 nachgewiesen [Elwyn et al. 1979]. Dies unterstreicht die Wichtigkeit der regelmäßigen Beurteilung des individuellen Energiebedarfes des schwerkranken Patienten.

Der Verlauf der Postaggression bspw. beim schwer verletzten Patienten wird durch die modernen Konzepte, z.B. in der der Traumaversorgung, wesentlich beeinflusst. So können Sekundäroperation(en), aber auch z.B. eine Infektion einen erneuten Eintritt in die Aggressionsphase bewirken. Dieser Stress kann in Synergie mit dem Ersttrauma additiv oder supraadditiv eine Phasenverschiebung oder Überlagerung der Postaggression bewirken.

? Was sind die Komponenten einer intensivmedizinischen Ernährung?

Die Energieträger einer Ernährungstherapie sind insbesondere Kohlenhydrate und Triglyzeride. Sie haben eine Energiedichte von 4,1 kcal/g bzw. 9,3 kcal/g. Je nach Messmethodik variieren die konkreten Brennwerte sehr gering. Aminosäuren bzw. Proteine können auch als Energieträger fungieren (4,1 kcal/g), jedoch sollen sie eher im Funktionsstoffwechsel als Baustein für weitere Proteine/Peptide, Mediatoren, Funktions- und Transportproteine etc. Verwendung finden. Aus diesem Grund wird mitunter die Ansicht vertreten, die Aminosäuren/Proteine nicht in die Berechnung der Energiezufuhr mit einzubeziehen. Die zugeführte Energiemenge wird dann als Non-Protein-Energie bezeichnet. Diese Angabe findet sich teilweise auch auf Sonden- und parenteralen Ernährungslösungen. Mithilfe der indirekten Kalorimetrie und einer gleichzeitig erhobenen Stickstoffbilanz ist diese auch beim einzelnen Patienten umgesetzte Non-Protein-Energie bestimmbar.

Diese 3 Stoffgruppen (Kohlenhydrate, Fette, Aminosäuren/Proteine) werden auch als Makronährstoffe bezeichnet. Ein relevanter Teil der Bevölkerung nutzt einen weiteren Makronährstoff mit einer hohen Energiedichte (Ethylalkohol 7,1 kcal/g), welcher im Rahmen der Ernährungstherapie jedoch nicht zum Einsatz kommt.

Dem gegenüber steht die Gruppe der Mikronährstoffe, welche Mineralstoffe (Natrium, Kalium, Magnesium, Phosphat, Calcium), Spurenelemente (Zink, Kupfer, Eisen usw.) und Vitamine beinhaltet.

? Welche Fettemulsionen zur parenteralen Ernährung sind verfügbar und wie werden sie verstoffwechselt?

Die erste verfügbare Fettemulsion basierte auf Sojabohnenöl. Bis heute ist diese Präparation die einzige in den USA zugelassene Fettemulsion. Alle Fettpräparate enthalten emulgierte Triglyzeride. Als Emulgator fungiert in aller Regel Ei-Lecithin. Hiermit werden während des Herstellungsprozesses kleinste Partikel stabilisiert, die eine ähnliche Größe und Beschaffenheit wie Chylomikronen aufweisen. Erst hierdurch war die parenterale Gabe von Fetten möglich. Eine nicht emulgierte Fettlösung würde über die großen Fetttropfen zu einer Verlegung der Mikrostrombahn führen. In der Mikrostrombahn bekommen die Emulgate bzw. Chylomikronen einen ausreichend langen Kontakt mit der endothelständigen Lipoproteinlipase. Diese kann aus den Triglyzeriden die Fettsäuren freisetzen, welche dann über Acyl-CoA in die Mitochondrien eingeschleust werden. Dies geschieht bei langkettigen Fettsäuren (LCT, long chain triglyceride) über den Carnitin-Shuttle, mittelkettige Fettsäuren (MCT, middle chain triglyceride) können per diffusionem die Membran penetrieren (s. Abb. 53).

Die auf Sojabohnenöl basierenden Fettemulsionen zählen zur 1. Generation der Lipidemulsionen. Die parenterale Applikation führt zu abnormalen Plasmafettsäureprofilen und zu einem unphysiologischen Eicosanoidsynthesemuster [Calder et al. 2010]. Dies ist bedingt durch den hohen Anteil an Linolsäure. Dies ist eine essentielle Fettsäure, sodass diese nicht vollständig verzichtbar ist und auch anteilig bei den Lipidlösungen der 2. und 3. Generation enthalten ist. Die Evolution der Lipidlösungen zeigt die Abbildung 55.

Die Zufuhr größerer Mengen an Linolsäure (Hauptbestandteil in Sojaöl) führt zu mehr Inflammation und ist prinzipiell unerwünscht. Dies zeigt eine ganze Reihe an Arbeiten und führte letztlich zur Entwicklung der Lipidemulsionen der 2. Generation [Waitzberg, Torrinhas, Jacintho 2006]. Diese besitzen einen verringerten Anteil an Linolsäure. Dies wird durch die Verwendung von MCT-Fetten, Olivenöl oder strukturierten Lipiden möglich. Die Modulation der Inflammation über ein verändertes Fettsäureverhältnis (n-3/n-6) ist mit den Lipiden der 3. Generation möglich. Es gibt eine Reihe an Arbeiten, die die klinische Überlegenheit der Lipide der 2. Generation gegenüber der 1. Generation zeigen, ein derartiger Nachweis für die Lipide der 3. Generation steht jedoch aus. Die Emulsionen der 2. Generation sind nicht verzichtbar, insbesondere, um die Linolsäurezufuhr zu begrenzen. Der Vorteil der Drittgenerationlipide kann über die Modulation des Fettsäuremusters die Beeinflussung der Inflammationsaktivität sein. Jedoch ist uns im konkreten Einzelfall der genaue Aktivierungsstatus der Inflammationskaskade nicht bekannt. Hier erscheint es sinnvoll, sog. immunneutrale Fett-

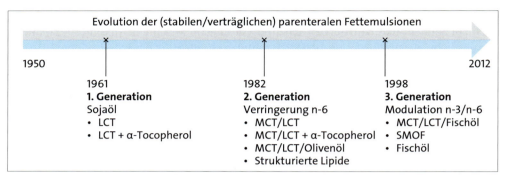

Abb. 55: Die zeitliche Verfügbarkeit der Lipide variiert zwischen den USA und Europa erheblich. Bis heute sind in den USA nur Lipidemulsionen der 1. Generation durch die FDA (U.S. Food and Drug Administration) zugelassen. Die Lipidemulsionen der 2. Generation sind durch einen verringerten Anteil an n-6-Fettsäuren und die der 3. Generation durch eine Modulation des n-3/n-6-Fettsäurenverhältnisses gekennzeichnet. Eine reine Olivenölemulsion ist nicht verfügbar, da hiermit keine ausreichende Zufuhr an essentiellen Fettsäuren möglich ist.

säuren (MCT oder Ölsäure-Emulsionen) zu verwenden. Wünschenswert wäre eine bezahlbare laborchemische Methode zur Erfassung des konkreten Aktivierungsstandes der Inflammationskaskade bzw. zur konkreten Einschätzung des Postaggressionsstoffwechsels (s. Abb. 54), sodass eine spezifische Lipidkomposition (3. Generation) im Sinne einer Pharmakonutrition verabreicht werden könnte.

Über welche Route soll eine Ernährungstherapie appliziert werden?

„If the gut works, use it or lose it." Diese Aussage beschreibt treffend die bevorzugte Route im Rahmen der intensivmedizinischen Ernährung. Die Integrität des Magen-Darm-Trakts wird zu einem wesentlichen Teil durch die intraluminalen Bestandteile gesichert. Ohne enterale Ernährung kommt es zu einer i.d.R. vermeidbaren Zottenatrophie und dann drohender bakterieller Dislokation.

Eine enterale Ernährung kann idealerweise oral supplementierend, per Sonde gastral, postpylorisch oder transkutan (perkutane endoskopische Gastrostomie, PEG) gegeben werden. Hierzu werden üblicherweise Ernährungssonden platziert, die ihr jeweils eigenes Applikationsrisiko haben. Aus diesem Grund ist zuvor die Indikation zur Ernährungstherapie zu prüfen.

In den verfügbaren Leitlinien wird der frühen enteralen Ernährung ein sehr hoher Stellenwert eingeräumt. Dies bedeutet, dass innerhalb von 24 h (besser 12 h) nach Operation oder Trauma bzw. der Aufnahme des Patienten auf die Intensivstation mit der enteralen Ernährung begonnen wird. In der Chirurgie ist es nach wie vor verbreitet, Patienten nach abdominellen Operationen nüchtern zu lassen (nil per os, NPO), bis Stuhlgang, Flatus und/oder Darmgeräusche vorhanden sind. Dies führt zu einem sehr verzögerten Beginn der enteralen Ernährung. Das oftmals von den Kollegen der operativen Fächer vorgebrachte Argument der dann drohenden Anastomoseninsuffizienz oder drohenden Komplikationen, wie Aspiration, Pneumonie, Ileus, Relaparotomie/Wunddehiszenz, lässt sich durch klinisch wissenschaftliche Daten jedoch keinesfalls belegen. In einer Metaanalyse mit insgesamt 1240 Patienten wurden früh-enteral und „traditionell" (NPO) ernährte Patienten untersucht. Die Patienten mit der früh-enteralen Ernährung innerhalb 24 h auch nach abdominellen Eingriffen zeigen sogar niedrigere Raten an Anastomoseninsuffizienzen, weniger Krankenhaustage und eine niedrigere Sterblichkeit [Osland et al. 2011]. Eine bedarfsdeckende enterale Ernährung nach gastrointestinalen Eingriffen wird i.d.R. erst nach einer gewissen Zeit zu erreichen sein, sodass möglicherweise eine additiv parenterale Ernährung notwendig werden könnte.

Die Empfehlungen zur Bevorzugung der enteralen Ernährung erklären sich aus der physiologischeren Applikation mit weniger Nebenwirkungen. So wird zur Applikation einer totalen parenteralen Ernährung regelmäßig ein zentralvenöser Venenkatheter notwendig sein, welcher sein eigenes Risiko birgt. Eine periphervenöse parenterale Ernährung kann bis zu einer Osmolarität von ca. 800 moOsmol/l genutzt werden. Jedoch sind zur Erreichung des Kalorienziels dann oftmals sehr große Flüssigkeitsmengen zu verabreichen, sodass dies allenfalls eine passagere Alternative zum zentralen Venenzugang darstellt.

Darüber hinaus gibt es auch ökonomische Argumente für eine möglichst enterale Ernährung. So ist eine orale bzw. enterale Ernährung ca. um den Faktor 10 günstiger als eine parenterale Ernährung.

? Ist eine enterale Ernährungstherapie bei akuter Pankreatitis sinnvoll?

Eine akute Pankreatitis ist eine häufige Erkrankung des Pankreas, die spontan und getriggert durch interventionelle oder operative Maßnahmen auftreten kann. Ein Teil der Patienten entwickelt eine schwere Pankreatitis mit begleitendem SIRS und auch Organversagen. Traditionell wurde bei diesen Patienten eine enterale Ernährung als nicht indiziert gesehen. Eine orale oder enterale Ernährung führt zur Stimulation der exokrinen pankreatischen Sekretion. Aus diesem Grund wurde oft eine parenterale Ernährung bei gleichzeitiger enteraler Nahrungskarenz verabreicht.

Dieses pathophysiologisch begründete Konzept hat sich nicht bestätigt. Mittlerweile liegen Daten vor, die belegen, dass eine enterale Ernährung im Vergleich zu totaler parenteraler Ernährung bei akuter Pankreatitis zu einer Verringerung der Komplikationen und zu einer Verbesserung des Überlebens führt [Al-Omran et al. 2010]. Die enterale Ernährung stellt bei diesen Patienten die Standardversorgung dar. Sofern eine orale Ernährung möglich ist, soll diese bevorzugt werden. Durch die Platzierung einer Ernährungssonde distal des Treitzschen Bandes soll die pankreatische Sekretion ebenfalls vermindert werden. Jedoch ist die Anlage einer jejunalen Sonde in aller Regel mit einer Endoskopie und den damit einhergehenden Risiken und logistischen Anforderungen verbunden. Es ist nicht gerechtfertigt, aus diesem Grund den Beginn einer Ernährung zu verzögern. Zur Frage der Bevorzugung einer nasogastralen oder -jejunalen Sonde liegen noch keine belastbaren Daten vor. Es ist also durchaus gerechtfertigt, die Ernährungstherapie über eine nasogastrale Sonde zu beginnen und erst im Fall einer Intoleranz (Gastroparese oder Schmerzexazerbation) eine jejunale Sonde zu platzieren.

? Ist die parenterale Ernährung obsolet?

Aus vielerlei patientenindividuellen Gründen ist mit einer alleinigen enteralen Ernährung oftmals keine Deckung des Kalorienbedarfs zu erreichen. Daher wird eine parenterale Supplementierung empfohlen, auch wenn prinzipiell eine enterale Ernährung möglich wäre. Dieses Thema wird auch zwischen den unterschiedlichen Fachgesellschaften kontrovers diskutiert. Aktuell gibt es die eher restriktive Empfehlung nordamerikanischer Leitlinien einer parenteralen Supplementierung ab dem 8. Tag einer Ernährungstherapie [McClave et al. 2009]. Die europäischen Leitlinien sehen eine additiv parenterale Ernährung ab dem 3. Tag vor, wenn das enteral zuführbare Energieziel nach 2 Tagen nicht erreichbar ist [Singer et al. 2009]. Durch dieses Vorgehen soll ein mögliches Energiedefizit mit verstärkter Katabolie vermindert werden.

Die kontroverse Sicht auf eine additiv parenterale Ernährung spiegeln auch 2 aktuelle Studien wider. So fand die Arbeitsgruppe um Frau van den Berghe (EPaNIC-Studie), dass eine frühe parenterale Zusatzernährung im Vergleich zu einer nach einer Woche begonnenen die Rate an infektiösen Komplikationen, die Beatmungsdauer und Dauer einer Nierenersatztherapie und auch die Therapiekosten erhöhte [Casaer et al. 2011]. Ein diametral anderes Ergebnis fand eine Genfer Arbeitsgruppe, die für eine parenterale Supplementierung ab dem 4. Tag eine niedrigere Rate an nosokomialen Infektionen berichtete (SPN-Studie) [Heidegger et al. 2013]. Zur Interpretation dieser Ergebnisse ist die Betrachtung der Studiendesigns notwendig. Die Teilnehmer der EPaNIC-Studie waren zu mehr als 50% Patienten nach einem kardiochirurgischem Eingriff und hatten nach durchschnittlich 3 Tagen die Intensivstation verlassen. Es ist hier kritisch die Frage nach der Indikation der parenteralen Ernährung zu stellen. Diese Indikation ist weder durch die europäischen noch die nordamerikanischen Leitlinien beschrieben. Zusätzlich wurde diesen Patienten in den ersten beiden Tagen eine vergleichsweise hohe Glukosemenge zugeführt. Im Gegensatz hierzu wurde den Patienten der SPN-Studie keine zusätzliche Glukose verabreicht. Die Aufenthaltsdauer auf der Intensivstation betrug in der SPN-Studie mehr als 9 Tage (EPaNIC < 3 Tage). Die Protein- bzw. Aminosäurenzufuhr war deutlich höher (EPaNIC 0,6 g/kg/d vs. SPN 1,2 g/kg/d). Der Energiebedarf der Patienten der SPN-Studie wurde im Gegensatz zu EPaNIC mittels indirekter Kalorimetrie gemessen, was für Studien zur Ernährungstherapie kritisch kranker Patienten zu fordern ist.

Letztlich sind diese beiden relevanten Studien schlecht vergleichbar. Es bleibt bei EPaNIC der Eindruck, dass die Ernährungstherapie sehr schnell forciert wurde, was möglicherweise zu den eher ablehnenden Ergebnissen führte. Eine sorgfältige Planung und Überwachung einer parenteralen Ernährungstherapie scheinen, auch wenn diese durchaus Komplikationen hervorrufen kann, in definierten Situationen bei kritischen kranken Patienten adäquat zu sein. Diese Frage ist jedoch durch klinische Studien noch nicht abschließend beantwortet.

? **Welcher Patient sollte additiv Glutamin zugeführt bekommen?**

Die Aminosäure Glutamin ist die Aminosäure mit der höchsten freien Konzentration. Sie hat als wesentliche Funktionen den Stickstofftransport zwischen den Geweben und die als Energielieferant für die Mukosazellen des Darmes. Der wesentliche Speicherort für Glutamin befindet sich in der Muskulatur. In verschiedenen Studien und auch Metaanalysen wurden durch die Glutamin-Supplementierung bei kritisch kranken Patienten eine Verminderung der Komplikationsrate und Verbesserung des Überlebens beschrieben. Es wurde hierbei Glutamin enteral oder parenteral in verschiedensten Patientengruppen eingesetzt. Parenteral können aus galenischen Gründen nur Dipeptide verabreicht werden.

Eine enterale Supplementierung mittels Glutamin ist bei kritisch kranken Patienten nicht sicher indiziert. Nach neueren Daten vermindert sich die Evidenz, Glutamin bei kritisch Kranken einzusetzen. So zeigten Heyland et al., dass die Gabe von Glutamin in der Kombination mit Antioxidantien (Selen, Zink, Betakarotin, Vitamin E, Vitamin C) bei Patienten mit Multiorganversagen zu einer Erhöhung der Sterblichkeit führt [Heyland et al. 2013]. Sofern bei Intensivpatienten kein Multiorganversagen vorliegt und eine totale parenterale Ernährung indiziert ist, kann die Supplementierung mittels Glutamin erwogen werden. Als Indikation gilt hierbei aktuell das funktionelle Kurzdarmsyndrom nach Dünndarmresektion.

Was ist Immunonutrition und wie ist sie zu bewerten?

Unter Immunonutrition werden zum einen die Supplementierung mit Glutamin (s.o.) und die enterale Gabe von Arginin, Fischöl und Antioxidantien verstanden. Arginin ist eine Aminosäure, welche als Präkursor in der NO-Synthese eine Rolle spielt. Aus diesem Grund kann es durch Arginingabe bei septischen Patienten zu einer zusätzlichen Schädigung mit gesteigerter epithelialer NO-Synthese kommen. Phase-III-Studien zeigen im Gegensatz zu Level-2-Studien keinen positiven Effekt unter der Gabe von Arginin. Aufgrund der möglichen negativen Wirkung bei septischen Patienten wird die Gabe von Arginin nicht mehr empfohlen.

Die Verwendung von Fischölpräparaten ermöglicht eine gezielte Beeinflussung inflammatorischer Mediatoren über den Leukotrien- bzw. Prostaglandinstoffwechsel. Eindeutige Aussagen hinsichtlich relevanter klinischer Endpunkte liegen nicht vor. Weiterhin ist eine konkrete Beurteilung des klinischen Inflammationszustandes aktuell nur mit großem laborchemischem Aufwand möglich. Eine klare Empfehlung zur Verwendung von Fischölpräparaten kann aus diesem Grund noch nicht gegeben werden.

Sollte man während einer Intensivtherapie All-in-one-Beutel oder Einzelkomponenten verwenden?

Unter All-on-one-(AIO)-Mischungen werden Mehrkammerbeutel zur parenteralen Ernährung verstanden. Sie enthalten Wasser, Kohlenhydrate, Fett und Elektrolyte. Sie sind so konzipiert, dass mit einem Beutel der Tagesbedarf eines Patienten deckbar ist. Vitamine und Spurenelemente können diesen Präparaten zugesetzt werden.

Auch Intensivpatienten können mit AIO-Beuteln adäquat versorgt werden. Hierdurch verringert sich die Rate an Manipulationen am zentralen Venenkatheter durch weniger Einzelinfusionen. Sofern eine spezifische Komposition der Makronährstoffe für einen einzelnen Patienten notwendig wird, kann dies über Compounding (Apotheker) oder Infusion der Einzelkomponenten (Glukose, Fett, Aminosäuren) mit entsprechender Modifikation der Laufraten erfolgen. Wir schätzen, dass mindestens 80% der Intensivpatienten mit einer AIO-Mischung ernährbar sind.

Brauchen adipöse Patienten eine Ernährungstherapie?

Ja, eine Ernährungstherapie ist auch bei Adipösen zwingend erforderlich. Die Ernährung stellt ein Grundbedürfnis dar. Diese zählt zur Basisversorgung bei der Betreuung von Kranken. Die Ernährungstherapie adipöser Patienten berührt die beiden Teilbereiche unseres medizinischen Handelns (Basisversorgung und Therapie). Ein Verzicht auf eine Ernährungstherapie bei übergewichtigen kritisch kranken Patienten zur Gewichtsabnahme darf auf gar keinen Fall erfolgen.

Wie soll die intensivmedizinische Ernährung adipöser Patienten erfolgen?

Die konkreten Empfehlungen zur Ernährungstherapie adipöser Patienten basieren lediglich auf Expertenwissen. Sie berücksichtigen eine höhere Eiweißkatabolie beim Adipösen. So erleiden adipöse Patienten bei gleichem chirurgischem Trauma eine stärkere Stressreaktion. Diese Stressreaktion hat eine enge Verbindung zur Eiweißkatabolie, sodass eine erhöhte Katabolierate bei Übergewichtigen zu vermuten ist. Diese Vermutung wurde im Tiermodell und in einzelnen Arbeiten am Menschen bestätigt [Belabed et al. 2006; Jeevanandam, Young, Schiller 1991].

Die Empfehlungen zur konkreten Ernährungstherapie beinhalten das Konzept einer höheren Aminosäurenzufuhr bei einer gleichzeitigen hypokalorischen Ernährung. Es existieren in Abhängigkeit vom BMI die Empfehlungen zur Aminosäurenzufuhr von > 2 g/kg idealem Körpergewicht/d (BMI 30–40) und > 2,5 g/kg idealem Körpergewicht/d (BMI > 40). Die hypokalorische Ernährung soll durch die Zufuhr von nur 60–70% des Energiebedarfs oder 11–14 kcal/kg Istgewicht/d oder 22–25 kcal/kg idealem Körpergewicht/d erreicht werden [McClave et al. 2009]. Um diese Empfehlung einprägsamer zu formulieren, kann das Konzept der höheren Aminosäurenzufuhr durch die Berechnung anhand des aktuellen Körpergewichts und das der hypokalorischen Ernährung anhand der Berechnung basierend auf dem Idealgewicht verfolgt werden.

? Was ist das Refeeding-Syndrom?

Das Refeeding-Syndrom ist ein potenziell lebensbedrohliches Krankheitsbild. Ursächlich hierfür ist der Beginn einer Ernährung oder einer Ernährungstherapie nach längerer Mangelernährung. Insbesondere Patienten mit chronischem Alkoholkonsum und auch kachektische Patienten (z.B. Anorexia nervosa) können hiervon betroffen sein. Sofern diese Patienten sich wieder normal ernähren bzw. ernährt werden, reagiert der Körper auf das Nährstoffangebot mit dem Aufbau von Körpermasse. Da ein Großteil der intrazellulären Elektrolyte Kalium, Phosphat und Magnesium sind, kommt es bei einer massiven Zellsynthese zur sinkenden Konzentration genau dieser Elemente im Serum. Es drohen somit, ausgelöst durch den Beginn einer Ernährung, ausgeprägte Elektrolytstörungen und folgend auch kardiale Arrhythmien. Durch die Reaktivierung der Glykolyse während des Refeeding steigt der Bedarf an Phosphat sprunghaft an. Aus diesen Gründen ist eine engmaschige Kontrolle der Elektrolyte auch mehrfach am Tag während der Akutphase zur Vermeidung eines Refeedings indiziert.

Die körpereigenen Speicher für Thiamin (Vitamin B1) sind sehr gering. Wenn im Rahmen eines Refeeding vermehrt Glukose verfügbar wird, kann es zu einem relativen Mangel kommen. Da Thiamin ein Kofaktor des Pyruvatdehydrogenasekomplexes ist, kann es dann zu einer vermehrten Laktatbildung und Laktazidose kommen. Es kann Pyruvat nicht mehr über Acyl-CoA in den Citratzyklus eingeschleust werden (s. Abb. 53). Es existieren Fallberichte, dass im Zusammenhang mit dem Beginn von parenteraler Ernährung ohne die additive Gabe von Thiamin es mit dem Auftreten eines Refeeding-Syndroms zu einer akuten Wernicke-Enzephalopathie kommen kann. Diese ist nach einigen Tagen irreversibel und kann zu schwerer Behinderung und Tod führen. Aus diesem Grund ist bei gefährdeten Patienten im Zusammenhang mit dem Beginn einer Ernährungstherapie die additive Gabe von Thiamin indiziert [Zauner et al. 2005].

? Kann mittels Ernährungsprotokoll die enterale Ernährung optimiert werden?

Durch ein Ernährungsprotokoll kann ein standardisiertes Vorgehen erreicht werden. Insbesondere die enterale Ernährung bzw. die durch die enterale Ernährung zugeführte Nahrungsmenge wird oftmals nur langsam forciert. Es gilt prinzipiell das Ziel einer früh-enteralen Ernährung. Das heißt, dass diese innerhalb von 24 h (besser 12 h) begonnen wird. Durch die protokollgemäße Verordnung der enteralen Ernährung mit Nutzung von Prokinetika, der Akzeptanz höherer gastraler Residualvolumina und ggf. postpylorischer Ernährung kann die enterale Ernährung von Intensivpatienten verbessert werden. Hierdurch ist die Zeitdauer bis zur Erreichung des Nahrungszieles verringerbar. Es ist unklar, ob dies zu einer Verbesserung des Outcomes führt [Mackenzie et al. 2005], jedoch sind die Vorteile einer enteralen Ernährung gegenüber einer parenteralen Ernährung evident [Heyland et al. 2010]. Die enterale Ernährung ist sicherer und auch preiswerter.

? Sollte die enterale Ernährung kontinuierlich oder bolusweise appliziert werden?
Diese Frage ist in der Literatur noch nicht beantwortet. Das Ziel einer kontinuierlichen Gabe ist eine bessere Verträglichkeit mit niedrigeren gastralen Residualvolumina. Eine Bolusgabe soll die physiologische Nahrungsaufnahme imitieren, jedoch gibt es hierzu unterschiedliche Umsetzungen der Nahrungspausen (z.B. Nachtpause nach kontinuierlicher Gabe, Bolusgabe alle 4–8 h). In den durchgeführten Studien wurde eine kontinuierliche enterale Ernährung mit einer Laufrate von 20–25 ml/h gestartet und alle 8–12 h bis zur gewünschte Laufrate erhöht. Eine Bolusgabe wurde mit 100–125 ml über einen Zeitraum von 15 min alle 4–8 h begonnen und alle 8–10 h um 100–125 ml erhöht. Nach den bislang vorliegenden Arbeiten ist keine Methode zu bevorzugen. Es finden sich keine Unterschiede hinsichtlich der Mortalität, der Nahrungsunterbrechungen, der erreichten Kalorienmengen oder der Häufigkeit an Diarrhö [Bonten et al. 1996; Steevens et al. 2002].

? Welche gastralen Residualvolumina sind während einer enteralen Ernährung akzeptabel?
Die Verträglichkeit einer enteralen Ernährung wird oftmals an der Höhe der gastralen Residualvolumina gemessen. Sofern eine Störung der Passage vorliegt, kommt es zu hohen Volumina mit möglicherweise Reflux oder Emesis und nachfolgend drohender Aspiration. Die Unverträglichkeit enteraler Ernährung wird auch als gastrointestinale Intoleranz bezeichnet. Es fehlen klare Aussagen, welches konkrete Volumen tolerierbar ist. Es existieren 2 Arbeiten, welche jeweils ein gastrales Residualvolumen von 250 ml oder 500 ml als akzeptabel beschrieben [Montejo et al. 2010, 32]. Die Arbeit von Reignier et al. beschreibt, dass ohne Prüfung des gastralen Residualvolumens zwar eine höhere Emesisrate auftritt, diese aber keinen Einfluss auf das klinische Outcome hat [Reignier et al. 2013]. Die Akzeptanz eines höheren Residualvolumens führt möglicherweise zu einer schnelleren Erreichung des über die enterale Ernährung zugeführten Kalorienziels. Eine Zunahme der Pneumonierate wird durch beide Arbeiten nicht beschrieben. Eine pragmatische Interpretation der Ergebnisse könnte den Schluss zulassen, gastrale Residualvolumina von 250–500 ml zu akzeptieren oder auch keine Prüfung der Residualvolumina vorzunehmen. Technisch kann die Prüfung der Höhe des Residualvolumens über die Platzierung eines Sekretbeutels an der Magensonde oder die Aspiration mittels großlumiger Spritze erfolgen. Für die Zeitdauer der Prüfung ist die enterale Ernährungstherapie zu pausieren.

? Soll das entnommene gastrale Residualvolumen verworfen werden?
Das über die Magensonde entnommene Aspirat wird häufig verworfen und nicht dem Patienten reappliziert. Hierfür gibt es keine wissenschaftliche Begründung. Eher liegt dieses Vorgehen in einer gewissen psychologischen Hemmschwelle beim medizinischen Personal

begründet. Unter der Berücksichtigung des bereits im Magen begonnenen Verdauungsprozesses mit zunächst Energie verbrauchenden Sekretionsprozessen ist die Entfernung einer gewissen Menge (s.o.) von vorverdautem Sekret kritisch zu hinterfragen. Auf der anderen Seite scheint es verständlich, sehr hohe gastrale Residualvolumina oder stuhlige Sekrete nicht wieder zu applizieren. In der Literatur findet sich zu dieser Frage nur eine einzige Arbeit, hiernach sollte die Rückgabe von Mengen bis 250 ml als akzeptabel erscheinen [Juve-Udina et al. 2009].

? Welche konkreten Fragen müssen während einer Intensivtherapie im Zusammenhang mit der Ernährungstherapie täglich evaluiert werden?

- Besteht die Indikation zur Ernährungstherapie?
- Was ist das individuelle Kalorienziel?
- Über welche Route soll die Nahrung appliziert werden (oral, enteral, parenteral)?
- Welche enterale Kost soll verwendet werden?
- Kann die enterale Ernährung gesteigert werden und im Gegenzug eine additiv parenterale Ernährung verringert werden?
- Ist eine additiv parenterale Ernährung indiziert?
- Ist die Anlage eines zentralen Venenkatheters indiziert?
- Soll die parenterale Ernährung als All-in-one-Präparat oder als Einzelkomponenten appliziert werden?
- Gibt es eine Indikation für Glutamin?
- Ist die Gabe von Spurenelementen und Vitaminen notwendig?
- Wird die bislang zugeführte Ernährung vertragen?
- Wurde der mit einer möglichen Propofol-Infusion zugeführte Fettanteil kalkuliert?
- Werden ausreichend Aminosäuren/Proteine zugeführt?
- Ist die Gabe spezieller Aminosäurenlösungen notwendig (verzweigtkettige bzw. aromatische Aminosäuren)?

? Wie und wann sollte Obstipation bei kritisch kranken Patienten behandelt werden?

Obstipation ist ein bei kritisch Kranken häufig auftretendes Phänomen. Es werden Häufigkeiten von bis zu 83% angegeben. Sie ist häufiger als eine Diarrhö oder eine Unverträglichkeit enteraler Ernährung in der Folge hoher gastraler Residualvolumina. Es wird berichtet, dass eine ausgeprägte Obstipation das Respiratorweaning relevant behindern kann.

Die Ursachen für eine Obstipation im Rahmen einer Intensivtherapie sind vielschichtig. Die häufigsten Ursachen sind eine Hypokaliämie sowie die Verabreichung von Medikamenten, welche eine Obstipation im Sinne einer Nebenwirkung induzieren (Opioide, Antihistaminika, Spasmolytika, Antidepressiva, Antipsychotika, Calciumkanalblocker und 5HT-3-Antagonisten). Auch die Gabe von Katecholaminen bewirkt eine verminderte Darmmotilität und führt über einen längeren Zeitraum verabreicht auch zu einer Obstipation. Ein wesentlicher Aspekt ist zusätzlich in der mit der Intensivtherapie einhergehenden Immobilisation zu sehen.

Aufgrund der hohen Prävalenz der Obstipation bei kritisch Kranken sollte Patienten, welchen Opioide verabreicht werden, mit dem Beginn der Opioidtherapie auch osmotische oder propulsive enterale Laxantien verabreicht werden. Eine wichtige Voraussetzung für die Erhaltung der Integrität der Darmmukosa ist der Beginn einer früh-enteralen Ernährung, welche zunächst mit ballaststoffhaltigen Präparaten begonnen werden sollte. Zusätzlich kommen als Laxantien Laktulose, Bisacodyl und Glycerol infrage. Zusätzlich oder im Rahmen eines Stufenkonzepts werden mechanische Abführmaßnahmen, wie die digital-manuelle Ausräumung, durchgeführt und folgend Hebe-Schwenk-Einläufe verabreicht.

Die maximale Ausprägung einer Obstipation kann sich insbesondere bei Patienten mit einer zystischen Fibrose finden, welche zu einem distalen intestinalen Okklusionssyndrom führt (DIOS) führt, welches ohne endoskopische oder chirurgische Intervention mit einer hohen Sterblichkeit assoziiert ist.

Literatur

Al-Omran M et al., Enteral versus parenteral nutrition for acute pancreatitis. Cochrane Database Syst Rev (2010), CD002837
Apin M, Martin J (2000) Praxis der Ernährung in der Intensivmedizin, 7–12. Zuckschwerdt, München
Belabed L et al., The equivocal metabolic response to endotoxaemia in type 2 diabetic and obese ZDF rats. Diabetologia (2006), 49, 1349–1359
Bonten MJ et al., Intermittent enteral feeding: the influence on respiratory and digestive tract colonization in mechanically ventilated intensive-care-unit patients. Am J Respir Crit Care Med (1996), 154, 394–399
Buzby GP et al., A randomized clinical trial of total parenteral nutrition in malnourished surgical patients: the rationale and impact of previous clinical trials and pilot study on protocol design. Am J Clin Nutr (1988), 47, 357–365
Cahill GF Jr, Starvation in man. N Engl J Med (1970), 282, 668–675
Calder PC et al., Lipid emulsions in parenteral nutrition of intensive care patients: current thinking and future directions. Intensive Care Med (2010), 36, 735–749
Casaer MP et al., Early versus late parenteral nutrition in critically ill adults. N Engl J Med (2011), 365, 506–517
Cuthbertson D, Tilstone WJ, Metabolism during the postinjury period. Adv Clin Chem (1969), 12, 1–55
Detsky AS et al., What is subjective global assessment of nutritional status? JPEN J Parenter Enteral Nutr (1987), 11, 8–13
Elwyn DH et al., Changes in nitrogen balance of depleted patients with increasing infusions of glucose. Am J Clin Nutr (1979), 32, 1597–1611
Guigoz Y, Vellas B, Garry PJ, Assessing the nutritional status of the elderly: The Mini Nutritional Assessment as part of the geriatric evaluation. Nutr Rev (1996), 54, S59–S65
Heidegger CP et al., Optimisation of energy provision with supplemental parenteral nutrition in critically ill patients: a randomised controlled clinical trial. Lancet (2013), 381, 385–393
Heyland D et al., A randomized trial of glutamine and antioxidants in critically ill patients. N Engl J Med (2013), 368, 1489–1497
Heyland DK et al., Impact of enteral feeding protocols on enteral nutrition delivery: results of a multicenter observational study. JPEN J Parenter Enteral Nutr (2010), 34, 675–684
Jeevanandam M, Young DH, Schiller WR, Obesity and the metabolic response to severe multiple trauma in man. J Clin Invest (1991), 87, 262–269
Juve-Udina ME et al., To return or to discard? Randomised trial on gastric residual volume management. Intensive Crit Care Nurs (2009), 25, 258–267
Kreyman G et al., Leitlinie Parenterale Ernährung der DGEM – Intensivmedizin. Aktuel Ernaehr Med (2007), 32, S89–S92
Kreyman G, Adolph M, Müller MJ, Leitlinie Parenterale Ernährung der DGEM – Energieumsatz und Energiezufuhr. Aktuel Ernaehr Med (2007), 32, S8–S12

Mackenzie SL et al., Implementation of a nutrition support protocol increases the proportion of mechanically ventilated patients reaching enteral nutrition targets in the adult intensive care unit. JPEN J Parenter Enteral Nutr (2005), 29, 74–80

McClave SA et al., Guidelines for the Provision and Assessment of Nutrition Support Therapy in the Adult Critically Ill Patient: Society of Critical Care Medicine (SCCM) and American Society for Parenteral and Enteral Nutrition (A.S.P.E.N.). JPEN J Parenter Enteral Nutr (2009), 33, 277–316

Montejo JC et al., Gastric residual volume during enteral nutrition in ICU patients: the REGANE study. Intensive Care Med (2010), 36, 1386–1393

Osland E et al., Early versus traditional postoperative feeding in patients undergoing resectional gastrointestinal surgery: a meta-analysis. JPEN J Parenter Enteral Nutr (2011), 35, 473–487

Patino JF et al., Hypocaloric support in the critically ill. World J Surg (1999), 23, 553–559

Pirlich M, Schwenk A, Müller MJ, DGEM-Leitlinie Enterale Ernährung: Ernährungsstatus. Aktuel Ernaehr Med (2003), 28, S10–S25

Reignier J et al., Effect of not monitoring residual gastric volume on risk of ventilator-associated pneumonia in adults receiving mechanical ventilation and early enteral feeding: a randomized controlled trial. JAMA (2013), 309, 249–256

Singer P et al., ESPEN Guidelines on Parenteral Nutrition: intensive care. Clin Nutr (2009), 28, 387–400

Steevens EC et al., Comparison of continuous vs. intermittent nasogastric enteral feeding in trauma patients: perceptions and practice. Nutr Clin Pract (2002), 17, 118–122

Takala J, Meriläinen P, Handbook of Gas Exchange and Indirect Calorimetry. Datex-Ohmeda (2002), 1–76

Waitzberg DL, Torrinhas RS, Jacintho TM, New parenteral lipid emulsions for clinical use. JPEN J Parenter Enteral Nutr (2006), 30, 351–367

Zauner C et al., Das Refeeding-Syndrom. J Gastroenterol Hepatol Erkr (2005), 3, 7–11

Thromboseprophylaxe auf der Intensivstation

Stefan Schering

Was versteht man unter einer Thrombose?

Bei einer Thrombose handelt es sich um eine lokalisierte, intravital und intravasal auftretende Blutgerinnung, die zur Bildung eines Thrombus führt. Prinzipiell wird unterschieden in arterielle und venöse Thrombosen, wobei es im Folgenden um die Thrombosen des venösen Gefäßsystems gehen soll. Der Begriff der venösen Thromboembolie (VTE) wird als Überbegriff für unterschiedliche Ausprägungen von Thrombosen des venösen Kreislaufs und resultierende embolische Komplikationen verwendet. Dabei manifestieren sich zwei Drittel der VTE als Verschlüsse tiefer Venen (Phlebothrombosen; tiefe Venenthrombosen, TVT) und ein Drittel als Lungenembolien.

Die wesentlichen pathophysiologischen Grundlagen einer TVT wurden bereits im 19. Jahrhundert durch Rudolf Virchow benannt [Virchow 1856] und als sog. Virchow-Trias zusammengefasst:
- Endothelschädigung (traumatisch, operativ, altersbedingt)
- Hyperkoagulabilität (erhöhte Viskosität, Gerinnungsstörungen, Karzinome, Infektion, Einnahme von Ovulationshemmern etc.)
- Stase (Immobilisation, Abflusshindernisse, Varizen etc.)

? Was ist die klinische Relevanz von VTE?

Venöse Thromboembolien stellen eine relevante Komplikation peri- und poststationärer Behandlungen bei chirurgischen und internistischen Patienten dar. Die jährliche Inzidenz für eine symptomatische VTE in der Allgemeinbevölkerung liegt etwa bei 0,1%. Dagegen wird das Risiko einer VTE bei Krankenhauspatienten in Abhängigkeit von verschiedenen Risikofaktoren mit einer Häufigkeit von 10–80% ohne medikamentöse VTE-Prophylaxe angegeben [Geerts et al. 2008]. Empirische Daten zeigen, dass nahezu drei Viertel aller VTE-assoziierten Todesfälle mit einem Krankenhausaufenthalt in Verbindung stehen [Cohen et al. 2007].

? Wie kann man das Thromboserisiko einschätzen?

Grundsätzlich kann das individuelle Gesamtrisiko für eine VTE in 3 Risikogruppen (hoch, mittel, niedrig) eingeteilt werden (s. Tab. 53). Hierbei ergibt sich das individuelle Gesamtrisiko aus der Kombination von Disposition und Exposition. Zu den dispositionellen Risiken zählen angeborene und erworbene Faktoren, die das Risiko einer VTE erhöhen. Tabelle 54 gibt eine Übersicht über dispositionelle Risikofaktoren und deren klinische Relevanz. Besonderes Augenmerk sollte auf die Eigen- und Familienanamnese bez. früherer thromboembolischer Ereignisse gerichtet werden. Bei einer positiven Anamnese sollte ein dispositionelles Risiko unbedingt vermutet und ggf. eine laboranalytische Abklärung der Hämostasestörung

Tab. 53: Häufigkeit thromboembolischer Ereignisse ohne Thromboseprophylaxe in den jeweiligen Risikogruppen (aus [AWMF 2009])

	Distale Beinvenenthrombose	Proximale Beinvenenthrombose	Tödliche Lungenarterienembolie
Niedriges VTE-Risiko	< 10%	< 1%	< 0,1%
Mittleres VTE-Risiko	10–40%	1–10%	0,1–1%
Hohes VTE-Risiko	40–80%	10–30%	> 1%

Tab. 54: Dispositionelle Risikofaktoren und deren klinisches Risiko (aus [Wetsch und Böttiger 2012])

Klinisches Risiko	Dispositioneller Risikofaktor
Hoch	Anamnestisch stattgehabte TVT/LAE
	Maligne Grunderkrankung
Mittel bis hoch	Thrombophilien (z.B. AT-Mangel, APC-Resistenz, Protein-C- oder -S-Mangel, Faktor-V-Leiden, Antiphospholipidsyndrom etc.)
Mittel	Alter > 60 Jahre
	Übergewicht (BMI > 30 kg/m^2)
	Herzinsuffizienz, stattgehabter Herzinfarkt
	TVT/LAE bei Verwandten 1. Grades
	Therapie mit oder Blockade von Sexualhormonen (z.B. Kontrazeptiva)
Gering	Schwangerschaft und Postpartalperiode
	Varikosis
	Nephrotisches Syndrom

Tab. 55: Beispielhafte Risikostratifizierung expositioneller und dispositioneller Risikofaktoren für operative und nichtoperative Bereiche [AWMF 2009]

Risikogruppe	Operative Medizin	Nichtoperative Medizin
Niedriges VTE-Risiko	Kleine operative Eingriffe	Infektion oder akut entzündliche Erkrankung ohne Bettlägerigkeit
	Verletzung ohne oder mit geringem Weichteilschaden	Zentralvenöse Katheter/Portkatheter
	Kein zusätzliches bzw. nur geringes dispositionelles Risiko, sonst Einstufung in höhere Risikokategorie	
Mittleres VTE-Risiko	Länger dauernde Operationen	Akute Herzinsuffizienz (NYHA III/IV)
	Gelenkübergreifende Immobilisation der unteren Extremität im Hartverband	Akut dekompensierte, schwere COPD ohne Beatmung
	Arthroskopisch assistierte Gelenkchirurgie an der unteren Extremität	Infektion oder akut entzündliche Erkrankung mit strikter Bettlägerigkeit
		Stationär behandlungsbedürftige maligne Erkrankung
	Kein zusätzliches bzw. nur geringes dispositionelles Risiko, sonst Einstufung in höhere Risikokategorie	
Hohes VTE-Risiko	Größere Eingriffe in der Bauch- und Beckenregion bei malignen Tumoren oder entzündlichen Erkrankungen	Schlaganfall mit Beinparese
	Polytrauma, schwerere Verletzungen der Wirbelsäule, des Beckens und/oder der unteren Extremität	Akut dekompensierte, schwere COPD mit Beatmung
	Größere Eingriffe an Wirbelsäule, Becken, Hüft- oder Kniegelenk	Sepsis
	Größere operative Eingriffe in Körperhöhlen der Brust-, Bauch- und/oder Beckenregion	Schwer erkrankte Patienten mit intensivmedizinischer Behandlung

erwogen werden. Das expositionelle VTE-Risiko chirurgischer Patienten ergibt sich aus Art und Umfang des operativen Eingriffs bzw. der Verletzung. Bei internistischen Patienten ist es im Wesentlichen durch die Grunderkrankung charakterisiert. Tabelle 55 zeigt eine beispielhafte Übersicht zur Risikoklassifizierung relevanter expositioneller und dispositioneller Risiken.

Sind kritisch kranke Patienten besonders gefährdet, eine VTE zu bekommen?
Intensivmedizinisch behandelte Patienten haben ein deutlich erhöhtes Risiko, ein thromboembolisches Ereignis zu erleiden, da unabhängig von der Grunderkrankung eine Vielzahl von Faktoren vorliegt, die das Auftreten einer VTE begünstigen. Unter anderem sind hier zu nennen:
- Immobilisation mit und ohne Analgosedierung
- Maschinelle Beatmung

- Gefäßschädigung durch
  - Chirurgische Maßnahmen
  - Einbringung von Fremdmaterial, wie z.B. zentralvenöse Katheter
- Akut-Phase-Reaktion mit
  - Verminderung der natürlich antikoagulatorischen Proteasen (Protein-C, -S, Antithrombin)
  - Anstieg prokoagulatorischer Faktoren (Faktor VIII, Von-Willebrand-Faktor, Fibrinogen)
- Aktivierung von Leukozyten, Thrombozyten und Endothelzellen
- Entwicklung schwerer Infektionen (Sepsis)

[Loew und Riess 2012]

Da dieses Patientengut in Bezug auf Grunderkrankung und Risikoprofil sehr heterogen ist, schwanken die Angaben zur VTE-Inzidenz von 7,4–40% mit und 10–88% ohne medikamentöse VTE-Prophylaxe [Geerts et al. 2008]. Man kann also davon ausgehen, dass ein Großteil aller Patienten auf Intensivstationen ein sehr hohes Risiko für VTE aufweisen. Wegen der sehr begrenzten Datenlage speziell für diese Patienten sollte sich die Indikation für eine Thromboseprophylaxe zunächst nach der Grunderkrankung bzw. der Operation oder Verletzung richten.

Die verfügbare Literatur unterstreicht zum einen die Notwendigkeit einer effektiven Strategie zur Thromboseprophylaxe, zum anderen die Dringlichkeit einer adäquaten Risikoeinschätzung für eine VTE.

? Welche Maßnahmen zur VTE-Prophylaxe gibt es?
Prinzipiell können die Maßnahmemöglichkeiten zur Prophylaxe einer VTE in 3 wesentliche Bereiche eingeteilt werden.
- Allgemeine Basismaßnahmen
- Physikalische Maßnahmen
- Medikamentöse Maßnahmen

Allgemeine Basismaßnahmen

Zu den allgemeinen Basismaßnahmen zählen v.a. die frühzeitige Evaluation dispositioneller und expositioneller Risiken für VTE und Blutungen. Bei bestehender oraler Kontrazeption oder Hormontherapie sollte eine Therapiepause erwogen werden. Auch die Risiken und Vorteile einer weiterführenden Einnahme von Plättchenaggregationshemmern bei Patienten mit vaskulären Risiken sollten unbedingt multidisziplinär diskutiert werden. Grundsätzlich wird für alle Patienten empfohlen, die Indikation immobilisierender Maßnahmen v.a. im Becken-, Knie- und Sprunggelenksbereich kritisch zu betrachten sowie Immobilisationszeiträume so kurz wie möglich zu halten [AWMF 2009]. Bei operativen Patienten ist außerdem die Möglichkeit einer Regional- bzw. Lokalanästhie zu erwägen und unbedingt auf eine frühe Mobilisation und angepasste physiotherapeutische Behandlung zu achten. Allerdings ist auch bei internistischen Patienten eine frühzeitige Bewegungstherapie von relevanter Bedeutung. Hierbei erscheint der Einsatz aktiver und passiver Bewegungsmöglichkeiten, wie z.B. durch Bettfahrräder oder Bewegungsschienen, nützlich. Sie gelten als wesentlicher Bestandteil der

VTE-Prophylaxe und sollten routinemäßig bei allen Patienten angewendet werden. Weiterhin sollte auf eine ausreichende Hydrierung des Patienten geachtet werden. Ein häufig vernachlässigter, aber wichtiger Bestandteil der VTE-Prophylaxe ist eine umfangreiche Aufklärung der Patienten über die Notwendigkeit und Risiken einer eventuellen VTE-Prophylaxe sowie mögliches unterstützendes Verhalten seitens des Patienten.

Physikalische Maßnahmen

Unter den physikalischen Maßnahmen zur VTE-Prävention versteht man im Wesentlichen die Anwendung medizinischer Thromboseprophylaxestrümpfe (MTPS) und die intermittierende pneumatische Kompression (IPK). Die genauen Wirkmechanismen sind noch nicht sicher geklärt, aber es wird angenommen, dass sie der venösen Stase und der Thrombose-Entstehung durch eine Umverteilung des Blutvolumens in die tieferen Venenkompartimente und eine dadurch resultierende Erhöhung der Blutströmungsgeschwindigkeit entgegenwirken. Bei der Verwendung MTPS muss auf eine korrekte Passform und den kontinuierlich korrekten Sitz geachtet werden. Vor allem Einschnürungen sind zu vermeiden, da hierdurch auch thrombogene Wirkungen zustande kommen können. Als Kontraindikation für diese Kompressionssysteme sind kritische periphere arterielle Durchblutungsstörungen, schwere Neuropathien, ausgeprägte kardiogen bedingte periphere oder pulmonale Ödeme sowie lokale Infektionen, Verletzungen und Dermatitiden zu nennen.

Eine Sonderstellung unter den physikalischen Maßnahmen nimmt der Vena-cava-Filter ein. Hierbei sollen durch ein Filtersystem in der unteren Hohlvene Thromben abgefangen werden, die sonst eine Lungenembolie verursachen könnten. Der Einsatz bleibt jedoch Hochrisikopatienten vorbehalten, bei denen eine konventionelle VTE-Prophylaxe bei gleichzeitig hohem VTE-Risiko nicht durchführbar ist oder bei denen trotz adäquater prophylaktischer Maßnahmen rezidivierende Lungenembolien aufgetreten sind [AWMF 2009].

Medikamentöse Maßnahmen

Antikoagulantien sind eine Gruppe von Medikamenten, die die Blutgerinnung beeinflussen, indem sie entweder primär die Bildung eines Blutgerinnsels hemmen oder/und sekundär den Abbau von Thromben beschleunigen. Sie werden in der klinischen Medizin u.a. zur Prophylaxe und Therapie von VTE verwendet. Eine Unterteilung der verschiedenen Antikoagulantien erfolgt nach Wirkmechanismus und Applikationsmodus. Zur wirksamen medikamentösen VTE-Prophylaxe sind mehrere Arzneimittel zugelassen:
- Heparine
- Heparinoide
- Faktor-Xa-Inhibitoren
- Thrombininhibitoren
- Vitamin-K-Antagonisten (Cumarine)

Die klinische Wirksamkeit einer prophylaktischen medikamentösen Antikoagulation konnte mittlerweile auch am kritisch kranken Patienten nachgewiesen werden. Durch die Prophylaxe kann die Inzidenz einer VTE um ca. 50 Relativprozent reduziert werden, sodass alle Leitlinien eine medikamentöse VTE-Prophylaxe für nahezu alle intensivpflichtigen Patienten empfehlen [Attia et al. 2001]. Bei der Auswahl der geeigneten Substanz sollte unbedingt auch das Blutungsrisiko bedacht werden. Dieses steigt v.a. dann relevant an, wenn zudem gleichzeitig eine medikamentöse Hemmung der Thrombozytenaggregation, z.B. bei Patienten mit Koronarstents, vorliegt. Bei dieser Konstellation wird empfohlen, die medikamentöse Thrombozytenaggregationshemmung, wenn möglich, wegen des hohen Risikos einer Instent-Thrombose perioperativ fortzuführen und mit der VTE-Prophylaxe erst postoperativ nach einem für eine akute Nachblutung kritischen Zeitintervall zu beginnen [Poldermans et al. 2010].

Heparine

Hierbei unterscheiden wir im Wesentlichen zwischen unfraktioniertem Heparin (UFH) und niedermolekularen Heparinen (NMH).

Unfraktioniertes Heparin ist ein Gemisch aus Mukopolysacchariden mit einem Molekulargewicht von 5000–30000 Da, welches aus Schweinedarmmukosa gewonnen wird. Seine antikoagulatorische Wirkung entfaltet es überwiegend über eine Potenzierung der Wirkung von Antithrombin III auf Thrombin (Faktor IIa) und wirkt darüber hinaus auch auf Faktor Xa antikoagulatorisch. Es weist eine Plasmahalbwertszeit (HWZ) von 90–120 min auf und wird gleichermaßen renal und hepatisch eliminiert. Die antikoagulatorische Wirkung kann über die Bestimmung der aPTT (aktivierte partielle Thromboplastinzeit) oder der ACT (activated clotting time) überwacht werden. Die prophylaktische Dosierung (Low-dose-Heparinisierung) liegt bei zwei- bis dreimal täglich 5000 IE UFH subkutan bzw. zweimal 7500 IE UFH subkutan. Bei dieser Dosierung ist die Kontrolle der Wirkung meist nicht erforderlich. In Situationen mit unklaren Resorptionsverhältnissen für die subkutane Applikation, wie z.B. bei ausgedehnten Ödemen, laufender Vasopressortherapie oder Hypothermie, wird die intravenöse Gabe empfohlen. Ohne dass es hierfür eine ausreichende Studienlage gibt, wird eine kontinuierliche Laufrate von 600 IE/h empfohlen. Bei i.v. Gabe tritt die Wirkung sofort ein, bei s.c. Gabe nach 20–60 min. Als Antidot steht Protamin zur Verfügung, welches mit 1 mg/100 IE UFH dosiert wird [AWMF 2009; Wetsch und Böttiger 2012; van Hülst et al. 2011; Karow und Lang-Roth 2003].

Niedermolekulare Heparine (NMH) sind Gemische kleinerer Molekülketten (1000 bis 10000 Da) und werden durch spezielle Fraktionierungsverfahren aus UFH gewonnen. Sie haben unterschiedliche pharmakologische und -kinetische Eigenschaften und stellen somit keine homogene Substanzgruppe dar. Sie wirken antithrombinvermittelt bevorzugt gegen Faktor Xa und in höherer Dosierung auch auf Thrombin (Faktor IIa). Aufgrund ihrer hohen Bioverfügbarkeit (85–98%), geringeren individuellen Wirkungsschwankungen und einer Plasmahalbwertszeit von ca. 4 h ist die Verabreichung praktikabler als bei UFH. Ein Routinemonitoring der antikoagulatorischen Wirkung über aPTT oder ACT ist nicht möglich und wird auch nicht empfohlen. Über die Bestimmung der Anti-Xa-Spiegel 4 h nach subkutaner Applikation lässt sich der antikoagulatorische Effekt überwachen, was jedoch ein aufwändiges laboranalytisches Verfahren darstellt. Aufgrund der renalen Elimination kann es präparatespezifisch bei eingeschränkter Nierenfunktion zur Kumulation kommen, was die Gefahr einer Blutung erhöht und eine Dosisanpassung erfordert. Als Antidot kann Protamin zwar die Antithrombinwirkung komplett, die Anti-Xa-Hemmung jedoch nur teilweise aufheben. Jedes auf dem Markt erhältliche Präparat hat ein eigenes Indikationsspektrum und Dosierungsschema und sollte streng nach Herstellerangaben verabreicht werden [AWMF 2009; Wetsch und Böttiger 2012; van Hülst et al. 2011]. Tabelle 56 gibt einen Überblick einiger Charakteristika verschiedener NMH.

Tab. 56: Eigenschaften einiger NMH im Vergleich (aus [van Hülst et al. 2011])

	Tinzaparin Innohep	Certoparin MonoEmbolex	Dalteparin Fragmin	Nadroparin Fraxiparin	Enoxaparin Clexane
Molekülgröße in Dalton	5500–7500	4200–6200	5000–6500	3500–5000	3800–5000
aXa/IIa-Ratio	1,5–2,5	1,5–2,5	1,9–3,2	2,5–4,0	3,3–5,3
Zulassung hohes VTE-Risiko postop.	Nein	Ja	Ja	Ja	Ja
Dosierung hohes VTE-Risiko		3000 aXa-IE alle 24 h	2500 aXa-IE 4–8 h postop; dann 5000 aXa-IE/24 h	2850 aXa-IE/0,3 ml 1.–3. Tag; ab 4. Tag 0,3–0,6 ml	40 mg alle 24 h
Kumulation bei Niereninsuffizienz	Gering	Nicht untersucht	Gering	Hoch	Hoch
Grad der Neutralisierung durch Protamin (in vitro)	81%	Keine Angabe	59%	51%	46%

Heparinoide

Danaparoid ist ein Gemisch aus Heparinoiden mit einer HWZ von etwa 24 h und wird ebenfalls aus Schweinedarmmukosa gewonnen. Es hemmt antithrombinvermittelt Faktor Xa und wird fast ausschließlich renal eliminiert, was zu Kumulation bei schwerer Niereninsuffizienz führen kann. Die prophylaktische Dosierung beträgt täglich zweimal 750 IE subkutan. Ein Monitoring ist über die Messung der Anti-Xa-Aktivität möglich. Zugelassen wurde Danaparoid eigentlich nur zur postoperativen Prophylaxe von VTE für Patienten nach elektivem Hüftendoprotheseneinsatz. Klinisch eingesetzt wird es allerdings v.a. bei Patienten mit einer heparininduzierten Thrombozytopenie Typ II (HIT II). Da bei Danaparoid immer mit einer Kreuzreaktivität mit Heparin zu rechnen ist und es weiterhin eine lange Halbwertszeit (24 h) besitzt, sind bei Patienten mit HIT II direkte Thrombininhibitoren unbedingt vorzuziehen. Ein Antidot ist nicht verfügbar [AWMF 2009; Wetsch und Böttiger 2012; Karow und Lang-Roth 2003].

Faktor-Xa-Inhibitoren

Hierbei unterscheiden wir parenteral und oral anwendbare Produkte. Zu den parenteralen Faktor-Xa-Inhibitoren gehört Fondaparinux (Arixtra), zu den oral verwendbaren die Substanzen gehören Rivaroxaban (Xarelto), Apixaban (Eliquis) und Edoxaban (Lixiana). Letzteres ist jedoch zurzeit nur in Japan zugelassen.

Fondaparinux ist ein synthetisches Pentasaccharid. Seine HWZ beträgt 17 h und es hemmt antithrombinvermittelt spezifisch Faktor Xa. Es wird fast ausschließlich renal eliminiert, weshalb eine Kumulationsgefahr bei stark eingeschränkter Nierenfunktion besteht. Eine Wirkkontrolle ist über die Bestimmung der Anti-Xa-Aktivität möglich. In einer Dosierung von 2,5 mg/d s.c. hat sich Fondaparinux als antithrombotisch sehr wirksam und gut verträglich erwiesen. Bei einer Kreatinin-Clearance von 20–50 ml/min soll eine Dosisreduktion auf 1,5 mg/d s.c. erfolgen. Wird die VTE-Prophylaxe zulassungskonform frühestens 6 h nach OP begonnen, treten Blutungskomplikationen nicht vermehrt auf. Ein HIT-Risiko besteht bei der Anwendung von Fondaparinux nicht.

Rivaroxaban ist ein kleinmolekularer, direkter und selektiver Hemmstoff des aktivierten Faktors X. Bei einer konstanten Bioverfügbarkeit von ca. 80% hat es eine mittlere HWZ von 9–13 h. Es wird sowohl hepatisch (ca. 33%) als auch renal eliminiert (ca. 67%), woraus sich ein Kumulationsrisiko bei stark eingeschränkter Nierenfunktion und auch bei schwerer Leberinsuffizienz ableitet. Mögliche Arzneimittelinteraktionen ergeben sich bei Komedikation mit Induktoren oder Hemmern von Cytochrom P-450 (3A4). Eine Wirkungskontrolle ist über die Bestimmung der aPTT und der Anti-Xa-Aktivität möglich. Die empfohlene Prophylaxedosis beträgt 10 mg/d p.o. Die Einnahme kann unabhängig von den Mahlzeiten erfolgen. Bei einer Kreatinin-Clearance unter 30 ml/min ist eine Dosisanpassung erforderlich. Da maximale Plasmaspiegel etwa 3 h nach Einnahme zu erwarten sind, sollte die erste Einnahme frühestens 6–10 h nach der Operation erfolgen.

Apixaban ist ein weiterer selektiver Faktor-Xa-Hemmer, der oral eingenommen werden kann. Er ist in seinen pharmakokinetischen Eigenschaften dem Rivaroxaban sehr ähnlich, lediglich der renal eliminierte Anteil ist etwas geringer (ca. 25%). Die prophylaktische Dosis beträgt zweimal 2,5 mg/d [AWMF 2009; Wetsch und Böttiger 2012; Karow und Lang-Roth 2003; Schellong und Haas 2012].

Thrombininhibitoren
Auch bei den Thrombininhibitoren unterscheiden wir parenteral zu verabreichende, z.B. Desirudin (Revasc), Lepirudin (Refludan), Argatroban (Argatra) und Bivalirudin (Angiox), von oral anwendbaren Substanzen, z.B. Dabigatran (Pradaxa).

Desirudin und Lepirudin sind gentechnisch hergestellte, rekombinante Hirudine. Hirudin ist ein Polypeptidgemisch aus dem Speichel des medizinischen Blutegels mit antikoagulatorischen Eigenschaften. Desirudin hat eine HWZ von 2 h und blockiert direkt die Wirkung von Faktor II (Thrombin). Die Prophylaxedosis beträgt zweimal 15 mg/d s.c. Es wird überwiegend renal eliminiert, was zu Kumulation bei schwerer Niereninsuffizienz führen kann.

Argatroban ist ein synthetisch hergestellter direkter Thrombininhibitor mit einer HWZ von ca. 50 min. Es ist in Deutschland ausschließlich zur therapeutischen Antikoagulation zugelassen. Es wird intravenös appliziert, und es ist eine Kumulationsgefahr bei schwerer Leberinsuffizienz zu beachten. Bivalirudin ist ein ebenfalls intravenös zu applizierender, synthetisch hergestellter Abkömmling des Hirudin. Es hat eine HWZ von ca. 30 min und wird zu 80% durch Proteolyse und 20% renal eliminiert, was bei stark eingeschränkter Nierenfunktion zu relevanter Verlängerung der HWZ führt. Die direkten parenteralen Thrombininhibitoren werden v.a. zur Therapie einer HIT II und zur Thromboseprophylaxe bei Patienten mit HIT-Anamnese verwendet [AWMF 2009; Wetsch und Böttiger 2012].

Dabigatran ist ein kleinmolekularer direkter Thrombininhibitor, der Thrombin kompetitiv und reversibel hemmt. Wegen der schlechten Resorbierbarkeit wird es als Prodrug (Dabigatran-Etexilat) oral verabreicht. Es hat eine HWZ von 12–17 h mit maximalen Wirkspiegeln nach ca. 2 h. Die Ausscheidung erfolgt zu 80% renal, was bei schwerer Niereninsuffizienz zu Kumulation führt. Eine valide Überwachungsmöglichkeit der Wirkung ist bislang nicht verfügbar. Die prophylaktische Dosierung beträgt einmal 110 mg/d am ersten und einmal 220 mg/d ab dem zweiten postoperativen Tag. Der Therapiebeginn sollte spätestens 4 h postoperativ erfolgen. Bei Patienten über 75 Jahren oder einer Kreatinin-Clearance unter 50 ml/min sollte eine reduzierte Dosis (75 mg/1. Tag, 150 mg/ab 2. Tag) angewendet werden [AWMF 2009; Wetsch und Böttiger 2012; Schellong und Haas 2012].

Vitamin-K-Antagonisten (Cumarine)
Phenprocoumon mit einer HWZ von ca. 120 h und Warfarin mit einer HWZ von ca. 24 h wirken antikoagulatorisch über eine individuell unterschiedlich ausgeprägte kompetitive Hemmung der hepatischen Synthese der Vitamin-K-abhängigen Gerinnungsfaktoren II, VII, IX und X. Auch die antikoagulatorisch wirksamen Proteine C und S werden gehemmt, was zu einer Thrombogenität in den ersten 24–48 h führt. Es sind zahlreiche Wechselwirkungen mit anderen Substanzen beschrieben, die zu relevanter Wirkungsverstärkung (z.B. durch Verdrängung aus der Plasmaeiweißbindung) oder -abschwächung (z.B. durch Enzyminduktion) führen können. Da zu Therapiebeginn noch genügend Vitamin-K-abhängige Gerinnungsfaktoren zur Verfügung stehen und ein thrombogener Effekt durch Protein-C- und -S-Hemmung besteht, tritt die antikoagulatorische Wirkung erst verzögert ein. Daraus ergibt sich die Notwendigkeit einer überlappenden Therapie mit UFH oder NMH. Die Antikoagulation muss regelmäßig und v.a. zu Therapiebeginn engmaschig überwacht werden. Dies kann über die Bestimmung des Quick-Wertes (Thromboplastinzeit = TPZ) oder die International Normalized Ratio (INR) erfolgen. Um die Cumarinwirkung zu antagonisieren, besteht die Möglichkeit der Gabe von Vitamin K1 (Konakion) mit verzögerter Wirkung oder mit sofortiger Wirkung die Gabe von gefrorenem Frischplasma (GFP) oder Gerinnungsfaktorenkonzentrat (PPSB). Wegen der verzögert einsetzenden Wirkung, der schlechten Steuerbarkeit und der langwierigen Einstellung werden Cumarine perioperativ selten eingesetzt. In der Langzeitprophylaxe (Ziel-INR 2,0–3,0) werden sie jedoch regelhaft verwendet [AWMF 2009; Karow und Lang-Roth 2003; Wetsch und Böttiger 2012].

? Kann man auch Acetylsalicylsäure zur VTE-Prophylaxe verwenden?
Nein. Thrombozytenaggregationshemmer, wie Acetylsalicylsäure, Clopidogrel, Ticagrelor oder Ticlopidin, sollen aufgrund ihres schwachen prophylaktischen Effektes auf thromboembolische Ereignisse und wegen des Vorhandenseins deutlich überlegener Alternativen nicht mehr zu diesem Zweck verwendet werden [Antiplatelet Trialists' Collaboration 1994].

Thrombozytenaggregationshemmer verhindern vorwiegend die Entstehung arterieller Verschlüsse, welche v.a. durch Thrombozytenaktivierung und -aggregation entstehen. In diesem Bereich, z.B. der interventionellen Revaskularisationstherapie, werden Thrombozytenaggregationshemmer mit breiter Indikation eingesetzt. Der Einfluss auf das venöse System und damit auf die Verhinderung thromboembolischer Ereignisse ist sehr gering. Daher sind Patienten, die einen Thrombozytenaggregationshemmer einnehmen, nicht ausreichend vor einer VTE geschützt und benötigen meist ein weiteres Medikament zur VTE-Prophylaxe [Loew und Riess 2012].

? Was ist bei der Auswahl einer geeigneten medikamentösen Prophylaxestrategie zu berücksichtigen?
Bei der Verwendung von Antikoagulantien jeglicher Art ist in allererster Linie das Blutungsrisiko zu berücksichtigen. Wie das Thromboembolierisiko ist auch das Blutungsrisiko abhängig von dispositionellen und expositionellen Faktoren. Es steigt generell mit zunehmender Dosis und Alter [Schulman et al. 2008]. Unter einer Prophylaxe mit Heparinen muss immer an das Risiko einer HIT (heparininduzierte Thrombozytopenie) gedacht werden. Außerdem ist v.a. unter Langzeittherapie mit UFH die Entwicklung oder Verschlechterung einer Osteopenie

bzw. Osteoporose und auch eine Heparin-Resistenz beschrieben. Seltenere Nebenwirkungen sind allergische Reaktionen, ein reversibler Haarausfall und Transaminasenanstieg oder Haut- und Fettgewebsnekrosen.

? Welche Prophylaxestrategie eignet sich beim Intensivpatienten?

Bei der Wahl einer geeigneten Thromboseprophylaxe sollte zunächst, wie oben besprochen, auch beim Intensivpatienten das VTE-Risiko erhoben werden. Dieses richtet sich nach der Grunderkrankung bzw. Operation sowie den dispositionellen Risikofaktoren. Hinzu kommen dann das Risiko erhöhende Faktoren, wie Immobilisation, maschinelle Beatmung etc. (s.o.). Zur medikamentösen VTE-Prophylaxe eignen sich im intensivmedizinischen Bereich v.a. NMH und UFH. Der routinemäßige Einsatz von Fondaparinux zur Thromboseprophylaxe für kritisch kranke Patienten wird nicht empfohlen, und auch für die Verwendung der neuen oralen Antikoagulantien (z.B. Dabigatran, Rivaroxaban) zur VTE-Prophylaxe im intensivmedizinischen Bereich ergibt sich aktuell keine Indikation [Loew und Riess 2012]. Besteht eine Heparin-Unverträglichkeit aufgrund einer HIT II oder Allergie stellen Hirudin, Argatroban oder Danaparoid eine geeignete Alternative dar.

Für chirurgische Patienten gelten zunächst auch im Intensivbereich die primär in den Leitlinien der jeweiligen Operation genannten Empfehlungen, und auch für konservative, nichtchirurgische Intensivpatienten ist eine prophylaktische Antikoagulation notwendig [AWMF 2009]. Bei traumatologischen Patienten sind NMH wirksamer als UFH bei unveränderter Blutungsrate [Attia et al. 2001]. Und auch Patienten mit schwerer Sepsis bzw. septischen Schock sollten eine Thromboseprophylaxe mit NMH oder UFH erhalten, wobei NMH bei hohem Thromboserisiko dem UFH vorzuziehen ist [Dellinger et al. 2008].

Vor Initiierung einer VTE-Prophylaxe müssen zunächst die Grunderkrankung, der ggf. geplante oder bereits erfolgte chirurgische Eingriff, relevante Nebenerkrankungen und Organdysfunktionen sowie das aktuelle Thrombose- und Blutungsrisiko gegeneinander abgeschätzt werden. Ergeben sich anhand der klinischen und paraklinischen Symptomatik und Befunde keine Hinweise auf ein erhöhtes Blutungsrisiko, ist die Gabe eines NMH in der höchsten zur Thromboseprophylaxe zugelassenen Dosis gerechtfertigt. Ein Therapiemonitoring ist typischerweise nicht notwendig. Ist das Blutungsrisiko über das normale Maß hinaus erhöht, stellt die kontinuierliche intravenöse Gabe von UFH eine günstige Alternative dar. Vorteile des UFH sind hierbei die kurze HWZ sowie die gute Antagonisierbarkeit mit Protamin. Es wird empfohlen, eine 1,5fache Verlängerung der aPTT anzustreben. Bei besonders blutungsgefährdeten Patienten kann man mit einer Laufrate von 100–200 IE UFH pro Stunde beginnen. Dieses Vorgehen erscheint rational, ohne dass es dafür eine fundierte Datenlage gibt. Ist mit der Gabe eines Antikoagulanz ein lebensbedrohliches Blutungsrisiko assoziiert, z.B. bei frischen intrazerebralen Blutungen oder bei ausgeprägten Thrombozytopenien < 10 000/μl, ist die Durchführung einer medikamentösen VTE-Prophylaxe nicht gerechtfertigt. Die in Abbildung 56 dargestellte Entscheidungshilfe zur Planung der medikamentösen Thromboseprophylaxe korreliert das grundsätzlich hohe Thromboserisiko mit dem Blutungsrisiko. Ist eine medikamentöse VTE-Prophylaxe kontraindiziert, sollten medizinische Thromboseprophylaxestrümpfe eingesetzt werden. Die Dauer der medikamentösen Thromboseprophylaxe richtet sich nach expositionellen und dispositionellen Faktoren sowie Abklingen der akuten Grunderkrankung und Zunahme der Mobilisation.

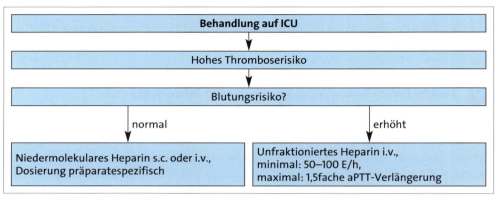

Abb. 56: Entscheidungsschema zur Thromboseprophylaxe (nach [Pötzsch und Madlener 2007])

? Welche Besonderheiten sind bei kritisch kranken Patienten zu berücksichtigen?

Aufgrund der Schwere der Grunderkrankung, relevanter schwerer Begleiterkrankungen, wie Organdysfunktionen, und dadurch bedingten pharmakokinetischen und -dynamischen Veränderungen entsteht eine besondere Situationen für die Auswahl einer adäquaten VTE-Prophylaxe. In einer Akut-Phase-Reaktion kann der Antikoagulationseffekt von UFH durch unspezifische Bindungen mit Akut-Phase-Plasmakomponenten und Zellen nicht zuverlässig abgeschätzt werden. Für Intensivpatienten mit Organdysfunktionen kann die überwiegend renale Elimination der NMH und Fondaparinux bei gleichzeitig schlechter Antagonisierbarkeit ein relevantes Risiko darstellen. Ein weiteres Problem stellt eine eingeschränkte Bioverfügbarkeit nach Subkutanapplikation durch periphere Hypozirkulation infolge von Schock oder Katecholamintherapie dar. Auch gibt es Hinweise darauf, dass ausgeprägte Ödeme bei Subkutangabe zu variablen Wirkspiegeln führen können. Bei Blutungsneigung, Niereninsuffizienz oder unsicherer Resorption stellt die kontinuierliche, niedrig dosierte, intravenöse Applikation von UFH eine günstige Alternative dar, jedoch fehlen auch hierfür belastbare Daten aus klinischen Studien bez. der prophylaktischen Wirksamkeit.

Welche Antikoagulantien in welcher Dosierung bei kritisch kranken Patienten gegeben werden sollen, ist aufgrund der immer noch unzureichenden Datenlage für dieses sehr spezielle und heterogene Patientengut nicht standardisiert zu empfehlen. Vielmehr sollte diese Entscheidung individuell für jeden Patienten getroffen und regelmäßig reevaluiert und an die jeweilige klinische Situation angepasst werden [Loew und Riess 2012].

? Wann sollte mit der Thromboseprophylaxe begonnen werden und wie lang muss man sie durchführen?

Prinzipiell sollte die medikamentöse VTE-Prophylaxe immer zeitnah zum risikoverursachenden Ereignis begonnen werden. Die perioperative medikamentöse VTE-Prophylaxe mit Heparinen wird in Europa üblicherweise präoperativ begonnen, in den USA meist postoperativ und in höherer Dosierung. Eine Überlegenheit oder höhere Sicherheit eines der beiden Regime gegenüber dem anderen konnte bisher nicht festgestellt werden. Bestehen Umstände, die das perioperative Blutungsrisiko erhöhen, z.B. die Einnahme von Thrombozytenaggregationshemmern, erscheint ein postoperativer Beginn sinnvoll. Auch bei geplanten Eingriffen am Zentralnervensystem ist der postoperative Beginn vorzuziehen.

Fondaparinux, Dabigatran und Rivaroxaban werden bei Elektivoperationen prinzipiell erst postoperativ begonnen, wobei die Zeitintervalle medikamentenspezifisch variieren bzw. angepasst werden können. Bei Patienten mit geplanten rückenmarksnahen Anästhesieverfahren, diagnostischen Punktionen bzw. Interventionen oder Regionalanästhesieverfahren ist die Prophylaxestrategie mit den entsprechenden Zeitintervallen für das gewünschte Verfahren abzustimmen bzw. eine Risiko-Nutzen-Abwägung zu treffen.

Die Gabe der medikamentösen VTE-Prophylaxe sollte so lange fortgeführt werden, wie relevante Risikofaktoren für eine venöse Thromboembolie bestehen. Dies kann auch deutlich über den eigentlichen Krankenhausaufenthalt hinausgehen. Dabei sind v.a. Prophylaxelücken zu vermeiden, die häufig beim Übergang von stationärer in poststationäre Behandlungsformen auftreten. Es erscheint sinnvoll, vor dem Ende der stationären Behandlung eine erneute Risikoeinschätzung vorzunehmen und die prophylaktischen Maßnahmen entsprechend anzupassen. Bei Fortführung einer Heparin-Therapie ist an das Risiko einer HIT II mit klassischem Thrombozytenabfall in der zweiten Behandlungswoche zu denken und ggf. der Verlauf bzw. ein aktueller Thrombozytenwert an den nachbehandelnden Kollegen mitzuteilen. Weiterhin existieren für spezielle operative Verfahren und klinische Situationen gesonderte Empfehlungen der zuständigen Fachgesellschaften bez. der Dauer und Art der empfohlenen Prophylaxestrategie, welche in den Arzneimittelfachinformationen oder bei den Fachgesellschaften nachgelesen werden können.

? Was mache ich, wenn mein Patient unter VTE-Prophylaxe blutet?

Blutungen sind die häufigste Nebenwirkung einer Antikoagulanztherapie. Diese können je nach Ausmaß und Lokalisation von unbedeutend bis hin zu lebensbedrohlich sein. Demnach können auch die klinischen Zeichen einer Blutung stark variieren, was die frühzeitige Diagnose oft erschwert. Daher sollte für jede Form ein angepasster Handlungsalgorithmus bekannt sein, um adäquat auf eine Blutung reagieren zu können. Viele Blutungen werden durch absolute oder relative Überdosierungen ausgelöst, aber auch bei sachgerechter Anwendung ist v.a. perioperativ mit einem gehäuften Auftreten von meist leichten, selten aber auch schweren Blutungskomplikationen zu rechnen. Bei einer absoluten Überdosierung liegt der Plasmaspiegel oberhalb des therapeutischen Bereichs. Bei einer relativen Überdosierung ist die Blutung Folge einer Kombination aus Antikoagulanztherapie und einer anderen zur Blutung prädisponierenden Störung, z.B. Leberfunktionsstörung oder Verbrauchskoagulopathie. Tritt eine Blutung unter medikamentöser VTE-Prophylaxe auf, müssen alle möglichen Ursachen abgeklärt werden. Neben Störungen der Hämostase, wie Verdünnungs- oder Verbrauchskoagulopathie, Hyperfibrinolyse, Thrombozytopenie oder -pathie, Anämie, Hypothermie, Hypokalzämie oder Azidose, können auch eine fehlerhafte Medikamentendosierung, Arzneimittelkumulation bei Nieren- oder Leberinsuffizienz oder Komedikation mit Thrombozytenaggregationshemmern ursächlich sein. Bei Patienten mit eingeschränkter Nierenfunktion ist daher bei Verwendung von Antikoagulantien mit überwiegend renaler Elimination, wie z.B. NMH, Danaparoid, Fondaparinux, Rivaroxaban, Hirudin oder Dabigatran, das Risiko einer relevanten Kumulation mit erhöhtem Blutungsrisiko zu berücksichtigen.

Das medizinische Vorgehen richtet sich in erster Linie nach der Schwere der Blutung. Bei nichtbedrohlichen Blutungen ist eine Therapiepause mit anschließender Dosisanpassung erforderlich. Die Dauer der Therapiepause und das Ausmaß der Dosisanpassung hängen von Plasmaspiegel und Halbwertszeit des Antikoagulanz ab. Besteht eine lebensbedrohliche Blutungssituation muss die Antikoagulanztherapie sofort gestoppt und antagonisiert werden und ggf. eine chirurgische Blutstillung erfolgen.

Zur Bestimmung der antikoagulatorischen Wirkung steht eine Reihe von laborchemischen Tests zur Verfügung. Die Wirkung von UFH und parenteralen Thrombininhibitoren kann mittels aPTT (aktivierter partieller Thromboplastinzeit) bestimmt werden, die von NMH, Danaparoid und Fondaparinux mittels der Anti-Xa-Aktivität und die von Cumarinen durch Messung der INR. Bei relevanten Blutungskomplikationen unter VTE-Prophylaxe sollte neben Maßnahmen zur lokalen Blutstillung die Dosis der Antikoagulanz je nach Nutzen-Risiko-Abwägung reduziert, pausiert oder ggf. sogar abgesetzt werden. Bei pathologisch veränderten Gerinnungstests kann unter UFH oder NMH eine Antagonisierung mit Protamin, unter Cumarinen die Gabe von Vitamin K und/oder PPSB in Betracht gezogen werden. Für Danaparoid, Fondaparinux, Rivaroxaban und parenterale sowie orale Thrombininhibitoren sind keine spezifischen Antagonisten verfügbar, im Notfall kann aber auch hier PPSB versucht werden. Bei lebensbedrohlicher antikoagulantieninduzierter Blutung kann die Gabe von rekombinantem Faktor VIIa erwogen werden, jedoch muss die kurze Halbwertszeit von Faktor VIIa unbedingt berücksichtigt werden.

Die Wiederaufnahme der Antikoagulanztherapie in niedrigerer Dosierung und ggf. mit einer geeigneteren Substanz nach einem adäquaten Zeitfenster darf nicht vergessen werden.

Mein Patient hat eine Thrombozytopenie, was nun?

Als Thrombozytopenie bezeichnet man eine Verminderung der Thrombozytenzahl unter 150000/µl. Mit einer klinisch relevanten Blutungsneigung ist bei intakter Thrombozytenfunktion allerdings erst bei Werten unter 20000/µl zu rechnen [Classen und Berdel 2004]. Die Ursachen für eine Thrombozytopenie bei Intensivpatienten können sehr vielfältig sein. Bis zu 50% aller Intensivpatienten entwickeln eine Thrombozytopenie. Ursächlich hierfür sind meist vorangegangene Operationen, Sepsis, Verbrauchskoagulopathie oder immunologische Krankheitsbilder [Greinacher und Selleng 2010]. Eine weitere relevante Differenzialdiagnose einer Thrombozytopenie ist die heparininduzierte Thrombozytopenie, kurz HIT genannt.

Was ist eine heparininduzierte Thrombozytopenie?

Bei der HIT handelt es sich um die wichtigste unerwünschte Arzneimittelwirkung unter Heparin-Gabe. Man unterscheidet 2 Formen:
- Heparininduzierte Thrombozytopenie I (HIT I)
- Heparininduzierte Thrombozytopenie II (HIT II)

Bei der HIT I kommt es innerhalb der ersten Behandlungstage zu einem milden, vorübergehenden und meist klinisch irrelevanten Abfall der Thrombozytenzahl (> 100000/µl), die durch eine direkte Heparin-Thrombozyten-Interaktion ausgelöst wird. Die Inzidenz beträgt 2–20%. Die Behandlung mit Heparin muss nicht beendet werden, denn die Thrombozytenzahlen steigen in den nächsten Tagen wieder an [Classen und Berdel 2004].

Im Gegensatz dazu handelt es sich bei der HIT II um eine antikörpervermittelte Arzneimittelreaktion mit einer Inzidenz von 0,5–3%, die mit einem erhöhten Risiko für thromboembolische Komplikationen verbunden ist. Chirurgische Patienten sind häufiger betroffen als internistische und Frauen häufiger als Männer. Aufgrund des molekularen Profils wird die HIT II bei Verwendung von NMH etwa zehnmal seltener beobachtet als unter UFH. Als Antigen wirkt bei einer HIT II ein Komplex aus Plättchenfaktor 4 (PF4) und Heparin-Molekülen. Der Fc-Anteil der daran bindenden IgG-Antikörper bindet dann an Rezeptoren auf der Thrombozytenoberfläche, aktiviert diese und löst somit eine generelle Gerinnungsaktivierung mit massiver Thrombinausschüttung aus. Da die HIT-Antikörper allerdings wenig spezifisch sind, binden sie häufig auch an Komplexe aus PF4 und Glukosaminoglykanen des Gefäßendothels. Eine dadurch entstehende Endothelläsion unterstützt die pathologische Thrombusentstehung stark [Greinacher et al. 2010]. Da das klinische Bild einer HIT ausschließlich durch die Bindung der IgG-Antikörper ausgelöst wird, ein Antikörpersuchtest allerdings auch bei anderen Antikörpern positiv ausfällt, gibt es Patienten, die trotz eines positiven Tests keine Symptome einer HIT zeigen. Diese sind allerdings bei weiterem Kontakt und konsekutiver IgG-Bildung gefährdet, im Verlauf doch noch klinische Symptome zu entwickeln. Das klinische Vollbild zeigt sich mit dem Auftreten von neuen venösen und/oder arteriellen Thromboembolien 5–10 Tage nach erstmaliger Heparin-Gabe. Die Thrombozytenzahl fällt typischerweise zwischen dem 5. und 14., selten bis zum 21. Tag nach Erstanwendung auf Werte < 50% des Ausgangswertes, jedoch selten auf Werte < 20 000/µl. Ein weiteres unspezifisches Zeichen sind entzündliche Veränderungen und Hautnekrosen an den Einstichstellen. Der Körper bildet keine Gedächtniszellen, sodass nach ca. 3 Monaten keine IgG-Antikörper mehr nachweisbar sind. Zirkulieren noch Antikörper aus einer vorhergehenden Heparin-Therapie im Körper, kann es bei Reexposition auch zu einer „Early onset"-HIT mit gleicher Symptomatik bereits wenige Stunden nach Neubeginn der Heparin-Therapie kommen. Daher werden regelmäßige Kontrollen der Thrombozytenzahl unter Therapie mit Heparinen vor Beginn und regelmäßig zwischen dem 5. und 21. Behandlungstag empfohlen, ein starres Zeitintervall gibt es jedoch nicht.

? Welches Vorgehen empfiehlt sich bei V.a. eine HIT II?

Zur Abschätzung des relativen Risikos für das Auftreten einer HIT II kann der 4-T-Score hilfreich sein, welcher in Tabelle 57 dargestellt ist. Bereits bei einem hochgradigen V.a. eine HIT II muss jede Form der Heparin-Zufuhr sofort gestoppt werden. Zu beachten ist, dass auch Spüllösungen (z.B. für arterielle Systeme) oder Präparate, wie PPSB oder AT3, geringe Mengen Heparin enthalten. Zur Vermeidung neuer Thrombosen und Fortführung der Thromboseprophylaxe in therapeutischer Dosierung stehen die direkten Thrombininhibitoren Argatroban und Lepirudin sowie das Heparinoid Danaparoid zur Verfügung. Alternativ können auch der Faktor-Xa-Inhibitor Fondaparinux oder der direkte Thrombininhibitor Bivalirudin verwendet werden, jedoch gibt es hierzu bisher nur wenig klinische Erfahrung [Greinacher et al. 2010].

Parallel zur medikamentösen Umstellung und HIT-II-Risikoabschätzung mittels 4-T-Score sollten unbedingt labordiagnostische Maßnahmen erfolgen, um die Diagnose einer HIT II zu bestätigen oder ausschließen zu können. Hierfür stehen 2 klinische Tests zur Verfügung. Zunächst erfolgt ein Antigensuchtest zum Nachweis der PF4/Heparin-Antikörper. Ist dieser positiv, erfolgt im Anschluss ein funktioneller Plättchenfunktionstest, welcher die heparinbedingte Aktivierung von Thrombozyten im Patientenserum, also spezifisch die Anti-PF4/Heparin-IgG, detektiert. Erst wenn dieser ebenfalls positiv ist, gilt die HIT II als bestätigt. Zusätzlich sollte eine Kompressionssonografie der Beinvenen durchgeführt werden, um eine asymptomatische TVT auszuschließen. Um Folge-Ereignisse zu vermeiden (z.B. Early-onset-HIT-II), sollte der Patient über die Diagnose und mögliche Folgen informiert und mit einem Ausweis versehen werden. Außerdem sollte eine Meldung an das Bundesinstitut für Arzneimittel und Medizinprodukte (BfArM) in Bonn erfolgen.

Tab. 57: 4-T-Score zur Beurteilung des HIT-II-Risikos

4-T-Score	2 Punkte	1 Punkt	0 Punkte
Thrombozytopenie	TZ-Abfall > 50% oder Tiefstand > 20 000/µl	TZ-Abfall 30–50% oder Tiefstand 10 000–20 000/µl	TZ-Abfall < 30% oder Tiefstand < 10 000/µl
ZeiTpunkt des Thrombozytenabfalls	Beginn 5.–10. Tag oder < 1. Tag	Unklarer Beginn oder nach dem 10. Tag	Beginn vor dem 4. Tag ohne vorherige Heparin-Exposition
Thrombose	Neue Thrombose, Hautnekrose, Anaphylaxie	Rethrombose, nichtnekrotische Hautläsion	Keine
Thrombozytopenie anderer Genese („oTher")	Ausgeschlossen	Möglich	Gesicherte Diagnose

Niedriges Risiko: 0–3 Punkte, keine Maßnahme erforderlich; mittleres Risiko: 4–6 Punkte, Heparin weiter, aber sofortiges Labormonitoring; hohes Risiko: 7–8 Punkte, sofort alternative Antikoagulation, dann Labormonitoring (aus [Greinacher et al. 2010])

? Heparin angeordnet und trotzdem eine pTT von 26 s? Hat die Schwester die Spritze vergessen?

Beim Einsatz von UFH besteht das Risiko für eine Heparin-Resistenz. Sie ist definiert als ein UFH-Bedarf von > 35 000 IE/24 h, um eine therapeutische Heparinisierung aufrechterhalten zu können [Loew und Riess 2012]. Häufigste Ursache ist ein Antithrombinmangel, der sowohl hereditär bedingt als auch erworben sein kann. Eine gestörte Dosis-Wirkung-Beziehung kann sich dann auch bei der prophylaktischen Gabe bemerkbar machen. In Akut-Phase-Reaktionen kann durch Bindung der langkettigen Heparine an Plasmaeiweiße sowohl die Wirkung negativ beeinflusst, aber auch das Monitoring mittels aPTT unzuverlässig werden. Auch für den Einsatz von NMH und Fondaparinux gilt, dass durch Antithrombinmangel die antikoagulatorische Wirkung reduziert sein kann.

? Wie gehe ich vor bei Patienten, die ein besonders hohes Risiko für eine VTE haben?

Bestimmte klinische Situationen, die mit einem hohen Thromboserisiko assoziiert sind, erfordern eine besonders umfangreiche Antikoagulation. Hierbei wird die Dosis der antikoagulatorisch wirkenden Medikamente sehr viel höher gewählt als bei Patienten mit einem normalen VTE-Risiko. Die resultierende Dosierung nennt man dann therapeutische Antikoagulation, auch wenn in der beschriebenen Situation noch keine VTE vorliegt. Die Indikation hierzu kann einerseits bereits schon vor Aufnahme auf eine Intensivstation bestehen, z.B. Z.n Lungenarterienembolie, bei angeborenen Gerinnungsstörungen, mechanischem Herzklappenersatz oder bekannten Herzrhythmusstörungen, wie Vorhofflimmern, oder andererseits erst mit der Aufnahme oder während des Aufenthalts entstehen, z.B. operationsassoziiert oder bei neu aufgetretenen Herzrhythmusstörungen. Die Entscheidung, ob und wie eine solche therapeutische Antikoagulation durchgeführt wird, sollte immer in Abhängigkeit von der aktuellen klinischen Situation (Blutungs- vs. Thromboserisiko) und ggf. in Rücksprache mit dem behandelnden Chirurgen getroffen werden. Mittel der ersten Wahl zur Durchführung einer therapeutischen Antikoagulation ist UFH. Der Vorteil des UFH besteht v.a. in der besseren Steuerbarkeit, dem einfachen Therapiemonitoring über die aPTT und der Möglichkeit der Antagonisierung mittels Protamin. Diese Vorteile des UFH überwiegen trotz des erhöhten Risikos für die Ausbildung einer HIT II und die ausgeprägte interindividuelle Variabilität. Zielbereich ist eine Verlängerung der aPTT um das 2–2,5fache, wobei die Bezugsgröße der Mittelwert des Referenzbereichs ist. Regelmäßige aPTT-Kontrollen sind bis zum Erreichen einer stabilen Antikoagulation obligat und sollten auch darüber hinaus fortgesetzt werden, da sich die klinische Situation bei kritisch kranken Patienten jederzeit ändern kann, und somit auch das Gerinnungsverhalten des Patienten. Darüber hinaus müssen auch tägliche Kontrollen der Thrombozytenzahl erfolgen, um eine mögliche HIT II frühzeitig detektieren zu können.

Bei stabilen Patienten ohne erhöhtes Blutungsrisiko kann auch der Einsatz von NMH erwogen werden. Im Hinblick auf den Antikoagulationseffekt, z.B. bei der Behandlung einer TVT/Lungenarterienembolie, sind NMH mindestens gleichwertig [Hull et al. 2000]. Zu beachten sind hierbei immer das Risiko einer Kumulation bei Niereninsuffizienz, was das Blutungsrisiko relevant steigen lässt, sowie die unzureichende Möglichkeit einer Antagonisierung im Fall einer Blutung.

Erhält ein Patient bereits vor Beginn einer intensivmedizinischen Behandlung eine orale Antikoagulation, wird diese beendet und eine parenterale Antikoagulation begonnen. Die Intensität orientiert sich hierbei am INR-Zielbereich, was in Tabelle 58 dargestellt ist.

Besteht eine Heparin-Unverträglichkeit, stehen mit Hirudin, Danaparoid und Argatroban geeignete Alternativen für eine therapeutische Antikoagulation zur Verfügung. Es gelten die gleichen Empfehlungen wie für die therapeutische Antikoagulation mit Heparinen, wie engmaschiges Therapiemonitoring mit Bestimmung der Anti-Xa-Aktivität bei Verwendung von Danaparoid bzw. aPTT-Messung bei Argatroban und Hirudin. Bei Niereninsuffizienz (Danaparoid, Hirudin) und Leberinsuffizienz (Argatroban) muss ggf. eine Dosisanpassung erfolgen.

Tab. 58: Intensität der parenteralen Antikoagulation von zuvor oral antikoagulierten Patienten (aus [Pötzsch und Madlener 2007])

INR-Zielbereich	UFH aPTT-Verlängerung	NMH Anti-Xa-Bereiche	Hirudin aPTT-Verlängerung
2,0–3,0	1,5–2,0fach	0,5–0,7	1,5–2,0fach
3,0–4,0	2,0–2,5fach	0,7–1,0	2,0fach

? Was ist bei der Durchführung ZNS-/rückenmarksnaher Interventionen unter VTE-Prophylaxe zu beachten?

Bestimmte klinische Situationen in der Intensivmedizin erfordern die Durchführung ZNS- bzw. rückenmarksnaher Interventionen. Hierzu zählen bspw. die Durchführung einer Lumbalpunktion, die Anlage von Hirndrucksonden oder auch regionalanästhesiologische Verfahren, z.B. zur Schmerztherapie. Eine rückmarksnahe Blutung kann schwerwiegende Folgen für den Patienten bis hin zur Querschnittslähmung oder Hirnblutung haben. Daher sollte die Durchführung ZNS- bzw. rückenmarksnaher Interventionen gut durchdacht und geplant sein. Das Risiko für die Entstehung eines spinalen epiduralen Hämatoms hängt neben Alter, Geschlecht, Nebenerkrankungen (Nieren/Leberinsuffizienz) und Begleitmedikation (Throm-

Tab. 59: Zeitintervalle zwischen rückenmarksnaher Punktion/Katheterentfernung und medikamentöser VTE-Prophylaxe (nach [Waurick 2014])

Medikament	Letzte Medikamentengabe vor Punktion/Katheterentfernung*	Nächste Medikamentengabe nach Punktion/Katheterentfernung*
UFH (Prophylaxe)	4 h	1 h
UFH (Therapie)	4–6 h	1 h
NMH (Prophylaxe)	12 h	4 h
NMH (Therapie)	24 h	4 h
Danaparoid (2 × 750 IE/d)	48 h	3–4 h
Fondaparinux (1 × 2,5 mg/d)	36–42 h	6–12 h
Desirudin	8–10 h	6 h
Dabigatran (max. 1 × 150–220 mg/d)	28–34 h	6 h
Dabigatran (max. 2 × 150 mg/d)	56–85 h	6 h
Rivaroxaban (1 x 10 mg/d)	22–26 h	4–5,5 h
Rivaroxaban (2 × 15mg/d, 1 × 20 mg/d)	44–52 h	4–5,5 h
Apixaban (2 × 2,5 mg/d)	26–30 h	5–7 h
Apixaban (2 × 5 mg/d)	40–75 h	5–7 h
Argatroban** (Prophylaxe)	4 h	5–7 h
Acetylsalicylsäure (100 mg/d)***	Keine	Keine
Cumarine	INR < 1,4	Nach Katheterentfernung
Clopidogrel	7–10 Tage	Nach Katheterentfernung
Ticlopidin	7–10 Tage	Nach Katheterentfernung
Prasugrel	7–10 Tage	6 h nach Entfernung
Ticagrelor	5 Tage	6 h nach Entfernung
Abciximab	Kontraindikation für Katheteranlage/48 h vor Entfernung	8 h nach Entfernung
Eptifibatid/Tirofiban	Kontraindikation für Katheteranlage/8–10 h	8 h nach Entfernung
Dipyridamol	Kontraindikation	5–6 h nach Entfernung
Cilostazol	42 h	5 h
Iloprost	2 h	8 h
Epoprostenol	Mind. 10 min	8 h

* Alle Zeitangaben beziehen sich auf eine normale Nierenfunktion.
** Verlängertes Zeitintervall bei Leberinsuffizienz
*** Unter Aspirin-Gabe sollten zusätzliche Antikoagulatien 4–5 HWZ vor Punktion/Katheterentfernung pausiert werden, während Aspirin weitergegeben werden kann.

bozytenaggregationshemmer) des Patienten auch von der Art des chirurgischen Eingriffs und Schwierigkeiten bei der Punktion ab [Gogarten 2006]. Demnach haben junge Frauen in der Geburtshilfe das geringste Risiko (< 1:100 000), während Frauen in der Gefäßchirurgie und Orthopädie das höchste Risiko für spinale epidurale Hämatome aufweisen (> 1:50 000). Da insbesondere die medikamentöse VTE-Prophylaxe mit dem gehäuften Auftreten spinaler epiduraler Hämatome assoziiert ist, ist v.a. das Einhalten der substanzspezifischen Zeitintervalle zwischen Applikation der VTE-Prophylaxe und einer rückenmarksnahen Punktion, Katheteranlage oder -entfernung von Bedeutung. Diese Zeitintervalle basieren auf der Pharmakokinetik der einzelnen Substanzen und geben somit an, wann Talspiegel erreicht sind und von einer weitestgehenden Normalisierung der Gerinnung ausgegangen werden kann. Das Einhalten dieser Zeitintervalle soll somit das Risiko spinaler epiduraler Hämatome reduzieren (s. Tab. 59).

Literatur

Antiplatelet Trialists' Collaboration, Collaborative overview of randomised trials of antiplatelet therapy – III: Reduction in venous thrombosis and pulmonary embolism by antiplatelet prophylaxis among surgical and medical patients. Antiplatelet Trialists' Collaboration. BMJ (1994), 308(6923), 235–246

Arbeitsgemeinschaft der Wissenschaftlichen Medizinischen Fachgesellschaften e.V. (AWMF) (2009), Prophylaxe der venösen Thromboembolie (VTE). AWMF-Leitlinien-Register Nr. 003/001 (S3 Leitlinie). http://www.dgai.de/leitlinien/13_Prophylaxe-venoeseThromboembolie.pdf (Datum des letzten Zugriffs: 28.01.2014)

Attia J et al., Deep vein thrombosis and its prevention in critically ill adults. Arch Intern Med (2001), 161(10), 1268–1279

Classen M, Berdel WE (2004) Innere Medizin. Mit 1246 Tabellen, 216 Kasuistiken, 450 Zusammenfassungen und 183 Praxisfragen, 5. Aufl. Urban & Fischer München

Cohen AT et al., Venous thromboembolism (VTE) in Europe. The number of VTE events and associated morbidity and mortality. Thromb Haemost (2007), 98(4), 756–764

Dellinger RP et al., Surviving Sepsis Campaign: international guidelines for management of severe sepsis and septic shock: 2008. Crit Care Med (2008), 36(1), 296–327

Geerts WH et al., Prevention of venous thromboembolism: American College of Chest Physicians Evidence-Based Clinical Practice Guidelines (8th ed.). Chest (2008), 133(6 Suppl), 381S–453S

Gogarten W, The influence of new antithrombotic drugs on regional anesthesia. Curr Opin Anaesthesiol (2006), 19(5), 545–550

Gogarten W et al., Rückenmarksnahe Regionalanästhesien und Thromboembolieprophylaxe/antithrombotische Medikation: 2. überarbeitete Empfehlung der Deutschen Gesellschaft für Anästhesiologie und Intensivmedizin. Anästh Intensivmed (2007), 48(Suppl 4), 109–124

Greinacher A et al., Heparin-induced thrombocytopenia. Hamostaseologie (2010), 30(1), 17(8), 20–28

Greinacher A, Selleng K, Thrombocytopenia in the intensive care unit patient. Hematology Am Soc Hematol Educ Program (2010), 135–143

Hull RD et al., Low-molecular-weight heparin vs. heparin in the treatment of patients with pulmonary embolism. American-Canadian Thrombosis Study Group. Arch Intern Med (2000), 160(2), 229–236

Karow T, Lang-Roth R (Hrsg) (2003) Allgemeine und Spezielle Pharmakologie und Toxikologie 2004. Vorlesungsorientierte Darstellung und klinischer Leitfaden, 12. Aufl. Thomas Karow

Loew A, Riess H, Pharmacologic thromboprophylaxis in critically ill patients. Anasthesiol Intensivmed Notfallmed Schmerzther (2012), 47(4), 254–263; quiz 264

Poldermans D et al., Guidelines for pre-operative cardiac risk assessment and perioperative cardiac management in non-cardiac surgery: the Task Force for Preoperative Cardiac Risk Assessment and Perioperative Cardiac Management in Non-cardiac Surgery of the European Society of Cardiology (ESC) and endorsed by the European Society of Anaesthesiology (ESA). Eur J Anaesthesiol (2010), 27(2), 92–137

Pötzsch B, Madlener K (2007) Antikoagulation beim Intensivpatienten. http://www.ai-online.info/abstracts/pdf/dacAbstracts/2007/Beitrag_Poetzsch.pdf (Datum des letzten Zugriffs: 02.08.2012)

Schellong SM, Haas S, Novel oral anticoagulants and their use in the perioperative setting. Anasthesiol Intensivmed Notfallmed Schmerzther (2012), 47(4), 266–272; quiz 273

Schulman S et al., Hemorrhagic complications of anticoagulant and thrombolytic treatment: American College of Chest Physicians Evidence-Based Clinical Practice Guidelines (8th Edition). Chest (2008), 133(6 Suppl), 257S–298S

Van Hülst S et al., Thromboseprophylaxe auf der chirurgischen Intensivstation. DIVI (2011), 2(1), 9–17

Virchow R (1856) Gesammelte Abhandlungen zur wissenschaftlichen Medicin. Meidinger, Frankfurt/M

Waurick K, Rückenmarksnahe Regionalanästhesien und Thromboembolieprophylaxe/antithrombotische Medikation. Anästhesiologie und Intesivmedizin (2014), 55(9), 464–492

Wetsch WA, Böttiger BW, Thromboseprophylaxe und Lungenembolie. Anästhesiologie und Intensivmedizin (2012), 53(7), 422–432

Sedierung, Analgesie und Delir

Sven Bercker

Was ist Analgosedierung?

Analgosedierung ist eine traditionelle Wortkonstruktion, die v.a. im Deutschen verbreitet ist. Aus inhaltlichen Gründen ist es wesentlich sinnvoller, die beiden Sachverhalte Analgesie und Sedierung streng zu trennen und Schmerz, Angst, Unruhe und Toleranz gegenüber medizinischen Maßnahmen getrennt voneinander zu messen und zu behandeln. In der Vergangenheit waren auf deutschen Intensivstationen sog. Mischspritzen mit einem Sedativum und einem Analgetikum durchaus verbreitet. Solch eine Strategie darf man mittlerweile und auf dem Boden aktueller klinisch wissenschaftlicher Erkenntnisse und den daraus folgenden Empfehlungen und Leitlinien guten Gewissens als falsch bezeichnen.

Hoch lagern, tief sedieren?

Wir haben in den letzten Jahren klinisch wissenschaftlicher Forschung gelernt, dass der tief schlafende Patient, auch wenn kritisch krank, kein Selbstzweck ist. Es ist sogar umfangreich gezeigt worden, dass eine unnötig tiefe Sedierung das Behandlungsergebnis des Patienten gefährdet. Man kann daraus in Hinblick auf die Sedierungstiefe den Grundsatz „**So flach wie möglich und so tief wie nötig**" ableiten. Es ist essentiell zu verstehen, dass Sedativa und Analgetika mitnichten der Induktion von Hypnose dienen, diese ist ein zumeist sogar unerwünschter Nebeneffekt. Wesentliche und u.U. voneinander unabhängige Ziele einer Strategie aus medikamentösen und auch nichtmedikamentösen Maßnahmen sind vielmehr:
- Analgesie.
- Stressreduktion, Anxiolyse.

- Herstellen einer Toleranz gegenüber medizinischen Maßnahmen (z.B. Lagerung).
- Schutz vor Dekonnektion, Extubation, Dekanülierung.
- Herstellen von Beatmungs- und Tubustoleranz.
- Bei Patienten mit erhöhtem intrazerebralem Druck (ICP) dient die Gabe von Analgetika und Sedativa der Therapie.

? Was sind die Gefahren einer inadäquaten Sedierung?

Sedierung kann zu tief oder zu flach sein. Patienten, die zu tief sediert sind, kumulieren Sedativa, und abhängig von Organfunktionen, dem Alter des Patienten und der Dosis kann es zu einer ganz erheblichen Verlängerung der geplanten Sedierungsdauer kommen. Die häufigsten Komplikationen einer zu tiefen Sedierung sind in Tabelle 60 zusammengefasst. Im Wesentlichen kommt es zu einer verlängerten Beatmungsdauer und Immobilisation sowie einer verlängerten Dauer des intensivstationären Aufenthaltes, sodass natürlich auch die damit assoziierten Komplikationen (und hier v.a. nosokomiale Infektionen und thromboembolische Komplikationen) zunehmen. Dazu sind unerwünschte Medikamentenwirkungen häufiger und ausgeprägter. Durch zu tiefe Sedierung sind Patienten andererseits auch insgesamt schlechter und auch über einen längeren Zeitraum nicht oder unzureichend neurologisch beurteilbar. Es kann also angenommen werden, dass zu tiefe Sedierung auch in dieser Hinsicht eine unnötige Zahl apparativer Untersuchung des Cerebrums nach sich ziehen dürfte.

Tab. 60: Negative Folgen einer „Übersedierung"

Verlängerte maschinelle Beatmung	Nosokomiale Pneumonie
	Ventilatorinduzierter Lungenschaden
	Höhere Tracheotomieraten
Längere Immobilisationsdauer	Thrombosen
	Embolien
	Inaktivitätsatrophie
	Critical-Illness-Polyneuropathie/-myopathie
Unerwünschte Medikamentenwirkungen	Obstipation/Ileus
	Abhängigkeitspotenzial, v.a. für Opiate und Benzodiazepine

Zu flache Sedierung kann dagegen zu Stress und Angstreaktionen führen. Im Rahmen solcher Situationen kann es zu selbstgefährdenden Reaktionen, wie der Entfernung von Kathetern, Drainagen oder der akzidentellen Selbstextubation, kommen. Es ist anzunehmen, dass Patienten, die dauerhaft einem ausgeprägten Stress bzw. angstbesetzten, schmerzhaften Situationen ausgesetzt werden, auch unter intensiveren psychischen Folgen eines intensivstationären Aufenthaltes leiden und eine höhere Inzidenz am posttraumatischen Stresssyndrom (PTSD) aufweisen. Ein ständig erhöhter Sympathikotonus mit Tachykardie kann z.B. bei Patienten mit kritischen Koronarstenosen oder einer kritischen Aortenstenose ebenfalls negative Effekte haben.

? Wie soll man Analgesie überwachen?

Es ist unumstritten, dass die Effizienz einer analgetischen Therapie überwacht werden soll. Die Steuerung von Analgesie kann sich dabei nur am gewünschten Effekt orientieren, die Angaben von Dosierungen können allenfalls Anhaltspunkte liefern. Jede analgetische Therapie bei kritisch kranken Patienten ist eine individuelle Dosistitration. Zur Steuerung stehen verschiedene Scoringsysteme zur Verfügung. Bei Patienten, die in der Lage sind, verbal oder nonverbal über ihre Schmerzen zu kommunizieren, sind die visuelle und numerische Analogskala (VAS, s. Abb. 57) gebräuchlich. Dabei wird der Patient z.B. aufgefordert, die Intensität seiner Schmerzen auf einer Skala von 1–10 einzustufen. Bei Patienten, die dazu nicht in der Lage sind, können Schmerzen auch durch vegetative oder nicht zielgerichtete Äußerungen eingeschätzt werden. Hierbei können Skalierungen, wie die Behavioural Pain Scale (BPS), zum Einsatz kommen (s. Tab. 61). Das regelmäßige Monitoring von Schmerzen wie auch der Sedierungstiefe ist zur effektiven Steuerung der Therapie entscheidend. Da Schmerzen wie auch Sedierungstiefe besonders zuverlässig eingeschätzt werden können, wenn der Patient dabei über einen längeren Zeitraum beobachtet werden kann, sollte die diesbezügliche Überwachung vorrangig durch Pflegekräfte erfolgen.

Tab. 61: Behavioural Pain Scale (nach [Payen et al. 2001])

		Punkte
Gesichtsausdruck	Entspannt	1
	Teilweise angespannt (z.B. Augenbrauen zusammenziehen)	2
	Angespannt (z.B. Augen zusammenkneifen)	3
	Grimassieren	4
Obere Extremitäten	Keine Bewegungen	1
	Teilweise Beugebewegungen	2
	Arm und Finger gebeugt, Faustschluss	3
	Immer angespannt	4
Beatmung	Toleriert Lagerungsmaßnahmen	1
	Hustet, aber toleriert Beatmung fast durchgängig	2
	Kämpft gegen Ventilator	3
	Beatmung nicht möglich	4

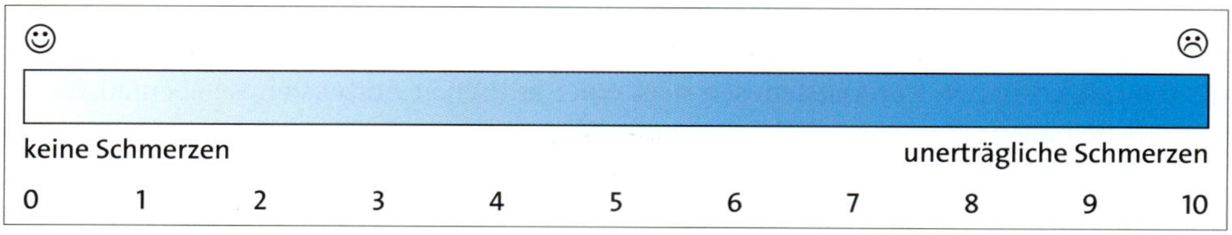

Abb. 57: Visuelle und numerische Analogskala

? Welche Substanzen und Verfahren sollten zur Analgesie eingesetzt werden?

Zur differenzierten Schmerztherapie steht eine sehr große Bandbreite von Substanzen zur Verfügung. Bei der Behandlung kritisch kranker Patienten und besonders zum Einsatz bei beatmeten Patienten als Teil eines Sedierungskonzeptes gibt es allerdings eine ganze Reihe von absoluten und relativen Kontraindikationen, wie z.B. die potenzielle Nephrotoxizität einiger nichtsteroidaler Antiphlogistika oder die antikoagulatorischen Eigenschaften von Acetylsalicylsäure, die die Indikationen auch zum adjunktiven Gebrauch bei diesen Patienten sehr einschränken. Die Kombination aus sehr starken analgetischen, antitussiven und atemdepressiven Eigenschaften von Opioiden führen dazu, dass reine µ-Agonisten die bevorzugten Substanzen für den Einsatz auf der Intensivstation sind. Aktuelle Leitlinien [Barr et al. 2013] zum Einsatz von Analgetika empfehlen ausschließlich Opiate zum Einsatz bei beatmeten Patienten. Aus Gründen der besseren Steuerbarkeit sollten auch keine gemischt agonistisch-antagonistisch wirksamen Opiate zum Einsatz kommen. Es gibt unter den reinen µ-Agonisten keine Empfehlung für eine bestimmte Substanz. Im angloamerikanischen Sprachraum ist weiterhin Morphin verbreitet, in Deutschland wird wegen der kürzeren Wirkdauer häufig Sufentanil eingesetzt. Für das noch kürzer wirksame Remifentanil konnte zwar gezeigt werden, dass bei kürzer dauernder Sedierung die Zeit bis zur Extubation verkürzt werden kann, sog. harte Outcomeparameter (wie die Sterblichkeit) werden hierdurch aber wahrscheinlich nicht beeinflusst. Nur in seltenen Fällen sollte als individuelle Entscheidung Ketanest zum Einsatz kommen. Argumente hierfür können die bronchodilatatorischen Eigenschaften, bspw. bei Patienten im Status asthmaticus, sein. Bei Patienten mit ausgeprägten Opiatnebenwirkungen (Obstipation, Ileus) kann der Wunsch, die Opiatdosis zu reduzieren, ebenfalls ein Argument für den Einsatz von Ketanest sein. In diesem Fall und bei geeigneten Patienten kann aber auch der Einsatz eines Epiduralkatheters erwogen werden. Neben der Möglichkeit, auf Opiate zu verzichten, kann die Sympathikolyse durch die epidurale Lokalanästhetikagabe hier hilfreich sein. Gleiches gilt für Patienten mit ausgeprägter peripherer arterieller Verschlusskrankheit und entsprechenden Perfusionsstörungen.

Es gibt in der Literatur einige Berichte über den erfolgreichen Einsatz von patientenkontrollierten Verfahren auch bei beatmeten Patienten. Dieses setzt eine außerordentlich präzise steuerbare Sedierungstiefe voraus und dürfte daher Einzelfällen vorbehalten sein.

? Welche Substanzen können zur Sedierung eingesetzt werden?

Traditionell steht eine Vielzahl von Substanzen, die sedierend, hypnotisch und/oder anxiolytisch wirken, zur Verfügung. Dazu gehören Barbiturate, Benzodiazepine, Propofol, Etomidate, Gamma-Hydroxybuttersäure, Alpha-2-Rezeptoragonisten, Neuroleptika und auch halogenierte Kohlenwasserstoffe, die inhalativ angewendet werden. Für die Sedierung kritisch kranker Patienten haben sich davon v.a. die Benzodiazepine und Propofol durchgesetzt. Dabei sollte Propofol für die kurz- und mittelfristige Sedierungsdauer und für länger zu sedierende Patienten ein Benzodiazepin verwendet werden. Es wird empfohlen, ab einer Anwendungsdauer von 2 Tagen regelmäßig Triglyceridspiegel zu bestimmen. Bei der u.U. erheblichen Fettzufuhr ist zu beachten, dass Propofol auch in die tägliche Kalorienkalkulation mit eingehen sollte.

Für die Wahl des Benzodiazepins gibt es ähnlich wie bei den Opiaten regionale Präferenzen. Ein substanzieller Einfluss auf das Behandlungsergebnis durch die Wahl eines bestimmten Benzodiazepins konnte bislang nicht gezeigt werden. Midazolam wird aufgrund der vergleichsweise kurzen Wirkdauer verwendet. Lormetazepam ist durch seine guten anxiolytischen Eigenschaften ebenfalls sehr gut geeignet. Propofol kumuliert verglichen mit den Benzodiazepinen deutlich weniger und hat auch bei länger dauernder Sedierung eine deutlich kürzere Wirkdauer; dazu ist das Abhängigkeitspotenzial deutlich geringer. Neben der hohen Triglyceridbelastung spricht das selten auftretende Propofol-Infusionssyndrom gegen eine länger dauernde Anwendung. Das Propofol-Infusionssyndrom wurde ursprünglich bei Kindern nach länger dauernder Propofol-Anwendung beschrieben und hat zu einer Beschränkung der Zulassung bei pädiatrischen Patienten geführt. Fatale Rhabdomyolysen unter Propofol wurden allerdings auch für erwachsene Patienten beschrieben.

Über Dexmedetomidin, einen selektiven Alpha-2-Rezeptoragonisten, gibt es zunehmend positive Erkenntnisse aus klinischen Studien, die einige Vorteile gegenüber den bekannten Substanzen und in ausgesuchten klinischen Situationen nahelegen. Dexmedetomidin hat sedierende und analgetische Eigenschaften, was zu einer Reduktion von Opiatdosen führen kann. Es ermöglicht typischerweise eine eher flache Sedierung und ist wenig atemdepressiv. Die Substanz ist wahrscheinlich weniger geeignet, wenn aus therapeutischen Gründen eine sehr tiefe Sedierung erforderlich ist (z.B. bei der Therapie des erhöhten Hirndruckes oder bei aggressiver kontrollierter Beatmung). Klinische Studien geben Hinweise darauf, dass die Anwendung von Dexmedetomidin mit einer niedrigeren Inzidenz eines akuten Delirs einhergehen könnte.

Einen Überblick über gebräuchliche Sedativa und ihre pharmakologischen Eigenschaften gibt Tabelle 62.

Tab. 62: Pharmakologische Eigenschaften sedierender Substanzen (nach [Barr et al. 2013])

Substanz	Wirkungseintritt nach i.v. Gabe	Eliminationshalbwertszeit	Aktive Metabolite	Nebenwirkungen
Midazolam	2–5 min	3–11 h	Ja	Atemdepression, Hypotension
Lorazepam	15–20 min	8–15 h	Keine	Atemdepression, Hypotension, Nephrotoxizität
Propofol	1–2 min	3–12 h (länger bei lang dauernder Anwendung)	Keine	Atemdepression, Hypotension, Triglyceridämie, Pankreatitis, akute Rhabdomyolyse (Propofol-Infusionssyndrom)
Dexmedetomidin	5–10 min	1,8–3,1 h	Keine	Bradykardie, Hypotension

? **Wie soll man Sedierung und Analgesie steuern?**

Die Sedierungstiefe sollte – genau wie das Analgesieniveau – engmaschig überwacht werden. Sedierungsscores sind einfache Skalierungen der gewünschten und unerwünschten Sedierungseffekte, z.B. Unruhe, Agitiertheit, Desynchronisation mit dem Beatmungsgerät bzw. am anderen Ende der Skala völlig fehlende Erweckbarkeit auf starke Reize. Gebräuchliche Scores sind der Ramsay Score (s. Tab. 63) oder die Richmond Agitation Sedation Scale (RASS, s. Tab. 64). Die zuletzt genannte Skala ist differenzierter als der Ramsay Score und besser evaluiert. Von besonderen Indikationen abgesehen, wie z.B. beim erhöhten intrazerebralen Druck, ist der ideal sedierte Patient jederzeit erweckbar, hat keine Angst und toleriert Maßnahmen und Beatmung stressfrei. Dieses entspricht bspw. einem RASS von 0 oder –1.

Tab. 63: Ramsay Score [Ramsay et al. 1974]

Level	Klinischer Zustand
1	Patient ist wach, ängstlich, agitiert und/oder unruhig
2	Patient ist wach, kooperativ, ruhig, akzeptiert Beatmung
3	Patient ist wach und antwortet nur auf Aufforderungen
4	Patient schläft; prompte Reaktion bei Manipulationen oder lauter Ansprache
5	Patient schläft; zögerliche Reaktion bei Manipulationen oder lauter Ansprache, aber Reaktion auf Schmerzreize
6	Patient schläft; keine Reaktion bei Manipulationen oder lauter Ansprache

Tab. 64: Richmond Agitation Sedation Scale [Riker, Fraser, Cox 1994]

Score	Level	Beschreibung
+4	Wehrhaft	Übt körperliche Gewalt aus, Gefahr für das Personal
+3	Sehr agitiert	Zieht an Kathetern und Drainagen, aggressiv gegenüber Personal
+2	Agitiert	Häufige Bewegungen oder Desynchronisation mit dem Beatmungsgerät
+1	Unruhig	Unruhig, nicht aggressiv
0	Wach und ruhig	
–1	Schläfrig	Nicht gänzlich wach, nimmt Blickkontakt auf, reagiert auf Ansprache, hat längere (> 10 s) wache Phasen
–2	Milde Sedierung	Hat kurze (< 10 s) wache Phasen mit Blickkontakt auf Ansprache
–3	Moderate Sedierung	Bewegungen auf Ansprache, kein Blickkontakt
–4	Tiefe Sedierung	Keine Reaktion auf Ansprache, Bewegung bei Manipulation
–5	Nicht erweckbar	Keine Reaktion auf Ansprache oder Manipulation

Eine regelmäßige Reevaluation des gewünschten Sedierungsniveaus und Anpassung der entsprechenden Dosierungen kann dabei zu einer relevanten Verkürzung der Beatmungsdauer bei kritisch kranken Patienten führen [Brook et al. 1999]. Es hat sich herausgestellt, dass ein einfacher Algorithmus, der bei nicht erreichtem Zielscore eine Anpassung der Sedativadosierung vorgibt und durch die betreuende Intensivschwester angewandt wird, effektiver ist als konventionelle Konzepte.

Dabei wurden verschiedene Aspekte vorgeschlagen bzw. untersucht und publiziert:

- Monitoring von Schmerzen und Sedierungstiefe durch Skalen und Scores und Anpassung der Dosierung an definierte Ziele. Dabei kann auch mit einer Bolussedierung begonnen werden.
- Regelmäßige Reevaluation der Sedierungstiefe und konsekutive Erniedrigung bzw. Erhöhung der Medikamentendosierungen.
- Tägliches Pausieren aller Sedativa und Analgetika. Die Medikation wird erneut begonnen, wenn der Patient das gewünschte Sedierungsniveau nicht mehr aufweist.
- Verbindung von Sedierungspausen und Spontanatemversuchen.
- Noch komplexere Algorithmen verbinden Sedierungstiefe, Delirtherapie, Relaxierungsstrategien und Entwöhnung vom Respirator.

Es ist ratsam, einen Algorithmus zu entwickeln, der auf die eigenen lokalen Gegebenheiten zugeschnitten ist. Je komplexer ein Algorithmus ist, desto wahrscheinlicher dürfte es sein, dass das gewünschte Ergebnis nur unter Studienbedingungen zu erreichen ist.

? Was ist ein Delir? Wie erkenne ich einen deliranten Patienten?

Ein Delir ist ein Symptomkomplex auf dem Boden einer akuten zerebralen Störung. Die Kardinalsymptome sind ein verändertes Bewusstsein und kognitive Störungen, die im Verlauf fluktuieren. Risikofaktoren für das Auftreten sind (neben dem Aufenthalt auf einer Intensivstation) bspw. ein höheres Lebensalter und eine vorbestehende Demenz.

Dabei können die Patienten als hyperaktiv oder hypoaktiv imponieren. Patienten mit einem hyperaktiven Delir sind erregt, unruhig, agitiert und/oder aggressiv, Patienten mit einem hypoaktiven Delir dagegen zurückgezogen, ruhig oder gar schläfrig. Das Auftreten eines hypoaktiven Delirs kann die Prognose einer kritischen Erkrankung besonders negativ beeinflussen.

Andere Erkrankungen, die mit diesen Symptomen einhergehen (postoperative kognitive Dysfunktion, Demenz), sind u.U. schwer von einem Delir in Zusammenhang mit einer kritischen Erkrankung abzugrenzen.

Die Diagnose eines Delirs wird oftmals durch die Confusion Assessment Method (CAM) gestellt. Dieser Score wurde für kritisch kranke Patienten angepasst und fasst die relevanten Symptome gut zusammen (CAM-ICU).

Diagnosekriterien eines Delirs (nach CAM-ICU):

- **Akuter Beginn oder Fluktuieren**
  - z.B. RASS +4 (Erregung und Gefährdung) bis −5 (tiefes Koma) oder GCS.
- **Aufmerksamkeitsstörung**
  - z.B. Attention Screening Examination (ASE) < 8/10 P.
  - Visuell: 5 Bilder, danach 10 Bilder inkl. der 5 ersten. Ja/nein.
  - Auditiv: bei A die Hand drücken SAHEVAARATA.
- **Desorganisiertes Denken**
  - ≥ 3 falsche Antworten zu 4 einfach logischen Fragen.
  - Drei einfache Kommandos können nicht befolgt werden.
- **Bewusstseinsstörung**
  - Alert über überalert, leicht getrübt-lethargisch, schwer getrübt-stuporös?

? Wie behandle ich ein Delir?

Im Allgemeinen wird versucht, delirante Patienten mit sedierenden oder antipsychotischen Substanzen (und hier besonders Haloperidol) zu behandeln. Auch wenn hier klinisch häufig ein guter Effekt zu beobachten ist, ist es völlig unklar, ob die pharmakologische Therapie auch die erhöhte Letalität, die mit einem Delir einhergeht, beeinflusst. Dieses ist v.a. deswegen unklar, weil es hierzu keine höherwertigen Studien gibt. Eine aktuelle Cochrane-Analyse bestätigt dies [Candy et al. 2012]. Es gibt ebenfalls keinen belastbaren Beleg dafür, dass es eine wirksame medikamentöse Prophylaxe gibt; da Sedativa u.U. ja Risikofaktoren für die Entwicklung eines Delirs sind, ist von einer Prophylaxe, mit z.B. Benzodiazepinen, eher abzuraten.

Nichtpharmakologische Maßnahmen zur Vermeidung eines Delirs dagegen können sehr sinnvoll sein. Hier ist die Kenntnis von Risikofaktoren für das Auftreten eines Delirs entschei-

dend, die im Alltag einer Intensivstation oftmals durch einfache Maßnahmen ausgeschaltet oder reduziert werden können. Beispiele hierfür sind:
- Medikamentöse Sedierung: strenge Indikationsstellung für die Gabe von Sedativa. Es gibt Hinweise darauf, dass die Anwendung von Dexmedetomidin mit einer niedrigeren Inzidenz deliranter Zustände einhergeht.
- Immobilisation: frühestmögliche Mobilisation
- Gestörter Tag-Nacht-Rhythmus: pflegerische und ärztliche Prozesse an Tag-Nacht-Rhythmus anpassen.
- Dem Patienten Orientierung geben: Uhrzeiten und alle pflegerischen und ärztlichen Maßnahmen kommunizieren. Pflegeplanung und Visiten absprechen. Personal vorstellen und Funktionen erklären. Angehörige in Maßnahmen einbinden.

Eine wichtige Differenzialdiagnose bzw. Ursache eines akuten Delirs auf der Intensivstation stellt das Alkohol- oder Drogenentzugsdelir dar. Typischerweise ist diese Form des Delirs ein hyperaktives Delir. Patienten, die ein Alkoholentzugsdelir entwickeln können, fallen oftmals in Zusammenhang mit Alkoholintoxikationen, Unfällen in Zusammenhang mit Alkoholgebrauch oder alkoholtypischen Erkrankungen (z.B. Dekompensation einer Leberinsuffizienz, akute Pankreatitis) auf. Allerdings kann ein Alkoholentzugssyndrom auch in Zusammenhang mit elektiven Operationen oder anderen kritischen Erkrankungen auftreten. Alkoholkranke Patienten, die ein Entzugssyndrom entwickeln, haben eine längere mittlere Beatmungs- und intensivstationäre Aufenthaltsdauer. Zur Prophylaxe und Therapie eines Alkoholentzugsdelirs werden Benzodiazepine, Clonidin, Clomethiazol, Neuroleptika und Alkohol eingesetzt. Die Datengrundlage klinischer Studien ist uneinheitlich, sodass es keine spezifische Empfehlung zur pharmakologischen Therapie gibt [Awissi et al. 2013].

? Wie lassen sich die wichtigsten Punkte aktueller Empfehlungen zu Analgesie, Sedierung und Delir zusammenfassen?
- Analgesie:
  - Schmerzen sollen regelmäßig über geeignete Skalen erfasst werden.
  - Vor schmerzhaften Prozeduren soll eine präemptive Schmerztherapie durchgeführt werden.
  - Mittel der Wahl zur Analgesie nichtneuropathischer Schmerzen bei Patienten auf der Intensivstation sind i.v. Opiate.
  - Ein Periduralkatheter kann bei bestimmten Schmerzursachen (z.B. nach Rippenserienfrakturen) eine sinnvolle Ergänzung sein.
- Sedierung:
  - Das Ziel einer milden Sedierung verbessert das Behandlungsergebnis.
  - Substanzen sollen daher unter Beachtung der Sedierungstiefe titriert werden.
  - Die Sedierungstiefe soll durch geeignete Skalen überwacht werden.
- Delir:
  - Das Auftreten eines Delirs ist mit einem verschlechterten Behandlungsergebnis bei kritisch kranken Patienten verbunden.
  - Patienten auf einer Intensivstation sollten einem routinemäßigen Delirmonitoring (z.B. CAM-ICU) unterzogen werden.

- Wenn möglich, sollten Risikofaktoren für die Entstehung eines Delirs minimiert werden.
- Es existiert keine ausreichende Evidenz, um eine pharmakologische Therapie des Delirs zu empfehlen.

Literatur

Awissi DK et al., Alcohol withdrawal and delirium tremens in the critically ill: a systematic review and commentary. Intensive Care Med (2013), 39, 16–30

Barr J et al., Clinical practice guidelines for the management of pain, agitation, and delirium in adult patients in the intensive care unit. Crit Care Med (2013), 41, 263–306

Brook AD et al., Effect of a nursing-implemented sedation protocol on the duration of mechanical ventilation. Crit Care Med (1999), 27, 2609–2615

Candy B et al., Drug therapy for delirium in terminally ill adult patients. Cochrane Database Syst Rev (2012), 11, CD004770

DELIRIUM: diagnosis, prevention and management. National Institute for Health. http://www.nice.org.uk/nicemedia/live/13060/49908/49908.pdf

Payen JF et al., Assessing pain in critically ill sedated patients by using a behavioral pain scale. Crit Care Med (2001), 29, 2258–2263

Ramsay MA et al., Controlled sedation with alphaxalone-alphadolone. Br Med J (1974), 2, 656–659

Riker RR, Fraser GL, Cox PM, Continuous infusion of haloperidol controls agitation in critically ill patients. Crit Care Med (1994), 22, 433–440

Therapie mit Antiinfektiva in der Intensivmedizin

Stefan Angermair, Maria Deja

Einführung

Die Behandlung von schwer kranken Patienten mit Infektionen gehört zu den Kernaufgaben in der Intensivmedizin (EPIC II Study [Vincent et al. 2009]). Intensivmedizinische Patienten mit Infektion weisen ein deutlich erhöhtes Risiko für zusätzliches Organversagen – wie z.B. Delir, kognitive Dysfunktion, Muskelversagen oder Nierenversagen – auf, sodass ein Zusammenhang zwischen der Behandlungsqualität der Infektionsbehandlung mit dem Langzeitergebnis wahrscheinlich ist. Der Behandlungserfolg von Patienten mit Infektion wird in Studien i.d.R. anhand der Verbesserung der Überlebensrate, der Verkürzung der Verweildauer auf der Intensivstation, der klinischen Besserung oder anhand der Verkürzung der Beatmungsdauer beurteilt. Eine rationale Antiinfektivabehandlung soll also zunächst einmal eine Infektionskrankheit wirksam behandeln. Gleichzeitig bedeutet es aber auch, vertretbare Nebenwirkungen durch Toxizität der verabreichten Substanzen für den Patienten zu berücksichtigen und unnötige Antiinfektivabehandlungen zu vermeiden. Die Resistenzentwicklung und Selektion von Erregern wird mit dem Verbrauch von Antiinfektiva klar in Zusammenhang gebracht [Meyer, Deja et al. 2013]. Es konnte zudem gezeigt werden, dass Vortherapien mit Antiinfektiva das Auftreten von multiresistenten Erregern erhöhen und unabhängig von allen anderen Faktoren ein höheres Risiko für die Sterblichkeit bedeuten [Micek et al. 2012]. Obendrein betrifft im Vergleich zu anderen medikamentösen Therapien eine Entwicklung resistenter Erreger als „unerwünschte Nebenwirkung" nicht nur den therapierten individuellen Patienten, sondern kann unmittelbare Auswirkung auf die Mitpatienten oder zukünftige Patienten haben (Kleinraumepidemiologie), weil sich z.B. das Risiko einer Transmission mit resistenten Erregern auf Nachbarpatienten erhöht.

> **Infektionsbehandlung ist eine der Hauptaufgaben in der Intensivmedizin!**
> Die Prävalenz von Infektionen nach EPIC-II-Studie [Vincent et al. 2009]:
> An einem Tag auf 1265 Intensivstationen in 75 Ländern bei 13 796 Patienten betrachtet, hatten 51% der Patienten eine Infektion. 69,8% der Infektionen wurden durch den Nachweis von Erregern mikrobiologisch gesichert. 23% der nachgewiesenen Infektionen waren durch resistente Erreger verursacht und in 19% der Fälle waren bei den Patienten Pilze nachgewiesen worden (EPIC II).

? Gibt es eine Strategie bei der Behandlung von Infektionen in der Intensivmedizin?

Grundsätzlich ist eine primär richtige antiinfektive Therapie für das Überleben relevant [Garnacho-Montero et al. 2007; Rello et al. 2011; Iregui et al. 2002]. Bei Patienten im septischen Schock verbessert ein schneller Therapiestart innerhalb von wenigen Stunden die Überlebensrate erheblich [Kumar et al. 2006; Gaieski et al. 2010]. Weitere Untersuchungen der Arbeitsgruppe um Kumar haben bestätigt, dass Patienten mit Schock und Organversagen durch eine Kombinationstherapie von Antibiotika einen klaren Überlebensvorteil haben [Kumar et al. 2009]. Bei Patienten ohne Hinweise für einen septischen Schock oder Organversagen und gleichzeitiger Kombinationstherapie wurden allerdings auch erste gute Hinweise für einen möglichen Nachteil im Vergleich zu den Patienten beobachtet, die eine Monotherapie erhielten [Chamot et al. 2003; Kumar 2009]. Als mögliche Nachteile einer Kombinationstherapie im Vergleich zur Monotherapie werden für den individuellen Patienten Selektion und Resistenzentwicklung von Erregern diskutiert. Eine neue prospektive randomisierte Untersuchung liefert Hinweise, dass eine schnelle Diagnostik und Abwarten des mikrobiologischen Befundes häufiger eine primär richtige Antiinfektivatherapie ermöglicht („gezielte Therapie") [Hranjec et al. 2012]. Der Verzicht auf eine kalkulierte breite Therapie („aggressive/schnelle Therapie") war in dieser Studie mit einer geringeren Sterblichkeit und einer kürzeren antiinfektiven Therapie zur Vergleichsgruppe assoziiert. Die Studie von Hranjec weist allerdings einige Schwächen auf: Zum einem war die mittlere Behandlungsdauer mit Antiinfektiva von ca. 12 Tagen in beiden Patientengruppen deutlich länger, als i.d.R. die allermeisten Infektionen behandelt werden sollten (Ausnahmen z.B.: Endokarditis, Osteomyelitis) und das Patientenkollektiv lässt im Mittel einen eher geringeren Schweregrad (septischer Schock) der Erkrankung erwarten. Außerdem betrug in der Gruppe der Patienten mit einem „aggressiven und schnellen Therapiebeginn" die Dauer zwischen Blutkulturabnahme und Therapiebeginn durchschnittlich ca. 12 Stunden, die nach heutiger Auffassung eine erhebliche Therapieverzögerung bedeutet und für Patienten mit Schock einen klaren Überlebensnachteil ergeben wird. Schnellere mikrobiologische Diagnostikverfahren könnten in Zukunft dazu beitragen, dass einer gezielten Therapie bei Patienten ohne Schock und ohne Organversagen gegenüber der kalkulierten Therapie der Vorzug gegeben wird. Eine Automatisierung der mikrobiologischen Diagnostik einschließlich Erstellung MHK-basierter Antibiogramme und die Integration molekularbiologischer Methoden wie PCR, PNA-FISH oder MALDI-TOF können nachweislich zu einer Verkürzung der Zeit bis zum Erregernachweis und Befunderstellung führen [Liesenfeld et al. 2014]. Die gleichzeitige Kompetenz der Ergebnisinterpretation bietet eine Chance für eine hohe Rate wirksamer und der Vermeidung unnötiger Therapien. Auch wenn derzeit hochwertige klinische Studien für eine gezielte Therapie anstelle einer kalkulierten Therapie für die verschiedenen Patientengruppen in der Intensivmedizin fehlen, erscheint eine Stratifizierung einer Antiinfektivatherapie nach dem Schweregrad des klinischen Zustandsbildes des Patienten sinnvoll. Der Überlebensvorteil einer schnellen kalkulierten Kombinationstherapie für die Behandlung von Patienten mit bakteriellen Infektionen und Organversagen und/oder Schock ist unumstritten anerkannt. Ebenso bleibt die Fokuskontrolle bei Patienten mit septischen Schock Säule der Therapie mit einem klaren Überlebensvorteil. Das gilt für bakterielle Infektionen wie auch für Patienten mit Pilzinfektionen wie z.B. invasiver Candidiasis [Kollef et al. 2012]. Patienten mit speziellen Infektionen, die mit einem besonderen Risiko verhaftet sind wie z.B. Meningitis, werden unabhängig davon, ob ein Schock oder ein Organversagen vorliegen, unverzüglich und mit Kombinationstherapie behandelt.

? Was ist die Aufgabe eines Antibiotic Stewardship Program (ABS)?

Die Umsetzung einer rationalen antiinfektiven Therapie mit dem Ziel der Vermeidung von unnötigen Antiinfektivaverordnungen und der Reduktion von Resistenzentwicklungen sowie die Implementierung von Präventionsmaßnahmen zur Vermeidung von nosokomialen Infektionen im Krankenhaus sind Kernaufgaben von ABS und werden im Infektionsschutzgesetz gefordert. Antibiotic Stewardship erfordert daher eine Zusammenarbeit zwischen den notwendigen Kliniken und Instituten zur Umsetzung einer rationalen Antibiotikatherapie. Zum ABS-Team gehören somit Mikrobiologen, Krankenhaushygieniker, Kliniker, Infektiologen, Intensivmediziner, Apotheker, Pharmakologen sowie IT-Spezialisten. Das richtige Vorgehen bei der Behandlung von Infektionen bei Intensivpatienten erfordert komplexes Wissen und intensivmedizinische Kompetenz. Die Anpassung von nationalen und internationalen Leitlinien und Empfehlungen für das eigene Krankenhaus und die eigene Intensivstation ist dabei immer notwendig. Nur ein Dialog auf Augenhöhe und eine sehr gute interdisziplinäre und interprofessionelle Zusammenarbeit schaffen eine ausreichende Akzeptanz und den Willen für die Umsetzung der eigenen formulierten Standards (SOPs) für eine rationale antiinfektive Therapie und ein geeignetes Berichtswesen (z.B. Resistenzstatistik, Infektionsstatistik). Die Leitung des ABS-Teams (Steward) wird häufig von einem erfahrenen Kliniker des jeweiligen Krankenhauses, einem Infektiologen, einem Intensivmediziner, einem klinischen Mikrobiologen oder einem Krankenhaushygieniker übernommen. Das Ziel von ABS soll sein, die Qualität der Verordnung von Antiinfektiva bzgl. Auswahl der Substanzen, Dosierung, Applikation und Anwendungsdauer kontinuierlich zu verbessern, um beste klinische Behandlungsergebnisse unter Beachtung einer Minimierung von Toxizität für den Patienten sowie von Resistenzentwicklung zu erreichen [Goff 2011]. Kostenreduktionen ergeben sich aus der Verbesserung der Behandlungsqualität durch eine Reduktion der Intensivbehandlungstage, der Beatmungsdauer und der Verbesserung der Resistenz [Goff et al. 2011]. Empfohlene Instrumente für ABS sind SOPs, Fortbildung, interne Audits mit Feedback, z.B. zum Antiinfektivaverbrauch, computerbasierte Empfehlungsprogramme zur Antibiotikatherapie, wie z.B. das ABx-Programm der DGAI (www.dgai-abx.de), Gideon (www.gideononline.com) oder Johns Hopkins Guide (www.hopkinsguides.com) oder auch das Verfügbarmachen von Datenbanken der Fachgesellschaften (www.awmf.org; www.p-e-g.org); siehe auch Tabelle 65. Diese Empfehlungen hier können ein ABS nicht ersetzen, sondern dienen zur Darstellung relevanter Strategien zur Umsetzung eines rationalen Antiinfektivaeinsatzes und bearbeiten typische Fragen zum Thema.

Tab. 65: Antibiotic Stewardship Programm (nach [Septimus et al. 2011; Goff et al. 2012])

Ziele des ABS
Rationaler Einsatz von Antiinfektiva
Verbesserung der Behandlungsqualität
Vermeidung unnötiger Antiinfektivaverordnungen
Reduktion des Selektionsdrucks
Reduktion der Resistenzentwicklung
Reduktion der Kosten, besonders durch Verbesserung der Behandlung (Verkürzung der Therapiedauer, Aufenthaltsdauer auf der Intensivstation und im Krankenhaus)
Zusammensetzung des ABS-Teams
Klinischer Infektiologe
Klinischer Mikrobiologe
Intensivmediziner
Krankenhaushygieniker und Epidemiologe
IT-Spezialist
Apotheker/klinischer Pharmakologe
Empfohlene Instrumente für ABS
SOPs und Leitfäden für die Verordnung
Fortbildungen
Interne Audits mit Feedback
Computerbasierte Empfehlungsprogramme zur Antiinfektivatherapie

? Was bedeutet Surveillance?

Eine kontinuierliche Surveillance (Überwachung, Beobachtung, Aufsicht) ist Bestandteil von ABS und dient in diesem Zusammenhang als Rückmeldesystem z.B. des Antiinfektivaverbrauchs und der Resistenzentwicklung wichtiger Erreger. Surveillance wird lokal für das eigene Krankenhaus (bzw. Station), national und international insbesondere zur epidemiologischen Bewertung betrieben (z.B. ARS (http://www.rki.de/DE/Content/Infekt/Antibiotikaresistenz/ARS/ARS.html), PEG (http://www.p-e-g.org/econtext/resistenzdaten), ECDC (www.ecdc.europa.eu) oder KISS (http://www.nrz-hygiene.de/nrz/vorstellung). Die lokale Surveillance kann einen Zusammenhang zwischen dem eigenen Antiinfektivaverbrauch und der lokalen Resistenzentwicklung liefern und somit intern zur Steuerung der Antibiotkatherapie beitragen. In Deutschland und Europa wird eine Zunahme von Cephalosporin-resistenten Enterobakterien als eine Ursache für den raschen Zuwachs des Carbapenemverbrauchs identifiziert [Meyer et al. 2013]. Hauptindikation für einen gezielten Einsatz von Carbapenemen in der Klinik sind Infektionen mit Pseudomonas aeruginosa oder ESBL-Enterobakterien. Es ist unter anderem Aufgabe des ABS-Teams, Strategien zu entwickeln, den Carbapenemeinsatz zu senken. Eine Deeskalation einer kalkuliert begonnen Carbapenemtherapie auf ein anderes wirksames Antiinfektivum sowie die Begrenzung der Therapiedauer und die strukturierte Reevaluation, z.B. nach 72 h, ob überhaupt eine Infektion vorliegt, können den Carbapenemeinsatz deutlich reduzieren. Ebenso kann der strategische Wechsel von Substanzen und Substanzgruppen („antibiotic rotation" oder „antibiotic mixing") den Selektionsdruck verändern und somit zur Reduktion des Carbapenemverbrauchs beitragen [Martinez et al. 2006]. Die Umsetzung und Wirksamkeit derartiger Verordnungsstrategien werden aktuell in internationalen Studien überprüft.

? Was bedeutet kalkulierte oder empirische Therapie?

Die Anwendung von Antibiotika kann entweder gezielt erfolgen, d.h. nach Erregernachweis und Resistenztestung, oder kalkuliert/empirisch, d.h. nach der Erregerwahrscheinlichkeit.

Die Wahl eines Antiinfektivums bei der kalkulierten Antiinfektivatherapie wird bestimmt durch
- den V.a. eine Infektionserkrankung,
- den vermuteten Erreger für diese Infektion,
- die Resistenzlage des vermuteten Erregers im eigenen Bereich (Kleinraumepidemiologie),
- das Wirkspektrum des jeweiligen Antiinfektivums,
- die pharmakologischen Eigenschaften der jeweiligen Substanz (PK, Pharmakokinetik; PD Pharmakodynamik),
- die Vortherapie des Patienten mit Antiinfektiva [Martin-Loeches et al. 2013].

Siehe auch Abbildung 58.

Bei der gezielten Therapie nach Erregeridentifikation und nach Resistenztestung sollte i.d.R. das wirksamste Antibiotikum unter Berücksichtigung der Toxizität gewählt werden. Dieses kann ein Antibiotikum mit schmalem Spektrum sein (z.B. Cephalosporine der Gruppe 1 und 2 für die Behandlung einer Infektion mit Methicillin-sensible Staphylococcus aureus anstelle der kalkulierten initialen Therapie mit Carbapenemen oder Piperacillin/Tazobactam).

Bei akuten lebensbedrohlichen Infektionen, wie z.B. bei einem pneumogenen septischen Schock, steht keine Zeit zur Verfügung, um den Erregernachweis abzuwarten. Es muss möglichst rasch mit einer kalkulierten Antiinfektivatherapie begonnen werden, welche für dieses

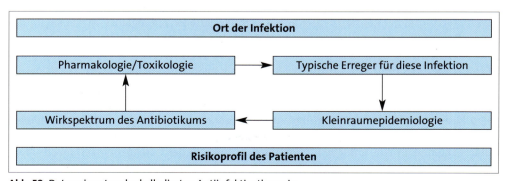

Abb. 58: Determinanten der kalkulierten Antiinfektivatherapie

Krankheitsbild die kausale Therapie darstellt. Die Initialtherapie wird so ausgewählt, dass die wahrscheinlichen Erreger behandelt werden, die für die Verdachtsdiagnose infrage kommen. Für eine kalkulierte Therapie einer nosokomial erworbenen Pneumonie sind die Kenntnis des Erregerspektrums und deren Resistenzen auf der eigenen Intensivstation essenziell, um so eine unwirksame Therapie und Therapieversagen zu vermeiden. Antiinfektiva, die bei mehr als 20% des angenommen möglichen Erregers eine Resistenz im eigenen Bereich aufweisen (Prävalenz), sollten bei Patienten mit pneumogenem septischen Schock für eine kalkulierte Therapie i.d.R. nicht eingesetzt werden [Dahlhoff et al. 2012]. Bei hohen lokalen und nationalen Resistenzraten wird daher für die kalkulierte Therapie bei einem lebensbedrohlich kranken Patienten in der Intensivmedizin eine Kombinationstherapie empfohlen, um eine adäquate kausale Therapie zu erreichen. Die kalkulierte Therapie erfordert somit zumeist eine initiale Behandlung mit mehreren Breitspektrumantibiotika und die Deeskalation der Therapie nach klinischer Besserung oder nach Erregernachweis mit/ohne Resistenztestung (gezielte Therapie).

? Ist die Kombinationstherapie mit Antibiotika in der Intensivmedizin sinnvoll?
Kombinationstherapien mit Antibiotika sind indiziert für die kalkulierte Therapie von Infektionen bei lebensbedrohlich Kranken, aber auch bei Infektionen mit mikrobiologisch nicht nachweisbaren oder nur schwer anzüchtbaren, z.B. anaeroben Erregern (s. auch Tab. 66).

Tab. 66: Typische Gründe für eine Kombinationstherapie

Größere Chance für eine wirksame Therapie bei kalkulierter Verordnung
Vermeidung von Resistenzentwicklung
Synergistische oder additive Wirkung
Immunmodulation
Prävention einer Superinfektion mit resistenten Erregern

Grundsätzlich eignen sich Substanzen mit unterschiedlichen molekularbiologischen Angriffspunkten für eine Kombinationstherapie. Eine relativ häufige Anwendung ist z.B. die Kombination von Beta-Laktam-Antibiotika (Zellwand) mit Aminoglykosiden (Ribosom) oder Chinolonen (DNA).

Für spezielle Krankheitsbilder werden synergistische Wirkungen als Begründung für eine Kombinationstherapie angeführt. Synergismus bedeutet, es wird ein potenzierender Effekt erzielt, sodass die Wirksamkeit der Kombination besser ist als die Summe der Wirksamkeit der beiden Substanzen als Monotherapie. Es wird in experimentellen Studien allerdings auch gezeigt, dass eine Kombinationsbehandlung Resistenzentwicklung begünstigt [Tamma et al. 2012]. Außerdem kann unter dem Einsatz mehrerer Antiinfektiva eine Zunahme der Toxizität angenommen werden. Toxizität z.B. in der Kombination mit Aminoglykosiden (Nephrotoxizität) bei der Endokarditistherapie ist in klinischen Studien erkennbar. Interdisziplinäre Nutzen-Risiko-Abwägungen für eine protrahierte Kombinationsbehandlung des individuellen Patienten mit Endokarditis werden von den Autoren für diese Patientengruppe empfohlen [Le et al. 2003].

Kombinationstherapien bei schwerkranken Patienten mit septischem Schock bedeuten i.d.R. die Verordnung von mindestens zwei Antibiotika mit einem breiten Wirkspektrum. Patienten mit einer deutlichen Einschränkung der Immunantwort wie z.B. hämatologisch-onkologische Patienten mit Neutropenie werden mit einer Kombinationstherapie behandelt. Weitere Gründe für eine Kombinationstherapie sind Hinweise für immunmodulatorische Effekte, die z.B. den Makroliden zugesprochen werden. Es gibt einige klinische Hinweise für die Wirksamkeit, z.B. bei Patienten mit ambulant erworbener Pneumonie, die intensivmedizinisch behandelt wurden [Martin-Loeches, Deja et al. 2013]. Das Antibiotikum wirkt dabei nicht im herkömmlichen Sinn gegen die Erreger, sondern moduliert die Immunantwort und stellt im engeren Sinne keine Antibiotikawirkung dar.

Schwer zu therapierende Erreger, wie Pseudomonas aeruginosa, werden ebenso als Grund für eine Kombinationstherapie genannt. Aber sogar bei Patienten mit einer Bakteriämie mit Pseudomonas aeruginosa war in einer allerdings nur retrospektiven Studie das Überleben der Patienten mit richtiger Monotherapie vergleichbar wie mit einer Kombinationsbehandlung [Chamot et al. 2003]. In einer neueren prospektiven Studie bei Patienten mit einer Bakteriämie mit Pseudomonas aeruginosa konnte erneut mithilfe einer Post-hoc-Analyse kein Überlebensvorteil für Patienten mit einer Kombinationstherapie im Vergleich zu einer kalkuliert richtigen Monotherapie gezeigt werden [Peña et al. 2013]. Patienten mit Schock oder z.B. Neutropenie sind dabei nicht explizit untersucht. Die bereits oben erwähnten Studien von Kumar und Kollef belegen jedoch an großen Patientengruppen den Überlebensvorteil einer schnellen und wirksamen Kombinationstherapie bei Patienten mit Organversagen und/oder Schock. Patienten mit Infektionen mit hochresistenten Erregern wie carbapenemresistenten Erregern (z.B. KPC, carbapenemresistente Enterobakterien) profitieren ebenso von einer Kombinationstherapie [Tumbarello et al. 2012].

Grundsätzlich ist somit eine Kombinationstherapie bei Schwerkranken (Schock, Organversagen) in der kalkulierten Therapie sinnvoll und verbessert das Outcome, um den unbekannten und für die Infektion verantwortlichen Erreger mit mindestens einem der beiden verordneten Antiinfektiva zu behandeln [Rello, Deja et al. 2011].

? Was sind typische Ursachen für ein Therapieversagen

Die Antiinfektivatherapie ist neben Fokussanierung die kausale Therapie von Infektionen. Nach 2–3 Tagen mit nur unzureichendem Therapieerfolg sollte die antimikrobielle Therapie reevaluiert werden. Bei V.a. einen Erregerwechsel oder bei sekundärer Resistenzentwicklung sollte die Antibiotikatherapie dementsprechend angepasst werden. Eine Unterdosierung des Antibiotikums könnte durch ein therapeutisches Drug-Monitoring (TDM) (siehe unten) festgestellt werden. Besonders bei Abszessen, Empyemen oder bei schlecht durchblutetem Gewebe steht die chirurgische Fokussanierung im Vordergrund (s. auch Tab. 67).

Tab. 67: In-vitro-Unwirksamkeit des Antibiotikums

Unterdosierung des Antibiotikums (TDM)
Erregerwechsel
Zu geringe Wirkkonzentration des Antibiotikums am Wirkort
Sekundäre Resistenzentwicklung

? Haben Wirkmechanismen, wie Bakteriostase und Bakterizidie, für den Kliniker eine Bedeutung?

Als Bakteriostase bezeichnet man die pharmakologische Eigenschaft eines Antibiotikums, das Wachstum oder die Vermehrung von Bakterien reversibel zu hemmen (Wirkmechanismus). Bakteriostatisch wirksame Antibiotika greifen z.B. in die Proteinbiosynthese ein (z.B. das Makrolid Erythromycin, Tetrazykline), indem sie an den Ribosomen binden und als Translationshemmer wirken. Sie erzeugen dadurch eine Wachstumshemmung und langsame Verminderung der Erreger. Andere Bakteriostatika hemmen die DNA-Synthese oder interferieren mit der Synthese von Tetrahydrofolsäure, ein essentielles Substrat für die DNA-Synthese und unterbinden dadurch die weitere Zellteilung (z.B. Cotrimoxazol). Die Konzentration eines Antibiotikums, mit der eine Hemmung des Bakterienwachstums im In-vitro-Versuch erreicht werden kann, wird als minimale Hemmkonzentration (MHK) bezeichnet oder minimal inhibitory concentration (MIC).

Als Bakterizidie bezeichnet man die Eigenschaft eines Antibiotikums, im In-vitro-Versuch innerhalb von 18–24 h ≥ 99,9% der Bakterienpopulation abzutöten. Der minimale bakterizide Hemmwert (MBK) definiert dabei die Konzentration, bei der die Keimabtötung nachweisbar ist. Die Hemmung der Zellwandsynthese durch Antibiotika, wie Penicilline, erzeugt typischerweise eine dosisabhängige Bakterizidie. Manche Antibiotika wirken nur in der Wachstumsphase bakterizid (Carbapeneme), andere wirken auch auf Erreger in der Ruhephase bakterizid (Aminoglykoside). Siehe auch Tabelle 68.

Tab. 68: Wirkungstypen von Antiinfektiva

Bakterizid wirkende Substanzgruppen/Substanzen	Bakteriostatisch wirkende Substanzgruppen/Substanzen	Wirkung abhängig vom Erreger
Penicilline	Chloramphenicol	Chloramphenicol
Cephalosporine	Sulfonamide	Azithromycin
Carbapeneme	Cotrimoxazol	Erythromycin
Aminoglykoside	Tetrazykline	Linezolid
Chinolone	Clindamycin	Clindamycin
Rifampicin	Linezolid	
Vancomycin	Tigecyclin	
Daptomycin	Makrolide	

Die minimalen Wirkkonzentrationen aus den Resistenztestungen im Labor werden auch im Rahmen der Therapieoptimierung mittels Blutserumspiegelmessungen (TDM) zur Festlegung einer ausreichenden Antibiotikadosis genutzt. Grundsätzlich ist im klinischen Alltag mit einer, wenn auch geringen Anzahl von Erregern mit einer höheren MHK (eine MHK-Stufe) zu rechnen, als bei der Resistenztestung angegeben. Besonders diese Erreger überleben niedrig dosierte bzw. Unterdosierungen von Antibiotikaverordnungen und werden so bevorzugt selektioniert (s. auch Tab. 69).

Hemmung von Wachstum (Bakteriostase), z.B. für die Behandlung von Biofilminfektionen, wird allgemein als nicht ausreichend bewertet. Im klinischen Alltag werden bakteriostatisch wirksame Substanzen zur Behandlung von zahlreichen Infektionen allerdings mit klinischem Erfolg eingesetzt, sodass die einfache Übertragung theoretischer Grundlagen in den

Tab. 69: Abtötungskinetik verschiedener häufig eingesetzter Substanzen

Zeitabhängig wirksame Abtötung	Spitzenspiegelabhängige Abtötung	Gemischte Abtötung
Penicilline	Aminoglykoside	Fluorchinolone
Cephalosporine	Daptomycin	Glykopeptide
Carbapeneme	Metronidazol	Tigecyclin
Linezolid		
Erythromycin		
Clarithromycin		

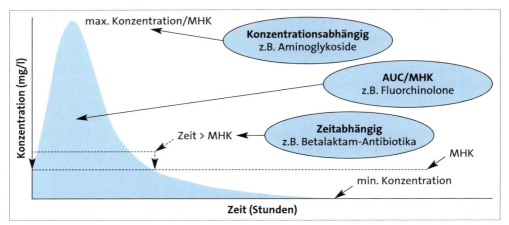

Abb. 59: Zusammenhang zwischen der Pharmakokintetik/Pharmakodynamik eines Antibiotikums und der Erregerempfindlichkeit. Ein Keim gilt als sensibel, wenn die minimale Hemmkonzentration (MHK) unter der „Sensibilitätsgrenze" des Antibiotikums liegt. C_{max}/MHK, Verhältnis der maximalen Serumkonzentration zur minimalen Hemmkonzentration; AUC/MHK, Verhältnis zwischen der „area under curve" (AUC) der Plasmakonzentration gegenüber dem zeitlichen Kurvenverlauf bis zum Erreichen der MHK und t > MHK, Dauer des Überschreitens der MHK während eines Dosierungsintervalls [Roberts JA, Lipman J 2009].

klinischen Alltag nicht rational erscheint. Grundsätzlich ist das Erreichen eines ausreichenden Wirkspiegels am Infektionsort notwendig und hat für die Abtötungskinetik (killing rate) der jeweiligen Substanzen wesentliche Bedeutung (s. auch Abb. 59).

TDM-Zielwerte (therapeutisches drug monitoring) sind wesentlich vom Wirkmechanismus und von der Applikationsform abhängig. Spitzenspiegelbestimmungen werden am Ende der Infusion sowie Talspiegelbestimmungen (trough level) unmittelbar vor der nächsten Applikation durchgeführt. Perfusoren zur Applikation der Antiinfektiva helfen, die Applikationsdauer sicherzustellen (protrahierte Infusion über 4 Std. z.B. Meropenem oder Applikation über 60 Minuten z.B. Vancomycin) und können bei der Sicherstellung des richtigen Abnahmezeitpunktes unterstützen. Der Talspiegel für die spitzenspiegelabhängigen Substanzen (Aminoglykoside) überwacht besonders Kumulation und das Risiko der Toxizität. Talspiegel bei protrahiert verabreichten zeitabhängig wirksamen Antiinfektiva (β-Lactame: Carbapeneme, Penicilline, Cephalosporine) helfen die Wirksamkeit zu bewerten (siehe unten). Abnahmezeitpunkte für TDM müssen im klinischen Alltag genau eingehalten werden. Andernfalls kann TDM auch zu falschen Schlussfolgerungen beitragen.

? Welche klinischen Schlussfolgerungen ziehen wir bei Substanzen mit einem postantibiotischen Effekt?

Aminoglykoside als Beispiel entfalten ihre beste Wirksamkeit bei einer hohen Spitzenkonzentration und werden i.d.R. als Kurzinfusion über 30–60 min verabreicht. Auch wenn die Konzentration des Aminoglykosids im Serum unter die minimale Hemmkonzentration abfällt, bleibt eine Wirksamkeit über diesen Zeitpunkt hinaus bestehen (postantibiotischer Effekt). Der Antibiotikaspitzenspiegel 30 min nach Ende der Infusion ist zur Beurteilung der Wirksamkeit bei diesen Substanzen geeignet. Grundsätzlich gilt für Substanzen mit postantibiotischem Effekt: hohe Dosierungen, weniger Dosisintervalle unter Wahrung der Gesamttagesdosis. Für Aminoglykoside gilt: Die Toxizität der Tagesdosis mittels einer hohen Einmaldosis ist bei der Applikation von Aminoglykosiden mit einer geringeren Toxizität verbunden als die Verabreichung der Tagesdosis in drei Einzeldosen. Eine Dosisanpassung mit dem Ziel höherer Spitzenspiegel wird besonders durch die Zunahme der dosisabhängigen Toxizität limitiert und wird deutlich im Nachweis einer Kumulation anhand des Talspiegels. Der Talspiegel vor der nächsten Antiinfektivagabe ist daher für diese Beurteilung relevant. Auch bei der Endokarditisbehandlung mit Aminoglykosiden wird in neueren Empfehlungen eine Einmalgabe/Tag empfohlen. Wegen der nachgewiesenen Nephrotoxizität im Rahmen der Kombinationstherapie bei der Endokarditis und fehlenden klinischen Daten zur deutlich besseren Wirksamkeit wird außerdem die Langzeitgabe von Aminoglykosiden, z.B. bei der Endokarditisbehandlung, in neuen Empfehlungen angezweifelt [Le et al. 2003].

Welche klinischen Schlussfolgerungen ziehen wir bei zeitabhängigen Substanzen?

Aus neueren Untersuchungen wird deutlich, dass bei der Verordnung von β-Lactamen (Penicilline, Cephalosporine, Carbapeneme) in üblichen Dosierungen im klinischen Alltag bei Intensivpatienten nicht selten Unterdosierungen erzeugt werden [Roberts et al. 2014]. Bei β-Laktamen ist die Wirksamkeit wesentlich durch die Dauer der erreichten notwendigen Konzentration des Antibiotikums am Infektionsort bestimmt (zeitabhängige Wirkung).

In experimentellen Studien wurde eine Konzentration oberhalb der MHK von mindestens 40% des Tages als unterer Grenzwert für eine ausreichende Wirkung mit guter Abtötungsrate angesehen (fT > 40% > MHK). Die Abtötungsrate (killing rate) wird in vitro maximal beschleunigt, wenn etwa die 4- bis 5fache Konzentration der minimalen Hemmkonzentration (MHK) erreicht wird. Eine weitere Steigerung der Konzentration führt zu keiner schnelleren Abtötungskinetik, kann aber zu mehr Toxizität beitragen (Risiko). Eine protrahiert (z.B. über vier Stunden oder kontinuierliche Gabe) verabreichtes β-Lactam erfordert eine loading dose, um zeitnah einen ausreichenden Spiegel zu erreichen (Verteilungsvolumen). Unmittelbar im Anschluss wird die protrahierte Infusion gestartet. Nach einer ausreichenden „loading dose" ist die im weiteren Verlauf erzielte Konzentration des Beta-Laktams wesentlich von der Eliminationsrate (renal/biliär) und der Applikationsform bestimmt (s. auch Abb. 60).

Eine 4- bis 5fache Konzentration des Antibiotikums oberhalb der MHK am Infektionsort (idealerweise für 100% des Tages) sollte die höchste Abtötungsrate ergeben (Nutzen). Outcomeorientierte Nutzen-Risiko-Bewertungen im Rahmen klinischer Studien bei Intensivpatienten mit einer Dosiserhöhung, um auf 100% Therapiedauer/Tag mit > 4- bis 5facher MHK (Talspiegel) zu behandeln, liegen bisher nicht vor. Vorteile bzgl. Behandlungsdauer und Sterblichkeit für die protrahierte bzw. kontinuierliche Infusion in kleineren Studien werden

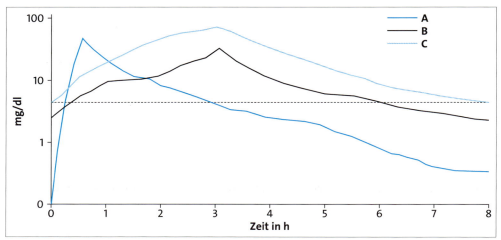

Abb. 60: Typische Konzentrationsverläufe eines Beta-Laktams in Abhängigkeit von der Applikationsform. Hier eine typische Konzentrationskurve für Meropenem im Plasma: **A** 1 g Meropenem 8-stündlich über 30 min Infusionszeit; **B** 1 g Meropenem 8-stündlich über 3 h Infusionszeit; **C** 2 g Meropenem 8-stündlich über 3 h Infusionszeit. Der MIC-Wert für den zu therapierenden Erreger soll 2 mg/dl sein. Eine 4fache MIC beträgt dann 8 mg/dl (gestrichelte Linie). Bei **A** wird die 4- bis 5fache MIC für 3 h, bei **B** für 6 h, bei **C** für 8 h nach jeder Einzelgabe erhalten, entsprechend sind die h/d bei 3-maliger Gabe 9 h/d (38%), 18 h/d (75%) bzw. 24 h/d (100%).

in einer Metaanalyse untermauert [Chytra et al. 2012; Falagas et al. 2013]. In der eigenen Arbeitsgruppe wird für protrahierte Infusionen über 3–4 h eine einfache MHK als Zielwert für den Talspiegel empfohlen. Für kontinuierliche Infusionen wird mindestens eine zweifache bis maximal eine 4- bis 5fache MHK angestrebt.

Der Talspiegel (trough level) ist die Konzentration des Wirkstoffs kurz vor der nächsten Applikation. Diese Konzentration wird i.d.R. im klinischen Alltag wegen der einfachen Einhaltung des Zeitpunktes (morgens im Rahmen der „Routineblutabnahme" für das TDM) genutzt. Aus Abbildung 60 wird deutlich, dass bei Kurzinfusionen die Steigerung der Zahl der Applikationen effektiver ist als die Erhöhung der Einzeldosis. Eine kontinuierliche Infusion kann bei hohen Eliminationsraten und Erregern mit eingeschränkter Sensibilität (MHK) ein erhöhtes Risiko für die Selektion resistenter Erreger beitragen. Daher ist für eine kontinuierliche Gabe von β-Lactamen aus Sicht der Autoren ein TDM dringend erforderlich. Protrahierte Gaben, z.B. über 4 h sind in Einrichtungen ohne TDM eine Alternative zur Kurzinfusion, die mit dem klaren Risiko der Unterdosierung, besonders bei Patienten mit hyperdynamen Kreislauf (SIRS) und erhaltener Nierenfunktion oder mit kontinuierlichem Nierenersatzverfahren verbunden sind.

? Was bedeutet Deeskalation der antiinfektiven Therapie im Einzelnen?

Durch die Deeskalation der initial breit gewählten kalkulierten Antibiotikatherapie soll das Risiko der Resistenzentwicklung und der Selektion bereits vorhandener multiresistenter Keime mit konsekutiver Superinfektion und/oder Nebenwirkungen der antibiotischen Therapie reduziert werden. Auf Grundlage der mikrobiologischen Ergebnisse, klinischer Besserung oder einer Reevaluation, die den Verdacht der Infektion infrage stellt, werden die kalkuliert verordneten Antibiotika in der Anzahl verringert (Monotherapie anstatt Kombinationstherapie) und/oder im Spektrum verengt oder sogar abgesetzt. Prospektive Studien, die Vor- oder Nachteile einer Deeskalationstherapie klar belegen, gibt es bisher nur wenige. Einen Meilenstein in der Deeskalationsstrategie stellt immer noch die Untersuchung von Singh et al. dar, die in einer retrospektiven Studie zeigen konnte, dass eine Reevaluation der Verdachtsdiagnose Pneumonie und ein Beenden der Therapie am dritten Tag anhand des CPIS-Scores eine Verkürzung der Behandlungsdauer auf der Intensivstation bedeuteten. Außerdem wurde bei den Patienten mit einer damals fortgeführten Standardtherapie (10–21 Tage antiinfektive Behandlung) eine signifikant höhere Rate von Superinfektion mit resistenten Erregern beobachtet [Singh et al. 2000]. In einer der wenigen prospektiven Untersuchungen bei Patienten mit Ventilator-assoziierter Pneumonie war eine frühzeitige Deeskalation auf dem Boden der Ergebnisse einer broncho-alveolären Lavage bzgl. Mortalität nicht unterlegen, aber die Patienten in der Deeskalationsgruppe hatten signifikant weniger Superinfektionen mit resistenten Erregern [Raman et al. 2013]. In einer weiteren prospektiven Studie konnte mittels einer Post-hoc-Analyse für Patienten mit Bakteriämie mit P. aerug. kürzlich kein Überlebensvorteil durch eine Kombinationstherapie gezeigt werden, wobei die Patientengruppe für diese Aussage sicher zu klein war. Auch hier hatten die Patienten mit Monotherapie weniger Superinfektionen mit resistenten Erregern [Peña et al. 2013]. Patienten mit deutlicher Einschränkung der Infektabwehr (z.B. Neutropenie) wurden in dieser Studie nicht explizit betrachtet. In einer erst kürzlich veröffentlichen Studie von Leone et al. wurde die Deeskalation der kalkulierten Antibiotikatherapie bei Patienten mit schwerer Sepsis zum ersten Mal in einer randomisiert kontrollierten offenen klinischen Studie untersucht. Hier wurde in der Deeskalationsgruppe überraschenderweise eine höhere Rate von Superinfektionen registriert, wobei weder ein Überlebensvorteil noch eine signifikante Verkürzung der Aufenthaltsdauer auf der Intensivstation nachgewiesen werden konnte. Die Dauer der Antibiotikabehandlung war in den jeweiligen Gruppen außerdem sehr lang (Deeskalationsgruppe 14 +/– 13 Tage, Standard 9,9 +/– 6,6 Tage) [Leone et al. 2014]. Zusammenfassend sind weitere Untersuchungen zur Indikation und zum Nutzen einer Deeskalationsstrategie notwendig.

Fazit

Infektionsmanagement gehört zu den Kernaufgaben der Intensivmedizin. Eine wirksame antiinfektive Therapie ist für die Behandlung bei schwer kranken Patienten auf der Intensivstation für das Behandlungsergebnis essentiell. Schnelle Diagnostik mit Erregernachweisen und Sensibilitätstestungen und Spiegelmessungen von Antiinfektiva sollen bei der Wahl des richtigen Antiinfektivums und der richtigen Dosis helfen. Nationale und internationale Leitlinien ersetzen nicht eigene SOPs für Diagnostik und Therapie. Die zunehmende Resistenzentwicklung von Erregern vor allem bei den gramnegativen Enterobakterien und die gleichzeitige geringe Neuentwicklung von neuen Substanzklassen seitens der Industrie, erfordern einen rationalen Umgang mit den zur Verfügung stehenden Substanzen.

Literatur

Chamot E, Boffi El Amari E et al., Effectiveness of combination antimicrobial therapy for Pseudomonas aeruginosa bacteremia. Antimicrob Agents Chemother (2003), 47(9), 2756–2764

Chytra I, Stepan M, Benes J et al., Clinical and microbiological efficacy of continuous versus intermittent application of meropenem in critically ill patients: a randomized open-label controlled trial. Crit Care (2012), 6(3), R113

Dalhoff K, Abele-Horn M, Andreas S et al., Epidemiology, diagnosis and treatment of adult patients with nosocomial pneumonia Pneumologie (2012), 66(12), 707–765

Falagas ME, Tansari GS, Ikawa K et al., Clinical outcomes with extended or continuous versus short-term intravenous infusion of carbapenems and piperacillin/tazobactam: a systematic review and meta-analysis. Clin Infect Dis (2013), 56, 272–282

Gaieski DF, Mikkelsen ME, Band RA et al., Impact of time to antibiotics on survival in patients with severe sepsis or septic shock in whom early goal-directed therapy was initiated in the emergency department. CCM (2010), 38(4), 1045–1053

Garnacho-Montero J, Sa-Borges M, Sole-Violan J et al., Optimal management therapy for Pseudomonas aeruginosa ventilator-associated pneumonia: an observational, multicenter study comparing monotherapy with combination antibiotic therapy. Crit Care Med (2007) 35(8), 1888–1895

Goff DA, Antimicrobial stewardship: bridging the gap between quality care and cost. Current Opinion in Infectious Diseases (2011), 24, S11–S20

Hranjec T, Rosenberger LH, Swenson B et al., Aggressive versus conservative initiation of antimicrobial treatment in critically ill surgical patients with suspected intensive-care-unit-acquired infection: a quasi-experimental, before and after observational cohort study. Lancet Infect Dis (2012) 12(10), 774–780

Iregui M, Ward S, Sherman G et al., Clinical importance of delays in the initiation of appropriate antibiotic treatment for ventilator-associated pneumonia. Chest (2002), 122(1), 262–8

Kollef M, Micek S, Hampton N et al., Septic shock attributed to Candida infection: importance of empiric therapy and source control. Clin Infect Dis (2012), 54(12), 1739–1746

Kumar A, Roberts D, Wood KE et al., Duration of hypotension before initiation of effective antimicrobial therapy is the critical determinant of survival in human septic shock. Crit Care Med (2006), 34(6), 1589–1596

Kumar A, Ellis P, Arabi Y et al. Initiation of inappropriate antimicrobial therapy results in a fivefold reduction of survival in human septic shock. Chest (2009), 136, 1237–1248

Le T, Bayer AS, Combination antibiotic therapy for infective endocarditis. Clin Infect Dis (2003), 36(5), 615–621

Leone M, Bechis C, Baumstarck K et al., AZUREA Network Investigators. De-escalation versus continuation of empirical antimicrobial treatment in severe sepsis: a multicenter non-blinded randomized noninferiority trial. Intensive Care Med (2014), 40(10), 1399–1408

Liesenfeld O, Lehman L, Hunfeld KP et al., Molecular diagnosis of sepsis: New aspects and recent developments. Eur J Microbiol Immunol (2014), 4(1), 1–25

Martin-Loeches I, Deja M, Koulenti D et al., EU-VAP Study Investigators. Potentially resistant microorganisms in intubated patients with hospital-acquired pneumonia: the interaction of ecology, shock and risk factors. Intensive Care Med (2013), 39(4), 672–681

Martinez JA, Nicolas JM, Marco F et al., Comparison of antimicrobial cycling and mixing strategies in two medical intensive care units. Critical Care Medicine (2006), 34(2), 329–336

Meyer E, Gastmeier P, Deja M et al., Antibiotic consumption and resistance: data from Europe and Germany. Int J Med Microbiol (2013), 303(6–7), 388–395

Micek S, Johnson MT, Reichley R et al., An institutional perspective on the impact of recent antibiotic exposure on length of stay and hospital costs for patients with gram-negative sepsis. BMC Infect Dis (2012), 12, 56

Peña C, Suarez C, Ocampo-Sosa A et al., Spanish Network for Research in Infectious Diseases (REIPI). Effect of adequate single-drug vs combination antimicrobial therapy on mortality in Pseudomonas aeruginosa bloodstream infections: a post Hoc analysis of a prospective cohort. Clin Infect Dis (2013), 57(2), 208–216

Raman K, Nailor MD, Nicolau DP et al., Early Antibiotic Discontinuation in Patients With Clinically Suspected Ventilator-Associated Pneumonia and Negative Quantitative Bronchoscopy Cultures. Crit Care Med (2013), 41(7), 1656–1663

Rello J, Ulldemolins M, Lisboa T et al., EU-VAP/CAP Study Group. Determinants of prescription and choice of empirical therapy for hospital-acquired and ventilator-associated pneumonia. Eur Respir J (2011) 37(6), 1332–1329

Roberts JA, Lipman J, Pharmacokinetic issues for antibiotics in the critically ill patient. Crit Care Med (2009), 37(3), 840–851, quiz 859

Roberts JA, Paul SK, Akova M et al., DALI-Study, DALI: Defining Antibiotic Levels in Intensive Care Unit Patients: Are Current β-Lactam Antibiotic Doses Sufficient for Critically Ill Patients? Clin Infec Dis (2014) 58, 1072–1083

Septimus EJ, Owens RC Jr., Need and potential of antimicrobial stewardship in community hospitals. Clin Infect Dis (2011), 53, Suppl 1, S8–S14

Singh N, Rogers P, Atwood CW et al., Short-course empiric antibiotic therapy for patients with pulmonary infiltrates in the intensive care unit. A proposed solution for indiscriminate antibiotic prescription. Am J Respir Crit Care Med (2000), 162(2 Pt 1), 505–511

Tamma PD, Cosgrove SE, Maragakis LL, Combination Therapy for Treatment of Infections with Gram-Negative Bacteria. Clin Microbiol Rev (2012), 25(3), 450–470

Tumbarello M, Viale P, Viscoli C et al., Predictors of mortaliy in bloodstream infections caused by Klebsiella pneumonia carbapenemase-producing K. pneumonia: importance of combination therapy. Clin Infect Dis (2012), 55(7), 943–950

Vincent JL, Rello J, Marshall J et al., International study of the prevalence and outcomes of infection in intensive care units. JAMA (2009), 302(21), 2323–2329

Thoraxröntgen auf der Intensivstation

Reinhard Roßdeutscher

Thoraxübersichtsaufnahmen stellen über 60% und mehr der Röntgenaufnahmen in der Thoraxchirurgie und in der Überwachung des Intensivpatienten dar [Krug 2005].

? Welche Aufgabe hat dabei die Thoraxaufnahme?

- Klärung von klinischen Symptomen, wie Fieber, Dyspnoe, Hämoptysen
- Nachweis/Ausschluss kardiopulmonaler Begleiterkrankungen bei extrathorakalen intensivpflichtigen Primärerkrankungen
- Kontrolle von Fremdmaterialien, wie Katheter, Sonden, Beatmungstuben, Drainagen
- Nachweis/Ausschluss von Komplikationen der Erkrankung, der ausgeführten Therapien und Eingriffe [Krug 2005]

In der Intensivstation verkürzt sich die Fragestellung oft schlagwortartig auf ein aktuelles Problem (Pneumonie? Atelektase? Pneumothorax? Stauung? ARDS? Pleuraerguss? Postoperative Probleme?) innerhalb einer komplexen Krankheit.

Die Ursache einer Lungenkrankheit beim Intensivpatienten zu bestimmen, ist oft frustranes Bemühen. Zahlreiche Primärerkrankungen können die Lunge befallen, Systemerkrankungen können die Lunge betreffen, isoliert oder in Überlagerung mit vorbestehenden Erkrankungen. Die verminderte Bildqualität trägt zur Frustration bei. Trotz dieser Probleme ist das

Verständnis für Zeitverlauf, radiologisches Erscheinen und Progress solcher Läsionen hilfreich, den Intensivpatienten zu verstehen [Goodman und Novelline 2003].

Die Röntgenaufnahme in einer Ebene hat die Beschränkung, dass ein dreidimensionales Objekt in einem zweidimensionalen Rahmen dargestellt wird und die Tiefendimension nicht direkt sichtbar wird, nur durch gezielte Analyse von Konturen fassbar wird [Felson und Felson 1950], sodass die Röntgenaufnahme nicht zwischen verschiedenen Weichteilen unterscheiden kann und keine Dichtemessung dieser Weichteile und anderer Partien möglich ist [Hounsfield 1979]. Computertomografie ist eine wertvolle Zusatzuntersuchung [Goodman und Novelline 2003].

? Wann und wie oft sollte der Intensivpatient geröntgt werden?
Es gibt keine starren Regeln.
- Bei Patienten mit kardiopulmonalen Erkrankungen: (fast) täglich bis evtl. mehrmals täglich.
- Bei nicht beatmeten Patienten mit extrathorakalen Erkrankungen und klinisch stabilem Zustand: zu Beginn des Intensivaufenthaltes, wenn nicht eine aktuelle Aufnahme vorliegt.
- Kontrollen erfolgen nach Bedarf, also bei klinischen Veränderungen, die ohne Röntgenbild unklar sind.
- Bei Patienten nach Operationen an Herz, Lunge oder Mediastinum: nach Bedarf bis täglich, auch mehrmals täglich.
- Nach aktuellen invasiven Maßnahmen [Krug 2005].

Während manche Autoren die Röntgenuntersuchung nach Bedarf favorisieren, ohne dass dabei ein Nachteil für die Patienten in Mortalität oder Dauer der Beatmung resultiere, halten andere die tägliche Röntgenuntersuchung weiter für wertvoll, solange die radiologischen Frühzeichen eines Ödems minutiös ausgewertet werden, dabei Patientenposition, Expositions- und Beatmungsdaten berücksichtigt werden [Milne 2010; Martin, Ely, Carroll 2002].

Die Analyse eines Thoraxröntgenbildes unter Intensivbedingungen zeigt Art und Lage von Kathetern, Drainagen und Tuben, zeigt die Pathologie von Lunge, Pleura, kardiovaskulärem System und Mediastinum, angrenzende Gebiete (Hals, Oberbauch), oft mit mehrdeutigen Ergebnissen, die dank Anamnese, Vergleich mit Voruntersuchungen und klinischen aktuellen Daten eingegrenzt werden, und sie gibt Hinweise auf hilfreiche oder erforderliche Zusatzuntersuchungen, wie bettseitige Sonografie oder aufwändigere Computertomografie.

In einer Untersuchung mit über 1000 konsekutiven ITS-Thoraxaufnahmen waren in 35% klinisch unerwartete Auffälligkeiten erkennbar [Bekemeyer et al. 1985].

Technische Grundlagen

? Welche technischen Voraussetzungen weichen ab bei der Liegeaufnahme des Thorax von der Standardaufnahme im Stehen?
- Schwächerer mobiler Generator.
- Fehlende Belichtungsautomatik.
- Schwierige Ausrichtung von Kassette und Zentralstrahl.

▲ Mangelnde Kooperationsfähigkeit des Patienten bei Lagerung, Inspirationstiefe und Atemstillstand.
▲ Aufnahme im Liegen mit kurzem Röhren-Objekt-Abstand und kurzem Röhren-Film-Abstand (etwa 100 cm), dadurch stärker divergierendes Strahlenbündel und AP-Strahlengang [Leitlinien der Bundesärztekammer zur Qualitätssicherung in der Röntgendiagnostik 1995].
▲ Rasterkassette, positioniert hinter dem Patienten, keine ganz fest definierte Lagerung, eine Fehllagerung ist leicht möglich.

? **Was folgt daraus für das Thoraxbild?**
Während beim PA-Bild im Stehen ein schmaleres Nutzstrahlenbündel und die filmnahe Position des Herzens eine normale Herzbreite bis höchstens 1:2 des maximalen Thoraxinnendurchmessers beträgt, ist in Rückenlage das Herz röhrennah und filmfern, relativ vergrößert abgebildet, die Relation von 1:2 kann bei noch normaler Herzgröße überschritten werden.

Abbildung 61 zeigt das schematisch, Abbildung 62 im Vergleich einer präoperativen Aufnahme PA (posterior-anteriorer Strahlengang), mit der postoperativen Liegeaufnahme AP (anterior-posteriorer Strahlengang).

Auch das Mediastinum wird im Liegen breiter abgebildet, u.a. durch die ventrale rechte Grenze der V. cava superior.

Eine Minderinspiration hebt das Herz in eine höhere Position im Thorax, dort ist der Querdurchmesser meist schmaler, deshalb erscheint das Herz in der Relation breiter [Milne und Pistolesi 1995]. Bei Minderinspiration überlagern Zwerchfell und Oberbauch die Lungenbasis, die Oberlappen werden vermindert belüftet.

Die geringere Röhrenleistung des mobilen Röntgengerätes, mit einer niedrigeren Aufnahmespannung, führt zu relativ dichterer Abbildung von Knochen und Weichteilen als bei einer Standardaufnahme im Stehen [Rodenwaldt 2011].

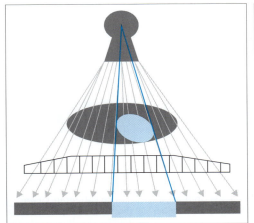
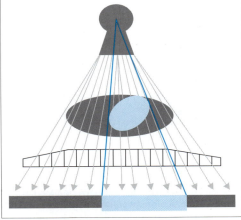

Abb. 61: Herzgröße PA und AP. **Links:** Strahlengang PA im Stehen – Herz filmnah und relativ schmaler. **Rechts:** Strahlengang AP im Liegen – Herz filmfern und relativ breiter

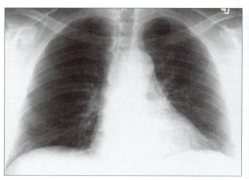
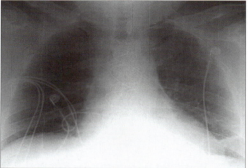

Abb. 62: Relative Herzgröße. PA im Stehen und AP im Liegen. **Links:** PA im Stehen – normale Herzgröße. **Rechts:** AP im Liegen – vergrößerte Abbildung der Herzgröße

> **?** **Welche Folgen haben Schräglagerung oder Kippung des Patienten für das Thoraxbild?**

Flache, gebeugte oder schräg gedrehte Position des Patienten führen zu Abbildungsverzeichnungen.

Die Herzachse verläuft von hinten rechts nach vorn links. Die Seitengrenzen des oberen Mediastinums sind rechts vorn (V. cava superior) und links hinten (absteigende Aorta).

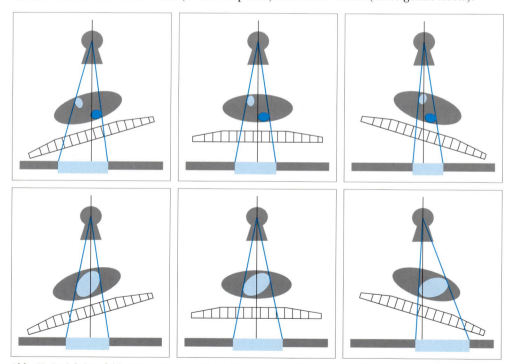

Abb. 63: Projektionsfehler von Herz- und Mediastinalbreite bei Drehung des liegenden Patienten. **Obere Reihe:** Mediastinalbreite anhand der Cava- und Aortakontur. **Untere Reihe:** Herzbreite. **Linke Spalte:** Drehung nach rechts verbreitert das Mediastinum, verschmälert das Herz im Bilde. **Mittlere Spalte:** gerade AP-Position, normale Breitenverhältnisse. **Rechte Spalte:** Drehung nach links verschmälert das Mediastinum, verbreitert das Herz im Bilde.

Eine Patientendrehung nach rechts bildet das Herz schmaler, die oberen mediastinalen Gefäße breiter als eine exakte AP-Position. Umgekehrt bildet eine Drehung nach links das Herz breiter, das obere mediastinale Gefäß schmaler als eine exakte AP-Position (s. Abb. 63).

Eine Rotation des Patienten kann Manubrium sterni oder Aortenbogen als Raumforderung verkennen lassen.

Abb. 64: Kyphoseprojektion. Tiefe Projektion der linksseitigen V. brachiocephalica (s. Venenkatheter) bei Kyphose oder kraniokaudalem Strahlengang

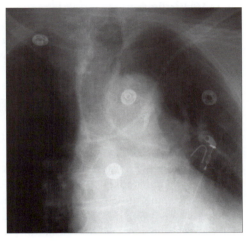

Eine Kippung des Patienten nach vorn (Kyphoseprojektion), eine deutliche echte Kyphose oder ein kraniokaudal ausgerichteter AP-Strahlengang senkt vordere Strukturen im Bild nach kaudal ab (s. Abb. 64), senkt also das Herz in den Oberbauchschatten. Umgekehrt hebt eine Kippung des Patienten nach hinten (Lordoseprojektion) oder ein kaudokranial ausgerichteter AP-Strahlengang vordere Strukturen im Bild nach kranial an, hebt also das Herz aus dem Zwerchfell heraus.

Ein Vergleich der benannten Strukturen und Maße im röntgenologischen Verlauf ist nur sicher bei ausreichend identischen Lagerungen des Patienten.

Es kann passieren, dass Randpartien des Patienten am Bildrand abgeschnitten sind; hier muss von Fall zu Fall entschieden werden, ob eine Wiederholung medizinisch nötig ist.

Systematische Analyse der Thoraxaufnahme

 Wie kann man die Thoraxaufnahme des Intensivpatienten analysieren?

- Identifikation, Zuordnung zum Patienten
- Wie lautet die aktuelle klinische Frage zum Bild?
- Wie ist die Inspirationstiefe?
- Ist der Patient rotiert?
- Prüfung der Fremdmaterialien, wie Katheter, Drainagen etc. Dies kann zu Beginn, auch am Ende der Analyse erfolgen.
- Prüfung der folgenden Positionen (die Reihenfolge ist nicht zwingend, aber alle Punkte sind zu beachten):
  - Knöcherner Thorax, Weichteile der Thoraxwand
  - Zwerchfellhälften

- Randwinkel (Sinus phrenico-costales)
- Transparenz/Dichte des Lungenparenchyms
- Gerüst-/Gefäßzeichnung/Fissuren
- Hili
- Herz und Gefäßband
- Mediastinum
- Trachea und zentrale Bronchien
- Da keine Seitenaufnahme verfügbar ist, sind verborgene Regionen zu prüfen: Lungenapex, Lunge und linker Mediastinalrand retrokardial, Lungenbasis hinter der Zwerchfellkuppel.

Ein auffälliger Befund kann die Aufmerksamkeit auf sich ziehen und andere Befunde und Beobachtungen zurückdrängen.

Vergleich der aktuellen Aufnahme mit der unmittelbaren und möglichst mit einer älteren Voraufnahme.

Ist die aktuelle Frage, ist das akute klinische Problem tatsächlich berücksichtigt? [De Lacey, Morley, Berman 2008]

Wird z.B. eine umschriebene Verdichtung im Lungenparenchym erkannt, so folgt die Analyse:
- Wie scharf begrenzt ist die Verdichtung?
- Wie dicht ist sie, weichteil- bzw. flüssigkeitsdicht oder dichter?
- Ist ein Pneumobronchogramm darin?
- Ist eine Kavitation darin?
- Überkreuzt die Verdichtung einen Lappenspalt?
- Gibt es dazu Pleuraveränderungen, Skelettveränderungen, Lymphadenopathie? [Jenkins 2005]

Fremdmaterial (Tuben, Katheter u.a.)

? Welches sind häufige medizinische Fremdmaterialien auf Thoraxaufnahmen und wo sollen sie liegen?

Die Intensivmaßnahmen erfordern Tuben, Sonden, Katheter, Drainagen etc., deren gewünschte Position in der Tabelle 70 angegeben ist.

Weitere Fremdkörper im Thoraxbild u.a. nach Herz- oder sonstiger Thoraxchirurgie sind z.B. Extrakorporal-Life-Support-Kanülen, temporäre epikardiale Schrittmacherelektroden, Linke-Vorhof-Katheter, Unterstützungspumpen (left ventricular assist device, LVAD) und mediastinale Drainagen.

? Welches sind typische Fehllagen und Komplikationen dieser Fremdmaterialien?
Fehllagen des Trachealtubus sind:
- im Ösophagus,
- zu hoch mit Gefahr der Stimmbandverletzung,
- zu tief mit einseitiger Intubation (röntgenologisch: seitendifferente Belüftung bzw. Schwärzung der Lungenhälften),

Tab. 70: Tuben, Sonden, Katheter, Drainagen und ihre korrekten Positionen

Trachealtubus	Spitze etwa 5–7 cm über Carina, > 3 cm unter Stimmlippen Tubusbreite $1/2$ bis $2/3$ des Trachealdurchmessers Keine Aufdehnung durch den Cuff Bei Tracheostoma: $1/2$ bis $2/3$ von Stoma zur Carina
Magensonde/Ernährungssonde	Seitenlöcher/Spitze unter dem linken Hemidiaphragma im Magen/Duodenum
ZVK, Druckmessung, auch Portkatheter	V. cava superior, Vv. brachiocephalicae
ZVK, Ernährung, auch Portkatheter	V. cava superior
Pulmonalarterienkatheter	Pulmonalarterie innerhalb 2 cm von Mediastinalgrenze
Intraaortale Ballonpumpe	Knapp unter Aortenbogenkontur
Herzschrittmacher (RV)	AP-Bild: über Herzspitze (Lateral: anteroinferior retrosternal)
AICD	V. cava superior/RV
Pleuradrainage	Eingang meist in mittlerer Axillarlinie 6.–8. ICR **Cave:** Zwerchfellposition kann ab dem 5. ICR liegen! Richtung anteriorsuperior (Pneumothorax) Richtung posteriorsuperior (Erguss) Bei lokulären Flüssigkeitsansammlungen als gezielte Drainagen, evtl. unter DL, Sono legen

AICD = automatic implantable cardioverter defibrillator, ICR = Intercostalraum, RV = right ventricle

- Lazeration, außerhalb der Trachea, mit Gefahr des Pneumothorax, des Pneumomediastinums, des subkutanen Emphysems, alle röntgenologisch erkennbar, und Gefahr der Mediastinitis, evtl. durch Mediastinalverbreiterung oder Gaseinschlüsse erkennbar,
- Stenose an Tracheostoma oder Tubusspitze, evtl. röntgenologisch erkennbar.

Fehllagen und Komplikation von Magensonden sind:
- in den Luftwegen oder aufgerollt im Pharynx,
- intraösophageal zu hoch, Seitenlöcher im Ösophagus, mit Gefahr des Refluxes mit Aspiration

Fehllagen und Komplikation der Ernährungssonden sind:
- zu hoch im Magen, mit Gefahr des gastroösophagealen Refluxes und Aspiration,
- beim Einführen über Führungsdraht die Gefahr des Perforation mit Pneumothorax, Lungenabszess.

Der zentrale Venenkatheter soll zentral der Venenklappen liegen (die Letzten sind in V. subclavia und V. jugularis etwa 2–2,5 cm vor dem Zusammenfluss zur V. brachiocephalica). Die V. cava und Vv. brachicephalicae haben keine Klappen, einziges Problem vor dem rechten Vorhof kann Fehlposition in der Azygosvenenmündung sein.

Primär können aber bis zu 40% Fehllagen auftreten, teils mit Komplikationen:
- Zu hohe Lage mit Störung der Druckmessung durch Venenklappen
- Zu tiefe Lage im Atrium, mit Folgen der Arrhythmie oder Perforation

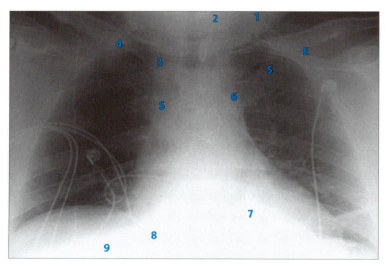

Abb. 65: ZVK-Fehllagen. E = Eingang in linker V. subclavia, S = Spitze in der V. cava superior vorgesehen. Fehllagen – **1** V. jugularis, **2** externe Halsvene, **3** V.-jugularis-Mündung der Gegenseite, **4** V. subclavia der Gegenseite, **5** V. thoracica interna, **6** akzessorische linksseitige V. cava superior, **7** Sinus coronarius, **8** V. cava inferior, **9** Lebervene

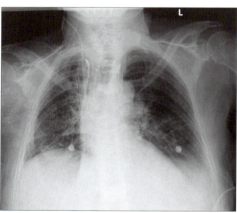

Abb. 66: Katheterfehllage. Jugulariskatheter von rechts, läuft in die linke V. brachiacephalica

Der lege artis eingeführte Katheter kann auch ohne solche Komplikationen zahlreiche Fehllagen zeigen (s. Abb. 65 und 66).

Komplikationen bei der Anlage können sein:
- Pneumothorax, röntgenologisch ein strukturfreier Pleuraraum.
- Blutung an der Punktionsstelle, Perforation der Vene oder arterielle Punktion (röntgenologisch eine apikale subpleurale Verbreiterung oder Mediastinalverbreiterung, s. Abb. 67).
- Paravasale Infusion in Mediastinum oder Pleuraraum, röntgenologisch als Mediastinalverbreiterung bzw. vermeintlicher Pleuraerguss (Infusothorax).
- Arterielle Lage, röntgenologisch evtl. atypischer Verlauf.
- Katheterfragmentation, Fragmentembolie, mit Perforation, Arrhythmie, Sepsis, Lungenarterienembolie, mykotisches Aneurysma; röntgenologisch bei Fragmentation zu kurze Katheterlänge, Katheterfragment in der Lunge.
- Pulmonalarterienkatheter können bei peripherer Lage Obstruktion und nachfolgend Lungeninfarkt hervorrufen.
- Thrombusbildung an der Katheterspitze, auch an Portkathetern, zeigt bei Kontrolle gestörten Kontrastmittelabfluss, mit Depotbildung des Kontrastmittels (s. Abb. 68).

Abb. 67: Pleurahämatom nach Fehlpunktion der V. subclavia. Breite Pleuraverdichtung durch Hämatom. Zirkuläre Verdichtung, breite apikale haubenförmige Verdichtung

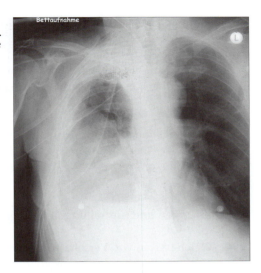

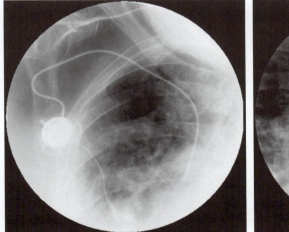
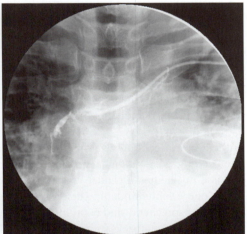

Abb. 68: Katheterthrombus (hier an einem Portkatheter). Handinjektion von wenigen Millilitern Kontrastmittel. **Links:** unauffällig, freier Kontrastmittelabstrom. **Rechts:** Kontrastmitteldepot an der Katheterspitze bei umgebendem Thrombus

Komplikationen der Pleuradrainage sind:
- Blutung aus Interkostalgefäß
- Hämatom
- Verletzung von Zwerchfell, Leber, Milz, Magen
- Perforation der Pleura visceralis und Lunge
- Bronchopleurale Fistel
- Interlobäre oder extrapleurale Lage
- Verstopfung
- Entfaltungsödem der Lunge

[Attili und Kazerooni 2004]

Verschattungen und Aufhellungen. Ihre Differenzialdiagnose. Lungenpathologie

Verdichtungen, Verschattungen

Der Intensivpatient hat das Risiko von Pneumonie, Atelektase (z.B. durch obstruierendes Sekret), Pleuraerguss, Lungenhämorrhagie, Lungeninfarkt.

Aufhellungen

Pneumothorax ist häufig bei Intensivpatienten, meist eine Folge mechanischer Beatmung, seltener als Folge einer Katheteranlage. Auf Liegeaufnahme ist ein Pneumothorax oft schwer erkennbar.

Verschattungen und Aufhellungen in Projektion auf die Lungenfelder

 Welche Arten von Verschattung oder Aufhellung gibt es auf der Thoraxaufnahme des Intensivpatienten?

Verschattungen – echt oder vermeintlich – in Projektion auf die Lunge können durch Dichtezunahme in der Lunge bedingt sein, durch die Lunge überlagernde Flüssigkeit im Pleuraraum oder durch Dichte- oder Dickezunahme bzw. vorbestehende Dickedifferenz der Thoraxweichteile.

Dementsprechend sind beim Intensivpatienten v.a. zu berücksichtigen:
- Atelektasen, Pneumonie, Infarkt, Lungenödem, ARDS, Tumoren
- Pleuraerguss, Pleuraempyem, Pleurahämatom
- Wandödem, Wandhämatom

Aufhellungen – echt oder vermeintlich – in Projektion auf die Lunge können durch Strukturrarefizierung oder Volumenzunahme des Lungenparenchyms bedingt sein, durch Lufteinschlüsse im Pleuraraum oder durch Lufteinschlüsse in den Wandweichteilen, auch durch Dicke- oder Dichteminderung der Wandweichteile oder Seitendifferenz der Weichteildicke.

Dementsprechend sind beim Intensivpatienten v.a. zu berücksichtigen:
- Bullae, Pneumatozelen, Emphysem, Überblähung (vikariierendes Emphysem) neben einer Schrumpfung, Kavernen, Tumorzerfallshöhlen, Lungenabszesse
- Pneumothorax, Spannungspneumothorax
- Weichteilemphysem, Defekte oder sonstige Verdünnung der Wand

Die genannten Veränderungen der Thoraxwand sind häufig auch außerhalb der Lungenfelder, in den angrenzenden seitlichen Wandpartien am Oberbauch oder über der Lunge in Schulter- und Halsweichteilen zu finden. Dieses hilft, Wandprozesse von intrathorakalen Veränderungen zu unterscheiden.

Verschattungen der Lunge und der Pleura

Im Folgenden werden als für die Intensivstation relevante Verschattungen besprochen.

Innerhalb der Lunge
- Atelektase
- Alle Formen der Pneumonie (alveolär und interstitiell, Aspirationspneumonie)
- Lungeninfarkt

Außerhalb der Lunge
- Pleuraerguss
- Andere pleurale Flüssigkeitsansammlung

 Welche unterschiedliche Verschattungen gibt es innerhalb des Lungenparenchyms?

Die 2 Verschattungsmuster in der Lunge
Das Lungenparenchym kann wegen seines Aufbaus mit dem Alveolarraum, belüftet über das Tracheobronchialsystem, und mit dem Interstitium, dem Lungengerüst, entsprechend 2 verschiedene Typen der Verdichtung zeigen.

Alveoläres Muster. Die Alveolarräume sind mit Flüssigkeit gefüllt (Eiter, Aspirat, Sekret etc.). Dadurch entstehen kleine unscharfe Fleckschatten von der Größe eines sekundären Lobulus oder Azinus, also von wenigen Millimetern bis zu 1 oder 2 cm im Durchmesser. Die Unschärfe entsteht durch nicht gefüllte Alveolen im Randbereich der Lobuli und Azini. Diese kleinen Schatten können aber konfluieren, sodass daraus größere Schatten entstehen, bis zur Größe eines Segmentes, eines Lappens oder eines Lungenflügels. Wenn die Bronchien hierin nicht verlegt sind, sondern noch Luft führen, dann können sie als typische Aussparungen in den alveolären Schatten gesehen werden (bezeichnet als Luftbronchogramm, Bronchopneumogramm, Pneumobronchogramm, air bronchogram etc.). Dieses Luftbronchogramm beweist den alveolären Sitz der Verschattung. Es unterscheidet damit von Flächenschatten ohne Bronchien, wie extrapulmonaler Pleuraerguss. Die Aussparung von Alveolarräumen am Rand alveolärer Verschattungen führt zu dem oft unscharfen Rand von pulmonalen Infiltraten; Aussparungen in einer alveolären Verdichtung sind noch belüftet und heißen Pneumoalveologramm.

Typisch ist das alveoläre Muster für die lobäre Pneumonie, die Bronchopneumonie, den Infarkt, die Lungenhämorrhagie, teils auch für die Atelektase. Bildbeispiele werden im entsprechenden Abschnitt gezeigt.

Interstitielles Muster. Von dem Interstitium, dem Lungengerüst, ist im Normalfall fast nichts zu erkennen. Es setzt sich zusammen aus dem Bindewebsgerüst, den Pleurablättern, führt die Bronchien, Lungengefäße und Lymphbahnen und Lymphspalten; es enthält Flüssigkeit, Zellen, Zellelemente, Eiweiß und grenzt sich mit der Alveolarmembran vom Alveolarraum ab. Im Normalfall sind nur die Gefäße, größere Bronchuswände und von der Pleura nur orthograd getroffene Lappenspalten zu sehen.

Pathologische Veränderung des Interstitiums ergibt kleine scharfe noduläre Verdichtungen, lineare, retikuläre Verdichtungen, Kombination als retikulonoduläres Muster, zystische oder Ringmuster, kleinwabiges Muster der Fibrose (Honeycombing), auch Milchglasverschattung (ground-glass opacity).

Anmerkung: Das Milchglasmuster ist aber vieldeutig, kann sowohl alveoläre Ursache bei unvollständiger Füllung der Alveolen, alveolären Kollaps als auch echte interstitielle Ursache mit Verdickung, Zelleinlagerung oder Faserverstärkung haben [Heitzman 1984].

In Lungenpartien, in denen das Interstitium rarefiziert ist oder ganz fehlt (z.B. Emphysem, Bulla), ist deshalb eine diffuse interstitielle Verdichtung relativ geringer oder fehlt ganz.

Typisch ist das interstitielle Muster für die akute interstitielle Pneumonie, manche Viruspneumonie, Miliartuberkulose, Lungengerüsterkrankungen, wie Fibrose, Pneumokoniosen, Lymphangiosis carcinomatosa, Verdickung von Interstitium mit Gefäßen bei der intrapulmonalen Stauung und Ödem, bevor alveoläres Ödem auftritt. Verstärkt sind die Interlobularsepten, die röntgenologisch als sog. Kerley-Linien auftreten.

 Welche hilfreichen Röntgenzeichen gibt es für die Einordnung einer Lungenverschattung in der Bildtiefe (dritte Ebene), ohne ein zusätzliches Seitenbild?

Silhouetten-Zeichen
Tritt eine pulmonale alveoläre Verdichtung auf (Pneumonie, Atelektase) und hat diese Verdichtung Kontakt zur Silhouette des röntgenologisch weichteildichten Mediastinums, des Herzens oder des Zwerchfells, dann löscht diese röntgenologisch weichteildichte Verschattung dort umschriebene Kontur visuell aus (= positives Silhouetten-Zeichen) oder macht sie unscharf [Felson und Felson 1950]. Dadurch ergeben sich typische Konturstörungen, sie verweisen auf den betroffenen Teil der Lunge:
- Herzrand links/rechts (Lingula des linken Oberlappens, Mittellappen)
- Vordere Mediastinalkontur links/rechts (vordere Oberlappensegmente der betreffenden Seite)
- Hintere Mediastinalkontur links (Aorta descendens)/rechts (Unterlappen apikal und dorsal der jeweiligen Seite)
- Zwerchfell links/rechts (Unterlappenbasis der jeweiligen Seite)

Die Zwerchfellkontur wird ebenso durch angrenzenden subpulmonalen (röntgenologisch flüssigkeits- bzw. weichteildichten) Erguss ausgelöscht.

In seltenen Fällen kann eine kaudokranial verkippte AP-Aufnahme eine linksseitige Zwerchfellunschärfe hervorrufen und eine dortige Unterlappenverdichtung vortäuschen [Zylak, Littleton, Dinizch 1988].

Zeichen der extrapulmonalen Verdichtung
Eine Läsion der Thoraxwand, des Mediastinums oder der Pleura, dort meist ein Pleuraerguss, meist flach auslaufende Ränder und stumpfe Winkel zur Thoraxwand oder Mediastinum. Dies wird als „auslaufender Rand" bezeichnet. Dagegen zeigen intrapulmonale Läsionen meist spitze Winkel zur Wand.

Thoraxröntgen auf der Intensivstation 345

Abb. 69: Pleuraerguss. Auslaufender Rand. Pleuraerguss links lateral entlang der Wand. Auslaufender Rand (flacher Winkel)

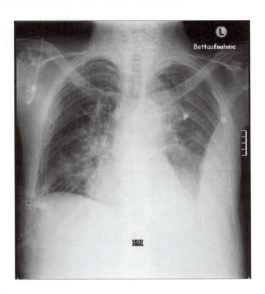

Atelektasen

Atelektase ist die häufigste Ursache pulmonaler Verdichtung bei Intensivpatienten [Goodman und Putman 1992]. Sie ist definiert als Volumenverlust der Lunge, dies geht mit Verlust an Belüftung einher [Fraser 1985].

? Welche Röntgenzeichen gibt es bei der Atelektase?

◢ Volumenverlust, mit Verkleinerung und Verdichtung eines Lungenabschnitts
◢ Volumenverlust als
  – Lineare Verdichtungen, bandförmig (subsegmental): subsegmental-linear, bandförmig (s. Abb. 70)
  – Fokal segmental: segmental bis fokal-segmental verdichtet
  – Fleckig (segmental)
  – Fleckig (mehr als segmental, sublobär): partial fleckig, wie Pneumonie
  – Lappenkollaps: lobär, homogen dicht, Form eines Lappens mit Volumenverlust
◢ Konkave Grenzen
◢ Beziehung zum Hilus besteht
◢ Hilusverziehung
◢ Zwerchfellanhebung, Transparenzerhöhung durch Überblähung in angrenzenden oder kontralateralen Lungenpartien [Sakka und Wappler 2013]
◢ Luftbronchogramme möglich
◢ Ausgelöschte Konturen der weichteildichten Nachbarschaft:
  – Herzrand links/rechts (Lingula, Mittellappen)
  – Vordere Mediastinalkontur links/rechts (vordere Oberlappensegmente)
  – Hintere Mediastinalkontur links (Aorta descendens)/rechts (Unterlappen apikal und dorsal)
  – Zwerchfell links/rechts (Unterlappenbasis)

- Vorwiegend basal, linker Unterlappen
- Rascheres Erscheinen und Verschwinden als bei Pneumonie

Die leicht übersehene retrokardiale Atelektase im linken Unterlappen zeigt Konturauslöschung des linken Zwerchfells und der absteigenden Aorta, Verschattung mit Maskierung der Unterlappenarterien, Kaudalisation des linken Hilus oder Hauptbronchus (s. Abb. 71a–c).

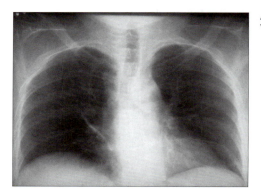

Abb. 70: Plattenatelektase. Bandförmige schräge Verdichtung im rechten Unterfeld am Herzrand

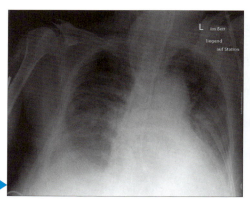
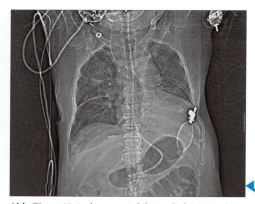
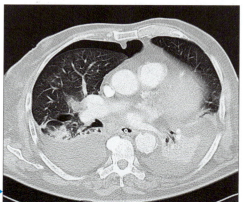

Abb. 71a–c: Unterlappenatelektase links. Unterlappenatelektase links im Pleuraerguss. **a:** Thoraxaufnahme im Liegen, auslaufender Pleuraerguss beidseits; der Pleuraerguss löscht die Kontur des linken Zwerchfells und der absteigenden Aorta aus und maskiert die Unterlappenatelektase. **b:** Im CT-Topogramm ist die Atelektase mit Bronchusverschluss erkennbar; Pneumothorax rechts ventrobasal. **c:** Die Unterlappenatelektase links liegt innerhalb des Pleuraergusses; der Pneumothorax rechts ist deutlich sichtbar.

Wenn lineare, subsegmentale oder segmentale Verdichtung auftritt, ist das meist kein diagnostisches Problem. Fleckige Verdichtung ohne klar erkennbaren Volumenverlust wird differenzialdiagnostisch leicht verwechselt mit Pneumonie oder Infarkt.

Primäre Atelektase tritt rasch auf, verändert sich schnell, v.a. nach Therapie. Atelektase ist eine starke Verdachtsdiagnose für Verdichtungen bei Patienten nach Abdomen- oder Thoraxoperation, Thoraxtrauma oder neuromuskulären Erkrankungen. Vergesellschaftung mit Pneumonie oder Lungenembolie tritt auf.

Beim bettlägerigen Intensivpatient v.a. dorsale Entstehung, dabei ist eine retrokardiale Atelektase schwer zu erkennen, wird oft übersehen (s. Abb. 71a).

Abwesenheit von Luftbronchogrammen spricht für Mukusverlegung [Goodman und Novelline 2003].

Pneumonien

Pneumonie ist die meist durch Infektion hervorgerufene akute oder chronische Entzündung des Lungengewebes; andere Ursache sind allergische, physikalische oder chemische Noxen. Die nicht infektiös bedingte, entzündliche Reaktion des Lungengewebes auf physikalische oder chemische Noxen wird als Pneumonitis bezeichnet.

Von einer Pneumonie im Gegensatz zum Atemwegsinfekt (Bronchitis) kann man erst sprechen, wenn Lungeninfiltrate sichtbar sind [Krahe 1998].

Sicherstes Zeichen eines Infiltrates ist ein Pneumobronchogramm [Lunge im Netz].

Bei Intensivpatienten liegen oft nosokomiale Infektionen vor (Beginn > 72 h nach Hospitalaufnahme). Sie unterscheiden sich im Erregerspektrum von den ambulant erworbenen Pneumonien. Auch diese können so stark sein, dass wegen der Ausdehnung der Entzündung oder wegen Vorschädigung der Lunge eine Intensivtherapie nötig ist [Schaefer-Prokop 2009]. Nosokomiale Pneumonien sind eher mit Komplikation durch Empyem oder Abszess behaftet als ambulant erworbene Pneumonien.

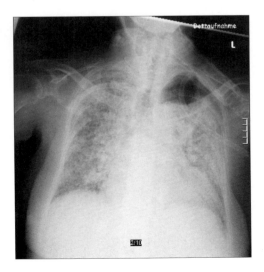

Abb. 72: Bilaterale Pneumonie. Bilaterale bakterielle Pneumonie mit Pneumobronchogrammen beidseits

? Welche Röntgenzeichen gibt es bei den verschiedenen Formen der Pneumonie?
Wichtigstes Röntgenzeichen der Pneumonie ist das Infiltrat, die alveoläre Verdichtung. Sie kann von einer geringen umschriebenen Verdichtung bis zu einer Totalverschattung eines ganzen Lungenflügels reichen. Das Pneumobronchogramm ist oft vorhanden, aber nicht zwingend. Durch Sekretverlegung der Bronchien innerhalb einer alveolären Verdichtung kann das dann nicht mehr lufthaltige, sondern flüssigkeitsdichte Lumen nicht mehr vom flüssigkeits- bzw. weichteildichten Parenchym unterschieden werden.

Die lobäre Pneumonie (z.B. durch Streptokokkus pneumoniae, auch Klebsiella, Legionella, Mykoplasmen) entsteht mit Inhalation der Erreger in subpleurale Zonen der Lunge, Ausbildung eines hämorrhagischen Ödems, rascher Vermehrung der Keime, Leukozyteneinstrom, Ausbreitung der Entzündung über terminale Luftwege und Kohn-Poren. Sie zeigt diese flächigen konfluierenden Verdichtungen mit oder ohne Pneumobronchogramm. Ganze Lappen oder ein oder mehrere Segmente eines Lappens (sublobäre Form) sind betroffen. Eine Expansion durch Ödem ist möglich, v.a. bei gramnegativen Keimen (Klebsiella); siehe Abbildung 73.

Die Bronchopneumonie (z.B. durch Staphylokokkus aureus, gramnegative Keime, Anaerobier, Legionella) entsteht durch Inhalation der Organismen zum Epithel der distalen Atemwege (Bronchien, Bronchiolen), nachfolgend Ulzeration, peribronchioläres Exsudat, dann Ausbreitung durch Luftwege zu peribronchialen Alveolen (Ödem, Eiter). Sie zeigt lobuläre

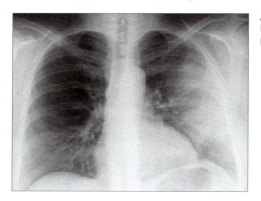

Abb. 73: Lobärpneumonie. Flächenhaftes pulmonales Infiltrat, einige Pneumobronchogramme (Lobärpneumonie durch Chlamydien)

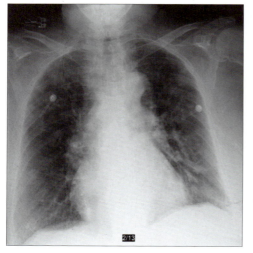

Abb. 74: Bronchopneumonie. Fleckige Infiltrate. Mehrere Keime im Bronchialsekret gesichert (Hämophilus, Candida, E. Coli)

Abb. 75: Ausgedehnte (sublobäre) Bronchopneumonie. Bilaterale Bronchopneumonie, links Übergang in flächenhafte Lobärpneumonie. Pneumobronchogramme

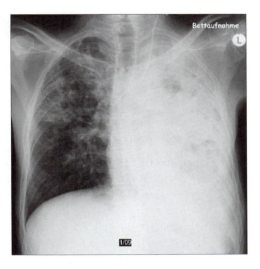

Verteilung, fleckige bis konfluierende Verdichtungen ohne Bronchopneumogramm [Heitzman 1984]; siehe Abbildung 74. Ein röntgenologischer Progress bis zur Lobärpneumonie ist möglich (s. Abb. 75).

Eine interstitielle Pneumonie (z.B. durch Viren) hat Ödem und mononukleäre Zellinfiltration um die Bronchien- und Bronchiolarwände, mit Ausdehnung in das Interstitium und die Alveolarwände. Sie ist durch visuelle Verstärkung der interstitiellen Strukturen gekennzeichnet, mit streifigen oder kleinnodulären Verdichtungen; Verdickung der Bronchialwände als „Schienenzeichen", retikuläres Muster und perihiläre Verteilung treten auf. Bei Befall der großen Luftwege können v.a. diese Zeichen beobachtet werden, kann aber auch eine unauffälliges Röntgenbild vorliegen. Sind kleine Luftwege betroffen (Bronchiolitis), kann ebenso das Röntgenbild unauffällig sein oder eine Überblähung durch air trapping distal der stenosierenden Bronchiolitis bestehen. Beteiligung der Alveolen führt zu diffusen retikulonodulären Verdichtungen oder fokalen fleckigen Konsolidierungen [McLoud 1998].

Hämatogen gestreute Pneumonien („septische Infarkte") haben eine bakterielle Infektion als Ausgangspunkt, z.B. Endokarditis der Trikuspidalklappe, infizierte Venenthromben im Körperkreislauf, Infektionsherde bei Drogenabhängigen, oder nehmen Ausgang von venösen Kathetern. Röntgenologisch bestehen multiple, an der peripheren Pleura liegende, rundliche oder keilförmige Infiltrate ohne oder mit Einschmelzungen; wegen der hämatogenen Ausbreitung treten sie häufig in den Unterlappen auf. Pneumobronchogramme und rundliche Lufteinschlüsse (Pseudokavitationen) sind möglich. Vor allem bei hämatogener Streuung von granulomatösen Infektionen entstehen multiple miliare Herde [McLoud 1998].

? **Welche Röntgenzeichen weisen auf Komplikationen einer Pneumonie hin?**
Begleiterscheinungen und Komplikationen der Pneumonie sind:
- Kavitation
- Pneumatozele
- Lymphknotenbeteiligung in Hilus oder Mediastinum
- Pleuraerguss, Empyem
- Fistel

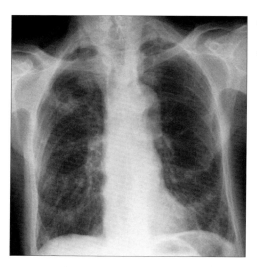

Abb. 76: Kavitation einer Pneumonie. Bilaterale Bronchopneumonie. Im rechten Oberfeld herdförmige Infiltration mit unscharfem Außen- und scharfem Innenrand

Die Kavitation (v.a. bei Staphylokokkus aureus, Streptokokkus, gramnegativen Erregern, Anaerobiern) kann lokalisiert als Lungenabszess auftreten, einzeln, umschrieben, mit Bronchusanschluss, dann mit Austausch von Nekrose gegen Luft. Vorhandene Luft-Flüssigkeits-Spiegel sind aber wegen der Aufsicht auf den liegenden Patienten nicht als Spiegelkontur sichtbar. Die Wände des Abszesses sind glatt oder unregelmäßig.

Multiple Kavitationen liegen bei nekrotisierender Pneumonie vor (röntgenologisch kann eine alveoläre flächenhafte Konsolidierung in kleinherdigem Emphysem dies vortäuschen) [Forster et al. 1993]. Bei Arteriitis oder Thrombosen entstehen ischämische Nekrosen oder Gangrän (Klebsiella, lappenvergrößernde Infekte), es zeigen sich multiple Kavitationen mit Luft-Flüssigkeits-Füllung; Nekrosematerial kann als intrakavitäre Masse erscheinen.

Pneumatozele (durch virulente Organismen wie Staphylokokkus aureus) ist eine subpleurale Luftansammlung durch Alveolarrupturen; röntgenologisch erkennbar sind einzelne oder multiple zystische Lufteinschlüsse mit glatter, dünner Wand.

Auf Thoraxaufnahmen sichtbare Lymphknotenvergrößerungen sind ungewöhnlich bei den meisten bakteriellen oder viralen Pneumonien. Ausnahmen stellen dar: Mycobacterium tuberculosis, Pasteurella tularensis, Yersinia pestis. Eher besteht Lymphknotenbeteiligung bei Pilzinfekten und bei langanhaltenden bakteriellen Infekten mit Kavitationen. Häufiger als die Übersichtsaufnahme kann die CT Lymphknoten über 1 cm Größe bei den meisten bakteriellen Pneumonien nachweisen.

Pleuraerguss ist als parapneumonische Begleiterscheinung einer Pneumonie häufig. Eine Infektion zum Empyem ist möglich (s. Abb. 77).

Eine bronchopleurale Fistel als Komplikation einer Pneumonie geht von einer peripheren Infiltration und Kavität aus (s. Abb. 78). Röntgenologisch kommen zu den Zeichen der Kavität die Zeichen eines Fluidopneumothorax hinzu [McLoud 1998].

Abb. 77: Raumforderndes Pleuraempyem. Raumforderndes Empyem beidseits. **Rechts:** laterale extrapulmonale homogene Raumforderung (auslaufende Ränder) mit Teilkompression des Lungenflügels. **Links:** basodorsale, unscharf auslaufende homogene Verdichtung. Vor bilateraler Drainage

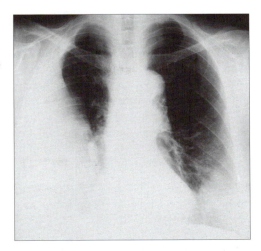

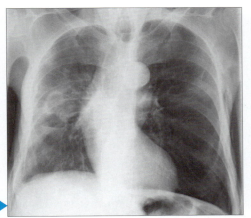

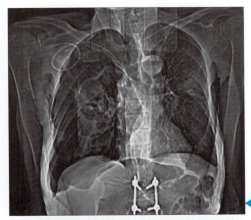

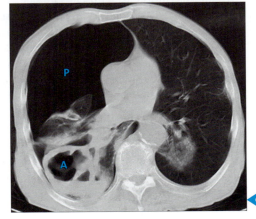

Abb. 78a–c: Bronchopleurale Fistel durch Lungenabszess. Bilaterale fokale Pneumonie, rechts mit Abszessbildungen (**a**). Pneumothorax rechts bei bronchopleuraler Fistel aus Abszess. CT-Topogramm (**b**). Pneumothorax rechts (**P**). Abszess (**A**) im rechten Lungenflügel dorsal. CT (**c**)

Erreger und typische Formen der Pneumonie

? Kann das Thoraxbild Aufschluss über einen speziellen Erreger geben?
Es liegen Zusammenstellungen von radiologischen Mustern bei einzelnen Erregern vor; z.B. [Schaefer-Prokop 2009]. Sie nennen aber keine spezifischen Muster, sondern sind hilfsweise zur Eingrenzung des Erregerspektrums anwendbar.

Insbesondere gilt:
- Streptokokkus pneumoniae verursacht eine Lobärpneumonie.
- Staphylokokkus, Klebsiella und Pseudomonas verursachen Bronchopneumonie, mit der Gefahr der Kavitation (s. Abb. 79).

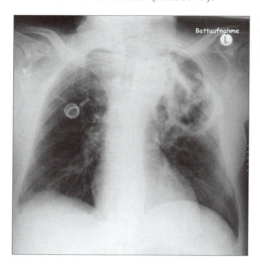

Abb. 79: Kavitation einer Pneumonie. Einschmelzende bzw. abszedierende Pneumonie des linken Oberlappens (Staphylokokkus aureus); unregelmäßige grobwandige Ringstruktur

Bei Klebsiella-Pneumonie ist eine Volumenvergrößerung der infizierten Lunge typisch. Staphylokokkus tritt oft als septische Embolie auf [Schaefer-Prokop 2009].

Atypische Infektionen (Virus, Mykoplasmen, andere atypische Erreger) können von Milchglasverdichtungen bis zu großflächigen Verdichtungen reichen. Viruspneumonien folgen dem Bild der interstitiellen Pneumonie. Mykoplasmapneumonie ist diffus retikulonodulär bis zu fleckiger Konsolidierung, auch mit Lymphknotenvergrößerung. Ähnlich zeigen Chlamydienpneumonien fleckige oder homogene lokale Verschattung (Mittellappen, Unterlappen). Legionella-Pneumonie ist eine rasch bilateral ausgebreitet Konsolidierung, eher in den Oberlappen [McLoud 1998].

Pneumocystis zeigt Milchglasverschattung, kleinherdige Parenchymdefekte, retikuläre Muster.

Bei den Pneumonien durch Tuberkulose ist auf der Intensivstation eher die reaktivierte Tuberkulose anzutreffen, mit Befall im apikalen und posterioren Oberlappen, im apikalen Unterlapppen, mit fleckiger Konsolidierung und Kavitationen, und mit bronchogener Ausbreitung (s. Abb. 80).

Komplikationen sind Miliartuberkulose (hämatogene interstitielle disseminierte Streuung), Pneumothorax, endobronchiale Tuberkulose mit lobärer oder segmentaler Atelektase, tuberkulöses Empyem und bronchopleurale Fistel. Eine der primären Tuberkuloseform entsprechende Tuberkulose-Pneumonie des Intensivpatienten betrifft v.a. AIDS-Patienten.

Abb. 80: Lungentuberkulose. Links flächenhafte pneumonische Ausbreitung bei reaktivierter Lungentuberkulose. Streuung in den rechten Lungenflügel (bronchopneumonische Form)

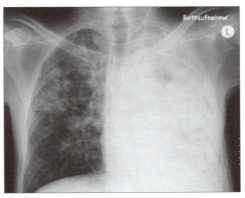

Pilzinfekte treten beidseitig auf, fleckig-bronchopneumonisch und herdförmig. Invasive Aspergilluspneumonien zeigen am Rand von infektiösen Herden oft einen Milchglas-Halo (CT). Aggressiver Progress mit Pleuraerguss und Wandinfiltration weist auf Aktinomykose hin.

Unter den Protozoeninfekten kann ein Amöbeninfekt der Leber einen subpleurale vorwiegend rechtsseitigen Pleuraerguss auslösen, ein Abszess kann aus der Leber in die Lunge vordringen, mit Pneumonie bis zu Abszess mit Kavitation.

? Welche Besonderheiten gibt es an Röntgenzeichen bei Patienten mit Immunschwäche oder AIDS?

Immungeschwächte Patienten (ohne AIDS) zeigen:
- Lobäre oder segmentale Konsolidierung, auch mit Kavitation (gramnegative und grampositive Keime, Legionella)
- Noduli mit raschem Wachstum und Kavitation (Pilze, Nocardia, Legionella, Staphylokokkus aureus, Aspergillus: invasiv)
- Diffuse Erkrankung durch Infektion (Pneumocystis, Cytomegalie, Viren), differenzialdiagnostisch ähnlich auch zytotoxische Reaktion, Lymphangiosis carcinomatosa, Strahlenpneumonitis oder unspezifische interstitielle Pneumonitis

Lungeninfekte bei AIDS-Patienten zeigen:
- Fokale oder lobäre Verdichtung (häufig Bakterien, M. tuberculosis)
- Diffuse Infiltration (häufig: Pneumocystis, LIP = lymphozytische interstitielle Pneumonitis, Kaposy-Sarkom)
- Noduli (häufig Kaposy-Sarkom, septische Emboli, M. tuberculosis, Pilze, Lymphom)
- Lymphknotenvergrößerung (häufig M. tuberculosis, Kaposy-Sarkom)
- Pleuraerguss (häufig Kaposy-Sarkom, M. tuberculosis, MAC = Mycobacterium avium Komplex)

Allgemein sind die Röntgenzeichen der Pneumonie auf der AP-Aufnahme im Liegen:
- Fleckige Verdichtungen
- In meist asymmetrischer Verteilung
- Mit oder ohne Pneumobronchogramm
- Ohne Volumenminderung
- In langsamer Entwicklung und Auflösung (im Unterschied zur Atelektase)

? **Welche Differenzialdiagnosen gibt es für die Röntgenzeichen einer Pneumonie?**
Allgemein problematisch ist im Thoraxbild des Intensivpatienten, dass eine Überlagerung der Pneumonie mit Ödem oder Überwässerung, mit Pleuraerguss, mit therapiebedingter immunologischer Reaktion der Lunge oder mit vorbestehenden Lungengerüstveränderungen vorliegen kann.

Differenzialdiagnostisch schwierig sein kann die Abgrenzung der Pneumonie im Intensivbild von Atelektase und Ödem, vom Ödem in einem Emphysem [Forster et al. 1993], von einer Einblutung, organisierender Pneumonie (COP) und bei der Überlagerung von Pneumonie mit ARDS [Schaefer-Prokop 2009]. Andererseits kann im Übersichtsbild bei immunsuprimierten Patienten ein typisches Infiltrat fehlen, trotz Entzündung der Lunge (eher in der CT zu erkennen).

Unter Therapie ist – anders als die rasche Befundänderung innerhalb von Stunden wie bei Ödem oder erfolgreich wiedereröffneten Atelektasen – eine röntgenologische Änderung im Verlauf einer Pneumonie erst nach Tagen zu erwarten. So wie ein Infiltrat verzögert nach den klinischen Symptomen der Pneumonie auftreten kann, kann auch die röntgenologische Klärung des Lungenparenchyms der klinischen Besserung nachhinken [Schaefer-Prokop 2009].

Aspiration und Aspirationspneumonie

Aspiration und Aspirationspneumonie sind häufige Probleme beim Intensivpatienten.

? **Welche Röntgenzeichen sprechen für eine Aspirationspneumonie?**
Betroffen sind abhängige Partien der Lunge, das ist beim Liegenden nicht nur die Lungenbasis, sondern sind auch dorsal liegende Bereiche, deren Bronchien von aspiriertem Material schon früh erreicht werden, v.a. die posterioren Oberlappensegmente und die apikalen Unterlappensegmente.

In Betracht kommen saurer Magensaft, blande Flüssigkeiten, chemisch neutraler Mageninhalt (z.B. Blut), feste Nahrung und pathogene orale oder NNH-Keime.

Aspiration von saurem Magensaft (Mendelson-Syndrom) führt binnen Sekunden zu einer chemischen Pneumonitis, zu Permeablitätsödem, pulmonalem Infiltrat innerhalb von Stunden, progredient bis etwa 24 h. Nach 2–3 Tagen ist meist etwas radiologische Klärung zu erkennen, vollständige Klärung kann 2–3 Wo. dauern.

Nach massiver Aspiration ist aber ein Übergang in ein ARDS möglich [Goodman und Novelline 2003].

Einige Patienten mit Aspirationspneumonitis bekommen Sekundärinfektion, sichtbar etwa nach 3–7 Tagen, wenn sich die Infiltration eigentlich lösen sollte. Abszess oder Empyem können dieser Pneumonie folgen.

Bei der Aspiration blander Flüssigkeit hängt die Reaktion der Lunge von der Menge ab; kleinere Volumina bleiben röntgenologisch oft unauffällig.

Die Aspiration neutraler Mageninhalte führt oft nicht zu einer Pneumonitis.

Feste Nahrungsbestandteile (oder andere intrabronchiale Fremdkörper) können Obstruktionsatelektasen hervorrufen.

Aspirierte Speisen können ebenso wie pathogene aspirierte Keime aber Pneumonien verursachen, von kleinen basalen Infiltraten bis zu ausgedehnter Pneumonie und ausgedehnten Ödemen (s. Abb. 81).

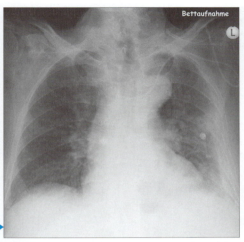 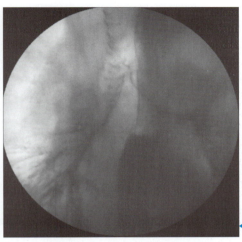

Abb. 81a, b: Aspirationspneumonie. Basale und dorsale Pneumonie beidseits, links stärker. Rippenserienfraktur und Pleurahämatom links (**a**). Beidseitige bronchiale Aspiration von oralem Kontrastmittel (**b**)

Bei rezidivierender und chronischer Aspiration kann die anhaltende Schädigung zu fibrotischen Umbauten des Parenchyms führen. Dies ist i.d.R. in der Thoraxübersicht schlechter zu erkennen als in einer Computertomografie [Schaefer-Prokop 2009].

Beatmung und ventilatorassoziierte Pneumonie (VAP)

Durch die Beatmung eines Patienten, v.a. bei PEEP-Beatmung werden Volumen und radiologische Transparenz der Lunge erhöht, damit werden Verdichtungen durch Ödem oder Pneumonie vermindert, sodass ein Regress vorgetäuscht sein kann. Ebenso ist durch Minderung des Beatmungsdruckes oder nach Ende einer Beatmung eine Zunahme der Verdichtungen zu erwarten.

Eine ventilatorassoziierte Pneumonie (Pneumonie unter maschineller Beatmung) kann bei etwa 30% der beatmeten Pateinten auftreten; sie beginnt laut Definition nach frühestens 4–6 h nach Intubation und Beginn der Beatmung, als early-onset innerhalb der ersten 4 Tage nach Beatmungsbeginn, danach als late-onset.

Je länger die Beatmung andauert, umso mehr kann der Anteil an Problemkeimen zunehmen.

? Wie sind die Röntgenzeichen einer ventilatorassoziierten Pneumonie?

Die radiologische Diagnose gründet sich auf einem neu aufgetretenen, persistierenden Lungeninfiltrat und einer Kombination weiterer klinischer Kriterien aus Fieber oder Hypothermie, Leukozytose oder Leukopenie, purulentem Bronchialsekret [Johanson et al. 1972]; die Aussagekraft der Thoraxübersicht ist aber begrenzt (s. Abb. 82).

Hilfreich ist für die Diagnose der Pneumonie dann der Befall nicht abhängiger Partien. Neben den konventionellen Kriterien für die Verteilung ist dies leichter in einer CT-Untersuchung zu erfassen, bei intravenöser KM-Gabe auch das unterschiedliche Kontrastverhalten von Pneumonie (geringere Anreicherung) und Atelektase (höhere Anreicherung) zu erfassen [Schaefer-Prokop 2009].

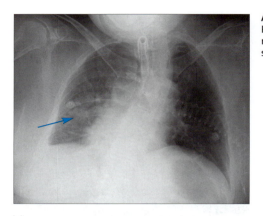

Abb. 82: Pneumonie unter Beatmung. Dystrophische Patientin unter kontinuierlicher Beatmung. Pneumonisches Infiltrat (**Pfeil**) neu im rechten Mittelgeschoss

Lungenarterienembolie (LAE), Lungeninfarkt

Verlegung der Pulmonalarterienstrombahn, meist durch Thrombusmaterial:
- Akut: venöse Thromben in die Lungenstrombahn geschwemmt
- Chronisch: ungenügende Auflösung von Thromboembolien

? Wie ist das Röntgenbild des Thorax bei einer Lungenarterienembolie?
In 10–20% ist das Bild völlig unauffällig.
Beim Intensivpatienten sind meist schon andere Veränderungen zu erkennen.
Die (zusätzlichen) Zeichen der LAE sind oft gering und teils unspezifisch:
- Subsegmentale Atelektasen
- Kleiner Pleuraerguss
- Angehobenes Zwerchfell
- Kleine alveoläre Verdichtungen
- Prominente zentrale Pulmonalarterie
- Periphere Oligämie (Westermark-Zeichen), selten; eine einseitige Transparenzerhöhung kann vielfältig vorgetäuscht werden (andere Ursachen, Einstelltechnik)
- Rechtsventrikuläre Dilatation
- Dilatierte V. cava superior oder V. azygos
- Lungeninfarkt

[Bittner und Roßdeutscher 1996; De Lacey, Morley, Berman 2008; Gurnsey, Winer-Muram, Stern 2007]

? Wie sieht radiologisch ein Lungeninfarkt aus?
Ein Lungeninfarkt kann rasch auftreten, ist aber meist erst nach 12–24 h sichtbar, verzögert bis zu 2–3 Tagen, eine fokale alveoläre Verdichtung, meist peripher gelegen, die Form ist variabel, rundlich, kegelförmig oder keilförmig, unscharf am Pleurakontakt, wenn nicht exakt lateral. Ein keilförmiges Infiltrat mit Pleurakontakt ist verdächtig auf Lungeninfarkt. Ein kleiner Begleiterguss ist häufig (s. Abb. 83).

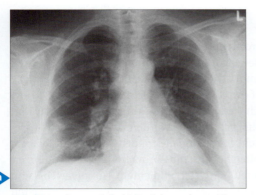
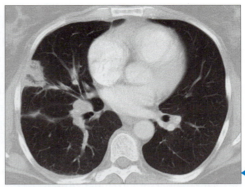
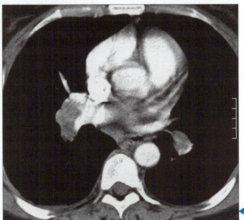

Abb. 83a–c: Lungeninfarkt. Periphere pleuraständige Verdichtung rechts in Thoraxübersicht (**a**) und CT (**b**) bei zentralen pulmonalarteriellen Thromben beidseits (**c**).

Im Verlauf kann die anfänglich unscharfe Kontur schärfer werden, der Infarkt sich von hilärer Seite geglättet verkleinern („abschmelzen"). In der Hälfte der Fälle vollständige Auflösung der Verdichtung, sonst lineare Narben als Folge.

Die sicherste Diagnose der LAE erfolgt mit CT-Angiografie; eine venöse Thrombenquelle kann mit Gefäßsonografie geprüft werden.

> **?** **Welche anderen Emboliearten gibt es? Gibt es sichtbare Unterschiede?**
> Röntgenologisch unsichtbar sind:
> - Fettembolie (nach Frakturen, ausgedehntem Weichteiltrauma, schwerer Verbrennung)
> - Amnion-Flüssigkeits-Embolie
> - Tumor-Embolie
> - Luftembolie (iatrogen, Dekompressionstrauma)
>
> Röntgenologisch direkt sichtbar sein können Embolien mit folgenden Substanzen:
> - Talkum etc. (Drogenabusus)
> - Flüssiges Acrylat, Acrylat-Zement
> - Jodisiertes Öl (Lymphografie, historisch)
> - Andere Fremdkörper (Projektil, Schrappnell, Katheterfragment)

Tumoren

? Welche Röntgenzeichen gibt es im Thoraxbild bei Tumoren?

Tumoren der Lunge, des Hilus oder des Mediastinums kommen selbstverständlich auch bei Intensivpatienten vor. Oft ist der Tumor schon vorher bekannt und gesichert. Die Tumoren haben aber innerhalb des Verlaufs auf der ITS selten eine deutliche Dynamik. Änderungen ihrer Erscheinung entstehen eher durch Veränderungen in ihrer Nachbarschaft und durch andere Erkrankungen, die in diesem Kapitel beschrieben wurden, wie angrenzende Atelektase, Pneumonie usw. Röntgenologisch besteht meist eine mehr oder weniger gut fassbare Raumforderung. Tumornekrosen können bei offenem Anschlussbronchus aus der Tumorzerfallshöhle zu einem unregelmäßigen Ringschatten aus weichteildichtem Tumorgewebssaum mit zentralem Lufteinschluss führen, der Innenrand meist unregelmäßig, irregulär, selten glatt, oft mit knotigen Vorwölbungen in die Zerfallshöhle hinein durch Tumorgewebe.

Die Differenzialdiagnose solcher Einschmelzungshöhle ist der Lungenabszess. Beide können die periphere Pleura erreichen und durchbrechen, hierdurch einen Fluidopneumothorax auslösen.

Manche primären Lungenkarzinome, Alveolarzellkarzinome als Sonderformen der Adenokarzinome, erscheinen röntgenologisch teils ebenfalls nodulär, aber auch wie fleckige oder diffuse Pneumonien, mit denen sie verwechselt werden. Die klinischen Daten, Sputumbefund, und die geringere radiologische Variabilität im Röntgenverlauf helfen differenzialdiagnostisch weiter.

Herz, Gefäße, Lungenkreislauf

? Wie hilft das Röntgenbild des Thorax im Liegen bei der Intensivüberwachung von Herz und Kreislauf?

Die Intensivüberwachung mit der Messung von Sauerstoffsättigung, Gefäßdrücken, Beatmungsdrücken, Flüssigkeitsbilanz, EKG und bettseitiger Kardiosonografie liefert die wesentlichen Daten. Die Röntgenaufnahme bestätigt diese meist. Sie kann zusätzlich unerwartete Hinweise geben oder Entitäten ausschließen. Dabei sind die beschriebenen Probleme der Liegeposition und der Lagerung und deren Auswirkung auf Projektion und Maße zu beachten.

? Welche radiologischen Messungen sind sinnvoll?

Als Kriterien der Beurteilung thorakaler Hämodynamik und Flüssigkeitsbilanz gelten:
- Herzgröße
- Gefäßbedingte Breite des oberen Mediastinums (Gefäßstiel, vascular pedicle)
- Durchmesser und Kontur pulmonaler Gefäße
- Dichte des Lungenparenchyms
- Thoraxwanddicke

Die normale Herzgröße aus der Standardaufnahme im Stehen, ein Quotient von max. 0,5 (Herzquerdurchmesser / breitester Thoraxinnendurchmesser), ist im Liegen schon im Normalfall erhöht, über 0,55.

Die vaskuläre Mediastinalbreite von V. cava superior, V. azygos und Aorta, der vascular pedicle oder Gefäßstiel, wird gemessen als transversaler Durchmesser zwischen 2 Senkrechten, rechts durch die Kreuzung der V. cava mit dem rechten Hauptbronchus, links durch die Aorta am Abgang der linken A. subclavia. Die Verbreiterung erfolgt nach meist rechts; 0,5 cm Breite entsprechen 1 l an intravaskulärem Volumen, 1 cm demnach 2 l. Vortäuschung durch Rotation ist leicht möglich, der Einfluss von Atemdruck oder Aufrichtung des Patienten kommt hinzu [Martin, Ely, Carroll 2002; Milne 2010].

Abnahme der Mediastinalbreite kann auftreten durch Hypovolämie, erhöhten Beatmungsdruck oder durch Rotation nach links (s. Abschnitt über Projektionen).

Die Dicke der Thoraxwand zeigt im Verlauf rascher und leichter als die Lungengefäße eine Änderung des hydrostatischen Drucks; eine Dickeänderung von 1 cm Breite entspricht etwa 1 l extravaskulärer Flüssigkeit.

Etliche Kriterien sind dabei nur aus dem Verlauf zu bewerten, auch dann nur mit Einschränkung (s. Tab. 71).

Tab. 71: Erkennbarkeit von Kreislaufparametern (nach [Lunge im Netz])

Herzgröße	Nicht absolut aus einer Aufnahme, aber im Verlauf
Oberlappenvenen	Erweiterung der Oberlappenvenen (Kranialisation) als frühestes radiologisches Zeichen einer Linksherzinsuffizienz nur im Verlauf als Zeichen der Linksherzdekompensation
Mediastinalverbreiterungen	Veränderung in einer Verlaufsserie Verschiedene Inspirationslagen beachten Positionen beachten
Zirkulierendes Blutvolumen (Volumenüberlastung?)	Breite des vascular pedicle
Druckerhöhung im rechten Vorhof (Rechtsherzbelastung)	Weite der Vena azygos

? Wie verändert sich das Gefäßbild in der Thoraxaufnahme im Liegen?

Das v.a. schwerkraftbedingte kraniokaudale Druckgefälle in den Pulmonalarterien von Apex zu Basis [Banzer 1982; Roßdeutscher 2003] von 22 mmHg beim Aufrechten, die „Kaudalisation" [Chen 1983], gleicht sich im Liegen aus. Die Durchmesser der Segmentarterien im oberen und unteren Lungendrittel im Stehen verlieren ihre Differenz. Dadurch erscheinen die apikalen Gefäße insgesamt stärker, als es vom Thoraxröntgenbild im Stehen gewohnt ist [Milne 1980; Simon 1997].

? Welche Zeichen für eine Herzinsuffizienz kann das Thoraxbild zeigen?

Für die Rechtsherzinsuffizienz:
- Rechtsherzvergrößerung (rechte Herzseite verbreitert, Anhebung der Herzspitze im Bild)
- Vermehrung des zentralen venösen Volumens, mit Verbreiterung der V. cava superior und der Azygos-Venenmündung

Für die Linksherzinsuffizienz:
- Kardiomegalie
- Lungenstauung, Lungenödem

◢ Pleuraergüsse
[Brady et al. 2003]

Das Zeichen der Lungenstauung mit der initialen Verbreiterung der Oberlappenvenen [Bittner und Roßdeutscher 1996] addiert sich zu der schon durch die Liegeposition bedingten Umverteilung nach kranial. Deshalb ist dieses Zeichen v.a. in der Verlaufskontrolle nützlich (s. Abb. 84).

Eine weitere Zunahme mit weiteren apikalen als basalen Gefäßen, also eine Inversion der Kaliber, zeigt ohne Einfluss der Patientenposition eine pulmonalvenöse Druckerhöhung an.

Diffuse Kaliberzunahme weist auf Hypervolämie [Schaefer-Prokop 2009].

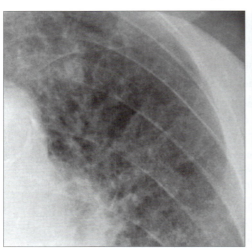 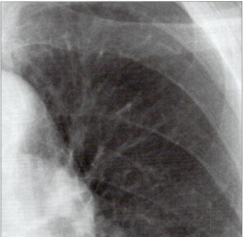

Abb. 84: Kranialisation. **Links:** Zunahme der Gefäßkaliber und Unschärfe der Gefäße im Oberfeld bei pulmonalvenöser Druckerhöhung. **Rechts:** normales Gefäßbild im Oberfeld

Ödeme

? Was zeigt interstitielle Flüssigkeitseinlagerung/interstitielles Ödem (Lungenstauung Grad II) an?

Bei einem pulmonalvenösen Druck < 25 mmHg und Zunahme des extrazellulären Volumens (ab 60 ml/l TLC) treten diese Zeichen auf:
◢ Die hilusnahen Gefäße werden durch angrenzendes interstitielles Ödem unschärfer und dilatiert.
◢ Die Arterien im Oberfeld werden breiter als die begleitenden Bronchien (normal gleich breit).
◢ Die zentralen Bronchuswände verdicken sich, wenn orthograd sichtbar (Bronchusmanschette, bronchial cuffing).
◢ Interlobuläre Septen werden verdickt (Kerley-Linien).
◢ Zunehmende Parenchymverdichtung (interstitielle Verdickung).
◢ Kleine Gefäße sind zunehmend schlechter abgrenzbar [Milne und Pistolesi 1995; Gurnsey und Winer-Muram 2003; Gurnsey, Winer-Muram, Stern 2007].
◢ Die Verteilung wird von der Homogenität oder Inhomogenität des Interstitiums beeinflusst (Emphysem, Bullae).

? Was zeigt alveoläre Flüssigkeitseinlagerung/alveoläres Ödem (Lungenstauung Grad III) an?

Bei weiterer Zunahme des extrazellulären Volumens (ab 90 ml/l TLC bis > 180 mmHg) treten diese Zeichen auf:
- Die zentralen unscharfen Gefäße werden zunehmend überlagert, zunächst noch abgrenzbar, zuletzt in weißer Lunge nicht mehr.
- Die Bronchusmanschetten werden zunehmend überlagert, zuletzt in weißer Lunge nicht mehr abgrenzbar.
- Die Parenchymdichte der Lunge nimmt zu über fleckige weiße Bezirke zu vollständig weißer Lunge.
- Die schlecht abgrenzbaren kleinen Gefäße werden zunehmend überlagert, zunächst basal, bis zur diffusen Überlagerung und dann Auslöschung der Konturen in der weißen Lunge [Milne und Pistolesi 1995].

? Wie verteilt sich ein alveoläres Lungenödem?

Die Unterscheidung aus der Aufnahme im Stehen [Milne 1985] in kardiales oder renales Ödem (bzw. Überwässerung) mit basaler oder perihilärer Verteilung, gegenüber einem diffus verteilten, unregelmäßig fleckigen Permeabilitätsödem des ARDS ist in der Liegeaufnahme durch Druckumverteilung weniger leicht möglich.

In der Akutphase ist die Verteilung oft diffus, im Verlauf erfolgt eine druckabhängige Umverteilung in die abhängigen Lungenabschnitte nach dorsobasal.

Fokale, diffuse, asymmetrische oder symmetrische („Schmetterlings-Ödem"), auch fleckig-inhomogene Verteilung ist in der Liegeaufnahme möglich (s. Abb. 85). Auch die alveoläre Verteilung wird von vorbestehenden Lungenveränderungen beeinflusst [Forster et al. 1993].

? Wie unterscheidet man das kardiale vom nichtkardialen Ödem (ARDS)?

Kriterien für diese Differenzierung sind in Tabelle 72 aufgeführt, die Verteilung ist mit Einschränkung verwertbar (s.o.).

Tab. 72: Kardiales und nichtkardiales Ödem

Zeichen	Kardial	Renal	ARDS
Kardiomegalie	+	+	–
Vaskuläre Redistribution	+	–	–
Breiter Gefäßstiel	+/–	+	–
Pleuraerguss	+	+	–
Kerley-Linien	+	+	–
Bronchusmanschetten	+	+	–
Konsolidierung, Parenchymverdichtung	Diffus perihilär Diffus basal	Zentral perihilär	Fleckig peripher

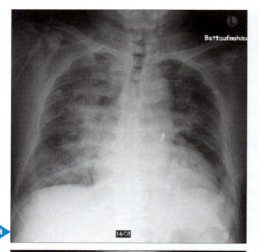
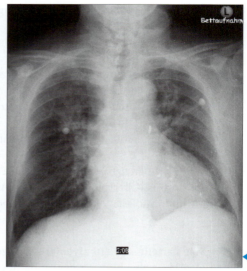
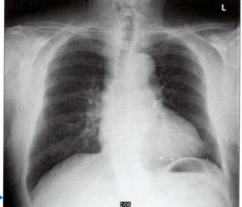

Abb. 85a–c: Lungenödem im Verlauf. 1. Tag: akute bilaterale perihiläre bis periphere alveoläre Verdichtung („Schmetterlings-Ödem") über retikulärer interstitieller Verdichtung (**a**). 4. Tag: Minderung der Verdichtung, jetzt noch beidseits perihilär. Noch interstitielle Verdichtung (**b**). 8. Tag: weitgehende Normalisierung der Gefäßzeichnung; Nebenbefund: metalldichte Granatsplitter (**c**)

? Wie unterscheiden sich diese Ödeme von anderen Lungenverschattungen?

Die Unterscheidung der Ödeme von anderen Verschattungen zeigen die Tabellen 73 und 74.

Tab. 73: Lungenödeme und ihre Differenzialdiagnosen. Verdichtungen des Lungenparenchyms und ihre Ätiologie. Differenzialdiagnose der Ödeme von anderen pulmonalen Verdichtungen

Diffus, symmetrisch, perihilär; evtl. abhängige Partien	Kardiogenes Lungenödem
Fleckig, asymmetrisch, peripher, abhängig, Luftbronchogramm	Nichtkardiogenes Lungenödem (ARDS)
Flächig, lobär oder segmental, asymmetrisch, Luftbronchogramme	Lobärpneumonie
Fleckig, asymmetrisch, peripher, nicht abhängig	Bronchopneumonie
Fleckig, asymmetrisch, abhängig	Aspirationspneumonie
Peripher, keilförmig, Kavitation	Septische Emboli

Tab. 74: Diffuse Lungenverschattung, Röntgenaspekt bei Intensivpatienten (nach [de Lacey 2008])

Pneumonie	ARDS	Kardiales Lungenödem
Fleckige Verdichtung, Aussparung andere Bereiche	Initial vorwiegend interstitielle Verschattung, rasche Entwicklung zu alveolärer Verschattung	Herzvergrößerung
Begleitender Pleuraerguss häufig	Verdichtung weitreichend, symmetrisch, sowohl peripher als auch perihilär	Gleichzeitiger Beginn der klinischen Symptome und der radiologischen Veränderungen
	Alle Lungenzonen, zentral und peripher	Veränderungen v.a. in der Lungenbasis
	Proximale Lungengefäße scharf begrenzt	Proximale Lungengefäße unscharf begrenzt
	Radiologische Veränderungen nach 12 oder mehr h nach Symptombeginn	Rasche radiologische Besserung unter Therapie
	Radiologische Veränderungen halten ohne wesentliche Änderung an, auch bei klinischer Besserung	Pleuraerguss häufig
	Pleuraerguss selten	

Permeabilitätsödem, ARDS

Das Permeabilitätsödem und das ARDS stellen ein nichtkardiales Ödem dar, das auf einer Kapillarpermeabilitätsstörung beruht.

Die leichtere Form wird als akute Lungenverletzung bezeichnet (acute lung injury = ALI), die schwere Form als ARDS [Laudi et al. 2007].

Der Beginn ist akut, mit bilateraler Verdichtungen des Lungenparenchyms, Hypoxämie, ohne Zeichen des Linksherzversagens.

Ursachen können direkt sein: Pneumonie, Aspiration von Magensaft oder -inhalt, Fettembolie, Beinahe-Ertrinken

Oder indirekt: Sepsis, Trauma, Übertransfusion, Pankreatitis [Deja et al. 2008; Goodman und Novelline 2003; McLoud 1998].

Die Diagnose eines ARDS beruht auf definierten klinischen Parametern. Röntgenbefunde können um mehr als 12 h verzögert auftreten.

> **?** **Wie sind die Röntgenzeichen des ARDS in der Übersichtsaufnahme?**
> Als Röntgenzeichen des ARDS gelten:
> ▲ Peripheres Ödem (fleckig, ungleichmäßig), Pneumobronchogramme sind möglich.
> ▲ Ohne Gefäßstielverbreiterung, Kardiomegalie oder Redistribution.
> ▲ Ohne Pleuraerguss.
> ▲ Ohne septale Linien oder Pleuraerguss.

Im Krankheitsverlauf können Fibrose und zystischer Umbau des Parenchyms erfolgen.

? Welche Phasen macht die Lunge bei ARDS durch? Wie erscheinen diese röntgenologisch?

Drei Phasen der Erkrankung beinhalten:
- Frühphase = exsudative Phase (bis 24 h):
  - Interstitielles Ödem, Gefäßwandverbreiterung, Bronchuswandverbreiterung, Hilusunschärfe, Hypovolämie, Zwerchfellhochstand
- Intermediärphase (2.–7. Tag):
  - Progredientes alveoläres Ödem, flächige Verschattungen, diffus oder fleckig, mit Luftbronchogrammen
  - Zunächst (Tag 2–4) Zunahme von Ausdehnung in alle Lungenpartien und Zunahme der Verdichtung bis zur weißen Lunge; danach (Tag 4–7) fleckförmige und aufgelockerte Flächenschatten, retikuläre Verdichtungen
- Spätphase = Proliferation (nach 1 Wo.):
  - Inhomogene grobretikuläre oder flächenhafte Umbauten, fokale Überblähung, Volumenverlust [Schaefer-Prokop 2009].

Die Computertomografie ist dabei eine wertvolle Untersuchung, die entsprechenden Zeichen sind:

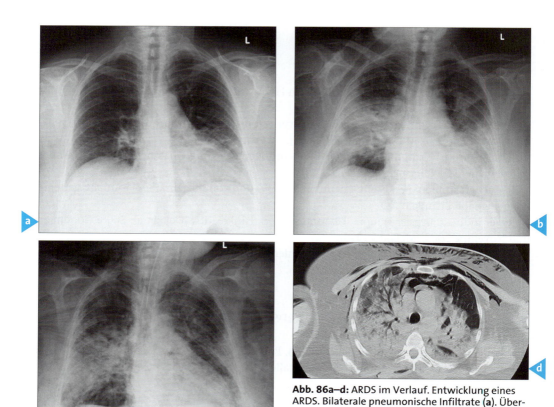

Abb. 86a–d: ARDS im Verlauf. Entwicklung eines ARDS. Bilaterale pneumonische Infiltrate (**a**). Übergang in ARDS mit flächigen Infiltraten der Intermediärphase (**b**) zur Auflockerung in der späten Proliferationsphase (**c**). Als Komplikation Mediastinalemphysem und Weichteilemphysem (**c, d**)

- Extensive bilaterale Milchglasverdichtungen und abhängige Konsolidierung
- Symmetrische/asymmetrische Verteilung
- Septen überlagern die Milchglasverschattung („Crazy paving")
- Proliferativ/fibrotische Phase: Bronchiektasen, Bronchiolektasen
- Fibrotische Phase: schmale Zysten

Zur Diagnose eines ARDS gehören außer den Infiltraten v.a. definierte klinische Parameter [Bernard 1994, Ranieri 2012]. Ein ARDS ist unwahrscheinlich, wenn binnen Stunden das Bild der Infiltrationen wechselt oder gar keine infiltrative Konsolidierung eintritt [Schaefer-Prokop 2009].

? Wie verändert die Therapie des ARDS das Lungenbild?

Unter Therapie mit PEEP-Beatmung erhöht sich das sichtbare Lungenvolumen, tritt das Zwerchfell tiefer, erhöht sich die Lungentransparenz und kann ein alveoläres Ödem in das Interstitium verdrängt werden, sodass bei gleicher intrapulmonaler Flüssigkeitsmenge eine Besserung röntgenologisch vorgetäuscht wird.

? Welche therapeutischen Komplikationen gibt es? Wie erscheinen sie röntgenologisch?

Komplikationen entstehen durch Barotrauma unter der Beatmung (ventilator induced lung injury = VILI).
Radiologische (und CT-)Zeichen dafür sind:
- Pulmonales interstitielles Emphysem (PIE)
- Pneumatozelen, subpleurale Zysten
- Pneumothorax
- Pneumomediastinum
- Ausbreitung in subkutanes Emphysem, Pneumoperitoneum und Pneumoretroperitoneum

Pulmonalarterielle Hypertonie

? Welche Zeichen der pulmonalarteriellen Hypertonie zeigt das Thoraxbild?

Cor pulmonale und pulmonalarterielle Hypertonie zeigen typische Veränderungen an Herz und Lungenstrombahn. Sie sind in Tabelle 75 zusammengefasst.

Eine Verbreiterung der zentralen Pulmonalarterien liegt vor, wenn der Durchmesser der rechten Pulmonalarterie im interlobären Abschnitt über 14 mm (Frauen) bzw. über 16 mm (Männer) misst.

Ödem, septale Verdickungen und Pleuraerguss sind eher bei postkapillärer Druckerhöhung zu erwarten [Gurnsey und Winer-Muram 2003].

Tab. 75: Pulmonalarterielle Hypertonie (PAH)

Lungengefäße	Zentrale Pulmonalarterien erweitert
	Periphere Pulmonalarterien verengt
	Periphere Pulmonalarterien rarefiziert
	Kalibersprung (Segment/Subsegment)
Herz	Cor pulmonale kompensiert: • Prominenter Truncus pulmonalis • Muskuläre rechtsventrikuläre Hypertrophie
	Cor pulmonale dekompensiert: • Rechter Ventrikel dilatiert (sternokardiale Kontaktfläche verlängert, im Seitenbild) • Rechter Vorhof dilatiert

Pleuraerguss

? Ab welcher Menge kann man einen Pleuraerguss nachweisen?
Normal sind etwa 5 ml Pleuraflüssigkeit auf jeder Seite vorhanden.
Eine Aufnahme in Seitenlage mit horizontalem Strahlengang (Dekubitusaufnahme) könnte bereits wenige ml Flüssigkeit mehr zeigen, ab insgesamt 10 ml; eine solche Aufnahme ist aber suffizient unter Intensivbedingungen schwierig bis nicht möglich. Im Stehen wäre ein Erguss ab etwa 150 ml sichtbar. Die Liegeaufnahme mit AP-Strahlengang ist die schlechteste Möglichkeit, sicher erkennbar ist dabei der Pleuraerguss ab mindestens 200 ml [De Lacey, Morley, Berman 2008], nach anderen Autoren ab 400–500 ml [Gurnsey, Winer-Muram, Stern 2007; Lange 2011; Krahe 1998].

Als Flüssigkeit kommen in Betracht: Exsudat, Transsudat, Eiter beim Empyem, Blut, Chylus, fehlinfundierte Flüssigkeiten.

? Wie sieht der Pleuraerguss in der Liegeaufnahme aus?
Flächige Verdichtung (ohne Luftbronchogramm) auf der betroffenen Thoraxseite, da der Erguss dorsal liegt, meist mit Abnahme der Dichte von kaudal nach kranial (s. Abb. 87); apikaler Verdichtungssaum. Interlobäre Ergussanteile sind hilfreich in der Erkennung von Pleuraerguss; meist bogenförmig-keilförmig begrenzt, die Spitze zum Hilus gerichtet [Gurnsey, Winer-Muram, Stern 2007]. Laterale Anteile sind als Distanzierung der Lunge von der parietalen Pleura durch einen glatten Saum erkennbar; i.d.R. ist der Rand entsprechend der Regel der „auslaufenden Ränder" geformt (s.o.).

Regel der auslaufenden Ränder:
◢ Eine Läsion der Thoraxwand, des Mediastinums oder der Pleura hat meist flach auslaufende Ränder und stumpfe Winkel zur Thoraxwand oder Mediastinum,
◢ während Lungenparenchymläsionen meist spitze Winkel zeigen.

Ausnahme davon kann ein abgekapselter, verklebter entzündlicher Erguss sein, der sich noch ballonartig vergrößert; dann besteht V.a. Empyem. Interlobär abgekapselte Ergüsse haben Spindelform oder runde Form (Pseudotumor).

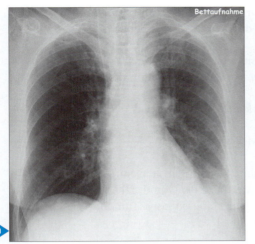
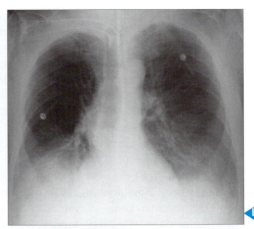
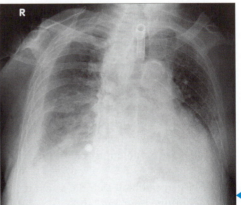

Abb. 87a–c: Pleuraerguss im Liegen. Mäßiger Erguss links, basale und dorsal nach kranial auslaufende Verdichtung (**a**). Größerer Erguss beidseits, dichtere und weiter nach kranial auslaufende Verschattungen (**b**). Beidseits basaler nicht dorsaler Erguss; rechts stärker, wandbegleitender Erguss bis in die Thoraxkuppel (**c**).

? Welche Ursachen kann ein einseitiger Erguss haben?

Bei einseitigem Erguss sind auch folgende Differenzialdiagnosen zu bedenken [Dähnert 2007]:
- Neoplasma
- Infektion: Tbc
- Kollagenose
- Subdiaphragmatische Ursache (einseitig)
- Lungenembolie
- Trauma: Rippenfraktur
- Chylothorax

? Ist beim Intensivpatienten eine schmale basale Verdichtung v.a. pleural oder pulmonal?

Dies ist eine häufige Frage bei Thoraxaufnahmen von der ITS. Die meisten Patienten haben beides nebeneinander, Erguss und basale Minderbelüftung.

Die Unterscheidung ist schwer bis unmöglich. Wenn eine Drainage infrage kommt, dann ist bettseitiger Ultraschall hilfreich, oder die o.g. Dekubitusaufnahme, falls möglich.

Eine Thoraxseite ist weiß, ist das Pleuraerguss? Was kann es sonst noch sein?
Ein komplett weißer Hemithorax kann durch große Ergussmenge bedingt sein, bis zu 5–7 l.

Schlüssel zur Differenzialdiagnose ist die Position des Mediastinums (Trachea, Herzkontur).

Ein raumfordernder Erguss (mit mehr oder weniger Kompression der Lunge) verschiebt das Mediastinum zur Gegenseite.

Eine Atelektase des Lungenflügels verzieht das Mediastinum zur Atelektase hin, verkleinert diesen Hemithorax.

Eine Pneumonektomie zieht ebenfalls das Mediastinum heran (siehe nach postoperativen Rippenveränderungen).

Problematisch ist ein weißer Hemithorax ohne Mediastinalverlagerung.

Meist ist eine Kombination aus Erguss und Atelektase der Grund. Seltener liegt eine Pneumonie des gesamten Lungenflügels vor, noch seltener eine extensive Tumorinfiltration im gesamte Lungenflügel [De Lacey, Morley, Berman 2008].

Pneumothorax und Spannungspneumothorax

 Wie stellt sich ein Pneumothorax dar auf einer Intensivaufnahme bzw. Liegeaufnahme?

Während die Übersichtsaufnahme in der Standardposition sehr sensitiv ist für den Pneumothorax und meist eine parallel zur Wand laufende feine Pleurabegrenzung der verkleinerten Lunge sowie strukturfreien, erhöht transparenten Pleuraraum zeigt, noch empfindlicher auf Exspirationsaufnahmen, ist die Aufnahme im Liegen mit etwa 70% Sensitivität weniger aussagekräftig.

Im Liegen sammelt sich die freie Luft ventral an und liegt flächenhaft auf dem Lungenfeld, nicht unbedingt am Rande.

Zu finden sind:
- Von der Wand oder dem Zwerchfell distanzierte Pleura visceralis, der Zwischenraum strukturfrei, transparenzerhöht (s. Abb. 88).
- Luft in den Interlobärsepten.
- Relativ transparenterer Hemithorax.
- Vertiefter Sulcus: Der anterolaterale Pleuraraum liegt am höchsten; die freie Luft erhöht die Transparenz in Projektion auf Zwerchfell und anschließenden Oberbauchschatten.
- Der obere Quadrant des Abdomens kann dadurch transparenter erscheinen.
- Die Mediastinalkonturen sind durch die freie Luft schärfer als kontralateral an der parenchymatösen Lunge; dies gilt v.a. ventral, also für den Herzrand. Auch dorsale paravertebrale Konturen können sich verschärfen mit angrenzender Transparenzerhöhung.
- Mediastinal- bzw. Perikardanhänge, wie epikardiale oder pleurale Fettpolster, bekommen pseudotumoröses Aussehen mit scharfer Grenze.
- Die Zwerchfellkontur kann besonders scharf erscheinen, ebenso die ventralen präkardialen mediastinalen Umschlagsfalten [Gurnsey und Winer-Muram 2003; Gurnsey, Winer-Muram, Stern 2007; De Lacey, Morley, Berman 2008].

Siehe Abbildung 89.

Pleuraadhäsionen können bizarre Formen des Pneumothorax verursachen („gefesselter Pneumothorax"), ggf. periphere Bullae vortäuschen.

Abb. 88: Pneumothorax (Rezidiv). Abtrennung der Pleura viszeralis von der Thoraxwand rechts. Liegende Pleuradrainage rechts, ungenügende Wirkung

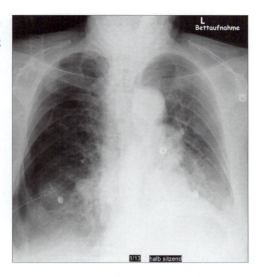

Abb. 89: Pneumothorax im Liegethoraxbild (schematisch, ap). Schematische Darstellung der Röntgenzeichen eines Pneumothorax auf der Liegeaufnahme. **1** scharfe Mediastinalkontur (z.B. linker Herzrand), **2** erhöhte Transparenz basal an Zwerchfell und angrenzendem Oberbauch (tiefer Sulkus), **3** evtl. Aufhellungen tief paravertebral (hier bds. dargestellt)

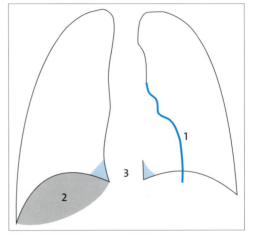

? Wie kann ein Pneumothorax beim Intensivpatienten in anderer Weise geröntgt werden?

Als Zusatzaufnahme kann eine Aufnahme mit horizontalem Strahlengang und Seitenlage des Patienten durchgeführt werden (s. auch den Abschnitt über Pleuraerguss), die kleine pleurale Luftmengen zeigen kann (s. Abb. 90).

Falls der Patient nicht gedreht werden kann, lassen sich solche ventrolatral gelegenen pleuralen Luftansammlungen mit einer Aufnahme in Rückenlage, aber mit seitlich angestellter Röntgenkassette und schrägem Strahlengang ausführen, bei der die ventrolaterale Wand und Pleura tangential dargestellt werden.

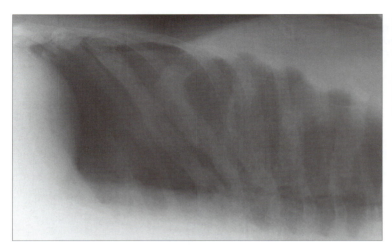

Abb. 90: Pneumothorax in Seitenlage. Schmaler Pneumothorax, in der Seitenlage aufgestiegen an die seitliche Thoraxwand [zur Verfügung gestellt von Prof. S. Lange, Recklinghausen]

? Was kann differenzialdiagnostisch wie ein Pneumothorax aussehen?
Verwechselung kann mit Hautfalten passieren (die gebildet werden können, wenn die Röntgenkassette von der Seite unter den Patienten geschoben wurde).

Hilfreich ist, dass Hautfalten von den Lungenstrukturen der Gefäße überkreuzt werden, dass Hautfalten im Lungenfeld unsichtbar endend auslaufen können oder dass sie die Lungengrenze überkreuzen (Axillarfalten).

Verwechselung kann auch mit peripheren Bullae passieren, v.a., wenn diese flach subpleural verlaufen [Keats 1995]; die Deutung als gefesselter Pneumothoraxsaum kann bei mehreren nebeneinander liegenden derartigen Bullae passieren.

Verwechselung mit Kleidungsfalten, dünnen Kathetern ist denkbar.

? Welche Zeichen weisen auf einen Spannungspneumothorax hin?
Zwei wichtige Zeichen:
Das ipsilaterale Zwerchfell ist abgesenkt und abgeflacht.

Mediastinum und Herz sind meist – nicht immer – zur Gegenseite verschoben.

Ferner kann die viszerale Pleura sichtbar werden, mit strukturfreiem Saum. Die Lunge kann deutlich kollabieren, als kleine zentrale Raumforderung erscheinen.

Wenn die Lunge versteift ist (z.B. im Verlauf eines ARDS), kann die Verschiebung von Mediastinum und Herz gering oder gar nicht sichtbar sein, dann ist die Absenkung des Zwerchfells wichtiger Hinweis auf den Spannungspneumothorax.

Bei einem Pneumothorax mit Totalkollaps eines Lungenflügels fehlt der negative Pleuradruck als Ausgleich der elastischen Retraktion der Lunge, sodass eine Mediastinalverschiebung auch ohne Spannungssymptomatik sichtbar sein kann [De Lacey, Morley, Berman 2008].

? Wie kommt eine Kombination aus Pneumothorax und Pneumomediastinum zustande?
Unter PEEP-Beatmung oder bei Asthma-Anfall kann der Pneumothorax anders entstehen als durch Defekt in der viszeralen Pleura. Durch Druckerhöhung reißt ein Alveolus oder eine Bronchiole, Luft wandert entlang der Gefäßbündel zum Hilus in das Mediastinum, kann von

Abb. 91: Pneumothorax und Weichteilemphysem bei Emphysem. Schweres Emphysem mit Pneumothorax, Pneumomediastinum und Ausdehnung zu beidseitigem Weichteilemphysem (gefiederte Aufhellung in der lateralen Wandmuskulatur, den Pektoralismuskeln beidseits und den Halsweichteilen)

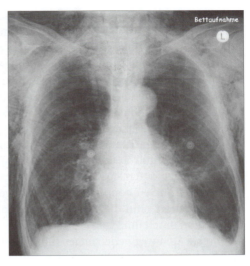

dort die mediastinale parietale Pleura rupturieren und so eine Pneumothorax bewirken. Die mediastinale Luft kann über die obere Thoraxapertur in die Halsweichteile und in die Thoraxwandweichteile wandern (s. Abb. 91), nach unten in das Retroperitoneum.

Ruptur in Trachea oder Ösophagus kann zu Pneumomediastinum führen, auch dann kann die Luft durch die mediastinale Pleura in den Pleuraraum einströmen zu einem Pneumothorax [De Lacey, Morley, Berman 2008].

? Wie erscheinen röntgenologisch Luft und Flüssigkeit gemeinsam im Pleuraraum?

Bei einem penetrierenden Thoraxtrauma kann ein Fluidopneumothorax entstehen, als Hämatopneumothorax; auch ein Spontanpneumothorax kann einen kleinen Begleiterguss haben, meist ebenfalls eine geringe Blutung. In der Liegeaufnahme ist der im Standardbild horizontal sichtbare Flüssigkeitsspiegel – wegen der Aufsicht von oben – nicht erkennbar. Bei Bildung von Gerinnseln oder Eiweißkonglomeraten oder Membranen im Pleuraraum kann eine unregelmäßige Mischung aus Aufhellung und Verdichtung sichtbar sein.

Thoraxtrauma

? Was tritt nach einem Thoraxtrauma auf, wie sind die Röntgenzeichen?

Betroffen sind mehrere Kompartimente des Thorax: Wand, Pleura, Lunge und Mediastinum. Es gibt Kombinationen mit Schädel- und Abdominaltrauma.

Das Thoraxtrauma kann stumpf sein (Aufprall, Verschüttung) oder spitz und penetrierend (Stich, Schuss, Spießung durch Fremdkörper oder gebrochene Rippe).

Neben direkter Verletzung des penetrierenden Traumas kann es bei stumpfem Trauma zu Kontusionen in Coup-Contrecoup-Positionen kommen, mit alveolärer und interstitieller Einblutung, Ödem, Mikroatelektasen; röntgenologisch sind dies alveoläre unregelmäßige Verschattungen, auch angrenzend interstitielle oder bandförmige Verschattungen. Übergang in ARDS ist möglich.

Neben direkter Lungenparenchymverletzung kann auch das stumpfe Trauma durch Scherkräfte zu Parenchymeinrissen führen, mit Hohlraumbildung, Pneumatozelen, die flüssigkeits- oder luftgefüllt sein können; röntgenologisch sind dies bullaartigen Hohlräume in dichterer Lungenumgebung bzw. herdförmige Verdichtungen in transparenterer Umgebung.

Bei Verletzung der Pleura visceralis kann Fluido(hämato)thorax, Fluidopneumothorax oder Spannungspneumothorax eintreten; röntgenologisch entspricht dies dem Bild des Pleuraergusses, der Kombination mit Pneumothorax oder dem oben beschriebenen Spannungspneumothorax.

Aspiration beim Trauma kann mit Flüssigkeiten, wie Blut, Schleim, Mageninhalt, passieren oder mit Fremdkörpern (z.B. Zähne); röntgenologisch entspricht dies pneumonieartigen Verschattungen durch Flüssigkeit direkt oder infolge eines chemischen Reizes (saurer Magensaft, Mendelson-Syndrom) mit fokalem Lungenödem und evtl. folgendem ARDS; bei Fremdkörperaspiration kann dieser je nach Material direkt sichtbar sein, oder eine Atelektase bei Obstruktion durch ihn.

Direkte Atemwegsverletzungen führen zu Pneumothorax und/oder Pneumomediastinum; röntgenologisch entspricht dies dem Lufteinschluss im Pleuraraum oder linearen Lufteinschlüssen innerhalb des Mediastinums [Krug 2005; Landwehr 1998].

Welche Bildgebung ist beim Thoraxtrauma angebracht?
Beim klinisch stabilen Patienten kann die Thoraxaufnahme ausreichen. Pleura-, Perikarderguss oder Hämatothorax sind sonografisch fassbar. Bei Kombinationstrauma, V.a. Aortenverletzung oder zusätzlich nötige Schädel- oder Abdominaldiagnostik ist primär die Computertomografie zu bevorzugen [Krug 2005].

Postoperativer Zustand nach Thoraxchirurgie

Welche postoperativen radiologischen Veränderungen sind im Normalfall in der Thoraxchirurgie und nach anderen Thoraxinterventionen zu erwarten? Welche Komplikationen sind sichtbar?
Die meisten aufgeführten Operationen und Eingriffe werden mit Anlage von Pleuradrainagen und Wunddrainagen beendet. Diese werden hier nicht gesondert genannt. Komplikationen von Drainagen sind an anderer Stelle dargestellt.

Pleurodese
Nach Talkumpleurodese liegen dichte Einlagerungen im Pleuraraum, meist basal in den Randwinkeln, dazu kleiner Pleuraerguss möglich. Pleuraverdickung. Nach Pleurodese mit Flüssigkeiten (z.B. Tetracyclin) keine dichten Einschlüsse, sonst ähnlich.

Als Problem kann größerer Erguss oder Fluidopneumothorax bestehen bleiben, mit mangelnder Ausdehnung der Lunge.

Thorakotomie
Normal sind Lufteinschlüsse in der Wand, Nahtclips, unregelmäßige Weite der Interkostalräume.

Als Problem Nachblutung in der Wand, röntgenologisch als Raumforderung der Wand; Nachblutung in den Pleuraraum oder chylöser Erguss nach Lymphbahnläsion, röntgenologisch wie Pleuraerguss oder Fluidopneumothorax (s. Abb. 92).

Lungenteilresektion, Herdresektion
Normal ist nach einer Herdenukleation eine fokale Flüssigkeitsansammlung in der Resektion, die eine unscharfen, evtl. größeren Herd vortäuscht („Rezidiv", s. Abb. 93); nach Laserherdresektionen kommen auch Ringschatten mit lufthaltigem Zentrum vor.

Nach subsegmentaler, segmentaler oder lobärer Resektion liegen Clips und Clipketten. Die verbliebenen Lappen verlagern sich in das Resektionsgebiet und dehnen sich aus. Links nimmt der verbliebene Lappen den ganzen Hemithorax ein, rechts bestehen typische Verschiebungen, s. Abb. 94).

Mäßige Mediastinalverschiebung zur Seite der Resektion. Zur Sicherung und Abdichtung des Bronchusstumpfes oder einer Bronchusanastomose kann aus der Thoraxwand eine Muskellappenplastik hereingeführt sein, die pseudotumorös wirken kann (s. Abb. 95).

Als Problem sind Stumpfinsuffizienz und Parenchymfistel, röntgenologisch als pathologische, evtl. abgekapselte Luftansammlung. Mangelnde Füllung des Pleuraraumes mit Flüssigkeit, nicht über das Niveau des Bronchusstumpfes hinaus.

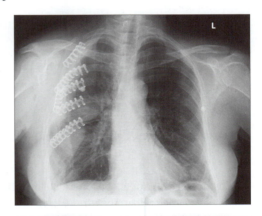

Abb. 92: Lokuläre Pleuraflüssigkeit. Rippenserienfraktur rechts nach Thoraxtrauma, mit unstabiler Thoraxwand. Osteosynthese mehrerer Rippen dorsal. Hängende lokuläre Ergüsse/Hämatome, als rippenbegleitende extrapulmonale Weichteilschatten

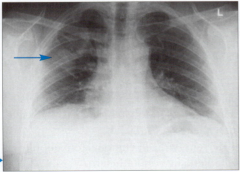
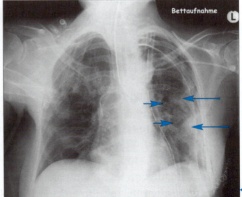

Abb. 93a, b: Herdresektion. Nach Laserresektion eines benignen Herdes im rechten Oberlappen bleibt vorübergehend eine unscharfe Weichteilverdichtung (Hämatom); s. **Pfeil**. (a) Nach Metastasenresektionen liegen links unscharfe Verdichtungen (**lange Pfeile**) und transparentere Lochdefekte (**kurze Pfeile**) (b).

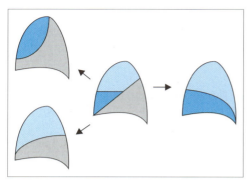

Abb. 94: Lappenresektionen der rechten Lunge. Schematische Darstellung (seitliche Ansicht) der kompensatorischen Verlagerungen der verbliebenen Lappen nach einer einzelnen Lappenresektion rechts: Oberlappen **hellblau**, Mittellappen **dunkelblau**, Unterlappen **grau** (modifiziert nach [Lunge im Netz])

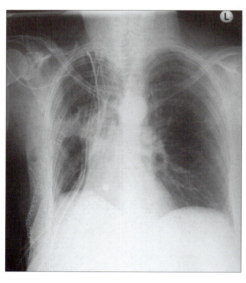

Abb. 95: Lappenresektion und Muskellappenplastik. Nach Oberlappenresektion rechts ist ein Muskellappen der Thoraxwand zur Sicherung des Stumpfes intrathorakal herangeführt. Pseudotumoröse Verdichtung durch den Muskellappen im Mittelgeschoss.

Postoperative Lappentorsionen. Relativ häufig ist die Kranialtorsion des Mittellappens nach rechtsseitiger Oberlappenresektion; der Mittellappen liegt dann atelektatisch am oberen vorderen Mediastinalrand (s. Abb. 96).

Als eine andere Komplikation nach Lungenteilresektion, mit Trennung größerer Parenchymbrücken im Interlobärseptum, kann ein vermutlich venöser Stauungsinfarkt des verbliebenen Lappens auftreten.

Pneumonektomie

Normal ist ein strukturfreier Hemithorax. Nachfolgend Füllung mit Flüssigkeit, in der ersten Woche zur Hälfte bis zwei Drittel, danach vollständig in 2–4 Monaten. Mediastinalverziehung zur resezierten Seite, Zwerchfellanhebung dieser Seite.

Als Problem die Stumpffistel (s.o.). Torsion des Herzens in die Pneumonektomiehöhle; radiologisch akute Fehlposition des Herzens, atypische Verläufe von Kathetern.

Alle o.g. Lungenresektionen haben das Risiko eines Infektes, z.B. Mediastinitis, aber auch des Pleurahöhleninfektes. Ein solcher Infekt als Spätkomplikation (Spätempyem) zeigt eine raumfordernde Vergrößerung der vorher geschrumpften Pleurahöhle.

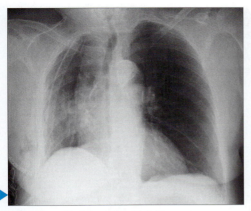
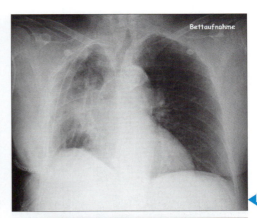
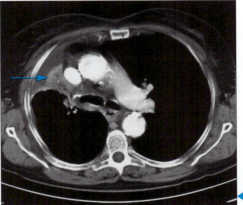

Abb. 96a–c: Postoperative Atelektase.
Postoperative Atelektase des Mittellappens.
Mediastinalverlagerung nach rechts nach Oberlappenresektion rechts. Scharfe Mediastinalkontur (**a**).
Unscharfe Verdichtung am rechten Mediastinalrand durch Atelektase des kranial verlagerten Mittellappens (**b**). Mittellappenatelektase am rechten Mediastinalrand (**Pfeil**), CT-Untersuchung (**c**)

Lungenvolumenreduktion
Postoperativ ähnlich wie andere Lungenteilresektionen.
Als Komplikation Parenchymfistel, Pneumothorax, Fluidopneumothorax.

Lungentransplantation
Regelhaft sind Pleuraerguss und Reperfusionsödem des Transplantates, innerhalb der ersten 2 Tage, bis zu 2 Wo. rückgebildet. Röntgenologisch wie andere interstitielle und alveoläre Lungenödeme.

Komplikationen sind früh die Anastomoseninsuffizienz, Pneumothorax (pathologische Luftansammlungen), Blutung (Flüssigkeitsansammlung), Phrenicusparese (Zwerchfellhochstand), akute Transplantatabstoßung (oft radiologisch unauffällig, oder mit septalen Verdickungen und Pleuraerguss). Späte Abstoßung zeigt das radiologische Bild der Bronchiolitis obliterans (ungleichmäßige Volumenzunahme, air trapping), chronisch kommen entzündlich und fibrotisch wirkende Atemwegsveränderungen, wie Bronchiektasen, Stenosen u.a. hinzu.

Ösophagusresektion
Normal sind kollare oder intrathorakale Anastomosen, OP-Clips, mediastinale Drains. Postoperative Medistinalverbreiterung.

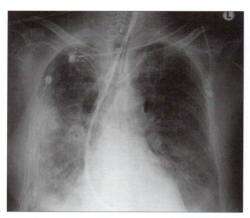

Abb. 97: Mediastinitis nach Ösophagusresektion. Übernahme wegen ulzerösem Leck der Trachealhinterwand nach Ösophagusresektion und Mediastinitis. Weiter Ösophagusersatz (s. breites Luftband mit Magensonde), tracheobronchialer Stent. Pleuraergüsse und bilaterale Pneumonie

Komplikationen sind Anastomoseninsuffizienz, mit Mediastinitis, nativ isodensem oder durch kleine Lufteinschlüsse charakterisiertem Abszess, mit Mediastinalemphysem (s. Abb. 97). Die Nahtinsuffizienz ist mit oraler Passage von wasserlöslichem KM zu prüfen.

Postoperativer Zustand nach Herz-OP und nach Sternotomie

? Was ist nach einer Operation an Herz und großen Gefäßen, nach einer Sternotomie im Röntgenbild zu erwarten?
- Sofortige postoperative Röntgenaufnahme in Aufwachraum oder Intensivstation
- Positionierung von neuen Tuben und Kathetern
- Mediastinale Drainagen, Thoraxdrainagen, Pulmonaliskatheter, Trachealtubus, Magensonde, epikardiale Schrittmacherdrähte, Klappenprothesen, Gefäßclips, evtl. intraaortale Ballonpumpe
- Atelektasen in den Unterlappenbasen, links eher als rechts
- Durch intraoperative Kühlung des N. phrenicus, durch das Gewicht des Herzens und schwierige Absaugung des Unterlappenbronchus
- Leichtes Lungenödem
- Nach kardiopulmonalem Bypass an der Herz-Lungen-Maschine, durch Volumengabe, durch intrinsische linksventrikuläre Dysfunktion

Komplikationen:
- Mediastinale Blutung
- Mediastinalverbreiterung; eine leichte Verbreiterung in den ersten 24 h normal möglich
- Ausgangspunkt durch erste postoperative Röntgenaufnahme bestimmt

Differenzialdiagnose der Mediastinalverbreiterung:
- Aortendissektion postoperativ
- Sternumdehiszenz
- Kann normal sein bis 3 mm Weite. **Cave:** über 3 mm weite Dehiszenz!
- Wandernde Drähte
- Durchschneidende Drähte
- Drahtbrüche möglich auch ohne Dehiszenz [Gurnsey und Winer-Muram 2003]

Zustand nach Abdominal-OP

? Was ist im Thoraxbild nach einem abdominellem Eingriff zu erwarten?
Nach einem intraabdominellen Eingriff, sowohl offen als auch laparoskopisch, können die folgenden Zeichen im Thoraxbild auftauchen:
- Freie Luft unter dem Zwerchfell
- Zwerchfellhochstand durch
  - Darmblähung
  - Subdiaphragmale Flüssigkeit (Aszites, Abszess)
- Basale Atelektasen
- Basaler Pleuraerguss

Diese Zeichen können auch bei einer Abdominalerkrankung ohne Operation auftreten, wobei die freie Luft dann auf eine Hohlorganperforation hinweist.

Komplikationen nach diagnostischen oder therapeutischen Eingriffen auf der Intensivstation

? Welche Komplikationen sind nach diagnostischen Maßnahmen möglich und wie erscheinen sie im Röntgenbild?
Sie können auftreten nach
- Bronchoskopie, Gastroskopie
- Legen einer Magen- oder Duodenalsonde
- Lungenbiopsie, Pleurabiopsie
- Thorakoskopie, Mediastinoskopie

Die Veränderungen im Thoraxbild sind in Tabelle 76 dargestellt.

Tab. 76: Komplikationen nach Diagnostik – radiologische Zeichen

Blutung	Zeichen des Pleuraergusses
Mediastinale Blutung	Massive Mediastinalverbreiterung
Pneumomediastinum	Typische parakardiale und mediastinale Transparenzsteigerung
Pneumothorax	Pneumothoraxspalt (Exspirationsaufnahme)
Aspiration von Magensaft oder Kontrastmittel	Evtl. umschriebene pulmonale Verschattungen durch lokales Ödem

Seitendifferente Transparenz bzw. Dichte der Lungenflügel in der Thoraxaufnahme

? Eine Thoraxseite ist im Röntgenbild dichter, die andere transparenter. Was sind die möglichen Ursachen?
Bei seitendifferenter Schwärzung bzw. Verdichtung der Lungenflügel kann die Ursache sowohl in der dichteren (weißeren) als auch in der transparenteren (schwärzeren) Seite liegen.

Die Ursachen sind in den einzelnen Abschnitten, v.a. bei den Verschattungen und Aufhellungen abgehandelt. Zusammenfassend handelt es sich um folgende Möglichkeiten:

Ursache durch Asymmetrie der Aufnahme (Positionierung mit Drehung, einseitige Kompression der Wandweichteile, Skoliose)

Ursachen auf der dichteren Seite:
- Einseitige Hypertrophie oder Schwellung der Thoraxwand (Brustwandabszess oder -hämatom; einseitig trainierte Muskulatur)
- Einseitiger Pleuraerguss
- Einseitige Pleuraverdickung
- Einseitige Lungenkonsolidierung

Ursache auf der transparenten Seite:
- Weichteildefekte (Operativ, Hypoplasie des M. pectoralis)
- Pneumothorax
- Asymmetrisches Emphysem
- Bronchialobstruktion (bei Erwachsenen schmale Lappenatelektase mit kompensatorischem Emphysem, bei Kindern Fremdkörperobstruktion mit Ventilstenose)
- Frühere Bronchiolitis obliterans (Swyer-James-Syndrom = McLeod-Syndrom, = „einseitig helle Lunge")
- Lungenarterienembolie
- Pulmonalarterienkompression, -invasion durch Tumor oder Lymphome
- Hypoplastische Pulmonalarterie

? Wie lässt sich diese Seitendifferenz einseitig transparenter Lunge schrittweise analysieren?

Schritt 1
? Seitengleicher Abstand der medialen Klavikulaenden von Mittellinie/Dornfortsatz?
Nein – Rotation als wahrscheinliche Ursache. Die Seite der weiter entfernten Klavikula ist i.d.R. transparenter.

Schritt 2
? Sind die Weichteile an Skapula und Axilla ebenso schwärzer wie das Lungenfeld?
Ja – wahrscheinlich falsch zentrierte Aufnahme (s. Abb. 98).

Schritt 3
? Sind die Wandweichteile asymmetrisch?
Ja – Anamnese und klinischer Befund geben Aufschluss.

Schritt 4
? Besteht eine Skoliose?
Skoliose führt zu seitendifferenter Position mit Rotation, Weichteilkompression.

Abb. 98: Seitendifferente Transparenz. Einseitig höhere Transparenz von Lungenfeld und lateralen Weichteilen (s. Axilla) durch Rotation und/oder Fehlzentrierung

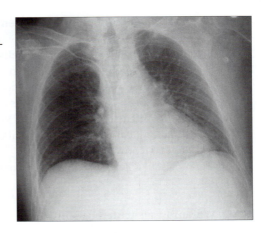

Wenn nichts bisher zutrifft,

Schritt 5

 Lungen- oder Pleuraerkrankung, -veränderung?

- Pneumothorax
- Emphysem, Bulla
- Hypertransparenz neben einer Atelektase
- Ventilobstruktion durch Fremdkörperinhalation
- Kongenitales lobäres Emphysem
- Swyer-James-Syndrom

Wenn nichts davon zutrifft,

Schritt 6

Frage A: Klinische Hinweise auf Gefäßprozess?

- Lungenarterienembolie
- Hypoplastische Pulmonalarterie

Frage B: Tumor im oder am Hilus?
Zentrale Tumoren könne direkte Gefäßkompression oder Gefäßinfiltration verursachen mit peripherer Minderperfusion, ebenso indirekt über Bronchusobstruktion mit alveolokapillärem Reflex = Euler-Liljestrand-Reflex [Euler 1947].
[De Lacey 2005; Banzer, Felix, Roßdeutscher 1982; Roßdeutscher 2003]

Klinische Situationen – radiologische Hilfen

? Bestimmte klinische Probleme bestehen. Worauf ist zu achten?

Die folgenden Abschnitte geben Hilfen, worauf bei bestimmten klinischen Problemen im Thoraxbild geachtet werden soll, welche normalen oder pathologischen Thoraxbilder unter dieser Frage welche Bedeutung haben, was eine Diagnose wahrscheinlich macht, möglich erscheinen lässt oder ausschließt [De Lacey, Morley, Berman 2008]. Die Daten gelten auch und zunächst für ambulante Patienten, sind aber auch auf den hospitalisierten oder intensivpflichtigen Patienten anwendbar.

Die radiologischen Zeichen sind in den vorangegangenen Abschnitten beschrieben.

? Worauf ist zu achten bei chronischem Husten?

Die Ursachen können pulmonal oder extrapulmonal liegen, auch durch Medikamente und Drogen.

Welche Röntgenzeichen für welche Diagnose? Siehe Tabelle 77

Tab. 77: Welche Röntgenzeichen für welche Diagnose? – Chronischer Husten

Zeichen	Wahrscheinliche Diagnose
Konsolidierung	• Pneumonie • Tuberkulose, andere chronische Infekte
Lappenatelektase	• Tumor (Erwachsener) • Asthma • Fremdkörperaspiration (Kinder, auch Erwachsene)
Ringschatten, tubuläre Schatten	Bronchiektasen
Raumforderung	Tumor
	Mögliche Diagnose
Herzvergrößerung, alveoläre oder interstitielle Verdichtung	Lungenödem
Trachealverschiebung im Hals	Struma
Hiatushernie	Gastroösopgaealer Reflux (Aspiration)

? Worauf ist zu achten bei Thoraxschmerz?

Nichtkardiale Schmerzen: Sehr häufige Ursachen sind muskuloskelettale einschließlich Trauma oder gastrointestinale (Reflux, Spasmus). Häufig sind pulmonale Ursachen (Bronchitis, Pneumonie, Pleuraerguss, Pneumothorax, Asthma). Seltener sind Virusinfekte im Interkostalraum, Lungenarterienembolie, Pneumomediastinum, sehr selten andere gastrointestinale Erkrankungen (Gallenblase, Magenulkus, Pankreatitis), Herpes zoster.

Kardiale Schmerzen: Häufig sind Angina pectoris oder Myokardinfarkt, selten sind Aortendissektion, Perikarditis, Myokarditis, Arrhythmie, Mitralklappenprolaps, Koronarstenose bei Kokaingebrauch.

Welche Röntgenzeichen für welche Diagnose? Siehe Tabelle 78

Tab. 78: Welche Röntgenzeichen für welche Diagnose? – Thoraxschmerz

Zeichen	Sichere oder wahrscheinliche Diagnose
Aufgeweiteter strukturfreier Pleuraspalt	Pneumothorax
Konsolidierung	• Pneumonie • Tuberkulose, andere chronische Infekte
Diskontinuierliche Rippe	Rippenfraktur, Thoraxtrauma
Freie Luft unter dem Zwerchfell	Ulkusperforation
	Mögliche Diagnose
Leichtes Lungenödem	Ischämische Herzerkrankung, Linksherzversagen
Hiatushernie	Gastroösophagealer Reflux
Degenerative Wirbelsäulenumbauten	Muskuloskelettale Degeneration
Mediastinalemphysem	Akutes Asthma, Ösophagusruptur, Drogenmissbrauch
Weites Mediastinum	Aortendissektion
	Diagnoseausschluss (eingeschränkt beim Intensivthoraxbild)
Normalbefund	• Pneumothorax • Pneumonie • Pleuraerguss

? Worauf ist zu achten bei Dyspnoe?

Meist sind Anamnese und klinische Befunde diagnostisch hinreichend.

Für die akute Dyspnoe gelten als pulmonale Ursachen: akut exazerbierte COPD, exazerbiertes Asthma, Bronchitis, Epiglottitis, Fremdkörperaspiration, Atelektase, nichtkardiales Lungenödem, Pleuraerguss, Pneumonie, Pneumothorax, Lungenarterienembolie; als kardiale Ursachen gelten: akuter Myokardinfarkt, Kardiomyopathie, Perikarditis, kardiales Lungenödem, Septumdefekt, Angina pectoris. Außerhalb pulmonaler oder kardialer Ursachen: akuter Blutverlust, metabolische Azidose, Drogenmissbrauch, psychogene Ursachen.

Für die chronische Dyspnoe als pulmonale Ursache: COPD, Bronchiektasen, Lungenparenchym-Erkrankungen (primäre interstitielle Erkrankungen, Lymphangiosis carcinomatosa); als kardiale Ursachen: KHK, Linksherzversagen, Klappenerkrankungen, Arrhythmien, Kardiomyopathie. Außerhalb pulmonaler oder kardialer Ursachen: Anämie, neuromuskuläre Erkrankungen, Hyperthyreoidismus, allgemeine Schwächezustände.

Welche Röntgenzeichen für welche Diagnose? Siehe Tabelle 79 und 80

? Worauf ist zu achten bei Asthma-Anfall?

Meist sind die klinischen Zeichen eindeutig. Das Thoraxbild ist meist unauffällig. Sonst findet sich röntgenologisch: Hypertransparenz durch Überblähung, ungewöhnlicher Zwerchfelltiefstand.

Ein Thoraxröntgenbild ist auch meist unnötig; Ausnahmen können sein:
- Mögliche Fremdkörperaspiration
- Bei Pleuraschmerz (Pneumothorax und Pneumomediastinum als mögliche Komplikation des Asthma-Anfalls)

▲ Bei Fieber (Pneumonie kann die Asthmasymptome auslösen oder verstärken)
▲ Bei unerwarteter und unerklärlicher Verschlechterung (z.B. Bronchialobstruktion durch Mukus-Plugs mit Atelektasenbildung)

Tab. 79: Welche Röntgenzeichen für welche Diagnose? – Dyspnoe

Zeichen	Wahrscheinliche Diagnose
Aufgeweiteter strukturfreier Pleuraspalt	Pneumothorax
Konsolidierung, evtl. Luftbronchogramm	Pneumonie
Lappen- oder Lungenflügelatelektase	Zentraler Tumor, andere zentrale Obstruktion
Verdichteter Pleuraraum (typisch extrapulmonal)	Pleuraerguss
Interstitielle/alveoläre typische Verdichtung	Lungenödem
	Mögliche Diagnose
Herzvergrößerung, leicht unscharfe Lungengefäße	Linksherzversagen
Tief stehendes Zwerchfell	COPD, Asthma
Andere interstitielle Lungenschatten	Interstitielle Umbauten (Fibrose, Bronchiektasen)
Hilusvergrößerung durch Pulmonalarterienverbreiterung	• Pulmonalarterieller Hochdruck • Lungenarterienembolie
Vermehrte pulmonale Gefäßfülle (Plethora)	Links-Rechts-Shunt
Fixierte Hiatushernie	Gastroösophagealer Reflux, evtl. Aspiration
Zwerchfellhochstand (einseitig)*	Phrenikusparese
Zwerchfellhochstand (beidseitig)*	Abdominelle Raumforderung, Aszites
	Diagnoseausschluss (eingeschränkt beim Intensivthoraxbild)
Fehlende Zeichen aus dem ersten Abschnitt der Tabelle (Wahrscheinliche Diagnosen ...	... lassen die entsprechenden Diagnosen meist ausschließen)

*) Faustregel zum Zwerchfellhochstand: Ein einseitiger Zwerchfellhochstand hat seine Ursache meist oberhalb des Zwerchfells, ein beidseitiger meist unterhalb der Zwerchfellhälften. Beim Zwerchfell selber als Ursache sind einseitiger wie beidseitiger Hochstand möglich (s. Tab. 80).

Tab. 80: Zwerchfellhochstand und Ursachen

Ursache	Einseitig	Beidseitig
Oberhalb	• Phrenikusparese (Tumor) • Postop. Herz/Lunge • Regionalanästhesie	
Zwerchfell	• Eventration • Zwerchfellruptur	Muskelschwäche (Eventration)
Unterhalb	Subdiaphragmatischer Abszess	• Aszites • Abdominaltumor • Schwangerschaft

> **Worauf ist zu achten bei Hämoptysen?**

Je nach Blutung aus einem der beiden Gefäßsysteme der Lunge unterscheidet sich:
- Blutung aus den Pulmonalarterien (alveoläre Kontaktfläche, niedriger Druck aus dem rechten Ventrikel), wenn diese betroffen, z.B. bei Lungenarterienembolie; Blutung meist nicht massiv.
- Blutung aus den Bronchialarterien (ausgedehnte bronchiale Kontaktfläche, hoher Druck aus der Aorta), bei Erkrankungen der Bronchien oder Bronchiolen möglich, massive Blutung möglich.

Als Ursachen der Blutung kommen in Betracht:
- Infektionen (akute Bronchitis, Pneumonie, Lungenabszess, Tuberkulose, Bronchiektasen)
- Neoplasma (Bronchialkarzinom, andere Tumoren, wie Metastasen mit Primärtumoren in Mamma, Niere, Kolon, Ösophagus, Chorionkarzinom)
- Lungenarterienembolie
- Kardiale Ursachen (Mitralklappenfehler, Stauung) mit meist milden hellen Hämoptysen
- Vaskuläre Ursachen (Vaskulitis, M. Wegener, SLE, idiopathische pulmonale Hämosiderose, AV-Malformation)
- Thoraxtrauma
- Medikamente, Drogen
- Glomeruläre Entzündung (Goodpasture-Syndrom)
- Katameniale Blutung (junge Frauen)

Als Ursache massiver Hämoptysen (seltener, aber Notfallsituation) sind häufiger Bronchiektasen, zystische Fibrose, Tuberkulose, Lungenabszess, Aspergillom, Kontusion/Trauma; seltener invasive Aspergillose, Mitralstenose, AV-Malformation, Blutungsdiathese, Fremdkörperinhalation.

Als Ursache milder Hämoptysen (häufiger, aber kein Notfall durch die Blutung selber) Bronchitis, Pneumonie, Bronchialkarzinom, Bronchiektasen, Lungenarterienembolie.

Welche Röntgenzeichen für welche Diagnose? Siehe Tabelle 81

Tab. 81: Welche Röntgenzeichen für welche Diagnose? – Hämoptysen

Zeichen	Wahrscheinliche Diagnose
Lobäre Verschattung	Lobärpneumonie
Raumforderung	Bronchialkarzinom
Bronchialerweiterung, -wandverdickung	Zystische Fibrose
Gefäßvermehrung (Kongestion)	Herzfehler (z.B. Mitralfehler), helle Hämoptysen
	Mögliche Diagnose
Infiltration der Oberlappen, Kavernen	Tuberkulose
Vergröberte, erweiterte, wandverdickte Bronchien	Bronchiektasen
Lungenherd	Neoplasma
Ringschatten, kavitärer Lungenherd	• Einschmelzendes Neoplasma • Kavitation bei M. Wegener

Hypoxämie und normales Thoraxröntgenbild

 Welche Ursachen kann Dyspnoe mit einer Hypoxämie haben, wenn das Röntgenbild der Lunge unauffällig ist?

Akutes Atemversagen ist Folge plötzlicher Insuffizienz alveolärer Oxygenierung und CO_2-Elimination.

CO_2-Retention (selten isoliert) ist meist durch unzureichende Ventilation bedingt, Hypoxämie ist bedingt durch unzureichenden Gasaustausch. Dies kann bei unauffälligem Thoraxbild folgende Ursachen haben [Jenkins 2005; Goodman und Novelline 2003]:

Vaskuläre Ursache: Wichtigste Differenzialdiagnose ist die Lungenarterienembolie. Klinische Zeichen wie eingeschränkte kardiale Auswurfleistung, Tachykardie, pulmonalarterielle Druckerhöhung, zentralvenöse Druckerhöhung, rechtsventrikuläre Vergrößerung. Pathologische Röntgenzeichen der Lungenarterienembolie sind weiter oben abgehandelt. Differenzialdiagnosen dafür sind primäre und sekundäre pulmonalarterielle Hypertension. Computertomografie als CT-Angiografie der Pulmonalarterien ist diagnostische Methode der Wahl beim V.a. Lungenarterienembolie.

Atemwegserkrankungen als Ursache: Asthma, COPD, Obstruktion durch Rauchen, akute Bronchiolitis, Bronchiolitis bei Kollagenosen.

Lungenparenchymerkrankungen als Ursache: Alveolitis durch vielfältige Ursachen einschließlich Allergien und Medikamentenreaktionen; frühe Pneumocystisinfektion; desquamative interstitielle Pneumonitis (DIP); leichtes Lungenödem

Andere Ursachen: zentralnervöse Störungen, neuromuskuläre Erkrankungen, Medikamentenüberdosierung oder Drogen

Bei unauffälligem Thoraxröntgenbild ist für einige der genannten Differenzialdiagnosen die Computertomografie hilfreich und zielführend.

Seitendifferenter Auskultationsbefund

 Wie hilft das Thoraxröntgenbild bei seitendifferentem Auskultationsbefund?

In der Regel tritt die Frage auf bei einem (unerwartet) schwächeren Atemgeräusch einer Thoraxseite. Perkussion ist beim liegenden, insbesondere beim adipösen Intensivpatienten oft in der Aussage beschränkt.

Eine Abschwächung des Atemgeräusches kann bedingt sein durch Tubusfehllage, Pneumothorax, Pleuraerguss, Atelektasen und komplette Konsolidierungen wie bei ausgedehnter Pneumonie oder großem Tumor. Eine chirurgische Resektion dürfte bekannt sein.

Bei Patienten mit Thoraxdrainage ist ein Pneumothorax durch Drainageversagen denkbar.

Wenn der Auskultationsbefund des Atemgeräusches in kraniokaudaler Richtung verkürzt ist, ist als Ursache an Zwerchfellhochstand oder größeren basalen Erguss zu denken.

Die entsprechenden Röntgenzeichen von Konsolidierungen, Atelektasen, von Pleuraerguss und Pneumothorax, von Zwerchfellhochstand und Fehlintubation sind in den entsprechenden Abschnitten dargestellt (s.o.).

Literatur

Attili A, Kazerooni EA, Postoperative Cardiopulmonary Thoracic Imaging. Radiol Clin North Am (2004), 42, 543–564
Banzer D, Felix R, Roßdeutscher R, Änderung der pulmonalen Gefäßzeichnung im Röntgenbild. Röntgenblätter (1982), 3, 77–83
Bekemeyer WB et al., Efficacy of chest radiography in a respiratory intensive care unit. Chest (1985), 88, 691–696
Bernard GR et al., The American-European Consensus Conference on ARDS. Definitions, mechanisms, relevant outcomes, and clinical trial coordination. Am J Respir Crit Care Med (1994), 149, 818–824
Bittner RC, Roßdeutscher R (1996) Leitfaden Radiologie. Gustav Fischer, Stuttgart
Brady TJ et al. (2003) Cardiac Top 100 Diagnoses. Amarsys, Saunders, Salt Lake City
Chen JT, The plain radiograph in the diagnosis of cardiovascular disease. Radiol Clin North Am (1983), 21, 609–621
Dähnert W (2007) Radiology Review Manual. Lippincott, Williams & Wilkins, Philadelphia
De Lacey G, Morley S, Berman L (2008) The Chest X-Ray. Saunders, Philadelphia
Deja M et al., Epidemiologie und Pathophysiologie des akuten Lungenversagens (ARDS). Anästhesiol Intensivmed Notfallmed Schmerzther (2008), 49, 758–766
Dunbar RD, Radiologic appearance of compromised thoracic catheters, tubes and wires. Rad Clin North Am (1984), 22, 699–722
Euler US von, Liljestrand G, Observations on the pulmonary arterial blood pressure in the cat. Acta physiol Scand (1947), 12, 301–320
Felson B, Felson H, Localization of intrathoracic lesions by means of the postero-anterior roentgenogram: The silhouette sign. Radiology (1950), 55, 363–374
Forster WL et al., The Emphysemas: Radiologic Pathologic Correlations. Radiographics (1993), 13, 311–328
Fraser RG (1985) [pers. Mitteilung (17th international Diagnostic Course Davos)]
Goodman LR, Novelline RA (2003) Imaging the Chest Trauma Patient and the Intensive Care Patient. In: Syllabus Diseases of the Heart and Chest, including Breast. Springer, Mailand
Goodman LR, Putman C (1992) Critical care imaging. Saunders, Philadelphia
Gurnesy JD, Winer-Muram H, Stern EJ (2007) Diagnostic Imaging Chest. Amirsys, Salt Lake City
Gurnsey JD, Winer-Muram H (2003) Chest Top 100 Diagnoses. Amirsys, Saunders, Salt Lake City
Heitzman R (1984) The lung. Radiologic-pathologic correlations. Mosby, St. Louis
Hejblum G et al., Comparison of routine and on-demand prescription of chest radiographs in mechanically ventilated adults: a multicentre, cluster-randomized, two-period crossover study. Lancet (2009), 374, 1687–1693
Hounsfield GN, Computed medical imaging. Nobel Prize lecture, 8 December, 1979. „The Nobel Prize in Physiology or Medicine 1979", Nobel Media AB 2013. http//www.nobelprize.org/nobel_prizes/medicine/laureates/1979 (26.01.2014)
Jenkins PF (2005) Making sense of the chest x-ray. Hodder Arnold, London
Johanson WG et al., Nosocomial respiratory infection with gram-negative bacilli. The significance of colonization of the respiratory tract. Ann Intern Med (1972), 77, 701–706
Keats TE (1995) Normal variants that may simulate disease. In: Armstrong P et al., Imaging of diseases of the chest, 48–57. Mosby, St. Louis
Krahe T (1998) Thoraxdiagnostik in der Intensivstation. In: Krahe T, Bildgebende Diagnostik von Lunge und Pleura, 293–322. Thieme, Stuttgart
Krug B (2005) Thoraxdiagnostik. Thieme, Stuttgart
Landwehr P (1998) Thoraxtrauma. In: Krahe T, Bildgebende Diagnostik von Lunge und Pleura, 323–337. Thieme, Stuttgart
Lange S (2011) Radiologische Diagnostik der Thoraxerkrankungen. Thieme, Stuttgart
Lange S (2003 ff.) [persönliche Mitteilung (Röntgendiagnostische Fortbildung Neuss)]
Laudi S et al., Akutes Lungenversagen. Anästhesiol Intensivmed Notfallmed Schmerzther (2007), 48, 794–799

Leitlinien der Bundesärztekammer zur Qualitätssicherung in der Röntgendiagnostik. Dtsch Ärztebl (1995), 92, 2272–2285
Die Lunge im Netz. http://www.mevis-research.de/~hhj/Lunge/Tilu.html
Martin GS et al., Findings on the portable chest radiograph correlate with fluid balance in critically ill patients. Chest (2002), 122, 2087–2095
McLoud TC (1998) Thoracic Radiology. The Requisites. Mosby, Philadelphia
Milne ENC (1980) Physiologic interpretation of the chest radiography. In: Margulis AN, Gooding CA, Diagnostic Radiology. Academic Press, London, New York
Milne ENC (1985) New frontiers in pulmonary hemodynamics – cardiac and non-cardiac edema. In: Thorax. 17th international diagnostic course Davos. Foundation for the advancements of education in medical radiology, Zürich
Milne ENC, Pistolesi M (1995) Reading the chest radiograph. A physiologic approach. Mosby, St. Louis
Milne ENC, Imaging expertise in critical care units. Radiology (2010), 256, 1013
Ranieri VM et al., Acute respiratory distress syndrome: the Berlin Definition. J Am Med Assoc (2012), 307, 2526–2533
Reed JC (2005) Chest radiology: Plain film patterns and differential diagnosis. Mosby, Philadelphia
Rodenwaldt J, Röntgenuntersuchung des Thorax. Pneumologe (2011), 8, 437–448
Roßdeutscher R (2003) Anatomische Grundlagen. In: Galanski M, Handbuch Diagnostische Radiologie. Thorax. Springer, Berlin, Heidelberg, New York
Sakka SG, Wappler F, Bildgebende Verfahren in der Intensivmedizin. Anästh Intensivmed (2013), 54, 232–245
Schaefer-Prokop C (2009) Radiologische Diagnostik in der Intensivmedizin. Thieme, Stuttgart
Simon M (1985) New frontiers of pulmonary hemodynamics. In: Thorax. 17th international Diagnostic Course Davos, 126–135. Foundation for the Advancements of Education in Medical Radiology, Zürich
Simon M (1997) The physiologic and microstructural basis for radiologic findings in normal and disturbed pulmonary circulation. In: Baum S (Hrsg), Abram's angiography. Vascular and interventional radiology. Little, Brown, Boston
Zylak CJ, Littleton JT, Durizch ML, Illusory consolidation of the left lower lobe: a pitfall of portable radiography. Radiology (1988), 167, 653–655

Der ethische Konflikt

Rolf-Michael Turek

Intensivstation – Arbeiten im Grenzgebiet

In der Intensivmedizin sind heute Interventionen möglich, die noch vor kurzem undenkbar erschienen und vielen Menschen das Leben retten. Dieser große medizinische Erfolg ist nun aber erwartungsgemäß für Mitarbeiter und Betroffene auch mit ganz neuen, u.a. auch psychischen und ethischen Herausforderungen verbunden. Wenn das Ziel und die Absicht intensivmedizinischer Maßnahmen darin bestehen, den Übergangsbereich zwischen Leben und Tod so zu vergrößern, dass in diesen lebensrettend eingegriffen werden kann, dann bewegt sich die Intensivmedizin in einem Grenz- und Übergangsbereich. Und zwar in dem Grenzbereich zwischen Genesung und Sterben, der Grau- und Übergangszone zwischen Leben und Tod. Es ist ein Bereich, der im Alltag i.d.R. gern ausgeblendet wird.

Neben allen Erfolgen müssen alle Beteiligten auch erleben, dass selbst intensivste Zuwendung und der Einsatz modernster Mittel nicht verhindern können, dass Menschen leiden oder sterben. Dies macht betroffen und berührt tiefe emotionale Schichten. Insbesondere für das Pflegepersonal und die Ärzteschaft kann das aufgrund der erlebten Dichte und Dauer äußerst belastend sein. Das, was im „normalen" Leben als Ausnahmesituationen gilt, ist hier Alltag und unausweichlich. Zusätzlich belastet es, dass in solch „emotionaler Aufgeladenheit" dauernd Entscheidungen zu fällen sind. Entscheidungen, die situationsgerecht, unvorhergesehen und rational erfolgen sollen. Das erfordert zum einen hohe emotionale Kompetenz. Also die Fähigkeit, angemessen mit den eigenen und den Emotionen der anderen umzugehen. Angemessen heißt dabei nicht verdrängend, sondern human, wertschätzend und respektvoll Gefühle wahrzunehmen und (nicht selbst- oder fremdschädigend) angemessen zu agieren.

Zum anderen erfordert es auch hohe ethische und kommunikative Kompetenz. Intensivmedizinisches Handeln greift ja in Prozesse ein, bei denen es nicht von Anfang an sicher ist, ob sie zum Tod oder zur Genesung des Patienten führen. Problematischer noch: Die gleiche Maßnahme, die bei dem einen Patienten lebensrettend ist und ihm den Weg zurück ins Leben öffnet, kann bei einem anderen Patienten sowohl sein Sterben als auch sein Leiden verlängern. Die gleiche Handlung, die dem einen zu Nutzen wird, kann einem anderen zum Schaden werden.

Damit befinden sich Mitarbeiter auf Intensivstationen immer wieder in verschiedenen Spannungsfeldern; auch in dem grundsätzlich unterschiedlicher ethischer Prinzipien. So steht zum einen die Forderung, immer zum Nutzen des Patienten zu handeln, immer in Spannung zu der Forderung, Schaden vom Patienten abzuwenden. Zwei Prinzipien, denen Mitarbeiter gleichermaßen verpflichtet sind. Um in diesem Spannungsfeld angemessen reagieren zu können, müssen Entscheidungen dauernd neu reflektiert, überprüft und ggf. korrigiert werden. Ethische Spannungsfelder zu erkennen, sie bewusst reflektieren und kommunizieren zu können, ist hier von entscheidender Bedeutung und fordert nun noch zusätzlich Aufmerksamkeit und Kompetenzen.

Um von der Wahrnehmung eines ethischen Problems über das Ethos zum konkreten Urteil und zur Handlungsentscheidung zu kommen, also sittlichen Problemen gerecht zu werden, bedarf es Wissen, Erfahrung und sorgfältiger Verfahren. Hilfreich ist es zu wissen, welche Schritte notwendig sind, um von anfallenden konkreten Problemen zu handlungssteuernden Entscheidungen bzw. Empfehlungen zu gelangen.

Angesichts der Dichte der Entscheidungen und der emotionalen Aufladung, in der diese gefällt werden müssen, ist es hilfreich, über Instrumentarien zu verfügen, die ethische Entscheidungen fördern und den Diskurs versachlichen. Darum soll es im Folgenden gehen. Mithilfe der beschriebenen Impulse sollen Entscheidungen unterstützt werden, die ethisch reflektiert, kommuniziert und damit gut begründet sind. Das Ziel ist, auf diese Weise den Herausforderungen des modernen klinischen Alltags besser gerecht zu werden.

Dabei ist zu beachten, dass die Anwendung von Methoden und das Anhäufen von Wissen allein noch keine Garantie für ethisch angemessene Entscheidungen darstellen. Da das Handeln auf Intensivstationen immer eingebettet ist in ein Geflecht interdisziplinären Handelns und komplizierter hierarchischer Organisationsstrukturen, sind neben den fachbezogenen Kompetenzen auch soziale und persönliche einzubeziehen und zu entwickeln.[1]

---

[1] Siehe: Institutionelle Faktoren

? **Wie kommt ein Arzt zu einer ethisch reflektierten Entscheidung?**

Ausgangspunkt ethischer Überlegungen im Klinikalltag sind i.d.R. Situationen, die eintreten, wenn zwischen mindestens 2 Handlungsmöglichkeiten entschieden werden muss, die zu unterschiedlichen und weitreichenden Folgen führen. Wenn es im Alltag darum geht, Entscheidungen zu fällen, reicht es i.d.R. aus, sich auf das zu beziehen, was wir mit Intuition oder auch Gefühl umschreiben – anders bei den Entscheidungen, die Bedürfnisse und Lebensräume anderer Menschen berühren. Diesen kommt neben fachspezifischer (hier: medizinischer und pflegerischer) auch eine ethische Dimension zu. Das trifft nun besonders auf die Intensivmedizin zu. Hier haben Entscheidungen i.d.R. einen großen Einfluss auf persönliche oder die Lebensumstände anderer Menschen. Neben und mit den hohen medizinischen und pflegerischen Herausforderungen ist es deshalb notwendig, Entscheidungen auch immer unter ethischen Gesichtspunkten zu reflektieren.

Im Alltag orientieren sich Handelnde i.d.R. an den zu erwartenden Folgen, die sie den jeweiligen Alternativen zuordnen. Wenn diese Folgen vorausschauend bewusst gemacht worden sind, werden sie miteinander verglichen, um dann zu einer Entscheidung zu kommen. Gewählt wird i.d.R. die Handlungsmöglichkeit, die nach dem Vergleich der Folgen den größten Erfolg (im Sinne der Zielvorstellung des Handelnden) verspricht.

Schwierig werden solche Abwägungen nun allerdings dort, wo nicht mit Sicherheit vorhersehbar ist, welche Folgen eintreten werden und wo die Interessen anderer berührt werden. In solchen Situationen ist es notwendig, nicht nur nach den zu erwartenden Folgen, sondern auch nach den ethischen Prinzipien zu fragen, die von den alternativen Handlungsmöglichkeiten berührt werden (ethische Reflexion). Wichtig ist dabei, beabsichtigte Folgen von unbeabsichtigten zu unterscheiden.

Kern und Grundmuster aller ethischen Reflexionen sind nachdem:
- das Problem ist als ein ethisches erkannt und benannt,
- die Schritte:
  - Situationsanalyse,
  - ethische Analyse und
  - Entscheidung.

Da sich im Verlauf einer Krankheit Prognosen nicht selten ändern, können sich zu verschiedenen Zeitpunkten auch ganz verschiedene Situationen ergeben, die zu neuen Entscheidungen herausfordern. Deshalb ist es notwendig, Entscheidungen mit den Beteiligten immer wieder neu zu überdenken und zu kommunizieren. Eine gute Teamatmosphäre kann dabei eine große Hilfe sein, dass es unter den gegebenen Bedingungen zu guten, wohl abgewogenen und nachvollziehbaren Entscheidungen kommt.

Wahrnehmung, Annahme und Bestimmung eines Problems als ein sittliches

Zuallererst wird es allerdings darum gehen zu erkennen, dass eine Situation, die eine Entscheidung erfordert, überhaupt eine ethische Dimension hat. Die meisten Situationen, die eine Entscheidung erfordern, erscheinen i.d.R. zunächst einmal als sektorale Probleme. Das heißt als Probleme, die vor allem technisch, ökonomisch, politisch, medizinisch oder juristisch, also „praktisch" gelöst sein wollen und entsprechende Sachkompetenz erfordern. Anfallende Probleme werden i.d.R. nur in einem sektoralen Zusammenhang wahrgenommen, also unter rein biologischen und physiologischen Aspekten betrachtet, um hier nach einer technisch-pragmatischen Lösung zu suchen. Dass ein bestimmtes Problem neben anderen auch einen ethischen Aspekt haben kann, wird oft nur dem gewahr, der sich in ethischen Fragestellungen auskennt.

Allerdings lässt sich eine ethische Dimension auch dort vermuten, wo schwer zu benennende Gefühle auftreten, wie z.B. Unsicherheit, Beklommenheit, Unentschlossenheit. Ebenso dann, wenn Überlegungen und Gedanken auftauchen, wie: „Ist das wirklich richtig, was ich mache?" (Ethisch gesprochen hieße das: Ist das wirklich „gut"?). Manchmal können im Verlauf einer Therapie die Beteiligten, Patienten, Angehörigen sowie andere Mitglieder des therapeutischen Teams die Empfindung haben, dass die Behandlung nicht mehr adäquat ist. Auch das kann ein Hinweis auf die (noch verdeckte) ethische Dimension eines Problems sein. So können auch Angehörige, ohne dass es ihnen bewusst sein muss, auf die ethische Dimension hinweisen, wenn sie z.B. bei einem stagnierenden Therapieverlauf oder dem Eindruck eines verlängerten Sterbens äußern: „Das ist eine Behandlung, die der Patient selbst sicher nicht gewollt hätte."

In konkreten Situationen die moralische Dimension wahrzunehmen und diese dann auch anzusprechen, das sind wohl die schwierigsten, aber eben auch grundlegendsten Herausforderungen für eine ethische Reflexion. Voraussetzung dafür ist, dass mindestens einer der Beteiligten über ethische Grundeinsichten, kommunikative Fähigkeiten und den Willen zum ethischen Diskurs verfügt.

Situationsanalyse

Nicht nur, aber besonders bei komplexen Problemen besteht immer die Gefahr, dass die sittliche Dimension übersehen und damit einer ethischen Reflexion entzogen wird. Wenn nun allerdings der ethische Aspekt wahrgenommen ist, kommt es im nächsten Schritt darauf an, herauszuarbeiten, worin der konkrete ethische Konflikt besteht. Dazu müssen vorbereitend die medizinischen und pflegerischen Gesichtspunkte erfasst und zusammengestellt werden.

Dieser Teil nimmt erfahrungsgemäß einen großen Raum ein. Die Aufgabe besteht darin, sich möglichst wertfrei und ohne Handlungsdruck über die augenblickliche Situation bewusst zu werden. Wenn hier möglichst viele Mitglieder des therapeutischen Teams einbezogen werden, kann dabei oft erstaunlich viel Wissen über den Patienten zusammengetragen werden.

Die folgenden Fragen greifen die **medizinisch relevanten Aspekte** auf, die für die medizinische Situationsanalyse unerlässlich sind. Bedeutsam zu wissen ist: Was ist aus der medizinischen Vorgeschichte bekannt?
- Wie lautet die aktuelle Diagnose?
- Welche Behandlung ist möglich/geplant?
- Gibt es Behandlungsalternativen?
- Welche medizinischen Folgen sind bei der geplanten Behandlung zu erwarten?
- Welche medizinischen Folgen sind bei einer Unterlassung der Behandlung zu erwarten?
- Kann derzeit etwas über die mittel- oder langfristige Prognose ausgesagt werden?

Neben den medizinischen Aspekten sind für die Situationsanalyse zusätzlich auch pflegerische zu beachten. So z.B. Fragen wie:
- Inwieweit kann der Patient sich selbst versorgen?
- Über welche Ressourcen verfügt er?

- Gibt es besondere Pflegeprobleme?
- Welcher Pflegeplan besteht?
- Kann mittel- oder langfristig etwas über bleibende Beeinträchtigungen oder Pflegebedürftigkeit ausgesagt werden?

Bei der Sammlung der Fakten gibt es 2 Gefahren:
- Einmal, dass vorschnell Fakten bewertet werden, und weiter
- dass durch vorschnelle Empfehlungen verhindert wird, dass alle verfügbaren Fakten gesammelt werden.

Ethische Analyse

Grundlage aller ärztlichen Entscheidungen und allen medizinischen Handelns ist der ärztliche bzw. medizinische Heilungsauftrag. Dieser Heilauftrag basiert auf Vorstellungen, die ihre Wurzeln in jüdisch-hellenistisch-christlicher Tradition haben und wird in unserem Kulturkreis durchweg akzeptiert, und zwar auch von Ärzten und Pflegenden, die sich sonst den genannten Traditionen nicht verpflichtet fühlen. Traditionell wird er beschrieben als Aufgabe,
- Leben zu erhalten,
- Krankheiten zu heilen (oder vermeiden) und
- Leiden zu lindern.

Im Laufe der Zeit sind diese Aufgaben ergänzt und erweitert worden zu 4 ethischen Prinzipien, die heute in Medizin und Pflege gleichermaßen gelten [Beauchamp und Childress 2001].[2]
Es handelt sich dabei um:
- Beneficence – die Verpflichtung, dem Patienten zu helfen, wann immer es möglich ist
- Nonmaleficence – die Verpflichtung, Schaden zu vermeiden
- Respect for autonomy – das Recht des Patienten auf Selbstbestimmung
- Justice – die Sicherstellung des gerechten Zugangs zu medizinischer Versorgung [Beauchamp und Childress 2001] Medizinethische Konflikte treten dabei immer dann auf, wenn mindestens 2 der genannten ethischen Prinzipien zueinander in Spannung geraten.

Das Ziel der ethischen Analyse besteht darin, in einem ersten Schritt herauszuarbeiten, welche der genannten Prinzipien miteinander in Spannung stehen (s. Abb. 99). Dann, wenn dies geschehen ist, kann abgewogen werden, welchen von beiden in der spezifischen Situation das höhere Gewicht zukommt.

Im klinischen Alltag stellt sich am ehesten die Frage, ob eine beabsichtigte medizinische Maßnahme das Wohl des Patienten möglicherweise fördert oder ihm eher schadet (1 in Abb. 99). Aus ethischer Perspektive ist also abzuwägen zwischen
- der Verpflichtung, das Gute zu tun (beneficence) und
- der Verpflichtung, Schaden vom Patienten abzuwenden bzw. zu vermeiden (nonmaleficence).

---

[2] Die beiden US-amerikanischen Bioethiker Beauchamp und Childress haben 4 Prinzipien formuliert, die in der Medizin heute als handlungsleitend gelten. Ihr Ziel war es, ausgehend von weithin anerkannten moralischen Vorstellungen und kompatibel mit verschiedenen theoretischen Ausgangspunkten eine Art common morality zu formulieren.

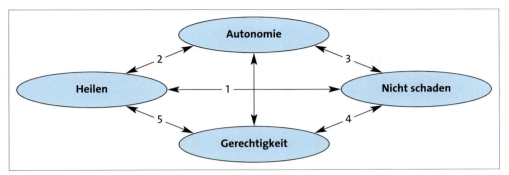

Abb. 99: Medizin-ethische Konflikte treten dann auf, wenn mindestens zwei von diesen vier Prinzipien zueinander in Spannung geraten.

Neben der Frage, welche Vorgehensweise dem Therapieziel am besten dient, ist immer auch in den Blick zu nehmen, welche medizinischen Interventionen aller Voraussicht nicht zum angestrebten Ziel führen und damit aussichtslos sind (medical futility).

Der Verpflichtung, das Recht des Patienten auf Selbstbestimmung zu achten, kommt der Arzt dann nach, wen er den Patienten in angemessener Weise über die Behandlungsoptionen aufklärt. Aufklärt, um ihn dann dabei zu beraten, eine für den Patienten angemessene Entscheidung zu treffen. Diese Entscheidung ist dann umzusetzen (informed consent). Dabei kann es nun durchaus vorkommen, dass sich der Patient, aus der Sicht des Arztes, gegen sein eigenes Wohl entscheidet (2 in Abb. 99). Da der Begriff des Patientenwohles allerdings ein sehr subjektiver ist, ist dieser Entscheidung, wenn es denn die Entscheidung eines entscheidungsfähigen Menschen ist, unbedingt zu folgen. So legt auch die Bundesärztekammer in ihren Richtlinien fest: „Ist der Patient entscheidungsfähig, so darf eine lebensverlängernde Maßnahme gegen seinen Willen weder eingeleitet noch fortgeführt werden. Dies gilt selbst dann, wenn die Maßnahme aus medizinischer Sicht eindeutig indiziert ist."[3]

Spannungen zwischen den Prinzipien der Autonomie des Patienten und dem Heilungsauftrag des Arztes treten dann auf, wenn der Patient etwas fordert, was ihm aus medizinischer Sicht keinen Nutzen bringt oder ihm sogar schaden würde (3 in Abb. 99).[4]

Gerechtigkeitsfragen treten immer dann auf, wenn es um die Frage geht, wie „knappe Güter" gerecht verteilt werden sollen. Im medizinischen Alltag sind Spannungen zu dem Prinzip der Gerechtigkeit denkbar, wenn notwendige (4 in Abb. 99) oder hilfreiche (5 in Abb. 99) medizinische Maßnahmen aus Kosten- oder anderen Knappheitsgründen abgelehnt werden müssen.

Grundsätzlich ist es so, dass medizinische Entscheidungen in postmodernen Gesellschaften anderen Bedingungen unterliegen als in all den ihnen vorausgegangenen.

Entscheidungsprozesse sind heute komplizierter weil,

- … sich die technischen Möglichkeiten, in das menschliche Leben einzugreifen, dauernd erhöhen und somit immer mehr Handlungsalternativen entstehen, zwischen denen entschieden werden muss.
- … die Lebens- und Wertvorstellungen innerhalb der Gesellschaft nicht mehr homogen, sondern höchst differenziert und unterschiedlich sind.

---

[3] Leitlinie zu Grenzen der intensivmedizinischen Behandlungspflicht
[4] Im angloamerikanischen Raum mit dem Begriff medical futility umschrieben

- ... sich das Selbstverständnis der verschiedenen Berufsgruppen der im Krankhaus Tätigen grundsätzlich verändert hat und weiter verändert (Emanzipierungsprozess).
- ... immer mehr mündige Patienten sowie deren An- und Zugehörige sich nicht ohne weiteres in die alte Rollenerwartung einfügen lassen. Der mündige Patient will angemessen (in einer für ihn verständlichen Sprache) aufgeklärt und an den Entscheidungen angemessen beteiligt werden.

Das übliche ärztliche Vorgehen (aufklären – beraten – Entscheidung abwarten) wird nun zusätzlich in der Intensivmedizin durch mehrere Faktoren erschwert.[5] Einerseits dadurch, dass die Prognosen über den Verlauf von Erkrankungen hier oft unsicher sind, sodass sich nicht immer von vornherein sagen lässt, ob eine geplante Maßnahme Gutes (beneficence) oder Schaden (maleficence) bewirken wird. Auch können Prognosen von Mitarbeitern und Fachkollegen aufgrund verschiedener Ursachen sehr unterschiedlich beurteilt werden, und so kann es durchaus zu unterschiedlichen Ansichten kommen.

Andererseits sind Patienten auf der Intensivstation vor einem Eingriff oft nicht ansprechbar. Dadurch ist es nicht möglich, sie angemessen aufzuklären, gemeinsam mit ihnen zu beraten und mit ihnen gemeinsam eine Entscheidung herbeizuführen. Trotz alledem gilt auch für diese Situation, dass dem Selbstbestimmungsrecht des Patienten ein höheres Gewicht zukommt als dem Fürsorgeauftrag des Arztes. Der besonderen Vorgehensweise in diesen Fällen widmet sich das Kapitel Respect for autonomy (s.u.).

Auf Intensivstationen wird weiterhin erwartet, dass ethisch reflektierte Entscheidungen gefällt werden
- in einer Atmosphäre hoher emotionaler Betroffenheit,
- (sehr oft) unter Zeitdruck,
- und dies von Menschen mit z.T. unterschiedlichsten Weltbildern, Überzeugungen und Einstellungen.

Damit ist dann aber auch zu klären, welche Voraussetzungen erfüllt sein müssen, dass solche Entscheidungsprozesse angemessen ablaufen können. Es sind solche Fragen wie:
- Sind für die hochtechnisierten Arbeitsbereiche der Krankenhäuser die Bedingungen für den unverzichtbaren Arzt-Pflege-Patienten-Angehörigen-Austausch zureichend geklärt?
- Gibt es im Krankenhaus einen Ort, an dem täglich begegnende Konflikte, mögliche Fehler, ungelöste Probleme etc. mit Kollegen und Kolleginnen besprochen und bearbeitet werden können?

Zu fragen ist also, welche Faktoren dazu beitragen, dass es zu wohl abgewogenen ethisch reflektierten Entscheidungen kommt.

---

[5] Da der intensivmedizinisch tätige Arzt fast täglich schwierige Entscheidungen treffen muss, auf die in den Grundsätzen der BÄK nicht genügend differenziert eingegangen worden ist, hat das Präsidium der DGAI 1998 „Leitlinien für die Grenzen intensivmedizinischer Behandlungspflicht" verabschiedet.

Faktoren einer wohl abgewogenen ethischen Entscheidung

Es sind v.a. 3 Faktoren, die eine gute ethisch-reflektierte Entscheidung möglich machen:
- Fachliches Wissen (medizinisch, pflegerisch, psychologisch, ethisch, soziologisch)
- Hohes kommunikatives Interesse und hohe kommunikative Kompetenz
- Kenntnis angemessener Verfahrenswege (Modelle)

Persönliche Faktoren (ethische Kompetenz)

Nicht unerheblich ist die Frage, welche persönlichen Voraussetzungen notwendig sind, um zu ethischer Reflexion und ethischem Diskurs überhaupt fähig zu sein. Wie schon weiter oben ausgeführt, umfasst ethische Kompetenz zunächst einmal die Fähigkeit, einen Sachverhalt bzw. eine Situation als ethisch bedeutsam wahrzunehmen. Das setzt Erfahrungen und Wissen voraus: ethisches Grundwissen und Erfahrungen medizinischer Praxis. Erst ethisches Grundwissen versetzt in die Lage, hinter den praktisch-medizinischen Herausforderungen die ethische Dimension zu erkennen und den ethischen Konflikt herauszuarbeiten. Weiterhin versetzt es in die Lage, allein oder gemeinsam mit anderen, normative Verhaltensregeln zu formulieren und diese zu begründen.

Nicht selten ist es so, dass sich unter den Mitarbeitern unterschiedliche Meinungen darüber herausbilden, welche medizinischen Maßnahmen einzuleiten oder zu unterlassen im Sinne des Patienten sind. Hier bedarf es kommunikativer Kompetenz und dauernder Reflexion der gemeinsamen kommunikativen Prozesse (Supervision).

Zusammenfassend lässt sich sagen, dass für die ethische Reflexion und Kommunikation Mitarbeiter in der Lage sein sollten,
- fachliche/moralische Herausforderungen (moralische Sensibilität) zu erkennen,
- sich verantwortlich zu fühlen (eigenes Beteiligtsein),
- die Beteiligten eines Konfliktes wahrzunehmen,
- sich der eigenen Einstellungen und Werte bewusst zu sein,
- die Einstellung Anderer wahrzunehmen und zu akzeptieren,
- die eigenen Werte zu begründen,
- Argumente auszutauschen, zu vergleichen und zu bewerten,
- Entscheidungen zu treffen (Konsens/Abwägung/Gewichtung der Werte),
- Entscheidungen umzusetzen und zu rechtfertigen.

Institutionelle Faktoren

Zu den institutionellen Voraussetzungen ethischer Reflexion gehört die Etablierung einer dialogischen Kultur. Erst diese erlaubt, überhaupt ethische Fragestellungen zu bedenken und offen miteinander zu debattieren. Nur wenn solch eine Kultur etabliert ist, ist es möglich, dass alle Betroffenen (und dazu gehören die Mitarbeiter, Patienten und Angehörige gleichermaßen) in die Entscheidungsfindung einbezogen werden und angemessene Entscheidungen gefunden werden.

Wenn Mitarbeiter auf Intensivstationen ihre Entscheidungen treffen müssen in einem „Spannungsfeld zwischen den medizinischen Möglichkeiten, sozialen Interessen, gesellschaftlichen Prioritäten sowie individuellen Erwartungen" [Salomon 2009], so bedeutet das eine hohe Herausforderung.

Nicht selten ist es so, dass die zu fällenden Sachentscheidungen überlagert werden von einem spannungsreichen Geflecht unterschiedlichster Beziehungen. Nun ist es grundsätzlich sinnvoll, dass überall dort, wo interprofessionell gearbeitet wird, kommunikative Prozesse kompetent analysiert und unterstützt werden. Aber es geht nicht nur um die interprofessionelle Zusammenarbeit verschiedener Professionen: Es geht auch um das Miteinander von Jungen und Alten, von Frauen und Männern, von Angehörigen verschiedener Milieus und unterschiedlichen territorialer Wurzeln.

Respect for autonomy

In dem Maße, in dem Menschen sich emanzipieren, verlangen sie nach Begründungen und Mitspracherecht für Entscheidungen, die sie selbst betreffen. Das gilt für Heranwachsende genauso wie für Patienten, aber auch für Pflegende und Ärzte. Berufsbilder und Selbstverständnis im Wechselspiel der verschiedenen Rollen haben sich in unserer Gesellschaft in den letzten Jahrzehnten grundsätzlich verändert. So ist zum einen an die Stelle paternalistischer Fürsorge die Selbstbestimmung als höchstes, handlungsleitendes Prinzip gerückt. Zum anderen verstehen sich Mitarbeiter, Patienten und Angehörige immer mehr als Partner in einem multikausalen Heilungsprozess denn als Ausführende von Anordnungen. Das verlangt einen anderen als den lange Zeit gepflegten und gewohnten Umgang miteinander. Die bedeutendste Veränderung ist wohl die hohe Bedeutung, die die Selbstbestimmung im Quartett der 4 medizinethischen Prinzipien gewonnen hat.

Gesellschaft und Gesetzgeber der Bundesrepublik Deutschland haben sich schon sehr zeitig dafür entschieden, dass in Entscheidungssituationen dem Willen des Patienten (respect for autonomy) die zentrale Rolle zukommen soll. Dieses Prinzip wurde über eine lange Traditionslinie hinweg von Immanuel Kant zum Grundbegriff philosophischer Ethik erhoben und zählt als eines der wesentlichen Errungenschaften des aufgeklärten Denkens. Das war nicht immer so und gilt auch in unserer Gegenwart nicht als selbstverständlich. Von den 4 oben erwähnten Prinzipien ethischen Handelns werden im Hippokratischen Eid nur 3 Prinzipien genannt, nämlich Nutzen, Nichtschaden und Gerechtigkeit. Das Autonomieprinzip dagegen ist in diesem Eid nicht erwähnt. Entscheidender als der Wille des Patienten galt dem hippokratischen Arzt das Wohl des Patienten. In dieser Tradition wird das salus aegroti suprema lex über den voluntas aegroti suprema lex gestellt, das Wohl des Patienten über seinen Willen.

Wenn im Grundgesetz der Bundesrepublik Deutschland gleich am Anfang in Artikel 1 die Würde des Menschen als unantastbar erklärt worden ist (s. Abb. 100), leitet sich daraus folgerichtig Artikel 2 ab, in dem gefordert wird, dass die freie Entfaltung der Persönlichkeit zu schützen sei. Daraus abgeleitet wird außerdem auch das Recht auf körperliche Unversehrtheit[6].

Aus diesem wiederum ergibt sich die Forderung, dass vor jedem medizinischen Eingriff der Betroffene aufgeklärt werden und zustimmen muss. So formuliert dann auch die Bundesärztekammer in ihren Grundsätzen zur ärztlichen Sterbebegleitung: „Maßnahmen zur Verlängerung des Lebens dürfen in Übereinstimmung mit dem Willen des Patienten unterlassen oder nicht weitergeführt werden, wenn diese nur den Todeseintritt verzögern und die Krankheit in ihrem Verlauf nicht mehr aufgehalten werden kann." Grundsätzlich ist daran zu erinnern, dass jeder Eingriff, der nicht gewünscht ist, eine Körperverletzung darstellt.

---

[6] Art. 2 Abs. 2 GG (Grundgesetz)

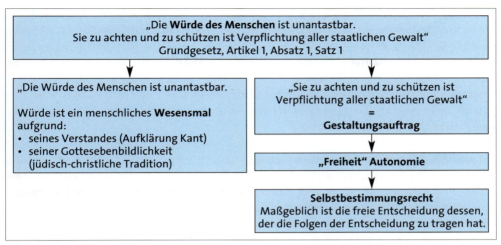

Abb. 100: Die Menschenwürde wird im Grundgesetz zweifach definiert: einmal als Wesensmerkmal und zum anderen als Gestaltungsauftrag.

Um die Autonomie des Patienten zu wahren, ist es unerlässlich, folgende Fragen zu beantworten:
- Was ist über die psychische Befindlichkeit des Patienten und seine Art der bisherigen Krankheitsbewältigung bekannt?
- Inwieweit ist der Patient aufgeklärt und an der Therapie-Entscheidung beteiligt?
- Gibt es verbale oder nonverbale aktuelle oder frühere Äußerungen des Patienten, die seinen Willen erkennen lassen?
- Liegt eine Patientenverfügung oder Vorsorgevollmacht vor?
- Gibt es Zweifel, ob es richtig ist, diesem Patienten die Entscheidung zu überlassen?
- Was ist über das soziale Umfeld bekannt?
- Was erwartet das soziale Umfeld von der Behandlung?
- Wie wird bzw. wie kann die Behandlung sozial, spirituell und psychisch unterstützt werden?
- Welche psychischen und sozialen Folgen sind nach Abschluss der geplanten Behandlung zu erwarten?

Der aktuell erklärte Wille

Da jede medizinische Behandlung immer auch ein Eingriff in das garantierte Grundrecht auf körperliche Unversehrtheit[7] darstellt, ist höchste Aufmerksamkeit darauf zu richten, dass das Selbstbestimmungsrecht des Patienten trotz aller, möglicher Einschränkungen unangefochten bewahrt bleibt. Patienten nehmen dann ihr Selbstbestimmungsrecht in Anspruch, wenn sie nach ärztlicher Aufklärung (informed consent) die Konsequenzen ihrer Entscheidung überblicken und ohne äußere Einflüsse ihre Entscheidungen in Bezug auf die medizinische Behandlung treffen. Dieser aktuell erklärte Wille des aufgeklärten und einwilligungsfähigen Patienten ist für alle Behandlungsentscheidungen maßgeblich. Und zwar auch dann, wenn Arzt, therapeutisches Team und Angehörige anderer Überzeugung sein sollten. Die ärztliche Fürsorgepflicht (beneficience) findet dort ihre Grenze, wo der einwilligungsfähige Patient an-

---
[7] Art. 2 Abs. 2 GG

ders entscheidet, als der behandelnde Arzt es vorschlägt. Alles andere würde dem Prinzip der Autonomie widersprechen und nach gegenwärtiger Rechtssprechung als Körperverletzung gelten.

Überaus herausfordernd in der Intensivmedizin ist die Forderung, den Patienten in angemessener Weise so aufzuklären, dass er die Folgen seiner Entscheidung überblicken und einschätzen kann. Die Voraussetzungen für derartige Gespräche und Überlegungen sind hier sehr oft nicht gegeben. Stattdessen ist der eingeschränkt wahrnehmungs- und äußerungsfähige Patient hier i.d.R. der „Normalfall".

Der vorausverfügte Wille (Patientenverfügung)
Sowohl in der präklinischen Notfallmedizin als auch in der Intensivmedizin ist über den Willen des Patienten sehr oft wenig oder gar nichts bekannt. Gegenüber dem äußerungsunfähigen Patienten oder dem, dessen Bewusstsein eingeschränkt ist, fehlt dem Arzt der Gesprächspartner, mit dem er über Behandlungsoptionen sprechen könnte. Gleichwohl muss allerdings auch der äußerungsunfähige Patient nicht zwingend entscheidungsunfähig sein. In der Gesetzesbegründung zur gesetzlichen Verankerung von Patientenverfügungen ist mit Verweis auf bestehendes Medizinrecht festgelegt worden, dass der behandelnde Arzt im Rahmen seiner Verantwortung prüfen soll, „ob und welchen Behandlungswillen der Patient geäußert hat, ob er eine Entscheidung über die anstehende Behandlung getroffen hat oder ob es dafür der Entscheidung des Betreuers oder Bevollmächtigten bedarf" [Stünker et al. 2008]. Wenn er vorausverfügend seinen Willen in einer Patientenverfügung[8] niedergelegt[9] hat, ist diese als vorausverfügter Wille zu betrachten und zu berücksichtigen. Allerdings sollte sich diese auf die aktuelle Situation beziehen. Trotz aller Einschränkungen gilt auch bei dem nicht ansprechbaren Patienten uneingeschränkt das Rechts des Patienten auf Selbstbestimmung (respect for autonomy). Es ist handlungsleitendes Prinzip und damit in jedem Fall höher zu werten als die Fürsorgeabsicht des Arztes. Seit dem 01.09.2009 sind Patientenverfügungen rechtsverbindliche Verfügungen, sofern die Festlegungen den momentanen Lebens- und Behandlungssituationen entsprechen und den Willen des Betroffenen klar zum Ausdruck bringen.[10] Sie gelten auch dann, wenn die Krankheit nicht mit Bestimmtheit zum Tode führen wird.

Wichtig ist auch, dabei zu beachten, dass selbst dann, wenn eine Patientenverfügung vorliegt, der aktuell geäußerte Wille des Patienten immer den höheren Rang hat. Es ist unbedingt notwendig, auch bei der hohen Rechtskraft, die Patientenverfügungen inzwischen besitzen[11], immer zu versuchen, den aktuellen Willen des Patienten zu ermitteln. Das ist umso wichtiger, als gerade die Ergebnisse neuerer Studien belegen, dass die Mehrheit der Patienten nicht am einmal geäußerten Willen festhalten.[12]

---

[8] Eine Patientenverfügung ist ein Dokument, in dem die Patientin oder der Patient für den Fall, dass sie/er ihren/seinen Willen nicht mehr bilden oder äußern kann, Verfügungen über Anwendung oder Verzicht auf lebenserhaltende Maßnahmen oder den Einsatz bestimmter Therapien trifft.
[9] Nach der geltenden Rechtslage muss die Patientenverfügung in Schriftform verfasst sein. Allerdings sind mündlich erklärte Patientenverfügungen nicht automatisch ungültig. So soll nach § 1901b (2) BGB „nahen Angehörigen und sonstigen Vertrauenspersonen des Betreuten Gelegenheit zur Äußerung gegeben werden, sofern dies ohne erhebliche Verzögerung möglich ist."
[10] § 190a BGB
[11] Durch das dritte Gesetz zur Änderung des Betreuungsrechts seit 01.09.2009
[12] Jeanne Nicklas-Faust.www.aerzteblatt.de/nachrichten/29077

Der mutmaßliche Wille

Wenn es nicht möglich ist, etwas über den entweder aktuell oder auch vorausverfügten Willen des Patienten in Erfahrung zu bringen, dann hat der Arzt zu klären, ob eine rechtlich geregelte Stellvertretung vorliegt. Möglicherweise hat der Patient in einer Vorsorgevollmacht[13] niedergelegt, wer für ihn im Fall einer Notsituation alle oder bestimmte Aufgaben erledigen soll. Solch eine Vorsorgevollmacht kann jeder geschäftsfähige volljährige Mensch vorausschauend an eine Vertrauensperson erteilen. Wenn solch eine Vorsorgevollmacht zur Einwilligung oder Ablehnung in medizinische Maßnahmen berechtigen soll, muss sie mindestens schriftlich[14] abgefasst sein. Immer dann, wenn rechtsverbindliche Erklärungen oder Entscheidungen gefordert sind, können auch Familienangehörige (selbst Ehe- oder Lebenspartner) den einwilligungsunfähigen Patienten nicht vertreten. Sollte keine Vorsorgevollmacht vorliegen, dann ist beim Betreuungsgericht anzuregen, dass ein rechtlicher Betreuer eingesetzt wird. In der Zeitspanne zwischen der Anregung einer gesetzlichen Betreuung und der Bestellung durch den Betreuungsrichter entscheidet der behandelnde Arzt stellvertretend für den Patienten.

Der Bevollmächtigte oder der vom Familiengericht eingesetzte Betreuer hat die Aufgabe, den mutmaßlichen Willen des Patienten in den Diskurs einzubringen und gegenüber dem Arzt zu vertreten. Dabei kann es nun allerdings durchaus vorkommen, dass sich auch der eingesetzte Stellvertreter (Betreuer) über den Willen des Patienten in der spezifischen Situation im Unklaren ist. In diesem Fall besteht seine Aufgabe darin, mithilfe der ihm zugänglichen Informationen so weit wie möglich zu ermitteln, was der Patient in dieser Situation jetzt entscheiden würde. Die Frage, der er sich stellen muss, lautet: „Wenn ich mir vorstelle, der Patient hätte alle aktuellen Angaben zu seiner Diagnose gehört und die Bedeutung für seine Lebensgeschichte verstanden: Was würde jetzt der Patient in Bezug auf seine eigene Behandlung sagen? Würde er einer Fortführung bzw. Ausweitung der Behandlung zustimmen? Würde er Grenzen benennen, und wenn ja, welche?"[15]

In dubio pro vita

Trotz aller Bemühungen kann es doch immer wieder auch vorkommen, dass es zuwenig Anhaltspunkte dafür gibt, was der „mutmaßliche Wille" des Patienten sein könnte. In diesem Fall muss, falls medical futility ausgeschlossen werden kann, für lebenserhaltende Maßnahmen entschieden werden (in dubio pro vita). Konkret bedeutet das, dass sich der behandelnde Arzt als stellvertretender Entscheidungsträger für den Patienten an der medizinischen Indikation orientieren soll. Wenn andere Informationen fehlen, muss davon ausgegangen werden, dass der Patient eine der Situation und seiner Verletzung bzw. Erkrankung entsprechende Versorgung wünscht.

Das trifft z.B. auf folgenden Fall zu.

---

[13] Eine Vorsorgevollmacht ist ein Dokument, in dem der Patient oder die Patientin für den Fall eigener Entscheidungsunfähigkeit eine Person seines/ihres Vertrauens bevollmächtigt, an seiner/ihrer Stelle alle erforderlichen Entscheidungen über seine/ihre ärztliche Behandlung zu treffen und sie mit dem behandelnden Arzt oder der Ärztin abzusprechen. Rechtsgrundlage ist § 164 ff. BGB.
[14] § 126 BGB
[15] Die Bundesärztekammer formuliert: Den mutmaßlichen Willen des Patienten zu erforschen bedeutet, nach bestem Wissen und Gewissen zu beurteilen, „was der Patient für sich selbst in der Situation entscheiden würde, wenn er es könnte".

Medizinischer Sachverhalt (geschildert vom behandelnden Arzt – Intensivstation)

> Der Patient Herr M. hatte aufgrund eines Verschlusses einer Schlagader einen Schlaganfall erlitten, in dessen Folge eine schlaffe Lähmung der linken Körperhälfte eingetreten war. Da der Patient einen erhöhten Hirndruck aufwies, erfolgte eine Entfernung des Knochendeckels auf der rechten Seite. Im weiteren Verlauf entwickelte der Patient einen Aufstau der Gehirnflüssigkeit (Liquor), der die Ableitung über eine Drainage notwendig machte. Der Patient hatte zu diesem Zeitpunkt eine eingeschränkte Wachheit und atmete spontan. Während der Operation zeigte sich eine Infektion der Gehirnflüssigkeit, die durch Antibiotika behandelt wurde. Im Verlauf konnte die Drainage regelgerecht entfernt werden. Zu diesem Zeitpunkt war der Patient wach, kooperativ, atmete suffizient spontan und war kreislaufstabil. Er beantwortete einfache Fragen und befolgte einfache Aufforderungen, bei Fortbestehen der oben beschriebenen Lähmung. Des Weiteren konnte der Patient zunehmend essen und trinken. Einige Tage später kam es zum erneuten Liquoraufstau und einer damit verbundenen Minderung der Wachheit. Herr M. reagierte nur noch auf Schmerzreiz und zeigte sonst keine Reaktion auf Ansprache. In diesem Zusammenhang wurde erneut eine Infektion im Gehirn diagnostiziert und diese wurde erneut behandelt. Seitdem hat sich Wachheit des Patienten erneut massiv verschlechtert.
>
> Das Therapieziel war, dem Patienten nach Heilung der Infektion ein inneres Ableitungssystem für den Liquor (Shunt) zu implantieren und ihn in eine Rehabilitationseinrichtung zu verlegen. Herr M. wurde durch einen Berufsbetreuer vertreten. Es gab keine Angehörigen.
>
> Einige der behandelnden Ärzte schätzten die Prognose des Patienten aufgrund der sich sukzessive verschlechternden Situation als so schlecht ein, dass sie die Limitierung der Behandlung erwogen. Da eine Willensbekundung des Patienten nicht vorlag und auch keine Angehörigen oder Freunde über den mutmaßlichen Willen des Patienten Auskunft geben konnten, wurde eine Empfehlung des klinischen Ethikkomitees erbeten.
>
> Orientiert an den Grundsätzen der Bundesärztekammer zur ärztlichen Sterbebegleitung [Leitlinie 1999] empfahl das klinische Ethikkomitee, die Behandlung trotz aller Bedenken fortzusetzen. Begründet wurde dies damit, dass es im vorliegenden Fall weder eine eindeutige Bewertung der Prognose als infaust in Hinblick auf das Überleben gibt, noch dass es möglich ist, eine Aussage über den tatsächlichen oder mutmaßlichen Willen des Patienten zu treffen. Im Zweifel gilt hier die Entscheidung für die Behandlung (in dubio pro vita). Das Unterlassen dieser medizinisch indizierten Behandlung könnte hier sogar als fahrlässige Körperverletzung beziehungsweise Tötung durch Unterlassen interpretiert werden.

Die gestufte Abfolge der Willensermittlung ist in Abbildung 101 dargestellt.

Bei Entscheidungen, die Patienten ohne eigene Willensfähigkeit betreffen, ist es hilfreich, sich folgende Fragen zu stellen:

- Wie und durch wen wird festgestellt, dass der Patient nicht zu einem eigenen Willen fähig ist?
- In welcher Hinsicht ist er nicht willensfähig?
- Wird die Willensunfähigkeit als zeitlich begrenzt oder dauerhaft angesehen?
- Welche Aussicht besteht auf Wiederherstellung der Willensfähigkeit?
- Können die jeweils zu treffenden Entscheidungen so lange aufgeschoben werden?
- Was weiß man über die Werte des Patienten?

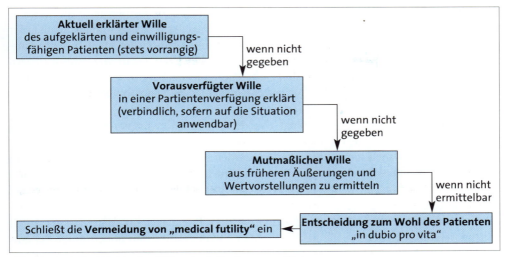

Abb. 101: Gestufte Abfolge, den Willen des Patienten zu ermitteln

In Bezug auf nicht einwilligungsfähige Kinder:
- Wurde dem Kind ausreichend Gehör geschenkt?
- Kann das Kind in Hinsicht auf die Behandlung selbst entscheiden?
- Welche Behandlungsalternative entspricht den Werten der Eltern?
- Was bedeutet es für das Kind, falls der Auffassung der Eltern entsprochen bzw. gerade nicht entsprochen wird?

Wenn Arzt und Betreuer nach Abwägung der relevanten Gesichtspunkte gemeinsam zu gleichen Überzeugungen kommen, kann gehandelt werden, und es ist nicht nötig, das Vormundschaftsgericht einzubeziehen.[16] Das gilt auch für den Abbruch oder die Nichteinleitung lebenserhaltende Maßnahmen.[17]

Nur dann, wenn es zwischen behandelnden Arzt und dem Betreuer zu unterschiedlichen Überzeugungen in Bezug auf die Behandlung kommt, muss das Betreuungsgericht eingeschaltet werden, das dann eine Entscheidung herbeiführt, die für den Arzt bindend ist.

Gerechtigkeit

Fragen der Gerechtigkeit stellen sich immer dann, wenn es darum geht, knappe Güter und Leistungen angemessen zu verteilen (distributive Gerechtigkeit). Über lange Zeit galt der Grundsatz, dass jeder Patient Anspruch auf die bestmögliche medizinische Versorgung besitzt. Da die Gesundheit in einer säkularen Gesellschaft als eines der höchsten Güter[18] gilt, erschien dafür kein Preis zu hoch. Heute dagegen kreist die Debatte um die Frage, was noch als

---

[16] Wie noch im BGHZ 154, 205 gefordert
[17] Das dritte Gesetz zur Änderung des Betreuungsrechts 2009 formuliert: „Eine Genehmigung (…) ist nicht erforderlich, wenn zwischen Betreuer und behandelnden Arzt Einvernehmen darüber besteht, dass die Erteilung, die Nichterteilung oder der Widerruf der Einwilligung dem nach § 1901a festgestellten Willen des Betreuten entspricht."
[18] Neben Lust und Glück

ausreichende medizinische Versorgung anzusehen ist. Der rasante Anstieg des Wohlstands in den letzten Jahrzehnten hat darüber hinweggetäuscht, dass die Wünsche und Bedürfnisse der Bevölkerung die Möglichkeiten der Bedarfsdeckung stets übersteigen. Medizinischer Fortschritt und demografischer Wandel führen zu einem steigenden Bedarf an Gesundheitsleistungen, der nur begrenzt verfügbare Finanzmittel gegenüberstehen. Und so stellt sich immer öfter im klinischen Alltag die Frage: Auf welche medizinische Maßnahmen können wir verzichten, ohne dem Patienten zu schaden?

Das Prinzip der Gerechtigkeit verlangt, dass dem Patienten nichts vorenthalten wird, was anderen Patienten in vergleichbaren Situationen zugestanden wird. Gleichzeitig gilt auch, dass Patienten aber auch nicht etwas gewährt werden soll, was keinen Erfolg verspricht und was Ressourcen vergeudet, die anderen Patienten fehlen könnten.

In der Intensivmedizin stellt sich die Frage nach der gerechten Verteilung knapper Güter spätestens dann, wenn bewusst wird, dass hier derzeit 13% aller Aufwendungen für die Gesundheitsvorsorge in Deutschland verbraucht werden. Dass dabei ein relativ kleiner Anteil von schwerkranken Intensivpatienten (8%) einen überproportionalen hohen Anteil der entstehenden Kosten (fast 50%) verursacht, verschärft die Frage noch zusätzlich [Boldt 2004].

Damit die Begrenzung medizinischer Leistungen aus ethischer und rechtlicher Sicht legitimiert werden kann, müssen mindestens 2 Kriterien erfüllt sein:

▲ Die Entscheidungen müssen transparent sein.
Medizinische Leistungen können dann begrenzt werden, wenn vorher klare Kriterien festgelegt worden sind, nach denen das zu erfolgen hat (Ex-ante-Prinzip). Alles andere wäre implizit und verdeckt und mit dem demokratischen Transparenzgebot unvereinbar.

▲ Die Zuständigkeit der Ebenen muss stimmen.
Wenn Einschränkungen medizinischer Leistungen aus ökonomischen Gründen unabdingbar sind, müssen Rationierungsentscheidungen auf der Ebene getroffen werden, auf der sie anstehen. Es ist nicht legitim, sie auf andere Ebenen zu verlagern. So z.B. auf Ärzte und Pflegekräfte, die dann entscheiden sollen, welche verfügbaren Leistungen einzelnen Patienten angeboten werden dürfen und welche nicht. Ärzte sind zu allererst dem individuellen Wohl der Patienten und dem Anspruch einer bestmöglichen Behandlung nach professionellen Sorgfaltsregeln verpflichtet. Es wäre mit dem ärztlichen Ethos unvereinbar, wenn sie nach nichtmedizinischen Kriterien auswählen müssten, wem sie welche medizinisch erforderliche Behandlung anbieten können, bzw. wen sie von ihnen (vorläufig) ausschließen. Fragen der ökonomischen Effizienz müssen auf einer Makro- und Mesoebene entschieden werden.

Zwar sollten sich Ärzte der Suche nach kostengünstigeren Behandlungsmethoden und finanziellen Einsparungsmöglichkeiten nicht verschließen, doch sind sie in erster Linie dem Wohl der ihnen anvertrauten individuellen Patienten verpflichtet und dann erst dem der Organisation Krankenhaus. Die schwierigste Situation für den Arzt tritt dann ein, wenn er im Einzelfall einem Patienten aus Kostengründen eine nützliche Maßnahme vorenthalten soll. Diese Forderung, die im diametralen Konflikt zu seiner Verpflichtung gegenüber dem Patienten steht, wird allerdings immer üblicher. So haben in einer Umfrage 67% der befragten leitenden Ärzte deutscher Intensivstationen angegeben, notwendige medizinische Leistungen aus Kostengründen zu rationieren [Boldt und Schöllhorn 2008].

Ethische Entscheidungsverfahren lassen sich, wie in Abbildung 102 dargestellt und entsprechend der hier erläuterten Schritte strukturieren.

Der ethische Konflikt

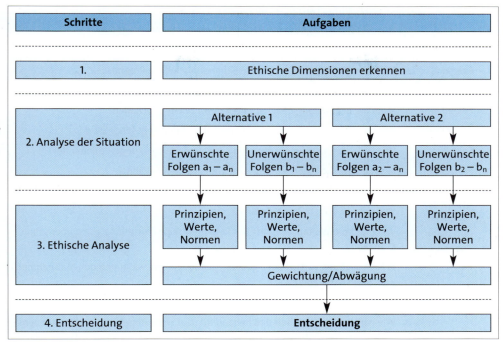

Abb. 102: Ethische Dimension erkennen

Der Fragespiegel (s. Tab. 82) lässt sich den Schritten in Abbildung 102 zuordnen (angelehnt an [Ansen, Gödecker-Geenen, Nau 2004]).

Das Lebensende

Die Intensivstation ist ein Ort maximaler Therapie, um Leben zu retten. Das ist ihr Ziel und das ist der Grund für die hohe technische Ausrüstung und die engen Handlungs- und Entscheidungsspielräume, die hier die Atmosphäre prägen.

Grundsätzlich sind Ärzte und Pflegende dazu ausgebildet worden, „Leben zu retten" und „Krankheit zu bekämpfen". Sterbende zu begleiten gehörte bis vor kurzem[19] sowohl von der Motivation als auch vom Aufgabenspektrum nicht zum Kernbereich der Medizin.[20] Das hat sich geändert – von heute sterben 47,3% aller Verstorbenen im Krankenhaus (davon 20–30% im Intensivbereich). Dem medizinischen und pflegerischen Personal stellen sich damit ganz ungewohnte Aufgaben.

Einige der herausfordernden Fragen, die sich hier neu und dringlicher als je zuvor stellen, kreisen um die Problemfelder:
- Point of no return (s.u.)
- Autonomie (Selbstbestimmung) des Patienten (s.o.)

---

[19] Hippokrates empfahl, dass Ärzte sich Sterbenden nicht widmen sollten – das wäre nicht ihre Aufgabe.
[20] Grundsätze der Bundesärztekammer zur ärztlichen Sterbebegleitung: „Aufgabe des Arztes ist es, unter Beachtung des Selbstbestimmungsrechtes des Patienten Leben zu erhalten, Gesundheit zu schützen und wiederherzustellen sowie Leiden zu lindern und Sterbenden bis zum Tod beizustehen."

Tab. 82: Eine ethische Entscheidung treffen – Abfolge der Schritte

1.		Wie lautet die Diagnose des Patienten, und wie ist die Prognose?
2.	**Alternativen 1**	Welche Behandlung kann vorgeschlagen werden?
	Folgen a₁	Welchen günstigen Effekt hat die Behandlung auf die Prognose?
		Welche Erfolgsaussicht hat die Behandlung?
	Folgen b₁	Kann die Behandlung dem Patienten gesundheitlich schaden?
	Alternative 2	Wie ist die Prognose, wenn von dieser Behandlung abgesehen wird?
	Folgen	Wie verhalten sich die positiven und negativen Auswirkungen zueinander?
3.	**Prinzipien, Werte und Normen des Patienten und seiner Angehörigen**	Was ist über die Lebensanschauung des Patienten bekannt?
		Gehört der Patient einer Glaubensgemeinschaft an?
		Wie sieht er selbst seine Krankheit?
		Wie prägt die Weltanschauung des Patienten seine Einstellung gegenüber seiner Krankheit?
		Welche Haltung vertritt der Patient gegenüber lebensverlängernden Maßnahmen und Intensivtherapie?
		Wie sieht das soziale Umfeld des Patienten aus?
		Wie wirken sich Krankheit und Behandlung auf seine Angehörigen, seinen Lebensstil und seine soziale Position aus?
		Übersteigen diese Auswirkungen die Kräfte des Patienten und seiner Umgebung?
	Grundsätzliche gesellschaftlich verbindliche Prinzipien, Werte und Normen	Wurde der Patient umfassend informiert und hat er seine Situation verstanden?
		Wurde der Patient bisher ausreichend an der Beschlussfassung beteiligt?
		Ist das vorgeschlagene Vorgehen im Hinblick auf andere Patienten zu verantworten (Gerechtigkeit)? Welches sind die relevanten Gesetzesvorgaben?
		Welche der 4 Prinzipien mittlerer Reichweite stehen zueinander in Spannung?
	Abwägung	Gibt es zwischen Ärzten, Pflegenden, anderen Betreuenden, dem Patienten und seinen Angehörigen Meinungsverschiedenheiten darüber, was getan werden soll?
		Sind wichtige Fakten unbekannt? Kann dennoch ein verantwortlicher Beschluss gefasst werden?
		Welche der Handlungsalternativen steht in Übereinstimmung mit den Werten des Patienten?
		Welche Handlungsweise verdient den Vorzug auf der Basis der genannten Argumente?
		Welche Fragen bleiben unbeantwortet und müssen aufs Neue überdacht werden?
4.	**Entschluss**	Im Wissen darum, dass er fehlerbehaftet sein kann!

- Angemessene Sterbehilfe und Sterbebegleitung (s.u.)
- Palliative und terminale Sedierung (s.u.)
- Explantation von Organen bei Hirntoten
- Therapiebegrenzung – Therapiezieländerung (s.u.)

Point of no return

Eine der Fragen, die sich ganz neu stellt, ist die, wann genau der Punkt erreicht ist, in dem der Sterbeprozess unumkehrbar eingesetzt hat und damit jede weitere kurative Behandlung aussichtslos ist. Der Tod ist ja i.d.R. kein plötzliches Ereignis, sondern ein mehr oder weniger zeitlich ausgedehnter Prozess. Nicht alle Organe versagen gleichzeitig, sondern stellen nacheinander ihre Funktion ein. Wann dieser Prozess zu Ende ist, wann also ein Mensch endgültig als endgültig tot gilt, war lange Zeit unstrittig.

Bis zur Erfindung der Herz-Lungen-Maschine im Jahr 1952 galt der irreversible Herzstillstand über viele Kulturgrenzen hinweg als sicheres Kriterium des Todes. Das änderte sich, als durch den Einsatz von Herz-Lungen-Maschinen das Absterben des Gehirns vom Herzversagen zeitlich entkoppelt werden konnte. Einerseits können nun Patienten, deren Herz-Kreislauf-System nicht mehr autonom arbeitet, am Leben und bei Bewusstsein gehalten werden, um in dieser Zeit kurativ einzugreifen. Andererseits ist es möglich, dass der Organismus von Patienten, deren Gehirn abgestorben ist, noch längere Zeit weiter funktioniert. Ganz neu stellte sich damit die Frage, ab welchem Zeitpunkt es legitim sei, weitere Behandlungen abzubrechen.

Das Ad Hoc Committee of the Harvard Medical School to Examine the Definition of Brain Death hatte 1968 vorgeschlagen, das „irreversible Koma" als neues Todeskriterium zu definieren. Die Notwendigkeit der neuen Todesdefinition begründete das Committee dabei mit 2 Argumenten: „Our primary purpose is to define irreversible coma as a new criterion for death. There are two reasons why there is need for a definition:

(1) Improvements in resuscitative and supportive measures have led to increased efforts to save those who are desperately injured. Sometimes these efforts have only partial success so that the result is an individual whose heart continues to beat but whose brain is irreversibly damaged. The burden is great on patients who suffer permanent loss of intellect, on their families, on the hospitals, and on those in need of hospital beds already occupied by these comatose patients.

(2) Obsolete criteria for the definition of death can lead to controversy in obtaining organs for transplantation". [Ad Hoc Committee 1968][21]

Als Merkmale des Hirntodes wurden festgelegt:
- Keine Rezeptivität und Reaktivität
- Keine spontanen Bewegungen und Atmung
- Keine Reflexe
- Flaches Elektroenzephalogramm

Der Wissenschaftliche Beirat der Bundesärztekammer in Deutschland hat sich dieser Definition angeschlossen und formuliert in den Richtlinien: „Mit dem Hirntod ist naturwissenschaftlich-medizinisch der Tod des Menschen festgestellt."[22]

Nicht selten kommen die Beteiligten (Ärzte, Pflegende, Angehörige, Patienten) aufgrund ihrer Erfahrungen und ihres Wissens und ihres Menschenbildes in Bezug auf den genauen Todeszeitpunkt zu unterschiedlichen Überzeugungen. „Das Grundproblem der Hirntoddefinition besteht darin, dass die Bestimmung des Todes weit mehr impliziert als das, was lediglich

---
[21] Ad Hoc Committee of the Harvard Medical School to Examine the Definition of Brain Death, A definition of irreversible coma. JAMA (1968), 205(6), 337–340
[22] Richtlinien zur Feststellung des Hirntodes, 3. Fortschreibung 1997 mit Ergänzungen gemäß Transplantationsgesetz (TPG)

durch Empirie nachgewiesen werden kann. Zwar lässt sich sagen, dass ab dem Moment des Hirnausfalls eine zentrale Voraussetzung für ein Weiterleben nicht mehr gegeben ist. Damit ist eine Irreversibilität des Sterbevorgangs eingetreten. Ob aber allein mit dem Ausfall des Gehirns schon vom Tod des Menschen gesprochen werden kann, hängt davon ab, was man unter Tod und somit auch unter Leben versteht." [Maio 2012][23]. Wenn schon das Ende des Lebens nicht immer so eindeutig ist, wie es einst schien, so sind die Zustände des Bewusstseins, die zwischen Leben und Tod liegen, noch weitaus schwieriger zu fassen. Relevant wird die individuelle Einstellung zur Unterscheidung von Tod und Leben besonders dann, wenn es darum geht, Angehörige von Patienten, die als „hirntot" diagnostiziert sind, auf eine mögliche Organspende anzusprechen. Um hier zu vermitteln, bedarf es neben einer ethischen auch einer hohen kommunikativen, sozialen und kulturellen Kompetenz. Zusätzlich zu der hohen emotionalen Belastung (aller Beteiligten) kommt hier noch die Unsicherheit darüber, welche Überzeugung der Hirntote und die Angehörigen in Bezug auf eine Organentnahme haben. Wenn ein Organspendeausweis, eine andere Dokumentation oder irgendeine Äußerung des Betroffenen darüber vorliegt, auf die man zurückgreifen kann, dann ist das in dieser Situation eine große Hilfe.

Formen der Sterbehilfe

> Eine 80-jährige Patientin wird in einer Rehabilitationseinrichtung nach operativem Ersatz der Aortenklappen bewusstlos aufgefunden. Sie wird vom Notarzt intubiert und in die Klinik gebracht. Dort erleidet sie multiple Hirninfarkte und einen Status epilepticus mit fortbestehender Bewusstlosigkeit. Nach neurologischem Befund sind bleibende neurologische Ausfälle zu erwarten, jedoch besteht durchaus ein Rehabilitationspotenzial, sodass eine endgültige Einschätzung der Prognose erst nach entsprechenden Rehabilitationsmaßnahmen möglich sein wird. Diese Rehabilitation ist allerdings nur nach Anlage eines Tracheostomas möglich, da die Patientin aktuell über keine ausreichenden Schutzreflexe verfügt. Der Ehemann der Patientin, als gesetzlicher Betreuer eingesetzt, legt glaubwürdig dar, dass diese bei verschiedenen Anlässen eine Langzeitbeatmung für sich abgelehnt habe. Die Patientin hatte sich wiederholt gegen solche lebensverlängernden Maßnahmen ausgesprochen, falls sie selbst einmal ähnlich schwer erkranken sollte. Auch habe sie dies in einer Patientenverfügung festgehalten, die jedoch derzeit nicht auffindbar ist. Vor diesem Hintergrund stimmt der Ehemann als gesetzlicher Vertreter einer Tracheotomie nicht zu. Der Verzicht auf die Tracheotomie würde bedeuten, die Patientin extubieren zu müssen, mit der sehr großen Wahrscheinlichkeit, dass sie unter der aktiven Maßnahme der Entfernung des Beatmungsschlauches verstirbt. Die behandelnden Ärzte scheuen vor der Entfernung des Beatmungsschlauches mit möglicher Todesfolge zurück, weil sie unsicher sind, ob sie mit der Entfernung des Beatmungsschlauches nicht schon den Grenzbereich der aktiven Sterbehilfe betreten.

Hier in diesem Fall wird die angemessene Lösung des anstehenden ethischen Problems dadurch verhindert, dass Unklarheit darüber besteht, was denn genau aktive und was passive Sterbehilfe ist. Die Ärztinnen und Ärzte, die sich hier fälschlicherweise auf das Verbot der ak-

---

[23] Maio G (2012) Mittelpunkt Mensch: Ethik in der Medizin, 282. Schattauer, Stuttgart

tiven Sterbehilfe berufen, begehen eine Körperverletzung, wenn sie trotz fehlender Zustimmung des Ehemanns als gesetzlichem Betreuer eine Tracheotomie durchführen würden. Eine klare Unterscheidung der verschiedenen Formen der Sterbehilfe ist deswegen hilfreich, weil sehr häufig terminologische Missverständnisse eine sachliche Behandlung des zugrunde liegenden Problems erschweren.

In einem groben Schema lassen sich 4 klassische Formen von Sterbehilfe unterscheiden:
- Passive Sterbehilfe
- Indirekte Sterbehilfe
- Aktive Sterbehilfe
- Assistierter Suizid

Es hat sich nun allerdings herausgestellt, dass der hier verwendete Begriff Sterbehilfe unklar ist und zu Fehldeutungen geradezu einlädt. Stattdessen empfiehlt z.B. der Deutsche Ethikrat[24] zu unterscheiden zwischen:
- Sterbebegleitung
- Therapie am Lebensende
- Sterben lassen
- Beihilfe zur Selbsttötung
- Tötung auf Verlangen

Gerade der Begriff „sterben lassen" ist hilfreicher als der der passiven Sterbehilfe. Im Folgenden wird die Unterscheidung allerdings anhand der klassischen Terminologie dargelegt, weil diese zurzeit die noch üblichere ist.

Passive Sterbehilfe

Als passive Sterbehilfe werden der Verzicht, die Reduktion oder der Abbruch einer medizinischen Maßnahme bei einem schwerkranken Patienten bezeichnet. Zu den Maßnahmen, auf die dabei häufig verzichtet wird, gehören bspw. Reanimation, antibiotische Behandlung, aber auch die Reduktion von kreislaufunterstützenden Medikamenten, der Verzicht auf künstliche Beatmung sowie der Ernährung über eine Sonde oder weitere Dialysebehandlungen. Es ist somit eine Vielfalt von aktiven Maßnahmen, die allesamt dem Komplex der passiven Sterbehilfe zugezählt werden können. Das macht deutlich, dass der Begriff der passiven Sterbehilfe missverständlich gewählt ist. Missverständlich, weil nicht die Art der Handlung dafür ausschlaggebend ist, also ob etwas aktiv getan oder passiv unterlassen wird, ob sie der aktiven oder passiven Sterbehilfe zuzuordnen ist. Beides, sowohl passives Unterlassen (Therapieverzicht) als auch aktives Tun (Therapieabbruch) können – unter bestimmten Zusatzannahmen – zur Kategorie der passiven Sterbehilfe gehören. Besser wäre es deshalb in Zukunft, statt von „passiver Sterbehilfe" von „sterben lassen" zu reden.

Wie ein Handeln klassifiziert werden kann, hängt v.a. von der beabsichtigten **Intention** ab. Passive Sterbehilfe lässt sich am ehesten als ein Handeln verstehen, das Sterben zu- bzw. geschehen lässt. Sie beginnt schon dann, wenn der Arzt zu der Überzeugung gekommen ist, dass weiteres medizinisches Handeln aussichtslos ist und nur noch dazu dient, das anstehende Sterben zu verzögern. So kann dann auch das aktive Abschalten einer Beatmung eine passive Sterbehilfe sein, wenn mit diesem Abschalten die Absicht verknüpft ist, einen Sterbe-

---

[24] In seiner Stellungnahme zur Sterbehilfe

prozess nicht mehr weiter künstlich aufzuhalten. Das gleiche Handeln mit der Absicht, den Tod des Patienten bewusst herbeizuführen, würde dagegen als aktive Sterbehilfe gelten.

Zwar lässt sich einwenden, dass man auch in dem Fall, in dem man die Beatmung beendet, um den Patienten sterben zu lassen, das Sterben des Patienten beabsichtigt. Denn wenn man den Tod des Patienten nicht herbeiführen wolle, würde man ja die Beatmung fortsetzen. Doch der entscheidende Unterschied liegt in der Absicht. Zwar weiß der Arzt, dass der Tod als Folge seines Handelns wahrscheinlich eintreten wird, aber es ist nicht vordergründig seine Intention. Seine eigentliche Absicht besteht darin, das Leiden des Patienten nicht unnötig zu verlängern, indem er den Sterbeprozess aufhält. Ob in der Folge des Verzichtes auf die Behandlung dann tatsächlich der Tod eintritt oder nicht, ist für die ursächliche Absicht des Arztes nicht relevant. Mit der Entscheidung für den Therapieabbruch gesteht sich der Arzt nur ein, dass weitere Behandlungen sinnlos (medical futility) oder nicht vom Patientenwillen gedeckt sind.

Das zweite bedeutsame Kriterium der Bewertung einer Handlung als passive Sterbehilfe ist die **Kausalität**. Am Beispiel des Therapieabbruchs heißt das: Das Abschalten eines Beatmungsgerätes hat zwar bei einem sterbenden ateminsuffizienten Patienten zwangsläufig dessen Tod zur Folge. Doch wäre der Patient nicht ernsthaft krank, würde er trotz dieses Therapieabbruchs nicht sterben. Der Zusammenhang zwischen dem Abbruch der Therapie und Tod ist damit ein eingeschränkter und kein ursächlicher. Ursächlich für den Tod ist bei einem ernsthaft kranken Patienten dessen Grunderkrankung.

Ein weiteres wesentliches Kriterium, das aktive von passiver Sterbehilfe unterscheidet, ist die dahinter stehende Grundhaltung zum Sterben. Die der passiven Sterbehilfe akzeptiert, dass Menschen sterben und menschliches Leben endlich ist. Der Tod wird als etwas betrachtet, das man wartend annehmen kann, als etwas, dass man zulassen kann, und damit als etwas, dass sich eben nur erwarten und nicht herbeiführen lässt.

In ihren Grundsätzen zur ärztlichen Sterbebegleitung hat sich die Bundesärztekammer darüber geäußert, unter welchen Bedingungen Therapiebegrenzungen möglich und angezeigt sind [Leitlinie 1999]. Eine intensivmedizinische Therapie fortzuführen oder zu beginnen, kann demnach abgelehnt werden durch:

- Den erwachsenen, einwilligungsfähigen Patienten.
- Mithilfe einer Patientenverfügung.
- Einen Stellvertreter. Dabei haben sich seine Entscheidungen an dem bekannten oder mutmaßlichen Willen des Patienten zu orientieren.
- Den verantwortlichen Arzt aufgrund fehlender medizinischer Indikation.

Aktive Sterbehilfe (Tötung auf Verlangen)

Als aktive Sterbehilfe (Tötung auf Verlangen) gilt, wenn der Tod des Patienten auf dessen ausdrücklichen Wunsch bewusst und absichtlich herbeigeführt wird. Der entscheidende Unterschied zur passiven Sterbehilfe besteht in der Absicht, nicht in der Art des Handelns. Eine aktive Sterbehilfe liegt nur dann vor, wenn das tatsächliche Ziel der Handlung darin besteht, den Tod des Patienten herbeizuführen. Dort, wo passive Sterbehilfe Sterben lediglich zulässt und nicht mehr aufhält, hat aktive Sterbehilfe geradezu die Absicht, den Tod bewusst herbeizuführen.

Auch die Kausalität der Ereignisse ist bei der aktiven Sterbehilfe eine andere als die bei der passiven. Bei der aktiven Sterbehilfe verstirbt der Patient direkt an der Folge des aktiven Handelns und nicht infolge seiner Grundkrankheit.

Wesentlich anders als bei der passiven Sterbehilfe ist auch die völlig andere Grundhaltung gegenüber dem Sterben. Beim Tod handelt es sich hier um etwas Herbeigeführtes und Selbstgestaltetes. Dabei wird Sterben nicht mehr nur erwartet und geschehen gelassen, sondern aktiv herbeigeführt.

Die Gegenüberstellung von passiver und aktiver Sterbehilfe zeigt, dass nicht die Handlung selbst, sondern die der Handlung zugrunde liegenden Absichten und Grundhaltungen für die Unterscheidung wichtig sind.

Zur Unterscheidung zwischen passiver und aktiver Sterbehilfe siehe Tabelle 83.

Tab. 83: Vergleichende Übersicht Aktive/Passive Sterbehilfe

Deskriptive Ebene	Aktive Sterbehilfe	Passive Sterbehilfe
Intentionale Ebene	Tun	Unterlassen
Normative Ebene	Herbeiführen	Geschehen lassen
Ziel	Tod	Sterben können
Kausalität	Einzige hinreichende Bedingung	Notwendige, aber nicht hinreichende Bedingung
Todesvorstellung	Der Tod ist eigene Wahl	Der Tod ist Schicksal
Einstellung	Machen können	Akzeptieren können

Aktive Sterbehilfe ist in Deutschland verboten[25] und weltweit nur in den Niederlanden, Belgien und Luxemburg erlaubt.

Die Bundesärztekammer formuliert in ihren Richtlinien: „Die aktive Sterbehilfe, die einen infausten Krankheitsverlauf gezielt abkürzt und den Tod des Patienten herbeiführt oder beschleunigt, ist mit dem Heilauftrag des Arztes unvereinbar und ethisch nicht zu rechtfertigen. Sie ist als „Tötung auf Verlangen" durch § 216 StGB unter Strafe gestellt. Ärztlicherseits ist die aktive Sterbehilfe kategorisch abzulehnen."[26]

Indirekte Sterbehilfe

Bei indirekter Sterbehilfe versterben Patienten an den Wirkungen schmerzlindernder Medikation, die eingeleitet worden ist, um ihren Leidenszustand zu verkürzen. Es handelt sich also um die Inkaufnahme der Verkürzung des Lebens, um weiteren Schaden von dem Patienten abzuwehren. Beabsichtigt ist hier Schmerzlinderung und nicht Tod. Der Behandelnde fühlt sich dabei dem Prinzip, Schaden abzuwenden, verpflichteter, als Leben um jeden Preis zu erhalten. Dabei ist ihm durchaus bewusst, dass der Patient unter den Nebenwirkungen schmerzlindernder Maßnahme früher versterben kann als ohne diese. Doch angesichts der Schwere der Situation entscheidet er sich, das frühere Sterben billigend in Kauf zu nehmen. Er hält es für unangemessen, dem leidenden Patienten zuzumuten, keine Schmerzmedikamente zu gewähren.

Hinsichtlich der Kausalität liegt hier die Sache der aktiven Sterbehilfe näher als der der passiven. Der Patient verstirbt an der Medikation, obwohl er ohne diese Medikation vielleicht hätte weiterleben können.

Der entscheidende Unterschied zwischen indirekter und aktiver Sterbehilfe liegt aber auch hier in der Absicht. Das in Kauf genommene Sterben ist eine unbeabsichtigte Folge der

---

[25] Gemäß § 216 des Strafgesetzbuches (StGB)
[26] Leitlinie zu Grenzen der intensivmedizinischen Behandlungspflicht

an sich zu würdigenden Handlung, Leiden zu mildern. Es ist eine Folge, die man eigentlich nicht anstrebt und somit nicht bewusst herbeiführen will, die man aber in bestimmten Konfliktsituationen als das kleinere Übel in Kauf zu nehmen bereit ist.

Neben der Intention unterscheidet sich auch die Grundhaltung zum Tod bei der indirekten Sterbehilfe von der der aktiven Sterbehilfe. Bei der indirekten Sterbehilfe wird der frühere Tod nicht angestrebt, sondern nur deshalb in Kauf genommen, weil ansonsten der Patient weiterhin in einem extremen Schmerz- und Leidenszustand belassen werden müsste. Dies ist vergleichbar mit anderen medizinischen Handlungsweisen der Medizin, in der auch schwerwiegende Nebenwirkungen in Kauf genommen werden, wenn eine Therapie notwendig und unabdingbar ist.

Die Bundesärztekammer formuliert: „Zur bestmöglichen Hilfe, die der Arzt auf Grund seiner Garantenstellung seinem Patienten schuldet, gehört stets eine ausreichende Schmerztherapie. Diese Verpflichtung besteht bei unheilbar Erkrankten selbst dann, wenn nicht auszuschließen ist, dass eine unvermeidliche medikamentöse Nebenwirkung den Eintritt des Todes beschleunigt."[27]

Assistierter Suizid (Beihilfe zur Selbsttötung)

Als assistierter Suizid gilt, wenn eine Person ein Mittel zur Selbsttötung bereitstellt. Prominentestes Beispiel ist wohl das des Chirurgen Julius Hackethal (1921–1997). Im Wissen um deren Absicht stellte er im Jahr 1984 einer schwerkranken Frau ein Gift zur Verfügung, was die Frau in seiner Abwesenheit einnahm und daran verstarb.

In der Folge wurde gegen ihn ein strafrechtliches Ermittlungsverfahren vor dem Berufsgericht der Bayerischen Ärztekammer eingeleitet, das empfahl, Hackethal wegen „unärztlichen Verhaltens" die Approbation zu entziehen. Da sich Hackethal allerdings verpflichtete, künftig kein weiteres Mal Beihilfe zum Suizid zu begehen, wurde auf die Umsetzung dieses Beschlusses letztlich verzichtet.

Selbsttötung als Beihilfe zum Suizid in Deutschland ist nicht strafbar, weil der Suizident bis zuletzt der eigentlich Handelnde ist.[28] Allerdings dürften die für den Suizid geeigneten Wirkstoffe nach dem Arzneimittelgesetz für diesen Zweck eigentlich nicht verordnet werden.

In ihren Grundsätzen zur Sterbebegleitung hatte die Bundesärztekammer die Beihilfe zur Selbsttötung bisher abgelehnt und erklärt, dass sie mit dem ärztlichen Ethos nicht vereinbar sei. In der Neuauflage der Grundsätze zur Sterbebegleitung von 2011 war dieser Passus zum ärztlichen Ethos dann herausgenommen und lediglich bekräftigt worden, dass der ärztlich assistierte Suizid kein Teil der ärztlichen Tätigkeit darstellt. Das bedeutete, dass es dem Gewissen des Arztes überlassen bleiben sollte, ob er assistierten Suizid leistet oder nicht. Nach heftigem Widerstand aus der Ärzteschaft hat die Bundesärztekammer später dann diese Stellungnahme revidiert und erklärt, dass die Beihilfe zur Selbsttötung ärztlich nicht vertretbar sei. Dieser Vorgang macht deutlich, dass die Stellungnahme zum ärztlich assistierten Suizid nicht eindeutig und z.T. hoch umstritten ist. Er wirft damit eigene ethische Fragen auf, die es wert sind, an anderer Stelle gründlicher betrachtet zu werden.

---

[27] Leitlinie zu Grenzen der intensivmedizinischen Behandlungspflicht
[28] Die versuchte Selbsttötung wird rechtlich als „Unglücksfall" betrachtet. Falls ein Arzt dabei anwesend ist, ist er aufgrund seiner Garantenpflicht verpflichtet, spätestens dann, wenn der Patient bewusstlos geworden ist, Lebensrettungsmaßnahmen einzuleiten.

Formen ethischer Reflexion und Beratung

Internationale wissenschaftliche Studien und Erfahrungen belegen, dass klinische Ethikberatung positive Auswirkungen auf die ethische Sensibilisierung, Kommunikation, Analyse, Argumentation und Entscheidungskompetenz von Mitarbeitern in Krankenhäusern haben [Fox und Arnold 1996; Orr et al. 1996; Deutscher Evangelischer Krankenhausverband 1999; Schneiderman et al. 2003].

Selbstreflexion

Wer weitreichende Entscheidungen zu treffen hat, wird i.d.R. in einer „Bedenkzeit" auf unterschiedliche Weise und mit den ihm zur Verfügung stehenden Methoden die Alternativen seines Handelns vergleichen und gegeneinander abwägen. Bei den Entscheidungen, in denen Bedürfnisse, Werte oder Prinzipien anderer Menschen berührt werden, handelt es sich in jeden Fall um Entscheidungen mit einer ehtischen Dimension.

Die ursprünglichste Form ethischer Reflexion ist nun nicht etwa die Selbstbesinnung, sondern der ethische Diskurs. Selbstabwägungen bergen immer die Gefahr, wichtige Fakten und andere Perspektiven zugunsten der eigenen Einstellungen und Überzeugungen auszublenden. Gleichwohl waren und sind sie in der medizinischen Praxis lange Zeit weit verbreitet. Im bisherigen ärztlichen Selbstverständnis meinten Ärzte, allein schon durch ihre ärztliche Tätigkeit und ihre abgelegte Verpflichtung[29] ein bestimmtes Ethos zu verkörpern. Aus dieser Perspektive erschien es unnötig, andere Berufsgruppen an Entscheidungsfindungen zu beteiligen. Letztendlich, so wird es auch heute immer wieder begründet, sei der behandelnde Arzt ja allein verpflichtet und verantwortlich dafür, eine angemessene Entscheidung zu treffen.

Das Argument, das für die Selbstbesinnung häufig vorgebracht wird, ist, dass der Klinikalltag an sich schon angefüllt ist mit einer Fülle zu klärender Details in der Behandlung eines Patienten und, in den letzten Jahren verstärkt, durch zunehmende bürokratische Pflichten. Jedes zusätzliche Gremium, wie bspw. Klinische Ethikkomitees oder gemeinsame Ethikberatungen auf den Stationen, wird daher verständlicherweise zunächst einmal als zeitliche Mehrbelastung und nicht als persönliche Entlastung gesehen.

Internationale wissenschaftliche Studien und Erfahrungen belegen nun allerdings, dass klinische Ethikberatung positive Auswirkungen auf die ethische Sensibilisierung, Kommunikation, Analyse, Argumentation und Entscheidungskompetenz von Mitarbeitern in Krankenhäusern haben [Fox und Arnold 1996; Orr et al. 1996; Deutscher Evangelischer Krankenhausverband 1999; Schneiderman et al. 2003].

Formen gemeinschaftlicher Beratung

In vielen Situationen müssen Entscheidungen getroffen werden, bei denen es ungewiss ist, ob sie sich zu einem späteren Zeitpunkt als stimmig herausstellen werden. Trotz aller Erfahrungen und trotz allen Wissens, die ein Einzelner haben kann, lässt sich das Risiko, dass sich im Nachhinein ein Weg als Irrtum herausstellt, nie ganz ausschließen. Wenn die eigenen Wahrnehmungen und Bewertungen mit denen anderer ausgetauscht werden, kann das bereichern, klären und

---

[29] Ärzte sind berufsrechtlich auf die ärztliche Berufsordnung, deren Präambel an das Genfer Gelöbnis von 1947 angelehnt ist, verpflichtet [Deutscher Ärztetag 2002, 1; Troschke Jv (2001) Die Kunst, ein guter Arzt zu werden, 110–111. Huber, Bern]

größere Sicherheit vermitteln. Ärzten eröffnet sich durch den ethischen Diskurs die Möglichkeit, ihre Zweifel über Behandlungsverläufe – eventuell auch retrospektiv – zu äußern, ihre Bedenken mitzuteilen, andere Einschätzungen zu hören und ihre eigene Sichtweise zu erweitern.

Im medizinischen Alltag haben sich im Laufe der Zeit ganz verschiedene Formen klinischer Ethikberatung etabliert. In einigen werden ethische Fragestellungen von einer behandlungsexternen Gruppe (z.B. einem klinischen Ethikkomitee) oder einer qualifizierten Person (z.B. einem klinischen Ethikberater) bearbeitet und anschließend eine Handlungsempfehlung ausgesprochen. Der Vorteil bei dieser Art von Beratung besteht darin, dass die Beratenden durch ihr Nichteingebundensein in den Fall eine höhere Neutralität garantieren oder Handlungsideen entwickeln, die innerhalb des Behandlungssystems nicht gesehen worden sind. Weiterhin kann hier auf inhaltliche und methodische Kompetenzen zurückgegriffen werden, die im klinischen Alltag i.d.R. oft nicht vorhanden sind.

Allerdings besitzen diese externen Formen der Ethikberatung auch Nachteile. Eine externe Gruppe oder Person wird bei der Bearbeitung eines Falles immer auf die ihr vorgelegten Daten und Fakten angewiesen sein. Beabsichtigte oder unbeabsichtigte Verkürzungen oder Tendenzen des Fallbringers könnten dann ungünstig verstärkt werden, wenn der Berichtende, ohne es bewusst zu wollen, diese auswählt oder interpretiert.

Ein anderes Problem besteht hier darin, dass leicht der Anschein entsteht könnte, ethische Fragen und deren Reflexion müssen aus dem Team heraus an Experten delegiert werden. Das widerspräche allerdings einer Unternehmensethik, die möglichst alle Bereiche einer Einrichtung durchdringen und nachhaltig eigenverantwortliches Handeln unterstützen möchte.

Es kann also durchaus sehr hilfreich sein, wenn sich alle an einer konkreten Behandlung Beteiligten aus den ärztlichen, pflegerischen, therapeutischen, seelsorglichen und sozialdienstlichen Berufsgruppen unter der Leitung eines behandlungsexternen Moderators zusammensetzen. Hier können sie dann ihre Wahrnehmungen und Beurteilungen sammeln und gemeinsam Handlungsempfehlungen erarbeiten. Der Vorteil ist, dass sie als ganz unterschiedliche Personen aus verschiedenen Berufsgruppen die jeweiligen Situationen auf je ganz unterschiedliche Weise wahrnehmen. Und selbst wenn sie in ihren ethischen Werthaltungen übereinstimmen, ist es möglich, dass sie zu ganz unterschiedlichen Handlungskonsequenzen gelangen. Diese dann abzuwägen und voreinander argumentativ zu begründen, führt letzten Endes zu einer Empfehlung auf einem höheren ethisch ausgereiften Niveau.

Ethikkomitee
Im Gegensatz zu Ethikkommissionen, die Stellungnahmen zu medizinischen Forschungsvorhaben am Menschen abgeben, handelt es sich bei klinischen Ethikkomitees um interdisziplinäre Teams, die ratsuchenden Personen (Patienten, Angehörigen, Mitarbeitern des Hauses) in einer ethischen Konfliktsituation dabei unterstützen, gemeinsam Lösungen zu finden, die von allen Beteiligten mitgetragen und verantwortet werden können. Dabei können und wollen sie die Entscheidungsbefugnis und die Verantwortung des jeweils handelnden Arztes nicht aufheben, sondern ihn bei seiner Entscheidungsfindung unterstützen.

Ihren Ursprung haben klinische Ethikkomitees in den USA der 1970er Jahre, wo heute alle Krankenhäuser, die öffentlich zugelassen werden wollen, eine Struktur zur Handhabung ethischer Konflikte nachweisen müssen. In Deutschland sind Ethikkomitees seit den 1990er Jahren insbesondere in Krankenhäusern konfessioneller Trägerschaft entstanden. Auch die Zentrale Ethikkommission der Bundesärztekammer begrüßt die Gründung von klinischen Ethikkomitees und anderer klinischer Ethikberatungsstrukturen im deutschen Gesundheitswesen und bezeichnet sie „als praxisrelevanten Beitrag zur besseren Versorgung von Patienten" [Stellungnahme 2006][30].

In der Praxis hat es sich bewährt, dass in den Komitees sowohl die einzelnen Berufsgruppen als auch die unterschiedlichen Hierarchie-Ebenen (z.B. Chef-, Ober- und Assistenzarztebene) vertreten sind. Die Mitglieder (ca. 7–20) sollten für 3 Jahre als unabhängiges, nicht weisungsgebundenes Gremium durch die Krankenhausleitung berufen werden und sich eine Geschäftsordnung oder Satzung geben. Hier wird dann krankenhausspezifisch geregelt, wie das Komitee arbeitet, welche Ziele es sich setzt und auf welche Weise Anfragen eingebracht werden können.

Ethikkonsil

Zu einem Ethikkonsil findet sich eine interdisziplinäre und berufsübergreifende Gruppe zusammen, um bei ethisch relevanten ärztlichen oder pflegerischen Entscheidungen gemeinsam zu beraten, welche der möglichen Behandlungsoptionen ethisch am ehesten vertretbar ist. Dabei kann es sich um schwere Erkrankungen handeln, aber auch um medizinische Alltagssituationen. In einer nicht öffentlichen Beratung werden, moderiert von einem Ethikberater oder einem Mitglied des Ethikkomitees, eine ethische Analyse und Bewertung des jeweiligen Problems vorgenommen und erörtert. Ziel ist es, auf der Grundlage der relevanten medizinischen, ethischen, rechtlichen und sozialen Aspekte eine ethisch begründete und von den Beteiligten mitgetragene Behandlungsempfehlung zu erarbeiten. Dabei können alle Personen, die mit einer Konfliktsituation befasst sind[31], ein Ethikkonsil einberufen. Die endgültige Entscheidung und die Verantwortung für das weitere therapeutische Vorgehen verbleiben beim behandelnden Arzt und dem Patienten bzw. seinem gesetzlichen Vertreter.

Stationär-interne ethische Fallbesprechung

Die Einschätzung, welche Behandlungsentscheidung die ethisch angemessenste ist, kann in vielen Situationen sehr verschieden sein und ist abhängig von vielen Variablen (Persönlichkeitsfaktoren, Berufsgruppe, Fachdisziplin, Erfahrung etc.). Stationär-interne ethische Fallbesprechungen haben das Ziel, die Sichtweisen aller am Behandlungsprozess beteiligten Berufsgruppen gleichberechtigt miteinander ins Gespräch zu bringen. Wenn hier auch abweichende Sichtweisen eingebracht werden können, ohne dass sie unterdrückt oder als falsch abgewertet werden, kann das in hervorragender Weise neben der Hebung des ethischen Niveaus von Entscheidungen auch zu einer Verbesserung des Betriebsklimas beitragen.

Der **Gesamtwert** einer **Organisation** hängt von seinen **Werten** ab:
- **Moralische Werte**:
  Integrität, Fairness, Ehrlichkeit, Vertragstreue, Verantwortung
- **Kooperationswerte**:
  Loyalität, Teamgeist, Konfliktfähigkeit, Offenheit
- **Leistungswerte**:
  Nutzen, Kompetenz, Qualität, Leistungsbereitschaft, Flexibilität, Kreativität, Innovationsorientierung
- **Kommunikationswerte**:
  Achtung, Zugehörigkeit, Offenheit, Transparenz, Verständigung

---

[30] Stellungnahme der Zentralen Kommission zur Wahrung ethischer Grundsätze in der Medizin und ihren Grenzgebieten (Zentrale Ethikkommission). Dtsch Arztebl (2006), 103, 24, A1703–A1707
[31] Dazu gehören bspw.: Patienten, Angehörige, Ärzte sowie Pflegende.

Erfahrungsgemäß wird das Klima in Organisationen und ihren Bereichen (Stationen) sehr stark von den Werten beeinflusst, die in ihnen gelebt und vertreten werden. Neben den Leistungs-, Kommunikations- und Kooperationswerten spielen dabei auch moralische Werte, wie Integrität, Gerechtigkeit, Ehrlichkeit, Vertragstreue und Verantwortung, eine große Rolle. Dabei gehört es zum Prinzip der Gerechtigkeit, darauf zu achten, dass Entscheidungsverfahren fair ablaufen.

Zu den wesentlichen Merkmalen fairer Entscheidungsverfahren beschreiben Organisationsethiker [Müller 1997] die Mitbeteiligung von Betroffenen. „Faire Entscheidungsverfahren beinhalten Optionen, dass betroffene Organisationsmitglieder ihre Vorstellungen äußern, eigene Interessen offen vertreten und persönliche Sichtweisen darlegen können. Die Wahrnehmung von Fairness impliziert, eine Stimme in eigener Sache zu haben (**voice**) und gehört zu werden, wobei es von eher untergeordneter Bedeutung zu sein scheint, ob Betroffene von diesen Optionen Gebrauch machen und, wenn ja, ob sie damit tatsächlich etwas erreichen." [Müller 1997]

Als weitere Merkmale werden immer wieder Aufklärung und Transparenz genannt. „Aufklärung und Transparenz gehören zu den **informationalen** Merkmalen fairer Entscheidungsverfahren. Informational bedeutet, dass es Organisationsmitgliedern möglich ist, Ablauf und Ergebnis von Entscheidungsprozessen auf rationaler und kognitiver Ebene nachvollziehen zu können. Dazu gehört zum einen, dass sich Entscheider zu ihren Beschlüssen äußern sowie vollständig und zeitnah über Resultate und die Hintergründe ihrer Entscheidungen informieren. Zum anderen aber auch, dass dokumentiert ist und zugänglich gemacht wird, welchen Verlauf Beratungen, Diskussionen und Abstimmungen genommen haben, wie es zur Aufnahme oder zum Ausschluss von Entscheidungsalternativen gekommen ist und auf welche Weise mit strittigen Fragen oder kontroversen Positionen umgegangen worden ist." [Müller 1997]

Literatur

Ad Hoc Committee of the Harvard Medical School to Examine the Definition of Brain Death, A definition of irreversible coma. JAMA (1968), 205(6), 337–340

Ansen H, Gödecker-Geenen N, Nau H (2004) Soziale Arbeit im Krankenhaus. Ernst Reinhardt, München. ISBN 3-8252-2561-5

Beauchamp TL, Childress JF (2001) Principles of biomedical ethics, 5th ed. Oxford University Press, Oxford

Boldt J, Können wir uns die Fortschritte der Intensivmedizin noch leisten? Dtsch Med Wochenschrift (2004), 129, 36–40

Boldt J, Schöllhorn T, Rationierung ist längst Realität. Ergebnisse einer Fragebogenaktion auf deutschen Intensivstationen. Dtsch Arztebl (2008), 105 A995–997

Bundesärztekammer, Richtlinien für die Sterbehilfe. Dtsch Arztebl (1979), 76, A-957

Bundesärztekammer, Richtlinien für die Sterbebegleitung. Dtsch Arztebl (1993), 90, A-2404

Bundesärztekammer, Dtsch Arztebl (1998), 95, A-2365

Deutsche Gesellschaft für Chirurgie, Resolution zur Behandlung Todkranker und Sterbender. Anaesthesist (1979), 28

Deutscher Evangelischer Krankenhausverband und Katholischer Krankenhausverband Deutschlands e.V. (Hrsg) (1999) Ethik-Komitee im Krankenhaus. Erfahrungsberichte zur Einrichtung von Klinischen Ethik-Komitees. Selbstverlag, Stuttgart

Fox E, Arnold RA, Evaluating Outcomes in Ethics Consultation Research. Journal of Clinical Ethics (1996), 7, 127–138

Gerhard Blickle (Hrsg) (1997) Ethik in Organisationen. Verlag für angewandte Psychologie, Göttingen

Leitlinie der Deutschen Gesellschaft für Anästhesiologie und Intensivmedizin zur Behandlungsbegrenzung auf Intensivstationen und die Leitlinie der Dt. Gesellschaft für Chirurgie zu den Grenzen ärztlicher Behandlungspflicht. Anästh Intensivmed (1999), 40

Maio G (2012) Mittelpunkt Mensch: Ethik in der Medizin, 282. Schattauer, Stuttgart

Müller GF (1997) Prozedurale Gerechtigkeit in Organisationen. In: Blickle G (Hrsg), Ethik in Organisationen, 58–59. Verlag für angewandte Psychologie, Göttingen

Orr RD et al., Evaluation of an Ethics Consultation Service: Patient and Family Perspective. The American Journal of Medicine (1996), 101, 135–141

Salomon F (2009) Praxisbuch Ethik in der Intensivmedizin, 173. Medizinisch Wissenschaftliche Verlagsgesellschaft, Berlin

Schneiderman LJ et al., Effect of Ethics Consultation of non-beneficial life-sustaining treatment in the intensive care setting. Randomised controlled study trial. JAMA (2003), 290, 1166–1172

Stellungnahme der Zentralen Kommission zur Wahrung ethischer Grundsätze in der Medizin und ihren Grenzgebieten (Zentrale Ethikkommission). Dtsch Arztebl (2006), 103, 24, A1703–A1707

Stünker J et al. (2008) Entwurf eines 3. Betreuungsrechtsänderungsgesetzes vom 06.03.2008, Bundestagsdrucksache 16/8442, S. 15 ff.

Troschke Jv (2001) Die Kunst, ein guter Arzt zu werden, 110–111. Huber, Bern

Aufklärungspflichten, Organisationsverschulden, Übernahmeverschulden, Fixierung von Patienten, Delegation ärztlicher Aufgaben in der Intensivmedizin

Sandra Kuwatsch

Einleitung

So wenig der Arzt sich bei seiner Berufswahl und schließlich während der Ausbildung mit dem Thema der möglichen juristischen Folgen seines Handelns im Fall einer Fehldiagnose bzw. -behandlung befasst haben mag, bringt der berufliche Alltag diese Risiken des ärztlichen Handelns kontinuierlich vor Augen, sei es durch Ankündigungen der Patienten oder deren Angehörigen, gegen den Arzt juristisch vorzugehen, oder durch Warnungen der Klinikverwaltung. Jede Tätigkeit eines Beschäftigten, jede ärztliche Behandlung birgt das Risiko, einen Schaden zu verursachen. Bei der Ausübung ärztlicher Tätigkeiten ist dies immanent, da zwangsläufig die Schädigung eines Menschen, mithin Leib und Leben des anvertrauten Patienten infrage stehen. Folgen von Schadenverursachungen sind sowohl finanzielle Belastungen aufgrund zu leistender Schadenersatzzahlungen als auch strafrechtliche Ermittlungen, bei besonders schweren Fällen gar der Verlust der Approbation.

Obgleich die Genesung des Patienten Ziel der ärztlichen Behandlung ist, kann dem Patienten ein Schaden entstehen. Dies kann für den schädigenden Arzt zivilrechtlich zu einem Anspruch des geschädigten Patienten auf Schadenersatz und Schmerzensgeld nach dem Bürgerlichen Gesetzbuch (BGB) führen und gleichzeitig eine strafrechtliche Verfolgung durch Einleitung eines staatsanwaltschaftlichen Ermittlungsverfahrens nach der Strafprozessordnung (StPO) auslösen. Ursächlich dafür ist, dass jede ärztliche Behandlung juristisch einem Eingriff in die körperliche Unversehrtheit eines Menschen gleichkommt, strafrechtlich ist

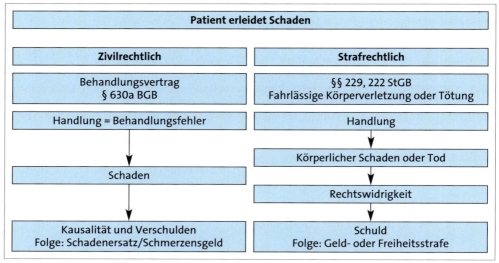

Abb. 103: Haftung bei Schäden

dies als eine Körperverletzung im Sinne des § 223 Strafgesetzbuch (StGB) anzusehen. Die Zahl zivilrechtlicher Klagen und auch strafrechtlicher Ermittlungsverfahren aufgrund von Behandlungsfehlern steigt kontinuierlich, wohl auch ausgelöst durch die politischen und gesellschaftlichen Diskussionen und die mediale Präsenz von Arzthaftungsfehlern wie auch infolge der Weiterentwicklung der Medizin und damit einer steigenden Gefahr von Fehlschlägen [Laufs A et al. 2010, S. 922]. Die Politik hat jüngst mit dem Patientenrechtegesetz (PatRechtG v. 20.2.2013 – BGBl Nr. 9 vom 25.02.2013), in Kraft getreten am 26.02.2013, darauf reagiert. Die neu ins BGB eingefügten Normen § 630a–h stellen damit erstmals die Rechte von Patienten in einem Gesetz dar, davor waren hierzu lediglich aufgrund höchstrichterlicher Rechtsprechung (sog. caselaw) Grundsätze und Anspruchsgrundlagen in Arzthaftpflichtfragen generiert worden. Sie zielen darauf ab, die Rechtssicherheit und Transparenz für Patienten zu erhöhen. Die nachfolgenden Ausführungen sollen einen Überblick über die strafrechtliche und zivilrechtliche Haftung geben (s. Abb. 103).

? Wann muss sich der Arzt zivilrechtlich verantworten?

Bei zivilrechtlichen Ansprüchen liegt es in der Hand des geschädigten Patienten, ob er diese gegenüber dem Arzt, dem leitenden Arzt bzw. dem Krankenhausträger geltend machen und ggf. durch eine Klage bei den zuständigen Amts- (Streitwert = Schadenersatzanspruch bzw. Schmerzensgeld bis 5000 €) oder Landgerichten (ab einem Streitwert über 5000 €) durchsetzen will. Eine solche Klage hat Aussicht auf Erfolg, wenn Haftungsgrund und -folgen durch den Geschädigten dargelegt und bewiesen werden können. Dem Geschädigten stehen hierbei teilweise Beweiserleichterungen zur Verfügung, z.B. mittels einer Beweislastumkehr aufgrund mangelhafter oder fehlender ärztlicher Dokumentation bzw. bei medizinisch voll durch den Arzt beherrschbaren Gefahren der klinischen Organisation und Koordination [OLG S-H, Urteil vom 29.08.2014, Az: 4 U 21/13]. Zivilrechtliche Ansprüche können sich durch ärztliche Behandlung aus verschiedenen Grundlagen ergeben. Ein Anspruch besteht jedoch nicht bei einem für den Patienten nicht aufzuhaltenden behandlungsbedingten und schicksalhaften Verlauf der Erkrankung. Die ärztliche Haftung folgt aus der vertraglichen und deliktischen Haftung (Recht der unerlaubten Handlung). Ein Verschulden des Arztes muss in beiden Fällen vorliegen. Beide Ansprüche, die unterschiedlichen Verjährungen unterliegen, können parallel geltend gemacht werden; sie stehen in sog. Anspruchskonkurrenz. Unterschiede gibt es bei der Einordnung des Handelns von Hilfspersonen. Bei einer vertraglichen Haftung hat der Arzt das Handeln von Hilfspersonen, sog. Erfüllungsgehilfen, nach § 278 BGB wie eigenes Verschulden zu verantworten. Bei einer deliktischen Haftung gilt § 831 BGB, wonach sich der Arzt die widerrechtliche Schadenszufügung einer Hilfsperson, sog. Verrichtungsgehilfen, zurechnen lassen muss, wenn er sich dieser zur Verwirklichung seiner Pflichten bedient. Die Unterscheidung liegt hierin, dass im Bereich der deliktischen Haftung keine Haftung erfolgen muss, wenn der Arzt die Auswahl dieser Verrichtungsgehilfen mit der erforderlichen Sorgfalt durchgeführt hat und dies entsprechend nachweisen kann.

Wie haftet der Arzt aus dem Behandlungsvertrag?

Eine Haftung des Arztes bzw. des Krankenhausträgers kann durch eine Verletzung der Pflichten nach §§ 630a, 280 Abs. 1 BGB aus dem mit dem Patienten geschlossenen Behandlungsvertrag angenommen werden, dessen Hauptleistungspflicht die medizinische Behandlung des Patienten ist. Die Behandlung erstreckt sich auf Diagnose, Therapie und Aufklärung. Der Patient schließt im Hinblick auf seine Behandlung regelmäßig mit dem Krankenhausträger als alleiniger Vertragspartner einen Behandlungsvertrag, in dessen Rahmen die ärztlichen Leistungen durch die Angestellten des Krankenhauses erbracht werden (**Belegärzte und zur Privatliquidation berechtigte Ärzte schließen eigene Verträge und müssen folglich auch selbst für ihr Handeln haften**).

Was ist die vertraglich vereinbarte Hauptpflicht?

Das Patientenrechtegesetz, welches die vertragstypische Pflichten beim Behandlungsvertrag in eigenen Paragraphen festlegt, stellt klar, dass durch den Behandlungsvertrag derjenige, welcher die medizinische Behandlung eines Patienten zusagt, zur Leistung der versprochenen Behandlung verpflichtet ist und dabei den nach den zum Zeitpunkt der Behandlung bestehenden, allgemein anerkannten fachlichen Standard zu beachten hat, es sei denn, etwas anderes ist vereinbart worden. Vertragliche Hauptpflicht ist mithin die Behandlung des Patienten nach den geltenden, d.h. zum Zeitpunkt der Behandlung üblichen ärztlichen, medizinischen und pflegerischen Standards [BGH, Urteil vom 29.01.1991, Az: VI V ZR 206/90, NJW 1991, S. 1535 (1537)]. Das Patientenrechtegesetz fixiert nunmehr auch in § 630b BGB, dass ein Behandlungsvertrag einen Unterfall des sog. Dienstvertrages darstellt, bei dem durch den Arzt zwar eine Behandlung, jedoch nicht ein konkreter Behandlungserfolg geschuldet wird. Folglich sind die Vorschriften der §§ 611 ff. BGB anzuwenden.

Wann liegt ein Behandlungsfehler vor?

Haftungsvoraussetzung ist ein Verschulden bzw. ein Eintreten- (Vertreten-)müssen der Verletzung im Behandlungsvertrag. Arzt und Krankenhausträger haften gemäß § 276 BGB für Vorsatz und Fahrlässigkeit, wenn sie die vertraglich eingegangenen Verpflichtungen nicht bzw. nicht ordnungsgemäß erfüllt haben und dem Patienten dadurch ein Schaden entstanden ist. Für Fehler von Hilfspersonen, derer sich der vorgenannte Personenkreis bei der Erbringung der ärztlichen Leistung bedient, haften Arzt und Krankenhausträger nach § 278 BGB im Rahmen der Haftung für den Erfüllungsgehilfen.

? Was ist der Sorgfaltsmaßstab im Behandlungsvertrag?

Auf Intensivstationen hat aufgrund der regelmäßigen Überprüfung der Vitalfunktionen des Patienten auch durch Medizinprodukte eine gesteigerte Sorgfalt gegenüber den besonders gefährdeten Patienten zu walten [Abramson et al. 1982, 73]. Üblicherweise liegt fahrlässiges Handeln vor, wenn der Arzt nicht die fachlich gebotene Sorgfalt (**lege artis**) anwendet, sondern Maßnahmen unternimmt oder unterlässt, die ein gewissenhafter und aufmerksamer Facharzt unterlassen oder vorgenommen hätte. Im Arzthaftungsrecht werden Gesichtspunkte der Gruppenvergleichbarkeit [Laufs/Kern, Arztrecht, Rn 470 ff.] angewandt. Ein Patient auf der Intensivstation kann erwarten, dass seine Behandlung durch einen Arzt durchgeführt wird, der den medizinischen Fachstandard der Intensivmedizin beherrscht. So schuldet der Arzt ein besonderes hohes Maß an Sorgfalt und Können, mehr als z.B. ein Allgemeinmediziner, den der Patient in dessen Arztpraxis aufsucht. Dabei sind die Grundsätze der Therapiefreiheit zu beachten, die dem Arzt einen Ermessensspielraum einräumt, ihn jedoch nicht von seinen Sorgfaltspflichten entbindet, nämlich der Verantwortung einer sachgerechten Therapie nach ordnungsgemäßer Diagnosestellung.

Der Verstoß gegen eine Leitlinie der Fachgesellschaft für Intensivmedizin (DIVI, DGAI o.Ä.) indiziert nicht zwingend eine Verletzung des Sorgfaltsstandards, da es sich hierbei um eine Frage des Beweisrechts handelt, die ein Gericht mittels eines Sachverständigengutachtens zu klären hat. Andererseits kann eine ärztliche Sorgfaltspflichtverletzung vorliegen, wenn eine Abweichung von einer Leitlinie vorgenommen wurde, obgleich es dafür keinen konkreten Anlass gegeben hat und die Leitlinie tatsächlich den aktuellen (**state oft the art**) ärztlichen Standard darstellt. Leitlinien sind lediglich ein erstes Indiz für die Beantwortung der Frage, ob im konkreten Fall der Standard eingehalten wurde oder nicht, da es gute und tragfähige Gründe dafür geben kann, im Einzelfall von ihnen abzuweichen [Kuwatsch S 2008, S. 1]. Die dargestellte Abweichung vom allgemein anerkannten fachlichen Standard gilt entsprechend der Begründung des Gesetzgebers zum PatRechteG insbesondere auch bei neuen Behandlungsmethoden [BT-Drucks 17/10488, 20].

? Weitere Arten von Behandlungsfehlern

Ein wesentliches Versäumnis stellt der **Diagnosefehler** bei der Befunderhebung und Beurteilung dar. Weiterhin können **Therapiefehler** vorliegen. Dabei handelt es sich um Fehler bei der Auswahl der Behandlungsmethode. Ein Behandlungsfehler stellt zudem die fehlerhafte oder fehlende **Sicherungsaufklärung** dar. Dies ist der Fall, wenn es unterlassen wurde, den Patienten darüber aufzuklären, wie er sich nach der ärztlichen Maßnahme zu verhalten hat, um den Erfolg der ärztlichen Maßnahme zu sichern. Dies gilt auch nach Entlassung von der Intensivstation.

Welche Rechtsfolgen hat eine Vertragsverletzung?

Der Patient kann bei Vorliegen eines Behandlungsfehlers aufgrund schuldhafter Pflichtverletzung Schadenersatz und Schmerzensgeld gemäß §§ 280 Abs. 1, 253 Abs. 2 BGB gegenüber dem Arzt und Krankenhausträger geltend machen.

Wann liegt eine Haftung aus Delikt vor?

Neben der vertraglichen Verpflichtung trifft jeden Arzt die allgemeine Rechtspflicht, den ihm anvertrauten Patienten nicht gesundheitlich zu schädigen [Deutsch E et al. 2003, S. 85 Rn 126]. Der Arzt haftet für eigenes Verschulden nach § 823 Abs. 1 BGB. Haftungsgrund ist die rechtswidrige und schuldhafte Verletzung von Körper und Gesundheit des Patienten. Die Sorgfaltspflichten des Arztes im Deliktsrecht sind grundsätzlich identisch zum Vertragsrecht (s.o.). Weiterhin kann der Krankenhausträger gemäß § 823 Abs. 1 BGB wegen Organisationsmangel haften. Der Krankenhausträger ist verpflichtet, den Gesamtbereich so zu organisieren, dass für alle wichtigen Aufgaben entsprechend befugte und dafür berufene Vertreter zuständig sind, die wesentliche Entscheidungen selbst treffen. Darüber hinaus kann eine Haftung des Krankenhausträgers durch § 831 BGB begründet werden, wonach eine Haftung bei vermutetem Verschulden bei der Auswahl, Überwachung oder Ausstattung in Betracht kommt. Dies ist insbesondere dann der Fall, wenn die handelnden Personen aufgrund der Eingliederung in die Herrschafts- und Organisationsgewalt des Krankenhausträgers als Verrichtungsgehilfen im Sinne des § 831 BGB anzusehen sind. Verrichtungsgehilfe ist im Krankenhaus jeder, der in die Organisationsgewalt des Krankenhausbetreibers eingegliedert ist und an dessen Weisungen gebunden ist, mithin jeder Mitarbeiter. Der Krankenhausträger kann sich jedoch exkulpieren, indem er nachweislich bei der Auswahl seiner Mitarbeiter die im Verkehr erforderliche Sorgfalt beachtet hat. Dies ist der Fall, wenn der Krankenhausträger nachweisen kann, dass das auf der Intensivstation beschäftigte ärztliche Personal die Subspezialisierung der Intensivmedizin innehat sowie das Pflegepersonal in der Intensivmedizin fachweitergebildet ist.

Wann haften Arzt und Krankenhausträger?

Schadenersatz- und Schmerzensgeldansprüche können bei schuldhafter Schädigung durch den Arzt oder das Pflegepersonal parallel gegenüber dem jeweils handelnden Arzt als auch gegenüber dem Krankenhausträger aus Haftung für fremdes sowie eigenes Verschulden geltend gemacht werden. Beide haften gesamtschuldnerisch, mithin haftet jeder Verursacher allein für die Schadenssumme.

Sekundäre Notfallsituationen auf Intensivstationen

Eine Besonderheit im rechtlichen Sinne stellen Notfälle dar, da hierbei durch die mögliche Bewusstlosigkeit und daraus fehlende Einwilligungsfähigkeit bei der Vornahme ärztlicher Reanimations- und anderer Maßnahmen eine Geschäftsführung ohne Auftrag gemäß § 677 BGB vorliegt. Es sind nur solche Maßnahmen zu ergreifen, die den Interessen des Patienten und seinem mutmaßlichen Willen entsprechen. Entlastend für den behandelnden Arzt ist hierbei, dass dieser gemäß § 680 BGB nur für „Vorsatz und grobe Fahrlässigkeit" haftet und damit ein Beweis einer möglichen Pflichtverletzung erschwert wird.

? Wann muss sich der Arzt strafrechtlich verantworten?

Im Strafrecht wird im Gegensatz zu den zivilrechtlichen Ansprüchen, bei denen der Geschädigte die Ansprüche geltend machen muss, die Staatsanwaltschaft als staatliche Ermittlungsbehörde von Amts wegen im Rahmen eines Ermittlungsverfahrens tätig, wenn sie durch Strafanzeige oder Übermittlung eines entsprechend ausgefüllten Totenscheins (**ungeklärte Todesursache oder nicht natürlicher Tod**) Kenntnis über hinreichende tatsächliche Anhaltspunkte einer Straftatbegehung erlangt. Sollten aufgrund der Ermittlungen Erkenntnisse gewonnen werden, die mit hinreichender Wahrscheinlichkeit zu einer Verurteilung des angeklagten Arztes führen könnten, wird Anklage beim zuständigen Strafgericht erhoben. Sollte die Schuld des angeklagten Arztes nach mündlicher Verhandlung erwiesen sein, kommt es zu einer Verurteilung. Diese kann sowohl in einer Freiheits- oder Geldstrafe liegen.

Im Mittelpunkt der strafrechtlichen Verantwortung eines Arztes bei der Ausübung seiner Tätigkeit kommt hierbei v.a. die fahrlässige Begehung eines Körperverletzungsdeliktes (§ 229 StGB) oder gar eine fahrlässige Tötung (§ 222 StGB) in Betracht. Eine Begehung durch Vorsatz (mit Wissen und Wollen) spielt praktisch selten eine Rolle. Voraussetzung einer Strafbarkeit ist die strafrechtliche Schuld, die eine Vorwerfbarkeit voraussetzt. Hier liegt der Unterschied zum zivilrechtlichen Haftungs- (Delikts-)recht, bei dem das Außerachtlassen des Sorgfaltsmaßstabs ausreichend ist.

Fahrlässiges Handeln kann sowohl durch aktives Tun oder durch ein Unterlassen des Arztes begründet werden, wobei nach der Rechtsprechung [LG Hamburg, Urteil vom 18.09.2012, Az.: 628 Kls 3/12] eine Fahrlässigkeit anzunehmen ist, wenn kumulativ sowohl objektiv die gebotene Sorgfalt außer Acht gelassen wurde und es dem Arzt subjektiv nach seinen individuellen Kenntnissen und Fähigkeiten möglich war, die erforderliche Sorgfalt zu erbringen. Ein Unterlassen aus strafrechtlicher Sicht liegt wiederum vor, wenn für den Arzt aufgrund seiner Stellung eine Pflicht zum Handeln bestand, wie sie meist durch seine Garantenstellung und der damit verbunden Schutzpflicht des Arztes gegenüber seinem Patienten entsteht.

Eine Körperverletzung liegt bei jedem Eingriff des Arztes in die körperliche Integrität des Patienten vor, auch wenn dies von ärztlicher Seite bisweilen nicht verständlich erscheint. Daher bedarf es für den Eingriff immer eines Rechtfertigungsgrundes. Bei einer ärztlichen Behandlung handelt es sich hierbei meistens um eine sog. Einwilligung in den Eingriff. Erst die Einwilligung des Patienten rechtfertigt den Eingriff des Arztes und nimmt diesen aus der Haftung. Der Patient kann aber nur insofern in den ärztlichen Eingriff einwilligen, wenn er vollumfänglich über die Risiken aufgeklärt wurde.

? Welche Aufklärungspflichten bestehen?

Die Gerichte müssen bei der Geltendmachung von Schadenersatzansprüchen in Arzthaftpflichtprozessen regelmäßig neben der vertraglichen Pflichtverletzung aus dem Behandlungsvertrag und der deliktischen Haftung als Annex die ordnungsgemäße Aufklärung prüfen, da auch Aufklärungsfehler zur Haftung des Arztes führen können.

Die durch das Grundgesetz geschützte Patientenautonomie erfordert als Grundlage einer ärztlichen Behandlung bei der Elektivmedizin eine Einwilligung des Patienten (informed consent). Der Einwilligung muss eine den konkreten Umständen angepasste adäquate Aufklärung des Arztes vorausgegangen sein. Ziel der Aufklärung ist die sog. Selbstbestimmungsaufklärung. Der Patient muss die Tragweite seiner Erkrankung erkennen, und er muss selbstbe-

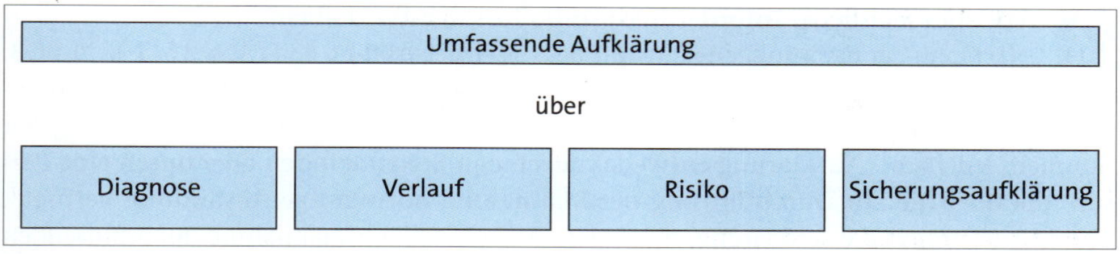

```
┌─────────────────────────────────────────────────────────────────────┐
│                      Umfassende Aufklärung                          │
│                              über                                   │
│  ┌──────────┐   ┌──────────┐   ┌──────────┐   ┌──────────────────┐  │
│  │ Diagnose │   │ Verlauf  │   │  Risiko  │   │ Sicherungsauf-   │  │
│  │          │   │          │   │          │   │    klärung       │  │
│  └──────────┘   └──────────┘   └──────────┘   └──────────────────┘  │
└─────────────────────────────────────────────────────────────────────┘
```

Abb. 104: Aufklärung des Patienten

stimmt in Kenntnis der Umstände in die durch den Arzt erläuterte ärztliche Maßnahme einwilligen (s. Abb. 104).

In welchem Umfang besteht die Aufklärungspflicht?

Die ärztliche Aufklärungspflicht ist ebenso wie die Pflicht zur ordnungsgemäßen Behandlung eine Hauptpflicht aus dem Behandlungsvertrag und nicht nur eine Nebenpflicht des Arztes. Aus diesem Grund fixiert das Patientenrechtegesetz in § 630e BGB die Erkenntnisse der bisherigen Rechtsprechung: Der Patient ist über sämtliche für die Einwilligung wesentlichen Umstände aufzuklären. Dazu gehören i.d.R. insbesondere Art, Umfang, Durchführung, zu erwartende Folgen und Risiken der medizinischen Maßnahme sowie ihre Notwendigkeit, Dringlichkeit, Eignung und Erfolgsaussichten im Hinblick auf die Diagnose oder die Therapie. Dabei ist auch auf Alternativen zur Maßnahme hinzuweisen, wenn mehrere medizinisch gleichermaßen indizierte und übliche Methoden zu wesentlich unterschiedlichen Belastungen, Risiken oder Heilungschancen führen können.

Welcher Form muss die Aufklärung unterliegen?

Die Aufklärung muss mündlich erfolgen. Es reicht mithin nicht aus, die Aufklärungsunterlagen zum Lesen und Gegenzeichnen zu übergeben. Es darf zwar ergänzend auf Unterlagen Bezug genommen werden, die der Patient in Textform erhält; dies lässt eine persönliche Aufklärung jedoch nicht obsolet werden. Die Rechtsprechung hat angenommen, dass die Aufklärung auch durch ein telefonisches Gespräch erfolgen kann [BGH Urteil vom 15.06.2010, Az.: VI ZR 204/09]. Dennoch ist eine Dokumentation über dieses Gespräch erforderlich, um möglichen Beweisproblemen in Prozessen entgegenzuwirken. Bestenfalls bestätigt ein Zeuge den Inhalt und die Durchführung der erfolgten telefonischen Aufklärung. Die bloße Unterzeichnung eines standardisierten Formblattes (Aufklärungsbogens) ohne individuelle spezifisch patientenbezogene Eintragungen genügt hingegen der Beweisführung nicht.

Wer muss aufklären?

Das Aufklärungsgespräch muss dabei durch einen Arzt geführt werden, eine Delegation auf nichtärztliches Personal ist ausgeschlossen. Die Aufklärung ist essentiell für eine wirksame Einwilligung des Patienten.

? Welches fachliche Anforderungsprofil muss der Arzt haben?

Nachdem der ursprüngliche Entwurf des Gesetzgebers für § 630e Abs. 2 S. 1 Nr. 1 BGB, der die Aufklärung durch den Behandelnden oder durch eine Person, „die über die zur Durchführung der Maßnahme notwendige Befähigung verfügt" vorsah, verlangt der Gesetzgeber nunmehr lediglich: **„Aufklärung entweder durch den Behandelnden oder durch eine Person, die über die zur Durchführung der Maßnahme notwendige Ausbildung verfügt"**. Mithin soll primär die Aufklärung durch den die Behandlungsmaßnahme durchführenden Arzt erfolgen. Da dies im klinischen Alltag nicht immer zu gewährleisten ist, ist eine Übertragung auf einen anderen Arzt möglich. Der für den medizinischen Eingriff zuständige Chefarzt, der die Aufklärung an nachgeordnete Ärzte überträgt, muss organisatorische Maßnahmen (Organisationsanweisungen, Standards) ergreifen, um eine ordnungsgemäße Aufklärung sicherzustellen und zu kontrollieren [BGH Urteil vom 07.11.2006, Az.: VI ZR 206/05].

? Wann und wie muss die Aufklärung durchgeführt werden?

Gem. § 630d BGB muss vor Durchführung einer medizinischen Maßnahme, insbesondere eines Eingriffs in den Körper oder die Gesundheit die Einwilligung des Patienten nach § 630e BGB eingeholt werden. Für die Wirksamkeit ist entscheidend, dass die Aufklärung rechtzeitig, vollständig und ordnungsgemäß durchgeführt wurde. Grundsätzlich gilt für die Aufklärung, dass der Patient vor der Behandlung so ausführlich über den Befund sowie über Art, Chancen und Risiken des Eingriffs aufgeklärt wird, sodass er als verständiger Mensch in die Lage versetzt ist, Risiko und Tragweite des Eingriffs abzuschätzen und um eigenständig abzuwägen, ob er in die Behandlung einwilligt oder nicht. Der Umfang und auch der Zeitpunkt der Aufklärung richten sich insbesondere nach der Schwere und der Dringlichkeit des Eingriffs. Je dringlicher der Eingriff ist, desto geringer sind die Anforderungen an die Informationspflicht und die Rechtzeitigkeit. Im Allgemeinen genügt im Notfall eine Aufklärung „im Großen und Ganzen". Der Patient muss daher nicht über medizinische Einzelheiten informiert werden. Die Aufklärung muss zudem in allgemein verständlicher Sprache geschildert werden, eine exakt medizinisch-namentliche Bezeichnung ist dabei nicht erforderlich. Eine Besonderheit bez. der Form gilt bei ausländischen Patienten, denn falls nicht sichergestellt ist, dass der Patient über ausreichende Deutschkenntnisse verfügt, ist eine sprachkundige Person als Dolmetscher hinzuziehen.

? Wann ist ein Patient einsichtsfähig?

Durch das Patientengesetz wurde in § 630d BGB nunmehr geregelt, das bei Einwilligungs**un**fähigkeit des Patienten die Einwilligung eines hierzu Berechtigten einzuholen ist, soweit nicht eine Patientenverfügung nach § 1901a Abs. 1 Satz 1 BGB die Maßnahme gestattet oder untersagt. Da es bei der Einwilligung in den ärztlichen Heileingriff um die Disposition über ein höchstpersönliches Rechtsgut, nämlich das in Art. 2 II Satz 1 GG gewährleistete Recht auf körperliche Unversehrtheit handelt, ist die Einwilligungsbefugnis weder von der zivilrechtlichen Geschäftsfähigkeit noch von der strafrechtlichen Schuldfähigkeit abhängig, sondern entscheidend ist die natürliche Einsichts- und Urteilsfähigkeit des Patienten. Demzufolge kann auch ein Minderjähriger oder ein psychisch Erkrankter allein und selbständig eine wirksame Einwilligungserklärung abgeben, soweit er die notwendige Einsichts- und Einwilligungsfähigkeit besitzt. Im Gegensatz dazu kann es bei einer möglichen Bewusstseinstrübung bspw. aufgrund einer notwendigen Analgosedierung auf der Intensivstation an dieser Fähigkeit fehlen. Sie ist folglich im Einzelfall durch den Arzt festzustellen.

Die Einsichtsfähigkeit kann insbesondere bei Minderjährigen fehlen, da diesen die Fähigkeit fehlen kann, nach geistiger und sittlicher Reife die Bedeutung und Tragweite des Eingriffs und die Folgen ihrer Entscheidung zu verstehen. Im Allgemeinen ist als Anhaltspunkt davon auszugehen, dass Minderjährige unter 14 Jahren nur ausnahmsweise bereits einwilligungsfähig sind. Mithin wäre in derartigen Fällen für eine Aufklärung die Einwilligung der sorgeberechtigten Eltern erforderlich, da diese nach § 1627 BGB bei gemeinsamem Sorgerecht für das Kind handeln. Die Rechtsprechung [BGH Urteil vom 10. Oktober 2006, Az. VI ZR 74/05] hat bez. der Vertretung des Kindes durch ein Elternteil bei gemeinsamem Sorgerecht die **sog. Dreistufentheorie** entwickelt:

- Leichte Eingriffe:
  Routine-Eingriffe, z.B. bei unproblematischen Medikamentengaben oder Impfungen darf der Arzt auch **ohne Rückfragen** darauf vertrauen, dass der alleinige Elternteil entscheiden darf.
- Mittlere Eingriffe:
  Sobald ein ausführliches Aufklärungsgespräch vorgesehen wäre, **muss sich der Arzt** erkundigen, ob der alleinige Elternteil entscheiden darf.
- Schwere Eingriffe:
  Bei schweren und risikoreichen Eingriffen, z.B. Herzoperationen oder Eingriffe an der Wirbelsäule, **muss der Arzt sich des Einverständnisses beider Elternteile** vergewissern und sich dies **bestätigen lassen**. Eine Dokumentation dieser Bestätigung hat aus Beweiszwecken zu erfolgen.

Die Sorgeberechtigten haben nicht das Recht, unvernünftige Entscheidungen zum Nachteil des Kindes zu treffen (anders als in Bezug auf die eigene Person), weswegen der Arzt, z.B. beim Verweigern von ärztlich als notwendig erachteten Maßnahmen aufgrund religiöser Motive (Bluttransfusion bei Kindern von Zeugen Jehovas), das zuständige Betreuungsgericht anzurufen hat, welches objektiv eine Entscheidung zum Wohl des Kindes zu treffen hat.

? Kann auf die Aufklärung verzichtet werden?

Ein derartiger Verzicht als Willensakt besonderer Art wird grundsätzlich für möglich und wirksam gehalten [Roßner HJ, NJW 1990]. Bloßes Schweigen genügt jedoch nicht für die Annahme eines konkludenten (durch schlüssiges Verhalten, im Rahmen einer stillschweigenden Willenserklärung oder durch konkludente Handlung) Verzichts. Vielmehr muss in einem aktiven Verhalten des Patienten dessen Wille deutlich manifestiert werden. Der Aufklärungsverzicht ist grundsätzlich auch formfrei möglich. Eine Dokumentation in der Patientenakte ist zwingend anzuraten, da zivilrechtlich der Irrtum über den Verzicht stets zu Lasten des Arztes geht. Ein Aufklärungsverzicht hat seine Grenze in einem sog. Blankoverzicht [Schwill F 2007, S. 137]. Der Patient muss also zumindest in groben Umrissen wissen, worauf er verzichtet. Der Patient muss daher eine Basisinformation der ärztlichen Maßnahme erhalten. In der Praxis wird selten von einem Verzicht auszugehen sein, da die Maßstäbe hierzu keine Gesetzesgrundlage haben, sondern nur durch Ausformungen aus dem Persönlichkeitsrecht entstanden sind.

Widerruf der Einwilligung

Die Einwilligung in eine medizinische Maßnahme kann jederzeit (aber nicht mit Rückwirkung) ohne Angabe von Gründen formlos gegenüber dem behandelndem Arzt mit Wirkung ab Widerrufszugang widerrufen werden.

? Welche Besonderheiten bestehen in der Intensivmedizin?

Auf die Intensivmedizin übertragen bedeutet Vorgenanntes, dass jeder Patient, solange er nach ärztlicher Einschätzung in der Lage ist, die Tragweite und Bedeutung des ärztlichen Eingriffs zu erkennen, persönlich aufgeklärt werden und selbst einwilligen muss. Aufgrund der gesteigerten Sorgfaltspflicht des Arztes auf Intensivstationen bedarf die Art der intensiven Diagnostik und Behandlung zwingend der Einwilligung des Intensivpatienten. Bei bewusstlosen Patienten reicht die mutmaßliche Einwilligung und mithin Zustimmung zur ärztlichen Maßnahme zunächst aus. Entscheidend ist, dass die Einwilligung über die Intensivbehandlung generell gegeben wird. Damit bedarf es lediglich der Einwilligung zu besonderen Einzelmaßnahmen, bspw. einer notwendigen Tracheotomie bei Langzeitbeatmung. Erscheint der geäußerte Patientenwille aus Sicht des Arztes im höchsten Maße unvernünftig und ist er auch unter Berücksichtigung der aus Sicht der vom Patienten genannten Motive nicht nachvollziehbar, sollte ein psychiatrisches Konsil mit Gutachten über die Entscheidungsfähigkeit des Patienten erwogen werden. Ab dem Moment, in welchem der Patient unter dem Einfluss von Medikamenten oder aufgrund seines Gesundheitszustandes im Zustand mangelnder Einwilligungsfähigkeit nicht mehr selbst einwilligen kann, gilt Ebengenanntes nicht mehr. Dennoch obliegt die ausschließliche Entscheidungshoheit über die Durchführung ärztlicher Maßnahmen aufgrund des im Grundgesetz verankerten allgemeinen Persönlichkeitsrechtes (Art. 2 Abs. 1 GG) weiterhin ausschließlich dem Patienten selbst. Denn auch im Zustand der Einwilligungsunfähigkeit ist das Kriterium der substitutiven Autonomie entscheidend, mithin muss stets der Wille des Patienten oberstes Prinzip ärztlichen Handelns sein, auch wenn dies gelegentlich im Widerspruch zum geübten Paternalismus, einem primär auf die Kuration ausgerichteten Handelns, steht.

? Welche Formen der prospektiven Willensäußerung gibt es?

Der Arzt muss prüfen, ob der einwilligungsfähige Patient in der Vergangenheit für den Fall einer später möglichen Einwilligungsunfähigkeit schriftliche Festlegungen getroffen hat. Es werden 3 Arten der prospektiven Willensfestlegung unterschieden.

Prospektive Willensfestlegung
Siehe Abbildung 105.

? Was regelt eine Patientenverfügung?

In der Patientenverfügung kann der Patient verschriftlichen, ob er in bestimmte, zum Zeitpunkt der Festlegung noch nicht unmittelbar bevorstehende Untersuchungen seines Gesundheitszustands, Heilbehandlungen oder ärztliche Eingriffe einwilligt oder sie untersagt. Bei nicht entscheidungsfähigen Patienten entspricht eine vorliegende Patientenverfügung

Betreuungsverfügung	Vorsorgevollmacht	Patientenverfügung
Festschreibungen für den Fall einer später eintretenden Einwilligungsunfähigkeit		
1. Festlegung, **wer** durch das Gericht als **Betreuer** eingesetzt werden soll 2. Gesetzlicher Vetreter 3. Wohl des Betreuten durch Ermittlung subjektiven Willens 4.	1. Festlegung, **wer** im Namen der betroffenen Person als **Bevollmächtigter** handelt. 2. Vermeidung Einschalten Betreuungsgericht	1. Festlegungen zu Untersuchungen des Gesundheitszustands, Einwilligung oder Untersagung in Heilbehandlungen oder ärztliche Eingriffe 2. Für Betreuer oder Bevollmächtigten

© Universitätsklinikum Leipzig AöR (2012)
„6. Repetitorium für Intensiv- und Notfallmedizin"
Sandra Kuwatsch

Abb. 105: Prospektive Willensfestlegung

dem geäußerten Patientenwillen. Sie ist im gleichen Maße zu respektieren wie der explizit geäußerte Patientenwille [BGH Urteil vom 10.11.2010, Az.: 2 StR 320/10].

Die Wirksamkeit der Patientenverfügung muss jedoch in jedem Einzelfall sorgfältig geprüft werden. Neben der Gültigkeit muss insbesondere die spezifische Situation beschrieben sein, außerdem muss die konkrete Behandlungsmaßnahme erwähnt werden. Es ist zu prüfen, ob die Festlegungen in der Patientenverfügung auf die aktuelle Lebens- und Behandlungssituation zutreffen. Wenn bislang kein juristischer Stellvertreter (Betreuer oder Bevollmächtigter) existiert oder eingeschaltet wurde, muss der Arzt den Patientenwillen anhand der Patientenverfügung ermitteln.

? Was bedeutet eine Vorsorgevollmacht für einen Bevollmächtigten?

Im Rahmen einer Vorsorgevollmacht kann der Patient prospektiv festschreiben, wer in seinem Namen als Bevollmächtigter handelt und an seiner statt (als Vertreter) rechtswirksam in die ärztlichen Maßnahmen einwilligt. Ein Bevollmächtigter ist ein durch den Vollmachtgeber autorisierter juristischer Stellvertreter. Juristische Stellvertreter sind zur Ermittlung des Patientenwillens verpflichtet und gewährleisten dessen Umsetzung. Deshalb sind sie an die Inhalte einer Patientenverfügung gebunden (§§ 1901a/b BGB).

? Welche Folgen hat eine Betreuungsverfügung?

Sollte keine Vorsorgevollmacht vorliegen, die das Einschalten des Betreuungsgerichts erübrigen würde, muss der Arzt, sobald für ihn erkennbar und vorhersehbar ist, dass es an der Einwilligungsfähigkeit des Patienten fehlt und diese über einen Zeitraum von weiteren 24 h, (oder 48 h – dies wird von den örtlichen Betreuungsgerichten unterschiedlich gesehen) nicht wieder eintreten wird, hat er gemäß §§ 1896 ff. BGB ein Betreuungsverfahren beim zuständigen Betreuungsgericht (Amtsgericht am Wohnort des Patienten) einzuleiten, damit die Übertragung der Entscheidungshoheit durch einen eingesetzten Betreuer im Rahmen eines gerichtlichen Beschlusses festgelegt wird. Der Betreuer ist verpflichtet, den Willen des Patienten zu vertreten. Eine Betreuung ist spätestens dann erforderlich, wenn planbare und risikobehaftete Maßnahmen vorgenommen werden sollen (z.B. Operation, invasive Diagnostik).

Die Willenserklärungen eines Betreuers oder Bevollmächtigten (juristische Stellvertreter) sind vom Arzt so zu behandeln, als ob sie vom Patienten selbst abgegeben worden wären. Aus diesem Grund sind juristische Stellvertreter so aufzuklären, dass sie die gesundheitlichen Belange des Patienten in dessen Sinne verantwortlich wahrnehmen können. Ein Bevollmächtigter oder Betreuer darf auch in gefährliche Heileingriffe einwilligen, lebensrettende oder -erhaltende Behandlungen ablehnen und eine bereits erteilte Zustimmung widerrufen (§ 1904 BGB). Bei Bevollmächtigten ist zu prüfen, ob die Vollmacht auch solche Entscheidungen umfasst. Der juristische Stellvertreter benötigt nur dann eine zusätzliche Zustimmung des Betreuungsgerichts, wenn Zweifel daran bestehen, ob er mit dieser Entscheidung den Patientenwillen ausdrückt und wenn die begründete Gefahr besteht, dass der Betreute aufgrund der Maßnahme stirbt oder einen schweren und länger dauernden gesundheitlichen Schaden erleidet. Gleiches gilt für den umgekehrten Fall, wenn der Bevollmächtigte oder Betreuer nicht einwilligt oder die Einwilligung widerruft, wenn die Maßnahme medizinisch angezeigt ist und die begründete Gefahr besteht, dass der Patient aufgrund des Unterbleibens oder des Abbruchs der Maßnahme stirbt oder einen schweren und länger dauernden gesundheitlichen Schaden erleidet.

Eine Genehmigung durch das Gericht ist jedoch nicht erforderlich, wenn zwischen Betreuer bzw. Bevollmächtigtem und behandelndem Arzt Einvernehmen darüber besteht, dass die Erteilung, die Nichterteilung oder der Widerruf der Einwilligung dem in der Patientenverfügung festgestellten Willen des betreuten Patienten entspricht.

? Wann ist der mutmaßliche Patientenwille ausschlaggebend?

Wenn der Patient weder entscheidungsfähig ist, noch eine Patientenverfügung vorliegt, muss der mutmaßliche Patientenwille ermittelt werden. Es ist in diesem Falle ärztliche Aufgabe, zur Ermittlung des mutmaßlichen Patientenwillens Angehörige und nahe Bezugspersonen des Patienten zu befragen. Bei diesen Gesprächen ist darauf zu achten, dass nicht gefragt wird, was die Angehörigen selbst über die Behandlungsoptionen denken, sondern, ob sie Informationen haben, die zur Ermittlung des Patientenwillens beitragen können. Parallel muss beim Betreuungsgericht die Einrichtung einer Betreuung beantragt werden.

In dubio pro vita

In allen Fällen, in denen keine Zeit oder Möglichkeit besteht, den geäußerten oder mutmaßlichen Patientenwillen zu ermitteln, muss aufgrund ärztlicher Entscheidung nach bestem Wissen und Gewissen und aufgrund des Fachwissens und der Erfahrung die am besten geeignete medizinische Maßnahme gewählt werden. Dies ist im Regelfall eine Entscheidung für die Lebenserhaltung. Es darf grundsätzlich unterstellt werden, dass die Lebenserhaltung durch den Willen des Patienten gedeckt ist. Die Behandlung ist jedoch nur so lange legitimiert, bis sich ein anders lautender Hinweis aufgrund prospektiver schriftlicher Willensfestlegung, wie oben beschrieben, ergibt.

? Welche Dokumentationspflichten bestehen?

Sowohl bei ärztlicher als auch in der pflegerischeren Behandlung nimmt die Dokumentation eine wichtige Rolle ein. Dies beruht auf den Beweisanforderungen, die sich in einem möglichen Zivilprozess ergeben. Neben dem Anscheinsbeweis, d.h. dem Rückschluss, dass ein Fehlverhalten nach den medizinischen Erfahrungen typischerweise einen bestimmten Schaden zur Folge hat, kennt das Zivilprozessrecht die sog. Beweislastumkehr, die sich insbesondere aus einer nicht vorgelegten oder unvollständigen Dokumentation ergeben kann.

Wird eine Dokumentation nicht ordnungsgemäß durchgeführt, geht dies nicht zu Lasten des Klägers, sondern führt zu einer Umkehr der Beweislast. Ist in diesen Fällen unklar, ob und wie eine Behandlungsmaßnahme durchgeführt worden ist, muss der Beklagte, in diesem Fall der Arzt, beweisen, dass die Maßnahme ordnungsgemäß vorgenommen worden ist. Dies gilt auch für den Fall, dass der Kläger rügt, dass er nicht richtig oder nicht vollständig aufgeklärt worden sei.

Kommt es zu einer Umkehr der Beweislast, hat dies oft zur Folge, dass der Patient den Prozess gewinnt, weil der Beklagte den ihm nun obliegenden (Gegen-)Beweis nicht führen kann.

? Wann liegt ein Organisationsverschulden vor?

Organisationspflichten des Krankenhausträgers können sich in Bezug auf Personal (z.B. ausreichende ärztliche und pflegerische Besetzung; qualifiziertes Personal), bezüglich Einrichtungen und Apparate (z.B. Funktionsfähigkeit der medizintechnischen Geräte), in Bezug auf die Aufsicht und Überwachung leitender und sonstiger Ärzte (z.B. Einhaltung der Hygieneordnung, andere gesetzliche Bestimmungen, BÄK Rili, Aufklärung), des nichtärztlichen Personals sowie in Bezug auf die Organisation des Operationsbereichs ergeben [Terbille M et al. 2009, Rn 645]. Daher treffen den Krankenhausträger sowohl Auswahl-, Überwachungs-, Einarbeitungs- und Anleitungspflichten bez. der Organisation der medizinischen Einrichtung. Aus Sicht der Krankenhausträger muss **zur Vermeidung** eines möglichen Organisationsverschuldens eine rechtssichere (**Regelung der Zuständigkeiten und verbindliche Anweisungen**) und damit gerichtsfeste Organisation etabliert werden. Eine Haftung des Krankenhausträgers setzt nämlich ein nachweisbares Verschulden bei der Wahrnehmung der Organisationspflichten voraus, welches nicht vorliegen kann, wenn alle erforderlichen organisatorischen Maßnahmen ergriffen wurden, um damit Rechtsverstöße zu vermeiden. Diese Maßnahmen können selbstverständlich bei Einheiten mit einer größeren Organisationsstruktur, wie die einer Intensivstation, nicht ausschließlich durch den Krankenhausträger selbst vorgenommen werden. Aus diesem Grund nimmt die Delegation dieser Maßnahmen auf das nachgeordnete Personal eine bedeutende Stellung ein. Dabei ist darauf zu achten, dass diese Mitarbeiter ausreichend qualifiziert und geschult sowie nach objektiven Kriterien zur Bewältigung der übertragenen Aufgaben fachlich und persönlich in der Lage sind. Diese Kriterien stellen auch zeitgleich den Ausschluss der Haftung nach § 831 BGB dar. Die Überwachung des ärztlichen oder pflegerischen Personals kann wiederum auf Klinikdirektoren, Chefärzte und leitende Ärzte delegiert werden, welche die Fachaufsicht über das nachgeordnete Personal haben. Gleichwohl darf die Überwachung dieser übertragenen Organisationspflichten durch den Krankenhausträger nicht entfallen. Es kann daher auch keine Übertragung zu 100% erfolgen, vielmehr hat der Krankenhausträger seinerseits den Klinikdirektor oder den Chefarzt hinsichtlich der diesem übertragenen Organisationspflichten zu überwachen. Verstößt der Krankenhausträger gegen diese Vorgabe, haftet er wiederum für ein Organisationsverschulden. Um im Fall eines Rechtsstreits den Nachweis erbringen zu können, dass alle erforderlichen organisatorischen Maßnahmen ergriffen wurden, sollten diese detailliert schriftlich dokumentiert werden. So obliegen z.B. die Einhaltung, Überwachung und Kontrolle der allgemeinen und spezifischen Krankenhaushygiene nicht allein dem ärztlichen Dienst, sondern hier besteht eine Organisationspflicht des Krankenhausträgers (Hygieneordnung), dieser haftet daraus auch für entsprechende Versäumnisse. Die Haftung setzt voraus, dass die Infektion aus einem hygienisch beherrschbaren Bereich hervorgegangen ist und eine Entlastung nicht erfolgen konnte.

Eine fahrlässige Pflichtverletzung kann sich u.U. für den Krankenhausträger auch aus einem Organisationsverschulden ergeben, indem er seiner Pflicht nicht nachkommt, ausreichend qualifiziertes Personal auf der Intensivstation einzusetzen, dieses entsprechend weiterzubilden und zu überwachen. Ein Behandlungsfehler aufgrund von Organisationsfehlverhalten besteht auch bei fehlender Koordination und der Kontrolle klinischer Abläufe im komplexen arbeitsteiligen medizinischen Geschehen, insbesondere auch auf Intensivstationen [BGH NJW 1998, S. 2736]. Der Klinikdirektor bzw. leitende Arzt hat die Assistenz- als auch Fachärzte seiner Abteilung durch regelmäßige Visiten auf den Intensivstationen zu überprüfen. Er hat die Mitarbeiter über typische Fehler und Gefahren zu belehren und sie anzuleiten und hat sich um eine regelmäßige Fortbildung zu kümmern. Zur sorgfältigen Organisation gehören klare Regelungen über Zuständigkeiten, Vertretungen und Dokumentationen sowie Aufklärungen.

? Wann besteht ein Übernahmeverschulden des Personals?

Ein Übernahmeverschulden kann vorliegen, wenn ein Arzt mit einer Behandlung seine fachliche Kompetenz überschreitet [Terbille M et al. 2009, Rn 637]. Bereits die Übernahme der Behandlung kann einen Behandlungsfehler begründen. Dennoch ist die Übernahme nicht grundsätzlich ausgeschlossen, da ein in der Fachausbildung stehender Assistenzarzt nach Unterweisung, Einarbeitung und Nachweis praktischer Erfahrung sowie nach Feststellung seiner Zuverlässigkeit bei ähnlichen Eingriffen und dem Nachweis von praktischen Fortschritten unter sachkundiger Überwachung Eingriffe übernehmen darf. Die üblicherweise in solchen Fällen geforderte Anwesenheitspflicht des Facharztes kann mit zunehmender Kenntnis und Erfahrung des Assistenzarztes jedoch bis auf Rufweite gelockert werden. Es bedarf zuvor aber einer Prüfung durch die ausbildenden Ärzte. Bestehen Zweifel, muss die Behandlung durch einen Facharzt überwacht werden. Der Arzt selbst ist verpflichtet, Bedenken, die er nach eigener Prüfung seiner Kenntnisse im Vergleich zu vorausgesetzten Kenntnissen hat, offen zu legen, erst recht, wenn sich daraus eine Gefährdung für den Patienten ergeben könnte.

Delegation ärztlicher Leistungen
- Voraussetzungen zulässiger Delegation:
  - Einwilligung
    - unter Beachtung der Einsichtsfähigkeit
  - Eingriff darf das persönliche Handeln des Arztes nicht erfordern
    - Objektive Abschätzung der Gefährlichkeit
  - Schriftliche Anordnung der durchzuführenden Maßnahme
    - Mündlich nur im Notfall
    - nachträgliche Dokumentation
  - Befähigung des Pflegepersonals
    - Formelle und materielle Qualifikation
  - Bereitschaft des Personals

Aufgrund der demografischen Entwicklung, des steigenden Behandlungsbedarfs und des bestehenden Nachwuchsmangels ist eine stärkere Einbeziehung von gut qualifiziertem und erfahrenem nichtärztlichem Personal durch die Delegation in ärztlich verantworteten Leistungen zukünftig zu erwarten. Gesetzliche Regelungen zur Delegation finden sich in § 28 Abs. 1 Satz 2 SGB V (Sozialgesetzbuch Fünftes Buch). Dort heißt es, „Zur ärztlichen Leistung gehört auch die Hilfeleistung anderer Personen, die von dem Arzt angeordnet und von ihm zu verantworten ist". Die wesentlichen Grundsätze sind v.a. durch die Rechtsprechung (sog. case-law) entwickelt worden. Die Gesetzgebung hat sich in neuerer Entwicklung der Thematik der Übertragung ärztliche Leistungen angenommen und ein „Modellvorhaben" etabliert. Durch Richtlinie des Gemeinsames Bundesausschusses über die Festlegung ärztlicher Tätigkeiten zur Übertragung auf Berufsangehörige der Alten- und Krankenpflege zur selbständigen Ausübung von Heilkunde im Rahmen von Modellvorhaben nach § 63 Absatz 3c SGB V (Richtlinie nach § 63 Absatz 3c SGB V) vom 20.10.2011 [BAnz. Nr. 46 (S. 1128) vom 21.03.2012] ist vorgesehen, dass „Angehörige der im Krankenpflegegesetz und im Altenpflegegesetz geregelten Berufe […], soweit diese aufgrund ihrer Ausbildung qualifiziert sind und es sich bei der Tätigkeit nicht um selbständige Ausübung von Heilkunde handelt, selbstständige Ausübung von Heilkunde ärztliche Leistungen vornehmen." In der Anlage zur Richtlinie sind im Rahmen von Modellvorhaben einzelne delegationsfähige Leistungen aufgeführt, die auf Berufsangehörige der Krankenpflege übertragen werden können. Notwendige Voraussetzung dazu ist, dass das Personal gemäß § 4 KrPflG (Krankenpflegegesetz vom 16.07.2003 in BGBl. I S. 1442), das zuletzt durch Artikel 35 des Gesetzes vom 06.12.2011 (BGBl. I S. 2515) geändert wurde, qualifiziert ist.

So weit kein Modellvorhaben vorliegt, stellt sich daher die Frage, was und unter welchen Voraussetzungen delegiert werden kann und darf.

? Wie wird bei der Delegation ärztlicher Leistungen differenziert?
Grundsätzlich darf eine Delegation ärztlicher Tätigkeiten an Pflegepersonen nur erfolgen, wenn diese Tätigkeit nicht dem Arzt vorbehalten ist (Arztvorbehalt). Dies ergibt sich aus § 15 Abs. 1 SGB V sowie § 48 AMG.

? Welche ärztlichen Tätigkeiten sind grundsätzlich delegationsfähig?
Dazu zählen u.a. die Delegation bei s.c., i.m., i.c. Injektionen (**Cave**: nicht bei der Desensibilisierungsbehandlung!), Laborleistungen, Katheter- bzw. einfacher Verbandswechsel. In begründeten Einzelfällen ist eine Übertragung abzulehnen, nämlich immer dann, wenn sich durch Verwendung gefährlicher oder neuer Medikamente eine Gefährdung für den Patienten ergeben könnte. Weiterhin ist die Delegation abzulehnen bei kritischem Gesundheitszustand des Patienten oder der Erforderlichkeit ärztlichen Fachwissens aufgrund besonderer Schwierigkeit, Gefährlichkeit oder der Unvorhersehbarkeit bestimmter Reaktionen. [http://www.bundesaerztekammer.de/downloads/Empfehlungen_Persoenliche_Leistungserbringung.pdf]

? Welche ärztlichen Tätigkeiten sind nicht delegationsfähig?

Ärztliche Tätigkeiten dürfen nicht delegiert werden, wenn es sich um höchstpersönliche ärztliche Leistungen handelt, die aufgrund der Schwierigkeit, Gefährlichkeit oder wegen Unvorhersehbarkeit etwaiger Folgen allein dem Arzt obliegen. Dazu gehören die Diagnose und Indikationsstellung, Aufklärung, Therapie, Beratung und die Operation.

? Welche Tätigkeiten sind grundsätzlich nicht delegationsfähig?

Bei dieser Kategorie handelt es sich um im Einzelfall delegationsfähige Leistungen (ad personam), wie z.B. intravenöse Injektionen, Infusionen und Blutentnahme, Injektionen im Katheter, Insulintherapie auf Intensivstationen (Arzt muss Anfangsdosierung festlegen, engmaschige Kontrolle).

? Welche Voraussetzungen hat die Delegation?

Einwilligung

Damit eine Delegation erfolgen kann, muss die Einwilligung des Patienten in die ärztliche Delegation vorliegen. Die Einwilligung kann auch konkludent erfolgen. Diese konkludente Einwilligung muss dann jedoch im vermeintlichen Interesse des Patienten liegen.

Eingriff darf das persönliche Handeln des Arztes nicht erfordern.

Ob die jeweilige Tätigkeit delegationsfähig ist, ergibt sich aus der objektiven Gefährlichkeit der vorzunehmenden Maßnahme. Maßstab hier ist z.B. bei der Applikation einer Injektion das zu applizierende Medikament und die anzuwendende Injektionstechnik. Zu den problematischen Substanzen gehören u.a. alle Röntgenkontrastmittel, Herzmittel (z.B. Digitalis, Antiarrhythmika), Zytostatika sowie alle Medikamente, bei denen häufige Zwischenfälle beobachtet wurden. Hinsichtlich der Injektionstechniken muss zwischen subkutanen und intrakutanen, intramuskulären sowie intravenösen Injektionen differenziert werden. Kapillare und venöse Blutentnahmen bedürfen der besonderen Vergewisserung des Arztes. Persönliche Anwesenheit des Arztes ist dann bei diesen Eingriffen nicht erforderlich, jedoch muss sofortige Erreichbarkeit (Rufbereitschaft) gewährleistet sein.

Schriftliche Anordnung der durchzuführenden Maßnahme

Der Arzt darf erst nach eingehender Untersuchung und Beurteilung des Zustandes des Patienten im Einzelfall unter Abwägung der möglichen Folgen und Risiken eine Einzelfallentscheidung zur Delegation treffen; eine allgemeingültige Delegation ist nicht möglich. Hierbei trifft den Arzt für jeden Einzelfall eine Dokumentationspflicht. Die Pflegekraft zeichnet diese Dokumentation zur Beweissicherung gegen. Eine mündliche Erteilung darf es nur im Ausnahmefall und nur bei Sichtweite des Arztes erfolgen. Diese Anordnung ist schriftlich zu dokumentieren und durch den Arzt zu bestätigen.

Befähigung des Pflegepersonals

Die Maßnahme hängt – wie bei den Modellvorhaben – vom formellen und tatsächlichen Ausbildungs- und Kenntnisstand des jeweiligen Fachpersonals ab. Der Arzt muss vor jeglicher Delegation prüfen, ob das Fachpersonal die am Standard orientierten erforderlichen Kenntnisse und Fertigkeiten für die durchzuführenden Maßnahmen besitzt. Es muss eine formelle und materielle Qualifikation der Pflegekraft vorliegen. Die formelle Qualifikation meint den Nachweis des Status als examinierte Fachkrankenschwester mit/ohne Zusatzqualifikation durch entsprechende Zeugnisse oder Zertifikate. Materielle Qualifikation bedeutet, dass unabhängig von der beruflichen Qualifikation die besondere Erfahrung der Pflegekraft nicht fehlen darf. Sollten durch den Arzt Unsicherheiten festgestellt werden, darf eine Delegation auch bei entsprechender Qualifikation nicht erfolgen.

Bereitschaft des Personals
Trotz der Qualifikationen bedarf es stets auch der Bereitschaft des Pflegepersonals, welches die Maßnahmen ausführt. Aus dem Arbeitsvertrag ergibt sich kein umfassendes Weisungsrecht, da es sich bei den Tätigkeiten grundsätzlich um ärztliche Maßnahmen handelt, die für die Pflegekraft berufsfremd sind. Daher kann sich die Bereitschaft entweder aus dem Willen der Pflegekraft ergeben oder einer anderweitigen einvernehmlichen Vereinbarung. Jedoch ist es zu empfehlen, dass der Arzt stets nur delegiert, wenn auch eine natürliche Bereitschaft dazu besteht.

Wann sind Fixierungen von Patienten rechtmäßig?

Eine Fixierung von Intensivpatienten kann notwendig sein, um eine Eigengefährdung des Patienten oder eine Fremdgefährdung durch diesen zu verhindern. Jede Maßnahme stellt dabei einen erheblichen Eingriff in die allgemeine Handlungsfreiheit nach Art. 2 I GG und folglich einen Eingriff in die Grundrechte des Patienten dar. In außerordentlichen Fällen kann sogar eine Verletzung der Menschenwürde, Art. 1 I GG ergibt, vorliegen. Daneben kann der Straftatbestand der Freiheitsberaubung gemäß § 239 StGB gegeben sein. Im Zustand einer Komabehandlung und bis zur Beendigung einer Analgosedierung kann jedoch keine Straftat vorliegen, da der Tatbestand einer Freiheitsberaubung nicht vorliegt.

Bei der Fixierung ist zwingend eine schriftliche ärztliche Anordnung erforderlich. Es müssen sorgfältig Grund, Dauer und Art dokumentiert werden. Bei Fixierungen, die länger als 24 h oder regelmäßig stattfinden, ist neben der notwendigen Einleitung eines Betreuungsverfahrens (s.o.) die Genehmigung des zuständigen Betreuungsgerichts zur Fixierung einzuholen. Weiterhin müssen die fixierten Patienten unter ständiger Beobachtung stehen, und über den Verlauf ist eine Dokumentation anzufertigen. Die angeordnete Fixierung muss dem Grundsatz der Verhältnismäßigkeit (Handeln muss in Hinblick auf den verfolgten Zweck geeignet, erforderlich und angemessen sein) entsprechen. Es muss demnach eine Interessenabwägung stattgefunden haben. Rechtswidrig ist eine freiheitsentziehende Maßnahme nur, wenn kein Rechtfertigungsgrund vorliegt.

In Betracht kommt daher neben der Einwilligung des Patienten:
- Notwehr gemäß § 32 StGB: Diese setzt einen gegenwärtigen rechtswidrigen Angriff voraus, von dem jedoch eine Wiederholungsgefahr ausgehen muss. Dies bedeutet, dass ein einmaliger Schlag oder Tritt in Richtung eines Arztes oder einer Pflegekraft für die Anordnung einer Fixierung nicht ausreichend ist. Darüber hinaus dürfte kein gleich geeignetes Mittel zur Verteidigung zur Verfügung stehen.
- Rechtfertigender Notstand gemäß § 34 StGB: Auch hierbei muss die Gefahr gegenwärtig sein, nicht anders abwendbar, erforderlich und eine Interessenabwägung dieser muss ergeben, dass das geschützte Interesse, d.h. die Gesundheit des Patienten, überwiegt.

◂ Mutmaßliche Einwilligung: Diese stellt eine besondere Form der Einwilligung dar, die jedoch gerade nicht durch den Patienten geäußert wird, jedoch nach den Umständen zu erwarten ist, dass der Patient seine Zustimmung erteilt hätte, weil der Eingriff in seinem Interesse liegt.

? Was ist die Folge einer unterlassenen Fixierung?

Das Unterlassen einer Fixierung kann aufgrund des zwischen dem Krankenhaus und Patienten vorliegenden Behandlungsvertrages und der Garantenpflicht des Arztes eine Haftung im Falle einer Eigen- oder Fremdschädigung nach sich ziehen. Es besteht daher die Pflicht, den Patienten vor Selbstverletzung und Selbstgefährdung zu schützen.

Literatur

Abramson et al., Zwischenfälle durch menschliches und apparatives Versagen auf Intensivstationen. JAMA (1982), 73

BÄK (2008), Persönliche Leistungserbringung, www.bundesaerztekammer.de/downloads/Empfehlungen_Persoenliche_Leistungserbringung.pdf

Deutsch E, Spickhoff A (2003) Medizinrecht, 5. Aufl., Springer, Berlin, Heidelberg, New York

Kuwatsch S, Haftungsrechtliche Bedeutung von Leitlinien ärztlicher Fachgesellschaften. Der Anästhesist (2008), 57(11), 1103–1104

Laufs A et al. (2010) Handbuch des Arztrechts, 4. Aufl., Verlag C.H. Beck, München

Roßner HJ, Verzicht des Patienten auf Aufklärung durch den Arzt, NJW (1990), 2291–2296

Schwill F, Aufklärungsverzicht und Patientenautonomie, Tectum Verlag, Marburg, 2007

Terbille M et al. (Hrsg) (2009) Die zivilrechtliche Arzthaftung, Münchner Anwaltshandbuch Medizinrecht, Verlag C.H. Beck, München

Intensivmedizinisch relevante Krankheitsbilder

Leberversagen 433
Falk Fichtner

Früh, spät oder gar nicht: Indikation für Nierenersatzverfahren und Auswahl des Verfahrens 449
Achim Jörres

Behandlung des akuten respiratorischen Distress-Syndroms 458
Thilo Busch, Sven Laudi, Udo Kaisers

Neuromuskuläres Organversagen des kritisch kranken Patienten 468
Martin Krebs, Tobias Wollersheim, Steffen Weber-Carstens

Der blutende Patient 479
Michael Metze, Alexander Reske, Sirak Petros

Das akute Koronarsyndrom 495
Lutz Nibbe

Linksherzversagen 508
Sirak Petros

Rechtsherzversagen 522
Thomas Stiermaier, Steffen Desch, Holger Thiele

Lungenarterienembolie 538
Andreas Hirn, Thomas Köhler

Herzrhythmusstörungen 545
Martin Neef

Der septische Patient 570
Michael Oppert

Akute Pankreatitis 577
Maria Theresa Völker

Gastrointestinale Blutung 586
Katharina Mankel

Polytrauma 609
Bernd Donaubauer

Pneumonie 619
Philipp Simon

Abdominelles Kompartmentsyndrom 631
Dierk Schreiter

Schädel-Hirn-Trauma, intrazerebrale Blutung und erhöhter Hirndruck.
Welche Konsequenzen für die Intensivtherapie? 640
Markus Dengl, Christof Renner

Der ischämische Schlaganfall 649
Dietmar Schneider

Aneurysmatische Subarachnoidalblutung 662
Felix Pfeifer

Der hirntote Patient 677
Dietmar Schneider

Vergiftungen 699
Ludger Mende

Der organtransplantierte Patient 717
Diana Becker-Rux

Der hämatologische Patient auf der Intensivstation 725
Gerhard Behre

Intensivmedizinisch relevante Krankheitsbilder

Leberversagen

Falk Fichtner

? Wie erkennt man ein Leberversagen?

Der Nachweis eines verminderten Quick-Wertes bzw. einer erhöhten INR verbunden mit einer qualitativen und quantitativen Bewusstseinsstörung im Sinne einer hepatischen Enzephalopathie sind die Kriterien für ein Leberversagen und erfordern zwingend eine rasche differenzialdiagnostische Abklärung zu Ausmaß und Ursache der Erkrankung.

? Welche aktuell gültigen Definitionen gibt es?

Aktuell gibt es keine einheitliche Definition des akuten Leberversagens durch die internationalen Fachgesellschaften. Die in der Literatur seit mehreren Jahrzehnten als allgemein gültig angenommene Definition beinhaltet einen Nachweis einer Gerinnungsstörung (INR > 1,5) in Verbindung mit einem beliebigen Stadium der hepatischen Enzephalopathie. Beide Kriterien müssen innerhalb von 26 Wo. nach Auftreten erster Symptome bei einem Patienten ohne vorbekannte Lebererkrankung erfüllt sein [Trey und Davidson 1970; O'Grady, Schalm, Williams 1993].

Das akut-auf-chronische Leberversagen wurde hingegen durch die internationalen Fachgesellschaften im Konsens als eine akute Verschlechterung einer vorbestehenden chronischen Lebererkrankung, gewöhnlich verbunden mit einem auslösenden Ereignis und einer erhöhten Letalität aufgrund von Multiorganversagen innerhalb von 3 Monaten definiert. Der Patient sollte sich in Abgrenzung zur end-stage liver disease (ELD) vor Beginn der akuten Verschlechterung in einem stabilen, kompensierten Stadium einer chronischen Lebererkrankung befunden haben.

ELD bezeichnet demgegenüber chronisch dekompensierte Lebererkrankungen mit kontinuierlicher Verschlechterung der Organfunktion. Den wesentlichen Unterschied zwischen dem akut-auf-chronischen Leberversagen und der ELD stellt das Rekompensationspotenzial der Erkrankung dar, welches nur beim akut-auf-chronischen Leberversagen existiert [Jalan et al. 2012].

? Wie lässt sich die Diagnostik zum Leberversagen strukturieren?

In der klinischen Praxis ergeben sich bei der Neuaufnahme eines Patienten mit dem V.a. ein Leberversagen zunächst wichtige anamnestische Fragen an den Patienten sowie seine Angehörigen zur Abklärung der Ätiologie. Im Anschluss an die Anamnese-Erhebung, in der täglichen Routine leider jedoch dieser meist vorangestellt, steht der Arzt vor einer zunächst nur schwer strukturierbaren Vielzahl an zu verordnenden Laboranalysen und apparativen Untersuchungen. Deren Ergebnisse folgen dann teilweise nur mit vor dem Hintergrund des in bestimmten Fällen rasch fortschreitenden Krankheitsverlaufes erheblicher Zeitverzögerung.

Eine strukturierte Anamnese und Diagnostik sollten daher in jedem Fall jene Ursachen des Leberversagens frühzeitig und sicher identifizieren, für welche eine spezifische Therapie etabliert ist (s.u.). Gleichzeitig, vergleichbar mit einem staging, müssen das Ausmaß der begleitenden Organdysfunktion und damit die vitale Bedrohung des Patienten erfasst werden, da sich hieraus häufig unmittelbar prophylaktische und therapeutische Maßnahmen ableiten lassen (s.u.).

? Welche begleitenden Organdysfunktionen sind bei Patienten mit einem Leberversagen unbedingt zu beachten?

Patienten mit einem Leberversagen können durch Störungen von Bewusstsein, Atmung und Kreislauf vital bedroht sein. Weiterhin sind Gerinnungsstörungen, Nierenfunktionsstörung sowie eine erhöhte Infektanfälligkeit für den klinischen Verlauf von Bedeutung. In den folgenden Abschnitten werden die begleitenden Organdysfunktionen einzeln bez. der erforderlichen Diagnostik, der Pathophysiologie sowie der Therapie erörtert. Eine Übersicht der erforderlichen Diagnostik bietet Tabelle 84.

Tab. 84: Diagnostik Organdysfunktionen im Leberversagen

Diagnostische Evaluation der begleitenden Organdysfunktion bei Patienten mit Leberversagen						
Funktion	**Bewusstsein**	**Atmung**	**Kreislauf**	**Gerinnung**	**Immunsystem**	**Nierenfunktion**
Störung	• Hirnödem • Enzephalopathie	• Pleuraerguss • Zwerchfellhochstand bei Aszites • Hepatopulmonales Syndrom	• Periphere Vasodilatation • Linksherzinsuffizienz • Pulmonale Hypertonie	• Blutungsneigung • Thromboseneigung	• Infektanfälligkeit	• Akutes Nierenversagen • Hepatorenales Syndrom
Labor	• Glukose • Ammoniak • Natrium • Harnstoff	• Art. BGA	• Art. BGA • Zentralvenöse BGA	• Thrombozytenzahl • INR • Quick • PTT • Fibrinogen	• WBC • PCT • Blutkultur • Bronchialsekret • Urinkultur/-status • Aszites • Stuhl	• Kreatinin • Harnstoff • Na, K, Mg, Phosphat • HCO$_3$, Cl • Urinstatus • Protein im Urin
Apparative Untersuchung	• CCT • EEG	• Sonografie • Röntgen • CT	• Invasive art. Druckmessung • 12-Kanal-EKG • Echokardiografie • PiCCO • PAK	• Thrombelastografie	• Sonografie Thorax/Abdomen • Röntgen Thorax • Fokussuche CT	• Sonografie • Niere und Harnwege

BGA = Blutgasanalyse

Welche typischen Ursachen haben Bewusstseinsstörungen bei Patienten mit Leberversagen? Welche diagnostischen und therapeutischen Maßnahmen sind erforderlich?

Am häufigsten zeigen Patienten mit Leberversagen Symptome der hepatischen Enzephalopathie (HE). Im akuten Leberversagen versterben 20–25% der Patienten an einem sich akut entwickelnden Hirnödem. Wichtige weitere auszuschließende Ursachen von Bewusstseinsstörungen sind Hypoglykämie, intrazerebrale Blutungen, Krampfanfälle, Urämie und Störungen im Natriumhaushalt.

Pathophysiologisch werden als Ursachen der HE u.a. der Anstieg der Ammoniakkonzentration im Blut verbunden mit einer Anreicherung von Glutamin im Astrozyten, eine Veränderung der GABAergen Signaltransduktion sowie eine vermehrte Bildung sog. falscher Transmitter aus aromatischen Aminosäuren angesehen. Als ursächlich für das akut auftretende Hirnödem werden neben der akut erhöhten intrazellulären Glutaminkonzentration eine Störung der zerebralen Vasoregulation und neuroinflammatorische Prozesse diskutiert [Cichoż-Lach und Michalak 2013].

Die diagnostische Annäherung erfolgt zunächst über eine gezielte körperliche Untersuchung zur Einschätzung des Enzephalopathiestadiums (West-Haven-Kriterien, s. Tab. 85). Aufgrund der hohen Dynamik des Krankheitsbildes ist eine regelmäßige Kontrolle unbedingt erforderlich.

Tab. 85: Stadien der hepatischen Enzephalopathie (West-Haven-Kriterien)

Stadium	Neurologische Symptomatik
0	Asymptomatisch
1	Aufmerksamkeits-/Konzentrationsstörung (eingeschränkte Fähigkeit zur Addition/Subtraktion), verändertes Schlafverhalten, beginnender flapping tremor, Euphorie/Depression
2	Beginnende Somnolenz, Apathie, teilweise Desorientiertheit, teilweise inadäquates Verhalten, flapping tremor, verwaschene Sprache
3	Schwere Desorientiertheit, ausgeprägte Somnolenz, Erweckbarkeit auf Stimuli, bizarres Verhalten
4	Koma

Zum einen ist das ermittelte Stadium wesentliches Kriterium in der Entscheidung über die Listung von Patienten mit akutem Leberversagen zur High-urgency-Lebertransplantation (s.u.), zum zweiten sind höhere Stadien bzw. eine rasche Verschlechterung der HE wichtige Risikofaktoren für ein Hirnödem.

Zur weiteren Diagnostik ist die Kontrolle der Blut- bzw. Serumkonzentration von Ammoniak, Glukose, Natrium und Harnstoff erforderlich.

Damit ist nunmehr eine Risikoabschätzung bezogen auf die Ausbildung eines Hirnödems möglich: Als Risikofaktoren gelten eine Enzephalopathie Stadium 3–4, Serum-Ammoniak-Konzentrationen über 150 µmol/l, die Katecholamintherapie sowie ein akutes Nierenversagen. Zudem sind junge Patienten und Patienten mit einem akuten Krankheitsverlauf besonders gefährdet.

Bei Patienten mit neu aufgetretener schwerer Bewusstseinsstörung bzw. beim intubierten Patienten vor einer eventuellen Transplantation muss zwingend eine zerebrale Bildgebung erfolgen. In Einzelfällen ist zudem zum Ausschluss eines Krampfanfalls ein EEG notwendig.

Eine intrazerebrale Druckmessung wird für Patienten mit HE Stadium 3/4 vor und während der Transplantation in Zentren mit Erfahrung im Umgang im ICP-Monitoring empfohlen.

Nach Einschätzung des Schweregrades der HE sowie des Hirnödemrisikos wird in der Literatur folgende stufenweise Therapie empfohlen:

In den niedrigen HE-Stadien (1/2) ist der Gebrauch von Laktulose und einem schwer resorbierbaren Antibiotikum (Rifaximin, Paromomycin) zur Verminderung der bakteriellen Ammoniakproduktion im Darm seit langem etabliert. Die Wirksamkeit dieser Therapien bez. der Verminderung der HE und der Prophylaxe des Hirnödems ist jedoch bisher nur unzureichend belegt. Daher sollte bei der Anwendung das Nebenwirkungsprofil berücksichtigt werden, d.h. eine Diarrhö vermieden werden und nach internationaler Empfehlung eher Rifaximin als Antibiotikum mit der geringsten Toxizität verwendet werden.

Die Anwendung von L-Ornithin/L-Aspartat zur Verminderung der HE durch eine Verminderung der Serum-Ammoniak-Konzentration findet in den internationalen Empfehlungen nur vereinzelt Erwähnung. Gleichwohl die Wirksamkeit der Substanzkombination wiederholt in qualitativ hochwertigen Studien bei Patienten mit chronischer Lebererkrankung erwiesen ist, zeigen die Studienergebnisse zur Anwendung im akuten Leberversagen bisher keinen eindeutigen Effekt.

Bei Patienten in den HE-Stadien 3 und 4 sind eine konsequente Prophylaxe und Therapie einer intrazerebralen Hypertension erforderlich. Zunächst sollte eine frühzeitige endotracheale Intubation erfolgen. Nachfolgend müssen sich eine sorgfältige und engmaschige Kontrolle und Dokumentation des neurologischen Status des intubierten Patienten hinsichtlich des Auftretens von Krampfanfällen und Zeichen einer intrakraniellen Hypertension anschließen. Zur Etablierung eines ICP-Monitorings wurde bereits Stellung genommen. Tabelle 86 gibt eine Übersicht über ein den aktuellen Empfehlungen folgendes Maßnahmenbündel zur Prophylaxe und Therapie der intrakraniellen Hypertension (ICH).

Tab. 86: Prophylaxe und Therapie der intrakraniellen Hypertension im Leberversagen

Behandlung	Indikation/Durchführung
Intubation, Beatmung	HE 3/4
Sedierung, Oberkörper 30°-Lagerung, Normothermie	HE 3/4
Antiepileptische Therapie	Nicht prophylaktisch, nur bei Krämpfen, **Cave:** nonkonvulsiver Status, Phenytoin häufig empfohlen!
Mannitol	Nicht prophylaktisch, 1. Wahl bei ICH 0,5–1 g/kg Bolus, solange Serum < 320 mOsm/l Boli wiederholbar
Hypertone NaCl-Lösung	Prophylaktische Einstellung der Serum-Na-Konzentration auf 145–144 mmol/l bei Hochrisikopatienten
Hyperventilation	Nicht prophylaktisch, nur bei therapierefraktärer ICH
Hypothermie und Barbiturate	Zu erwägen bei therapierefraktärer ICH bei Patienten vor HU-LTx
Kortikosteroide	Nicht indiziert
Hepatektomie	Zu erwägen bei therapierefraktärer ICH und schwerem SIRS bei Patienten vor HU-LTx

Abschließend ist nochmals auf 2 weitere wichtige Ursachen von Bewusstseinsstörungen im Leberversagen hinzuweisen.

Insbesondere bei rasch progredienten Verläufen des Leberversagens stellt die Störung der hepatischen Glukoneogenese eine Gefahr für den intubierten und sedierten Patienten dar. Regelmäßige Blutzuckerkontrollen und eine frühzeitige Glukosesubstitution sind zwingend erforderlich. Besonders erhöht ist das Hypoglykämierisiko im Rahmen von Transportfahrten der Patienten (Verlegung, CT, Fahrt in den OP etc.), weswegen eine kontinuierliche Glukosesubstitution während der Transporte oder Interventionen empfohlen wird.

Im Fall der Hyponatriämie, welche insbesondere im Rahmen von chronischen Lebererkrankungen häufig auftritt, ist ebenfalls besondere Aufmerksamkeit erforderlich, um zu rasche Änderungen der Serum-Natrium-Konzentrationen zu vermeiden (tolerabel: < 10–12 mmol/24 h, < 16 mmol/48 h). Dies ist insbesondere bei der Verabreichung von hypertoner NaCl-Lösung sowie bei der Durchführung von Nierenersatzverfahren zu beachten.

? Welche pulmonalen Störungen sind typisch für das Leberversagen? Welche diagnostischen und therapeutischen Maßnahmen sind erforderlich?

Wesentliche Ursachen für eine Gasaustauschstörung bei Patienten mit Leberversagen sind Pleuraergüsse mit konsekutiver Atelektasenbildung und Pneumonien.

Bei Patienten mit chronischen Lebererkrankungen wurde als Ursache einer Gasaustauschstörung in 15–30% ein hepatopulmonales Syndrom (HPS) diagnostiziert. Die Patienten zeigen typischerweise eine Orthodeoxie (SpO_2-Abfall bei Wechsel vom Liegen zum Sitzen/Stehen) bis hin zur Platypnoe (Luftnot bei Wechsel vom Liegen zum Sitzen/Stehen). Pathophysiologisch liegt dem HPS eine vermehrte pulmonale Vasodilatation diffus oder lokal in den basalen Lungenabschnitten aufgrund einer vermehrten lokalen NO-Produktion zugrunde. Die Diagnose beruht auf einer erhöhten $P(A-a)O_2$ verbunden mit dem Nachweis einer intrapulmonalen vaskulären Dilatation (IPVD) mittels kontrastverstärkter transthorakaler Echokardiografie. Eine spezifische medikamentöse Therapie des HPS konnte bisher nicht entwickelt werden. Nach erfolgreicher Lebertransplantation ist bei den meisten Patienten eine allmähliche über mehrere Monate dauernde Rückbildung des Syndroms zu beobachten [Machicao und Fallon 2012].

? Welche kardiovaskulären Veränderungen sind typisch für das Leberversagen? Welche diagnostischen und therapeutischen Maßnahmen sind erforderlich?

Das wichtigste kardiovaskuläre Symptom bei Patienten mit Leberversagen ist eine systemische Vasodilatation, zumeist verbunden mit einem erhöhten Herzzeitvolumen. Während beim Patienten mit Leberzirrhose die Vasodilatation insbesondere im Splanchnicusgebiet vorherrscht, tritt bei Patienten mit akutem und akut-auf-chronischem Leberversagen eine generalisierte Vasodilatation auf. Als Ursachen hierfür werden u.a. eine vermehrte Bildung bzw. ein verminderter Abbau von NO sowie eine verminderte hepatische Clearance von bakteriellen Toxinen vermutet. Insbesondere beim Patienten mit chronischer Lebererkrankung ist jedoch zudem auch eine systolische und diastolische Dysfunktion des Herzens zu beobachten.

Diagnostisch sinnvoll ist daher zunächst eine frühzeitige invasive Blutdruckmessung und bei ungenügendem Ansprechen auf die initiale Therapie (s.u.) ein erweitertes hämodynamisches Monitoring bzw. die Echokardiografie zur Beurteilung der kardialen Funktion.

Die initiale Therapie der Kreislaufinsuffizienz im Leberversagen ist die Volumensubstitution mit balancierter, kristalloider Infusionslösung. Gelingt trotz Erreichen einer adäquaten kardialen Vorlast keine hämodynamische Stabilisierung, so muss die Katecholamintherapie mit Noradrenalin begonnen werden. Die zusätzliche Gabe von Vasopressin oder Terlipressin sollte aufgrund der möglichen zerebralvasodilatierenden Effekte insbesondere bei Patienten mit erhöhtem Risiko eines Hirnödems vermieden werden. Die Gabe von Adrenalin wird aufgrund der ausgeprägten Vasokonstriktion im Splanchnicusgebiet bei Patienten mit akutem Leberversagen nicht empfohlen. Bei persistierender Hypotension kann den aktuellen Empfehlungen folgend eine Bolusgabe von Hydrocortison insbesondere bei akut-auf-chronischem Leberversagen zu einer raschen Stabilisierung der Hämodynamik führen. Pathophysiologische Rationale hierfür ist eine vermutete Nebennierenrindeninsuffizienz bei Patienten mit akut-auf-chronischem, aber auch mit akutem Leberversagen.

? Sind Patienten mit Leberversagen durch Infektionserkrankungen besonders gefährdet? Welche sind dies? Welche diagnostischen, prophylaktischen und therapeutischen Maßnahmen sind notwendig?

Bei Patienten mit akutem und akut-auf-chronischem Leberversagen ist eine erhöhte Häufigkeit von Infektionserkrankungen zu beobachten. Während bei Patienten mit akutem Leberversagen Pneumonien, Harnwegsinfekte und katheterassoziierte Infektionen mit grampositiven Erregern dominieren, ist bei Patienten mit chronischen Lebererkrankungen die spontanbakterielle Peritonitis mit gramnegativen Erregern die häufigste Infektion vor den bereits genannten Erkrankungen. Insbesondere bei Patienten mit Leberzirrhose ist das Auftreten dieser Infektionen mit einer erhöhten Sterblichkeit verbunden. Bei Patienten mit akutem Leberversagen führt das Auftreten von Infektionen meist zu einer weiteren Zunahme der bereits bestehenden Organdysfunktionen, zudem kann dadurch die Durchführung einer Transplantation gefährdet werden.

Als Ursache der erhöhten Infekthäufigkeit wird u.a. eine gestörte Funktion der Zellen der angeborenen Immunreaktion (Monozyten/Makrophagen, neutrophile Granulozyten und intrahepatische Kupfer-Zellen) vermutet.

Die frühzeitige Erkennung von Infektionen bei Patienten mit Leberversagen ist durch die bereits beschriebene hyperdyname Kreislaufsituation und die häufig auch ohne Vorliegen eines Infektes erfüllten SIRS-Kriterien klinisch erheblich erschwert. Auch Laborparameter, wie CRP und PCT, sind im Leberversagen oft erhöht, ohne dass eine klinisch relevante Infektion bzw. Bakteriämie vorliegt.

Der Schwerpunkt der Diagnostik muss daher in einer regelmäßigen, gezielt auf die bekannten **Foci** ausgerichteten körperlichen Untersuchung sowie in konsequent und regelmäßig durchgeführten mikrobiologischen Kontrolluntersuchungen (Trachealsekret, Urin und Blutkulturen) liegen. Liegt aufgrund dieser Untersuchungen ein Infektionsverdacht vor, sollte ohne Verzögerung eine adäquate bildgebende Diagnostik (Röntgen, Ultraschall, CT) zur endgültigen Diagnosesicherung durchgeführt werden.

Zur Infektionsprophylaxe müssen die allgemeinen intensivmedizinischen Standards zur Reduktion von nosokomialen Pneumonien und katheterassoziierten Infektionen eingehalten werden. Über viele Jahre wurde für Hochrisikopatienten (akutes Leberversagen mit rascher Progredienz, HE 3/4, akutes Nierenversagen, SIRS) insbesondere vor geplanter HU-Transplantation eine prophylaktische Gabe von Antibiotika empfohlen. Vor dem Hintergrund des bisher fehlenden belastbaren Wirksamkeitsnachweises dieser Maßnahmen sowie der ständig steigenden Prävalenz multiresistenter Erreger auf Intensivstationen wird dieses Vorgehen in den aktuellen internationalen Übersichtarbeiten nicht mehr empfohlen. Stattdessen ist die zuvor beschriebene konsequente klinisch-infektiologische Überwachung (Surveillance) durchzuführen [Lee, Larson, Stravitz 2011].

> **?** In welcher Art und Weise ist bei Patienten mit Leberversagen die Blutgerinnung gestört? Welche diagnostischen, prophylaktischen und therapeutischen Maßnahmen sind erforderlich?

Trotz der definitionsgemäß laborchemisch gestörten Gerinnung (INR-Erhöhung) und entgegen der in der Praxis weit verbreiteten Annahme sind klinisch relevante spontane Blutungen bei Patienten mit akutem Lebersagen selten (Inzidenz Blutung insgesamt im ALV ca. 5–10%, spontane ICB < 1%). Auch bei Patienten mit akut-auf-chronischem Leberversagen ist eine erhöhte Spontanblutungsneigung nicht sicher belegt. Ursächlich angenommen wird eine balancierte Reduktion der von der Leber synthetisierten pro- und antikoagulatorischen Faktoren [Agarwal et al. 2012]. Einer gleichzeitig auftretenden Thrombozytopenie kommt demgegenüber eine erheblich größere Bedeutung als Ursache einer Blutungsneigung insbesondere im Zusammenhang mit invasiven oder operativen Maßnahmen zu. Bei Patienten mit akut-auf-chronischem Leberversagen wird eine erhöhte Fibrinolyseaktivität beschrieben. Die diagnostische Annäherung an die Störung der Blutgerinnung bei Patienten im Leberversagen ist Tabelle 87 zusammengefasst.

Tab. 87: Diagnostik zur Blutgerinnungsstörung im Leberversagen

Diagnostischer Parameter bzw. Maßnahme	Relevanz
Klinische Beobachtung	Nachweis von Spontanblutung oder akuter Blutung ändert den Transfusions-/Substitutionstrigger.
Quick + INR	Globaler Parameter zur Prognoseabschätzung, keine sinnvolle Aussage über Blutungsneigung
Thrombozytenzahl	Abschätzung Blutungsneigung (relevant erhöhtes Risiko < 20 000 Gpt/l)
Fibrinogen (Direktbestimmung nach Claus)	Abschätzung Blutungsneigung (relevant erhöhtes Risiko < 1 g/l), V.a. Hyperfibrinolyse
Calcium	Frühzeitige Erfassung eines Mangels, insbesondere im Fall von Massivtransfusionen
PTT	Kontrolle Heparin-Therapie
(Rotations-)Thrombelastografie	Zusätzliche Methode zur Beurteilung des Gerinnungsstatus, Detektion Hyperfibrinolyse

Die prophylaktische und therapeutische Gabe von Blutprodukten und Gerinnungspräparaten bei Patienten mit akutem Leberversagen erfolgt gemäß der gültigen Querschnittsleitlinie [BÄK 2008]. Hervorzuheben ist dabei die restriktive Indikationsstellung zur prophylaktischen Gabe von GFP bei Patienten im akuten Leberversagen bzw. bei Patienten mit Hepatopathie und Koagulopathie vor diagnostischen oder therapeutischen Punktionen (s. Tab. 88).

Tab. 88: Prophylaktische und therapeutische Maßnahmen bei Patienten mit Blutgerinnungsstörung im Leberversagen

Medikation/Präparat	Prophylaktische Gabe, wenn:	Therapeutische Gabe, wenn:
PPI	Immer	Nach oGIB
Ceftriaxon oder Norfloxacin	Nach oGIB (Rezidivprophylaxe)	–
Vitamin K	Keine	Versuchsweise Einmalgabe (10 mg) bei allen Patienten mit Hepatopathie und Koagulopathie
Thrombozytenkonzentrat	< 20 000 Gpt/l (ohne Blutungsnachweis) < 20 000/50 000/70 000 Gpt/l präoperativ je nach Blutungsrisiko	< 100 000 Gpt/l (bei akuter Blutung)
Fibrinogen	< 1 g/l	Akute Blutung und < 1,5 g/l Bei V.a. Hyperfibrinolyse nur nach Gabe von 7.
GFP	Quick < 50% vor Operationen mit hohem Blutungsrisiko	Akute Blutung mit Quick < 50% Schwere akute Blutung unabhängig von Quick
Tranexamsäure	Keine	Akute Blutung bei Patienten mit Leberzirrhose
Calcium (frei)	< 1 mmol/l	< 1 mmol/l
PPSB	Keine	Ggf. bei akuter Blutung und unter angemessener GFP-Substitution nicht relevant steigendem Quick
rhFVIIa	Keine	Als *Rescue*-Therapie bei therapierefraktärer Blutung

> **?** Welche Art von Nierenfunktionsstörungen treten bei Patienten mit Leberversagen auf? Welche Bedeutung kommt dem hepatorenalen Syndrom zu? Welche diagnostischen und therapeutischen Maßnahmen sind erforderlich?

Das akute Nierenversagen ist eine häufige Komplikation bei Patienten mit akutem bzw. akut-auf-chronischem Leberversagen. Bei Patienten mit akutem Leberversagen lassen sich 3 wesentliche Pathomechanismen als Ursache einer gestörten Nierenfunktion unterscheiden: absoluter Flüssigkeitsmangel, relativer intravasaler Volumenmangel durch Vasodilatation und eine akute Tubulusnekrose u.a. durch bakterielle Toxine. Bei vorbestehenden Lebererkrankungen (Patientin mit Zirrhose und Aszites) wurden als häufigste Ursachen eines akuten Nierenversagens die akute Tubulusnekrose, das prärenale Nierenversagen sowie das hepatorenale Syndrom nachgewiesen. Letzteres kommt entgegen verbreiteter klinischer Einschätzungen nur bei ca. 20% der Patienten mit Zirrhose und Aszites vor, im akuten Leberversagen jedoch definitionsgemäß gar nicht.

Die Diagnostik zum akuten Nierenversagen sollte wiederum eine rechtzeitige Erkennung dieser Komplikation, die Abschätzung des Ausmaßes und eine Differenzierung der Pathogenese und damit die Identifikation der behandelbaren Ursachen (Hypovolämie, Hypotonie,

Toxine und Medikamentennebenwirkungen) ermöglichen. Die Abschätzung des Ausmaßes des akuten Nierenversagens (AKIN-Kriterien) sowie der Gefährdung des Patienten erfolgt aus den Standardparametern Diuresemenge, Kreatinin- und Harnstoffserumkonzentrationen sowie den Serumelektrolytkonzentrationen. Zur Differenzierung zwischen akuter Tubulusnekrose und hypovolämiebedingtem Nierenversagen können die Natrium- und Harnstoffexkretionsfraktion verwendet werden. Ein Urinstatus sowie eine Urinkultur komplettieren die Laboruntersuchungen. Die vollständige Diagnostik schließt eine Ultraschalluntersuchung der ableitenden Harnwege ab. Die Diagnose eines hepatorenalen Syndroms ist eine Ausschlussdiagnose (s. Tab. 89).

Tab. 89: Diagnostische Kriterien des hepatorenalen Syndroms

Diagnosekriterien hepatorenales Syndrom (IAC-Kriterien)
Bekannte Leberzirrhose mit Aszites
Kreatinin > 1,5 mg/l (> 135 µmol/l)
Keine Verbesserung über 48 h nach Beginn Albumingabe (1 g/kg/d) und gleichzeitiger Beendigung etwaiger Diuretikatherapie
Keine nephrotoxischen Substanzen/Medikamente
Kein Schock
Fehlende Zeichen eines renalen Parenchymschadens (keine Proteinurie > 0,5 g/d, keine Hämaturie, keine Auffälligkeiten im Ultraschall)

Die Therapie des akuten Nierenversagens besteht zunächst aus einer Beseitigung reversibler Ursachen, wie der Hypovolämie durch Volumensubstitution, der Kreislaufinsuffizienz mithilfe einer zielgerichteten Katecholamin- und Volumentherapie oder durch das Absetzen nephrotoxischer Medikamente. Für die Therapie des wie oben ersichtlich eher seltenen hepatorenalen Syndroms sind für die Gabe von Albumin im Zusammenhang mit therapeutischer Parazentese sowie für die Gabe von Vasokonstriktoren (Noradrenalin, Terlipressin und Midodrine) eine kurzzeitige Verbesserung der Nierenfunktion und eine verminderte 30-Tage-Sterblichkeit mehrfach belegt. All diese Maßnahmen beeinflussen die extrem schlechte Langzeitprognose des hepatorenalen Syndroms jedoch nicht [Wadei 2012].

Zu den therapeutischen Maßnahmen im Rahmen eines akuten Nierenversagens zählt auch die Nierenersatztherapie. Die Indikationsstellung sollte früh erfolgen und basiert häufig weniger auf dem Anstieg der Retentionswerte als vielmehr auf ausgeprägter metabolischer Azidose, Volumenüberschuss mit respiratorischer Dysfunktion oder Elektrolytstörungen. Eine besondere Aufmerksamkeit ist auf den Verlauf von Natrium-, Kalium-, Magnesium- und Phosphatkonzentrationen unter CVVH/HD/HDF zu richten, da es hier insbesondere bei hohem Substitutions- bzw. Dialysatfluss zu raschen Serumkonzentrationsveränderungen kommen kann.

? Wie lässt sich die Diagnostik der Ursachen eines Leberversagens strukturieren?

Aufgrund der teilweise fulminanten Verläufe, der zeitkritischen spezifischen Therapiemaßnahmen und der gleichwohl großen Vielfalt der Ursachen, gilt es im Fall eines akuten Leberversagens, zunächst gezielt behandelbare Ursachen zu identifizieren bzw. auszuschließen. Ziel ist es, zum einen eine frühzeitige spezifische Therapie zu ermöglichen, zum anderen eine

Prognoseabschätzung bzw. eine Einschätzung bez. der Indikation zur notfallmäßigen Lebertransplantation (High-urgency-Lebertransplantation) vornehmen zu können.

Bei Patienten mit akut-auf-chronischem Leberversagen gilt es, mögliche behandelbare auslösende Ereignisse zu identifizieren. Zum Teil ist in der Praxis jedoch auch noch die Diagnostik zur zugrunde liegenden chronischen Lebererkrankung zu vervollständigen.

 Welche Ursachen des akuten Leberversagens gibt es und welche davon sind spezifisch behandelbar? Welche auslösenden Ereignisse und welche chronischen Lebererkrankungen müssen für ein akut-auf-chronisches Leberversagen in Betracht gezogen werden?

Die Vielfalt der Erkrankungen, bei denen es zum Auftreten eines akuten Leberversagens kommen kann, stellt im klinischen Alltag insbesondere bei der Aufnahme eines Patienten auf die Intensivstation eine Herausforderung dar. Es empfiehlt sich daher, einer Systematik der Pathogenese bei der diagnostischen Annäherung zu folgen. Klinikintern abgestimmte Protokolle zur Diagnostik können hier die Standardisierung und Vollständigkeit der Diagnostik

Tab. 90: Systematik der Ursachen des akuten Leberversagens. Hervorgehoben sind die spezifisch behandelbaren Ursachen des akuten Leberversagens.

Pathogenese-Kategorie	Untergliederung	Erkrankung/Erreger/Noxe
DILI (drug-induced liver injury)	Dosisabhängige Intoxikation	**Paracetamol**, Sulfonamide
	Idiosynkratische Reaktion	Isoniacid, NSAR, Antiepileptika, Statine, Chinolone, Tetrazykline, illegale Drogen (Cocain, MDMA)
	Unklar	Pflanzliche Produkte, Diäten
Toxine	Pilze	**Amanita phalloides** Aflatoxin
	Bakterien	Bacillus-cereus-Toxin
Infektionen	Viren	**Hepatitisviren** A/**B**/**C**/E/**D**
		Herpesviren **HSV**/**VZV**/EBV/**CMV**/HHV6
		HIV, Adeno-, Coxsackieviren
	Bakterien	**Leptospira interrogans**
Autoimmunerkrankungen		**Autoimmunhepatitis**
Metabolische Erkrankungen		M. Wilson
Schwangerschaftsassoziierte Erkrankungen		**HELLP-Syndrom** **Akute Schwangerschaftsfettleber**
Vaskulär	Prä/intrahepatisch	Schockleber (akute ischämische Hepatitis) Pfortaderthrombose
	Posthepatisch	Budd-Chiari-Syndrom Rechtsherzversagen
Infiltration maligner Zellen		Lymphome Solide Lebermetastasen Hepatozelluläres Karzinom

sichern. Tabelle 90 gibt hierzu zunächst einen Überblick über die Ursachen des akuten Leberversagens. Ursachen, welche spezifisch therapierbar und daher unbedingt frühzeitig abzuklären sind, wurden hervorgehoben.

Bei den Auslösern eines akut-auf-chronischen Leberversagens handelt es sich zumeist um Infektionserkrankungen. Damit entspricht hier die Diagnostik im Wesentlichen einer Fokussuche bei Sepsis. Weitere Auslöser ergeben sich meist aus der aktuellen Anamnese der Patienten (s. Tab. 91). Ist die Ursache der chronischen Lebererkrankung unklar, erfolgt analog zum akuten Leberversagen eine systematische Aufarbeitung der möglichen Ursachen. Eine Übersicht gibt Tabelle 92.

Tab. 91: Auslöser eines akut-auf-chronischen Leberversagens

Kategorie	Erkrankung/Noxe/Erreger
Infektion	• Bakterien (spontan-bakterielle Peritonitis, Harnwegsinfekt, Pneumonie, katheterassoziierte Infektion) • Viren (Hepatitis B/C/D)
Toxine	• Alkohol (akute Intoxikation) • Hepatotoxische Medikamente (s. Tab. 90)
Blutung	• Gastrointestinale Blutung • Iatrogene Hämorrhagien
Ischämie	Schock, Rechtsherzversagen

Tab. 92: Systematik chronischer Lebererkrankungen

Kategorie	Erkrankung/Noxe
Toxisch	• Alkohol, Methotrexat • Lösungsmittel (z.B. Tetrachlorkohlenstoff) • Aflatoxine
Vaskulär	• Herzinsuffizienz • Budd-Chiari-Syndrom
Autoimmun	• Primär sklerosierende Cholangitis • Primär biliäre Zirrhose • Autoimmunhepatitis
Metabolisch	• Hämochromatose • M. Wilson • Alpha-1-Antitrypsin-Mangel
Infektion	• Hepatitis B/C • Schistosoma
Unklar	• NASH (nonalcoholic steatohepatitis) • Sarkoidose

 Welche diagnostischen Maßnahmen sind zur Abklärung eines akuten bzw. akut-auf-chronischen Leberversagens erforderlich?

Dringend erforderlich ist eine gründliche Anamnese des Patienten. Da die Patienten häufig aufgrund einer zunehmenden hepatischen Enzephalopathie auf die Intensivstation aufgenommen werden, ist eine Eigenanamnese oft nicht sicher zu erheben. Daher sollten frühzeitig Angehörige und vorbehandelnde Ärzte bzw. Krankenhäuser und Pflege-Einrichtungen kontaktiert werden. Wesentliche zu klärende Aspekte der Anamnese sind in Tabelle 93 dargestellt.

Tab. 93: Anamnese bei Patienten mit Leberversagen

Schwerpunkte der Anamnese-Erhebung bei Patienten mit Leberversagen
Hinweise für chronische Lebererkrankung/familiäre Lebererkrankungen oder Infektionserkrankungen
Einnahme von Medikamenten (Selbstmedikation insbesondere mit „Schmerz- und Fiebermitteln", Medikamentenumstellung etc.) oder Diätetika
Exposition gegenüber Schadstoffen akut und chronisch
Drogenkonsum
Suizidalität
Reisen
Pilzgerichte

Die Labordiagnostik sollte sicher die Identifikation behandelbarer Ursachen, die Abschätzung des Schweregrades (begleitende Organdysfunktion, insbesondere Hirnödemrisiko) und der Prognose der Erkrankung mittels der etablierten Scoringsysteme ermöglichen (s. King's-College-Kriterien, MELD-Score). Trotz der Vielzahl der Untersuchungen ist eine initiale „Schrotschussdiagnostik" zu vermeiden. Stattdessen sollte auf der Grundlage von Anamnese und kör-

Tab. 94: Labordiagnostik Leberversagen. Hervorgehoben sind die obligat zu erhebenden Laborparameter.

Beurteilung Leberzellschaden/ Leberzellfunktion	Infektionen (kausal)	Intoxikationen	Autoimmunerkrankungen
ALAT **ASAT** **AP** **GGT** **Bilirubin (unkonjug./konjug.)** GLDH AFP	Viral: HBs Ag Anti-HBc IgM/IgG Anti-Hep A/C/E IgM Hepatitis B/C PCR HSV PCR VZV PCR CMV PCR HIV Test Adenoviren Coxsackieviren Bakteriell: Blutkulturen Urinkultur/-status Trachealsekret Aszitiskultur/-zellzahl Leptospiren – IgM Protozoen/Parasiten: Echinokokkus Ag/Ak Schistosoma Ak und Stuhlprobe	**Ethanol** **Paracetamol** **Ibuprofen** **Drogenscreening** **Medikamentenserumkonzentrationen** Schwangerschaftsassoziierte Erkrankungen **Thrombozytenzahl** **Haptoglobin** **LDH** **Schwangerschaftstest**	AIH: **ANA** **Anti-LKM** **Anti-SM** PBC: **AMA** PSC: **pANCA** Metabolische Erkrankungen Hämochromatose: **Transferrinsättigung ↓** **Ferritin ↑** M. Wilson: **Bili/AP-Ratio ↑↑** **Kupfer im Urin/Plasma ↑** Kupfer im Serum ↑ **Coeruloplasmin ↓**

perlicher Untersuchung eine sinnvolle Eingrenzung der Laboruntersuchungen bzw. eine Stufendiagnostik (z.B. bei V.a. virale Hepatitiden) vorgenommen werden. Eine pathophysiologisch und ätiologisch strukturierte Übersicht der Laboruntersuchungen gibt Tabelle 94.

Zusätzlich ist eine radiologische Diagnostik unverzichtbar. Hierzu zählt zunächst die sonografische Untersuchung von Thorax (ggf. inkl. Echokardiografie) und Abdomen (obligat: Beurteilung von intrahepatisch/extrahepatischer Cholestase sowie der arteriellen, portalvenösen und venösen Perfusion). Zusätzlich können Röntgen-Thorax und CT/MRT mit KM zur Beurteilung der Leberperfusion bzw. zur Fokussuche erforderlich sein. Bei bewusstlosen Patienten ist zwingend eine Schädel-CT erforderlich. Im Fall eines prolongierten schweren akuten Leberversagens ist diese unmittelbar vor einer geplanten High-urgency-Transplantation bei anhaltender Bewusstlosigkeit zu wiederholen. Die Redundanz bestimmter Tests bzw. radiologischer Untersuchungen zu der bereits beschriebenen Abklärung der begleitenden Organdysfunktion (s. Tab. 84) belegt nochmals deren Bedeutung in der Diagnostik des Leberversagens.

Eine invasive histologische Diagnostik (transjuguläre oder transkutane Biopsie) ist regulär nicht erforderlich. Im Einzelfall ist eine sorgfältige Risiko-Nutzen-Abwägung durchzuführen.

? Welches sind die häufigsten Ursachen für ein akutes Leberversagen bzw. ein akut-auf-chronisches Leberversagen?

In Westeuropa und Nordamerika wird in nahezu der Hälfte der Fälle eine Paracetamol-Intoxikation als Auslöser für ein akutes Leberversagen beschrieben. Hier wird neben der Intoxikation in suizidaler Absicht den unbeabsichtigten Überdosierungen im Rahmen von Schmerztherapien eine zunehmende Bedeutung zugemessen. In absteigender Häufigkeit folgen dann Nicht-Paracetamol-induzierte medikamentenbedingte Leberversagen, kryptogene akute Leberversagen sowie Hepatitis B und Autoimmunhepatitis als weitere häufige Ursachen. In Deutschland wurde in den letzten Jahren eine abweichende Verteilung beobachtet, hier zeigt das Nicht-Paracetamol-medikamenteninduzierte Leberversagen (ca. 30%) vor dem kryptogenen und dem Hepatitis-B-bedingten Leberversagen die größte Häufigkeit, während ein Paracetamol-induziertes Leberversagen nur in ca. 10% der Fälle beobachtet wurde [Hadem et al. 2012].

Im Fall eines akut-auf-chronischen Leberversagens stellen Infektionen die mit Abstand häufigsten Auslöser dar. Weiterhin häufig sind Hepatitis-B-Reaktivierungen oder Hepatitis-D/E-Superinfektionen, Alkoholeinnahme sowie gastrointestinale Blutungen.

? Welche spezifischen bzw. kausalen Behandlungsmöglichkeiten gibt es für Patienten mit akutem Leberversagen und mit akut-auf-chronischem Leberversagen?

Die aktuell international empfohlenen spezifischen Therapien des akuten Leberversagens sind in Tabelle 95 zusammengefasst.

Hervorzuheben ist hier die zunehmend weiter gefasste Indikation zur Therapie mit N-Acetylcystein (NAC). Im Fall einer bekannten oder vermuteten Paracetamol-Intoxikation sollte unabhängig vom Zeitpunkt der Ingestion die Therapie nach unten angeführtem Schema begonnen werden. Für Patienten mit Nicht-Paracetamol-induziertem akutem Leberversagen soll eine Therapie mit NAC nach dem gleichen Schema frühzeitig erwogen werden [Patton, Misel, Gish 2012].

Tab. 95: Spezifische Therapien des akuten Leberversagens

Ursache	Therapie
Paracetamol	• Aktivkohle erwägen in den ersten 4 h nach Intoxikation • NAC i.v. (150 mg/kg in 15 min, 50 mg/kg in 4 h, danach 100 mg/kg in 16 h kontinuierlich weiter bis mindestens 72 h Gesamtdauer, Absetzen nur nach Konsultation Transplantationsmediziner und/oder Hepatologe
Hepatitis B	Entecavir oder Tenofovir oder Lamivudin oral in Standarddosis. **Cave:** Dosisanpassung bei Niereninsuffizienz!
Autoimmunhepatitis	Methylprednisolon 60 mg/d i.v.
Schwangerschaft	Sectio caesarea
Herpes simplex	Aciclovir i.v.
Zytomegalievirus	Ganciclovir i.v.
Pilzintoxikation	• Aktivkohle per MS alle 4 h • Silibinin i.v. 5 mg/(kg/d) über 2 h, 4 ×/d • Alternativ Penicillin G (0,3–1 Mio. IE/(kg/d))

Bei Patienten mit akut-auf-chronischem Leberversagen kann nur über die Identifikation des auslösenden Ereignisses sowie bei Kenntnis der Grunderkrankung eine zielgerichtete Therapie eingeleitet werden. Somit steht bei diesen Patienten meist die Suche nach einem infektiösen Fokus und dessen Sanierung im Vordergrund. Gleichzeitig sollte die Grunderkrankung identifiziert und deren Dauertherapie (antivirale Therapie, Immunsuppression, Chelatbildner bei M. Wilson, Aderlass bei Hämochromatose etc.) evaluiert und optimiert werden.

Sowohl bei Patienten im akuten als auch im akut-auf-chronischen Leberversagen stellt die Lebertransplantation als Ultima Ratio eine wichtige Therapiemöglichkeit dar. Mit der Einführung der Lebertransplantation konnte die Sterblichkeit des Krankheitsbildes entscheidend reduziert werden. Die Notwendigkeit einer Lebertransplantation muss frühzeitig und regelmäßig wiederholt geprüft werden.

? Wann und warum sollte ein Patient mit einem Leberversagen in ein Transplantationszentrum verlegt werden?

Für die Entscheidung zur Verlegung eines Patienten im Leberversagen in ein Transplantationszentrum finden sich in der Literatur nur Expertenempfehlungen. Eine Verlegung eines Patienten mit einem Leberversagen sollte demnach ab einer Erhöhung der INR > 2,0 oder einer Enzephalopathie Grad 2 bzw. bei jeglichem Anzeichen einer Enzephalopathie bei besonders jungen oder alten Patienten (< 10 oder > 40 Jahre) oder vermuteter prognostisch ungünstiger Ätiologie erfolgen. Begründet ist diese Empfehlung mit der Komplexität der Entscheidungsfindung zur Listung zur Transplantation, welche weiterhin erfahrenen Transplantationsmedizinern vorbehalten ist. Weiterhin erfordert die Versorgung eines Patienten mit einem sich auf Grundlage eines Leberversagens entwickelnden Multiorganversagens eine entsprechende pflegerische und ärztliche Expertise der behandelnden intensivmedizinischen Abteilung [Stravitz und Kramer 2009].

Leberversagen

 Wann sollte ein Patient mit Leberversagen zur Lebertransplantation gelistet werden?

Die Entscheidung zur Listung und Durchführung einer Lebertransplantation als Ultima Ratio im akuten Leberversagen stellt eine der schwierigsten Aufgaben für die behandelnden Ärzte dar.

Es gilt, die Entscheidung frühzeitig genug zu treffen, damit der zur High-urgency-Lebertransplantation gelistete Patient bei sich weiter verschlechternden Organfunktionen die Wartezeit auf das Spenderorgan und letztendlich den operativen Eingriff der Lebertransplantation mit hoher Wahrscheinlichkeit überlebt. Die Schwierigkeit besteht nun darin, die Patienten zu identifizieren, welche ohne eine Lebertransplantation eine deutlich geringere Überlebenswahrscheinlichkeit haben. Dazu werden in der Literatur verschiedene Indikatoren und Scores als Hilfsmittel zur Prognoseabschätzung angegeben. So stellen die Ätiologie (s. Tab. 96) und der Ausprägungsgrad der hepatischen Enzephalopathie (Stadium 3 und 4) wichtige Prädiktoren einer schlechten Prognose, d.h. einer deutliche geringeren Überlebenswahrscheinlichkeit ohne Transplantation dar. Von den bisher entwickelten multifaktoriellen Modellen zur Abschätzung der Prognose eines akuten Leberversagens sind die King's-College-Kriterien für das Paracetamol- und Nicht-Paracetamol-induzierte akute Leberversagen weltweit am meisten etabliert (s. Tab. 97). Zunehmend wird die Einschätzung der bereits in den King's-College-Kriterien indirekt in bestimmten Parametern (pH, Laktat, Kreatinin, HE-Stadium) abgebildeten begleitenden Organdysfunktion mittels validierte intensivmedizinischer Scores (z.B. SOFA-Score) als prognostisch am zuverlässigsten angesehen [Cholongitas et al. 2011].

Tab. 96: Prognostisch relevante Ätiologien (nach [Lee 2012])

Übersicht prognostisch relevanter Ätiologien	
Ätiologie mit hoher Überlebensrate ohne Transplantation (> 60%)	**Ätiologie mit niedriger Überlebensrate ohne Transplantation (ca. 30%)**
• Paracetamol-Intoxikation • Hepatitis A • Ischämie • Schwangerschaftsassoziiert	• Andere Medikamentenintoxikation • Kryptogen • Andere virale Hepatitis (v.a. Hepatitis B) • AIH • M. Wilson • Budd Chiari • Pilzintoxikation

Tab. 97: King's-College-Kriterien (nach [O'Grady et al. 1989])

King's-College-Kriterien	
Paracetamol-induziert	**Nicht-Paracetamol-induziert**
• pH arteriell < 7,3 • oder alle 3 folgenden: • INR > 6,5 • Kreatinin > 3,4 mg/dl • HE-Stadium III/IV	• INR > 6,5 • Oder mindestens 3 der folgenden: • INR > 3,5 • Bilirubin > 17 mg/dl • Ikterus > 7 Tage vor Hepatoenzephalopathie • Alter < 10 oder > 40 Jahre • Medikamenteninduziert, M. Wilson, Non-A/Non-A-virale Hepatitis

? Wie hoch sind die Überlebensraten der Patienten mit akutem Leberversagen ohne und mit Transplantation?

Die Gesamtüberlebensrate von Patienten mit akutem Leberversagen bis zur Krankenhausentlassung lag in Deutschland in den letzten Jahren bei ca. 70%. Die Hälfte der Patienten überlebte dabei ohne die Durchführung einer Lebertransplantation. Die 10-Jahres-Überlebensrate nach Transplantation aufgrund eines akuten Leberversagens lag in den letzten 20 Jahren in Europa bei über 60% [Hadem et al. 2012].

? Wie werden aktuell Leberunterstützungssysteme bewertet?

Grundsätzlich werden künstliche Leberunterstützungssysteme von biologischen Unterstützungssystemen unterschieden. Bisher konnte für keines der verschiedenen Systeme (MARS, Prometheus bzw. ELAD; MELS) ein Überlebensvorteil für Patienten im akuten Leberversagen bei Anwendung der Verfahren gezeigt werden. Eine sehr seltene, jedoch grundsätzlich empfohlene Anwendung eines Leberunterstützungsverfahrens im Sinne einer Detoxifikation ist die Durchführung einer Albumindialyse bzw. auch einer Plasmapherese bei Patienten mit einem akuten Leberversagen aufgrund eines M. Wilson, welche zur bereits zur Transplantation gelistet sind. Vor dem Hintergrund der aktuellen Datenlage sollte die Anwendung jeglicher Form von Leberunterstützungssystemen ausschließlich im Rahmen von kontrollierten Studien erfolgen [Tritto et al. 2012].

Literatur

Agarwal B et al., Evaluation of coagulation abnormalities in acute liver failure. J Hepatol (2012), 57(4), 780–786

Cichoż-Lach H, Michalak A, Current pathogenetic aspects of hepatic encephalopathy and non-cirrhotic hyperammonemic encephalopathy. World J Gastroenterol (2013), 19(1), 26–34

Cholongitas E et al., Comparison of the sequential organ failure assessment score with the King's College Hospital criteria and the model for end-stage liver disease score for the prognosis of acetaminophen-induced acute liver failure. Liver Transpl (2012), 18(4), 405–412

Hadem J et al., Etiologies and outcomes of acute liver failure in Germany. Clin Gastroenterol Hepatol (2012), 10(6), 664–669.e2

Jalan R, Acute-on chronic liver failure. Hepatology (2012), 54, 1864

Lee WM, Recent developments in acute liver failure. Best Pract Res Clin Gastroent (2012), 26, 3–16

Lee WM, Larson AM, Stravitz RT, AASLD Position Paper: The Management of Acute Liver Failure: Update 2011. Hepatology (2011), 1–22

Machicao VI, Fallon MB, Hepatopulmonary Syndrome. Semin Respir Crit Care Med (2012), 33, 11–16

O'Grady JG, Schalm SW, Williams R, Acute liver failure: redefining the syndromes. Lancet (1993), 342, 273–275

Patton H, Misel M, Gish RG, Acute liver failure in adults: an evidence-based management protocol for clinicians. Gastroenterol Hepatol (NY) (2012), 8(3), 161–212

Querschnittsleitline (BÄK) zur Therapie mit Blutkomponenten und Plasmaderivaten (4. Aufl. 2008)

Stravitz RT, Kramer DJ, Management of acute liver failure. Nat Rev Gastroenterology and Hepatology (2009), 6, 542–553

Trey C, Davidson CS, The management of fulminant hepatic failure. Prog Liver Dis (1970), 3, 282–298

Tritto G, Davies NA, Jalan R, Liver Replacement Therapy. Semin Respir Crit Care med (2012), 33, 70–79

Wadei HM, Hepatorenal Syndrome: A Critical Update. Semin Respir Crit Care Med (2012), 33, 55–69

Früh, spät oder gar nicht: Indikation für Nierenersatzverfahren und Auswahl des Verfahrens

Achim Jörres

? Wie sind die Klassifikation und Schweregradeinteilung des akuten Nierenversagens?

In früheren Jahren waren klinische Untersuchungen zur Behandlung des akuten Nierenversagens (ANV) nur schwer vergleichbar, da eine Vielzahl unterschiedlicher Definitionen verwendet wurde. Daher wurden zunächst mit RIFLE (Risk, Injury, Failure, Loss of Function, Endstage Renal Disease) [Bellomo, Kellum, Ronco 2007] und AKIN (Acute Kidney Injury Network) [Mehta et al. 2007] neue Diagnosekriterien entwickelt, die zudem mithilfe einfacher Parameter, wie Serumkreatinin bzw. glomeruläre Filtrationsrate (GFR) und Urinausscheidung, eine Schweregradeinteilung des ANV ermöglichen. Auf einer Kombination der beiden beruht die Klassifikation, die 2012 in den aktuellen Guidelines der KDIGO (Kidney Disease Improving Global Outcomes) [KDIGO 2012] verankert wurde (s. Tab. 98).

Tab. 98: KDIGO-Stadieneinteilung des akuten Nierenversagens

AKI-Stadium	Serumkreatininkriterien	Diuresekriterien
1	Anstieg auf 1,5–1,9fachen Ausgangswert oder Anstieg ≥ 0,3 mg/dl (≥ 26,5 µmol/l)	< 0,5 ml/kg/h für 6–12 h
2	Anstieg auf 2,0–2,9fachen Ausgangswert	< 0,5 ml/kg/h für ≥ 12 h
3	Anstieg auf 3fachen Ausgangswert oder Anstieg ≥ 4,0 mg/dl (≥ 353,6 µmol/l) oder Einleitung einer Nierenersatztherapie	< 0,3 ml/kg/h für ≥ 24 h oder Anurie über ≥ 12 h

? Welche dringlichen Indikationen für die Nierenersatztherapie bei akutem Nierenversagen gibt es?

Primäres Ziel der akuten Nierenersatztherapie ist die adäquate Kontrolle der metabolischen Funktionen, die infolge des Nierenversagens gestört oder ausgefallen sind. In erster Linie betrifft dies die Elimination urämischer Toxine, die Regulation von Elektrolyt- und Säure-Basen-Haushalt sowie des Volumenstatus. Hieraus leiten sich die typischen Indikationen zum unverzüglichen Beginn eines Nierenersatzverfahrens ab, nämlich urämische Komplikationen, wie Enzephalopathie oder Perikarditis, eine lebensbedrohliche Hyperkaliämie, eine schwere metabolische Azidose oder eine Volumenüberladung, sofern Letztgenannte nicht durch konservative Maßnahmen beherrschbar sind. Daneben kann eine akute Dialyseindikation bestehen bei anderen therapierefraktären Elektrolytstörungen (Hypo- oder Hypernaträmie, Hyperkalzämie) oder auch bei schwerer Hyperurikämie und Hyperphosphatämie, wie sie etwa bei einem Tumorlysesyndrom auftreten können (s. Tab. 99).

Tab. 99: Indikationen für die akute Nierenersatztherapie

Dringlich
Manifeste Urämiesymptome (Neurologie, Perikarditis)
Lebensbedrohliche Hyperkaliämie (K$^+$ > 6,5 mmol/l, EKG-Veränderungen)*
Oligurie/Anurie und bedrohliche Volumenüberladung (Lungenödem)*
Schwere metabolische Azidose (pH < 7,1)*
Relativ
Metabolische Kontrolle (Harnstoff, Urämietoxine, Elektrolyte, Säure-Basen-Haushalt)
Steuerung des Volumenhaushaltes
Schwere Hypo- oder Hypernaträmie, Hyperkalzämie
Tumorlysesyndrom mit Hyperurikämie und/oder Hyperphosphatämie
Schwere Laktazidose
Vergiftungen und Medikamentenüberdosierungen
Temperaturkontrolle

* Falls konservativ nicht beherrschbar

? Wann ist es „früh" oder „spät" für eine geplante Nierenersatztherapie bei akutem Nierenversagen?

Die genannten dringlichen Indikationen stellen naturgemäß Notfallsituationen dar, deren Auftreten idealerweise durch eine rechtzeitige Therapie-Einleitung verhindert werden sollte. Allerdings ist unklar, welche Parameter oder Indikatoren für einen planmäßigen Dialysebeginn herangezogen werden sollten. Die zu dieser Frage bislang durchgeführten klinischen Studien sind zumeist retrospektiv und verwenden überdies heterogene Definitionen von „frühem" oder „spätem" Therapiebeginn, sodass auch Metaanalysen der klinischen Datenlage keine evidenzbasierten Empfehlungen erbrachten [Seabra et al. 2008]. Die Situation wird kompliziert durch den Umstand, dass auch im selben Patientenkollektiv unterschiedliche Ergebnisse resultieren, je nachdem wie „früher" und „später" Dialysebeginn definiert werden. Eine große prospektive Observationsstudie der BEST-Kidney- (Beginning and Ending Supportive Therapy) Gruppe untersuchte 1238 Patienten in 54 Zentren aus 23 Ländern, die „früh" oder „spät" eine Nierenersatztherapie erhielten. Dabei zeigte sich kein Unterschied in der Überlebensrate, wenn der Zeitpunkt des Therapiebeginns über die Konzentration des Serumharnstoffes definiert wurde, allerdings fand sich eine höhere Überlebensrate bei Patienten, die erst bei höheren Serumkreatininwerten dialysiert wurden. Andererseits war die Sterblichkeit signifikant höher, wenn die Nierenersatztherapie später (> 5 Tage) nach Übernahme auf die Intensivstation begonnen wurde als früher (innerhalb der ersten beiden Tage auf der Intensivstation) [Bagshaw et al. 2009]. Eine retrospektive Analyse demografischer und klinischer Daten von 1847 Patienten, die zwischen 1989 und 1999 auf einer von 22 Intensivstationen in Großbritannien und Deutschland eine akute Nierenersatztherapie erhielten, zeigte, dass eine Oligoanurie, Azidose und weitere Organdysfunktionen mit einem höheren Sterberisiko assoziiert waren. Hingegen zeigten Serumkreatinin und Harnstoff eine nur schwache Korrelation mit dem Sterberisiko [Ostermann und Chang 2009]. Die Daten legen den Schluss nahe, dass die Entscheidung zum Beginn der akuten Nierenersatztherapie nicht auf der Basis eines bestimmten Schwellenwertes, etwa für Serumkreatinin oder -harnstoff, getroffen werden kann.

? Wann sollte eine Nierenersatztherapie auch ohne Notfallindikation begonnen werden?

Außerhalb von Notfallsituationen sollte eine individuelle klinische Entscheidung getroffen werden, die neben dem Flüssigkeits-, Elektrolyt- und metabolischen Status des jeweiligen Patienten insbesondere auch assoziierte Organdysfunktionen berücksichtigt. Wenn ein etabliertes ANV vorliegt (AKI Grad 2 oder 3, s. Tab. 98), die Notwendigkeit einer Nierenersatztherapie absehbar ist und keine rasche Verbesserung der ursächlichen Grunderkrankung erwartet werden kann, sollte die unverzügliche Behandlungsindikation gestellt werden. In diesen Fällen sollte jedenfalls nicht abgewartet werden, bis es zur Entwicklung von Komplikationen des Nierenversagens gekommen ist. Falls das ANV im Rahmen eines Multiorganversagens aufgetreten ist, sollte die Interventionsschwelle eher noch niedriger sein. Umgekehrt ist es zu vertreten, den Dialysebeginn noch aufzuschieben, falls die unterliegende Grundproblematik sich zu bessern scheint und/oder es bereits Zeichen einer beginnenden Nierenerholung (z.B. Wiedereinsetzen von Diurese) gibt. In solchen Fällen ist es ebenfalls gerechtfertigt, eine bereits begonnene Nierenersatztherapie zu unterbrechen und den Verlauf zunächst zu beobachten. Eine weitere Indikation für den Beginn einer (dann meist kontinuierlichen) Nierenersatztherapie kann sich aus dem Erfordernis eines verbesserten Flüssigkeitsmanagements ergeben. Dies kann der Fall sein bei Patienten mit hohem Bedarf an Flüssigkeitszufuhr, etwa im Rahmen der parenteralen Ernährung oder einer antiinfektiven bzw. anderweitigen medikamentösen Therapie. Auch der Patient mit diuretikarefraktärer Überwässerung im Rahmen einer kardiorespiratorischen Insuffizienz profitiert oftmals von einer besseren Volumensteuerung, wie auch Patienten mit hartnäckigen Pleuraergüssen oder Aszites, welche sich im Rahmen der akuten Niereninsuffizienz verstärkt haben.

? Wann sollte keine Nierenersatztherapie begonnen werden?

Die extrakorporale Nierenersatztherapie ist grundsätzlich auch mit möglichen Nebenwirkungen verbunden. Hierzu zählen intradialytische Hypotension, Elektrolytstörungen (Hypophosphatämie, Hypokaliämie), Arrhythmien, Komplikationen seitens Gefäßzugang und/oder Antikoagulation sowie weitere Folgen der Bioinkompatibilität des Extrakorporalsystems. Auch besteht die Möglichkeit, dass die Erholung der Nierenfunktion kompromittiert wird (etwa durch inadäquate Negativbilanzierung). Es ist also in jedem Fall zwischen möglichem Nutzen und Risiken der verschiedenen Verfahren abzuwägen. Ein rein „prophylaktischer" Beginn der Nierenersatztherapie bei Patienten noch ohne klar erkennbare Zeichen des ANV (fehlende AKI-Kriterien nach Tab. 98) ist auf dem Boden der bisherigen Datenlage jedenfalls nicht gerechtfertigt.

? Gibt es nichtrenale Indikationen für Nierenersatzverfahren?

Eine nichtrenale Indikation für Nierenersatzverfahren kann in der Entfernung von dialysablen Giftstoffen und Medikamenten begründet sein. Die Verfahren können jedoch nur ausreichende Wirkung bei kleinmolekularen, wasserlöslichen Substanzen entfalten, die weder eine hohe Plasmaeiweißbindung noch ein hohes Verteilungsvolumen aufweisen. Überdies kann eine Indikation zur überbrückenden Behandlung einer schweren Laktazidose bestehen, da mittels der Nierenersatzverfahren sowohl Laktat aus dem Blut eliminiert wird wie auch Puffersubstanzen zugeführt werden. Die Ursache der Laktazidose muss jedoch behebbar sein, ansonsten ist die Nierenersatztherapie aus dieser Indikation heraus nicht zielführend. Weiterhin wird mitunter der Einsatz von Dialyseverfahren zur Entfernung von applizierten Röntgenkontrastmitteln bei Risikopatienten zur Vermeidung einer kontrastmittelinduzierten Nephropathie diskutiert. Mit Ausnahme einer italienischen Arbeitsgruppe, die positive Ergebnisse mit einer periproceduralen Hämofiltration berichtete [Marenzi et al. 2003], sind die entsprechenden Studien jedoch im Wesentlichen negativ, sodass hier nur in Ausnahmefällen (z.B. Volumenüberladung infolge Kontrastmittelgabe) eine Indikation zu sehen ist. Da Extrakorporalsysteme gute Wärmetauscher sind, kann schließlich auch eine schwere Hypo- oder Hyperthermie eine Indikation für ihren Einsatz darstellen, falls andere Therapieoptionen nicht verfügbar sind.

Insbesondere mit konvektiven Nierenersatzverfahren können prinzipiell auch mittelgroße bis größere Moleküle (bis etwa 30 kDa Molekülgröße) aus dem Blut eliminiert werden. In diese Kategorie fallen etwa Myoglobin, aber auch verschiedene Immunmediatoren. Grundsätzlich könnte somit die systemische Konzentration verschiedener Zytokine abgesenkt werden und damit z.B. eine adjunktive Therapie der Sepsis versucht werden. Allerdings sind Verfahren in üblicher „Nierendosis" und unter Verwendung von Standardmembranen in dieser Richtung wirkungslos. Mit einer besonders hochvolumigen Hämofiltration (> 6–8 l/h) ist eine gewisse Absenkung systemischer Zytokinspiegel zwar möglich, die therapeutische Effektivität dieser Prozeduren ist jedoch bislang ungewiss. Eine Dialyse unter Verwendung spezieller „offener" (großporiger) Membranen kann, genau wie die Kombination mit speziellen Adsorbermaterialien, effektiv Zytokinspiegel reduzieren; ob damit eine Verbesserung relevanter klinischer Endpunkte verbunden ist, konnte bislang nicht schlüssig gezeigt werden. Diese Verfahren sollten daher derzeit nur in spezialisierten Zentren und innerhalb von kontrollierten Studien eingesetzt werden [Schefold und Jörres 2009].

? Wie unterscheiden sich die verschiedenen Verfahren zur akuten Nierenersatztherapie?

Die Hämodialyse (HD) basiert auf dem Wirkprinzip der Diffusion, dem Stofftransport vom Blut des Patienten entlang einem Konzentrationsgradienten über eine semipermeable Dialysemembran in eine Dialysierflüssigkeit (Dialysat) hinein. Im Gegensatz hierzu verzichtet die Hämofiltration (HF) auf ein Dialysat, vielmehr werden hier kleinmolekulare, wasserlösliche Moleküle mittels Ultrafiltration, also getragen von einem Wasserstrom, durch die Hämofiltrationsmembran entfernt (Konvektion). Die Hämodiafiltration (HDF) nutzt wiederum beide Transportmechanismen, Diffusion und Konvektion. Alle genannten Verfahren können intermittierend (für 3–5 h alle 1–2 Tage) oder kontinuierlich (24 h pro Tag über mehrere Tage) durchgeführt werden. Letzteres erfolgt heute zumeist pumpengestützt entweder als kontinuierliche veno-venöse Hämofiltration (CVVH), kontinuierliche veno-venöse Hämodialyse (CVVHD) oder kontinuierliche veno-venöse Hämodiafiltration (CVVHDF); die früher übliche arteriovenöse Hämofiltration (CAVH) kommt heute nur noch in Ausnahmefällen zur Anwendung. Daneben werden in jüngerer Zeit auch „hybride" Verfahren eingesetzt, die von der Behandlungsdauer (6–18 h pro Tag) zwischen den klassischen intermittierenden und kontinuierlichen Verfahren angesiedelt sind. Die verwendeten Therapieprotokolle sind sehr heterogen, entsprechend finden sich in der Literatur unterschiedliche Akronyme wie PIRRT (prolonged intermittent renal replacement therapy), SLED (sustained low-efficiency dialysis), oder SLEDD (slow extendend daily dialysis). Eine Übersicht über typische Therapieprotokolle und Behandlungsparameter für die verschiedenen Verfahren findet sich in Tabelle 100.

Tab. 100: Typische Behandlungsparameter der extrakorporalen Verfahren (Patient mit 70 kg Körpergewicht)

	HD	CVVH	CVVHD	CVVHDF	SLED(D)/PIRRT
Wirkprinzip	Diffusion	Konvektion	Diffusion	Diffusion + Konvektion	Diffusion (+ Konvektion)
Behandlungsdauer (h/d)	3–5	24	24	24	6–18
Blutfluss (ml/min)	200–300	150–250	150–250	150–250	100–200
Dialysatfluss (ml/min)	500–750	0	1500–2500	1000–1500	200–500
Filtratrate* (ml/min)	0	1500–2500	0	1000–1500	0
Substituatrate* (ml/min)	0	1500–2500	0	1000–1500	0
Harnstoffclearance (ml/min)	Variabel (> 100)	25–42	25–42	33–50	Variabel (50–100)

* Bei volumenneutraler Behandlung (Nullbilanz)

? Bieten konvektive Verfahren (CVVH, CVVHDF) Vorteile gegenüber der CVVHD?

Die Hämodialyse entfernt mit hoher Effektivität insbesondere kleinmolekulare Solute. Mit konvektiven Verfahren können zudem auch mittelgroße bis große Moleküle (bis zu einem Molekulargewicht von etwa 10–30 kDa) eliminiert werden. Hierzu zählen etwa Myoglobin und verschiedene Zytokine. Allerdings ist unklar, ob mit dieser Eigenschaft auch klinische Vorteile verknüpft sind. Diese Frage adressierten unlängst Friedrich und Kollegen [Friedrich et al. 2012] mittels systematischem Review und Metaanalyse. Dabei fanden sie jedoch keinen Effekt der konvektiven Verfahren bez. des Patientenüberlebens oder anderer klinischer Endpunkte, wie Vasopressorbedarf, Organdysfunktion oder Dialyseabhängigkeit bei Überlebenden. Die verbesserten Clearance-Eigenschaften der konvektiven Verfahren sind daher abzuwägen gegen spezielle technische Erfordernisse, die mit ihrem Einsatz verknüpft sind [Jörres 2012]. Das mit Ultrafiltration entfernte Plasmawasser muss durch eine pyrogenfreie, gepufferte Elektrolytlösung (Substituat) ersetzt werden. Diese Substitution kann hinter dem Hämofilter (Postdilution), vor dem Hämofilter (Prädilution) oder kombiniert erfolgen. Bei Postdilution kommt es entsprechend der UF-Rate im Hämofilter zu einer Hämokonzentration, die zu Filterclotting und Systemabsturz beitragen kann. Daher sollte die UF-Rate bei Postdilution maximal 20% der Blutflussrate erreichen. Alternativ kann die Substitution ganz oder teilweise als Prädilution erfolgen, wodurch es jedoch zu einer Verdünnung des zu behandelnden Blutvolumens und damit zu einer reduzierten Behandlungseffektivität kommt. Dies muss wiederum durch Erhöhung der Behandlungsvolumina kompensiert werden, was mit Mehrkosten verbunden ist.

? Wie ist die Studienlage bezüglich der Auswahl einer Initialtherapie des akuten Nierenversagens?

Die Frage, ob die initiale Therapie mit kontinuierlichen Nierenersatzverfahren gegenüber der intermittierenden Dialyse zu verbesserten klinischen Ergebnissen führt, wurde in mehreren randomisierten Studien geprüft. Die bislang größte Untersuchung von Vinsonneau et al. [Vinsonneau et al. 2006] verglich tägliche intermittierende Hämodialyse (IHD) und CVVHDF bei 360 Patienten mit akutem Nierenversagen und fand vergleichbare 60-Tage-Überlebensraten (32% bei IHD vs. 33% bei CVVHDF). Lins et al. [Lins et al. 2009] untersuchten 316 Patienten, die entweder tägliche IHD oder Postdilutions-CVVH erhielten. Auch in dieser Studie zeigte sich weder ein signifikanter Unterschied bez. der Sterblichkeit (62,5% mit IHD vs. 58,1% mit CVVH) noch eine unterschiedliche Behandlungsdauer auf der Intensivstation bzw. im Krankenhaus. Diese und weitere Studien fanden Eingang in mehrere systematische Reviews und Metaanalysen, die allesamt vergleichbare Überlebensraten zwischen kontinuierlich und intermittierend behandelten Patienten [Bagshaw et al. 2008; Rabindranath et al. 2007]. Neben dem Patientenüberleben rückt in den letzten Jahren die Frage nach den Langzeitergebnissen der akuten Nierenersatztherapie in den Vordergrund. Dies umso mehr, als sich die Hinweise verdichten, dass dem akuten Nierenversagen Bedeutung als eigenständiger Risikofaktor für die Entwicklung eines chronischen Nierenversagens zukommt [Coca, Singanamala, Parikh 2012]. Tatsächlich deuten mehrere, allerdings nicht randomisierte Kohortenstudien darauf hin, dass die Behandlung mit kontinuierlichen Verfahren mit einer Verbesserung der Nierenerholung einhergeht [Bell et al. 2007; Lin et al. 2009; Uchino et al. 2007]. Insgesamt bewerten die aktuellen Leitlinien die bislang vorliegenden Ergebnisse jedoch als unzureichende Basis für eine generelle Empfehlung pro kontinuierliche Verfahren [KDIGO 2012].

? Welche praktischen Vorteile bieten kontinuierliche gegenüber diskontinuierlichen Nierenersatzverfahren in der Behandlung von Patienten mit akutem Nierenversagen?

Prinzipiell bieten kontinuierliche Verfahren Vorteile bei der Steuerung des Volumenhaushaltes, da eine etwaige Negativbilanzierung über einen längeren Zeitraum und damit potenziell kreislaufschonender erfolgen kann als mit intermittierenden Verfahren. Dies kann insbesondere bei kreislaufinstabilen, vasopressorpflichtigen Patienten von Bedeutung sein. Allerdings gibt es nur spärliche Daten aus kontrollierten klinischen Studien, die eine generell bessere Kreislaufstabilität unter kontinuierlicher Nierenersatztherapie vermuten ließen. So berichteten Augustine und Kollegen [Augustine et al. 2004] in einer kleineren Studie (n = 80), dass es bei Patienten mit IHD, nicht aber bei Patienten mit CVVHD zu einem Abfall des mittleren arteriellen Blutdruckes kam. Der gefundene Unterschied war zwar statistisch signifikant, jedoch im Median lediglich in der Größenordnung von < 3 mmHg gelegen und damit von zweifelhafter klinischer Relevanz. Demgegenüber fanden Vinsonneau und Kollegen [Vinsonneau et al. 2006] in einer deutlich größeren Kohorte (n = 360) von Patienten mit ANV als Teil eines Multiorganversagens eine vergleichbare Kreislaufstabilität zwischen CVVHDF und IHD. Dies wurde erreicht durch ein standardisiertes Protokoll zum hämodynamischen Management, welches bei IHD u.a. ein erhöhtes Dialysatnatrium, eine abgesenkte Dialysattemperatur sowie den isovolämischen Anschluss vorsah. Unter diesen Maßnahmen mussten nur 6 von 184 (3%) Patienten von IHD in den CVVHDF-Arm wechseln, jedoch mussten 17 von 175 (10%) Patienten aus dem CVVHDF-Arm unplanmäßig auf IHD umgestellt werden, weil es zu Gerinnungsproblemen, Blutungen oder inadäquater metabolischer Kontrolle kam [Vinsonneau et al. 2006]. Verlängerte „hybride" Verfahren sind ebenfalls zur Volumensteuerung gut geeignet, es lassen sich damit Behandlungszeiten erzielen, die den kontinuierlichen Verfahren nahe kommen.

? Welche praktischen Vorteile bieten intermittierende gegenüber kontinuierlichen Nierenersatzverfahren in der Behandlung von Patienten mit akutem Nierenversagen?

Der primäre Vorteil der intermittierenden Verfahren liegt in der rasch einsetzenden und hoch effektiven Elimination von unerwünschten Soluten. Dies ist von besonderer Bedeutung in der Akuttherapie einer lebensbedrohlichen Hyperkaliämie oder einer anderweitigen Elektrolytstörung. Auch in der überbrückenden extrakorporalen Behandlung einer schweren metabolischen Azidose (z.B. Laktazidose) ist die mit kontinuierlichen Verfahren erreichbare Therapie-Effektivität oftmals nicht ausreichend, sodass (ggf. kurzfristig wiederholte) intermittierende Dialysen erforderlich sind. Andererseits sind mit der hohen Clearanceleistung der intermittierenden Verfahren auch potenzielle Risiken verbunden. Wird etwa der Patient mit hohen Retentionswerten initial zu aggressiv behandelt, kann es zu einem osmotischen Dysequilibrium mit gravierenden neurologischen Konsequenzen bis hin zum Hirnödem kommen. Ein weiterer Vorteil der diskontinuierlichen Verfahren liegt in der besseren Planbarkeit von Prozeduren und Untersuchungen, für die der Patient die Intensivstation verlassen muss. Auch erlauben die diskontinuierlichen Verfahren eine deutlich einfachere Mobilisierung von Patienten, deren Zustand sich gebessert hat bzw. die eine Lagerungstherapie erhalten sollen.

? Gibt es zwischen den Verfahren Unterschiede bezüglich Gerinnungsmanagement und Vermeidung von Blutungskomplikationen?

Beim Kontakt von Blut mit Schlauchsystemen und Dialysemembranen kommt es zur Gerinnungsaktivierung mit der Gefahr einer Thrombusbildung im Extrakorporalsystem. Kurze intermittierende Behandlungen können dennoch zumeist ohne Antikoagulation durchgeführt werden, sofern bestimmte Vorkehrungen (hoher Blutfluss; Vermeidung einer Hämokonzentration; regelmäßiges Freispülen des Systems) getroffen werden. Für kontinuierliche oder verlängerte intermittierende Verfahren ist hingegen eine Antikoagulation zu empfehlen, um Systemabstürzen und damit verbundenem Blutverlust vorzubeugen. Neben der früher üblichen systemischen Antikoagulation mit (unfraktioniertem oder fraktioniertem) Heparin wird heute zunehmend auf die regionale Antikoagulation mit Citrat zurückgegriffen. Hierbei wird im proximalen Schenkel des Extrakorporalsystems durch kontinuierliche Citratinfusion das ionisierte Calcium abgesenkt (0,3–0,4 mval/l) und somit die plasmatische Gerinnung unterdrückt. Nach dem Dialysator bzw. Hämofilter wird Calcium wieder substituiert, wodurch es beim Patienten weder zu einer Antikoagulation noch einer Hypokalzämie kommen kann. In moderne Behandlungsgeräte für die kontinuierliche Nierenersatztherapie sind Protokolle für Citratantikoagulation bereits integriert, und klinische Studien zeigen bessere Filterlaufzeiten und geringere Blutungskomplikationen als mit Heparin. Schließlich kann es insbesondere bei kontinuierlichen oder verlängert intermittierenden Verfahren zu Störungen der Thrombozytenfunktion und gar Verlust von Blutplättchen kommen [Link et al. 2008; Mulder et al. 2003], was insbesondere bei Patienten mit vorbestehender Thrombozytopenie zu Problemen führen kann.

? Welchen Stellenwert besitzen „hybride" Verfahren (SLED, SLEDD und PIRRT)?

Aus der bisherigen Studienlage lässt sich für die Mehrzahl der Patienten mit akutem Nierenversagen keine Präferenz für intermittierende oder kontinuierliche Verfahren ableiten, vielmehr zeigten sich diese wenigstens bez. des Patientenüberlebens als gleichwertig. Daraus wird vielfach der Schluss gezogen, dass „hybride" Techniken wenigstens nicht schlechter als die klassischen intermittierenden und kontinuierlichen Verfahren sein können, sondern vielmehr einige deren Vorteile vereinigen, wie etwa die Möglichkeit zum protrahierten Flüssigkeitsentzug oder auch die bessere Planbarkeit von Prozeduren und diagnostischen Maßnahmen. Dabei bieten die „hybriden" Verfahren einen klaren Kostenvorteil wenigstens bez. der Verbrauchsmittel, da sie auf teure, in Beuteln verpackte Lösungen verzichten. Entsprechend zeigte die bislang größte prospektive Studie zum Vergleich „hybrider" und kontinuierlicher Verfahren, die 232 chirurgische Intensivpatienten mit ANV entweder zu Genius-SLED (12 h täglich) oder CVVH randomisierte, einen deutlichen Kostenvorteil der „hybriden" Technik [Schwenger et al. 2012]. Gleichzeitig fand sich kein signifikanter Unterschied bez. der 90-Tage-Sterblichkeit (SLED 49,6% vs. CVVH 55,6%, p = 0,43) oder der hämodynamischen Stabilität. Die bisherigen Ergebnisse mit „hybriden" Verfahren legen den Schluss nahe, dass sie grundsätzlich für die Initialtherapie der allermeisten Patienten mit ANV geeignet sind. Nicht zuletzt wegen der mit ihnen verbundenen Kostenersparnis finden sie daher in jüngerer Zeit wenigstens in Deutschland wachsende Verbreitung.

? Gibt es seitens der Fachgesellschaften Richtlinien oder Empfehlungen zur initialen Auswahl der Therapiemodalität?

In Ermangelung klarer klinischer Studienergebnisse äußern sich die Fachgesellschaften in dieser Frage sehr zurückhaltend. Die kürzlich veröffentlichten Guidelines der KDIGO [KDIGO 2012] stellen die aktuellsten internationalen Empfehlungen dar. Hier wird empfohlen, die verschiedenen Verfahren bei Patienten mit akutem Nierenversagen „komplementär" einzusetzen. Lediglich bei hämodynamischer Instabilität sowie bei Patienten mit akuter Hirnschädigung oder anderen Ursachen eines erhöhten intrakraniellen Druckes wird der Primäreinsatz kontinuierlicher statt intermittierender Verfahren angeregt. Noch weniger spezifisch äußern sich die Guidelines der British Renal Association. Diese empfehlen, die Auswahl der Therapiemodalität sollte sich an dem individuellen klinischen Zustand des Patienten orientieren, der ärztlichen und pflegerischen Expertise und der Verfügbarkeit der verschiedenen Verfahren.

? Welches Verfahren für welchen Patienten?

Da sich weder aus den aktuellen Richtlinien noch aus den vorliegenden klinischen Studiendaten eine generelle Präferenz für eine Therapiemodalität ableiten lässt, sollte eine individuelle Auswahl des initialen Nierenersatzverfahrens entsprechend der spezifischen klinischen Konstellation des Patienten erfolgen (s. Tab. 101). Zentrale Gesichtspunkte sind dabei die hämodynamische Situation, der Volumenstatus, ein mögliches Blutungsrisiko sowie die gewünschte Flexibilität zur Durchführung von Prozeduren sowie die Mobilisierung des Patienten. Kontinuierliche, aber auch verlängerte intermittierende Verfahren können zur Vermeidung eines osmotischen Dysequilibriums beitragen und bieten Vorteile im Kreislauf- und Volumenmanagement des hämodynamisch instabilen Patienten. Die intermittierenden Verfahren sind besonders zur Behandlung des Patienten mit isoliertem ANV geeignet, aber auch zur Akuttherapie von lebensbedrohlichen Störungen des Elektrolyt- oder Säure-Basen-Haushaltes. Vor allem bei der hochvolumigen kontinuierlichen Behandlung treten vermehrt Verluste von Elektrolyten und Spurenelementen auf, die entsprechend substituiert werden müssen. Auch viele Medikamente (Antiinfektiva!) werden effektiv eliminiert, was bei der Dosisfindung berücksichtigt werden muss. Dies ist v.a. bei den kontinuierlichen und verlängert intermittierenden Verfahren schwierig, da wegen der Heterogenität der extrakorporalen Behandlungsprotokolle oftmals nur wenig pharmakokinetische Daten verfügbar sind.

? Wann sollte das extrakorporale Behandlungsverfahren gewechselt werden?

Kliniken, die über das gesamte Spektrum der Behandlungsmöglichkeiten verfügen, werden oftmals ein abgestuftes Therapiekonzept verfolgen, bei dem die Initialtherapie des schwerkranken, instabilen Patienten mit einer hoch dosierten CVVH, CVVHD oder CVVHDF erfolgt. Wenn der Patient sich im Verlauf stabilisiert, wird in der Folge auf ein diskontinuierliches Verfahren umgeschwenkt, um mehr Flexibilität für Physiotherapie und Mobilisation zu gewinnen und eine eventuelle Besserung der Nierenfunktion leichter zu erkennen. Auch eine zunehmende Thrombozytopenie unter kontinuierlicher Nierenersatztherapie oder Gerinnungskomplikationen können Anlass für eine Therapieumstellung sein. Umgekehrt wird man nach der effektiven Initialtherapie einer lebensbedrohlichen Hyperkaliämie oder Laktazidose mittels HD auf ein kontinuierliches oder verlängertes intermittierendes Verfahren umstellen, sofern das Volumenmanagement nunmehr in den Vordergrund rückt. Generell ist ein individualisiertes Prozedere empfehlenswert, das täglich die klinische Situation des Patienten evaluiert und neu festlegt, welches extrakorporale Verfahren in der jeweiligen Situation vorteilhaft oder wenigstens weniger risikobehaftet ist.

Tab. 101: Vorteile (+) und Nachteile (–) der Nierenersatzverfahren

	CVVH CVVHD CVVHDF	SLED SLEDD PIRRT	HD
Hämodynamische Stabilität	++	++	–
Flüssigkeitsmanagement	++	++	–
Reduziertes Risiko für Dysequilibrium oder Hirnödem	++	+	–
Notfallbehandlung der Elektrolytentgleisung/Azidose	– –	–	++
Bedarf an Antikoagulation	– –	–	+
Thrombozytenaktivierung/-verlust	– –	–	+
Temperatursenkung	++	+	–
Patientenmobilität/Planbarkeit von Prozeduren	–	+	++
Medikamentendosierung	–	–	+
Verlust von Spurenelementen/Elektrolyten	–	+	+
Materialkosten	– –	+	++

Literatur

Augustine JJ et al., A randomized controlled trial comparing intermittent with continuous dialysis in patients with ARF. Am J Kidney Dis (2004), 44, 1000–1007

Bagshaw SM et al., Continuous versus intermittent renal replacement therapy for critically ill patients with acute kidney injury: a meta-analysis. Crit Care Med (2008), 36, 610–617

Bagshaw SM et al., Timing of renal replacement therapy and clinical outcomes in critically ill patients with severe acute kidney injury. J Crit Care (2009), 24, 129–140

Bell M et al., Continuous renal replacement therapy is associated with less chronic renal failure than intermittent haemodialysis after acute renal failure. Intensive Care Med (2007), 33, 773–780

Bellomo R, Kellum JA, Ronco C, Defining and classifying acute renal failure: from advocacy to consensus and validation of the RIFLE criteria. Intensive Care Med (2007), 33, 409–413

Coca SG, Singanamala S, Parikh CR, Chronic kidney disease after acute kidney injury: a systematic review and meta-analysis. Kidney Int (2012), 81, 442–448

Friedrich JO et al., Hemofiltration compared to hemodialysis for acute kidney injury: systematic review and meta-analysis. Critical Care (2012), 16, R146

Jörres A, Hemofiltration or hemodialysis for acute kidney injury? Crit Care (2012), 16, 147

KDIGO clinical practice guideline for acute kidney injury. Kidney International Supplements (2012), 2, 89–115

Lin YF et al., The 90-day mortality and the subsequent renal recovery in critically ill surgical patients requiring acute renal replacement therapy. Am J Surg (2009), 198, 325–332

Link A et al., Tirofiban preserves platelet loss during continuous renal replacement therapy in a randomised prospective open-blinded pilot study. Crit Care (2008), 12, R111

Lins RL et al., Intermittent versus continuous renal replacement therapy for acute kidney injury patients admitted to the intensive care unit: results of a randomized clinical trial. Nephrol Dial Transplant (2009), 24, 512–518

Marenzi G et al., The prevention of radiocontrast-agent-induced nephropathy by hemofiltration. N Engl J Med (2003), 349, 1333–1340

Mehta RL et al., Acute Kidney Injury Network: report of an initiative to improve outcomes in acute kidney injury. Crit Care (2007), 11, R31

Mulder J et al., Platelet loss across the hemofilter during continuous hemofiltration. Int J Artif Organs (2003), 26, 906–912

Ostermann M, Chang RW, Correlation between parameters at initiation of renal replacement therapy and outcome in patients with acute kidney injury. Crit Care (2009), 13, R175

Rabindranath K et al., Intermittent versus continuous renal replacement therapy for acute renal failure in adults. Cochrane Database Syst Rev (2007), CD003773

Schefold JC, Jörres A, Extracorporeal Therapies and Immunomodulation during Sepsis (2009), 629–636

Schwenger V et al., Sustained low efficiency dialysis using a single-pass batch system in acute kidney injury – a randomized interventional trial: the REnal Replacement Therapy Study in Intensive Care Unit PatiEnts. Crit Care (2012), 16, R140

Seabra VF et al., Timing of renal replacement therapy initiation in acute renal failure: a meta-analysis. Am J Kidney Dis (2008), 52, 272–284

Uchino S et al., Patient and kidney survival by dialysis modality in critically ill patients with acute kidney injury. Int J Artif Organs (2007), 30, 281–292

Vinsonneau C et al., Continuous venovenous haemodiafiltration versus intermittent haemodialysis for acute renal failure in patients with multiple-organ dysfunction syndrome: a multicentre randomised trial. Lancet (2006), 368, 379–385

Behandlung des akuten respiratorischen Distress-Syndroms

Thilo Busch, Sven Laudi, Udo Kaisers

? Wie ist das ARDS durch die aktuell gültige Berlin-Definition charakterisiert?

Das Krankheitsbild des akuten respiratorischen Distress-Syndroms (ARDS) ist durch eine generalisierte pulmonale Inflammation charakterisiert, die mit der Ausbildung eines Lungenödems und von Atelektasen, einem erhöhten pulmonalarteriellen Blutdruck sowie einer verminderten respiratorischen Compliance einhergeht. In der Konsequenz resultiert eine schwere Gasaustauschstörung. Entsprechend der Höhe der arteriellen Oxygenierung unterteilt man nach der aktuell gültigen Berlin-Definition a) das milde ARDS mit einem Abfall des PaO_2/FiO_2-Quotienten auf Werte zwischen 300 und 200 mmHg, b) das moderate ARDS mit einem PaO_2/FiO_2 zwischen 200 und 100 mmHg sowie das schwere ARDS mit einem PaO_2/FiO_2 unter 100 mmHg [ARDS Definition Task Force 2012]. In allen Fällen muss ein Lungenödem röntgenmorphologisch durch bilaterale Infiltrate im Thoraxbild oder CT diagnostiziert werden können, wobei eine primäre kardiale Ursache ausgeschlossen werden muss, was i.d.R. echokardiografisch erfolgt. Weiterhin muss der positivendexspiratorische Druck (PEEP) bei der Diagnose wenigstens 5 cmH_2O betragen. Der akute Beginn erfordert eine Manifestation des Krankheitsbildes innerhalb von einer Woche. Diese neue Berlin-Definition präzisiert und ersetzt die bisher gültige Definition der American-European Consensus Conference (AECC), nach der eine Einteilung in die beiden Kategorien akutes Lungenversagen und ARDS erfolgte [Bernard et al. 1994] (s. Tab. 102).

Tab. 102: Definition der Amerikanisch-Europäischen Konsensuskonferenz und Berlin-Definition des ARDS im Vergleich (nach Hecker et al. 2012])

AECC-Definition	Berlin-Definition	
Akuter Beginn	Beginn innerhalb 1 Wo. bei bekannter Ursache oder neuen oder verschlimmerten Symptomen	
Bilaterale Infiltrate (im Röntgen-Thorax)	Bilaterale Infiltrate, die sich nicht vollständig durch Pleuraergüsse, Atelektasen oder Rundherde erklären lassen	
PAWP < 18 mmHg oder alternatives Verfahren zum Ausschluss Linksherzinsuffizienz	Respiratorisches Versagen nicht ausschließlich über Herzversagen oder Volumenüberschuss erklärbar. Notwendigkeit weiterer Untersuchungen zum Ausschluss eines hydrostatischen Ödems, falls kein Risikofaktor für ARDS vorhanden	
ALI: paO_2/FiO_2 < 300 mmHg, ARDS: paO_2/FiO_2 < 200 mmHg	Mildes ARDS:	200 mmHg < paO_2/FiO_2 ≤ 300 mmHg mit PEEP oder CPAP ≥ 5 cmH_2O.
	Moderates ARDS:	100 mmHg < paO_2/FiO_2 ≤ 200 mmHg mit PEEP ≥ 5 cmH_2O.
	Schweres ARDS:	paO_2/FiO_2 ≤ 100 mmHg mit PEEP ≥ 5 cmH_2O

Studienergebnisse, die in der Vergangenheit an ARDS-Patienten erhoben wurden, sind demnach nach neuer Sicht auf schweres und moderates ARDS zu übertragen; Patienten mit akutem Lungenversagen entsprechen der Gesamtheit der 3 Kategorien der neuen Definition. Es sei an dieser Stelle ausdrücklich darauf hingewiesen, dass der Begriff ARDS im Folgenden im Sinne der neuen Berlin-Definition verwendet wird. Nach Daten von Rubenfeld et al. [Rubenfeld et al. 2005] beträgt die altersadjustierte Inzidenz des ARDS 86 Fälle pro 100 000 Einwohner und Jahr und betrifft damit etwa 15–20% der maschinell beatmeten Patienten auf Intensivstationen. In der gleichen Studie lag die Letalität des ARDS bei 39%. Allerdings ist die Prognose bei der Behandlung in spezialisierten Zentren mit Überlebensraten von mehr als 70% deutlich besser [Lewandowski et al. 1995].

? Welche konventionellen Optionen bestehen für die Therapie des ARDS?

Die Sicherstellung einer ausreichenden arteriellen Oxygenierung hat bei der Behandlung des ARDS wegen der schweren Hypoxämie absoluten Vorrang. Dabei ist bereits häufig die Anwendung einer Reihe konservativer Behandlungsoptionen erfolgreich. Hierzu gehören a) eine maschinelle Beatmung mit kleinen Tidalvolumina, adäquatem PEEP und Druckbegrenzung zur Verbesserung der alveolären Ventilation, b) Bauchlagerung und Rekrutierungsmanöver zur Wiedereröffnung nicht belüfteter Lungenareale sowie c) ein konservatives Flüssigkeitsmanagement zur Vermeidung der Aggravierung (bzw. ggf. zur Reduktion) des Lungenödems. Parallel hierzu muss eine kausale Therapie der dem ARDS zugrunde liegenden Inflammation erfolgen. Ziel ist hierbei die Sanierung eines infektiösen Fokus durch geeignete Antibiose oder chirurgische Maßnahmen.

? Welche Rolle spielt ein adäquater PEEP bei der maschinellen Beatmung von ARDS-Patienten, und welche Möglichkeiten bestehen zu seiner Festlegung?

Charakteristisch für das Krankheitsbild des ARDS ist v.a. die Ausbildung eines pulmonalen Permeabilitätsödems. Zusätzlich kommt es infolge der generalisierten Entzündungsreaktion in der Lunge zur Inaktivierung von Surfactant. Die dadurch bedingte Erhöhung der alveolären Wandspannung führt zur Bildung von Atelektasen. Der Alveolarkollaps wird außerdem durch die Gravitationskräfte in den ödematösen, schweren darüber liegenden Lungenabschnitten sowie durch das Gewicht des Mediastinums begünstigt und kann zusätzlich durch erhöhten intraabdominellen Druck verstärkt werden. Um die Alveolen offen zu halten und einen atemzyklischen Kollaps zu vermeiden, ist ein PEEP als Gegenkraft erforderlich. Schon bei der Erstbeschreibung des Krankheitsbildes durch Ashbaugh et al. [Ashbaugh et al. 1967] erwies sich die Anwendung von PEEP als wirksame Behandlungsoption. Bereits in den 1970er Jahren konnten Kumar, Falke und Kollegen zeigen, dass es während der Beatmung mit PEEP beim ARDS zu einer relevanten Verbesserung der Oxygenierung mit Reduktion des intrapulmonalen Rechts-Links-Shunts ohne nennenswerte hämodynamische Beeinträchtigungen kommt [Falke et al. 1972; Kumar et al. 1970].

Zur optimalen PEEP-Einstellung existiert eine große Bandbreite von unterschiedlichen Konzepten. Neben der Berücksichtigung atemmechanischer Grundlagen, wie z.B. der Compliance, sind empirische Festlegungen anhand der Oxygenierung oder der inspiratorischen Sauerstoffkonzentration in Gebrauch.

Während zu niedrige PEEP-Niveaus einen Kollaps der Alveolen nicht verhindern können, führen zu hohe PEEP-Niveaus zu einer Überdehnung von Lungenarealen, die relativ wenig geschädigt sind und somit nur geringen kompressiven Kräften ausgesetzt sind. Die Ermittlung eines individuell geeigneten PEEP-Niveaus kann anhand der Druckvolumenbeziehung des Patienten erfolgen: Grafisch dargestellt erscheint der inspiratorische Schenkel dieser Druck-Volumen-Beziehung als sigmoide Kurve, die aus 3 Teilen besteht: einem flachen Beginn mit ansteigender Compliance, einem geraden Verlauf mit etwa konstanter größter Compliance und einem Bereich mit abnehmender Compliance in hohen Druckbereichen. Auf dieser Kurve lassen sich 2 Punkte identifizieren, die durch die Steigungsänderung der Kurve (bzw. der Compliance) charakterisiert sind: a) der untere Umschlagspunkt (lower inflection point, LIP oder P_{flex}, bei geringeren Beatmungsdrucken findet Derekrutierung statt) und b) der obere Umschlagspunkt (upper inflection point, UIP, bei höheren Drücken kommt es zu einer Überdehnung ventilierter Lungenareale). Ein PEEP-Niveau knapp oberhalb des LIP in Kombination

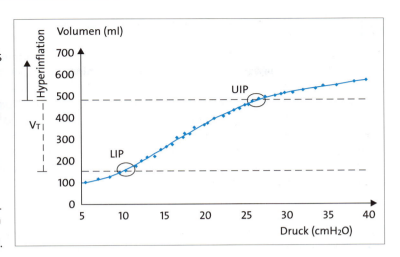

Abb. 106: Inspiratorischer Schenkel der Druck-Volumen-Kurve einer Patientin mit ARDS nach Aspiration und hämorrhagischem Schock. Dargestellt sind Messpunkte, die mit Hilfe der Okklusionstechnik eines Beatmungsgerätes 3 Tage nach stationärer Aufnahme ermittelt wurden. Erkennbar sind der untere Inflektionspunktes (LIP), sowie der obere Inflektionspunkt (UIP); RV = Residualvolumen, VT = Tidalvolumen (modifiziert nach Weber-Carstens et al. 1999).

mit einem unterhalb des UIP begrenzten Atemwegsspitzendruck verhindert den alveolären Kollaps und vermindert gleichzeitig das Risiko für Volu- bzw. Barotraumen. Der bei diesem Vorgehen resultierende Wert wird als **idealer PEEP** bezeichnet [Amato et al. 1995] (s. Abb. 106).

Die Anwendung dieser Methode ergab in den klinischen Studien von Amato et al. [Amato et al. 1995] und Ranieri et al. [Ranieri et al. 1999] bei Patienten mit moderatem ARDS gut übereinstimmende Werte von 16 ± 1 cmH_2O bzw. 15 ± 3 cmH_2O. In beiden Studien wurde ein PEEP von 15 cmH_2O eingestellt, wenn der untere Inflektionspunkt nicht eindeutig identifiziert werden konnte; für den UIP wurde in der Studie von Ranieri et al. ein Wert von 32 ± 4 cmH_2O ermittelt.

Die Ermittlung von Druck-Volumen-Kurven ist im klinischen Alltag allerdings häufig nicht realisierbar. In diesem Fall bietet die Titration des PEEP nach dem klinischen Effekt eine weitere Möglichkeit zur individuellen Adjustierung. Dabei sollte der PEEP unter gleich bleibenden hämodynamischen Bedingungen und bei unveränderter Einstellung der maschinellen Beatmung schrittweise verändert werden, bis sich sowohl die größtmögliche Zunahme der Oxygenierung wie auch der statischen Compliance ergibt. Zweckmäßigerweise geht man von einem höheren PEEP-Wert (> 15 cmH_2O) aus und vermindert diesen schrittweise, wobei niedrige PEEP-Werte vermieden werden sollten, um den Kollaps größerer ventilierter Lungenareale zu verhindern.

Ein alternatives Vorgehen besteht in einer tabellarischen Zuordnung des PEEP zur FiO_2, wie sie in den Studienprotokollen des ARDS-Networks angewendet wurde und besonders einfach realisierbar ist [ARDS Network 2000]. Bis vor kurzem blieb umstritten, ob erhöhte PEEP-Werte tatsächlich einen Vorteil für die gesamte Bandbreite der ARDS-Patienten darstellen und ob bei Patienten mit mildem ARDS der Lungenschaden nicht doch durch eine Überdehnung in ventilierten Lungenarealen aggraviert wird. In einer aktuellen Metaanalyse konnten Briel et al. zeigen, dass eine Beatmung mit kleinen Tidalvolumina und erhöhten PEEP-Werten (initial 15,3 ± 3,4 cmH_2O) gegenüber der Verwendung niedriger PEEP-Werte (9,0 ± 3,1 cmH_2O) bei Patienten mit schwerem oder moderatem ARDS die Letalität signifikant vermindert [Briel et al. 2010].

Welche Relevanz besitzen kleine Tidalvolumina bei der maschinellen Beatmung von ARDS-Patienten?

Durch die Kombination eines adäquaten PEEP mit kleinen Tidalvolumina kann bei Patienten mit ARDS erreicht werden, die Atemwegsspitzendrucke unterhalb des UIP zu halten. Entsprechend wurden in den Studien von Amato et al. [Amato et al. 1995] und Ranieri et al. [Ranieri et al. 1999] bei Anwendung des bereits beschriebenen idealen PEEP Tidalvolumina zwischen 5 und 8 ml/kg KG gewählt. Bei diesen Einstellungen ergab sich eine signifikante Reduktion von systemischer und lokaler inflammatorischer Reaktion als Anzeichen für eine Reduktion der beatmungsassoziierten Lungenschädigung [Ranieri et al. 1999]. Darüber hinaus ergaben sich in der Studie von Amato et al. [Amato et al. 1995] durch Beatmung mit idealem PEEP und kleinen Tidalvolumen signifikante Verringerungen von Letalität (38% vs. 71%, $p < 0,001$), Beatmungsdauer und Inzidenz von Barotraumata (7% vs. 42%; $p < 0,05$) sowie eine Verbesserung der Oxygenierung (PaO_2/FiO_2 nach 7 d: 239 ± 6 vs. 146 ± 7 mmHg; $p < 0,001$) gegenüber einer mit höheren Tidalvolumina und kleineren PEEP-Werten beatmeten Kontrollgruppe. Diese Ergebnisse wurden mit druckkontrollierter Beatmung erzielt; dieser Beatmungsmodus ist nach unserer klinischen Erfahrung der volumenkontrollierten Beatmung vorzuziehen. Der Vorteil von kleinen gegenüber höheren Tidalvolumina (6 vs. 12 ml/kg KG) für das Überleben von Patienten mit ARDS ist nachfolgend durch das ARDS-Network in einer multizentrischen randomisierten und kontrollierten Studie bestätigt worden [ARDS Network 2000]. Aufgrund der Ergebnisse der kontrollierten Studien ist die Beatmung von ARDS-Patienten mit kleinen Tidalvolumina von 6–8 ml/kg mit adäquatem PEEP und einer Drucklimitierung obligat. Grundlage der Festlegung ist dabei nicht das tatsächliche, sondern das ideale Körpergewicht (IBW), das sich folgendermaßen berechnet:

$$IBW (kg) = A + (Körpergröße (cm) - 152,4) \times 0,91$$

Dabei gilt $A = 50$ für männliche und $A = 45,5$ für weibliche Patienten. Um invasive Beatmungsmuster zu vermeiden, können temporär auch erhöhte arterielle CO_2-Partialdrücke toleriert werden (permissive Hyperkapnie).

Wie ist ein geeignetes Flüssigkeitsmanagement für ARDS-Patienten charakterisiert?

Pathophysiologisch bilden v.a. erhöhte intravaskuläre hydrostatische und niedrige onkotische Drucke die treibende Kraft für die Ödembildung bei Patienten mit ALI oder ARDS. Entsprechende klinische Messwerte ergibt das per Doppelindikatormethode oder transpulmonaler Thermodilution ermittelbare extravaskuläre Lungenwasser. Es ist vermutet worden, dass Flüssigkeitsrestriktion und aktiver Flüssigkeitsentzug das Lungenödem vermindern und damit die Lungenfunktion sowie das klinische Outcome der Patienten verbessern können. Dies blieb lange umstritten, da als Risiko eine Reduktion des Herzzeitvolumens mit nachfolgender Verschlechterung der Perfusion und damit einer Dysfunktion extrapulmonaler Organe besteht. Durch die Ergebnisse einer Studie des ARDS-Networks wurden die Vorteile der Flüssigkeitsrestriktion jedoch bestätigt [Wiedemann et al. 2006]. In diese randomisierte kontrollierte Untersuchung wurden 1000 Patienten mit ARDS einbezogen. Die Hälfte der Patienten erhielt ein konservatives Flüssigkeitsmanagement mit einem angestrebten Volumenentzug in Kombination mit reduzierter Flüssigkeitsaufnahme (Zielwerte für ZVD < 4 mmHg oder PCWP

< 8 mmHg bei einer Urinausscheidung > 0,5 ml/kg/h), während die Kontrollgruppe unter einem liberalen Flüssigkeitsmanagement therapiert wurde (Zielwerte ZVD < 10 mmHg oder PCWP < 14 mmHg bei einer Urinausscheidung > 0,5 ml/kg/h). Die kumulative Flüssigkeitsaufnahme in 7 Tagen betrug bei konservativer Gabe im Mittel –136 ± 491 ml vs. 6992 ± 502 ml bei liberaler Anwendung. Obwohl das konservative Flüssigkeitsmanagement keine Verbesserung der Letalität nach 60 Tagen bewirkte, ergaben sich signifikante Verbesserungen des Oxygenationsindex (mittlerer Atemwegsdruck × FiO_2 / PaO_2), des Lung Injury Score, der beatmungsfreien Tage sowie der Dauer der Intensivbehandlung. Gleichzeitig zeigte sich keine Funktionsverschlechterung extrapulmonaler Organe. Diese Ergebnisse legen nahe, bei Patienten mit ARDS eine ausgeglichene Flüssigkeitsbilanz ohne Überwässerung anzustreben.

Unter klinischen Aspekten ist es bei angestrebter Volumenrestriktion ratsam, zwischen der Verbesserung der Oxygenierung und der Organperfusion bzw. Splanchnicusdurchblutung abzuwägen. Als Anhaltspunkt kann gelten, dass ein Anstieg des Vasopressorbedarfes oder der Serumlaktatkonzentration vermieden werden sollte. Eine effektive Maßnahme zur Volumensubstitution kann in diesem Zusammenhang die Infusion kolloidaler Volumenersatzmittel, wie z.B. Humanalbumin, sein. In diesem Zusammenhang ist gezeigt worden, dass die Kombination von Schleifendiuretika zur Flüssigkeitsrestriktion mit Humanalbumin zur Anhebung des kolloidosmotischen Drucks bei Patienten mit ARDS zu einer verbesserten Oxygenierung führen kann [Martin et al. 2005].

? Welche Vorteile haben Lagerungsmaßnahmen als konservative Behandlungsoption des ARDS?

Bei den meisten Patienten mit ARDS findet sich in Rückenlage ein typischer dorsoventraler Gradient mit Zunahme der Ventilation bei gleichzeitiger Abnahme der Perfusion. Im Thorax-CT entspricht diese Verteilung von Ventilation und Perfusion einer typischen Dichtezunahme des Lungenparenchyms von ventral nach dorsal (s. Abb. 107).

Durch Bauchlagerung kann diese regionale Verteilungsstörung dahingehend verändert werden, dass die besser belüfteten ventralen Areale eine sofortige Perfusionsverbesserung erfahren und es damit zu einer Shuntreduktion kommt. Neben der homogeneren Verteilung der Ventilation kommt es bei der Bauchlage zu einer mittelfristigen Verbesserung der Sekret-

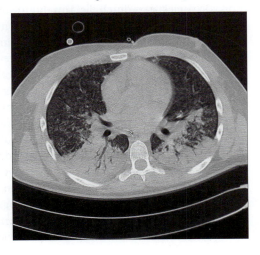

Abb. 107: Typisches Erscheinungsbild des ARDS im Thorax-CT. Deutlich erkennbar sind generalisierte milchglasartige Verschattungen, dorsale Atelektasen und die Ausbildung eines dorsoventralen Dichtegradienten.

drainage, einer Umverteilung der auf der Lunge lastenden Gewichtskräfte und mithin zu einer Rekrutierung atelektatischer Bereiche. Zusätzlich verbessert sich die Perfusion der ventilierten Lungenareale. Allerdings profitieren nur ca. 50% der Patienten mit ALI/ARDS anhaltend von intermittierender Bauchlage, ca. 20% zeigen keinen Effekt, ca. 30% zeigen eine Verbesserung, verschlechtern sich jedoch erneut nach Rücklagerung [Chatte et al. 1997]. Speziell bei Patienten mit besonders schlechter Oxygenierung erwies sich die Bauchlage als effizient [Gattinoni et al. 2001]; darüber hinaus konnte ein Rückgang von Atemwegsentzündung und beatmungsassoziierten Pneumonien durch Lagerungsmaßnahmen demonstriert werden [Guérin et al. 2004]. Eine signifikante Reduktion der Letalität ergab sich in einer Metaanalyse für eine Subgruppe von Patienten mit schwerem ARDS sowie in einer aktuellen kontrollierten Studie bei Patienten mit schwerem bis moderatem ARDS ($PaO_2/FiO_2 < 150$ mmHg) [Sud et al. 2010; Guérin et al. 2013].

Ein wesentlicher Vorteil der Bauchlage gegenüber Rekrutierungsmanövern ist die nur geringe Veränderung des Beatmungsdrucks. Für geübte Teams ist die Bauchlage problemlos durchführbar und stellt daher eine geeignete Ergänzung der Beatmungsstrategie zur Behandlung akuter Hypoxämie dar.

? Wann sind Rekrutierungsmanöver im Verlauf der ARDS-Therapie indiziert?

Rekrutierungsmanöver zielen darauf ab, atelektatische Lungenbereiche durch eine kurzzeitige Erhöhung des Beatmungsdrucks wieder zu eröffnen und anschließend mit einem adäquaten PEEP offenzuhalten. Exemplarisch sei hier die von Lachmann [Lachmann 1992] vorgeschlagene Methode beschrieben: Für 15 Atemzüge erfolgt eine druckkontrollierte Beatmung mit einem inspiratorischen Spitzendruck von bis zu 60 cmH$_2$O in Kombination mit einem PEEP von bis zu 25 cmH$_2$O. Anschließend werden Spitzendruck und PEEP schrittweise reduziert, wobei der abschließend resultierende PEEP ausreichen muss, einen erneuten Alveolarkollaps zu vermeiden.

Aus der Absicht, die kollabierten Alveolen möglichst schonend zu eröffnen, resultieren vielfältige Modifikationen dieses Vorgehens. So kommen bspw. Blähmanöver (sustained inflation) zur Anwendung, bei denen über einen Zeitraum von etwa 30 s eine kontinuierliche Erhöhung des Atemwegsdrucks auf 40–60 cmH$_2$O erfolgt. Alternativ lässt sich die Rekrutierung von Atelektasen durch die Anwendung intermittierender Seufzer (sighs) mit einem Plateaudruck von bis zu 45 cmH$_2$O während der maschinellen Beatmung erreichen. Bei weiteren klinischen Untersuchungen haben sich mit in Bauchlage durchgeführten Rekrutierungsmanövern zusätzliche signifikante Verbesserungen der arteriellen Oxygenierung ergeben. In der Spätphase des ARDS kommt es insbesondere bei längerem Krankheitsverlauf zu einer fibrosierenden Alveolitis mit Ablagerung von Granulationsgewebe im Alveolarraum und damit zu einer weiteren Verminderung der Compliance mit begleitender Restriktion. In dieser Phase sind Rekrutierungsmanöver wie auch Bauchlagerung häufig nicht mehr effektiv. Obwohl Rekrutierungsmanöver i.A. gut toleriert werden, ist zu berücksichtigen, dass als akute Nebenwirkungen Abnahmen von arteriellem Blutdruck und des Herzzeitvolumens auftreten. Besonders gefährdet sind dabei Patienten mit intravasalem Volumenmangel. Bei Patienten mit schon bestehenden fibroproliferativen Veränderungen und Barotraumatisierung besteht das Risiko einer Zunahme der Schädigung. Rekrutierungsmanöver sollten nach Meinung der Autoren nur durchgeführt werden, wenn trotz optimierter Einstellung der Beatmung und nach Bauchlagerung keine suffiziente Verbesserung der Oxygenierung erreicht wurde. Ihre Anwendung sollte auf die Frühphase des ARDS beschränkt bleiben und bei ausbleibendem Erfolg nicht fortgesetzt werden.

❓ Welche relevanten Therapieoptionen bestehen bei gegenüber konventionellen Maßnahmen refraktärer Hypoxämie?

Bei Patienten mit anhaltend bestehendem ARDS schwerster Ausprägung ist die Hypoxämie häufig gegenüber den beschriebenen konventionellen Therapieoptionen refraktär. In diesen Fällen sind Notfallmaßnahmen zur akuten Verbesserung der arteriellen Oxygenierung von entscheidender Bedeutung. In spezialisierten Zentren stehen hierfür die selektive pulmonale Vasodilatation und die extrakorporale Membranoxygenierung zur Verfügung.

❓ Welche Vorteile hat die selektive pulmonale Vasodilatation mit inhaliertem Stickstoffmonoxid in der ARDS-Therapie?

Mit der Inhalation von Vasodilatatoren, die selektiv in ventilierten Lungenbereichen wirksam werden, besteht die Möglichkeit, den Gasaustausch durch eine Modulation der pulmonalen Perfusion zu verbessern. Letztlich kommt es hierbei zu einer Umverteilung von Shuntblutfluss zugunsten ventilierter Lungenbereiche mit der Konsequenz einer verbesserten arteriellen Oxygenierung. Gleichzeitig erfolgt eine Absenkung des pulmonalarteriellen Blutdrucks und damit eine Entlastung des rechten Herzens (s. Abb. 108). Diese positiven Effekte von inhaliertem Stickstoffmonoxid (iNO) bei ARDS-Patienten sind erstmalig von Rossaint und Kollegen nachgewiesen worden [Rossaint et al. 1993]. Da die Substanz sofort bei Kontakt mit Hämoglobin inaktiviert wird, erfolgt keine Wirkung auf den systemischen Blutdruck. Eine Alternative zu iNO bildet die Vernebelung von Prostacyclin oder dessen länger wirksamen Analogon Iloprost [Zwissler et al. 1996]. Dabei kann es durch Übertritt der Substanz in die Blutbahn dosisabhängig zu systemischen hämodynamischen Nebenwirkungen kommen. Weder iNO noch die Prostacycline sind derzeit zur Behandlung von erwachsenen Patienten mit ARDS zugelassen, die Anwendung bleibt daher auf klinische Studien oder Patienten mit therapierefraktärer Hypoxämie im Sinne eines Heilversuches beschränkt.

Die Effekte der Gabe von iNO bei Patienten mit ARDS sind in einer Reihe von randomisierten kontrollierten klinischen Studien evaluiert worden [Dellinger et al. 1998; Lundin et al. 1999; Gerlach et al. 2003; Taylor et al. 2004]. Inhaliertes NO verbesserte bei der Mehrzahl (ca. zwei Drittel) der Patienten initial die arterielle Oxygenierung um mehr als 20%. Dabei gab es bei Konzentrationen ≤ 10 ppm keine klinisch relevanten Methämoglobinspiegel.

Eine Verminderung der Letalität durch die Anwendung von iNO konnte bislang nicht nachgewiesen werden. Bei initial hypoxämischen Patienten konnte jedoch eine Reduktion der Frequenz von ECMO oder vermindertes Auftreten schwersten respiratorischen Versagens (entsprechend ECMO-Entry-Kriterien) erreicht werden [Gerlach et al. 2003; Lundin et al. 1999]. Bei ARDS-Patienten mit therapierefraktärer schwerer Hypoxämie stellt iNO daher eine sinnvolle Notfallmaßnahme dar, die Gasaustausch und pulmonale Hämodynamik akut verbessern kann [Lohbrunner et al. 2004; Germann et al. 2005]. Neben der Abwehr hypoxiebedingter Organschäden ermöglicht dies in vielen Fällen, die Invasivität der Beatmung durch Reduktion von FiO_2 und Atemwegsdruck zu vermindern.

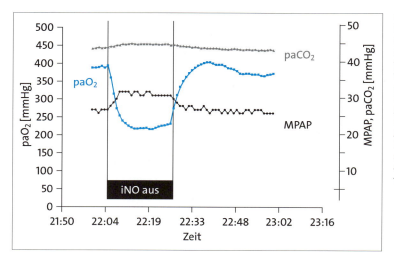

Abb. 108: Klinische Effekte von 10 ppm iNO bei einer Patientin mit ARDS nach Beinaheertrinken. Nach initial guter Response verschlechterte sich die Oxygenierung nach Ausstellen des iNO erheblich. Die erneute Applikation von iNO bewirkte einen Wiederanstieg des paO_2 auf ein vergleichbares Niveau.

? Welchen Stellenwert hat die extrakorporale Membranoxygenierung für die ARDS-Behandlung in spezialisierten Zentren?

Bei Versagen aller oben genannten Maßnahmen können bei fortbestehender Hypoxämie als Ultima Ratio extrakorporale Gasaustauschverfahren zum Einsatz kommen. Die Entwicklung von Membranoxygenatoren, leistungsfähigen Bypassystemen und heparinbeschichteten Schlauchsystemen hat seit Beginn der 1970er Jahre die klinische Anwendung von ECMO ermöglicht. Besonders innerhalb der letzten Dekade sind kompakte mobile und unkompliziert einsetzbare ECMO-Systeme entwickelt worden. Die Verbesserung des Gasaustausches durch das extrakorporale Verfahren ermöglicht eine erhebliche Reduktion der Invasivität der Beatmung, die ihrerseits wiederum wesentlich zur Erholung der Lungenfunktion beiträgt.

Als besonders effektiv hat sich die veno-venösen Durchführung der Methode (VV-ECMO) erwiesen. Hierbei wird Blut aus beiden Femoralvenen drainiert und durch Zentrifugalpumpen über Membranoxygenatoren noch vor der Lunge zurück in den venösen Kreislauf gepumpt [Gattinoni et al. 1980]. Bereits bei einem Fluss von 25% des Herzzeitvolumens über den extrakorporalen Kreislauf lässt sich der Hauptteil des anfallenden CO_2 eliminieren und eine relevante Verbesserung der Oxygenierung erreichen. Durch die Anwendung dieses Verfahrens sind Überlebensraten von über 50% erzielt worden [Hemmila et al. 2004]. In einer aktuellen Studie ergab sich bei einem ARDS-Therapiekonzept mit ECMO-Option im Vergleich zu einer konventionellen Behandlung bei Patienten mit schwerstem ARDS (Murray-Score > 3,0 oder pH < 7,20) ein signifikanter Vorteil hinsichtlich eines kombinierten Endpunktes aus Überlebenswahrscheinlichkeit und angemessener Lebensqualität [Peek et al. 2009].

Als Alternative zur VV-ECMO werden kompakte, pumpenlose arteriovenöse Systeme zur extrakorporalen Lungenunterstützung eingesetzt (pumpless extracorporeal lung assist, pECLA), die im Vergleich zur VV-ECMO weniger aufwändig sind und bei deren Anwendung weniger Blutungskomplikationen zu erwarten sind. Diese Verfahren sind aufgrund des begrenzten Blutflusses vorwiegend zur Elimination von CO_2 geeignet, während die Oxygenierung nur in begrenztem Umfang verbessert werden kann. Durch den arteriellen Zugang können vereinzelt ischämische Komplikationen resultieren [Bein et al. 2006]. Der Stellenwert dieses Verfahrens liegt v.a. darin, dass es sich zur Behandlung ausgeprägter Hyperkapnie mit schwerer respiratorischer Azidose eignet.

Wie lässt sich die koordinierte Anwendung der Therapieoptionen des ARDS zu einem Behandlungskonzept zusammenfassen?

Das therapeutische Vorgehen bei der ARDS-Behandlung lässt sich hierarchisch gliedern: Initial sollte versucht werden, konservative Behandlungsoptionen erfolgreich anzuwenden. Diese beinhalten im Einzelnen: a) die Etablierung einer die Lunge möglichst wenig belastenden Form maschineller Beatmung und Verbesserung der alveolären Ventilation (druckkontrollierte Beatmung, Rekrutierungsmanöver, kleine Tidalvolumina, adäquater PEEP, Lagerung), b) die operative oder antibiotische Fokussanierung sowie c) ein konservatives Flüssigkeitsmanagement zur möglichen Reduktion des Lungenödems.

Wenn sich die Hypoxämie trotz Anwendung der konservativen Therapieoptionen als refraktär erweist, stellt die selektive pulmonale Vasodilatation mit iNO in der Mehrzahl der Fälle eine geeignete Notfallmaßnahme dar. Als *Ultima Ratio* besteht schließlich die Möglichkeit zur Anwendung von ECMO.

Literatur

Amato MB et al., Beneficial effects of the „open lung approach" with low distending pressures in acute respiratory distress syndrome. A prospective randomized study on mechanical ventilation. Am J Respir Crit Care Med (1995), 152, 1835–1846

ARDS Definition Task Force et al., Acute respiratory distress syndrome: the Berlin Definition. JAMA (2012), 307(23), 2526–2533

ARDS Network, Ventilation with lower tidal volumes as compared with traditional tidal volumes for acute lung injury and the acute respiratory distress syndrome. N Engl J Med (2000), 342(18), 1301–1308

Ashbaugh DG et al., Acute respiratory distress in adults. Lancet (1967), 2(7511), 319–323

Bein T et al., A new pumpless extracorporeal interventional lung assist in critical hypoxemia/hypercapnia. Crit Care Med (2006), 34(5), 1372–1377

Bernard GR et al., The American-European Consensus Conference on ARDS. Definitions, mechanisms, relevant outcomes, and clinical trial coordination. Am J Respir Crit Care Med (1994), 149, 818–824

Briel M et al., Higher vs. lower positive end-expiratory pressure in patients with acute lung injury and acute respiratory distress syndrome: systematic review and meta-analysis. JAMA (2010), 303(9), 865–873

Chatte G et al., Prone position in mechanically ventilated patients with severe acute respiratory failure. Am J Respir Crit Care Med (1997), 155(2), 473–478

Dellinger RP et al., Placebo and inhaled nitric oxide mortality the same in ARDS clinical trial. Crit Care Med (1998), 26(3), 619

Falke KJ et al., Ventilation with end-expiratory pressure in acute lung disease. J Clin Invest (1972), 51(9), 2315–2323

Gattinoni L et al., Treatment of acute respiratory failure with low-frequency positive-pressure ventilation and extracorporeal removal of CO_2. Lancet (1980), 2(8189), 292–294

Gattinoni L et al., Effect of prone positioning on the survival of patients with acute respiratory failure. N Engl J Med (2001), 345(8), 568–573

Gerlach H et al., Dose-response characteristics during long-term inhalation of nitric oxide in patients with severe acute respiratory distress syndrome: a prospective, randomized, controlled study. Am J Respir Crit Care Med (2003), 167(7), 1008–1015

Germann P et al., Inhaled nitric oxide therapy in adults: European expert recommendations. Intensive Care Med (2005), 31(8), 1029–1041

Guérin C et al., Effects of systematic prone positioning in hypoxemic acute respiratory failure: a randomized controlled trial. JAMA (2004), 292(19), 2379–2387

Guérin C et al., Prone positioning in severe acute respiratory distress syndrome. N Engl J Med (2013), 368(23), 2159–2168

Hecker M, Seeger W, Mayer K, [The Berlin Definition: novel criteria and classification of ARDS]. Med Klin Intensivmed Notfmed (2012), 107, 488–490

Hemmila MR et al., Extracorporeal life support for severe acute respiratory distress syndrome in adults. Ann Surg (2004), 240(4), 595–605

Kumar A et al., Continuous positive-pressure ventilation in acute respiratory failure. N Engl J Med (1970), 283(26), 1430–1436

Lachmann B, Open up the lung and keep the lung open. Intensive Care Med (1992), 18(6), 319–321

Lewandowski K et al., Incidence, severity, and mortality of acute respiratory failure in Berlin, Germany. Am J Respir Crit Care Med (1995), 151(4), 1121–1125

Lohbrunner H et al., [Inhaled nitric oxide for the treatment of ARDS]. Anaesthesist (2004), 53(8), 771–782

Lundin S et al., Inhalation of nitric oxide in acute lung injury: results of a European multicentre study. The European Study Group of Inhaled Nitric Oxide. Intensive Care Med (1999), 25(9), 911–919

Martin GS et al., A randomized, controlled trial of furosemide with or without albumin in hypoproteinemic patients with acute lung injury. Crit Care Med (2005), 33(8), 1681–1687

Noah MA et al., Referral to an extracorporeal membrane oxygenation center and mortality among patients with severe 2009 influenza A(H1N1). JAMA (2011), 306(15), 1659–1668

Peek GJ et al., CESAR trial collaboration. Efficacy and economic assessment of conventional ventilatory support versus extracorporeal membrane oxygenation for severe adult respiratory failure (CESAR): a multicentre randomised controlled trial. Lancet (2009), 374(9698), 1351–1363

Ranieri VM et al., Effect of mechanical ventilation on inflammatory mediators in patients with acute respiratory distress syndrome: a randomized controlled trial. JAMA (1999), 282(1), 54–61

Rossaint R et al., Inhaled nitric oxide for the adult respiratory distress syndrome. N Engl J Med (1993), 328(6), 399–405

Rubenfeld GD et al., Incidence and outcomes of acute lung injury. N Engl J Med (2005), 353(16), 1685–1693

Sud S et al., Prone ventilation reduces mortality in patients with acute respiratory failure and severe hypoxemia: systematic review and meta-analysis. Intensive Care Med (2010), 36(4), 585–599

Taylor RW et al., Low-dose inhaled nitric oxide in patients with acute lung injury: a randomized controlled trial. JAMA (2004), 291(13), 1603–1609

Weber-Carstens S et al., Lungenprotektive Strategien zur Therapie des ARDS. Intensivmed (1999), 36. 677–693

Wiedemann HP et al., Comparison of two fluid-management strategies in acute lung injury. N Engl J Med (2006), 354(24), 2564–2575

Zwissler B et al., Inhaled prostacyclin (PGI2) versus inhaled nitric oxide in adult respiratory distress syndrome. Am J Respir Crit Care Med (1996), 154, 1671–1677

Neuromuskuläres Organversagen des kritisch kranken Patienten

Martin Krebs, Tobias Wollersheim, Steffen Weber-Carstens

? **Warum ist Muskelschwäche der Intensivpatienten präsenter denn je?**

Auch wenn bereits vor mehr als 120 Jahren (1892) durch Osler die Erstbeschreibung des loss of flesh bei septischen Patienten erfolgte, ist die klinische Problematik in der Intensivmedizin gegenwärtig und aktueller denn je. Da die heutigen therapeutischen Möglichkeiten das Überleben schwerster Erkrankungen bei immer älter werdenden Patienten ermöglichen, werden die erworbene Muskelschwäche und der Muskelmassenverlust zunehmend als ein Problem in der Intensivmedizin, aber auch in der Rehabilitationsmedizin sichtbar und wahrgenommen. Die Therapie kritisch Kranker umfasst nicht mehr länger nur die Behandlung der Grunderkrankung, sondern vielmehr auch die Vermeidung von Komplikationen. Die schwerwiegende Komorbidität des neuromuskulären Versagens führt in aller Regel zu einem protrahierten intensivmedizinischen Verlauf und schränkt die körperliche Leistungsfähigkeit teilweise auch noch Jahre nach Entlassung von der Intensivstation erheblich ein.

? **Welche Beachtung findet Muskelschwäche auf der Intensivstation?**

Die muskuläre Organdysfunktion bleibt häufig während der anfänglichen Behandlung der Grunderkrankung durch Analgesie, Sedierung und Anxiolyse klinisch verborgen. [Schefold, Bierbrauer, Weber-Carstens 2010]. Da die üblicherweise medizinisch verwendeten Scoringsysteme und Skalen in der klinischen Routine, wie z.B. SOFA Score, APACHE II, RASS und Waterloo-Skala die Muskulatur als Organsystem bzw. deren Funktionsweise nicht erfassen, ist die Abschätzung eines Risikos für die Entstehung einer Muskeldysfunktion mithilfe dieser Scores nicht möglich. Das muskuläre Organversagen ist somit initial nicht im Fokus der klinischen Betrachtung; letztlich wird die klinische Diagnose mithilfe des MRC-Scores (Medical Research Council, s. Tab. 103) erst beim erwachten Patienten oder durch das erschwerte oder unmögliche Entwöhnen vom Respirator spät gestellt. Meist, wenn überhaupt, wird in Vorbereitung einer Verlegung in eine Rehabilitationseinrichtung der klinische Befund elektrophysiologisch gestützt.

Tab. 103: Quantifizierung der muskulären Schwäche nach der MRC-Skala

Kraftgrad	Klinik
0	Keine Kontraktion
1	Sichtbare oder palpable Kontraktion des Muskels ohne Bewegungseffekt
2	Aktive Bewegung unter Ausschaltung der Schwerkraft
3	Aktive Bewegung gegen die Schwerkraft
4	Aktive Bewegung gegen leichten Widerstand
5	Normale Kraft

? **Wo steht die Forschung?**

Die Beschreibung der pathophysiologischen Mechanismen, sowie die Entwicklung präventiver und therapeutischer Maßnahmen der muskulären Dysfunktion stellen eine große Herausforderung dar und stehen im Fokus intensivmedizinischer Forschung. Bisher gibt es aber weder eine gezielte Therapie- noch eine Präventionsmöglichkeit. In die Entstehung der Muskelschwäche sind nach aktuellem Stand verschiedene Mechanismen involviert, die jedoch noch nicht gänzlich verstanden sind.

? Welche Entitäten von muskulärem Organversagen können wir unterscheiden und wie werden sie benannt?

Die erworbene muskuläre Dysfunktion, die im Kontext kritischer Erkrankung und systemischer Inflammation auftritt, kann sowohl den Muskel selbst betreffen, man spricht dann von Critical-Illness-Myopathie (CIM), oder auch den versorgenden Nerven betreffen, dann spricht man von Critical-Illness-Polyneuropathie (CIP). Die CIM beschreibt die Muskelpathologie, die bei kritischer Erkrankung schon innerhalb weniger Tage auftritt und kann vom muscle wasting, dem Muskelschwund im Sinne einer Atrophie, wie ihn z.B. Tumorpatienten im Krankheitsverlauf erfahren, abgegrenzt werden. Während die Skelettmuskelatrophie durch einen Verlust der Muskelmasse definiert ist, ohne dass notwendigerweise ein Verlust der Muskelkraft pro Muskelfaserquerschnittsfläche vorliegen muss, stellt für die CIM neben dem Verlust an Muskelmasse gerade die Entwicklung einer Muskelschwäche, die aus einem Kraftverlust pro Muskelfaserquerschnittsfläche resultiert, das Kardinalsymptom der Erkrankung dar [Callahan und Supinski 2009]. Aus tierexperimentellen und klinischen Daten geht hervor, dass die generierte Kontraktionskraft pro untersuchte Muskelmasse (Kraft/Querschnittsfläche) im Muskel von Tieren nach Induktion einer Sepsis oder systemischen Inflammation funktionell signifikant reduziert ist. Dieses war bei Tieren nach maschineller Beatmung ohne induzierte Inflammation über 48 h nicht der Fall, bei denen es im Rahmen der Inaktivität jedoch zu einer signifikanten Skelettmuskelatrophie gekommen war. Die im Krankheitsverlauf i.d.R. später auftretende Neuropathie kann die neuromuskuläre Dysfunktion zusätzlich aggravieren [Koch et al. 2011]. Dabei kommt es zu einer muskulären Dysfunktion durch insuffiziente oder sogar fehlende nervale Innervation, der eine durch Denervierung bedingte Myopathie folgt. In der Klinik treten sowohl die Myopathie, die Polyneuropathie als auch die Mischform auf, die als Critical-Illness-Polyneuromyopathy (CIPNM) bezeichnet wird. Neben dieser elektrophysiologisch gestützten Unterteilung hat sich klinisch der Terminus ICU-acquired weakness (ICUAW) durchgesetzt [Griffiths und Hall 2010]. Ungeachtet der Pathologie beschreibt er den klinischen Zustand der Schwäche und wird so auch über einen Cut-off-Wert des MRC-Scores definiert. Danach liegt eine ICUAW vor, wenn der MRC-Summen-Score von 12 definierten Muskelgruppen ≤ 48 ist (mittlerer MRC-Score ≤ 4).

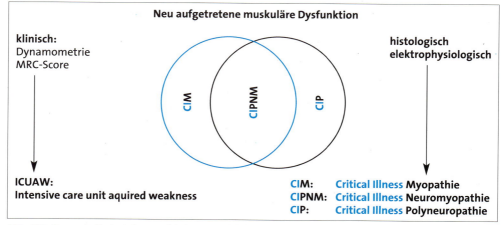

Abb. 109: Dargestellt sind die verschiedenen Entitäten von erworbenem Neuromuskulärem Versagen. Diese können einzeln als CIM oder CIP auftreten, oder aber als eine Mischform CIPNM; klinisch stellen sie sich als ICUAW dar.

Was begünstigt die Entwicklung einer Muskelschwäche?

Aus Observationsstudien konnten Risikofaktoren ermittelt werden, die mit unterschiedlichem Einfluss die Entwicklung einer CIM und/oder ICUAW begünstigen. Als einflussreichste Faktoren wurden die systemische Inflammation, im Besonderen die Sepsis, die Hyperglykämie und die Immobilisation identifiziert. Weniger eindeutig ist die Studienlage zum Einsatz von Kortikosteroiden und Muskelrelaxantien [Weber-Carstens et al. 2010; Hermans et al. 2009]. Diese Risikofaktoren kennzeichnen sehr schwer erkrankte Patienten, die gerade in den ersten Tagen oder Wochen meist einer maschinellen Beatmung und starker Analgesie mit Sedierung oder Anxiolyse bedürfen und somit lediglich einer passiven Physiotherapie zugänglich sind. Zu dieser Zeit liegt der Fokus der intensivmedizinischen Behandlung auf der Therapie der Grunderkrankung und nicht auf der Abwendung möglicher Risikofaktoren einer muskulären Dysfunktion. Zudem drängt sich die Muskelschwäche nicht ins Bewusstsein der Behandelnden, wenn die Patienten hinsichtlich ihrer neuromuskulären Funktionseinheit klinisch nicht oder nur sehr schwer beurteilbar sind.

Wann wird die Muskelschwäche präsent?

Wenn Patienten im Verlauf der Behandlung aus der Analgosedierung erwachen, ist die Muskelschwäche zum Zeitpunkt der klinischen Diagnosestellung oft schon stark ausgeprägt [De Jonghe 2002]. Erschwerte Beatmungsentwöhnung und Bewegungslosigkeit der Patienten sind entscheidende Hinweis auf eine neuromuskuläre Dysfunktion, die jedoch nicht selten als verminderte Vigilanz oder Delir verkannt werden. Ein frühes Erkennen ist nur durch gezielte Suche möglich.

Welche Muskeln sind betroffen?

Die Muskelschwäche kann die gesamte Skelettmuskulatur sowie die Atemmuskulatur betreffen und bis zur vollständigen Paralyse führen. Die Gesichtsmuskeln bleiben häufig verschont.

Was bedeutet eine Muskelschwäche für den Patienten?

Für die Patienten kann dies eine langwierige intensivmedizinische Behandlung und schwierige Entwöhnung vom Respirator bedeuten [De Jonghe et al. 2004]. Darüber hinaus wurde die ICUAW in einer Kohortenstudie von Ali et al. mit einer Odds Ratio (OR) von 7,8 (CI 2,4–25,3) als ein signifikanter, unabhängiger Prädiktor für Versterben beschrieben [Ali et al. 2008]. Die anhaltende Muskelschwäche führt zu einer prolongierten Rehabilitation, und wie Herridge et al. 2011 an Patienten nach erfolgreicher ARDS Therapie zeigen konnten, war bei diesen Patienten auch nach 5 Jahren noch eine eingeschränkte muskuläre Kraft mit deutlicher Einschränkung der Mobilität im 6-Minuten-Gehtest nachzuweisen [Herridge et al. 2011].

Wie hoch ist die Inzidenz?

Das Risiko, eine ICUAW zu entwickeln, steigt mit zunehmender Erkrankungsschwere und Zahl an Organdysfunktionen. Je nach Grunderkrankung und dem damit zusammenhängenden Risikoprofil wird das Risiko, eine ICUAW zu entwickeln, zwischen 25 und 100% angegeben. Diese große Schwankungsbreite in der internationalen Literatur umfasst sowohl Patienten mit einer verhältnismäßig kurzen Dauer von Intensivbehandlung und Beatmung als auch Patienten, die z.B. mit ARDS und schwerem septischen Schock über einen längeren Zeitraum behandelt werden mussten [Latronico und Bolton 2011]. Eine Metaanalyse von Stevens und Kollegen ermittelte ein mittleres Risiko eines Intensivpatienten, eine ICUAW zu entwickeln, von 46% [Stevens et al. 2007].

? Besteht Handlungsbedarf?

Massive Beeinträchtigung des akuten Krankheitsverlaufes sowie weitreichende Langzeitfolgen verdeutlichen, wie wichtig eine frühe Erkennung und die Entwicklung von präventiven und therapeutischen Möglichkeiten sind, welche es bisher nicht gibt.

? Welche Mechanismen stecken dahinter?

Die Pathogenese, die letztlich zu einer muskulären Dysfunktion führt, stellt einen komplexen Ablauf verschiedener ineinander greifender Abläufe dar, deren genaue Funktionsweise nicht in Gänze verstanden ist. Bereits früh zu Beginn der Erkrankung kann eine verminderte Muskelmembranerregbarkeit elektrophysiologisch festgestellt werden, die möglicherweise auf eine Funktionseinschränkung von schnellen Natriumkanälen zurückgeführt werden kann [Friedrich, Fink, Hund 2005]. Neben der Ionenkanalstörung kommt es z.B. im Rahmen einer schweren Sepsis zu einer Ausschüttung proinflammatorischer Zytokine (Tumornekrosefaktoren, Interleukine, Interferone), die ihrerseits aktivierend auf proteolytische Kaskaden wirken. Neben diesen inflammatorischen Prozessen ist die Mehrzahl der Patienten zumindest in der frühen Phase ihrer Erkrankung immobil. Grundsätzlich scheinen die abbauenden Prozesse durch Inflammation und die Inaktivitätsatrophie einen ähnlich vermittelten Proteinabbau zu initiieren und sich beim kritisch Kranken miteinander zu verstärken. Beteiligt an dem Skelettmuskelabbau und der Eiweißdegradation sind die Proteasen Caspase und Calpain und das Ubiquitin-Proteasom-System. Als regulierende Proteine dieser Abbauprozesse sind die muskelspezifischen E3-Ligasen muscle RING-finger protein-1 (MuRF-1) und Atrogin-1 [Wollersheim et al. 2014] identifiziert worden [Glass 2010; Jespersen et al. 2011].

? Ist es lediglich der Myosinabbau, der den Muskel schwinden lässt?

Wir machen sowohl den früh induzierten Proteinabbau durch MuRF-1 und Atrogin-1 als auch eine reduzierte Myosinsyntheserate für den frühen Verlust an kontraktilen Filamenten verantwortlich [Wollersheim 2014]. Auch andere Arbeitsgruppen konnten schon eine Aktivierung dieser muskelspezifischen E3-Ligasen in einem ähnlichen Zusammenhang bei maschineller Beatmung finden, wohin die Ergebnisse zur Rolle der Syntheserate nicht endgültig klärend sind. Levine et al. [Levine et al. 2008] zeigten an beatmeten Organspendern ohne Sepsis, dass sich bereits nach einer wenige Tage dauernden Beatmungszeit sowohl eine Hochregulierung der Atrophiegenaktivität als auch eine Abnahme des Muskelfaserquerschnitts im Zwerchfell zeigte. Die Gruppe um Welvaart et al. konnte kürzlich sogar zeigen, dass die Heraufregulation dieser „Atrophiegene" bereits nach 2-stündiger Beatmung im Diaphragma stattfindet und zu einem signifikanten Kraftverlust der Diaphragmamuskulatur führt, wohingegen der Musculus latissimus dorsi nicht beeinträchtigt war [Welvaart et al. 2011]. Das Diaphragma scheint sehr früh mit Veränderungen auf genregulatorischer Ebene zu reagieren und sehr früh einen Muskelabbau zu erleiden. Inwieweit dies, bei z.B. kurzer maschineller Beatmung im Rahmen einer elektiven Operation, Auswirkungen auf den Krankheitsverlauf hat, bleibt zu untersuchen.

? Kann man einen Zeitpunkt definieren, zu dem Muskelabbau und Schwäche beginnen?

Die zeitliche Auflösung, wann diese Prozesse in der Skelettmuskulatur wie ineinander greifen, ist nicht genau bekannt. In eigenen Untersuchungen konnten wir feststellen, dass Patienten, die eine ICUAW erleiden, bereits in den ersten Tagen ihrer intensivmedizinischen Behandlung den entscheidenden massiven Muskelproteinverlust zeigen und sich dieser niedrige Gehalt an Muskelprotein in den folgenden 10 Tagen auch nicht weiter verändert [Wollersheim 2014]. Eine Untersuchung der Skelettmuskulatur zu noch früheren Zeitpunkten gibt es derzeit nicht.

? Wie ist der Muskelstoffwechsel verändert?

Ein weiterer wichtiger Baustein in der Pathogenese der erworbenen Muskelschwäche ist der für den Skelettmuskel essentielle Glukosemetabolismus [Weber-Carstens et al. 2013]. Hyperglykämie ist als Risikofaktor unumstritten, und eine intensivierte Insulintherapie ist mit einer Abnahme der neuromuskulären Dysfunktion vergesellschaftet [van den Berghe et al. 2001]. Jedoch führt die intensivierte Insulintherapie allein nicht zu einer Reduktion des Muskelproteinverlustes [Derde et al. 2012]. Dass die Insulinsensitivität in kritisch Kranken herabgesetzt sein kann, wurde schon mehrfach gezeigt. Kürzlich konnten wir jedoch ergänzend beschreiben, dass Patienten, die eine CIM entwickeln, eine signifikant ausgeprägtere Insulinresistenz zeigten als Intensivpatienten gleicher Krankheitsschwere ohne Entwicklung einer CIM. Unsere Untersuchungen unterstützen tierexperimentelle Daten, dass der entscheidende Regulationsmechanismus der Glukoseaufnahme die insulin- oder kontraktionsabhängige Translokation des muskulären Glukosetransporters (GLUT4) in die Zellmembran ist. Dieser Mechanismus ist bei Patienten mit CIM gestört. Dies führt dann zu einer verminderten Glukoseaufnahme, senkt damit den Glukoseumsatz in der Muskelzelle und ist assoziiert mit Muskelmassenverlust und Schwäche.

? Kann man die Glukoseaufnahme insulinunabhängig beeinflussen?

Aus einer Interventionsuntersuchung haben wir Hinweise darauf, dass eine Muskelkontraktion AMPK-vermittelt die Relokation der GLUT4 in die Zellmembran fördert und damit den metabolischen Status der Zelle verbessern kann [Weber-Carstens et al. 2013]. Dies konnte auch schon in tierexperimentellen Untersuchungen gezeigt werden [Kurth-Kraczek et al. 1999]. Letztlich ist in unserer Untersuchung der verbesserte Muskelmetabolismus mit Typ-2-Muskelfasererhalt assoziiert. Hierin sehen wir einen präventiven und therapeutischen Ansatz, der weiter unten ausgeführt wird. Diese neuere Untersuchung [Weber-Carstens et al. 2013] stützt die frühere Erkenntnis, dass für den Erhalt insbesondere der Typ-2-Muskelfasern die Glukoseaufnahme und damit die Energieversorgung eine wichtige Rolle spielen [Bierbrauer und Weber-Carstens 2011].

? Wie kann man Muskelschwäche diagnostizieren?
In der Klinik stehen 2 Verfahren zur Muskelkraftbestimmung zur Verfügung. Zum einen der MRC-Score (s. Tab. 103), der teilweise untersucherabhängig auf einer Skala von 0–5 die Beurteilung der Kraftentwicklung einer Muskelgruppe ermöglicht. Die andere Methode ist die Messung der Handkraft mit einem Handkraftdynamometer. Diese Methode hat auch prognostischen Wert, wie Ali und Kollegen zeigten. Die Handkraft ist unabhängig mit der Krankenhaussterblichkeit assoziiert ist (OR, 4,5; 95% CI, 1,5–13,6; p = 0,007) [Ali et al. 2008]. Beide Methoden sind nur mit adäquat wachen und kooperativen Patienten durchführbar und lassen somit meist erst im späteren Behandlungsverlauf eine Diagnose zu.

? Ist eine frühere Diagnose möglich und sinnvoll?
Gerade in der Frühphase der Grunderkrankung stellt die Diagnostik eine Herausforderung dar, wenn die klinische Diagnose durch Sedierung und Analgesie nicht möglich ist. Dennoch ist eine frühe Diagnose wichtig.

? Gibt es einen laborchemischen Parameter, der mir hilft?
Bisher existiert kein Test, der laborchemisch durchgeführt werden kann, um eine Muskelschwäche vorauszusagen oder eine Risikostratifizierung zu ermöglichen.

? Was zeigen die Elektroneurografie (ENG) und Elektromyografie (EMG)?
Als valide Methode hat sich die elektrophysiologische Diagnostik erwiesen, um die ICUAW in der Frühphase zu diagnostizieren. Elektrophysiologisch finden sich bei der CIP und/oder CIM in der Elektroneurografie und -myografie erhaltene sensible und motorische Nervenleitgeschwindigkeiten, positive scharfe Wellen und Spontanaktivität sowie typischerweise reduzierte Summenaktionspotenziale nach nervaler Stimulation in den motorischen Ableitungen. Allgemein entsprechen diese Zeichen einer axonalen Neuropathie und/oder ei-

		Neuropathie axonal, motorisch	Neuropathie axonal, sensomotorisch	Myopathie
ENG	NLG sensibel/motorisch	normal	normal	normal
	SNAP	normal	⇓	normal
	ne-CMAP	⇓⇓	⇓⇓	⇓⇓
EMG	pathol. Spontanaktivität	+/++/+++	+/++/+++	+/++/+++
	dm-CMAP	normal	normal	⇓⇓

ENG = Elektroneurografie
NLG = Nervenleitgeschwindigkeit
SNAP = sensibles Nervenaktionspotenzial
ne-CMAP = nerval evoziertes Muskelsummenaktionspotenzial
EMG = Elektromyografie
dm-CMAP = Muskelsummenaktionspotenzial nach direkter Muskelstimulation

Abb. 110: Diese Abbildung zeigt typische Befunde einer elektrophysiologischen Untersuchung für die sensorische und motorische Neuropathie und die Myopathie.

ner Myopathie [Koch et al. 2011]. Für die Differenzierung der Myopathie von einer axonalen Neuropathie wurde bei analgosedierten kritisch kranken Patienten, die zu einer Willkürkontraktion nicht in der Lage sind, die Messung der Muskelsummenaktionspotenziale nach direkter Muskelstimulation – unter Umgehung des Nerven – eingeführt und mittlerweile als relevanter elektrophysiologischer Parameter für die elektrophysiologische Diagnose einer Myopathie anerkannt [Stevens et al. 2009]. Trojaborg et al. [Trojaborg, Weimer, Hays 2001] publizierten erstmals Normwerte für diese Untersuchung. In eigenen Arbeiten fanden wir, dass die pathologisch reduzierte Muskelmembranerregbarkeit nach direkter Muskelstimulation als Marker für die Myopathie in der Frühphase der kritischen Erkrankung unter allen elektrophysiologischen Parametern die höchste prädiktive Aussagekraft (0,91) hinsichtlich der Entwicklung einer Muskelschwäche nach Erwachen aus der Sedierung hatte [Weber-Carstens et al. 2009]. Siehe auch Abbildung 110.

? Was sieht man in der Skelettmuskelbiopsie?

Die Skelettmuskelbiopsie gilt als Goldstandard zur Diagnose einer Myopathie. Unter intensivmedizinischen Bedingungen ist dies aber bei kritisch kranken Patienten mit teilweise stark eingeschränkter Gerinnung keine Routinediagnostik. In Abgrenzung zur Inaktivitätsatrophie, die eher durch eine Faseratrophie der langsamen Typ-1-Muskelfasern gekennzeichnet ist, finden wir bei der Critical-Illness-Myopathie morphologisch eine präferentielle Atrophie der schnellen Typ-2-Fasern, insbesondere der Typ-2a-Fasern, sowie einen vorwiegenden, ungleichmäßigen Verlust dicker Myosinfilamente. Häufig ist das sonst sehr geordnete Muster quergestreifter Skelettmuskulatur aufgelockert und teilweise durchbrochen oder sogar aufgehoben. Siehe auch Abbildung 111.

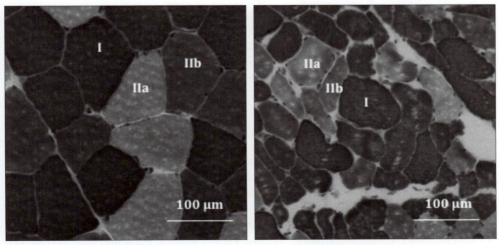

Abb. 111: Hier wird ein Toluidinblau gefärbtes Präparat eines quergeschnittenen Skelettmuskels (M.rektus femoris) gezeigt. Normaler Skelettmuskel (**links**) und mit Critical-Illness-Myopathie (**rechts**). I, IIa und IIb bezeichnen die verschiedenen Muskelfasertypen.

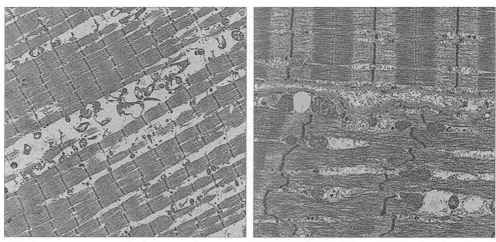

Abb. 112: Hier wird eine elektronenmikroskopische Aufnahme einer Muskelbiopsie von einem Intensivpatienten gezeigt. Neben erhaltener Z-Bandenstruktur links und rechts oben sieht man eine deutliche Destruktion dieser rechts unten. Die A-Bande des Myosin ist nur rechts oben noch klar abzugrenzen. Sarkomerlänge etwa 2 μm.

Passen Histologie, Elektronenmikroskopie und Elektrophysiologie zusammen?

Histologie und Elektrophysiologie zeigen übereinstimmend, dass sich eine Myopathie schon sehr früh im Verlauf einer kritischen Erkrankung entwickelt [Bierbrauer et al. 2012]. Eigene Untersuchungen zeigen die histologischen Veränderungen auch auf Ebene der Ultrastrukturen in der Elektronenmikroskopie. Dabei finden sich neben gesund erscheinenden Bereichen zerstörte Muskelstrukturen sowie erhaltene Ultrastrukturen, aus denen jedoch vielfach das Myosin herausgelöst ist [Wollersheim et al. 2014]. Siehe auch Abbildung 112.

Was können wir tun?

Da bisher keine kausale Therapie zur Behandlung einer ICUAW existiert, bleiben die leitliniengerechte Behandlung der Grunderkrankung, speziell der Sepsis und der Inflammation, eine zielorientierte protokollbasierte Analgesie und Sedierungstherapie [Martin et al. 2010] sowie eine protokollbasierte Entwöhnung vom Respirator die wesentlichen Bausteine in der Prävention einer ICUAW [Luetz et al. 2012]. In diesem Zusammenhang kommt einer frühen und effizienten physiotherapeutischen Behandlung eine tragende Rolle zu.

Wann und wie mobilisieren?

Die aktive Physiotherapie mit Mobilisation sollte auch bei intensivmedizinischen Patienten mit und ohne künstliche Beatmung mit Aufnahme auf die Intensivstation begonnen werden. Für bestimmte Maßnahmen der Mobilisation gibt es sicherlich Kontraindikationen, wie z.B. erhöhter intrakranieller Druck, instabile Wirbelsäulenfraktur, offenes Abdomen und weitere. Hier gilt es, möglichst umfangreich, aber patientenadaptiert physiotherapeutisch zu behandeln. Dabei ist es erstrebenswert, dass der Patient adäquat wach und orientiert ist, um eine aktive Teilnahme an der Therapie zu ermöglichen. Schwerpunkte bei der physiotherapeutischen Behandlung sind aktives Muskeltraining, Atemtherapie und die Mobilisation des

Patienten. Eine frühzeitig begonnene aktive Physiotherapie und Mobilisation, auch unter parallel laufenden maschinellen Organersatzverfahren, können das Outcome verbessern. Schweickert et al. [Schweickert et al. 2009] konnten zeigen, dass Patienten, die während einer täglichen Sedierungspause aktive Physiotherapie erhielten und mobilisiert wurden, im Gegensatz zu Patienten mit einer täglichen Sedierungspause ohne Physiotherapie und Mobilisation, bei Entlassung aus dem Krankenhaus eine signifikant bessere funktionelle Unabhängigkeit aufwiesen. Ebenso konnte in derselben Studie gezeigt werden, dass durch die Physiotherapie und Mobilisation die Dauer eines Delirs reduziert werden konnte.

? Was mache ich mit dem komatösen Patienten?

Sollten Patienten nicht aktiv an der Physiotherapie teilnehmen können, so stehen passive Maßnahmen, wie Bewegen oder Dehnen, bei der Physiotherapie im Vordergrund. Als eine weitere experimentelle Therapieoption steht die elektrische Muskelstimulation zur Verfügung. Die elektrische Muskelstimulation (EMS) stellt in der Intensivmedizin ein Verfahren dar, das nichtinvasiv zur Muskelaktivierung angewendet werden kann. Durch Oberflächenelektroden kann der Muskel durch elektrischen Strom zur Kontraktion gebracht werden und ermöglicht somit eine aktive Muskelkontraktion, noch während der Patient durch Sedierung selbst nicht aktiv an einer Mobilisierung teilnehmen kann. Routsi et al. [Routsi et al. 2010] haben tägliche EMS gegen keine EMS verglichen und konnten zeigen, dass die EMS-Gruppe signifikant höhere MRC-Scores und eine kürzere Weaningdauer vom Respirator aufwiesen. Auch wir konnten den Erhalt von Muskelmasse von Typ-2-Muskelfasern durch tägliche EMS in einem intraindividuellen Design zeigen [Weber-Carstens et al. 2013]. Die bisherigen Untersuchungen deuten auf einen positiven Nutzen für den Patienten hin, reichen jedoch nicht aus, um eine generelle Therapie-Empfehlung für die EMS auszusprechen.

? Wie gestalten sich Verlauf und Prognose?

Grundsätzlich kann man sagen, dass die CIM früh entsteht, jedoch langfristig meist eine gute Prognose hat. Hingegen zeigt sich eine CIP erst bei längerem intensivmedizinischem Verlauf und beeinträchtigt die Patienten jedoch dann auch noch Jahre nach Entlassung von der Intensivstation [Koch et al. 2014]. Ebenso verhält es sich bei den Mischformen CIPNM [Koch et al. 2011; Koch et al. 2014]. Auch Untersuchungen ohne elektrophysiologische Unterscheidung zeigen langjährige Einschränkungen von Patienten, die einen längeren Verlauf von kritischer Erkrankung durchmachten und das klinische Bild der ICUAW mit ausgeprägter Atrophie boten [Herridge et al. 2011].

? Macht Diagnose ohne gezielte Therapie einen Sinn?

Die Früherkennung und Differenzialdiagnose der neuromuskulären Dysfunktion zur verbesserten Einschätzung der klinischen Situation und Abschätzung des Langzeitverlaufes sowie für das Verständnis der pathophysiologischen Zusammenhänge zur Entwicklung präventiver und therapeutischer Maßnahmen sind unverzichtbar. Zudem sichert die elektrophysiologische Diagnose den Anspruch auf eine frühe neurologische Rehabilitation.

Literatur

Ali NA et al., Acquired weakness, handgrip strength, and mortality in critically ill patients. Am J Respir Crit Care Med (2008), 178(3), 261–268

Bierbrauer J, Weber-Carstens S, [Insulin resistance and protein catabolism in critically ill patients]. Anasthesiol Intensivmed Notfallmed Schmerzther (2011), 46(4), 268–275

Bierbrauer J et al., Early type II fiber atrophy in intensive care unit patients with nonexcitable muscle membrane. Crit Care Med (2012), 40(2), 647–650

Callahan LA, Supinski GS, Sepsis-induced myopathy. Critical Care Medicine (2009), 37(10), S354

De Jonghe B et al., Does ICU-acquired paresis lengthen weaning from mechanical ventilation? Intensive Care Med (2004), 30(6), 1117–1121

De Jonghe B, Paresis Acquired in the Intensive Care Unit: A Prospective Multicenter Study. JAMA (2002), 288(22), 2859–2867

Derde S et al., Muscle atrophy and preferential loss of myosin in prolonged critically ill patients. Crit Care Med (2012), 40(1), 79–89

Friedrich O, Fink RH, Hund E, Understanding critical illness myopathy: approaching the pathomechanism. J Nutr (2005), 135(7), 1813S–1817S

Glass DJ, Signaling pathways perturbing muscle mass. Curr Opin Clin Nutr Metab Care (2010), 13(3), 225–229

Griffiths RD, Hall JB, Intensive care unit-acquired weakness. Crit Care Med (2010), 38(3), 779–787

Hermans G et al., Interventions for preventing critical illness polyneuropathy and critical illness myopathy. Cochrane Database Syst Rev (2009), 1, CD006832

Herridge MS et al., Functional disability 5 years after acute respiratory distress syndrome. N Engl J Med (2011), 364(14), 1293–1304

Jespersen JG et al., Activated protein synthesis and suppressed protein breakdown signaling in skeletal muscle of critically ill patients. PLoS One (2011), 6(3), e18090

Koch S et al., Critical illness myopathy is frequent: accompanying neuropathy protracts ICU discharge. J Neurol Neurosurg Psychiatry (2011), 82(3), 287–293

Koch S et al., Long-term recovery in critical illness myopathy is complete, contrary to polyneuropathy. Muscle Nerve (2014), 50(3), 431–436

Kurth-Kraczek EJ et al., 59 AMPactivated protein kinase activation causes GLUT4 translocation in skeletal muscle. Diabetes (1999), 48, 1667–1671

Latronico N, Bolton CF, Critical illness polyneuropathy and myopathy: a major cause of muscle weakness and paralysis. Lancet Neurol (2011), (10), 931–941

Levine S et al., Rapid disuse atrophy of diaphragm fibers in mechanically ventilated humans. N Engl J Med (2008), 358(13), 1327–1335

Luetz A et al., Weaning from mechanical ventilation and sedation. Curr Opin Anaesthesiol (2012), 25(2), 164–169

Martin J et al., Evidence and consensus-based German guidelines for the management of analgesia, sedation and delirium in intensive care – short version. Ger Med Sci (2010), 8, Doc02

Routsi C et al., Electrical muscle stimulation prevents critical illness polyneuromyopathy: a randomized parallel intervention trial. Crit Care (2010), 14(2), R74

Schefold JC, Bierbrauer J, Weber-Carstens S, Intensive care unit-acquired weakness (ICUAW) and muscle wasting in critically ill patients with severe sepsis and septic shock. J Cachex Sarcopenia Muscle (2010), 1(2), 147–157

Schweickert WD et al., Early physical and occupational therapy in mechanically ventilated, critically ill patients: a randomised controlled trial. Lancet (2009), 373(9678), 1874–1882

Stevens RD et al., Neuromuscular dysfunction acquired in critical illness: a systematic review. Intensive Care Med (2007), 33(11), 1876–1891

Stevens RD et al., A framework for diagnosing and classifying intensive care unit-acquired weakness. Critical Care Medicine (2009), 37(10), S299

Trojaborg W, Weimer LH, Hays AP, Electrophysiologic studies in critical illness associated weakness: myopathy or neuropathy – a reappraisal. Clin Neurophysiol (2001), 112(9), 1586–1593

Van den Berghe G et al., Intensive insulin therapy in the critically ill patients. N Engl J Med (2001), 345(19), 1359–1367

Weber-Carstens S et al., Risk factors in critical illness myopathy during the early course of critical illness: a prospective observational study. Crit Care (2010), 14(3), R119

Weber-Carstens S et al., Nonexcitable muscle membrane predicts intensive care unit-acquired paresis in mechanically ventilated, sedated patients*. Crit Care Med (2009), 37(9), 2632–2637

Weber-Carstens S et al., Critical illness myopathy and GLUT4: significance of insulin and muscle contraction. Am J Respir Crit Care Med (2013), 187(4), 387–396.

Welvaart WN et al., Selective diaphragm muscle weakness after contractile inactivity during thoracic surgery. Ann Surg (2011), 254(6), 1044–1049

Wollersheim T, Dynamics of myosin degradation in intensive care unit-acquired weakness during severe critical illness. Intensive Care Med (2014), 40(4), 528–538

Der blutende Patient

Michael Metze, Alexander Reske, Sirak Petros

? Welchen Einfluss haben allogene Transfusionen und die Therapie mit gerinnungsaktiven Substanzen in der Intensivmedizin?

Ein restriktiver Umgang mit allogenen Blutprodukten ist nach aktuellem Kenntnisstand mit einer Prognoseverbesserung des kritisch kranken Patienten verbunden. Das findet Berücksichtigung in den aktuellen Leitlinien zum Umgang mit Blutprodukten verschiedener Länder. In Deutschland regeln das Transfusionsgesetz und die Querschnittsleitlinie der Bundesärztekammer zur Anwendung von Blutprodukten (Hämotherapie) die Indikation zur Gabe einer Bluttransfusion. Dabei sei der Gesetzescharakter betont, welcher jede Ärztin und jeden Arzt, der eine Transfusion vornimmt, zur Kenntnis der Empfehlungen der Bundesärztekammer verpflichtet.

? Erläutern Sie die für den klinisch tätigen Arzt relevanten Anteile des Transfusionsgesetzes.

Das Transfusionsgesetz der Bundesrepublik Deutschland reglementiert die Gewinnung von Blut und Blutbestandteilen, die klinische Anwendung dieser Produkte und deren umfangreiche Dokumentationspflichten. Es besteht eine Verpflichtung, alle Unterlagen über Blutspenden mindestens 30 Jahre lang aufzubewahren. Diese Möglichkeit der Rückverfolgung dieser Produkte ist z.B. bei schweren Nebenwirkungen notwendig (z.B. Hepatitis-C-Infektion).

Die Dokumentation hat standardisiert und unverzüglich zu erfolgen: „Die behandelnde ärztliche Person hat jede Anwendung von Blutprodukten und von gentechnisch hergestellten Plasmaproteinen zur Behandlung von Hämostasestörungen für die in diesem Gesetz geregelten Zwecke, für Zwecke der ärztlichen Behandlung der von der Anwendung betroffenen Personen und für Zwecke der Risikoerfassung nach dem Arzneimittelgesetz zu dokumentieren oder dokumentieren zu lassen. Die Dokumentation hat die Aufklärung und die Einwilligungserklärungen, das Ergebnis der Blutgruppenbestimmung, soweit die Blutprodukte blutgruppenspezifisch angewendet werden, die durchgeführten Untersuchungen sowie die Darstellung von Wirkungen und unerwünschten Ereignissen zu umfassen." (Quelle: http://www.gesetze-im-internet.de/tfg/index.html, abgerufen 10.11.2014).

Folgende Angaben sind zu dokumentieren:
- Patientenidentifikationsnummer oder entsprechende eindeutige Angaben zu der zu behandelnden Person, wie Name, Vorname, Geburtsdatum und Adresse
- Chargenbezeichnung
- Pharmazentralnummer oder
- Bezeichnung des Präparates
- Name oder Firma des pharmazeutischen Unternehmers
- Menge und Stärke bzw. Dosis
- Datum und Uhrzeit der Anwendung

Grundlagen der Blutgerinnung

? Erklären Sie die Grundzüge des zellbasierten Gerinnungsmodells.

Das **klassische Gerinnungsmodell** (Wasserfallmodell, Kaskadenmodell) mit seinem intrinsischen und extrinsischen Aktivierungsweg stammt aus den 1960er Jahren und ermöglicht v.a. eine Erklärung der Entstehung der Gerinnungswerte Quick (Prothrombinzeit) und der aPTT (aktivierten Thromboplastinzeit). Die Messung erfolgt nach der Abtrennung der Blutplättchen via Zentrifugation durch eine In-vitro-Aktivierung der Blutgerinnung. Mit diesem Modell bleiben einige Fragen ungeklärt, z.B. die Rolle der Thrombozyten, oder warum die Gerinnung ohne die Faktoren VIII und IX nicht richtig ablaufen kann (z.B. bei Hämophiliepatienten) sowie warum die Gerinnung physiologisch stark lokal reguliert ist. Antworten gibt das sog. **zellbasierte Gerinnungsmodell** [Monroe und Hoffman 2006], das in 3 Phasen vereinfacht wie folgt verläuft (s. Abb. 113).

Initiation. Die Freisetzung von tissue factor (TF) respektive dessen Expression auf Zelloberflächen bei einer Gewebeverletzung führt zur Aktivierung von Faktor VII (VIIa), der anschlie-

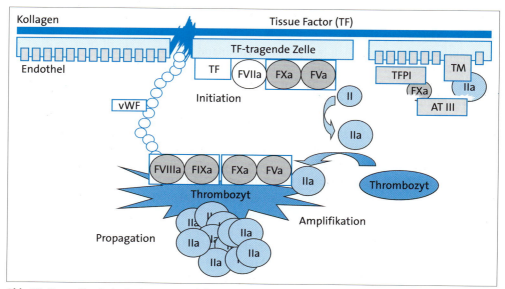

Abb. 113: Das zellbasierte Gerinnungsmodell in vereinfachter Form

ßend mit Ca^{2+} und Phospholipiden (PL) die Faktoren IX und X aktiviert (IXa, Xa). Faktor Xa kann Faktor V aktivieren (Va) und als sog. **Prothrombinasekomplex** (Xa/Va) den Faktor II bzw. Prothrombin zu Thrombin aktivieren (IIa). Es entsteht eine kleine Menge Thrombin, und damit ist die Initiationsphase abgeschlossen. Thrombin ist der stärkste bekannte Thrombozytenaktivator und hat mehrere Funktionen: (1) Anlockung der Thrombozyten, (2) Aktivierung der Thrombozyten, Verstärkung der Adhäsion, (3) Aktivierung der Faktoren V, VIII, XI – gebunden auf der Plättchenoberfläche.

Amplifikation. Die Gerinnungsreaktion wird via Rezeptorbindung der verschiedenen Gerinnungsfaktoren auf die aktivierten Thrombozyten verlagert und erheblich ausgeweitet (lat. amplificatio ausweiten). Dazu trägt eine Formänderung der Thrombozyten (shape change) zur starken Vergrößerung der Oberfläche bei.

Propagation. Die dritte Phase findet auf den aktivierten Thrombozyten statt. Der thrombozytengebundene Prothrombinasekomplex wird in seiner Aktivität durch den ebenfalls gebundenen **Tenasekomplex** (VIIIa/IXa) tausendfach verstärkt. Die Faktoren VIII und IX wirken quasi als „Turbolader" der Gerinnungskaskade. Dadurch entsteht der sog. Thrombinburst, eine exponentielle Verstärkung der Thrombinproduktion. Diese wird als eine Voraussetzung für eine ausreichende Gerinnselbildung angesehen.

Regulation der Gerinnung. Die umliegenden nicht aktivierten Zellen (v.a. Endothelzellen) exprimieren u.a. **tissue factor pathway inhibitor** (TFPI) und **Thrombomodulin** (TM) und sorgen zusammen mit **Antithrombin III** (AT IIII) für die Inaktivierung der Gerinnungsfaktoren, damit die Reaktion auf den Ort des Defektes begrenzt bleibt.

? **Welche Rolle spielen die Thrombozyten bei der Blutgerinnung?**
Die Rolle der Thrombozyten ist wesentlich für ein Verständnis der Gerinnung. Die Hauptaufgabe der Thrombozyten ist die Bereitstellung einer Oberfläche, auf welcher die Gerinnungsaktivierung und damit der Hauptteil der Thrombingeneration stattfinden kann. Thrombin als Schlüsselenzym der Gerinnung ist Voraussetzung für eine suffiziente Hämostase. Die Thrombozyten vermitteln weiterhin über die Adhäsion eine Lokalisierung der Gerinnungsreaktion am Ort des Geschehens und sorgen für die Entstehung eines Primärgerinnsels zusammen mit Fibrinogen. Weiterhin enthalten sie Gerinnungsfaktoren (Faktor V, VIII) und gerinnungsaktivierende Faktoren (z.B. ADP, ATP, Serotonin, Ca^{2+}). Verantwortlich für die Bindung von Fibrinogen an die Thrombozyten ist der **GP-IIb/IIIa-Rezeptor** (auch bekannt als Integrin $\alpha_{IIb}\beta_3$). Dieser Schritt ist notwendig für eine normale Thrombozytenaggregation und endotheliale Adhäsion. Der GP-IIb/IIIa-Rezeptor ist Ziel verschiedener Thrombozytenaggregationshemmer (z.B. Abciximab, Eptifibatide, Tirofiban). Der GP-Ib/IX-Rezeptorkomplex ist an der Adhäsion beteiligt und bindet Von-Willebrand-Faktor (VWF) und Thrombin.

? **Erläutern Sie die Hauptfunktionen des Von-Willebrand-Faktors bei der Hämostase.**
Der VWF ist ein hochmolekulares Protein zwischen 500 und 20 000 kDa, das aus einzelnen Monomeren besteht. Der VWF ist das größte bekannte lösliche Protein im Körper. Der VWF

nimmt eine Schlüsselrolle bei der **Thrombozytenadhäsion** ein und kann an subendotheliale Strukturen binden (Kollagen). Eine zweite wichtige Aufgabe ist der **Proteolyseschutz des Faktors VIII**, der ohne VWF nur eine Halbwertszeit von knapp 2 h im Plasma hätte. Neben angeborenen Varianten mit quantitativen und qualitativ funktionellen Veränderungen des VWF existieren zahlreichen erworbene Formen, die mit bestimmten Erkrankungen assoziiert sind (z.B. soliden Tumoren; Wilms-Tumor), chronische myeloische Leukämie, Ehlers-Danlos-Syndrom, bei Patienten mit Herzklappenfehlern, Aortenstenosen, etc.). Veränderungen des VWF sind häufig mit Blutungsneigungen assoziiert. Die VWF-Funktion wird durch die Globalparameter Quick/aPTT nicht erfasst. Zur Diagnostik sind v.a. das Von-Willebrand-Antigen, der Von-Willebrand-Ristocetin-Kofaktor und der Faktor VIII und eine Multimerenanalyse notwendig. Letztere ist nur Speziallaboren vorbehalten.

? Welche Aussagen können mit Quick und aPTT getroffen werden, und welchen diagnostischen Limitationen unterliegen diese klassischen Globalparameter?

Die Laborwerte Quick und aPTT wurden ursprünglich in den 1930er bzw. 1950er Jahren zur Diagnostik der Hämophilie entwickelt, werden jedoch heute hauptsächlich zur Kontrolle von Antikoagulantien (z.B. Vitamin-K-Antagonisten, Heparin) eingesetzt. Sie wurden zur Vorhersage von Blutungsrisiken nicht validiert und sollten dazu nicht verwendet werden. Indirekt können sie eine globale und ungenaue quantitative Aussage über die vorhandenen Gerinnungsfaktoren liefern. Sie werden erst pathologisch, nachdem quantitativ ca. 30% der Gerinnungsfaktoren verbraucht worden sind. Quick und aPTT lassen keine Aussage über die Thrombozytenfunktion zu, da im Labor die Thrombozyten durch Zentrifugation abgetrennt werden. Weiterhin werden die Komponenten des endogenen Antikoagulationssystems (z.B. Protein C, Antithrombin) und der Faktor XIII ebenfalls nicht erfasst. Grundprinzip beider Messungen ist die Aktivierung der Gerinnung im Reagenz mit einem Aktivator (Quick → Thromboplastin, aPTT → Kaolin) und Calcium und anschließender Erfassung der Gerinnungszeit, d.h. der Zeit bis zur Entstehung einer Fibrintrübung, die durch eine photometrische Messung erfasst wird. Messbedingt können alle Substanzen, die eine Plasmatrübung hervorrufen, zu Fehlmessungen führen (z.B. Lipide, Hydroxyethylstärke). Die sog. **gemeinsame Endstrecke** der Gerinnung wird durch beide Werte erfasst (Fibrinogen, II, V, X), während der Quick-Wert den Faktor VII und die aPTT die Faktoren IX, XI und XII zusätzlich erfasst. Quick-Werte und aPTT-Werte verschiedener Labors sind untereinander nicht vergleichbar, da die Reagenzien der verschiedenen Hersteller (> 300) nicht standardisiert sind. Schwankungen beim identischen Patienten von bis zu 50% sind keine Seltenheit.

? Warum sind bei besonders niedrigen Fibrinogenkonzentrationen Quick und aPTT stark pathologisch verändert?

Quick und aPTT sind labormethodisch Trübungsmessungen, die auf einer fibrininduzierten Reagenztrübung basieren, die photometrisch erfasst wird. Ab einem Fibrinogen von < 0,8–1 g/l sind Quick und aPTT nicht mehr diagnostisch verwertbar. Die Gerinnungszeiten, die mit Quick und aPTT erfasst wurden, werden stark verlängert sein und sich nach Normalisierung des Fibrinogenspiegels ebenfalls verkürzen.

Pathophysiologie von Blutungen

? Welche pathophysiologischen Mechanismen können eine Blutungsneigung des Patienten bedingen?

Eine effektive Hämostase setzt **qualitative** und **quantitative** Eigenschaften der plasmatischen und zellulären Bestandteile der Blutgerinnung voraus. Die Gerinnungsfaktoren können in der Konzentration vermindert sein (z.B. angeboren, Verbrauch, Syntheseproblem) oder funktionell inaktiv (z.B. Dysfibrinogenämie, Medikamente, Hemmkörper). Gleiches gilt für die Thrombozyten. Da sie die Oberfläche für die Thrombingeneration darstellen, ist eine bestimmte Mindestanzahl für eine Blutstillung notwendig, was jedoch ebenfalls an eine intakte Thrombozytenfunktion gekoppelt ist (Adhäsion, Aggregation, Signaltransduktion). Als Mindestanzahl werden bei gesunden Menschen knapp 10 Gpt/l Thrombozyten angenommen, um spontane Blutungen zu vermeiden. Im Rahmen von Erkrankungen (Sepsis, Leberinsuffizienz) können durchaus höhere Werte notwendig sein.

? Welche charakteristischen Veränderungen der Blutgerinnung finden im Rahmen einer Blutung statt?

Im Rahmen einer Verbrauchskoagulopathie kommt es zur Reduktion aller Gerinnungsfaktoren sowie der zellulären Bestandteile des Blutes. In mehreren Dilutionsstudien wurde die Entwicklung der Dilutionskoagulopathie untersucht. Fibrinogen erreicht bereits nach dem Verlust von ca. 0,5–0,75 Blutvolumen (BV) die kritische Grenze von 1 g/l mit dem Risiko spontaner Blutungen. Hinsichtlich der Aktivatoren (Faktor II, VIII, X ...) tritt der jeweilige Grenzwert erst ca. nach dem Verlust des gesamten BV auf. Die Thrombozytenzahl bleibt meist bis zum Verlust von ca. 1,5fache des BV noch oberhalb von 100 Gpt/l, da Thrombozyten aus endogenen Speichern mobilisiert werden können. Weiterhin tritt eine Hypokalzämie auf, die durch die Infusion von citrathaltigen Blutprodukten aggraviert wird [Weiss et al. 2010].

? Beschreiben Sie charakteristische Veränderungen des Gerinnungssystems und häufige Ursachen einer erworbenen Blutungsdiathese beim Intensivpatienten.

Durch die komplexe Interaktion des Hämostasesystems mit vielen anderen Systemen (z.B. Inflammation, Wundheilung, Immunsystem) treten bei vielen Erkrankungen sog. **adaptive Veränderungen** auf. Diese sind von echten Gerinnungsstörungen nicht immer zu unterscheiden und bedürfen nicht zwangsläufig einer Therapie. So weisen z.B. viele Intensivpatienten eine Reduktion des Quick-Wertes auf, was jedoch i.d.R. nicht mit einer Blutungsneigung einhergeht. Eine Übersicht gibt Tabelle 104.

Tab. 104: Häufige Ursachen einer erworbenen Blutungsdiathese in der Intensivmedizin (modifiziert nach [Petros 2011; Konkle 2011])

Krankheitsassoziiert
Verlust- und Verdünnungskoagulopathie bei Blutungen (plasmatisch/thrombozytär)
Spätphase der disseminierten intravasalen Gerinnung (plasmatisch/thrombozytär)
Leberinsuffizienz (plasmatisch/thrombozytär), Niereninsuffizienz (v.a. thrombozytär)
Hämatologische Malignome, Paraproteinämien (v.a. thrombozytär)
Schwere Infektionen (plasmatisch/thrombozytär)
Behandlungsassoziiert
Thrombozytopathie: Thrombozytopathie (COX-1-Inhibitoren, Thienopyridine, GpIIb/IIIa-Inhibitoren, Dipyramidol, Beta-Laktam-Antibiotika, SSRI, Hydroxyethylstärke, Alkohol)
Plasmatische Gerinnungshemmung (Vitamin-K-Antagonisten, neue orale Antikoagulantien)
Extrakorporale Zirkulation

? Welche Defekte der Hämostase sind am häufigsten für eine Blutungsneigung verantwortlich und wie kann man sie diagnostizieren?

Im intensivmedizinischen Bereich existieren keine guten systematischen Untersuchungen über die Ursachen von Blutungsneigungen, die meisten Informationen sind aus dem perioperativen Bereich bekannt. Koscielny et al. untersuchten prospektiv 5649 Patienten mit Quick, aPTT sowie Gerinnungsanamnese und additiven Tests der Thrombozytenfunktion und des Von-Willebrand-Faktors. Bei 5% der Patienten waren Defekte der Hämostase zu finden, die in fast 90% der Fälle durch Quick/aPTT nicht erfasst wurden, da es sich um Defekte der primären Hämostase handelte (z.B. Thrombozytopathie, Von-Willebrand-Erkrankung). Diagnostisch sensitiv (98%) waren eine positive Blutungsanamnese zusammen mit Tests der Thrombozytenfunktion und des Von-Willebrand-Faktors [Koscielny et al. 2004]. Die Prävalenz der Von-Willebrand-Erkrankung wird mit 0,5–1% angegeben. Für den intensivmedizinischen Bereich sind die Ergebnisse nicht direkt übertragbar. Jedoch ist es anzunehmen, dass thrombozytäre Störungen beim blutenden Intensivpatienten eine häufige Rolle spielen.

? Welche thrombozytären Störungen spielen beim Intensivpatienten eine Rolle?

Es wird zwischen **quantitativen** (v.a. Thrombozytopenie) und **qualitativen** Störungen (Thrombozytopathie) unterschieden. Viele Organmanifestationen kritischer Erkrankungen, wie Leber- und Niereninsuffizienz sowie behandlungsassoziierte extrakorporale Zirkulation, gehen sowohl mit quantitativen als auch qualitativen Störungen der Thrombozyten einher, die aber nur ausnahmsweise mit einer klinisch relevanten Blutungsneigung assoziiert sind. Hauptursachen einer Thrombozytopenie sind: ca. 50% Sepsis, 25% disseminierte intravasale Gerinnung, 10% Verbrauch bei Blutungen, 10% medikamentös, 4% autoimmun/TTP, ca. 1% heparininduziert. Die Thrombozytenfunktion kann auf mehreren Ebenen gestört sein; Adhäsion (z.B. Von-Willebrand), Aggregation (z.B. GP-IIb/IIIa-Antagonisten, hepatische Insuffizienz), Signaltransduktion (z.B. Clopidogrel, Heparin, SSRI), Synthese (z.B. ASS, NSAR, Antibiotika).

? Welche Behandlungsoptionen bestehen bei thrombozytär bedingten Blutungen?
Da die Thrombozyten für eine ausreichende Thrombingeneration eine Mindestzahl aufweisen müssen, ist bei Blutungen zunächst eine Anhebung der Thrombozytenzahl entsprechend den Empfehlungen der Bundesärztekammer sinnvoll. Steht eine Thrombozytopathie im Vordergrund, ist ein Behandlungsversuch mit Desmopressin (Minirin, 0,3–0,4 μg/kg KG als Kurzinfusion über 30 min) indiziert. Nebenwirkungen sind eine Hyponatriämie (selten im Erwachsenenalter) sowie eine Flush-Symptomatik und ein Blutdruckabfall. Die Wirkung beruht auf einer Freisetzung von Von-Willebrand-Faktor aus endogenen Speichern, was zu einer verbesserten Thrombozytenfunktion führt. Auch die Gabe von Tranexamsäure führt über eine verstärkte Expression von GP-Ib/IX-Rezeptoren auf den Plättchen zu einer Verbesserung der Adhäsion [Leithauser et al. 2008]. Als Ultima Ratio kann bei lebensbedrohlichen Blutungen rekombinanter Faktor VIIa (NovoSeven) versucht werden (z.B. 90 μg/kg KG), was jedoch einer Offlabel-Therapie entspricht.

? Was verbirgt sich unter dem Begriff unhappy triad oder lethal triad im Rahmen einer schweren Blutung, und welche Implikationen sind damit verbunden?
Als lethal triad wird die Kombination auf **Dilutionskoagulopathie**, **Hypothermie** und **Azidose** bezeichnet. Durch den Verbrauch von Gerinnungsfaktoren und der Infusion kristalloider/kolloidaler Lösungen tritt eine Dilutionskoagulopathie auf. Hinzu kommt eine Hypokalzämie infolge der Transfusion citrathaltiger Blutprodukte. Bei einer Hypothermie v.a. unterhalb von 34 °C kommt es zu Störungen der plasmatischen Gerinnung und der Thrombozytenfunktion sowie zum Abfall der Thrombozytenzahl. Die Folge ist eine verminderte Thrombingeneration und eine Störung der Gerinnselbildung. Die sich aufgrund des Schocks entwickelnde Azidose stört ebenfalls die Enzymaktivität der Gerinnungsproteine. Sowohl eine schwere Hypothermie als auch eine Azidose sind in vivo nur schwer zeitgerecht zu reversieren. Das meist von extern über die Körperoberfläche vorgenommene Aufwärmen eines Patienten bedeutet einen großen Aufwand an Logistik und Zeit (z.B. offener Situs, schwer zugänglicher Patient für externe Wärmemaßnahmen, Infusion von kühlen Flüssigkeiten/Blutprodukten). Auch der pragmatische Ausgleich der Azidose mit Natriumbikarbonat oder TRIS-Puffer führt in experimentellen Untersuchungen nicht automatisch zu einer Verbesserung der Gerinnung [Martini et al. 2006]. Die Behandlung sollte daher primär auf die Prävention ausgerichtet sein.

Allgemeine Behandlungsprinzipien bei Blutungen

? Was versteht man unter den sog. Rahmenbedingungen?
Unter den **Rahmenbedingungen** wird allgemein die Aufrechterhaltung der notwendigen physiologischen Homöostase für eine intakte Blutgerinnung verstanden. Dazu gehören eine Körpertemperatur (≥ 34 °C), Normokalzämie (≥ 0,9 mmol/l ionisiert) und ein akzeptabler pH-Wert (> 7,2).

Welche Maßnahmen sind neben der Optimierung der Rahmenbedingungen und der Gabe von Blutprodukten frühzeitig beim bedrohlich blutenden Patienten in Erwägung zu ziehen?

Die Gabe von Blutprodukten dient primär der Aufrechterhaltung der Sauerstoffversorgung der Gewebe und der Prävention sekundärer Organkomplikationen sowie der Verhinderung und Behandlung von koagulopathisch bedingten diffusen Blutungen. Da die Prognose der Patienten umgekehrt proportional zu der Anzahl der Blutprodukte ist, ist die zeitige Evaluation alternativer Methoden zur Blutstillung wichtig. Dazu gehören neben den chirurgischen Maßnahmen v.a. die radiologisch-interventionell gestützten Methoden.

Tab. 105: Initialtherapie von schweren Blutungen und Zielwerte der Substitution

Blutdruck		Primär **systolischer Blutdruck 80–100 mmHg** bis Hauptblutung gestoppt (Grad 1C). Bei SHT nach CPP
		Sekundär **MAD ≥ 65 mmHg** bzw. **sinkendes Basendefizit und Laktat**, pH > 7,2 (Grad 1B)
Volumen		Primär **Ringer-Acetat** (Grad 1B)
Hämoglobin		≥ **5,5 mmol/l** (Grad 1C)
Calcium		Ionisiertes Calcium ≥ **1,0 mmol/l** (Grad 1C)
Thrombozyten (PLT)		≥ **50 × 10⁹/l** (Grad 1C)
		≥ **100 × 10⁹/l** beim Polytrauma, bei intrakranieller Blutung
Optimierung der plasmatischen Gerinnung		Quick > 50%, INR < 1,5 und aPTT < 50 s
		Fibrinogen ≥ **1,5–2,0 g/l** (Grad 1C)
		Fibrinogen ≥ **2,0 g/l** beim Polytrauma, bei intrakranieller Blutung (Grad 2C), bei peripartaler Blutung
	FFP	**Frühzeitige** Behandlung (Grad 1B), initialer Bolus mindestens **15 ml/kg KG**
		Verhältnis EK:FFP ca. 1:1; Verhältnis EK:TK ca. 10:1
	PPSB	Bei Wartezeit > 30 min auf transfundierbare FFP und schwerer Blutung sofortige Gabe von **25 IE/kg KG**
		Die initiale Gabe Antithrombin ist nicht indiziert (Grad 1C).
	Fibrinogen	Fibrinogenmangel sollte **vorzugsweise** mit **Fibrinogenkonzentrat** substituiert werden. Initialdosis 3–4 g Fibrinogenkonzentrat (Grad 2C)
	Faktor XIII	Nach Transfusionsende Messung im Labor und Substitution bei **Werten < 60% oder** empirische Gabe von **1250 IE Faktor XIII** nach Transfusion von ca. 1,5 Blutvolumina
Antifibrinolytika		Tranexamsäure: Bolus **1 g i.v.** + kontinuierliche Gabe **1 g über 8 h** i.v. (Grad 1B)
NovoSeven		90–120 µg/kg KG bei persistierender Blutung und stumpfem Trauma trotz maximaler Therapie (Grad 2C, Offlabel)
		Rahmenbedingen (pH > 7,2, Temperatur > 34 °C, Thrombozyten > 50 × 10⁹/l, Fibrinogen > 1,5 g/dl)!

Management von Massivtransfusionen

? Welche Initialtherapie mit Gerinnungsprodukten wird zur Behandlung der Koagulopathie bei einer schweren Blutung empfohlen? Welche Zielwerte für die Hämostase sind nach aktuellen Empfehlungen vorgegeben?

Für die Behandlung von schweren Blutungen existieren aktuell die Empfehlungen der Bundesärztekammer (BÄK) und die europäische Leitlinie zur Behandlung des traumatisch hämorrhagischen Schocks [Bundesärztekammer 2009; Rossaint et al. 2010].

Als Initialtherapie wird die Gabe von 15 ml/kg KG FFP empfohlen, die jedoch erfahrungsgemäß bei fortgeschrittener Koagulopathie nicht ausreichend ist [Chowdhury et al. 2004]. Daher ist gemäß BÄK auch die Nutzung von Faktorenkonzentraten empfohlen (PPSB, Fibrinogen), wenn FFP nicht zeitgerecht verfügbar ist. Siehe auch Tabelle 105.

? Welche Rolle spielen die klassischen Globalparameter der Gerinnung beim Management einer schweren Blutung?

Die klassischen Laborwerte Quick, aPTT und Fibrinogen treten bei einer schweren Blutungssituation in den Hintergrund. Ihre Bestimmung erfordert viel Zeit (ca. 45–90 min) und zeigt lediglich den globalen Verbrauch an Gerinnungsfaktoren an, jedoch nicht das Potenzial, ein Gerinnsel zu bilden. Sind diese Werte zeitlich verfügbar, liegt klinisch häufig bereits eine andere Situation vor. Im Rahmen einer bedrohlichen Blutung sollte eine Gerinnungstherapie gemäß BÄK nicht durch das Warten auf Gerinnungswerte verzögert werden [Bundesärztekammer 2009]. Die Werte genügen dann lediglich zur Therapiekontrolle bzw. zur Verhinderung von Nachblutungen (z.B. Fibrinogenspiegel, Faktor XIII).

? Erläutern Sie Vor- und Nachteile der Verwendung von Faktorenkonzentraten gegenüber fresh frozen plasma bei schwerer Blutung.

Im Rahmen einer fortgeschrittenen Blutungssituation sind 2 Faktoren bei der Therapie zu bedenken: (1) die **fortgeschrittene Depletion** der Gerinnungsfaktoren und (2) die **Dynamik** der Blutungssituation und die notwendige Logistik für die Bereitstellung **und** Transfusion von FFP. Durch die Verwendung von Faktorenkonzentraten, wie Fibrinogenkonzentrat und PPSB, kann der Zeitaufwand für die Behandlung der Koagulopathie maximal verkürzt werden. Die Konzentration an Gerinnungsfaktoren im transfundierten Volumen ist um ein Vielfaches höher als im FFP. Demgegenüber stehen theoretische Risiken der Prothrombogenität bei der Verwendung von Faktorenkonzentraten. Diese Nebenwirkung ist jedoch als Seltenheit anzusehen und tritt in der lebensbedrohenden Blutungssituation in den Hintergrund.

? Wie lässt sich beim schwerverletzten Patienten das Risiko einer Massivtransfusion abschätzen?

Der sog. TASH-Score (Trauma Associated Severe Hemorrhage Score) wurde anhand von 17 200 traumatisierten Patienten ermittelt und besteht einfach im Schockraum oder auf der Intensivstation zu erhebenden Basisparametern (s. Tab. 106) [Yucel et al. 2006]. Der Score kann Werte zwischen 0–28 annehmen, wobei ab 18 Punkten eine mehr als 50%ige Wahrscheinlich für eine Massivtransfusion besteht.

Tab. 106: TASH-Score

Variable	Wert	Punktwert
Hb (mmol/l)	< 4,3	8
	< 5,6	6
	< 6,2	4
	< 6,8	3
	< 7,5	2
Basedefizit (mmol/l)	< –10	4
	< –6	3
	< –2	1
Systolischer Blutdruck	< 100	4
	< 120	1
Herzfrequenz	> 120	2
Freie Flüssigkeit (FAST)		3
Extremitätenfrakturen		
Klinisch instabile Beckenfraktur		6
Offene/dislozierte Femurfraktur		3
Männliches Geschlecht		1

? **Welche Rolle hat Tranexamsäure bei der Behandlung von akuten Blutungen?**

Tranexamsäure (TXA) kann bei der Behandlung des traumatisch hämorrhagischen Schocks innerhalb der ersten 3 h zu einer Prognoseverbesserung beitragen [Shakur et al. 2010]. Die empfohlene Dosis beträgt 20 mg/kg KG als Bolus, gefolgt von einer Infusion mit 1 g/8 h. Weiterhin wurde auch bei anderen Blutungssituationen, wie der Elektivchirurgie (z.B. Kardiochirurgie, Orthopädie/Traumatologie) oder der Transplantationschirurgie (z.B. Lebertransplantation), eine Senkung des Blutverlustes nachgewiesen.

Fallbericht

Ein 26-jähriger Patient wird nach einem Motorradunfall intubiert und beatmet eingeliefert. Verletzungsmuster: Thoraxtrauma mit Lungenkontusionen beidseitig, Spannungspneumothorax links, instabile Beckenfraktur, offene Femurfraktur rechts. Vitalparameter: HF 112/min, RR 95/45, SaO_2 99%, Temperatur 35,3 °C. Die initiale BGA zeigt Hb 4,9 mmol/l, Basendefizit –12 mmol, Laktat 3,1 mmol/l.

? **Welche Gerinnungstherapie würden Sie aufgrund der klinischen Situation bevorzugen?**

Der junge Mann ist offensichtlich lebensbedrohlich verletzt, und es liegt bereits ein fortgeschrittener hämorrhagischer Schock vor. **Der Zeitfaktor ist wesentlich.** Neben den Basismaßnahmen zur Optimierung der Rahmenbedingungen ist eine schnelle Behandlung der wahrscheinlichen Koagulopathie sinnvoll. Gemäß aktuellen Leitlinien der BÄK wäre die Gabe von PPSB 25 IE/kg KG kombiniert mit Fibrinogen 50 mg/kg KG indiziert. Alternativ kann auch die Gabe von mindestens 15–30 ml/kg FFP erfolgen, was jedoch aus Gründen der Logistik (Bestellung, Auftauen und schnelle Transfusion) und Effektivität (Konzentration der Gerinnungsfaktoren) kaum praktikabel ist. Bei lebensbedrohlicher Blutung kann die **Substitution auch ohne Vorliegen von Laborwerten** erfolgen.

Welche Rolle spielt die Dynamik der Blutung?

Die Dynamik der Blutungssituation ist definiert als Blutverlust über die Zeit einschließlich aller logistischen und therapeutischen Maßnahmen. Entscheidend ist zunächst die primäre klinische Einschätzung basierend auf dem Verletzungsmechanismus, den Vitalparametern und der Blutgasanalyse. So können bspw. bei einer Blutung der A. femoralis über wenige Minuten ein hoher Blutverlust und schwerer Schockzustand eintreten und der erste gemessene Hb-Wert noch normal sein. Kompensationsmechanismen wirken sofort (z.B. kompensatorische Tachykardie, Zentralisation Sekunden bzw. Minuten) oder mit kurzer Verzögerung (z.B. Veränderungen des Hämatokrits 15–30 min). Weitere wichtige Determinanten der Dynamik sind die Gesamtverletzungsschwere (Monotrauma vs. Polytrauma), die Rahmenbedingungen (z.B. Temperatur), logistische Faktoren (z.B. Transport des Patienten, Dauer bis Eintreffen von Gerinnungsprodukten) sowie therapeutische Maßnahmen (z.B. zur Verfügung stehender venöser Zugang, Interventionsmodus OP vs. Angiografie). Zur Therapiesteuerung haben die klassischen Laborwerte den Nachteil der mangelnden Prädiktivität hinsichtlich von Blutungen und des Zeitverlustes bis zum Vorliegen des Ergebnisses, sodass sie eine Situation reflektieren, die bereits mindestens 60 min vergangen ist. Die sinnvolle klinische Integration aller Faktoren soll als Alternative die Dynamik bestmöglich erfassen und kann darauf basierend die Gerinnungstherapie steuern (intelligent guess).

Welche Zielwerte zur Substitution würden Sie bei blutenden Patienten mit Leberinsuffizienz anstreben?

Die Bundesärztekammer empfiehlt für die Substitution von Patienten mit Leberinsuffizienz die in Tabelle 107 dargestellten Werte.

Welche Thrombozytenzahl ist für eine effektive Hämostase notwendig?

Evidenzbasierte Empfehlungen zur Höhe der für die Hämostase notwendigen Thrombozytenzahlen sind nicht vorhanden. Da die Bildung eines Gerinnsels jedoch auch direkt auf der Oberfläche der Thrombozyten stattfindet, ist auf die zeitgerechte Thrombozytensubstitution zu achten. Im Rahmen einer Stressreaktion kommt es zur Freisetzung von Thrombozyten aus verschiedenen Speichern (Milz, Leber, Lunge). Die Bundesärztekammer gibt in ihrer Leitlinie entsprechende Richtwerte an [Bundesärztekammer 2009]. Zu bedenken ist, dass die Thrombozytenfunktion durch zahlreiche Medikamente negativ beeinflusst wird (NSAID; Antibiotika z.B. Penicillin, Cephalosporine, Aminoglykoside; Kolloide; Antidepressiva; Lipidsenker). Die Prophylaxe und Therapie thrombozytär bedingter Blutungen: Indikationsstellung zur Thrombozytentransfusion abhängig von Thrombozytenzahl und -funktion, der Blutungssymptomatik, dem Blutungsrisiko sowie der Grunderkrankung. Keine prophylaktische

Tab. 107: Indikationen zur Substitution mit Blutprodukten bei Leberinsuffizienz nach BÄK (nach [Bundesärztekammer 2009])

Blutprodukt	Indikation
FFP	**Hepatopathie, Koagulopathie** *und* **Blutung bei Quick < 50%** Substitutionsziel: Blutungsstopp und Quick > 50% (2C) **Keine prophylaktische Gabe** Bei fehlender Blutung und Quick > 50% (2C) Bei Hepatopathie und Koagulopathie vor Leberpunktion, Parazentese, Thorakozentese, ZVK-Anlage (1C) Bei akutem Leberversagen ohne Blutung (1B)
PPSB	Blutung und Mangelzustände bei schweren Lebererkrankungen sowie während/vor Lebertransplantation (2C), jedoch FFP stellt die Basistherapie dar Substitutionsziel: Quick 30–50% (leichte Blutung), 60–80% (schwere Blutung)
Fibrinogenkonzentrat	Synthesestörungen, hämorrhagische Dysfibrinogenämien zur Therapie und Prophylaxe von Blutungen; Fibrinogen < 1 g/l (Risiko für spontane Blutungen ↑) (2C) Substitutionsziel: Fibrinogen > 1,5 g/l
Thrombozyten	Siehe Tabelle 108

Tab. 108: Indikationen zur Thrombozytentransfusion laut BÄK (nach [Bundesärztekammer 2009])

Eingriffe	Substitution bei
Kleinere Eingriffe	< 20 oder bei vorbestehender thrombozytärer Blutungssymptomatik (2C)
Eingriffe mit hohem Blutungsrisiko	< 50 Gpt/l (2C) bei Werten zwischen 50–100 Gpt/l engmaschig kontrollieren
Eingriffe mit besonders hohem Blutungsrisiko (Neurochirurgie)	< 70–100 Gpt/l (1C)
Leberinsuffizienz	**Substitution bei**
Chronische Leberinsuffizienz	< 10 Gpt/l bei Blutungskomplikationen und < 20 Gpt/l (2B) prophylaktisch zur Vorbereitung vor diagnostischen oder therapeutischen Eingriffen bei Thrombozytenwerten < 20 Gpt/l (2B)
Akutes Leberversagen	< 20 Gpt/l oder beim Auftreten petechialer Blutungen (1C)
Massive Verlustkoagulopathie	< 100 Gpt/l (2C)
Blutungen mit > 1 EK/d	< 100 Gpt/l (2C)

Thrombozytentransfusion bei > 50 Gpt/l und normaler Thrombozytenfunktion vor operativen Eingriffen. Siehe auch Tabelle 108.

Blutungen unter gerinnungshemmender Medikation

Fallbericht

Eine Patientin (72 Jahre, 65 kg) nimmt aufgrund von Vorhofflimmern und Risikofaktoren für einen thromboembolischen Schlaganfall (Diabetes mellitus, Hypertonus) Phenprocoumon (Falithrom) ein. Sie wird aufgrund einer intrazerebralen Einblutung unter einem INR von 4,1 (Quick 15%) auf die Intensivstation aufgenommen. Der Neurochirurg möchte zeitnah die Anlage einer externen Ventrikeldrainage durchführen.

? Wie sollte der erworbene Gerinnungsdefekt der Patientin behandelt werden?

Intrakranielle Blutungen unter Antikoagulation sind mit einer mehr als 50%iger Mortalität verbunden. Um eine Hämatomexpansion zu verringern, wird eine schnelle Korrektur des Gerinnungsdefektes empfohlen. Ziel ist (1) die Anhebung des Quicks und die (2) Verhinderung eines erneuten Abfalls. Die Verwendung von FFP ist wesentlich viel weniger effektiv als die Gabe von PPSB-Konzentraten und mit hohen Zeitaufwand (ca. 90–360 min) und einer Volumenbelastung (> 2000–3000 ml) verbunden. Deswegen ist die Gabe von PPSB mit einer Zielsubstitution Quick-Wert > 50% (INR 1,2) indiziert [Bundesärztekammer 2009]. Im vorliegenden Beispiel: [gewünschter Anstieg] × [Körpergewicht] → 35% × 65 kg = 2275 IE, ca. 2500 IE. Die Gabe erfolgt über eine langsame i.v. Injektion über ca. 5 min. Da die Halbwertszeit von PPSB begrenzt ist (z.B. Halbwertszeit von Faktor VII 3–6 h), sollte eine zeitgleiche i.v. Gabe von 10 mg Vitamin K erfolgen, um die körpereigene Synthese der Gerinnungsfaktoren zu stimulieren. Die neurochirurgische **Intervention kann sofort beginnen**, ohne eine Laborkontrolle abzuwarten. Das PPSB wirkt sofort, und das Warten auf den Laborwert würde die lebenswichtige Operation der Patientin und die Entlastung des Gehirns unnötig verzögern.

Gemäß der Querschnitts-Leitlinie der Bundsärztekammer gelten die in Tabelle 109 dargestellten Dosierungsempfehlungen.

Tab. 109: Dosierungsschema PPSB zur Antagonisierung

INR (zu Beginn der Behandlung)	2,0–3,9	4,0–6,0	> 6,0
Dosierung PPSB (IE/kg KG)	25	35	50

+ Kombination mit 10–20 mg Vitamin K i.v. (Konakion)

Ein genaues Zeitintervall bis zur Normalisierung des INR wird nicht angegeben, da Alter und Stoffwechsel (insbesondere Leberfunktion) hier eine Rolle spielen.

Eine maximale Dosis von 5000 IE PPSB sollte nicht überschritten werden. Dosen von > 40 IE/kg KG sollten in mehreren Teildosen verabreicht werden. Alternativ kann nach dem Ausgangs-Quick dosiert werden:

PPSB nach Quick-Wert 1 IE/kg KG steigert Quick um 1% + Kombination mit **10–20 mg Vitamin K i.v.**

Überwachung: Zielwerte Quick > 70% bzw. Ziel-INR < 1,2; Kontrolle sofort und nach ca. 4 h (HWZ von PPSB ist v.a. limitiert durch die Halbwertszeit von Faktor VII von 3–6 h, rebound coagulopathy).

Häufige Fehler: Gabe von PPSB als Infusion über mehrere Stunden, fehlende Gabe von Vitamin K, zeitgleiche Gabe von Antithrombin.

? Welche Möglichkeiten zur Therapie von Blutungen unter Thrombozytenaggregationshemmern gibt es?

Bei Thrombozytenaggregationshemmern werden v.a. Aspirin und ADP-Rezeptorantagonisten unterschieden (Clopidogrel, Prasugrel, Ticagrelor). Die Wirkung von Aspirin lässt sich durch die Gabe von Desmopressin (Minirin) in der Dosierung 0,3–0,4 µg/kg KG als Kurzinfusion zumindest temporär aufheben. Durch Desmopressin wird der Von-Willebrand-Faktor aus körpereigenen Speichern mobilisiert und die Plättchenfunktion wird verbessert. Bei den ADP-Rezeptorantagonisten ist Desmopressin nur eingeschränkt wirksam, jedoch bei lebensbedrohlicher Blutung einen Therapieversuch wert. Zusätzlich kann Tranexamsäure appliziert werden, die ebenfalls zu einer Verbesserung der Thrombozytenfunktion führen kann. Als Ultima Ratio gilt die Transfusion von Thrombozytenkonzentraten, deren Effekt bei noch wirksamen Plasmaspiegeln von thrombozytenhemmenden Medikamenten (z.B. nach loading dose Clopidogrel) jedoch limitiert sein kann. **Cave**: Bei Patienten mit einem Stent in einem hirn- und/oder herzversorgenden Gefäß ist eine **Rücksprache mit der verantwortlichen Fachdisziplin** empfohlen (Kardiologie, Radiologie ...)!

? Welche Möglichkeiten der Antagonisierung von Heparinen kennen Sie?

Unfraktioniertes Heparin (UFH). Unfraktioniertes Heparin kann durch die Gabe von Protamin neutralisiert werden. Es gilt, dass **1 IE Protamin 1 IE Heparin** antagonisiert. Die Halbwertszeit von Heparin beträgt an Anhängigkeit der Konzentration 45–90 min, sodass die genaue Dosierung von Protamin der aktuell zu erwartenden Heparin-Konzentration angepasst werden muss. Es ist somit nach ca. 3–4 h nach Therapieunterbrechung kein signifikanter Heparin-Effekt mehr zu erwarten. Bei der Antagonisierung von Heparin ist zu beachten, dass die Eliminationshalbwertszeit von Protamin kürzer ist als die von Heparin, was wiederholte Gaben von Protamin notwendig machen kann. Protamin sollte langsam injiziert werden (NW: Blutdruckabfall, Anaphylaxie). **Cave**: Die Überdosierung von Protamin kann zu Blutungen führen!

Niedermolekulares Heparin (NMH). Nur die Anti-IIa-Wirkung der NMH kann durch Protamin vollständig neutralisiert werden. Abhängig von der Art des niedermolekularen Heparins kann die Anti-Xa-Wirkung durch Protamin teilweise antagonisiert werden. Es gilt, dass ca. 1 mg Protamin die Wirkung von 100 Anti-Xa-Einheiten neutralisiert. Der Grad der Neutralisierbarkeit der niedermolekularen Heparine ist entsprechend der Wirkung auf den Faktor Xa unterschiedlich. Siehe hierzu Tabelle 110.

Tab. 110: Neutralisierbarkeit niedermolekularer Heparine

NMH	Neutralisierbarkeit durch Protamin
Tinzaparin (Innohep)	81%
Enoxaparin (Clexane)	46%
Dalteparin (Fragmin)	59%
Nadroparin (Fraxiparin)	51%

Es kann aufgrund der Resorption von NMH nach subkutaner Applikation die repetitive Gabe oder die kontinuierliche Gabe von Protamin notwendig sein. Bei refraktärer Blutung kann die FFP-Gabe erwogen werden. Die Leitlinien des **American College of Chest Physicians** (ACCP) empfehlen innerhalb der ersten 8 h nach der NMH-Applikation die Gabe von **1 mg Protamin** pro gegebene 100 Anti-Xa-Einheiten (je nach Heparin). Bei Blutungspersistenz wird eine **zweite Dosis Protamin von 0,5 mg Protamin pro 100 Anti-Xa-Einheiten** empfohlen [Hirsh et al. 2008].

? **Erklären Sie den Wirkmechanismus der neuen Antikoagulantien (Apixaban, Rivaroxaban, Dabigatran) und deren Auswirkungen auf die Globalparameter Quick und aPTT.**

Zu den neuen Antikoagulantien (NOAC, novel oral anticoagulants) werden die Nachfolger der Vitamin-K-Antagonisten gerechnet. Aktuell haben 3 Medikamente eine Zulassung: Rivaroxaban (Xarelto), Apixaban (Eliquis) und Dabigatran (Pradaxa). Während Dabigatran ein Thrombininhibitor ist (Faktor-II-Inhibitor), handelt es sich bei Rivaroxaban und Apixaban um Faktor-Xa-Inhibitoren. Die Substanzen werden täglich oral eingenommen, und **nach 3–4 h ist der Spitzenplasmaspiegel** erreicht und damit bereits der maximale antikoagulatorische Effekt vorhanden Wird unter der Wirkung der NOAC ein Gerinnungswert bestimmt (z.B. Quick, aPTT), so ist dieser in Abhängigkeit vom Zeitpunkt der letzte Einnahme und des verwendeten Reagenz im Labor verändert. Die Veränderung lässt jedoch **keinen Rückschluss auf den Grad der Antikoagulation** und das Blutungsrisiko zu. Siehe auch Tabelle 111.

Tab. 111: Pharmakologische Kenndaten der neuen oralen Antikoagulantien (nach [Miesbach und Seifried 2012])

	Dabigatran	Apixaban	Rivaroxaban
Wirkfaktor	Thrombin	Xa	Xa
Halbwertszeit	12–17 h	9–14 h	9–13 h
Dosis	110–150 mg 2 × tgl.	2,5–5 mg 2 × tgl.	10–30 mg 1 × tgl.
Zeit bis Spitzenspiegel	2–3 h	1–3 h	2–4 h
Plasmaproteinbindung	34–35%	87%	92–95%
Renale Elimination	80%	25%	66%
Metabolismus	P-gp	P-gp, CYP3A4	P-gp, CYP3A4

? **Welche Möglichkeiten der Antagonisierung der neuen Antikoagulantien kennen Sie?**

Für keines der neuen Antikoagulantien ist ein spezifisches Antidot verfügbar. In die Entscheidung für den Versuch der Reversierung sollte der Grund für die Antikoagulation mit einbezogen werden, um thrombotische Komplikationen zu vermeiden. Rivaroxaban und Dabigatran führen abhängig von dem Einnahmezeitpunkt und der Dosis zu Veränderung des Quick, der aPTT sowie der Thrombinzeit (speziell Dabigatran) ohne Korrelation mit der antikoagulatorischen Wirkung. Es gibt experimentelle Hinweise, dass durch eine PPSB-Gabe die antikoagulatorische Wirkung der NOAC aufgehoben werden kann. Weiterhin kann bei lebensbedrohlichen Blutungen die Gabe von aktiviertem PPSB (FEIBA) oder rFVIIa (NovoSeven) erwogen werden. In den experimentellen Untersuchungen war keine direkte Korrelation zwischen der Normalisierung der Globalparameter und der klinischen Blutungsneigung zu beobachten. Die Dosierung sollte daher klinisch festgelegt werden und ggf. wiederholt werden. Ist die Einnahme weniger als 2 h her, kann bei Dabigatran Aktivkohle gegeben werden. Da es renal ausgeschieden wird, sollte eine ausreichende Diurese angestrebt werden. Dabigatran ist aufgrund der geringen Plasmaeiweißbindung dialysabel. Da nur experimentelle Untersuchungen zur Antagonisierbarkeit der NOAC existieren, sollte, wenn möglich, die Rücksprache mit einem Hämostaseologen gehalten werden.

Gerinnung unter extrakorporaler Zirkulation

 Welche Auswirkungen hat eine extrakorporale Zirkulation auf die Thrombozytenfunktion?

Wird eine Therapie mit einer extrakorporalen Zirkulation (EKZ) begonnen, sind charakteristische Veränderungen der Blutgerinnung zu erwarten. Der Patient wird entweder systemisch (z.B. Heparin) oder lokal (z.B. Citrat-Antikoagulation) antikoaguliert, um ein langes Funktionieren der EKZ zu gewährleisten. Weiterhin führen der Kontakt mit Fremdkörperoberflächen sowie der infolge der verschiedenen Pumpensysteme induzierte Scherstress zu einer exogenen Aktivierung der Thrombozyten. Die Thrombozytenfunktion wird auf verschiedenen Stufen gestört (z.B. Aggregation, Adhäsion, Signaltransduktion). Elektronenmikroskopisch kann eine Verminderung der sog. dense bodies (enthalten ADP, ATP, Ca^{2+}, Serotonin) nachgewiesen werden [Schoorl et al. 2011]. Letztlich kommt es auch zu einer Verminderung der Thrombozytenzahl. Der Einfluss dieser Auswirkungen auf eine klinisch relevante Blutungsneigung lässt sich beim einzelnen Patienten nicht vorhersagen.

Erklären Sie die Relevanz eines erworbenen Von-Willebrand-Syndroms bei Patienten mit ECMO/ECLA bzw. VAD.

Bei bis zu > 90% der Patienten mit verschiedenen intra- und extrakorporalen Organunterstützungssystemen kann sich, in Abhängigkeit des verwendeten Systems, eine erworbene Von-Willebrand-Syndrom (VWS) entwickeln. Das Von-Willebrand-Molekül besteht aus Monomeren, die zu Multimeren polymerisiert sind. Die besonders langkettigen, hochmolekularen Anteile haben eine Funktion bei der primären Hämostase. Ihr Fehlen kann zu Blutungskomplikationen verschiedenen Ausmaßes führen und bedingt ein Von-Willebrand-Syndrom vom Typ 2A. Für die Pathogenese bei mechanischen Unterstützungssystemen wird eine mechanische Destruktion des Von-Willebrand-Faktors diskutiert. Im Blutungsfall kann eine Therapie mit einem Von-Willebrand-Faktor-haltigen Faktorenkonzentrat erfolgen [Heilmann et al. 2012]. Neben der Erhöhung des Blutungsrisikos kann ein VWD jedoch auch von Vorteil sein und die endogene Antikoagulation verbessern.

Literatur

Bundesärztekammer, Querschnitt-Leitlinien (BÄK) zur Therapie mit Blutkomponenten und Plasmaderivaten. 4. Auflage. Transfus Med Hemother (2009), 36(6), 345–492

Chowdhury P et al., Efficacy of standard dose and 30 ml/kg fresh frozen plasma in correcting laboratory parameters of haemostasis in critically ill patients. Br J Haematol (2004), 125(1), 69–73

Heilmann C et al., Acquired von Willebrand syndrome in patients with extracorporeal life support (ECLS). Intensive care medicine (2012), 38(1), 62–68

Hirsh J et al., Parenteral anticoagulants: American College of Chest Physicians Evidence-Based Clinical Practice Guidelines (8th Edition). Chest (2008), 133(6 Suppl), 141S–159S

Konkle BA, Acquired disorders of platelet function. Hematology/the Education Program of the American Society of Hematology. American Society of Hematology. Education Program (2011), 2011, 391–396

Koscielny J et al., A practical concept for preoperative identification of patients with impaired primary hemostasis. Clin Appl Thromb Hemost (2004), 10(3), 195–204

Leithauser B et al., Effects of desmopressin on platelet membrane glycoproteins and platelet aggregation in volunteers on clopidogrel. Clin Hemorheol Microcirc (2008), 39(1–4), 293–302

Martini WZ et al., Does bicarbonate correct coagulation function impaired by acidosis in swine? J Trauma (2006), 61(1), 99–106

Miesbach W, Seifried E, New direct oral anticoagulants – current therapeutic options and treatment recommendations for bleeding complications. Thrombosis and haemostasis (2012), 108(4), 625–632

Monroe DM, Hoffman M, What does it take to make the perfect clot? Arterioscler Thromb Vasc Biol (2006), 26(1), 41–48

Petros S, Management of bleeding disorders in intensive care medicine. Medizinische Klinik (2011), 106(3), 177–182

Rossaint R et al., Management of bleeding following major trauma: an updated European guideline. Crit Care (2010), 14(2), R52

Schoorl M et al., Electron microscopic observation in case of platelet activation in a chronic haemodialysis subject. Hematology reports (2011), 3(2), e15

Shakur H et al., Effects of tranexamic acid on death, vascular occlusive events, and blood transfusion in trauma patients with significant haemorrhage (CRASH-2): a randomised, placebo-controlled trial. Lancet (2010), 376(9734), 23–32

Weiss G et al., Expressiveness of global coagulation parameters in dilutional coagulopathy. British journal of anaesthesia (2010), 105(4), 429–436

Yucel N et al., Trauma Associated Severe Hemorrhage (TASH)-Score: probability of mass transfusion as surrogate for life threatening hemorrhage after multiple trauma. The Journal of trauma (2006), 60(6), 1228–1236; discussion 1236–1237

Das akute Koronarsyndrom

Lutz Nibbe

Der Begriff „akutes Koronarsyndrom" (ACS) beinhaltet folgende, durch eine akut eingetretene koronare Minderperfusion ausgelöste Erkrankungen:
- Myokardinfarkt mit ST-Streckenhebungen (STEMI)
- Myokardinfarkt ohne ST-Streckenhebungen (NSTEMI)
- Instabile Angina pectoris (ohne Myokardzelluntergang)

Das gemeinsame pathophysiologische Substrat ist die Ruptur oder die Erosion einer koronaren atherosklerotischen Plaque, die in unterschiedlichem Ausmaß zur Thrombose und distalen Embolisation mit nachfolgender myokardialer Minderperfusion führen.

Wenngleich laut Todesursachenstatistik des Statistischen Bundesamtes die Todesursache Herzinfarkt rückläufig ist, so bleibt der akute Herzinfarkt mit über 52 000 Todesfällen die zweithäufigste Todesursache in Deutschland (2011) [Statistisches Bundesamt 2012].

In Deutschland werden jährlich mehrere hunderttausend Patienten mit V.a. ein ACS behandelt, wovon sich in ca. $1/3$ der Fälle die Diagnose bestätigt. Das vermutete ACS gehört zu den häufigsten Alarmierungsgründen im Notfallrettungsdienst.

Diagnostik und Therapie des ACS sind in erster Linie notfallmedizinische Themen, weshalb dieses Kapitel aus notfallmedizinischer Perspektive verfasst ist.

Intensivmedizinische Relevanz über die periinterventionelle Überwachung hinaus erlangt das ACS v.a. bei Auftreten schwerwiegender Komplikationen (z.B. kardiogener Schock), die Inhalt anderer Kapitel sind.

? Wie wird ein ACS diagnostiziert?

Leitsymptom des ACS ist der akute Thoraxschmerz. Klinische Symptomatik und 12-Kanal-EKG bilden die notfallmedizinischen Säulen der Diagnostik. Derzeit etablierte Myokardnekrosemarker (Troponine) bilden ein Infarktgeschehen erst mit mehrstündiger Latenz ab und werden in der präklinischen Diagnostik nicht verwendet.

Ein 12-Kanal-EKG sollte innerhalb der ersten 10 min nach Patientenkontakt abgeleitet werden [ESC 2012], um ohne Zeitverlust die geeignete Therapie und das erforderliche logistische Vorgehen festzulegen.

Bei passender Symptomatik (≥ 20 min) wird aufgrund des 12-Kanal-EKGs bei Nachweis von signifikanten infarkttypischen EKG-Veränderungen ein ST-Streckenhebungsinfarkt (STEMI), bei allen anderen EKG-Befunden ein ACS ohne ST-Hebungen (NSTE-ACS) diagnostiziert (s. Abb. 114).

Typische Symptome sind:
- Thorakales Druckgefühl: „als wenn jemand auf meinem Brustkorb sitzt"
- Thorakales Engegefühl: „als wenn mir jemand den Brustkorb zusammenschnürt"
- Retrosternales Brennen

Typische Ausstrahlungen sind:
- In den linken, den rechten Arm oder in beide Arme (Schmerzen, Schweregefühl, Taubheitsgefühl)
- Ins Epigastrium, in Rücken, Hals oder Kiefer

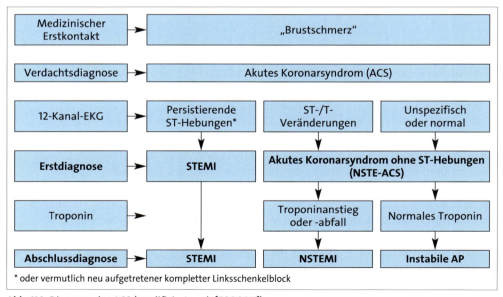

Abb. 114: Diagnose des ACS (modifiziert nach [ESC 2011])

Das akute Koronarsyndrom

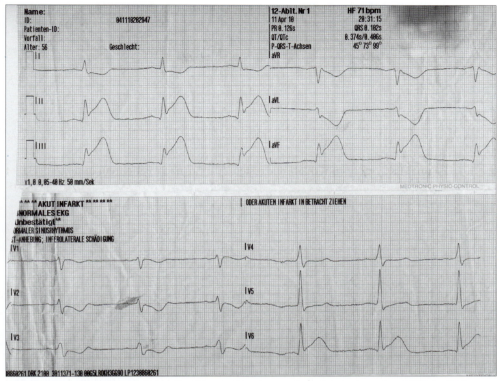

Abb. 115: Akuter Hinterwand-STEMI. Signifikante ST-Hebungen in II, III, aVF plus spiegelbildliche ST-Senkungen mit präterminal negativen T-Wellen in I, aVL, V_2 und V_3

Häufige vegetative Begleitsymptome sind:
- Übelkeit, Erbrechen
- (Kalt-)Schweißigkeit
- (Todes-)Angst
- Luftnot

Diese Liste stellt lediglich eine Auswahl häufiger Symptome dar. Jedes Symptom kann allein oder in beliebiger Kombination mit anderen Symptomen auftreten.

Infarkttypische EKG-Veränderungen i.S. eines STEMI sind (s. Abb. 115 und 116):
- Signifikante ST-Hebungen:
  - Persistierende Hebungen von ≥ 0,1 mV* in mindestens 2 zusammengehörigen Extremitätenableitungen
  - Persistierende Hebungen von ≥ 0,2 mV* in mindestens 2 benachbarten Brustwandableitungen
- Vermutlich neu aufgetretener kompletter Linksschenkelblock

Da sowohl ein isolierter Rechtsherzinfarkt als auch eine Rechtsherzbeteiligung, diese v.a. in Verbindung mit einem Hinterwandinfarkt, in den Standardableitungen nicht ausreichend

---

* Messung am J-Punkt = Übergang vom Kammerkomplex in die ST-Strecke

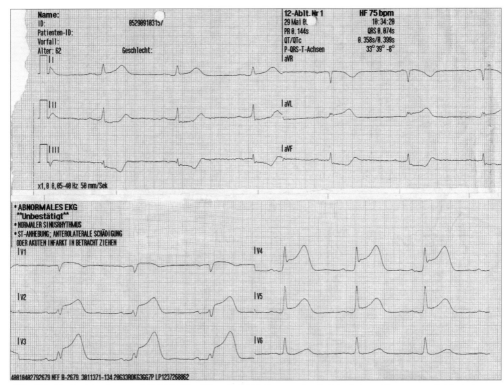

Abb. 116: Akuter Vorderwand-STEMI. Signifikante ST-Hebungen in V_2–V_5, aVL und (grenzwertig) in I plus spiegelbildliche ST-Senkungen mit präterminal negativen T-Wellen in III und aVF

zur Darstellung kommen, ist es ratsam, zusätzliche Ableitungen „nach rechts" aufzuzeichnen. Dazu verbleiben V_1 und V_2 in üblicher Position, V_3–V_6 hingegen werden spiegelbildlich rechtsthorakal abgeleitet. Bei Nachweis von ST-Hebungen ≥ 0,1 mV in der rechtsseitigen Ableitung V_4 ist von einer Rechtsherzbeteiligung auszugehen.

Ein streng posteriorer Infarkt ist bei entsprechender Symptomatik und (spiegelbildlichen) ST-Senkungen in V_2 und V_3 zu vermuten. In diesem Fall können die Ableitungen V_7–V_9 diagnostisch hilfreich sein.

Insbesondere bei fehlenden infarkttypischen EKG-Veränderungen sind differenzialdiagnostisch zahlreiche andere Ursachen des akuten Thoraxschmerz abzugrenzen. Differenzialdiagnosen zum STEMI bei typischen ST-Hebungen sind die akute Perimyokarditis, die akute thorakale Aortendissektion und die stressinduzierte Kardiomyopathie (Tako-Tsubo-Kardiomyopathie). Hinweis für eine Perimyokarditis kann eine „Grippesymptomatik" mit Fieber, Muskelschmerzen, Abgeschlagenheit etc. sein. Eine akute thorakale Aortendissektion kann bei einer Lokalisation in der aszendierenden Aorta (Stanford-Klassifikation Typ A) zu einem infarkttypischen EKG-Bild führen. In diesem Fall ergibt sich i.d.R. das Bild eines Hinterwandinfarktes, da das Dissekat sich bevorzugt in die rechte Koronararterie fortsetzt. Eine Aortendissektion mit infarkttypischem EKG ist mit einer Häufigkeit von höchstens 1 pro 500 STEMI-EKGs ein seltenes Ereignis [Golledge und Eagle 2008; Raghupathy et al. 2008; ESC 2012]. Die Einleitung der antithrombotischen Basistherapie oder ggf. Thrombolysetherapie sollte deshalb nur bei hochgradigem V.a. akute Aortendissektion (z.B. Pulsdifferenz im Seitenvergleich, progrediente Neurologie) zurückgestellt werden.

? Wie wird ein ACS behandelt?

Beim STEMI handelt es sich um eine zeitkritische Notfallsituation, da i.d.R. ein Verschluss einer Koronararterie vorliegt. Die schnellstmögliche Wiederherstellung eines normalen Blutflusses im Infarktgefäß hat daher höchste Priorität.

Im Gegensatz dazu steht beim NSTE-ACS die Risikostratifizierung anhand klinischer, elektrokardiografischer und laborchemischer Parameter im Vordergrund, um über Indikation und Zeitpunkt einer interventionellen Diagnostik und ggf. Therapie zu entscheiden.

Möglicherweise wird wegen der initial weniger dringlichen Reperfusionsindikation das NSTE-ACS unterschätzt. Weltweite Registerdaten zeigen zwar eine ca. doppelt so hohe Krankenhausmortalität für den STEMI (8% vs. 4%), von Krankenhausentlassung bis zu 6 Monaten nach dem Initialereignis dreht sich das Verhältnis jedoch um, und Patienten mit NSTE-ACS sterben annähernd doppelt so häufig wie STEMI-Patienten (ca. 6% vs. 3%) [Fox et al. 2006].

Antithrombotische Basistherapie

Gemeinsam ist allen Formen des ACS eine kombinierte antithrombotische Therapie bestehend aus dualer Thrombozytenaggregationshemmung plus Antikoagulation.

Duale Plättchenhemmung

In Kombination mit Acetylsalicylsäure (ASA) wird die Gabe eines Inhibitors der Plättchenaktivierung durch Adenosindiphosphat (P2Y12-Inhibitoren) empfohlen. Für die Substanzen Ticagrelor und Prasugrel wurde ein im Vergleich zu Clopidogrel statistisch signifikanter klinischer Nutzen gezeigt [Montalescot et al. 2009; Wallentin et al. 2009]. Clopidogrel wird als Alternative bei bestehenden Kontraindikationen für die genannten Substanzen empfohlen [ESC/EACTS 2014].

In der Behandlung des STEMI wird aktuell der Therapiebeginn mit einem P2Y12-Inhibitor so früh wie möglich, also auch prähospital, empfohlen, sofern kein erhöhtes Blutungsrisiko erkennbar ist. Welche Substanz präklinisch zum Einsatz kommt sollte unter Berücksichtigung von klinischem Nutzen und Kontraindikationen in den jeweiligen Versorgungsnetzwerken entschieden werden. Ein prähospitaler Therapiebeginn bei NSTE-ACS wird nicht empfohlen [ESC/EACTS 2014].

Für Patienten, die unter therapeutischer Antikoagulation ein ACS erleiden, wird Clopidogrel als Partner von ASA empfohlen. Von der Behandlung mit Ticagrelor und Prasugrel wird wegen des im Vergleich zu Clopidogrel potenziell erhöhten Blutungsrisikos und fehlender Studiendaten für diese Kombination abgeraten [ESC/EACTS 2014].

Nach initialer loading-Dosis wird die duale Plättchenhemmung bis auf Ausnahmen über den Krankenhausaufenthalt hinaus fortgeführt (s.u.).

2015 wurde mit der Substanz Cangrelor erstmals ein intravenös applizierbarer P2Y12-Inhibitor zugelassen. Entscheidende Unterschiede zu den oralen Inhibitoren sind der sofortige Wirkungseintritt und die kurze Plasmahalbwertszeit (3–6 min).

Nach Gabe oraler Substanzen ist der Eintritt der gewünschten Thrombozytenhemmung beim STEMI, insbesondere nach Morphingabe, deutlich verzögert und schlecht vorhersagbar [Heestermans et al. 2008, Parodi et al. 2013]. Die intravenöse Gabe von Cangrelor hingegen bewirkt eine sofortige effektive Thrombozytenhemmung. Die Dosierungsempfehlung lautet: 30 µg/kg i.v. Bolus gefolgt von einer Infusion mit 4 µg/kg/min. Im Gegensatz zu den oralen

Inhibitoren ist die Thrombozytenfunktion nach Therapieende schnell wiederhergestellt (Cangrelor: nach 1–2 h, orale Inhibitoren: nach 3–10 Tagen) [ESC 2015].

Insbesondere aufgrund einer zuverlässigen und sofortigen Thrombozytenhemmung und einer durch die kurze Wirkdauer erleichterte individuelle Anpassung der antithrombotischen Therapie nach Kenntnis des Koronarstatus ist Cangrelor auch für die Notfallmedizin eine viel versprechende Substanz.

Die Gabe von Glykoprotein-IIb/IIIa-Blockern (z.B. Tirofiban,) vor einer Intervention wird nicht empfohlen. Über die periinterventionelle Gabe und Therapiedauer entscheidet der interventionelle Kardiologe [ESC/EACTS 2014].

Antikoagulation

In den aktuellen Empfehlungen zur Antikoagulation beim ACS [ESC 2011, ESC 2012, ESC/EACTS 2014, AHA/ACC 2014] finden sich Klasse I-Empfehlungen für unfraktioniertes Heparin (UFH), Enoxaparin und Bivalirudin. Individuelles Blutungsrisiko, Dringlichkeit der invasiven Diagnostik/Therapie und periinterventioneller Einsatz von Glykoprotein-IIb/IIIa-Blockern sind Kriterien, die zur Wahl des Antikoagulans mit herangezogen werden. Insbesondere aus der Sicht der prähospitalen Notfallmedizin ist die Antikoagulation mit UFH weiterhin eine gute Wahl, da sie allen Formen des ACS leitlinienkonform gerecht wird und weit verbreitet ist.

Ein Wechsel zwischen Antikoagulantien, insbesondere zwischen UFH und Enoxaparin, sollte möglichst vermieden werden. Nicht zuletzt aus diesem Grund ist es in Analogie zur dualen Plättchenhemmung erstrebenswert, auch das antikoagulatorische Konzept mit allen beteiligten Partnern in einem Versorgungsnetzwerk abzustimmen.

Im Unterschied zur dualen Plättchenhemmung ist eine therapeutische Antikoagulation i.d.R. nur bis zur Beendigung der Koronarintervention erforderlich. Danach ist allenfalls eine Thromboseprophylaxe bis zur ausreichenden Mobilisierung notwendig. Besteht jedoch unabhängig vom ACS eine Indikation zur therapeutischen Antikoagulation (z.B. Vorhofflimmern, Z.n. mechanischem Herzklappenersatz), ist diese trotz dualer Thrombozytenhemmung fortzuführen („triple-Therapie"). Da die „triple-Therapie" mit einem erhöhten Blutungsrisiko verbunden ist, sollte diese frühestmöglich beendet und stattdessen die antithrombotische Therapie in Kombination von Antikoagulation plus Clopidogrel fortgeführt werden.

Vorschlag zur initialen antithrombotischen Therapie aus notärztlicher Sicht

> STEMI: ASA 150 mg i.v. plus Ticagrelor 180 mg p.o* plus UFH 50–70 IU/kg i.v.**
> NSTE-ACS: ASA 150 mg i.v. plus UFH 50–70 IU/kg i.v.**.
> Keine duale Plättchenhemmung prähospital!

Patienten ohne Reperfusionstherapie erhalten ebenfalls eine duale Thrombozytenhemmung (ASA + z.B. Clopidogrel), die Antikoagulation wird für die Dauer des Krankenhausaufenthaltes aufrechterhalten [ESC 2011].

---

* bei Kontraindikationen (z.B. schwere Bradykardie, AV- und SA-Blockierungen) und bei Patienten unter therapeutischer Antikoagulation alternativ Clopidogrel (300)–600 mg p.o.

** entspricht der Dosierungsempfehlung bei periinterventionellem Einsatz von Glykoprotein-IIb/IIIa-Blockern (z.B. Tirofiban), die in Deutschland derzeit in bis zu 30% bei primärer PCI (s.u.) angewendet werden. Ggf. zusätzliche UFH-Gabe nach Bestimmung der Activated Clotting Time (ACT) im Katheterlabor.

Dosierungsempfehlungen
[ESC 2011, ESC 2012, ESC/EACTS 2014, ESC 2015]
- Duale Thrombozytenhemmung:
  - Akut:
    - ASA: 150 mg i.v. Bolus
    - Ticagrelor: 180 mg p.o.
    - Prasugrel: 60 mg p.o.
    - Clopidogrel: 600 mg p.o.
  - Tägliche Erhaltungsdosis:
    - ASA: 1 × 100 mg p.o.
    - Ticagrelor: 2 × 90 mg p.o.
    - Prasugrel: 1 × 10 mg p.o.
    - Clopidogrel: 1 × 75 mg p.o.
- Antikoagulation:
  - STEMI: UFH ohne Glykoprotein-IIb/IIIa-Blocker-Therapie: 70–100 IU/kg i.v. Bolus
    UFH mit Glykoprotein-IIb/IIIa-Blocker-Therapie: 50–70 IU/kg i.v. Bolus
    Alternativ Enoxaparin: 0,5 mg/kg i.v.
    Alternativ Bivalirudin: 0,75 mg/kg i.v. Bolus, danach Infusion von 1,75 mg/kg/h bis zum Ende der Intervention, dann 0,25–1,75 mg/kg/h für (mindestens) weitere 4 h
  - NSTE-ACS: UFH 50–70 IU/kg i.v. Bolus, danach Infusion mit Ziel-aPTT von 50–70 s bis zur Intervention
    Alternativ Enoxaparin: 1 mg/kg s.c. 2 ×/d, bei GFR < 30 ml/min/m² nur 1 ×/d bis zur Intervention
    Alternativ Bivalirudin bei früher Katheterdiagnostik (s.u.) und erhöhtem Blutungsrisiko: 0,10 mg/kg i.v. Bolus, danach Infusion von 0,25 mg/kg/h. Im Herzkatheterlabor erneuter Bolus von 0,5 mg/kg, gefolgt von einer Infusion mit 1,75 mg/kg/h bis zum Ende der Intervention, dann 0,25–1,75 mg/kg/h bis zu weiteren 4 h

Modifikationen in Auswahl und Dosierung der Substanzen sind bei Patienten mit bestimmten Charakteristika (z.B. erhöhtes Blutungsrisiko, stark eingeschränkte Nierenfunktion, Kontraindikationen) empfohlen.

Eine spezifische Anpassung der antithrombotischen Begleittherapie ist in Verbindung mit einer Thrombolysetherapie erforderlich (s.u.).

Reperfusionstherapie beim akuten ST-Hebungsinfarkt

Die schnellstmögliche Rekanalisierung eines verschlossenen Infarktgefäßes steht beim Management eines Patienten mit akutem STEMI an erster Stelle. Die unverzügliche Reperfusionstherapie wird in den aktuellen Leitlinien bis zu 12 h nach Symptombeginn empfohlen [ESC 2012]. Da sich das Myokard in relevantem Ausmaß v.a. in den ersten 3 h des Infarktgeschehens vor dem Untergang bewahren lässt [Gersh et al. 2005], gilt das Motto „Zeit ist Muskel, Zeit ist Leben" ganz besonders in der frühen Phase. Dies wird auch deutlich in dem Begriff der „golden hour of reperfusion".

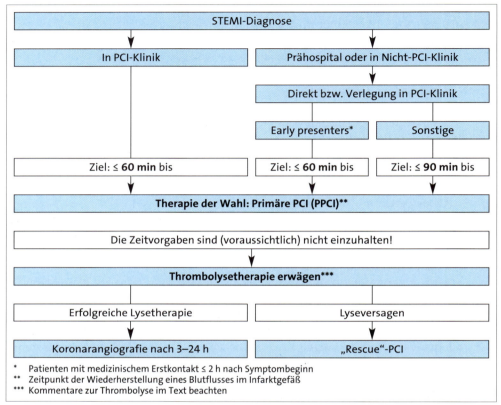

Abb. 117: Reperfusionstherapie beim STEMI (modifiziert nach [ESC 2012])

> Je früher ein Patient mit akutem STEMI angetroffen wird, desto weniger Zeitverlust bis zur Reperfusion ist akzeptabel!

Unverzügliche Alarmierung des Rettungsdienstes und ein perfekt aufeinander abgestimmtes medizinisches Versorgungssystem sind Voraussetzungen für einen optimalen Therapieerfolg. Sowohl der Direkttransport in eine „24/7"-Katheterklinik durch den Rettungsdienst als auch die Direktaufnahme in das durch Voranmeldung aktivierte Herzkatheterlabor sind als Standards gefordert [ESC 2012].

Abbildung 117 fasst die aktuellen Empfehlungen zur Reperfusionstherapie beim STEMI zusammen.

Primäre Koronarintervention – Primary percutaneous coronary intervention (PPCI)

Die PPCI ist das Verfahren der Wahl, wobei folgendes Zeitmanagement empfohlen wird [ESC 2012, ESC/EACTS 2014]:
- Bei Erstdiagnose in einer Katheterklinik Wiederherstellung des Blutflusses durch PPCI spätestens 60 min nach Diagnosestellung.
- Nach medizinischem Erstkontakt außerhalb einer Katheterklinik Wiederherstellung des Blutflusses durch PPCI spätestens nach 90 min.

▲ Nach medizinischem Erstkontakt außerhalb einer Katheterklinik innerhalb der ersten 2 h nach Symptombeginn (early presenters) Wiederherstellung des Blutflusses durch PPCI nach spätestens 60 min. Unter Zeitpunkt des Symptombeginns wird der Zeitpunkt verstanden, ab dem der Patient kontinuierlich Beschwerden verspürt.

Thrombolysetherapie

Die Thrombolyse ist insbesondere innerhalb der ersten 2 h nach Symptombeginn eine effektive Alternative zur PPCI. Ist aus Sicht des Notarztes oder des verlegenden Arztes einer Klinik ohne Katheterlabor die Zeitvorgabe für eine PPCI voraussichtlich nicht einzuhalten, so ist bei early presenters ohne Kontraindikationen eine medikamentöse Therapie mit einem fibrinspezifischen Thrombolytikum zu erwägen [ESC 2012]:

▲ Wenn die PPCI voraussichtlich erst ≥ 60 min nach möglichem Thrombolysebeginn durchgeführt werden kann,
▲ wobei die Thrombolysetherapie spätestens 30 min nach medizinischem Erstkontakt begonnen werden sollte.

Individuelle Patientenfaktoren fließen in diese Entscheidung ein: So kann bei einem älteren (> 74 Jahre) oder leichtgewichtigen (< 60 kg) Patienten ein längeres Zeitfenster zur PPCI toleriert werden, da ein erhöhtes Blutungsrisiko besteht. Nach der 2. Stunde ist eine Lysetherapie nur selten indiziert, da die Wirksamkeit mit zunehmender Organisation des Thrombus deutlich abnimmt. Ein Patient mit Lysetherapie ist ebenfalls direkt in eine PCI-Klinik zu transportieren bzw. umgehend dorthin zu verlegen, da bei Lyseversagen eine schnellstmögliche Rescue-PCI erforderlich ist.

Absolute Kontraindikationen zur Lysetherapie sind:
▲ Ischämischer Schlaganfall in den vergangenen 6 Monaten
▲ Hirnblutung oder Schlaganfall ohne bekannte Ursache unabhängig vom Zeitpunkt des Auftretens
▲ ZNS-Erkrankung oder Malignom
▲ Größerer chirurgischer Eingriff oder Kopfverletzung innerhalb der letzten 3 Wo.
▲ Gastrointestinale Blutung innerhalb der letzten 4 Wo.
▲ Aortendissektion
▲ Nicht sicher komprimierbare Punktionsstellen aus den letzten 24 h (z.B. nach Leberbiopsie, Lumbalpunktion)
▲ Bekannte Blutungsneigung

Thrombolysetherapie mit der fibrinspezifischen Substanz Tenecteplase (TNK-tPA)*:
▲ ≥ 90 kg: 50 mg
▲ 80–89 kg: 45 mg
▲ 70–79 kg: 40 mg
▲ 60–69 kg: 35 mg
▲ < 60 kg: 30 mg

Die Therapie mit Tenecteplase ist mit der einmaligen Gabe des gewichtsadaptierten Bolus abgeschlossen. Alternative fibrinspezifische Substanzen sind rt-PA und Reteplase.

---

* Bei Patienten ≥ 75 Jahre Reduktion der gewichtsadaptierten Dosis um 50%

Empfehlung zur initialen antithrombotischen Therapie in Verbindung mit Thrombolyse

ASA 250 mg i.v. plus Clopidogrel 300 mg p.o* plus UFH 60U/kg i.v. (maximal 4000U)**

Die Antikoagulation ist bis zur Katheterintervention fortzuführen als UFH-Infusion (Ziel-aPTT 50–70 s) bzw. subkutane Bolusgabe von Enoxaparin 1 mg/kg alle 12 h (0,75 mg/kg bei Patienten ≥ 75 Jahre).

Herzkatheterdiagnostik/-therapie nach Lysetherapie [ESC 2012]
- Nach erfolgreicher Lysetherapie (Rückgang der ST-Hebungen um ≥ 50% 60 min nach Lysebeginn und (weitgehende) Beschwerdefreiheit) → 3–24 h nach Thrombolyse.
- Bei erfolgloser Lysetherapie (Rückgang der ST-Hebungen < 50% 60 min nach Lysebeginn und/oder persistierendes Beschwerdebild) → sofortige Intervention (Rescue-PCI). Mit einem Lyseversagen ist in ca. 25% der Fälle zu rechnen.

Koronare Bypasschirurgie
Eine koronare Bypassoperation wird in der Akutphase des STEMI nur noch äußerst selten durchgeführt. Der Eingriff ist zum einen in dieser Phase mit einem hohen perioperativen Risiko verbunden, zum anderen ist aufgrund des unvermeidbaren Zeitverlustes eine relevante Reduktion des endgültigen Infarktareales durch rechtzeitige Reperfusion i.d.R. nicht zu erwarten.

Reperfusionstherapie beim NSTE-ACS

Über Indikation und Zeitpunkt der interventionellen Diagnostik und ggf. Therapie entscheidet die individuelle Risikokonstellation der Patienten.

Die Einschätzung des Risikos für einen komplizierten Verlauf (z.B. STEMI, plötzlicher Herztod) beruht auf folgenden Säulen:
- Symptomatik und Anamnese
- EKG-Befund
- Troponinbestimmung (nicht präklinisch)
- Ermittlung eines Risikoscores (nicht präklinisch)

- Troponinbestimmung:
  - Erhöhte Troponinwerte sind gleichbedeutend mit der Diagnose NSTEMI, sofern diese nicht durch andere Ursachen (z.B. Myokarditis, hypertensive Entgleisung, Aortendissektion, Lungenarterienembolie, Akute Herzinsuffizienz, Tachyarrhythmien, Tako-Tsubo Kardiomyopathie, höhergradige chronische Niereninsuffizienz) hinreichend erklärt sind.
  - Ein Patient gilt als „troponinnegativ", wenn – bei Verwendung „klassischer" Troponintests – die Troponinbestimmung sowohl bei Aufnahme als auch 6 h später negativ aus-

---

* bei Patienten ≥ 75 Jahre 75 mg p.o.
Prasugrel und Ticagrelor sind in Verbindung mit einer Lysetherapie nicht untersucht.
** Enoxaparin hat in den Leitlinien einen höheren Empfehlungsgrad (IA) als UFH (IC), wird aber i.d.R. prähospital nicht vorgehalten. Die Initialdosis für Enoxaparin lautet: 30 mg i.v. plus 1 mg/kg s.c.; bei Patienten ≥ 75 Jahre 0,75 mg/kg s.c. ohne i.v.-Bolus.

fällt. Bei Verwendung moderner hochsensitiver Troponintests hingegen kann diese Aussage durch eine zweite Blutabnahme schon 3 h nach initialer Bestimmung getroffen werden. Für die Zukunft sind Modifikationen zu erwarten, durch die eine Risikostratifizierung nach nur 1 h oder sogar mit nur einer einzigen Blutentnahme möglich sein wird. Bei Verwendung von „point-of-care-tests" (POCT) ist zu beachten, dass es sich dabei um „klassische" Tests handelt [ESC 2015].
- Bei negativem Troponinbefund und passender Symptomatik lautet die Diagnose „instabile Angina Pectoris", sofern keine andere Ursache die initialen Beschwerden erklärt.
◢ GRACE-Risikoscore für NSTE-ACS [Fox et al. 2006; Granger et al. 2003] (s. Tab. 112): Dieser weit verbreitete Score berücksichtigt anamnestische Angaben (Alter, Herzinsuffizienz, Myokardinfarkt), klinische (Herzfrequenz, systolischer Blutdruck, ST-Streckensenkungen) und laborchemische Befunde (Serumkreatinin, Herzenzyme). Es resultiert eine valide Abschätzung des Letalitätsrisikos für den aktuellen Klinikaufenthalt und die folgenden 6 Monate.

Tab. 112: Risikostratifizierung mittels GRACE-Score beim NSTE-ACS [ESC 2011; Fox et al. 2006; Granger et al. 2003]

Risikokategorie	GRACE-Score*	Krankenhausletalität (%)
Niedrig	≤ 108	< 1
Moderat	109–140	1–3
Hoch	> 140	> 3
Risikokategorie	**GRACE-Score**	**Letalität von Entlassung bis zu 6 Monaten (%)**
Niedrig	≤ 88	< 3
Moderat	89–118	3–8
Hoch	> 118	> 8

* GRACE = Global Registry of Acute Coronary Events

Die Einschätzung einer Niedrigrisikokonstellation mit daraus resultierender Entlassung eines Patienten, z.B. aus der Notaufnahme in die ambulante Betreuung, kann neben negativem Troponinbefund und niedrigem GRACE-Score nur unter Berücksichtigung des klinischen Zustandes getroffen werden.

Koronarangiografie beim NSTE-ACS
Kriterien, die zur Entscheidung über die Dringlichkeit für ein invasives Vorgehen beitragen, sind im Folgenden aufgeführt [modifiziert nach ESC 2015]:
◢ **Höchstrisikokriterien**
  - Vital bedrohliche Rhythmusstörungen oder Kreislaufstillstand
  - Kardiogener Schock
  - Akute Herzinsuffizienz
  - Anhaltende oder rezidivierende Beschwerden
  - Temporäre ST-Strecken-Hebungen
◢ **Hochrisikokriterien**
  - (dynamische) Troponinerhöhungen
  - ST-Strecken-Senkungen ≥ 0,05 mV in ≥ 2 assoziierten Ableitungen
  - GRACE-Score > 140

◢ **Kriterien für moderat erhöhtes Risiko**
  – Diabetes mellitus
  – Chronische Niereninsuffizienz: GFR (glomeruläre Filtrationsrate) < 60 ml/min/1,73m^2
  – Herzinsuffizienz
  – Z.n. Herzkatheterintervention oder koronarer Bypass-OP
  – GRACE-Score > 109 und < 140

Empfehlung zur invasiven Diagnostik beim NSTE-ACS [ESC 2015]

> ◢ Notfallintervention: bei Vorliegen von ≥ 1 Höchstrisikokriterium
> ◢ Frühe Intervention (innerhalb von 24 h): bei Vorliegen von ≥ 1 Hochrisikokriterium
> ◢ Späte Intervention (innerhalb von 72 h): bei Vorliegen von ≥ 1 Kriterium für moderat erhöhtes Risiko oder erneuter Angina-Pectoris-Symptomatik
> ◢ Konservatives Vorgehen: sofern keines der aufgeführten Kriterien vorliegt und der Patient anhaltend beschwerdefrei ist. Invasive Diagnostik ggf. zu einem späteren Zeitpunkt in Abhängigkeit einer nichtinvasiven Ischämiediagnostik.

Thrombolysetherapie

> Ohne anhaltende ST-Hebungen ist eine Thrombolysetherapie kontraindiziert → keine Thrombolyse beim NSTE-ACS!

Koronare Bypasschirurgie

Bis zu 10% der Patienten mit NSTE-ACS werden während des initialen Krankenhausaufenthaltes einer Bypassoperation zugeführt [ESC 2011]. Die Indikation zum chirurgischen Vorgehen ergibt sich aus der Herzkatheterdiagnostik. Da akut bedrohliche Stenosen auch bei grundsätzlich gegebener OP-Indikation (z.B. koronare Mehrgefäßerkrankung) i.d.R. interventionell behandelt werden, wird eine koronare Bypassoperation nur ausnahmsweise als Notfalleingriff durchgeführt.

Begleittherapie beim ACS

[ESC 2011, ESC 2012]
◢ Sauerstoff: derzeit empfohlen bei SaO_2 < 95% oder bei Gefühl von Luftnot.
◢ Opioide: Morphin (z.B. 5–10 mg i.v.) ist die bevorzugte Substanz zur Analgesie und Anxiolyse. Kombination mit Antiemetikum (z.B. Metoclopramid 10 mg i.v.) erwägen.
◢ Nitrate: akut – zur antihypertensiven und antianginösen Therapie geeignet. Nach erfolgreicher Reperfusion i.d.R. nicht indiziert.

> Keine Nitratapplikation bei arterieller Hypotonie (systolischer RR < 90 mmHg) → keine Gabe ohne vorherige Blutdruckmessung.

◢ Betablocker: akut – i.v. Titration (z.B. Metoprolol 5–10 mg) empfohlen, insbesondere bei Tachykardie und arterieller Hypertonie unter engmaschigem Monitoring von Herzfrequenz und Blutdruck. Betablocker wirken durch Senkung des myokardialen O_2-Verbrau-

ches potenziell antianginös und erhöhen die Schwelle für maligne Herzrhythmusstörungen.
Beginn der einschleichenden oralen Therapie innerhalb der ersten 24 h bei allen Patienten mit STEMI anstreben, beim NSTE-ACS falls Nachweis einer reduzierten linksventrikulären Pumpfunktion (LVEF < 40%).

> Keine Gabe von Betablockern bei Zeichen der akuten Herzinsuffizienz → keine Gabe ohne vorherige Auskultation der Lunge.

- ACE-Hemmer: einschleichender Therapiebeginn binnen 24 h nach Aufnahme. Alternativ Angiotensinrezeptorblocker
- Statine: Therapiebeginn binnen 24 h nach Aufnahme
- Diltiazem: indiziert bei vasospastischer Angina; Therapiebeginn frühestmöglich
- Volumen: indiziert bei Rechtsherzbeteiligung, um einen ausreichenden rechtsventrikulären Füllungsdruck zu erzielen

Sonstiges spezifisches Management

Im Anschluss an eine Reperfusionstherapie ist auf Zeichen einer frühen Reischämie zu achten, deren Diagnostik wiederum in erster Linie auf Beschwerdebild und EKG-Veränderungen beruht. Bei Hinweisen für eine Reokklusion ist unverzüglich eine (erneute) Herzkatheteruntersuchung zu veranlassen.

Nach jeder Intervention sollte eine regelmäßige Inspektion der Punktionsstelle erfolgen. Insbesondere nach Zugang über die Arteria femoralis kann es trotz Verwendung von Verschlusssystemen zu relevanten Nachblutungen kommen. Bei Patienten nach Leistenpunktion empfiehlt sich darüber hinaus eine Auskultation der Punktionsstelle, um bei Nachweis eines Strömungsgeräusches sonografisch nach einer AV-Fistel oder einem Aneurysma spurium zu suchen.

Eine elektive echokardiografische Untersuchung insbesondere zur Beurteilung der Pump- und Klappenfunktion sollte binnen 24 h erfolgen. Eine Notfalluntersuchung wird erforderlich, wenn der Verdacht auf z.B. eine akute Mitralklappeninsuffizienz bei Papillarmuskelabriss oder einen infarktbedingten Ventrikelseptumdefekt besteht.

Die Therapie eines peri- oder postoperativ auftretenden ACS folgt grundsätzlich den beschriebenen Handlungsalgorithmen. Da je nach Art und Abstand zum chirurgischen Eingriff oftmals spezielle Aspekte zu beachten sind, ist das therapeutische Vorgehen mit dem Operateur und einem Kardiologen abzustimmen.

Für den geeigneten Verlegungszeitpunkt auf eine Normalstation gibt es keine allgemeingültigen Empfehlungen. Bei komplikationslosem Verlauf kann der Patient i.d.R. am Folgetag verlegt werden, insbesondere wenn die fallende CK < 1000 IU/l beträgt. Je nach Organisation der betreuenden Einrichtung werden Patienten mit wenig ausgeprägtem Myokardschaden und unkompliziertem Verlauf vollständig auf einer Chest Pain Unit (CPU) oder einer Telemetriestation versorgt bzw. noch innerhalb der ersten 24 h auf eine Normalstation verlegt.

Literatur

Amsterdam EA et al., 2014 AHA/ACC Guideline for the Management of Patients With Non-ST-Elevation Acute Coronary Syndromes: A Report of the American College of Cardiology/American Heart Association Task Force on Practice Guidelines. J Am Coll Cardiol (2014), 64(24), 2645–2687. doi:10.1016/j.jacc.2014.09.016

Fox KA et al., Prediction of risk of death and myocardial infarction in the six months after presentation with acute coronary syndrome: prospective multinational observational study (GRACE). BMJ (2006), 333, 1091–1094

Gersh BJ et al., Pharmacological facilitation of primary percutaneous coronary intervention for acute myocardial infarction. JAMA (2005), 293, 979–986

Golledge J, Eagle KA, Acute aortic dissection. Lancet (2008), 372, 55–66

Granger et al., Predictors of hospital mortality in the Global Registry of Acute Coronary Events. Arch Intern Med (2003), 163, 2345–2353

Heestermans A et al., Impaired bioavailability of clopidogrel in patients with a ST-segment elevation myocardial infarction. Throm Res (2008), 122, 776–781

Montalescot G et al., Prasugrel compared with clopidogrel in patients undergoing percutaneous coronary intervention for ST-elevation myocardial infarction (TRITON-TIMI 38): double-blind, randomised trial. Lancet (2009), 373, 723–731

Parodi L et al., Comparison of prasugrel and ticagrelor loading doses in ST-segment elevation myocardial infarction patients. J Am Coll Cardiol (2013), 61, 1601–1606

Raghupathy A et al., Geographic differences in clinical presentation, treatment, and outcomes in type A acute aortic dissection (from the International Registry of Acute Aortic Dissection). Am J Cardiol (2008), 102, 1562–1566

Statistisches Bundesamt 2012. https://www.destatis.de/DE/ZahlenFakten/GesellschaftStaat/Gesundheit/Todesursachen/Tabellen/SterbefaelleInsgesamt.html

The Task Force for the management of acute coronary syndromes (ACS) in patients presenting without persistent ST-segment elevation of the European Society of Cardiology (ESC), ESC Guidelines for the management of acute coronary syndromes in patients presenting without persistent ST-segment elevation. Eur Heart J (2011), 32, 2999–3054

The Task Force on the management of ST-segment elevation acute myocardial infarction of the European Society of Cardiology (ESC), ESC Guidelines for the management of acute myocardial infarction in patients presenting with ST-segment elevation. Eur Heart J (2012), 33, 2569–2619

The Task Force on Myocardial Revascularization of the European Society of Cardiology (ESC) and the European Association for Cardio-Thoracic Surgery (EACTS), 2014 ESC/EACTS Guidelines on myocardial revascularization. Eur Heart J (2014), 35, 2541–2619

The Task Force for the management of acute coronary syndromes (ACS) in patients presenting without persistent ST-segment elevation of the European Society of Cardiology (ESC), ESC Guidelines for the management of acute coronary syndromes in patients presenting without persistent ST-segment elevation. Eur Heart J (2015), doi:10.1093/eurheartj/ehv320

Wallentin L et al., Ticagrelor versus clopidogrel in patients with acute coronary syndromes. N Engl J Med (2009), 361, 1045–1057

Linksherzversagen

Sirak Petros

? **Wie ist ein Linksherzversagen definiert?**

Der Begriff Linksherzversagen wird in der Literatur nicht einheitlich definiert. Generell ist dieses Syndrom eine pathologische Veränderung der kardialen Struktur oder Funktion, die dazu führt, dass das Herz nicht mehr in der Lage ist, den für einen ausreichenden zellulären Stoffwechsel erforderlichen Sauerstofftransport zu gewährleisten [Dickstein et al. 2008]. Das kann entweder eine Verschlechterung einer bereits bekannten chronischen Linksherzinsuffizienz oder eine de novo akute kardiale Dekompensation sein.

Es gibt unterschiedliche Klassifizierungen der akuten Herzinsuffizienz. Die **European Society of Cardiology** (ESC) unterteilt in 6 klinische Syndrome, wobei diese sich z.T. überlappen [Dickstein et al. 2008]:
- Dekompensierte chronische Herzinsuffizienz:
  - In der Regel kommt es zu einer zunehmenden Verschlechterung einer bekannten Herzinsuffizienz.
- Lungenödem:
  - Die Patienten weisen eine schwere Ateminsuffizienz mit Tachypnoe, Orthopnoe und Abfall der arteriellen Sauerstoffsättigung (SaO_2) < 90% bei Raumluft auf.
- Hypertensive Herzinsuffizienz:
  - Zeichen der Herzinsuffizienz mit arterieller Hypertonie und diastolischer Dysfunktion. Die Patienten haben i.d.R. eine pulmonale Stauung ohne Zeichen einer systemischen Kongestion.
- Kardiogener Schock (low output syndrome):
  - Definiert als herzinsuffizienzinduzierte Gewebshypoxie trotz adäquater Vorlast und ohne schwerwiegende Arrhythmien
  - Mit Hypotonie (systolischer Blutdruck < 90 mmHg oder Abfall des arteriellen Mitteldruckes um > 30 mmHg) und Oligurie (< 0,5 ml/kg KG/h)
- Akutes Koronarsyndrom mit Herzinsuffizienz:
  - Etwa 15% der Patienten mit akutem Koronarsyndrom weisen Zeichen einer akuten Herzinsuffizienz auf.
- Isolierte Rechtsherzinsuffizienz:
  - Abfall des Herzzeitvolumens
  - Keine pulmonale Stauung
  - Reduzierte linksventrikuläre Füllungsdrücke

Die **American Heart Association** (AHA) dagegen klassifiziert die Patienten anhand der Symptome in 3 Kategorien:
- Volumenüberladung (Lungenödem oder systemisches Ödem)
- Stark eingeschränktes Herzzeitvolumen mit Hypotonie (kardiogener Schock)
- Kombination aus Volumenüberladung und kardiogenem Schock

Oft wird zwischen diastolischer und systolischer Linksherzinsuffizienz unterschieden, wobei die Unterscheidung etwas willkürlich erscheint. Patienten mit einer diastolischen Herzinsuffizienz (auch als heart failure with preserved ejection fraction, HFPEF bezeichnet) weisen eine weitgehend erhaltene linksventrikuläre Auswurfsfraktion auf (i.d.R. > 40–50%), während die Patienten mit einer systolischen Linksherzinsuffizienz eine kardiale Dilatation und eine schlechte linksventrikuläre Auswurfsfraktion (< 35%) haben. Etwa 75% der Patienten mit einer akuten Linksherzinsuffizienz haben eine vorbestehende chronische Herzinsuffizienz, während 20% eine de novo akute Herzinsuffizienz aufweisen [Dickstein et al. 2008; Gheorghiade und Pang 2009].

? **Wie ist die Epidemiologie der Linksherzinsuffizienz?**

Die Prävalenz der Linksherzinsuffizienz nimmt weltweit zu. Bestimmte Faktoren, insbesondere die Alterung der Gesellschaft, die verbesserte Überlebenswahrscheinlichkeit nach einem akuten Myokardinfarkt sowie die unzureichende Behandlung der Risikofaktoren, v.a. der arteriellen Hypertonie und des Diabetes mellitus, spielen bei dieser Prävalenzzunahme eine wichtige Rolle. In den USA werden jährlich ca. 1 Mio. Patienten mit der Hauptdiagnose Linksherzinsuffizienz stationär behandelt [Roger et al. 2011]. Auch in den Schwellen- und Entwicklungsländern kommt, aufgrund der steigenden Lebenserwartung und der damit verbundenen Zunahme kardiovaskulärer Erkrankungen, die Linksherzinsuffizienz immer häufiger vor.

Die meisten Patienten mit akuter Linksherzinsuffizienz sind älter, leiden an arterieller Hypertonie, koronarer Herzerkrankung (KHK) und Diabetes mellitus (s. Tab. 113).

Tab. 113: Klinische Charakteristika der Patienten mit dekompensierter Linksherzinsuffizienz in den USA und Europa (adaptiert aus [Greenberg 2012])

Medianes Alter (Jahre)	75
Frauenanteil (%)	> 50
Bekannte koronare Herzerkrankung (%)	60
Bekannte arterielle Hypertonie (%)	70
Bekannter Diabetes mellitus (%)	40
Bekanntes Vorhofflimmern (%)	30
Bekannte Nierenfunktionseinschränkung (%)	30

? **Was sind die Ursachen eines Linksherzversagens?**

Der Begriff Linksherzversagen beschreibt keine ätiologische Diagnose, sondern lediglich ein Syndrom. Bei 60–70% der Fälle mit akutem Linksherzversagen, besonders bei älteren Patienten, ist die KHK der ätiologische Faktor. Bei jüngeren Patienten zählen dagegen die Myokarditis, Arrhythmien, valvuläre Herzerkrankungen und die dilatative Kardiomyopathie zu den häufigsten Ursachen (s. Tab. 114).

Tab. 114: Häufige Ursachen einer Linksherzinsuffizienz infolge Myokardschädigung (modifiziert nach [Dickstein et al. 2008])

KHK	Variable Ausprägung
Arterielle Hypertonie	Oft mit Linksherzhypertrophie und diastolischer Herzinsuffizienz
Kardiomyopathien	Dilatativ, obstruktiv, restriktiv
Medikamente/Noxe	Betablocker, Calciumantagonisten, Antiarrhythmika, Zytostatika, Alkohol, Kokain
Endokrin	Diabetes mellitus, Hyper- oder Hypothyreoidismus, Cushing-Syndrom, Nebenniereninsuffizienz, Phäochromozytom
Nutritiv	Thiaminmangel, Kachexie, Adipositas
Infiltrativ	Sarkoidose, Amyloidose, Hämochromatose
Sonstige	HIV-Infektion, peripartale Kardiomyopathie, terminale Niereninsuffizienz

Patienten mit einer chronischen Linksherzinsuffizienz können unter optimaler Therapie stabil bleiben. Akute Stresszustände (z.B. akute Myokardischämie, Trauma, operativer Eingriff oder Infektion) können dazu führen, dass das linke Herz die hohen Anforderungen nicht mehr bewältigen kann, wodurch es zu einem akuten Versagen kommt.

? Welche Zustände können ein akutes Linksherzversagen triggern?
Die häufigsten Trigger eines akuten Linksherzversagens sind:
- Akutes Koronarsyndrom
- Schlecht eingestellte arterielle Hypertonie
- Kardiale Arrhythmien
- Schlechte Compliance des Patienten bei der Medikamenteneinnahme und bei Anpassung des Lebensstils
- Infektionen
- Anämie
- Schlechte Nierenfunktion
- Hyper- oder Hypothyreose

Die paraklinischen diagnostischen Maßnahmen müssen demnach entsprechend der klinischen Hinweise erweitert werden.

? Welche klinischen Zeichen können hinweisend sein?
Die klinischen Zeichen eines Linksherzversagens resultieren an erster Stelle aus dem Rückstau im Pulmonalkreislauf. Diese Stauung führt zu Dyspnoe unterschiedlichen Grades. Die Orthopnoe kann bei der Unterscheidung zwischen einem Linksherzversagen und anderen Ursachen einer Dyspnoe hilfreich sein. Bei der Inspektion des Patienten kann eine Lippenzyanose als Ausdruck der massiven Lungenstauung und der damit verbundenen Störung des Gasaustausches auffallen. Nicht klingende (ohrferne) inspiratorische Rasselgeräusche und/oder exspiratorische Giemen sind typische Auskultationsbefunde.

Die Killip-Klassifikation ermöglicht eine klinische Einschätzung der myokardialen Dysfunktion, insbesondere während der Therapie des akuten Myokardinfarktes (s. Tab. 115).

Tab. 115: Killip-Klassifikation

Klasse	Klinische Manifestation
Killip 1	Kein Zeichen eines Herzversagens; kein Hinweis für kardiale Dekompensation
Killip 2	Rasselgeräusche in der unteren Hälfte der Lungenfelder; S3-Galopprhythmus
Killip 3	Schweres Herzversagen; Rasselgeräusche über der gesamten Lunge
Killip 4	Kardiogener Schock

Die klinischen Zeichen eines akuten Versagens auf dem Boden einer chronischen Linksherzinsuffizienz können sich von denen einer de novo akuten Linksherzinsuffizienz unterscheiden. Die pulmonalen Kompensationsmechanismen (z.B. Hypertrophie des lymphatischen Systems) können bei einer chronischen Linksherzinsuffizienz zur Toleranz einer größeren Rückstauung führen. Folglich können die Auskultationsbefunde über der Lunge im Vergleich zu einem de novo akuten Linksherzversagen weniger auffällig sein.

Patienten mit chronischer Linksherzinsuffizienz können im Verlauf ihrer Erkrankung eine Rechtsherzbelastung mit peripheren Ödemen und die damit verbundene höhere Volumenüberladung entwickeln. Dagegen sind bei einem de novo akuten Linksherzversagen periphere Ödeme kaum zu erwarten.

Ein zunehmender Abfall der kardialen Auswurfsleistung führt schließlich zu einem steigenden Missverhältnis zwischen dem Sauerstoffangebot und dem Sauerstoffbedarf und damit zu einem Multiorgandysfunktionssyndrom.

? Welche diagnostischen Maßnahmen sind sinnvoll?

- Eine genaue Anamnese zu den aktuellen Beschwerden, Vorerkrankungen und zur Medikation sowie eine adäquate klinische Untersuchung sind die Grundlage für weitere diagnostische und therapeutische Schritte.
- Bei einem Linksherzversagen muss der Kontakt zum Kardiologen so rasch wie möglich erfolgen, um eine optimierte Behandlung nicht zu verzögern.
- Die diagnostischen Maßnahmen sollen zum einen das Linksherzversagen und das Ausmaß der Schädigung verifizieren, zum anderen muss die Ätiologie des Syndroms rasch geklärt werden. Zu den wichtigsten diagnostischen Maßnahmen gehören:
    - 12-Kanal-EKG
    - Transthorakale Echokardiografie
    - Röntgenthoraxaufnahme
    - Blutbild, Blutgasanalyse, Serumelektrolyte
    - B-type natriuretic peptide (BNP)
    - Troponin, Kreatininkinase
    - TSH, Serumkreatinin
    - Koronarangiografie bei entsprechender Indikation

? Welche Rolle spielt das EKG?

Das EKG und die Echokardiografie sind die wichtigsten ersten diagnostischen Maßnahmen bei einer akuten Linksherzinsuffizienz. Das EKG ist bei der Klärung der Ätiologie eines Linksherzversagens sehr nützlich und kann Hinweise sowohl auf strukturelle (Ischämie) als auch funktionelle (Herzrhythmusstörungen) Ursachen geben. Zeichen einer akuten Myokardischämie müssen zu einem sofortigen Kontakt mit einem Kardiologen führen. Auch das Linksherzversagen selbst kann zu EKG-Veränderungen im Sinne einer Ischämie führen, wenn durch die linksventrikuläre Dehnung und durch das schlechte Herzzeitvolumen die koronare Durchblutung beeinträchtigt ist.

Oft fehlen alte EKG-Aufzeichnungen zum Vergleich. Somit muss eine pathologische EKG-Veränderung grundsätzlich ein kardiologisches Konsil nach sich ziehen.

? Welche Rolle spielt die Echokardiografie?

Die transthorakale Echokardiografie liefert wertvolle Hinweise in der Diagnostik der Ursache und des Ausmaßes eines Linksherzversagens. Folgende Informationen können in dieser Hinsicht nützlich sein:

- Volumina der Herzhöhlen
- Ventrikuläre systolische und diastolische Funktion
- Ventrikuläre Wanddicke und Kinetik
- Klappenfunktion

Die transösophageale Echokardiografie (TEE) kommt initial bei einem Patienten mit Linksherzversagen nicht in Betracht, weil der Patient dies aufgrund der schwerwiegenden Dyspnoe nicht tolerieren wird. Allerdings ist diese Einschränkung als relativ zu sehen, wenn durch eine TEE ein hinsichtlich der Therapie richtungweisender Befund zu erwarten ist (z.B. Feststellung einer Klappenendokarditis oder V.a. eine Aortendissektion mit Aortenklappeninsuffizienz).

? Welche Rolle spielt die Thorax-Röntgenaufnahme?

Mit einer Röntgenaufnahme lässt sich das Ausmaß der pulmonalen Stauung und eines eventuellen Pleuraergusses objektivieren. Außerdem kann die Herzsilhouette Hinweise auf die kardiale Genese geben (z.B. zeltförmige Silhouette bei Perikarderguss, Aortenkonfiguration oder Verkalkung der Aortenklappe bei einer Aortenklappenstenose etc.). Darüber hinaus kann das Röntgen in der Differenzialdiagnose der Luftnot wertvolle Informationen liefern.

? Welche Laborparameter können nützlich sein?

Die Laborparameter sollten auf der Grundlage der Anamnese und der klinischen Befunde angeordnet werden. Eine schwere Anämie kann aufgrund der erforderlichen kompensatorischen Steigerung des Herzzeitvolumens zur kardialen Dekompensation führen. Der Schweregrad der Anämie korreliert relativ gut mit der Prognose bei älteren Patienten mit akutem Koronarsyndrom [Wu et al. 2001]. Eine Leukozytose könnte Hinweis für eine Infektion sein, die ebenfalls zur kardialen Überlastung führen kann.

Die Blutgasanalyse kann bei der Objektivierung der Auswirkungen des Linksherzversagens auf den Gasaustausch (arterielle Blutgasanalyse) und auf die Hämodynamik (Laktat, zentralvenöse Sättigung) herangezogen werden. Eine Störung der Kaliumhomöostase kann zu kardialen Rhythmusstörungen führen, die wiederum ein Linksherzversagen induzieren können.

Die Bestimmung des BNP kann hilfreich sein, wenn eine akute Linksherzinsuffizienz als Ursache der Dyspnoe nicht eindeutig infrage kommen sollte. Bei einem BNP < 100 pg/ml ist eine akute Linksherzinsuffizienz unwahrscheinlich, während ein BNP > 500 pg/ml mit einer Linksherzinsuffizienz gut korreliert. Allerdings kann das BNP bei einem rasch entstandenen Lungenödem anfangs noch normal sein. Auch bei nicht erhöhtem linksventrikulärem Wandstress, wie z.B. bei einer Mitralstenose oder einer Perikardtamponade, kann das BNP normwertig oder nur gering erhöht sein. Erhöhte BNP-Werte lassen sich wiederum auch bei einer Linksherzhypertrophie, Tachykardie, rechtsventrikulärer Belastung, Myokardischämie, systemischer Hypoxie, Niereninsuffizienz, Leberzirrhose und Sepsis nachweisen.

Die Bestimmung der myokardialen Ischämiemarker sollte stets in Zusammenhang mit der Anamnese und den EKG-Veränderungen betrachtet werden.

Auch eine Hyper- oder Hypothyreose kann zu einem kardialen Versagen führen. Darüber hinaus ist es sinnvoll, das TSH vor einer eventuellen Koronarangiografie zu kontrollieren, um eine latente oder gar manifeste Hyperthyreose vor der Kontrastmittelexposition zu erkennen und vorbeugende Maßnahmen einzuleiten.

Das Serumkreatinin ist ein grober Marker der Nierenfunktion. Eine Einschränkung der Nierenfunktion kann zur akuten kardialen Dekompensation beitragen. Eine kardiale Dekompensation wiederum kann zur renalen Dysfunktion führen. Bei einer nicht dringlichen Koronarangiografie können, besonders bei Patienten mit Nephropathie, renoprotektive Maßnahmen das Risiko einer kontrastmittelinduzierten Nephropathie reduzieren [Richtenberg 2012].

? Wann ist eine Koronarangiografie indiziert?

Die Koronarangiografie ist eine diagnostische und therapeutische Möglichkeit. Die häufigste Ursache eines Linksherzversagens ist eine KHK. Bei richtungweisender Anamnese und einem entsprechenden EKG-Befund muss die Indikation zur Koronarangiografie rasch gestellt werden. Auch bei Patienten mit valvulärer Herzinsuffizienz kann eine Koronarangiografie vor einem kardiochirurgischen Eingriff erforderlich sein.

? Wie sollte der Patient mit Linksherzversagen überwacht werden?

Patienten mit einem Linksherzversagen sollten auf einer Intensivstation oder, je nach Ausprägung des Syndroms, auf einer Intermediate Care Station überwacht werden.
- Noninvasive Überwachung, einschließlich Pulsoxymetrie
- Invasive Überwachung:
  - Invasive arterielle Druckmessung, v.a. bei instabilem Kreislauf
  - Zentralvenenkatheter
  - Ggf. Pulmonalkatheter

? Wann ist ein Pulmonalkatheter bei einem Linksherzversagen indiziert?

Der Pulmonalkatheter gehört nicht zur Routine bei der Überwachung von Patienten mit einem Linksherzversagen. Bevor ein solcher Katheter gelegt wird, muss der Nutzen im Bezug auf die zugrunde liegende Krankheit kritisch beurteilt und das Ziel definiert werden. Neben der Bestimmung des Herzzeitvolumens wird der Messung des pulmonalarteriellen Verschlussdruckes (PAWP) eine große Bedeutung beigemessen. Dabei sollten die kardiale Erkrankung und Begleitumstände unbedingt berücksichtigt werden. Eine Herzzeitvolumenbestimmung bei einer schweren Trikuspidalinsuffizienz ist nicht valide. Der PAWP gehört zu den oft falsch interpretierten Parametern; es gibt eine Vielzahl von kardialen Erkrankungen und Zuständen, bei denen diese Messung nicht sinnvoll oder sogar irreführend ist (z.B. Mitralklappenstenose, Aortenklappeninsuffizienz, hohe Beatmungsdrücke oder schlechte Compliance des linken Ventrikels).

Ein Pulmonalkatheter kann hilfreich sein, wenn
- die initiale Standardtherapie erfolglos bleibt,
- der Volumenstatus und die linksventrikuläre Füllungsdrücke unklar sind,
- eine erweiterte hämodynamische Therapie sonst schwer überwacht werden kann.

? Welche Behandlungsprinzipien sollten berücksichtigt werden?

Während in den vergangenen Jahrzehnten in der Behandlung der chronischen Herzinsuffizienz oder des akuten Koronarsyndroms signifikante Fortschritte erzielt worden sind, gibt es keinen wesentlichen Durchbruch in der Therapie der akuten Herzinsuffizienz (s. Tab. 116).

Tab. 116: Vergleich einiger Charakteristika zwischen akutem Koronarsyndrom und akutem Linksherzversagen (adaptiert aus [Weintraub et al. 2010])

	Akutes Koronarsyndrom	Akute Linksherzinsuffizienz
Inzidenz	1 Mio./Jahr	1 Mio./Jahr
Letalität:		
Prähospital	Hoch	?
Stationär	3–4%	3–4%
60–90 Tage	2%	10%
Therapieziele	Klar definiert	Nicht klar
Ergebnisse klinischer Studien	Nützlich	Minimal, kein Nutzen oder gar schädlich
Leitlinien	Grad A	Meist Grad C

Die Therapieziele des Linksherzversagens beinhalten folgende Komponenten [McMurray et al. 2012]:
- Kausale Therapie
- Erkennung und Behebung von Triggern einer kardialen Dekompensation
- Rekompensationsmaßnahmen
- Erkennung von Patienten, die von einer Revaskularisierung oder apparativen Therapie profitieren können
- Risiko einer Thromboembolie erkennen und die Indikation einer Antikoagulation festlegen
- Langzeitbehandlung

? Was sollte bei der kausalen Therapie beachtet werden?

Die kausale Therapie des Linksherzversagens hat stets Vorrang. Daher muss eine sofortige kardiologische Vorstellung des Patienten erfolgen, um gemeinsam die Ursache des Linksherzversagens zu erkennen und eine optimierte Therapie zu planen. Allerdings ist eine sofortige kausale Therapie nicht in jedem Fall möglich bzw. sinnvoll. Während z.B. eine Koronarangiografie bei einem akuten Linksherzversagen infolge eines akuten Koronarsyndroms in aller Regel dringend erforderlich ist, kann diese bei anderen Ursachen des Linksherzversagens erst nach einer Rekompensation oder geplant unter besseren Bedingungen sinnvoller sein.

? Welche Rekompensationsmechanismen kommen in Betracht?

Zu den Rekompensationsmaßnahmen gehören:
- Vorlastsenkung
- Nachlastsenkung
- Inotrope Unterstützung
- Ggf. mechanische Unterstützung

Der Einsatz der Rekompensationsmaßnahmen hängt stets von der Ursache des Linksherzversagens ab. Zum Beispiel kann eine Nachlastsenkung bei einer dekompensierten Aortenklappenstenose problematisch oder gar kontraindiziert sein.

? Welche Erstmaßnahmen sind sinnvoll?

Nach rascher Diagnostik und dem Anschluss an ein Überwachungssystem sollte der Patient mit Linksherzversagen sofort eine symptomatische Therapie erhalten. Dazu zählen:

- Sauerstoffgabe bei Zeichen einer Hypoxie, Ziel $SaO_2 > 95\%$:
  - Vorsicht bei Patienten mit chronischer obstruktiver Lungenerkrankung!
  - Sauerstoff sollte bei Patienten ohne Zeichen einer Hypoxie nicht gegeben werden, weil er zur Vasokonstriktion und zum Abfall des Herzzeitvolumens führen kann [Park et al. 2010].
- Oberkörperhochlagerung
- Morphium: bei unruhigen Patienten mit starker Dyspnoe und Angst
  - 2–5 mg i.v.
- Schleifendiuretikum (bei erhaltener Nierenfunktion):
  - 20–40 mg Furosemid i.v.
  - Wiederholung je nach Urinausscheidung
  - Bei Lungenödem ggf. Furosemid 4–8 mg/h kontinuierlich i.v.
  - **Cave**: Elektrolytverlust, Hypotonie!

? Welche Maßnahmen zur Vorlastsenkung kommen infrage?

Wenn die renale Funktion stabil ist, kann eine absolute Reduktion des zirkulierenden Blutvolumens durch Diuretika erreicht werden. Schleifendiuretika sind aufgrund ihrer raschen und potenten Wirkung die Therapie der Wahl. Sie haben außerdem eine venodilatative Wirkung, die zur Vorlastsenkung beiträgt. Bei ihrer kontinuierlichen Anwendung muss an einen Elektrolytverlust, insbesondere von Kalium und Magnesium, stets gedacht werden. Bei unzureichendem Ansprechen auf ein Schleifendiuretikum kann eine Kombination mit einem Thiazid-Diuretikum in Betracht gezogen werden. Eine solche Kombination sollte jedoch wegen der Gefahr der Hypovolämie, Hypokaliämie und der renalen Funktionsstörung nur für wenige Tage angesetzt werden.

Das RAAS spielt als einer der bedeutenden Gegenregulationsmechanismen in der Pathophysiologie der Linksherzinsuffizienz eine wichtige Rolle. Aldosteronantagonisten (z.B. Spironolactone) sind daher Bestandteil der Langzeittherapie. Im Gegensatz zu den Schleifendiuretika haben Aldosteronantagonisten einen minimalen Effekt auf den Blutdruck. Die alleinige Gabe dieses Diuretikums ist jedoch aufgrund der verzögerten Wirkung in der Akutphase nicht effektiv. Dennoch sollte die Therapie mit einem Aldosteronantagonisten bei einer Linksherzinsuffizienz sobald wie möglich begonnen werden, wenn eine annährend normale Nierenfunktion vorliegt und eine Hyperkaliämie ausgeschlossen ist.

Bei Patienten mit Lungenödem und einer fortgeschrittenen Niereninsuffizienz sollte bei fehlendem raschem Ansprechen auf eine Diuretikatherapie ein extrakorporales Nierenersatzverfahren in Betracht gezogen werden.

Eine Umverteilung des zirkulierenden Blutvolumens lässt sich durch ein venöses Pooling (hauptsächlich im Splanchnicusgebiet) mittels intravenös applizierbarer Vasodilatatoren erzielen (s. Tab. 117). Dazu kann entweder Nitroglyzerin oder Natrium-Nitroprussid angewandt werden, wobei das Letztere auch arteriell potent wirksam und somit auch zur Nachlastsenkung gut geeignet ist.

Das Nesiritid, ein rekombinantes BNP, führt durch Steigerung der intrazellulären cGMP-Konzentration ebenfalls zur Vorlast- und Nachlastsenkung. Das Medikament hat sich jedoch in der klinischen Praxis nicht durchgesetzt.

Nitrate sollten bei akutem Linksherzversagen i.d.R. bei Patienten mit systolischem Blutdruck > 100 mmHg eingesetzt werden. Obwohl diese i.v. Vasodilatatoren in der Akutphase einen günstigen hämodynamischen Effekt haben, ist deren Einfluss auf die Langzeitmorbidität und Letalität des Linksherzversagens unklar.

Tab. 117: Intravenöse Vasodilatatoren zur Vorlastsenkung bei akutem Linksherzversagen

Medikament	Dosierung	Wichtige Nebenwirkungen	Warnhinweis
Nitroglycerin	Initial 10–20 µg/min Steigerung bis 200 µg/min	Hypotonie, Kopfschmerz	Toleranz bei kontinuierlicher Gabe
Nitroprussid	Initial 0,3 µg/kg/min Steigerung bis 5 µg/kg/min	Hypotonie Zyanidintoxikation	Lichtempfindlich
Nesiritid*	Bolus 2 µg/kg, anschließend 0,01 µg/kg/min kontinuierlich	Hypotonie	

* In Europa meist nicht verfügbar

? Welche Rolle spielt die maschinelle Beatmung?

Noninvasive Beatmung (NIV) mit einem positiven endexspiratorischen Druck (PEEP) führt zur Vorlastsenkung. Allerdings gibt es keinen Beweis zur Überlegenheit der NIV im Vergleich zur pharmakologischen Vorlastsenkung hinsichtlich Letalität und Intubationshäufigkeit [Gray et al. 2008]. NIV kann als Ergänzungsmaßnahme bei Patienten mit Lungenödem und schwerer Ateminsuffizienz eingesetzt werden. Bei Hypotonie, Brechreiz, Unruhe und eingeschränktem Bewusstsein ist NIV kontraindiziert.

Die endotracheale Intubation und invasive Beatmung sind bei Patienten mit schwerer respiratorischer Insuffizienz, Erschöpfung oder unsicherem Atemweg indiziert.

? Wie sollte die Nachlastsenkung gestaltet werden?

Bei einem Linksherzversagen kommt es infolge der Aktivierung des Sympathikus und des RAAS zu einer peripheren Vasokonstriktion und damit zur Erhöhung des systemischen Gefäßwiderstandes. Diese Widerstandserhöhung führt zu einer Steigerung der kardialen Belastung und somit zu einer weiteren Verschlechterung der Linksherzinsuffizienz.

In der Behandlung der Linksherzinsuffizienz haben die ACE-Hemmer einen prognostisch günstigen Effekt und dürfen in der Therapie nicht fehlen. Allerdings sind sie aufgrund ihrer relativ langen Halbwertszeit in der Therapie des akuten Linksherzversagens mit hämodynamischer Instabilität schwer steuerbar. Daher werden intravenöse Vasodilatatoren, die eine kürzere Halbwertszeit haben, wie z.B. Natrium-Nitroprussid, bevorzugt. Nach der Stabilisierung sollte die ACE-Hemmer-Therapie so schnell wie möglich begonnen werden. Bei der Nachlastsenkung muss die Ursache der Linksherzinsuffizienz in Betracht gezogen werden. Bei einer Aortenstenose z.B. kann eine Nachlastsenkung zu starkem Blutdruckabfall und Verschlechterung des hämodynamischen Zustandes führen.

? Was muss man beim Umgang mit Natrium-Nitroprussid beachten?

Natrium-Nitroprussid ist ein potenter Vasodilatator. Beim Vorliegen einer Normotonie kann es durch Senkung der Vorlast und des systemischen Gefäßwiderstandes zur kardialen Entlastung beitragen. Wenn der diastolische Blutdruck nicht zu stark erniedrigt ist, hat Nitroprussid keinen Einfluss auf den koronaren Blutfluss. Bei Patienten mit einem systolischen Blutdruck < 110 mmHg sollte das Medikament mit Vorsicht und nur unter engmaschiger Überwachung angewandt werden. Die sehr kurze Halbwertszeit von nur 2 min macht das Medikament sehr gut steuerbar. Dennoch sollte beim Einsatz von Nitroprussid eine invasive arterielle Blutdruckmessung angeschlossen werden. Bei Dosen > 2 μg/kg/min über einen längeren Zeitraum kann es zur signifikanten Zyanidfreisetzung kommen, wobei dies durch den Einsatz von Natriumthiosulfat antagonisiert werden kann. Im klinischen Alltag ist dies jedoch selten der Fall. Sobald der Patient die akute Situation überstanden hat, sollte die Nachlastsenkung mit ACE-Hemmer fortgeführt werden.

? Soll man bei einem Linksherzversagen einen Betablocker geben?

Die Betablockertherapie gehört zum Standard in der Therapie der Linksherzinsuffizienz. Bei einer Akutdekompensation kann jedoch, bei bestehender Medikation, eine Dosisreduktion erforderlich sein. Beim Vorliegen eines kardiogenen Schocks muss diese Therapie vorübergehend pausiert werden. Eine vorbestehende Therapie mit Betablockern verhindert die Downregulation der Betarezeptoren und kann somit das Ansprechen auf Inotropika steigern.

? Welche Rolle spielen Inotropika?

Inotropika tragen zur Steigerung des Herzzeitvolumens bei. Sie kommen in Betracht bei:
- linksventrikulärer Dilatation mit anhaltender Stauung trotz Vasodilatatoren
- stark reduzierter linksventrikulärer Ejektionsfraktion
- Zeichen der peripheren Minderperfusion (low output syndrome)

Diese Patienten sind trotz eines ausreichenden ventrikulären Füllungsdruckes oft hypoton und tolerieren eine vasodilatatorische Therapie nicht bzw. sprechen schlecht darauf an. Beim Einsatz von Inotropika ist eine kontinuierliche Kontrolle des Blutdruckes und der Herzfrequenz erforderlich. In ausgewählten Fällen sollte eine invasive erweiterte hämodynamische Überwachung erwägt werden.

Inotropika bewirken nicht nur eine Verbesserung der Myokardkontraktilität, sie induzieren auch Tachykardien und eine Myokardischämie. Daher ist diese Therapie beim Linksherzversagen ein zweischneidiges Schwert. Einerseits ist die Anhebung des Herzzeitvolumens und des Blutdruckes für das Überleben wichtig, andererseits bedeutet diese Anhebung eine Steigerung der Herzarbeit und des myokardialen Sauerstoffverbrauches. Die Tachykardie verursacht eine Verkürzung der Diastole. Daraus resultieren eine verminderte diastolische Füllung des linken Ventrikels sowie eine Verkürzung der koronaren Perfusionszeit. Dies führt wiederum zur Herabsetzung der myokardialen Pumpfunktion und des Herzzeitvolumens. Inotropika sollten daher nur kurzzeitig angewandt werden.

Patienten mit Linksherzversagen, die einer Inotropikatherapie bedürfen, haben eine erhöhte Letalität. Während die durchschnittliche Krankanhausletalität einer akuten Linksherzinsuffizienz bei ca. 4% liegt, haben die Patienten mit Linksherzversagen und Inotropikabedarf ein Letalitätsrisiko von 12–13%.

Linksherzversagen

? Welche Inotropika finden beim Linksherzversagen Anwendung?

Zu den Inotropika zählen die folgenden Medikamente:
- Dobutamin, Dopamin
- Phosphodiesterase(PDE)-III-Hemmer
- Calcium-Sensitizer

Dobutamin, ein Beta-1-Agonist mit positiv inotropem und chronotropem Effekt, ist i.d.R. das Inotropikum der ersten Wahl. Es sollte initial mit einer Dosierung von 2–3 µg/kg/min infundiert werden bis zu einer Maximaldosis von 15 µg/kg/min. Eine weitere Dosissteigerung hat keinen Effekt. Nach hämodynamischer Stabilisierung sollte die Dosis um ca. 2 µg/kg/min schrittweise reduziert werden.

Dopamin spielt in den Industrienationen in der Therapie der kardialen Insuffizienz und des Schockes eine zunehmend geringere Rolle. Bei Dosen zwischen 3 und 5 µg/kg/min hat Dopamin eine betaagonistische Wirkung, bei > 5 µg/kg/min kommt eine alphaagonistische Wirkung hinzu.

Aus der Gruppe der PDE-III-Hemmer werden aktuell Enoximon und Milrinon in der Therapie des Linksherzversagens eingesetzt (s. Tab. 118). PDE-III-Hemmer verhindern den Abbau von cAMP. Dies führt zum Anstieg der intrazellulären Calciumkonzentration und damit zur Steigerung der Inotropie und zu einer arteriellen Vasodilatation. Neben ihrer inotropen und nachlastsenkenden Wirkung verringern die PDE-Hemmer auch den pulmonalen Gefäßwiderstand. Ihre nachlastsenkende Wirkung ist allerdings stärker als ihre inotrope Wirkung, wodurch es zur Hypotonie kommen kann. Durch die Kombination mit Betablockern kann die arrhythmogene Wirkung der PDE-Hemmer reduziert werden.

Der Calcium-Sensitizer Levosimendan verbessert die myokardiale Kontraktion durch Bindung an kardiales Troponin C. Außerdem führt es zur Öffnung ATP-sensitiver Kaliumkanäle in der vaskulären glatten Muskulatur, wodurch es zur Senkung des systemischen und pulmonalen Gefäßwiderstandes kommt. In höheren Dosen hat Levosimendan einen PDE-hemmenden Effekt. Letzterer kann zu signifikanten Blutdruckabfällen führen. Nach einer Bolusgabe erfolgt eine kontinuierliche Infusion über 24 h. Die hämodynamische Wirkung hält 7–10 Tage an. Es gibt bisher keine Evidenz für eine sichere Überlegenheit dieses Medikamentes gegenüber Dobutamin.

Tab. 118: Inotropika und Vasopressoren in der Therapie des Linksherzversagens

Medikament	Bolusgabe	Infusionsrate
Dobutamin	Kein Bolus	2–15 µg/kg/min
Enoximon	0,5–1,0 mg/kg über 5–10 min	5–20 µg/kg/min*
Milrinon	25–75 µg/kg über 10–20 min	0,3–0,7 µg/kg/min*
Levosimendan	12 µg/kg über 10 min**	0,1 µg/kg/min***
Adrenalin	Kein Bolus, außer während einer kardiopulmonalen Reanimation	0,05–0,5 µg/kg/min
Noradrenalin	Kein Bolus	0,05–0,5 µg/kg/min

* Dosisreduktion bei Nierenfunktionseinschränkung; siehe Herstellerinformation
** Dosis halbieren bei gleichzeitiger Therapie mit Vasodilatatoren oder Inotropika
*** Dosis halbieren bei eingeschränkter Nierenfunktion. Levosimendan ist bei schwerer Nierenfunktionseinschränkung nicht zugelassen.

? Ist eine Vasopressortherapie bei einem akuten Linksherversagen sinnvoll?

Vasopressoren gehören nicht zur Therapie des Linksherzversagens. Dennoch werden sie bei Patienten mit Linksherzversagen eingesetzt, wenn sie trotz Inotropikagabe weiterhin hypoton bleiben und die Zeichen der Gewebsminderperfusion persistieren. Durch Vasopressoren werden eine periphere Vasokonstriktion und damit eine Umverteilung des Herzzeitvolumens von der Peripherie in die vitalen Organe erzeugt. Allerdings führt die Vasokonstriktion zur Nachlaststeigerung und damit zur kardialen Belastung.

Deshalb sollte vor dem Einsatz eines Vasopressors überprüft werden, ob eine adäquate linksventrikuläre Füllung vorliegt. Die Echokardiografie ist bei der Kontrolle der linksventrikulären Füllungsdrücke hilfreich. Falls dies nicht möglich ist, sollte eine erweiterte invasive hämodynamische Überwachung in Betracht gezogen werden.

Bei jeder persistierenden Hypotonie sollte aber auch eine eventuelle intravaskuläre Hypovolämie ausgeschlossen werden. Dies kann entweder durch eine kurze Trendelenburg-Lagerung des Patienten oder ein Volumen-Challenge unter strenger ärztlicher Kontrolle geklärt werden. Ziel ist es, die Auswirkung von Volumen auf die Frank-Starling-Kurve und somit auf das Herzzeitvolumen zu testen. Hier empfiehlt es sich, die Flüssigkeit manuell (z.B. mit einer 50-ml-Spritze) unter kontinuierlicher Messung des ZVD und des Blutdruckes, idealerweise auch noch unter Messung des Herzzeitvolumens, zu verabreichen. Meist reichen 200–300 ml innerhalb von 10–20 min, um den Effekt auf den Blutdruck zu erkennen. Damit würde man keine nennenswerte Volumenüberladung induzieren, wohl aber die kritische Frage über die Indikation einer Vasopressortherapie beantworten.

Eine Vasopressortherapie, entweder mit Adrenalin oder mit Noradrenalin, beim akuten Linksherzversagen ist somit sehr problematisch und stellt meist einen verzweifelten Rettungsversuch dar.

Hinsichtlich der Wahl eines Vasopressors gibt es keine evidenzbasierte Klarheit [Levy et al. 2011]. Sowohl Adrenalin als auch Noradrenalin steigern den Blutdruck. Allerdings kommt es unter Adrenalin anfangs zum Laktatanstieg. Dieser ist jedoch Folge der metabolischen Auswirkung des Medikamentes und keineswegs Zeichen einer Gewebsischämie. Außerdem kommt es unter Adrenalin häufiger zu tachykarden Rhythmusstörungen als unter Noradrenalin. Daher scheint Noradrenalin, in Kombination mit Dobutamin, die bessere Wahl zu sein, zumal es v.a. in niedrigen Dosen zur Reflexbradykardie führt, was wiederum einen günstigen Effekt haben kann. Ein prognostischer Vorteil ist jedoch noch nicht bewiesen. Adrenalin findet bei Reanimationszuständen weiterhin Anwendung.

? Hat eine Digitalisierung bei einem Linksherzversagen einen Vorteil?

Digitalis kann zu einem geringen Anstieg des Herzzeitvolumens und zum Abfall des ventrikulären Füllungsdruckes beitragen. Es hat aber in der Standardtherapie des Linksherzversagens keinen Platz. Bei Patienten mit tachykardem Vorhofflimmern kann Digitalis zur Frequenzbegrenzung nützlich sein, wenn andere Therapiemöglichkeiten ausgeschöpft sind oder wenn die Betablockertherapie nicht eskaliert werden kann.

? Muss ein Patient mit akutem Linksherzversagen therapeutisch antikoaguliert werden?

Es gibt keinen bewiesenen Vorteil für eine routinemäßige therapeutische Antikoagulation bei Patienten mit Linksherzinsuffizienz und erhaltenem Sinusrhythmus [Lip, Wrigley, Pisters 2012]. Eine solche Maßnahme ist nur bei Patienten mit Vorhofflimmern oder stark eingeschränkter Pumpfunktion (linksventrikuläre Ejektionsfraktion < 35%) vorteilhaft. Eine ausreichende Thromboembolieprophylaxe ist in allen Fällen erforderlich, da die Gefahr eines thromboembolischen Ereignisses signifikant hoch ist.

? Wann ist eine apparative Unterstützung sinnvoll?

Der Einsatz spezieller Herzschrittmacher oder automatischer Defibrillatoren ist die Domäne der Behandlung der chronischen Linksherzinsuffizienz. Hier soll nur die apparative Unterstützung bei akutem Linksherzversagen diskutiert werden.

Bevor eine apparative Unterstützung in Betracht kommt, muss das Therapieziel noch einmal diskutiert werden. Patienten mit Linksherzversagen sind oft älter und leiden an multiplen Krankheiten und Komplikationen. Daher muss der Gesamtzustand des Patienten bei der Entscheidung über eine erweiterte apparative Therapie berücksichtigt werden. Der Einsatz apparativer Unterstützung bei einem Linksherzversagen stellt eine Überbrückung dar, wobei das Ende der Brücke nicht immer klar definiert werden kann. Es kann sich entweder um eine sog. bridge to recovery oder um eine bridge to operation handeln. Die Einschätzung durch den Kardiologen und je nach kardialer Erkrankung auch durch den Kardiochirurgen ist daher essentiell.

Bisher wurde die intraaortale Ballongegenpulsionationspumpe (IABP) v.a. in der Therapie des kardiogenen Schockes eingesetzt. Eine neue große Studie konnte jedoch keinen Vorteil dieser Methode belegen [Thiele et al. 2012], wobei der Einsatz in Einzelfällen weiterhin eine Berechtigung haben wird.

Kardiale Assistsysteme, bis hin zur VA-ECMO, werden in großen Zentren nach individueller Entscheidung eingesetzt. Bisher gibt es jedoch noch keinen Beleg für einen positiven Einfluss solcher Systeme auf die Langzeitprognose des Linksherzversagens. Auch zur Kosten-Nutzen-Relation gibt es noch keine validen Angaben. Der Einsatz kardialer Assistsysteme muss dort erfolgen, wo die Expertise und die Beherrschung möglicher Komplikationen gegeben sind und ein gefäß- und kardiochirurgischer Beistand gewährleistet ist.

? Wie sollte man bei therapierefraktärem Linksherzversagen vorgehen?

Bei anhaltendem Linksherzversagen muss der bisherige Therapieverlauf nochmals kritisch überprüft werden. Vor allem muss stets nach Triggerfaktoren gefahndet werden, die u.U. therapeutisch erfolgreich angegangen werden können (z.B. Infektionen).

Nach Ausschöpfung aller Therapiemaßnahmen sollte zusammen mit dem Patienten und seiner Familie über weitere Schritte diskutiert werden. Oft handelt es sich um ältere Patienten mit multiplen Erkrankungen und einer längeren Krankengeschichte. Psychologische Betreuung und palliative Maßnahmen müssen interdisziplinär festgelegt werden.

Literatur

Dickstein K et al., ESC Guidelines for the diagnosis and treatment of acute and chronic heart failure 2008. Eur J Heart Fail (2008), 10, 933–989

Gheorghiade M, Pang PS, Acute heart failure syndromes. J Am Coll Cardiol (2009), 53, 557–573

Gray A et al., Noninvasive ventilation in acute cardiogenic pulmonary edema. N Engl Med (2008), 359, 142–151

Greenberg B, Acute decompensated heart failure – treatment and challenges. Circ J (2012), 76, 532–543

Levy B et al., Comparison of norepinephrine-dobutamine to epinephrine for hemodynamics, lactate metabolism and organ function variables in cardiogenic shock. A prospective, randomized pilot study. Crit Care Med (2011), 39, 450–455

Lip GY, Wrigley BJ, Pisters R, Anticoagulation versus placebo for heart failure in sinus rhythm. Cochrane Database Syst Rev (2012), 13, CD003336

McMurray JJV et al., ESC Guidelines for the diagnosis and treatment of acute and chronic heart failure 2012. Eur J Heart Fail (2012), 14, 803–869

Pang PS, Komjada M, Gheorghiade M, The current and future management of acute heart failure syndromes. Eur Heart J (2010), 31, 784–793

Park JH et al., Potentially detrimental cardiovascular effects of oxygen in patients with chronic left ventricular systolic dysfunction. Heart (2010), 96, 533–538

Richtenberg J, How to reduce nephropathy following contrast-enhanced CT: a lesson in policy implementation. Clin Radiol (2012), Jun 18 [Epub ahead of print]

Roger VL et al., Heart disease and stroke statistics – 2011 update: a report from the American Heart Association. Circulation (2011), 123, e18–e209

Thiele H et al., Intraaortic balloon support for myocardial infarction with cardiogenic shock. N Engl Med (2012), 367, 1287–1296

Weintraub NL et al., Acute heart failure syndromes: emergency department presentation, treatment, and disposition: current approaches and future aims: A scientific statement from the American Heart Association. Circulation (2010), 122, 1975–1996

Wu WC et al., Blood transfusion in elderly patients with acute myocardial infarction. N Engl Med (2001), 345, 1230–1236

Rechtsherzversagen

Thomas Stiermaier, Steffen Desch, Holger Thiele

? **Wie ist die Anatomie des rechten Ventrikels, und welche Funktion erfüllt er?**

Aufgabe des rechten Ventrikels (RV) ist es, das desoxygenierte Blut aus der systemischen Zirkulation in den Lungenkreislauf zu befördern. Der RV liegt dem linken Ventrikel (LV) halbmondförmig auf und hat nur etwa ein Drittel der linksventrikulären Myokarddicke (s. Abb. 118). Zur Kontraktion des RV trägt neben der freien rechtsventrikulären Wand auch das interventrikuläre Septum entscheidend bei. Die Perfusion des RV erfolgt i.d.R. (abhängig vom koronaren Versorgungstyp) hauptsächlich über die rechte Koronararterie (RCA), ein kleiner Teil wird über den Ramus interventricularis anterior (RIVA) oder auch left anterior descending (LAD) der linken Koronararterie (LCA) versorgt. Die vergleichsweise geringen Druckverhältnisse im RV unter physiologischen Bedingungen (ca. 25 mmHg systolisch) ermöglichen im Gegensatz zum LV eine Koronarperfusion in Systole und Diastole [Cecconi M et al. 2006]. Zur regelrechten systolischen Funktion des RV sind Vorlast, Nachlast und Kontraktilität entscheidend. Rhythmusstörungen oder Leitungsblockierungen werden v.a. in Situationen erhöhter rechtsventrikulärer Belastung schlecht toleriert. Durch die anatomische Nähe

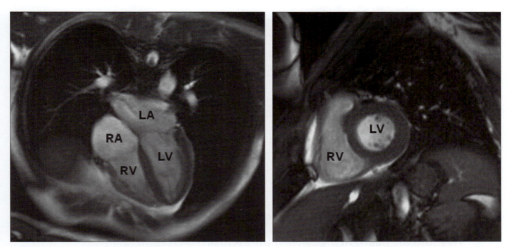

Abb. 118: 4-Kammer-Ansicht (**links**) und zugehörige kurze Achse (**rechts**) in der kardialen Magnetresonanztomografie. Der RV liegt dem LV halbmondförmig auf und hat nur etwa 1/3 der linksventrikulären Myokarddicke. RA = rechter Vorhof, LA = linker Vorhof.

von RV und LV kommt es bei Größen- oder Formveränderungen über eine Verlagerung des interventrikulären Septums zu einer gegenseitigen Beeinflussung (ventricular interdependence) [Haddad F et al. 2008].

? Durch welche Mechanismen kommt es zu Rechtsherzversagen?

Aufgrund der guten Compliance kann der RV einen Anstieg der Vorlast, wie z.B. bei Vorhofseptumdefekt oder Trikuspidalklappeninsuffizienz, bei guter myokardialer Funktion und normalen Druckverhältnissen im Lungenkreislauf kompensieren. Der RV besitzt allerdings nur eine geringe kontraktile Reserve und reagiert bereits auf eine geringe Nachlasterhöhung oder eine Abnahme der Kontraktilität mit einer Dilatation [Haddad F et al. 2008; Cecconi M et al. 2006]. Eine dadurch erzielte Erhöhung der Vorspannung (Frank-Starling-Mechanismus) und des enddiastolischen Volumens ermöglicht zunächst ein konstantes Schlagvolumen bei reduzierter Ejektionsfraktion. Allerdings kommt es auch zu einem Anstieg des myokardialen Sauerstoffbedarfs. Der gesunde RV verfügt über eine gute Perfusionsreserve, der erhöhte rechtsventrikuläre Druck beeinträchtigt jedoch die Koronarperfusion. Über die Entwicklung einer Trikuspidalklappeninsuffizienz und einer Verminderung des rechtsventrikulären cardiac output kommt es zum einen zu einer vermehrten Leberstauung, zum anderen nimmt die linksventrikuläre Vorlast ab. Der dilatierte RV führt zudem über eine Verlagerung des interventrikulären Septums zu einer weiteren Beeinträchtigung der linksventrikulären Funktion. Die resultierende systemische Hypotension führt zu einer Abnahme der Organ- und Koronarperfusion. Kann der Sauerstoffbedarf des RV nicht mehr gedeckt werden, resultieren eine Ischämie und eine weitere Abnahme der Kontraktilität. Etwaige Herzrhythmusstörungen oder höhergradige Leitungsblockierungen führen zu einer zusätzlichen Verschlechterung der rechtsventrikulären Funktion. Die genannten Mechanismen sind in Abbildung 119 grafisch zusammengefasst. Dieser circulus vitiosus erklärt die rasche Progression der Rechtsherzinsuffizienz in ein dekompensiertes Stadium, wohingegen die Linksherzinsuffizienz meist langsamer fortschreitet.

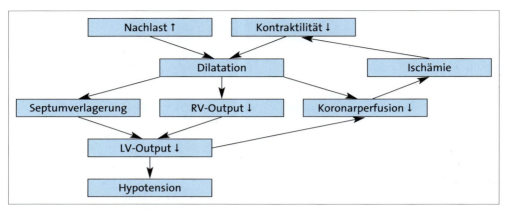

Abb. 119: Pathophysiologische Mechanismen bei Rechtsherzversagen

? Was sind die häufigsten Ursachen für Rechtsherzversagen?

Mögliche Ursachen für Rechtsherzversagen sind in Tabelle 119 angeführt. Eine **Lungenarterienembolie** führt bei Erwachsenen am häufigsten zu einer akuten rechtsventrikulären Druckbelastung [Haddad F et al. 2008]. Der gesunde RV ist i.d.R. nicht in der Lage, pulmonalarterielle Drücke über 40 mmHg zu generieren. Daher kommt es bei einer entsprechenden Embolie relativ rasch zu einem Rechtsherzversagen.

Die **pulmonale Hypertonie** ist eine häufige Ursache des Rechtsherzversagens. Sie ist definiert als ein Anstieg des mittleren pulmonalarteriellen Drucks auf ≥ 25 mmHg in Ruhe (> 30 mmHg unter Belastung) und wird nach der Dana-Point-Klassifikation (2008, s. Tab. 120) in 5 Kategorien unterteilt [Galiè N et al. 2009]. Eine Untergruppe umfasst Erkrankungen des linken Herzens, die zu einer pulmonalen Hypertonie führen. **Linksherzversagen** ist eine häufige Ursache für eine rechtsventrikuläre Dysfunktion. Durch den Blutrückstau in die Lungenstrombahn sowie Vasokonstriktion und fibrotische Umbauvorgänge in den Alveolen kommt es dabei zu einer Nachlasterhöhung. Zudem wird die Funktion des RV durch eine Verlagerung des interventrikulären Septums beeinträchtigt. Eine Beteiligung des rechten Herzens ist bei nichtischämischen Kardiomyopathien häufiger als bei ischämischer Genese [Haddad F et al. 2008]. Über ähnliche Mechanismen wie bei Linksherzversagen können linksseitige **Klappenvitien** zu Rechtsherzversagen führen. Hier sind insbesondere schwere Mitralklappenstenosen oder -insuffizienzen zu nennen. Im Rahmen höhergradiger Aortenklappenstenosen ist die rechtsventrikuläre Funktion meist erhalten.

Eine weitere Kategorie bildet eine pulmonale Hypertonie aufgrund von Lungenerkrankungen und/oder Hypoxie. Hierzu zählen neben der **COPD** bspw. auch interstitielle Lungenerkrankungen, das Schlafapnoe-Syndrom oder Erkrankungen mit alveolärer Hypoventilation. Der Druckanstieg in den Lungengefäßen kommt durch eine Störung des Ventilations-Perfusions-Verhältnisses und einer folgenden hypoxischen Vasokonstriktion zustande.

Bei der **CTEPH** ist der Druckanstieg in der Lungenstrombahn durch eine persistierende Abnahme des Gefäßquerschnitts und diverse Umbauvorgänge bedingt. Ursächlich spielt neben einer abgelaufenen Lungenarterienembolie mit unvollständiger Auflösung des Embolus auch die Thrombose in situ eine Rolle.

Schließlich werden noch unklare oder multifaktorielle Mechanismen, wie z.B. im Rahmen hämatologischer, systemischer oder metabolischer Erkrankungen, in eine Gruppe zusammengefasst.

Lässt sich die Ursache der pulmonalen Hypertonie in keine der genannten Kategorien zuordnen, spricht man von einer **pulmonalarteriellen Hypertonie**. Die Pulmonalarterien sind hier primär der Ursprungsort des pathologischen Geschehens. Die Genese kann idiopathisch, hereditär, medikamenteninduziert oder mit anderen Erkrankungen assoziiert sein.

Bezüglich **rechtsseitiger Klappenvitien** wurde bereits angesprochen, dass Trikuspidalklappeninsuffizienzen gut kompensiert werden. Pulmonalklappenvitien sind oft mit **kongenitalen Herzfehlern**, welche hier nur am Rande erwähnt werden, assoziiert.

Ein **ARDS** kann über ähnliche Mechanismen wie obstruktive Lungenerkrankungen zu Rechtsherzversagen führen. Während bei COPD die pulmonalarterielle Drucksteigerung meist moderat ist, beträgt die Inzidenz einer signifikanten rechtsventrikulären Dysfunktion bei ARDS ca. 15% [Haddad F et al. 2008].

Eine primäre Abnahme der rechtsventrikulären Kontraktilität ist meist durch einen **Rechtsherzinfarkt** bedingt. Auf die Besonderheiten des Rechtsherzinfarkts wird im Anschluss noch detaillierter eingegangen.

Maschinelle Beatmung verursacht, insbesondere bei hohen positiv endexpiratorischen Drücken (PEEP), einen Anstieg des intrathorakalen Drucks und damit eine Abnahme der Vorlast. Zusätzlich steigt der pulmonale Gefäßwiderstand und damit die Nachlast an.

Septische Zustände können aufgrund der Bildung von Mikrothromben bei disseminierter intravasaler Koagulopathie über eine Erhöhung der Nachlast sowie über eine Beeinträchtigung der myokardialen Kontraktilität zu Rechtsherzversagen führen. Auch bei einer **Endokarditis** kann durch Zerstörung der befallenen Herzklappe ein Rechtsherzversagen auftreten.

Im Rahmen **kardiochirurgischer Eingriffe** wird unter Verwendung einer Herz-Lungen-Maschine bei einem Teil der Fälle ein Herzstillstand induziert. Trotz protektiver Maßnahmen (Kardioplegie, Hyopthermie) kann es im Anschluss zu einer Abnahme der Kontraktilität kommen. Außerdem steigt der Widerstand in den Lungengefäßen nach extrakorporaler Zirkulation. Üblicherweise führt dies postoperativ nicht zu einer hämodynamischen Beeinträchtigung, bei vulnerablen Patienten kann es jedoch zum Auftreten von Rechtsherzversagen beitragen. Besonders häufig tritt akutes Rechtsherzversagen nach der Implantation linksventrikulärer assist devices auf (bei 20–30% der Patienten). Dieser Umstand ist durch die plötzliche Entleerung des LV und der damit verbundenen Positionsänderung des Septums und Formveränderung des RV zu erklären.

Tab. 119: Mögliche Ursachen für Rechtsherzversagen bei Intensivpatienten

Lungenarterienembolie
Pulmonale Hypertonie
Rechtsseitige Klappenvitien
Kongenitale Herzfehler (z.B. Vorhofseptumdefekt, Fallotsche Tetralogie, Ebstein-Anomalie, Switch-Operation nach Transposition der großen Gefäße)
Rechtsherzinfarkt
ARDS
Maschinelle Beatmung
Sepsis, Endokarditis
Kardiochirurgische Eingriffe

Tab. 120: Einteilung der pulmonalen Hypertonie nach der Dana-Point-Klassifikation (2008)

1	Pulmonal-arterielle Hypertonie (PAH)
1'	Pulmonale venookklusive Erkrankung, pulmonal kapilläre Hämangiomatose
2	Pulmonale Hypertonie aufgrund von Linksherzinsuffizienz oder linksseitiger Klappenvitien
3	Pulmonale Hypertonie aufgrund von Lungenerkrankungen oder Hypoxie
4	Chronisch thromboembolische pulmonale Hypertonie (CTEPH)
5	Pulmonale Hypertonie aufgrund unklarer oder multifaktorieller Mechanismen

? Worin unterscheidet sich der Rechtsherzinfarkt vom Linksherzinfarkt?

Rechtsherzinfarkte treten überwiegend im Rahmen akuter transmuraler, inferior posterior gelegener Myokardinfarkte mit einer culprit lesion in der RCA auf [Goldstein JA 2002]. Da die Äste zur Versorgung der rechtsventrikulären freien Wand eher proximal aus der RCA abgehen, führen v.a. proximale RCA-Verschlüsse zu Rechtsherzinfarkten. Distale RCA-Läsionen oder culprit lesions im Ramus circumflexus führen nur selten zu einer Beteiligung des RV. Fälle, in denen proximale RCA-Verschlüsse nicht zu einer signifikanten Beeinträchtigung der rechtsventrikulären Funktion führen, sind mit spontaner Rekanalisation oder Kollateralen als auch durch die gute Ischämietoleranz des RV zu erklären. Ein Beispiel für einen akuten Rechtsherzinfarkt ist in Abbildung 120 dargestellt. Kommt es in der rechtsventrikulären freien Wand zu einer Ischämie, übernimmt das interventrikuläre Septum durch verstärkte Kontraktion und paradoxe Bewegungen den Hauptanteil an der systolischen Funktion. Der steife, dilatierte RV ist auch in seiner diastolischen Funktion beeinträchtigt. Der rechte Vorhof kann, sofern seine Blutversorgung intakt ist, durch verstärkte Kontraktionen die Füllung des RV und damit seine Funktion optimieren.

Obwohl ein akuter Rechtsherzinfarkt zu einer erheblichen hämodynamischen Beeinträchtigung führen kann, ist häufig eine deutliche Verbesserung der rechtsventrikulären Funktion im Verlauf festzustellen. Eine chronische Rechtsherzinsuffizienz auf Basis einer Ischämie ist, im Gegensatz zu den Folgen von Linksherzinfarkten, selten. Ein günstiger Spontanverlauf wurde sogar bei anhaltenden Verschlüssen der RCA festgestellt [Goldstein JA 2002]. Dies liegt einerseits an der größeren Wahrscheinlichkeit, dass sich im Bereich der RCA Kollateralen ausbilden. Andererseits besitzt der RV aufgrund seiner niedrigeren Myokardmasse ein günstigeres Verhältnis von Sauerstoffbedarf und -angebot. Die vermehrten Extraktionsreserven kommen ihm in Belastungssituationen zugute. Trotz dieses oft günstigen Spontanverlaufs trägt eine akute rechtsventrikuläre Ischämie erheblich zu Morbidität und Mortalität bei [Grothoff M et al. 2012]. So konnte in Studien gezeigt werden, dass eine frühe Rekanalisation eine schlagartige Verbesserung der rechtsventrikulären Funktion bewirken kann. Es ist dabei von besonderer Bedeutung, dass nicht nur der Fluss in der RCA wiederhergestellt wird, sondern dass auch die Seitenäste zum RV wieder perfundiert werden. Auch eine Rekanalisation lange nach Einsetzen der Ischämie war mit einer Verbesserung der rechtsventrikulären Funktion und einer Verringerung des Infarktareals verbunden [Goldstein JA 2002]. Dies verdeutlicht die im Vergleich zum LV verlängerte Zeitspanne bis zum möglichen Auftreten irreversibler Schäden.

Bei Rechtsherzinfarkten sind die Schlagvolumina sowohl des RV als auch des LV relativ fixiert. Deshalb ist die Variabilität der Herzfrequenz zur Aufrechterhaltung des cardiac output ausgesprochen wichtig, und Bradykardien müssen unbedingt vermieden werden. Daraus ergeben

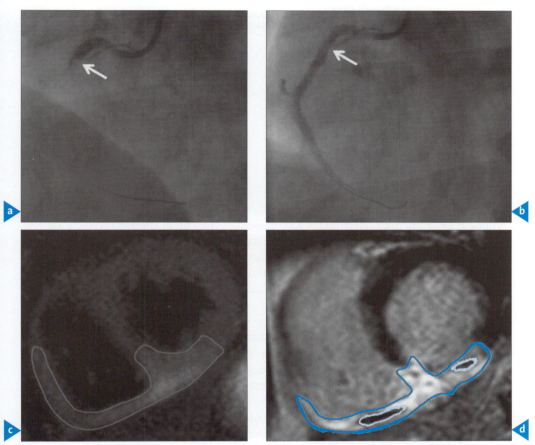

Abb. 120: Koronarangiografie und Magnetresonanztomografie bei inferiorem Myokardinfarkt. Proximaler Verschluss der rechten Koronararterie (**a**) und Ergebnis nach Intervention (**b**). Die area at risk in der T2-gewichteten Ödemsequenz erstreckt sich von der inferioren linksventrikulären Wand über das interventrikuläre Septum bis zur inferioren und freien rechtsventrikulären Wand (**c**). Infarktareal (**blau**) und mikrovaskuläre Obstruktion (**hellblau**) in der Delayed-enhancement-Sequenz (**d**).

sich therapeutische Konsequenzen. Betablocker (Verminderung der Herzfrequenz, initial Verminderung der Kontraktilität) und Calciumantagonisten vom Verapamil- oder Diltiazem-Typ (Verlangsamung der SA- und AV-Leitung, Verminderung der Kontraktilität) sollten daher – wenn überhaupt – nur mit äußerster Vorsicht angewendet werden. Auch der Einsatz von Nitraten sollte aufgrund ihrer vasodilatierenden und damit vorlastsenkenden Wirkung vermieden werden.

? Bei welchen Symptomen muss ich an Rechtsherzversagen denken?

Die klinische Präsentation von Rechtsherzversagen ist variabel und durch unspezifische Symptome geprägt [Piazza G et al. 2005]. Häufig steht die Symptomatik der zugrunde liegenden Ursache im Vordergrund (z.B. Dyspnoe oder Thoraxschmerz). Bei akutem Rechtsherzversagen kann eine Halsvenenstauung beobachtet werden (s. Abb. 121). In der klinischen Untersuchung ist ein hepatojugulärer Reflux (anhaltende Stauung der Halsvenen bei Druck auf das Epigastrium) charakteristisch. Auskultatorisch kann durch den Schluss der Pulmonal-

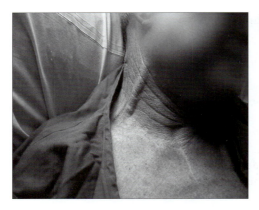

Abb. 121: Gestaute Halsvene bei einem Patienten mit Rechtsherzversagen

klappe ein akzentuierter 2. Herzton festgestellt werden. Außerdem können Hinweise auf eine Pulmonal- oder Trikuspidalklappeninsuffizienz vorhanden sein. Weitere mögliche Symptome sind Müdigkeit, Leistungsabfall, Beinödeme, Aszites, Hepatosplenomegalie und epigastrische Schmerzen. Ist auch die linksventrikuläre Funktion beeinträchtigt, kommt es zu Hypotension, Organminderperfusion, mit z.B. Oligurie, und schließlich zum kardiogenen Schock.

? Welche Verfahren sind zur Diagnosestellung hilfreich?

Das **EKG** kann erste Hinweise auf eine Rechtsherzbelastung liefern. Hierzu zählen bspw. eine Sinustachykardie, ein Steil-/Rechts-Lagetyp, ein kompletter/inkompletter Rechtsschenkelblock, ein $S_I Q_{III}$-Typ, Zeichen der rechtsventrikulären Hypertrophie (positiver Sokolow-Index) oder ein P-dextroatriale. Allerdings sind die genannten Kriterien nicht sonderlich sensitiv und fehlen bei einer Vielzahl an Patienten mit Rechtsherzversagen. Bei V.a. einen Rechtsherzinfarkt sollten zusätzlich zum herkömmlichen 12-Kanal-EKG auch die rechtsseitigen Brustwandableitungen aufgezeichnet werden. ST-Strecken-Hebungen sowie ein R-Verlust in den Ableitungen V_1, V_3R und V_4R sind äußerst spezifisch für eine rechtsventrikuläre Ischämie [Piazza G et al. 2005].

Im **Thorax-Röntgen** ersichtliche Veränderungen, wie z.B. eine Dilatation des RV oder der Venae cavae, sind meist nur marginal.

Auch **Labor**parameter sind nur bedingt zur Diagnosestellung geeignet. Die kardialen Troponine sowie die myokardspezifische Kreatinkinase (CK-MB) sind Standard in der Diagnostik des Myokardinfarkts und müssen bei Hinweisen auf eine myokardiale Ischämie bestimmt werden. Auch im Rahmen von Rechtsherzversagen, welches nicht primär durch eine Myokardischämie bedingt ist, kann es durch die bereits erwähnten Mechanismen im Verlauf zu einem Troponinanstieg kommen. Insbesondere bei einer akuten Lungenarterienembolie können so eine kardiale Folgeschädigung und das damit verbundene erhöhte Mortalitätsrisiko erkannt werden.

Das natriuretische Peptid Typ B (BNP) sowie dessen Fragment NT-proBNP sind etablierte Verlaufsparameter der Herzinsuffizienz. Auch für die Rechtsherzinsuffizienz konnte eine Korrelation zwischen einer Erhöhung dieser Marker und dem Schweregrad der Herzinsuffizienz sowie einem schlechteren Outcome nachgewiesen werden [Piazza G et al. 2005].

Als Folge einer hepatischen Stauung kann es zu einem Anstieg der Leberfunktionsparameter kommen. Dies kann jedoch auch durch eine Organminderperfusion bei linksventrikulärer Insuffizienz bedingt sein.

Die **Echokardiografie** stellt eine schnelle und effektive Methode zur Diagnose des Rechtsherzversagens dar. Die wichtigsten Parameter sind in Tabelle 121 zusammengefasst. Eine Größenzunahme des RV, wie in Abbildung 122 dargestellt, sollte immer im Seitenvergleich zum LV beurteilt werden. Bei akuter Rechtsherzbelastung kann es zudem zu einer konzentrischen Formveränderung des RV sowie zu Hypertrophie und Hypokinesie kommen. Neben einer Vergrößerung des rechten Vorhofs sind echokardiografisch auch paradoxe Septumbewegungen, eine reduzierte rechtsventrikuläre Pumpfunktion (anhand der Reduktion der systolischen Trikuspidalklappenanulusbewegung) und Klappenvitien gut zu beurteilen. Mittels der modifizierten Bernoulli-Gleichung kann der pulmonalarterielle systolische Druck abgeschätzt werden, von subkostal zeigen sich Erweiterungen der Lebervenen und der Vena cava inferior. Im Rahmen der Echokardiografie sollte immer auch die linksventrikuläre Pumpfunktion als mögliche Ursache des Rechtsherzversagens bestimmt werden.

Im Normalfall sind die genannten Parameter von transthorakal gut zu beurteilen. Speziell bei intensivpflichtigen Patienten bestehen jedoch häufig zusätzlich zu anatomischen Grenzen auch lagerungsbedingte Einschränkungen. Bei entsprechenden Limitationen von transthorakal ist die Durchführung einer transösophagealen Echokardiografie sinnvoll.

Eine weitere Möglichkeit zur Diagnose des Rechtsherzversagens ist die **Pulmonalarterienkatheteruntersuchung**. Unter Verwendung eines Swan-Ganz-Ballonkatheters können dabei Druckverhältnisse und Sauerstoffsättigung direkt gemessen werden. Je nach Zugangsweg gelangt man zunächst in die Vena cava inferior bzw. superior. Anschließend wird der Katheter über den rechten Vorhof und den rechten Ventrikel bis in die Pulmonalarterie geschoben.

Tab. 121: Echokardiografische Parameter zur Diagnose eines Rechtsherzversagens

Dilatation, Veränderung der Form, Hypertrophie, Hypokinesie des RV
Vergrößerung des rechten Vorhofs
Paradoxe Septumbewegung
Reduktion der systolischen Trikuspidalklappenanulusbewegung (TAPSE)
Trikuspidalklappeninsuffizienz
Pulmonalklappeninsuffizienz
Pulmonalarterielle systolische Hypertonie
Dilatation und fehlende Atemvariabilität der Vena cava inferior
Dilatation der Lebervenen

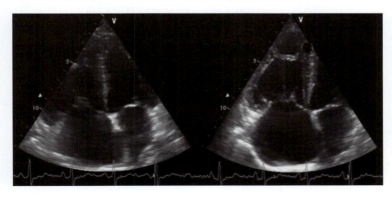

Abb. 122: Apikaler 4-Kammer-Blick bei einer 55-jährigen Patientin mit idiopathischer pulmonalarterieller Hypertonie. Der rechte Ventrikel und der rechte Vorhof sind im Vergleich zu den linken Herzhöhlen massiv dilatiert.

Durch Aufblasen des Ballons kann schließlich noch der pulmonalkapilläre Verschlussdruck (PCWP), welcher ungefähr den Druckverhältnissen im linken Vorhof entspricht, gemessen werden. Die Pulmonalarterienkatheteruntersuchung ermöglicht also über den zentralvenösen (CVP) und rechtsatrialen Druck (RAP) eine Abschätzung der rechtsventrikulären Vorlast und eine direkte Druckmessung im RV (RVP). Zudem kann über das Thermodilutionsprinzip

Tab. 122: Normwerte bei hämodynamischen Messungen (modifiziert nach [Braunwald's Heart Disease, 9th ed.])

Druckwerte	Normbereich (mmHg)	Durchschnitt (mmHg)
Zentralvenöser Druck		
Mitteldruck	1–10	5
Rechter Vorhof		
a-Welle	2–7	6
v-Welle	2–7	5
Mitteldruck	1–5	3
Rechter Ventrikel		
Systolisch	15–30	25
Diastolisch	1–7	4
Pulmonalarterie		
Systolisch	15–30	25
Diastolisch	4–12	9
Mitteldruck	9–19	15
Pulmonalkapillärer Verschlussdruck		
Mitteldruck	4–12	9
Linker Vorhof		
a-Welle	4–16	10
v-Welle	6–21	12
Mitteldruck	2–12	8
Linker Ventrikel		
Systolisch	90–140	130
Diastolisch	5–12	8
Aorta		
Systolisch	90–140	130
Diastolisch	60–90	70
Mitteldruck	70–105	85
Gefäßwiderstand	Normbereich (dyn × s × cm^{-5})	Durchschnitt (dyn × s × cm^{-5})
Systemisch (SVR)	700–1600	1100
Pulmonal (PVR)	20–130	70

(proximale Injektion kalter NaCl-Lösung und Messung der Temperaturerniedrigung in der Pulmonalarterie) bzw. das Ficksche Prinzip (Berechung der arteriovenösen O_2-Differenz aus arterieller O_2-Sättigung – gemischt-venöser O_2-Sättigung in der Pulmonalarterie) das Herzminutenvolumen (HMV) berechnet und indirekt auf die Kontraktilität des RV geschlossen werden. Der Druck in der Pulmonalarterie (PAP) sowie die Berechnung des pulmonalen Gefäßwiderstandes (PVR) liefern Hinweise auf die rechtsventrikuläre Nachlast [Piazza G et al 2005; Gassanov N et al. 2011].

Die Vorhofdruckkurven (LA und RA) sind morphologisch den Kurven des PCWP und des CVP ähnlich. Die a-Welle folgt der P-Welle im EKG und repräsentiert die Kontraktion des Vorhofs. Die v-Welle entsteht während der Füllung der Vorhöfe bei geschlossener Trikuspidal- bzw. Mitralklappe und folgt der T-Welle im EKG. Die Morphologie der rechts- und linksventrikulären Druckkurve ist ebenfalls sehr ähnlich und unterscheidet sich unter physiologischen Bedingungen v.a. hinsichtlich ihrer Höhe. Die Normwerte bei hämodynamischen Messungen sind in Tabelle 122 zusammengefasst.

Im Rahmen des Rechtsherzversagens sind eine systemische Hypotension, ein Abfall des HMV und der gemischt-venösen O_2-Sättigung sowie ein Anstieg des RAP charakteristisch. Im Fall einer Trikuspidalklappeninsuffizienz ist in der rechtsatrialen Druckkurve eine ausgeprägte v-Welle zu beobachten. Ebenso kann sich eine Ventrikularisierung der RA-Druckkurve zeigen. Abbildung 123 zeigt eine Pulmonalarterienkatheteruntersuchung bei pulmonaler Hypertonie.

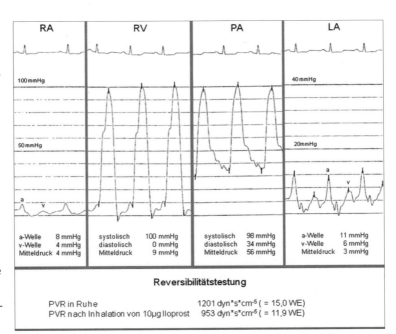

Abb. 123: Pulmonalarterienkatheteruntersuchung bei einer 55-jährigen Patientin mit Belastungsdyspnoe NYHA III und echokardiografisch festgestellten Rechtsherzbelastungszeichen (s. Abb. 122). Es zeigt sich eine massive Erhöhung des pulmonalarteriellen Drucks (PA-Mitteldruck 56 mmHg) bei normalen Druckverhältnissen im linken Vorhof (LA-Mitteldruck 3 mmHg, gemessen mittels transseptaler Punktion). In der Reversibilitätstestung konnte der deutlich erhöhte pulmonale Gefäßwiderstand nach inhalativer Verabreichung des Prostazyklin-Analogons Iloprost gesenkt werden. Die Kriterien für das Ansprechen auf eine Therapie mit einem Calciumantagonisten (Reduktion des PA-Drucks um mindestens 10 mmHg und Erreichen eines PA-Mitteldrucks von unter 40 mmHg bei unverändertem/erhöhtem cardiac output) wurden nicht erfüllt. Differenzialdiagnostisch wurden eine pulmonale Genese (mittels Bodyplethysmografie), eine rheumatologische Genese (mittels Antikörperdiagnostik) und eine CTEPH (mittels Ventilationsperfusionsszintigrafie) ausgeschlossen. Es handelt sich somit um eine nicht fixierte, idiopathische pulmonalarterielle Hypertonie, und es wurde eine Therapie mit Bosentan eingeleitet. PA = Pulmonalarterie, PVR = pulmonaler Gefäßwiderstand, 1 WE = 1 Wood Einheit = 80 dyn × s × cm^{-5}.

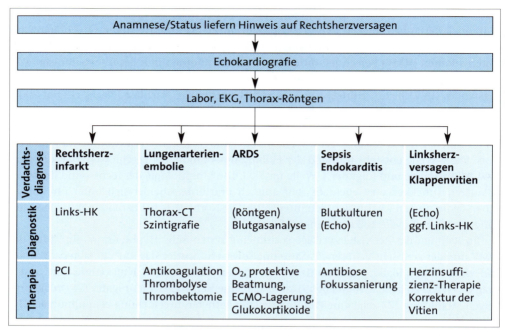

Abb. 124: Diagnostisches Vorgehen bei V.a. Rechtsherzversagen und Therapieoptionen der zugrunde liegenden Ursache

Die kardiale **MRT** stellt das genaueste Verfahren zur nichtinvasiven Beurteilung der rechtsventrikulären Morphologie und Funktion dar. Außerdem kann über das delayed enhancement die myokardiale Vitalität beurteilt werden. In der Praxis kommt diese Bildgebung bei Intensivpatienten jedoch nur selten zum Einsatz. Die **CT** wird nicht primär zur Beurteilung des RV eingesetzt, sie ist aber erste Wahl bei V.a. eine Lungenarterienembolie.

In Abbildung 124 ist ein möglicher Weg zur Diagnose bei V.a. Rechtsherzversagen dargestellt. Weiterhin werden die häufigsten Ursachen bei Intensivpatienten sowie deren Diagnostik und Therapiemöglichkeit erläutert.

? Muss ein Patient mit Rechtsherzversagen kontinuierlich überwacht werden?

Die Tendenz zur raschen Progression macht ein ständiges Monitoring bei Anzeichen für ein Rechtsherzversagen unabdingbar. Außerdem muss die Therapie fortlaufend an hämodynamische Parameter angepasst werden. Auf die Einsatzmöglichkeiten des Pulmonalarterienkatheters wurde bereits eingegangen, zusammengefasst können CVP, RAP, RVP, PAP, PCWP, gemischt-venöse O_2-Sättigung und HMV bestimmt werden.

Als Alternative steht die Verwendung des PiCCO-Verfahrens zur Verfügung [Gassanov N et al. 2011]. Dieses System besteht aus einem zentralen Venenkatheter und einem arteriellen Katheter in der A. femoralis oder A. radialis zur Druck- und Thermodilutionsmessung. Dadurch kann auf ähnliche Weise wie mit einem Pulmonalarterienkatheter das HMV berechnet und nach Kalibrierung des Systems über die Pulskonturanalyse kontinuierlich angezeigt werden. Zusätzlich ermöglicht das PiCCO-System die Berechnung des intrathorakalen Blutvolumens, bestehend aus dem enddiastolischen Volumen im Herzen und in der Lungenstrombahn. Diese Parameter eigenen sich zwar besser zur Abschätzung der Vorlast als Druckmessungen (CVP, PCWP), welche bspw. durch maschinelle Beatmung beeinflusst werden, sie ermöglichen jedoch keine Differenzierung zwischen rechts- und linksventrikulärer Vorlast. Ein Vorteil des PiCCO-Systems liegt in der geringeren Invasivität und der längeren Liegedauer (bis zu 10 Tage) im Vergleich zum Pulmonalarterienkatheter. Die Bestimmung des extravasalen Lungenwassers gibt Hinweise auf ein drohendes Lungenödem.

Zusammenfassend lässt sich festhalten, dass der Pulmonalarterienkatheter zur Diagnosestellung und bei rasch wechselnder Hämodynamik vorteilhaft ist. Zur zielgerichteten Therapiesteuerung ist das PiCCO-System aufgrund der o.g. Eigenschaften gut geeignet. Der Therapie-Erfolg kann zudem durch regelmäßige echokardiografische Verlaufskontrollen objektiviert werden.

? Welche therapeutischen Möglichkeiten bestehen bei Rechtsherzversagen?

Ist die Ursache für das Rechtsherzversagen bekannt, so sollte immer eine **kausale Therapie** angestrebt werden [Lahm T et al. 2010; Haddad F et al. 2008]. Im Fall eines Rechtsherzinfarkts ist eine schnelle Revaskularisierung mittels perkutaner Koronarintervention (PCI) anzustreben. Bei thromboembolischen Ereignissen muss unverzüglich eine Antikoagulation eingeleitet werden. Bei hämodynamisch instabilen Patienten kann eine Thrombolyse oder Thrombektomie in Erwägung gezogen werden. Die pulmonale Thrombendarteriektomie stellt bei CTEPH ein potenziell kuratives Verfahren dar. Zur Therapie der PAH stehen bspw. Prostazykline, Endothelinrezeptorantagonisten und Phosphodiesterase-5-Inhibitoren zur Verfügung. Bei Linksherzversagen sollte die Herzinsuffizienztherapie best möglich eingestellt werden, Klappenvitien können konventionell chirurgisch oder, bei entsprechender Komorbidität, mittels kathetergestützter Verfahren behoben werden. Die Therapie pulmonaler Grunderkrankungen sollte optimiert werden, und bei Sepsis oder Endokarditis ist neben einer antibiotischen Therapie die Fokussanierung angezeigt.

Ist die Ursache des Rechtsherzversagens nicht bekannt oder die kausale Therapie entweder nicht möglich oder bereits ausgeschöpft, muss die rechtsventrikuläre Funktion durch **symptomatische Maßnahmen** verbessert werden. Die wichtigsten Säulen der symptomatischen Therapie sind in Abbildung 125 dargestellt. Ein Punkt ist die **Optimierung der rechtsventrikulären Vorlast**. Wie bereits erwähnt, dient die Erhöhung des enddiastolischen Volumens dem RV als Kompensationsmechanismus zur Aufrechterhaltung des Schlagvolumens bei erhöhter Nachlast bzw. verminderter Kontraktilität. Das Vorhandensein eines entsprechenden Volumens ist daher für die regelrechte Funktion des RV entscheidend. Eine zu hohe Volumenbelastung hat allerdings negative Effekte auf die rechtsventrikuläre Funktion und beeinträchtigt zudem über eine Verlagerung des interventrikulären Septums auch die linksventrikuläre Funktion (ventricular interdependence) [Mebazaa A et al. 2004]. Zum Monitoring der Vorlast stehen der CVP und das enddiastolische Volumen zur Verfügung. Beide spiegeln allerdings die tatsächliche Vorlast nicht immer zuverlässig wider. Kommt es auf die initiale Gabe von 500 ml Flüssigkeit nicht zu einer hämodynamischen Verbesserung, sollte keine weitere Volumengabe erfolgen. Bei Zeichen einer Volumenüberladung muss eine diuretische Therapie, je nach Dringlichkeit ggf. auch ein Nierenersatzverfahren, eingeleitet werden.

Eine weitere therapeutische Strategie besteht in der **Verbesserung der rechtsventrikulären Kontraktilität**. Die hierfür verwendeten Inotropika sind dieselben, die auch bei Linksherzinsuffizienz verwendet werden [Lahm T et al. 2010].

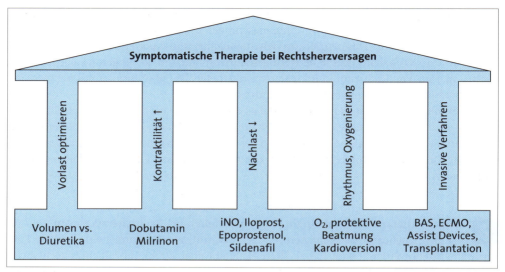

Abb. 125: Säulen der symptomatischen Therapie bei Rechtsherzversagen. BAS = Ballonatrioseptostomie

Dobutamin, das Mittel der ersten Wahl, führt über eine Stimulation von Beta-1-Rezeptoren zu einer Zunahme der myokardialen Kontraktilität. Zusätzlich kommt es über Beta-2-Rezeptoren zu einer Vasodilatation und Senkung der Nachlast. Bei pulmonaler Hypertonie konnte ein positiver Effekt einer Low-dose-Dobutamin-Therapie (2–5 μg/kg/min) gezeigt werden, wohingegen höhere Dosierungen durch die Auslösung von Tachykardien und eine Erhöhung des myokardialen Sauerstoffbedarfs zu keiner weiteren Verbesserung führten. Bezüglich Nebenwirkungen ist v.a. der Abfall des arteriellen Blutdrucks zu nennen, wodurch gelegentlich der Einsatz peripherer Vasokonstriktoren notwendig ist.

In Tierversuchen zeigte Dobutamin bei Rechtsherzversagen bessere Ergebnisse als Noradrenalin. Letzteres ist jedoch aufgrund seiner alpha-1-vermittelten peripheren Vasokonstriktion bei Patienten mit begleitender Hypotension indiziert und damit Mittel der ersten Wahl im dekompensierten Stadium und bei Schock.

Der selektive Phosphodiesterase(PDE)-3-Inhibitor Milrinon hat ähnlich wie Dobutamin inotrope und vasodilatierende Wirkung. Auch hier ist die periphere Vasodilatation mit dem damit verbundenen Blutdruckabfall dosislimitierend.

Der Ca-Sensitizer Levosimendan wirkt positiv inotrop, ohne den Sauerstoffverbrauch zu erhöhen. Die vasodilatierende Wirkung scheint etwas spezifischer auf pulmonale Gefäße als bei Dobutamin oder Milrinon zu sein. Außerdem waren in Tierstudien die Effekte von Levosimendan auf Nachlast und Kontraktilität bei Rechtsherzversagen besser als jene von Dobutamin. Die Anwendung von Levosimendan wird jedoch durch Hypotension und Arrhythmieneigung beschränkt, und klinische Studien sind notwendig, um den therapeutischen Nutzen bei Rechtsherzversagen zu belegen.

Die ideale Substanz sollte also positiv inotrope Effekte auf den RV besitzen und gleichzeitig die systemische Perfusion aufrechterhalten, ohne den Widerstand in den Lungengefäßen zu erhöhen. Oft kann dies nur durch eine Kombination oben genannter Substanzen erreicht werden (z.B. PDE-3-Inhibitor und Noradrenalin).

Die **Nachlastsenkung** stellt einen weiteren therapeutischen Ansatzpunkt dar [Lahm T et al. 2010]. Der Einsatz intravenöser Vasodilatatoren wird allerdings durch den begleitenden

Blutdruckabfall mit Organminderperfusion und einer Vorlastsenkung limitiert. Außerdem führt der systemische Einsatz zu einer gesteigerten Perfusion minderbelüfteter Lungenareale und wirkt damit der hypoxischen Vasokonstriktion entgegen, es kommt zu einer Verschlechterung der Oxygenierung. Die daraus resultierende Hypoxämie in Kombination mit einer Hypotension kann bei Intensivpatienten letale Folgen haben. Durch die inhalative Verabreichung von Vasodilatatoren können die Effekte auf gut belüftete Lungenabschnitte beschränkt und systemische Nebenwirkungen verringert werden.

Die inhalative Verabreichung von iNO führt zu einer Abnahme des pulmonalarteriellen Drucks und zu einer Verbesserung der Oxygenierung. Weiterhin wird die Produktion proinflammatorischer Zytokine verringert. Die schnelle Inaktivierung durch Hämoglobin verhindert eine systemische Wirkung. Positive Effekte konnten insbesondere in Kombination mit Inotropika (Dobutamin, Milrinon) gezeigt werden. Potenzielle Nebenwirkungen sind eine Methämoglobinämie, die Bildung von NO_2 und freien O_2-Radikalen und eine pulmonale Hypertension bei raschem Absetzen. Voraussetzung für eine Therapie mit iNO ist das Vorhandensein der notwendigen Apparaturen zur sicheren Verabreichung und zum kontinuierlichen Monitoring.

Auch für Prostazykline konnten eine Senkung des pulmonalarteriellen Widerstandes und eine Verbesserung der rechtsventrikulären Funktion bestätigt werden. Aufgrund seiner geringen Halbwertszeit kommt das synthetische Prostazyklin Epoprostenol als Infusionslösung bei Intensivpatienten zum Einsatz. Da auch Nebenwirkungen dosisabhängig auftreten, ist ein langsames Einschleichen notwendig. Bei Lungenversagen, Schock oder linksventrikulärer Dysfunktion ist Epoprostenol kontraindiziert. Die inhalative Gabe des Prostazyklin-Analogons Iloprost stellt eine Alternative zu iNO dar.

Endothelinrezeptorantagonisten (z.B. Bosentan) führen zu einer Abnahme des PAP und zu einer Verbesserung des cardiac output bei pulmonaler Hypertonie. Ihre Anwendung bei Intensivpatienten wird jedoch durch die lange Halbwertszeit (5 h bei Bosentan) und ihre Lebertoxizität limitiert.

Phosphodiesterase(PDE)-5-Inhibitoren, wie z.B. Sildenafil, Vardenafil oder Tadalafil, senken den PAP und erhöhen das cardiac output bei pulmonaler Hypertonie. Zudem konnten positiv inotrope Effekte über eine PDE-3-Inhibition nachgewiesen werden.

Tabelle 123 gibt eine Übersicht über Medikamente, die bei Rechtsherzversagen häufig eingesetzt werden.

Um einem Anstieg der Nachlast über eine hypoxische Vasokonstriktion entgegenzuwirken, muss bei Rechtsherzversagen eine ausreichende **Sauerstoffsättigung** ≥ 92% angestrebt werden. Ein kontinuierliches Monitoring ist bei liegendem Pulmonalarterienkatheter über die gemischt-venöse Sättigung möglich, alternativ steht die zentralvenöse Sättigung zur Verfügung. Die Normwerte liegen bei 70–80%. Aufgrund der möglichen negativen Effekte der maschinellen Beatmung sollte diese mit äußerster Vorsicht angewendet werden. Möglichst niedrige Tidalvolumina, PEEP-Werte und Plateaudrücke beugen einer Verschlechterung der rechtsventrikulären Funktion vor. Diese Prinzipien entsprechen auch den lungenprotektiven Beatmungsempfehlungen bei ARDS [ARDS Network 2000]. Allerdings sollte die permissive Hyperkapnie, die bei dieser Beatmungsform häufig auftritt und auch in Kauf genommen wird, bei Rechtsherzversagen vermieden werden [Haddad F et al. 2008]. Hyperkapnie und die damit verbundene respiratorische Azidose führen zu einer Vasokonstriktion und damit zu einer Erhöhung des PAP. Eine respiratorische Alkalose hingegen vermindert den pulmonalarteriellen Gefäßwiderstand. Folglich kann eine Hyperventilation akut zur Senkung des PAP ver-

Tab. 123: Medikamentöse Therapie zur Verbesserung der Kontraktilität, Vasokonstriktion und Senkung der Nachlast

Medikament	Dosierung
Steigerung der Kontraktilität	
Dobutamin i.v. (Dobutrex)	Initial 2–5 µg/kg/min, anschließend individuelle Dosierung Maximaldosis: 40 µg/kg/min
Milrinon i.v. (Corotrop)	Initial 50 µg/kg/min über 10 min, anschließend Erhaltungsdosis (0,375–0,75 µg/kg/min) Maximaldosis: 1,13 mg/kg/d Maximale Therapiedauer: 2 Tage (in Ausnahmen bis 5 Tage)
Vasokonstriktion	
Noradrenalin i.v. (Arterenol)	Individuelle Dosierung, durchschnittlich 0,1 µg/kg/min
Senkung der Nachlast	
Epoprostenol i.v. (Flolan)	Initial 1–2 ng/kg/min, anschließend alle 15–20 min um 0,5–1 ng/kg/min steigern
Iloprost i.v. (Ilomedin)	0,5–2 ng/kg/min über 6 h/d Maximale Therapiedauer: 4 Wo.
Iloprost inhalativ (Ventavis)	2,5–5 µg/Inhalation; 6–9 Inhalationen/d
iNO	2–40 ppm
Bosentan p.o. (Tracleer)	2 × 62,5 mg/d, nach 4 Wo. 2 × 125 mg/d Maximaldosis: 500 mg/d
Sildenafil p.o. (Revatio)	3 × 20 mg/d (zugelassene Dosis) In der Klinik sind Dosissteigerungen bis 3 × 40–80 mg/d üblich.

wendet werden. Dies sollte jedoch nie auf Kosten höherer Tidalvolumina und nur unter engmaschiger Kontrolle der übrigen Beatmungsparameter erfolgen.

Vorhofflimmern und höhergradige AV-Blockierungen können entscheidend zu einer Verschlechterung der rechtsventrikulären Funktion beitragen [Haddad F et al. 2008]. Insbesondere bei Tachyarrhythmien sollte die rasche Wiederherstellung eines Sinusrhythmus mittels Kardioversion angestrebt werden. Im Fall höhergradiger AV-Blockierungen ist die Anlage eines passageren Herzschrittmachers indiziert.

Bei therapierefraktärem Rechtsherzversagen stehen schließlich noch **interventionelle Verfahren** zur Verfügung [Lahm T et al. 2010]. Deren Einsatz sollte jedoch nur nach genauer Nutzen-Risiko-Abwägung und vor irreversiblen Endorganschäden erfolgen. Im Rahmen der Ballonatrioseptostomie (BAS) wird ein Rechts-Links-Shunt zur Entlastung des RV hergestellt. Sie wird meist in palliativer Absicht oder als Überbrückung bis zu einer Transplantation durchgeführt und ist bei begleitendem Linksherzversagen kontraindiziert. Besondere Vorsicht ist beim Einsatz von assist devices geboten. Linksventrikuläre assist devices können zu einer Verschlechterung der rechtsventrikulären Funktion führen, und rechtsventrikuläre assist devices bringen bei erhöhter Nachlast oft nicht den gewünschten Erfolg. Im Fall eines schweren hypoxämischen Lungenversagens kann eine ECMO in Erwägung gezogen werden. Als Ultima Ratio ist die Indikation zu Herz-, Lungen- oder kombinierter Herz-Lungen-Transplantation zu prüfen.

? **Welche prognostische Bedeutung hat Rechtsherzversagen?**

Rechtsherzversagen stellt einen Parameter für die Schwere der zugrunde liegenden Erkrankung dar und ist oft ein prognostisch ungünstiges Zeichen [Piazza G et al. 2005]. In mehreren Studien konnte die Bedeutung der rechtsventrikulären Funktion bei Linksherzversagen als Prädiktor für Leistungsfähigkeit und Überleben nachgewiesen werden. Das Ausmaß des Rechtsherzversagens sowie die hämodynamische Instabilität bei akuter Lungenarterienembolie sind eng mit der Letalität assoziiert. Auch bei der idiopathischen PAH sind Morbidität und Letalität eng mit der Funktion des RV und nicht mit der Höhe des Pulmonalarteriendrucks verbunden. Dies erscheint insofern plausibel, als der pulmonalarterielle Druck bei zunehmendem Rechtsherzversagen abnimmt und damit als Verlaufsparameter nicht geeignet ist. Obwohl höhergradige Trikuspidalklappeninsuffizienzen gut toleriert werden, konnte gezeigt werden, dass die chronische Volumenbelastung langfristig zu einer Erhöhung der Morbidität und Letalität führt. Rechtsherzversagen im Rahmen angeborener Herzfehler ist häufig und ebenfalls prognostisch relevant.

Zusammenfassung

- Die wichtigsten Ursachen für Rechtsherzversagen bei Intensivpatienten sind akute Lungenarterienembolien, das ARDS, Rechtsherzinfarkte, Linksherzinsuffizienz, Klappenvitien und Sepsis.
- Die Klinik bei Rechtsherzversagen ist variabel; gestaute Halsvenen, Beinödeme oder Herzklappenvitien können erste Hinweise liefern.
- Die Echokardiografie und die Pulmonalarterienkatheteruntersuchung sind Mittel der Wahl zur Diagnosestellung.
- Zur Überwachung und Therapiesteuerung ist ein kontinuierliches Monitoring erforderlich.
- Es sollte immer eine kausale Therapie der Ursache des Rechtsherzversagens angestrebt werden.
- Symptomatische Maßnahmen basieren auf der Optimierung der Vorlast, Senkung der Nachlast und Verbesserung der Kontraktilität.

Literatur

ARDS Network, Ventilation with lower tidal volume as compared with traditional tidal volume for acute lung injury and the acute respiratory distress syndrome. N Engl J Med (2000), 342, 1301–1308

Cecconi M, Johnston E, Rhodes A, What role does the right side of the heart play in circulation? Crit Care (2006), 10(3), 5

Galiè N et al., ESC Committee for Practice Guidelines (CPG): Guidelines for the diagnosis and treatment of pulmonary hypertension: the Task Force for the Diagnosis and Treatment of Pulmonary Hypertension of the European Society of Cardiology (ESC) and the European Respiratory Society (ERS), endorsed by the International Society of Heart and Lung Transplantation (ISHLT). Eur Heart J (2009), 30(20), 2493–2537

Gassanov N et al., Hemodynamic Monitoring in the intensive care unit: pulmonary artery catheter versus PiCCO. Dtsch Med Wochenschr (2011), 136(8), 376–380

Goldstein JA, Pathophysiology and Management of Right Heart Ischemia. J Am Coll Cardiol (2002), 40(5), 841–853

Grothoff M et al., Right Ventricular Injury in ST-Elevation Myocardial Infarction: Risk Stratification by Visualization of Wall Motion, Edema, and Delayed-Enhancement Cardiac Magnetic Resonance. Circ Cardiovasc Imaging (2012), 5(1), 60–68

Haddad F et al., Right ventricular function in cardiovascular disease, part I, Anatomy, physiology, aging, and functional assessment of the right ventricle. Circulation (2008), 117(11), 1436–1448

Haddad F et al., Right ventricular function in cardiovascular disease, part II, pathophysiology, clinical importance, and management of right ventricular failure. Circulation (2008), 117(13), 1717–1731

Lahm T et al., Medical and surgical treatment of acute right ventricular failure. J Am Coll Cardiol (2010), 56(18), 1435–1446

Mebazaa A et al., Acute right ventricular failure – from pathophysiology to new treatments. Intensive Care Med (2004), 30(2), 185–196

Piazza G, Goldhaber SZ, The acutely decompensated right ventricle: pathways for diagnosis and management. Chest (2005), 128(3), 1836–1852

Lungenarterienembolie

Andreas Hirn, Thomas Köhler

? Warum ist die Lungenembolie (LE) ein wichtiges Krankheitsbild?
Die akute Lungenembolie ist eine wichtige, häufige und oft nicht erkannte Ursache von Todesfällen und schweren Krankheitsverläufen. Symptomatische venöse Thromboembolien werden bei etwa 1–2 Personen pro 1000 Einwohner pro Jahr beobachtet. Davon präsentiert sich etwa $1/3$ als Lungenembolie, die in 7–15% tödlich verläuft. Bleibende Folgen entstehen bei etwa $1/3$ der Betroffenen. Bei ca. 2% manifestiert sich eine persistierende pulmonalvaskuläre Hypertension.

Damit ist die akute Lungenembolie eine häufige kardiovaskuläre Todesursache und die häufigste vermeidbare Todesursache bei stationär versorgten Patienten.

? Was geschieht bei einer Lungenembolie?
In der Mehrzahl der Fälle stellt die LE eine **Manifestation der venösen Thromboembolie (VTE)** dar, die als übergeordnetes Krankheitsbild auch die **tiefe Venenthrombose (TVT)** einschließt. Bei Vorliegen einer TVT kann sich ein venöser Thrombus lösen, durch die Vena cava zum rechten Herzen und von dort über die Lungenarterie in die Lungenstrombahn wandern. Durch die mechanische Verlegung kommt es zu einer plötzlichen Erhöhung des pulmonalvaskulären Widerstandes und nachfolgend zu einer akuten Rechtsherzbelastung (Cor pulmonale). In 70–90% der Fälle stammt das embolisierte Material aus den Beinvenen und in etwa 6% aus dem Zuflussbereich der oberen Hohlvene [Kucher 2011].

? Woher können Thromben bzw. thrombogenes Material noch stammen, die zu einer LE führen?
◢ Luftembolie, die meist im Rahmen operativer Eingriffe auftritt (bspw. bei neurochirurgischen Eingriffen in sitzender Lagerung oder ausgedehnter Leberchirurgie)
◢ Iatrogene Luftembolie bei unvorsichtiger Handhabung von zentralvenösen Zugängen

- Fruchtwasserembolie
- Embolien von Knochenmark im Rahmen von Frakturen großer Röhrenknochen
- Embolisiertes Fremdmaterial, wie bspw. Knochenzement, der beim Einbringen mit hohem Druck, wie er beim Einschlagen von Prothesenschäften in den Femur oder im Rahmen einer Vertebroplastie auftritt, in das venöse System gelangen kann

? Was sind Risikofaktoren für das Auftreten einer VTE?

Hochrisikofaktoren – **intrinsisch**:
- Venöse Thromboembolie in der Anamnese/**hämostasiologische Erkrankungen**
- Alter

Hochrisikofaktoren – erworben:
- Hüft- und Knietotalendoprothese
- Fraktur großer Röhrenknochen
- Polytrauma
- Rückenmarksverletzung
- Große abdominalchirurgische Eingriffe

Moderate Risikofaktoren:
- Arthroskopische Kniegelenkschirurgie
- Zentrale Venenkatheter
- Schwangerschaft (peri- und postpartal)
- Chronische kardiale und pulmonale Erkrankungen
- Maligne Tumoren
- Zerebrale Ischämie mit Lähmung
- Thrombophilie
- Orale Kontrazeption

Schwache Risikofaktoren – **extrinsisch**:
- Bettruhe > 3 Tage
- Langes Sitzen (Flug- und Busreisen)
- Alter
- Laparoskopische Chirurgie
- Übergewicht
- Schwangerschaft – antepartum
- Varikosis

? Was sind typische Verdachtsmomente für das Vorliegen einer TVT?

Typische Verdachtsmomente sind einseitige Beinbeschwerden (Schwellung, typischer Druckschmerz), die kurzfristig aufgetreten sind.

Sobald die Verdachtsdiagnose Thrombose geäußert wurde, muss aus medizinischen und haftungsrechtlichen Gründen eine Abklärung erfolgen, die diesen Verdacht bestätigt oder ausschließt!

? **Welches Vorgehen empfehlen die aktuellen Leitlinien beim V.a. eine tiefe Beinvenenthrombose?**

[Hach-Wunderle 2005a]

Zunächst geht es darum, die 80–90% der Patienten zu erkennen, bei denen keine TVT vorliegt und eine weiterführende Diagnostik und Therapie nicht zielführend sind.

Diese Unterscheidung erfolgt im ersten Schritt mithilfe

- des Wells Score für die TVT [Wells et al. 2006]. Nach diesem Score kann zwischen einer Gruppe mit niedrigem und einer mit hohem Risiko unterschieden werden:
  - Niedriges Risiko (Score < 2): D-Dimere bestimmen. Fällt dieser Test negativ aus, gilt die TVT als ausgeschlossen. Fällt der D-Dimer-Test positiv aus, wird wie in der Gruppe mit hoher Wahrscheinlichkeit verfahren und weiter abgeklärt).
  - Hohes Risiko (Score ≥ 2): Eine Bestimmung der D-Dimere ist nicht erforderlich. Die Durchführung einer Kompressions-Ultraschall-Untersuchung (KUS) der Beinvenen ist obligat.
- Die **KUS der Beinvenen** kann zu 3 Ergebnissen führen:
  - KUS fällt negativ aus: Es wird nicht behandelt.
  - KUS fällt positiv aus, d.h. eine Thrombose wird nachgewiesen: Eine Therapie wird eingeleitet.
  - KUS ergibt kein eindeutiges Ergebnis: Abhängig von der Gesamtsituation wird entweder sofort eine Phlebografie durchgeführt oder eine KUS-Untersuchung nach 4–7 Tagen durchgeführt: Bei positivem Befund
  - wird behandelt, bei negativem nicht.

? **Welche Daten werden im zweistufigen Wells Score zur klinischen Wahrscheinlichkeit (KW) einer tiefen *Beinvenenthrombose* (nicht Lungenembolie!) erhoben?**

Siehe Tabelle 124

Tab. 124: Wells Score

Klinisches Symptom	Punkte
Aktuell vorliegende Krebserkrankung	+1
Lähmung oder kurz zurückliegende Immobilisation der Beine	+1
Bettruhe oder großer chirurgischer Eingriff (< 12 Wo.)	+1
Schmerz oder Verhärtung entlang der Venen	+1
Schwellung des gesamten Beines	+1
Einseitige US-Schwellung > 3 cm	+1
Eindrückbares Ödem	+1
Venöser Umgehungskreislauf	+1
Anamnese mit dokumentierter TVT	+1
Alternative Ursache mit derselben Wahrscheinlichkeit wie TVT	−2

Bei einem Punktwert ≥ 2,0 gilt eine TVT als wahrscheinlich, darunter als unwahrscheinlich.

Der Punktwert kann dabei eine sichere Diagnose nicht ersetzen, eine solche aber sehr wahrscheinlich machen. So wurde bei Patienten mit niedriger Wahrscheinlichkeit in 9% eine TVT nachgewiesen, bei solchen mit hoher Wahrscheinlichkeit in 52% der Fälle.

❓ Welche Möglichkeiten und Grenzen sind mit der Bestimmung von D-Dimeren in der Differenzialdiagnose der VTE verbunden?

D-Dimere entstehen als Endprodukte der körpereigenen Fibrinoloyse: Plasmin teilt durch Faktor XIII vernetztes Fibrin in unterschiedliche Zwischenprodukte (z.B. Fibrinspaltprodukte, FSP). Die D-Dimer-Spiegel sind bei Vorliegen einer VTE beinahe immer erhöht. Ein normaler Spiegel schließt damit eine Lungenembolie aus. Die Stärke der Methode liegt also in ihrem hohen negativen Vorhersagewert. Aber D-Dimere sind durch andere Faktoren häufig erhöht, sodass ein positives Ergebnis nur einen niedrigen positiven Vorhersagewert für die LE besitzt.

Diese Faktoren sind: höheres Lebensalter, Schwangerschaft, Verletzungen, kurz zurückliegende chirurgischen Eingriffe, Infektionen, Vaskulitiden und Krebserkrankungen. Patienten mit diesen Diagnosen werden mit einer hohen Wahrscheinlichkeit auch ohne eine VTE positive D-Dimere aufweisen. Deshalb ist in einer solchen Situation die Durchführung der laborchemischen D-Dimer-Bestimmung nicht indiziert. Ebenso wenig, wenn sich im Scoring eine hohe klinische Wahrscheinlichkeit errechnet. Deshalb sollte die Entscheidung zum D-Dimer-Test immer nach der Bestimmung der klinischen Wahrscheinlichkeit erfolgen.

Ein negativer D-Dimer-Nachweis kombiniert mit einem Wells Score < 2,0 bedeutet, dass **keine** weitere Abklärung erforderlich ist. Nur 0,4% der auf diese Weise negativ getesteten Patienten entwickelten im weiteren Verlauf eine Thrombose. Wegen der hohen negativ prädiktiven Qualität können damit viele unnötige KUS-Untersuchungen vermieden werden.

❓ Wie hoch ist das Risiko, dass eine VTE zu einer fatalen LE führt?

Im RIETE-Register wurden prospektiv 15 520 Patienten mit symptomatischer und objektivierter VTE erfasst: Davon verstarben in den ersten 3 Monaten 260 Patienten (1,68%) an einer LE.

Das Risiko, an einer VTE zu versterben, war besonders hoch, wenn gleichzeitig eine LE vorlag und hier noch einmal deutlich erhöht, wenn es eine instabile LE war. Relevante weitere Risikofaktoren waren:
- Immobilisierung > 4 Tage wegen neurologischer Krankheit
- Alter > 75 Jahre
- Krebserkrankung
- Kardiale oder pulmonale Vorerkrankung

Interessanterweise hatten Operationen nur einen geringen Einfluss auf die Letalitätswahrscheinlichkeit nach VTE [Laporte et al. 2008].

❓ Wann verstarben diese Patienten?

Von den 260 Todesfällen durch LE verstarben 50% in den ersten 5 Tagen und 75% in den ersten 12 Tagen nach Diagnosestellung der VTE.

❓ Woran versterben Patienten mit akuter Lungenembolie?

In der Regel versterben Patienten an den hämodynamischen Folgen großer oder multipler Emboli. Diese können zu einem so massiven Anstieg des PVR führen, dass der RV akut dekompensiert. Der damit verbundene Herz-Kreislauf-Stillstand präsentiert sich meist als pulslose elektrische Aktivität (PEA). Genauso können Hypotension und Kreislaufschock auftreten, die sekundär zu einer verminderten koronaren Perfusion und damit zu einer zusätzlichen Belastung des rechten Ventrikels führen. Zusätzlich kommt es durch die Verlagerung des interventrikulären Septums in den LV zu einer Verschlechterung der bereits durch die unvollständige diastolische Füllung beeinträchtigten linksventrikulären Funktion. Ein gesunder rechter Ventrikel kann maximal pulmonalarterielle Drücke um 40 mmHg generieren. Bei chronischer Rechtsherzbelastung sind höhere Drücke möglich.

? Welche Bedeutung kann einem persistierenden Foramen ovale (PFO) bei einer LE zukommen?

Bei Patienten mit PFO, die etwa ⅓ der Fälle ausmachen, kommt es bei einer starken Druckerhöhung zu einem intrakardialen Rechts-Links-Shunt, der zu einer schweren Hypoxämie und zu einem erhöhten Risiko paradoxer Embolisien führen kann.

? Wie häufig kommt es nach der Implantation von Knie- und Hüftgelenkendoprothesen trotz Thromboseprophylaxe zur symptomatischen TVT und LE?

Unter adäquater Thromboseprophylaxe tritt nach einer aktuellen Metaanalyse (44 844 Patienten) bei etwa 1% der Kniegelenk- und 0,5% der Hüftgelenkendoprothesen eine VTE auf. Zu Lungenembolien kommt es nach OP am Knie in 0,27% und am Hüftgelenk in 0,14%.

Im Vergleich dazu treten laut einer retrospektiven landesweiten dänischen Datenauswertung (95 277 Patienten) akute Myokardinfarkte in den ersten 2 Wo. nach Hüft-TEP in 0,51% und nach Knie-TEP in 0,21% auf [Lalmohamed et al. 2012].

? Wie wird die akute Lungenembolie behandelt?

Für die Behandlung einer Lungenembolie sind verschiedene Antikoagulantien zugelassen. Nach Sicherung der Diagnose wird unter Berücksichtigung möglicher Kontraindikationen sofort mit einer therapeutischen Antikoagulation begonnen.

Bei **niedrigem** oder **intermediärem** Risiko

Bei normaler Nierenfunktion mit niedermolekularem Heparin. Beispielhaft seien genannt:

- Enoxaparin 1 mg/kg KG alle 12 h s.c. oder
- Dalteparin 100 IE/kg KG alle 12 h s.c. oder
- Fondaparinux 7,5 mg s.c. alle 24 h (5,0 mg bei KG < 50 kg oder 10,0 mg bei KG > 100 kg)
- Bei eingeschränkter Nierenfunktion UFH: Bolus mit 80 IE/kg und kontinuierliche Infusion mit 18 IE/kg/h, Dosisanpassung nach aPTT [Kearon et al. 2008]

Bei **hohem Risiko** (kreislaufinstabil) wird ebenfalls mit UFH behandelt, und eine Thrombolyse sollte erwogen werden. Wegen des erheblichen Blutungsrisikos sollte hier eine sorgfältige Abwägung von Nutzen und Risiko erfolgen.

Bei hohem Blutungsrisiko kann alternativ zur Prophylaxe weiterer Embolien ein Vena-cava-inferior-Filter allein oder kombiniert mit mechanischer Thrombusverkleinerung angewandt werden. Die aktuelle Literatur bewertet sowohl den Nutzen der Thrombolyse als auch der Vena-cava-inferior-Filter sehr unterschiedlich. Sehr große, neue, retrospektive Studien aus

2012 geben Hinweise darauf, dass beide Methoden die Letalität der LE senken können [Stein und Matta 2012].

? Gibt es spezielle Empfehlungen zum Vorgehen bei V.a. LE im Bereich perioperativer Versorgung und auf der Intensivstation?

Aus nahe liegenden Gründen können in diesem Bereich wie auch bei den kreislaufinstabilen Patienten in der Notaufnahme nur sehr begrenzt Studien durchgeführt werden. Die vorhandenen Daten können aber bei der Risikoeinschätzung und beim Setzen von Prioritäten helfen.

Perioperativ auftretende LE erfordern rasche, zielgerichtete und v.a. interdisziplinäre Absprachen zwischen den Anästhesisten, Intensivmedizinern und den betroffenen Operateuren und Kardiologen. In Situationen mit einem vital bedrohlichen Blutungsrisiko durch eine Thrombolyse können als Alternative interventionelle Techniken eine wichtige Rolle spielen. Deshalb ist es wichtig, die lokalen Ansprechpartner zu kennen und das Vorgehen für solche Fälle im Vorhinein abzusprechen und in den Abteilungen bekannt zu machen.

Bei reanimationspflichtigen Patienten mit LE ist die Rekanalisierung vital erforderlich. Deshalb wird **hier** generell eine systemische Thrombolyse durchgeführt werden. Falls in Fällen von hohem Blutungsrisiko unmittelbar katheterbasierte Methoden oder eine operative Intervention möglich sind, kann der Transport zum Interventionsarbeitsplatz oder den OP unter fortlaufender Reanimation erwogen werden.

? Was sind die Kernpunkte der aktuellen Empfehlungen zur Diagnostik und Therapie der akuten Lungenembolie?

[Torbicki et al. 2008; Hach-Wunderle 2005b]

- Die Behandlung der akuten Lungenarterienembolie ist in aller Regel interdisziplinär und erfordert daher ein rasches und zielgerichtetes sowie **interdisziplinär abgestimmtes Handeln**.
- Risikoadaptiertes Vorgehen: sofortige Stratifizierung der klinischen Verdachtsfälle nach der akuten Kreislaufsituation in instabile (hypotensive, katecholaminpflichtige) und stabile (normotone) Patienten:
  - Kreislaufinstabile Patienten: Parallel zur medikamentösen Kreislaufstabilisierung mittels differenzierter Volumen- und Katecholamintherapie muss unverzüglich die Diagnosesicherung mithilfe einer CT-Angiografie und/oder bettseitiger Echokardiografie (wenn die Kreislaufsituation eine CTA nicht mehr zulässt) erfolgen. Unmittelbar nach Diagnosesicherung Thrombusverkleinerung durch Thrombolyse oder bei Kontraindikation ggf. interventionelle/operative Thrombusfragmentation und -verkleinerung oder Thrombektomie (modifizierte Trendelenburg-OP mit HLM).
  - Kreislaufstabile Patienten: Stratifikation mithilfe eines Scoringsystems. Davon abhängig ist das weitere Vorgehen: mittleres Risiko – sofortige Diagnosesicherung mit CTA. Antikoagulation und intensivmedizinische Überwachung; niedriges Risiko – Bestimmung der D-Dimere: abhängig davon Ausschluss einer LE oder weitere Abklärung und Antikoagulation.
- Die Antikoagulation wird bei kreislaufinstabilen Patienten und solchen mit Niereninsuffizienz mit UFH begonnen, bei allen anderen Patienten mit NMH oder Fondaparinux. Zur Langzeitantikoagulation sind derzeit neben Cumarinen auch orale Thrombin- und Fak-

tor-Xa-Antagonisten zugelassen. Letztere scheinen ein insgesamt günstigeres Risikoprofil aufzuweisen.

? Welche Symptome und Befunde können mich beim beatmeten Intensivpatienten auf das Vorliegen einer LE hinweisen?

Bei Patienten, die kontrolliert beatmet sind, weisen oftmals indirekte Zeichen auf das Auftreten einer akuten Lungenarterienembolie hin:
- Abfall des endexspiratorischen CO_2 oder der Sauerstoffsättigung
- Anstieg des ZVD (gelegentlich begleitet von einer überhöhten v-Welle als Zeichen der Trikuspidalinsuffizienz in der ZVD-Kurve)
- Neu aufgetretener Schock oder Aggravierung eines Schocks anderer Genese (z.B. bei plötzlich notwendiger Steigerung der Katecholamindosen)
- Echokardiografische Zeichen der akuten Rechtsherzbelastung oder sogar direkte Darstellung eines Thrombus im rechten Herzen oder einer Lungenarterie

? Wie sieht die Akutbehandlung in einer solchen lebensbedrohlichen Situation aus?

- FiO_2 1,0: Sicherung der O_2-Versorgung und Senkung des pulmonalarteriellen Widerstandes.
- Noradrenalin zur Sicherung der rechtsventrikulären koronaren Perfusion (Ziel: MAP 60 mmHg).
- Dobutamin: Verbesserung der Kontraktilität des Herzens und Senkung des pulmonalarteriellen Widerstandes. Die Dosierung richtet sich nach dem Herzzeitvolumen und Surrogatparametern des Sauerstoffangebotes.
- Falls noch nicht vorhanden: arterielle und zentralvenöse Zugänge.

? Worauf ist zu achten, wenn bei hohem Blutungsrisiko – perioperativ – eine Lysetherapie durchgeführt werden muss?

Erste Voraussetzung ist die enge Kommunikation mit dem Operateur, der letztlich mit der Therapie einverstanden sein muss! Es empfiehlt sich, die Entscheidungsfindung möglichst präzise und zeitnah zu dokumentieren.

Fragen an den Operateur:
- Wo ist der Ort des höchsten Blutungsrisikos?
- Liegen dort Drainagen?
- Wo liegen weitere Drainagen?
- Gibt es Möglichkeiten, eine Blutung oder ihre Auswirkungen im kritischen Bereich zu erkennen und engmaschig zu überwachen?
- Besteht die Möglichkeit der raschen Blutungskontrolle (Kompression, operative Revision)?

Literatur

Hach-Wunderle V, [Interdisciplinary S2 guidelines. Diagnosis and therapy in bone and deep venous thrombosis and pulmonary embolism]. Hamostaseologie (2005a), 25, 219–236; quiz 237–218

Hach-Wunderle V, [Diagnosis and treatment of venous thrombosis]. Hamostaseologie (2005b), 25, 356–366
Kucher N, Clinical practice. Deep-vein thrombosis of the upper extremities. N Engl J Med (2011), 364, 861–869
Lalmohamed A et al., Timing of acute myocardial infarction in patients undergoing total hip or knee replacement: a nationwide cohort study. Arch Intern Med (2012), 172, 1229–1235
Laporte S et al., Clinical predictors for fatal pulmonary embolism in 15,520 patients with venous thromboembolism: findings from the Registro Informatizado de la Enfermedad TromboEmbolica venosa (RIETE) Registry. Circulation (2008), 117, 1711–1716
Stein PD, Matta F, Case fatality rate with pulmonary embolectomy for acute pulmonary embolism. Am J Med (2012), 125, 471–477
Torbicki A et al., Guidelines on the diagnosis and management of acute pulmonary embolism: the Task Force for the Diagnosis and Management of Acute Pulmonary Embolism of the European Society of Cardiology (ESC). Eur Heart J (2008), 29, 2276–2315
Wells PS et al., Does this patient have deep vein thrombosis? JAMA (2006), 295, 199–207

Herzrhythmusstörungen

Martin Neef

? Wie werden Rhythmusstörungen allgemein eingeteilt?

Neben der Einteilung in bradykarde und tachykarde Rhythmusstörungen wird nach deren Entstehungsort bzw. morphologischem Substrat unterschieden (s. Tab. 125).

Tab. 125: Einteilung von Rhythmusstörungen

Entstehungsort	Bradykardien	Tachykardien
Atrial	Zum Beispiel Sinusknotenstillstand, sinuatrialer Block	Zum Beispiel Vorhofflimmern, Vorhofflattern
Atrioventrikulär	Zum Beispiel AV-Blockierungen	Zum Beispiel AV-Knoten-Reentrytachykardien, WPW-Tachykardien
Ventrikulär	Infrahisäre Leitungsstörungen, die als AV-Block imponieren	Ventrikuläre Tachykardien

Atriale und atrioventrikuläre Tachykardien werden häufig unter dem Oberbegriff „supraventrikuläre Tachykardien" subsumiert [Lewalter und Lüderitz 2010].

? Welche Behandlungsindikationen für Rhythmusstörungen gibt es überhaupt?

Rhythmusstörungen sollten nur dann therapiert werden, wenn sie
◢ prognostisch,
◢ hämodynamisch oder
◢ symptomatisch

bedeutsam sind. Eine Behandlung von reinen EKG-Befunden ohne Nutzen für den Patienten soll nicht erfolgen, da therapieassoziierte Nebenwirkungen unnötigerweise das Patientenwohl gefährden.

> **Welche Formen der antiarrhythmischen Therapie gibt es?**
> Prinzipiell wird bei der antiarrhythmischen Akuttherapie zwischen medikamentösen und elektrotherapeutischen Maßnahmen unterschieden.
> Die Elektrotherapie beinhaltet:
> - die externe Defibrillation oder R-Wellen-synchronisierte Kardioversion
> - die antitachykarde Stimulation, z.B. zur Terminierung von Kammertachykardien oder Vorhofflattern
> - die antibradykarde Stimulation, in Notfallsituationen meist in Form der transkutanen Stimulation oder passager transvenösen Schrittmachertherapie

Die medikamentöse Therapie ist angezeigt in der Behandlung hämodynamisch stabiler Tachykardien sowie temporär bei einigen bradykarden Rhythmusstörungen [Lewalter et al. 2007]. In der Notfall- und Intensivmedizin häufig benutzte antiarrhythmisch bzw. rhythmusstabilisierend wirksame Substanzen sind in der Tabelle 126 dargestellt.

> **Welche Ursachen für bradykarde Rhythmusstörungen gibt es?**
> Die Ursachen für bradykarde Rhythmusstörungen sind sehr vielfältig und können sich auf das Reizbildungs- und Erregungsleitungssystem beschränken (primär) oder im Zusammenhang mit anderen Herz- bzw. Systemerkrankungen auftreten (sekundär). Die sekundären Ursachen überwiegen mit 85% und werden durch das akute Koronarsyndrom (36%) und pharmakologische (Neben)Wirkungen (15%) angeführt [Brady et al. 1999]. Weitere häufige sekundäre Ursachen sind Elektrolytentgleisungen, hier insbesondere die Hyperkaliämie, ein gesteigerter Vagotonus als vegetative Begleitkomponente schwerer Systemerkrankungen, rheumatische Erkrankungen sowie zentrale Regulationsstörungen im Rahmen von zerebralen Insulten und Hirnblutungen.

> **Müssen bradykarde Rhythmusstörungen immer behandelt werden?**
> Die Therapienotwendigkeit von bradykarden Rhythmusstörungen wird an der Symptomatik festgemacht. Nicht selten werden asymptomatische Sinusbradykardien von 30–40/min bei jungen herzgesunden Personen dokumentiert, die keiner Therapie bedürfen. Auch nächtliche asymptomatische AV-Blockierungen II° vom Typ Wenckebach oder Bradyarrhythmien mit Pausen von 3–4 s sind nicht behandlungsbedürftig. Auf der anderen Seite sollten bradykardieassoziierte Symptome, wie Schwindel, Synkopen, Hypotonie, Angina pectoris, Herzinsuffizienz, zerebrale Dysfunktion oder ein Herz-Kreislauf-Stillstand, eine rasche und suffiziente Therapie nach sich ziehen.

> **Wie können symptomatische Bradykardien behandelt werden?**
> Zur Therapie von bradykarden Herzrhythmusstörungen stehen neben der Elektrotherapie in Form der transkutanen Stimulation oder passageren transvenösen Schrittmachertherapie noch die in Tabelle 126 aufgeführten Medikamente, wie bspw. Atropin und Adrenalin, zur Verfügung. Das bislang recht häufig eingesetzte Orciprenalin hat 2012 seine Zulassung zur Therapie von bradykarden Rhythmusstörungen verloren. Sollte eine sekundäre Ursache für die Bradykardie vorliegen, ist neben der symptomatischen Frequenzsteigerung eine The-

Tab. 126: Häufig benutzte Antiarrhythmika und Notfallmedikamente

Substanz (ggf. Einteilung nach Vaughan-Williams)	Dosierung zur Akuttherapie	Häufige Indikation (beispielhaft)	Kontraindikation (nicht abschließend)
Ajmalin (IA)	25–100 mg i.v.	WPW-Tachykardien, ventrikuläre Tachykardien	AV-Block II° und III°, Herzinsuffizienz, Myokardinfarkt innerhalb der letzten 3 Monate
Lidocain (IB)	1,5–2 mg/kg KG i.v.	Ventrikuläre Tachykardien	AV-Block II° und III°, Herzinsuffizienz
Flecainid (IC)	1–2 mg/kg KG i.v. oder 200–400 mg p.o.	Konversion und Rezidivprophylaxe von Vorhofflimmern	Vorhofflattern, Herzinsuffizienz, Z.n. Myokardinfarkt
Propafenon (IC)	1–2 mg/kg KG i.v. oder 400–600 mg p.o.		
Metoprolol (II)	5–10 mg i.v. (bis 20 mg)	Frequenzbegrenzung bei tachykarden Vorhofrhythmusstörungen	AV-Block II° und III°, Schock, ausgeprägte Hypotonie
Esmolol (II)	0,5 mg/kg KG i.v. (langsam)		
Amiodaron (III)	300–450 mg i.v. 50 mg/h kontinuierlich	Rezidivprophylaxe/Frequenzbegrenzung bei Vorhofflimmern, ventrikuläre Tachykardien	Hyperthyreose, AV-Block II° und III°, Sinusknotensyndrom, verlängerte QT-Zeit
Verapamil (IV)	2,5–10 mg i.v.	Frequenzbegrenzung bei tachykarden Vorhofrhythmusstörungen, Terminierung von AV-Knoten-Reentrytachykardien	AV-Block II° und III°, ventrikuläre Tachykardie, Schock, WPW-Syndrom
Diltiazem (IV)	Akut: 120–180 mg oral Dauertherapie: bis 360 mg (retardiert) oral		
Digitoxin	0,4–0,6 mg i.v.	Frequenzbegrenzung bei tachykarden Vorhofrhythmusstörungen	Ventrikuläre Tachykardie, Aortenklappenstenose, AV-Block II° und III°, WPW-Syndrom, Hypokaliämie
Digoxin	0,5–1 mg i.v.		
Adenosin	3–18 mg i.v.	Terminierung von AV-Reentrytachykardien (z.B. AVNRT, WPW-Tachykardien), Demaskierung von Vorhoftachykardien (z.B. Vorhofflattern, ektop atriale Tachykardien)	AV-Block II° und III°, obstruktive Lungenerkrankung, Sinusknotensyndrom, verlängerte QT-Zeit
Vernakalant	3 mg/kg KG i.v. als Kurzinfusion (ggf. Folgeinfusion von 2 mg/kg KG nach 15 min)	Konversion von Vorhofflimmern	Aortenklappenstenose, Hypotonie, Herzinsuffizienz, verlängerte QT-Zeit, AV-Block II° und III°, akutes Koronarsyndrom
Magnesiumsulfat	2 g i.v., ggf. Wiederholung	Torsade-de-pointes-Tachykardien, multifokal atriale Tachykardien	AV-Block II° und III°, Myasthenia gravis, schwere Niereninsuffizienz
Atropin	0,5–1 mg i.v. (max. 0,04 mg/kg KG)	Kurzzeittherapie bei sympt. AV-Block II° Typ Wenckebach, Sinusknotensyndrom, SA-Block	Engwinkelglaukom, infranodaler AV-Block, tachykarde Herzrhythmusstörung, paralytischer Ileus, Myasthenia gravis
Orciprenalin	0,25–1 mg i.v.; Infusionstherapie 10–30 µg/min	Als Mittel der 2. Wahl bei Versagen von Atropin: Kurzzeittherapie bei sympt. AV-Block II°, Sinusknotensyndrom, SA-Block	Akutes Koronarsyndrom, Aortenklappenstenose, tachykarde Herzrhythmusstörung, Phäochromozytom
Isoprenalin	5 µg/min (Startdosis)		
Adrenalin	2–10 µg/min		

rapie der kausalen Erkrankung vorzunehmen (z.B. Senkung des Kaliums bei Hyperkaliämie, Revaskularisation bei Myokardinfarkt), sofern möglich. Anzumerken ist, dass die medikamentöse Therapie allenfalls zur Überbrückung bis zur Schrittmacheranlage oder Beseitigung der Ursache indiziert ist. Eine medikamentöse Dauertherapie oder Katecholaminbehandlung mit dem ausschließlichen Ziel der Frequenzstabilisierung ist inzwischen obsolet.

? Welche Indikationen zur temporären Stimulation gibt es?

Prinzipiell ist eine Indikation zur temporären Stimulation bei einer symptomatischen Bradykardie oder voraussichtlich reversiblen Asystolie (z.B. AV-Block III° ohne Ersatzrhythmus) gegeben. Dazu zählen:

- AV-Block III° (s. Abb. 126)
- AV-Block II° Typ Mobitz (s. Abb. 130)
- (Intermittierender) bifaszikulärer Block im Rahmen eines akuten Koronarsyndroms
- Alternierender Faszikelblock im Rahmen eines akuten Koronarsyndroms
- Akute Intoxikationen mit konsekutiven Bradykardien
- Akute Notfälle unklarer Ursache mit Asystolie oder atropinrefraktärer symptomatischer Bradykardie

Eine prophylaktische Indikation besteht nur noch in Ausnahmefällen und ist in den Händen des Erfahrenen häufig verzichtbar [Lemke, Nowak, Pfeiffer 2005]. Des Weiteren kann eine temporäre Stimulation zur Vermeidung von Rezidiven einer Torsade-de-pointes-Tachykardie angezeigt sein.

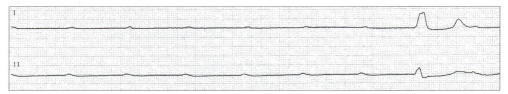

Abb. 126: AV-Block III° ohne suffizienten Ersatzrhythmus (Registriergeschwindigkeit 50 mm/s)

? Was ist bei der transvenösen temporären Stimulation zu beachten?

Die hohe Effizienz der Stimulation und die Anwendbarkeit über mehrere Tage stehen als Vorteile den nicht zu vernachlässigenden Nachteilen gegenüber. Hier seien die Notwendigkeit der (zentral)venösen Punktion und intrakardialen Elektrodenlage inkl. Blutungs-, Perforations- und Infektionsrisiko genannt. Als Punktionsorte werden häufig die rechte V. jugularis interna, die linke V. subclavia, die Vv. femorales oder als Alternative die Vv. basilicae benutzt, wobei die Dislokationsrate in der genannten Reihenfolge zunimmt. Im Fall der vorhersehbaren Notwendigkeit eines permanenten Schrittmachers ist es ratsam, die Vv. subclaviae nicht zu benutzen, um die Implantation des permanenten Systems infraklavikulär nicht zu behindern [Heinroth und Werdan 2000]. Die Anlage sollte durch geübtes und qualifiziertes Personal erfolgen, um die Rate an möglicherweise lebensbedrohlichen Komplikationen gering zu halten. Alternativ steht die transkutane Stimulation zur Überbrückung bis zur Verfügbarkeit entsprechender Kompetenz zur Verfügung [Gjesdal, Johansen, Gadler 2012].

Auch nach erfolgreicher Anlage einer temporären Elektrode ist eine kontinuierliche EKG- und Kreislaufüberwachung unabdingbar. Durch Lagerung oder Bewegung des Patienten kann

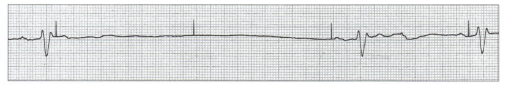

Abb. 127: Temporärer VVI-Schrittmacher mit Wahrnehmungs- und Stimulationsverlust (Registriergeschwindigkeit 50 mm/s)

es zu einer Dislokation der Elektrode mit konsekutiver Änderung der Sensing- und Stimulationsparameter kommen. Um solche Situation mit Wahrnehmungs- und/oder Stimulationsverlust des Schrittmachers (s. Abb. 127) frühzeitig zu erkennen, ist ein fortlaufendes Monitoring notwendig.

> **?** **Wann ist eine transkutane Schrittmacherstimulation angezeigt und wie wird sie durchgeführt?**

Die transkutane Schrittmacherstimulation wird meist prähospital oder innerklinisch bei fehlender Verfügbarkeit/nicht erfolgreicher Platzierung einer transvenösen Elektrode und unzureichendem medikamentösem Ansprechen eingesetzt. Dabei sollten die Flächenelektroden in einer anterior-posterioren (bevorzugt) oder anterior-lateralen Konfiguration angelegt werden, um möglichst viel Myokard bei der Stimulation zu erreichen. Nach Einstellen der Zielfrequenz (meist zwischen 60–100/min) ist der Stimulationsstrom entsprechend zu erhöhen. Dabei werden üblicherweise Stromstärken zwischen 50–100 mA, selten bis 200 mA erreicht [Trappe 2006]. Eine erfolgreiche Stimulation mit mechanischer Ankopplung kann über die Palpation des Pulses und im Verlauf mittels Pulsoxymetrie erfasst werden. Die Kontrolle mittels Pulstastung sollte im Bereich der A. femoralis erfolgen, da durch pulssynchrone Kontraktionen der zervikalen Muskulatur ein Karotispuls vorgetäuscht werden kann. Nach Erreichen der Reizschwelle (niedrigster Wert, der zu einer mechanischen Ankopplung führt) ist es ratsam, den Stimulationsstrom um weitere 10% anzuheben, um intermittierende ineffektive Stimulationen zu vermeiden. Die Impulsbreiten sind mit 10–40 ms geräteabhängig und meist nicht veränderbar. Zur Durchführung einer sog. Demand-Stimulation ist es notwendig, das EKG-Kabel am Patienten anzuschließen. Damit kann der Defibrillator/externe Stimulator die Eigenaktionen des Herzens wahrnehmen und sich entsprechend inhibieren. Andernfalls entsteht eine asynchrone Stimulation, die zum einen zu unangenehmen Empfindungen auf Seiten des Patienten und zum anderen zu weiteren Rhythmusstörungen führen kann. Die im Rahmen von transkutanen Stimulationen häufig auftretenden unangenehmen bzw. schmerzhaften Sensationen müssen einer adäquaten analgetischen Therapie zugeführt werden [Heinroth und Werdan 2000].

Abschließend sei noch die Bemerkung erlaubt, dass oben genannte Konfiguration (Stromstärke/Impulsbreite) ausschließlich bei der transkutanen Stimulation gilt und keinesfalls im Rahmen der transösophagealen/transgastralen oder transvenösen Stimulation Anwendung finden darf.

> **Wie werden Atropin und Katecholamine zur frequenzsteigernden Therapie eingesetzt? Welche Besonderheiten sind zu beachten?**

Als Mittel der ersten Wahl wird bei symptomatischen bradykarden Rhythmusstörungen zunächst 0,5 mg Atropin i.v. appliziert. Dies kann ggf. in 3- bis 5-minütigen Abständen bis zu einer Gesamtdosis von 3 mg erfolgen. Bleibt die Therapie mit Atropin erfolglos, ist Adrenalin als Medikament der zweiten Wahl zu erwägen (s. auch Tab. 126) [Trappe 2006; Nolan et al. 2010]. Orciprenalin besitzt seit 2012 für diese Indikation keine Zulassung mehr, ein entsprechender Einsatz bei Bradykardien geschieht also „off-label".

Im Rahmen eines akuten Myokardinfarktes sind o.g. Medikamente nur mit Vorsicht einzusetzen, da es durch einen überschießenden Frequenzanstieg zu einer Verstärkung der myokardialen Ischämie kommen kann. Eine weitere Limitation der Atropin-Gabe stellt der AV-Block II° Typ Mobitz dar (s. auch unten), da es durch den infranodal gelegenen Block zu einer paradoxen Bradykardisierung kommen kann [Lewalter et al. 2007].

> **Bei einem Patienten zeigt sich ein intermittierender Vorhofstillstand mit konsekutiven Pausen. Wie kann hier vorgegangen werden?**

Unter dem Begriff Vorhofstillstand werden der Sinusknotenarrest und der sinuatriale Block III° (SA-Block III°) subsumiert. Bei einem Sinusknotenarrest fällt die erwartete Depolarisation des Sinusknotengewebes als Taktgeber aus, wohingegen bei einem SA-Block III° die Erregung vom Sinusknoten nicht auf das Vorhofmyokard übergeleitet wird. Eine Unterscheidung dieser 2 Pathologien ist aus dem Oberflächen-EKG nicht möglich und für die Behandlung auch nicht notwendig. Im EKG ist lediglich ein Fehlen der P-Welle und des QRS-Komplexes auffällig (s. Abb. 128).

Die Therapie-Entscheidung wird v.a. durch die Symptomatik des Patienten bestimmt. Im Rahmen der Notfall- und Intensivmedizin tritt diese Rhythmusstörung jedoch sehr häufig als Begleitphänomen oder „Komplikation" anderer Erkrankungen auf, sodass diese zunächst vorrangig behandelt werden sollten. Zu nennen sind hier v.a. die Hyperkaliämie und die Arzneimittelüberdosierung bzw. -intoxikation.

Zur symptomatischen Therapie kann 0,5 mg Atropin i.v. verabreicht und bei Nichtansprechen ggf. bis zu einer Gesamtdosis von 0,04 mg/kg KG erneut appliziert werden. Erfahrungsgemäß ist dadurch bei einem Großteil (ca. 80%) der Patienten eine ausreichende Frequenzsteigerung zu erreichen, sodass nur selten auf Katecholamine oder die temporäre Stimulation ausgewichen werden muss. Sollte der Vorhofstillstand nicht sekundärer Genese sein, ist bei symptomatischen Patienten eine zeitnahe Implantation des permanenten Schrittmachersystems angezeigt. Für die Sinusbradykardie gilt die gleiche Vorgehensweise.

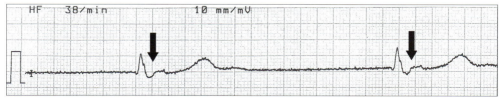

Abb. 128: Vorhofstillstand mit suprabifurkalem Ersatzrhythmus und retrograder Vorhoferregung (Pfeile, Registriergeschwindigkeit 50 mm/s)

Erwähnt werden sollte noch, dass durch Amiodaron induzierte Sinusbradykardien oder SA-Blockierungen Atropin-refraktär sind und bei Symptomatik einer Schrittmachertherapie zugeführt werden müssen.

> **?** Ist bei einem AV-Block II° die Unterscheidung in die Typen Wenckebach und Mobitz therapierelevant oder nur von akademischer Natur?

Tatsächlich ist die Differenzierung zwischen den AV-Block-Typen Wenckebach und Mobitz wichtig und von erheblicher therapeutischer Konsequenz.

Der **AV-Block II° Typ Wenckebach** ist fast immer nodal lokalisiert, also im AV-Knoten selbst, und mit einer guten Prognose vergesellschaftet. Im EKG zeichnet sich die Wenckebach-Periodik durch eine zunehmende Verlängerung der PQ-Zeit bis zum Ausfall eines QRS-Komplexes nach einer P-Welle aus (s. Abb. 129). Die erste Überleitung nach dem Block ist somit kürzer als die letzte Überleitung vor dem Block. Die nodalen Blockierungen sind durch Atropin und Katecholamine gut zu beeinflussen, sodass hier eine temporäre Stimulation i.d.R. nicht notwendig ist [Fröhlig et al. 2006].

Der **AV-Block II° Typ Mobitz** ist ein infranodaler Block und zum überwiegenden Teil infrahisär gelegen. Hier kommt es bei einem vorbestehenden bifaszikulären Block zu einer intermittierenden Blockade des noch leitenden Faszikels mit konsekutivem Ausfall der AV-Überleitung. Elektrokardiografisch ist dieser Typ durch eine konstante PQ-Zeit und meist breite Kammerkomplexe gekennzeichnet. Die durch die fehlende Überleitung entstehende Pause entspricht dem Doppelten eines PP-Abstandes (s. Abb. 130). Aufgrund der schlechten Prognose dieses Blockes mit raschem Übergang in einen totalen AV-Block besteht auch bei (noch) asymptomatischen Patienten die Indikation zur permanenten Schrittmacherversorgung. Die distale Leitungsstörung macht die Notfall- und intensivmedizinische Versorgung schwieriger. Atropin sollte hier nicht zum Einsatz kommen, da dieses keinen Einfluss auf die intermittierend blockierte infrahisäre Struktur hat, jedoch die Sinusknotenfrequenz beschleunigt und damit höhere Anforderungen an die Leitungskapazität des His-Purkinje-Systems stellt. Dies kann zu einer Zunahme des Blockierungsgrades und somit zu einer Abnahme der resultierenden Kammerfrequenz führen [Fröhlig et al. 2006]. Die gut gemeinte medikamentöse Therapie kann hier schnell eine Aggravierung des Beschwerdebildes nach sich ziehen. Sollte eine bradykardieassoziierte Symptomatik vorliegen, ist die temporäre transvenöse Stimulation zur Überbrückung bis zur Anlage eines permanenten Schrittmachersystems indiziert [Nolan et al. 2010]. Die Indikation zur Katecholamintherapie besteht nur bei fehlender Möglichkeit zur temporären Stimulation [Trappe 2006].

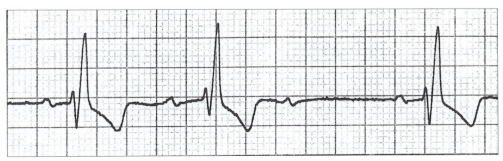

Abb. 129: AV-Block II° Typ Wenckebach (Registriergeschwindigkeit 25 mm/s)

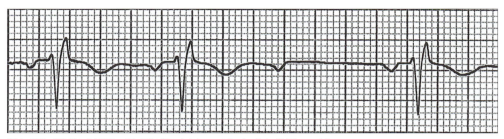

Abb. 130: AV-Block II° Typ Mobitz (Registriergeschwindigkeit 25 mm/s)

> **?** Bei Ihrem Patienten wird ein AV-Block II° Typ Mobitz mit einer 4:3 Überleitung und einer resultierenden Herzfrequenz von 52/min dokumentiert. In der Medikamentenanamnese findet sich ein ausdosierter Betablocker (Metoprolol) nach Myokardinfarkt. Muss dieser abgesetzt werden?

Nein. Das Absetzen des Betablockers ist zum einen nicht indiziert und zum anderen möglicherweise mit Komplikationen verbunden. Betablocker wirken, wie auch Digitalispräparate und Calciumantagonisten, nicht im Bereich des infrahisären Purkinje-Systems, dem Blockierungsort bei einem AV-Block II° Typ Mobitz. Somit besteht kein Zusammenhang zwischen der Metoprolol-Medikation und diesem Typ des AV-Blockes. Nach abruptem Absetzen des Betablockers steigt i.d.R. die Sinusknotenfrequenz an, sodass höhere Anforderungen an die Leitungskapazität des His-Purkinje-Systems gestellt werden und möglicherweise eine Zunahme des Blockierungsgrades resultiert. Tabelle 127 stellt den Einfluss von Antiarrhythmika auf den AV-Knoten dar, während Tabelle 128 die Wirkung dieser Medikamente auf das His-Purkinje-System aufzeigt.

Tab. 127: Wirkung von Antiarrhythmika auf den AV-Knoten (modifiziert nach [Olshausen 2005])

Leitungsverzögernde/-blockierende Wirkung	Keinen Einfluss auf die Erregungsleitung
Ajmalin (Klasse IA)	Mexiletin, Lidocain, Phenytoin (Klasse IB)
Flecainid, Propafenon (Klasse IC)	
Betablocker (Klasse II)	
Amiodaron, Sotalol (Klasse III)	
Verapamil, Diltiazem (Klasse IV)	
Digitalispräparate	
Adenosin	

Tab. 128: Wirkung von Antiarrhythmika auf das His-Purkinje-System (modifiziert nach [Olshausen 2005])

Leitungsverzögernde/-blockierende Wirkung	Keinen Einfluss auf die Erregungsleitung
Ajmalin (Klasse IA)	Betablocker (Klasse II)
Mexiletin, Lidocain, Phenytoin (Klasse IB)	Verapamil, Diltiazem (Klasse IV)
Flecainid, Propafenon (Klasse IC)	Digitalispräparate
Amiodaron, Sotalol (Klasse III)	

Wie verhalte ich mich bei einem V.a. eine Schrittmacherfehlfunktion?

Neu (oder erneut) aufgetretene potenziell bradykardieassoziierte Symptome (Belastungsintoleranz, Schwindel, Synkopen) können bei Schrittmacherträgern auf eine Dysfunktion des implantierten Systems hindeuten. Neben einer gründlichen Anamnese (letzte Aggregatkontrolle, Medikamenteneinnahme) und körperlichen Untersuchung sind ein 12-Kanal-EKG unabdingbar sowie ggf. eine Thoraxröntgenaufnahme (Elektrodenbruch/-dislokation) und eine Blutgasanalyse (Elektrolyte, pH-Wert) hilfreich. Für die korrekte Interpretation des EKGs und der Röntgenaufnahme ist häufig eine spezielle Erfahrung im Umgang mit aktiven Implantaten notwendig, sodass frühzeitig eine detaillierte Schrittmacherprüfung mithilfe eines herstellerspezifischen Abfragegerätes anzuraten ist [Buob et al. 2008; Heinroth 2012]. Mögliche Ursachen für die Fehlfunktion eines Schrittmachersystems sind:

Ineffektive Stimulation (Exit-Block)
- Anstieg der Reizschwelle:
    - Elektrolytentgleisung/metabolische Entgleisung
    - Akuter Myokardinfarkt
    - Fortschreitende Herzerkrankung
    - Medikamenteneffekt (neues Antiarrhythmikum)
- Elektrodenbruch/-dislokation
- Batterie-Erschöpfung

Stimulationsausfall
- Elektrodenbruch/-dislokation
- Inhibition aufgrund von Fehlwahrnehmungen (Oversensing)
- Batterie-Erschöpfung

Wahrnehmungsverlust (Undersensing)
- Verschlechterung des intrakardialen Signals:
    - Elektrolytentgleisung/metabolische Entgleisung
    - Fortschreitende Herzerkrankung
- Elektrodenbruch/-dislokation

Eine ineffektive Stimulation (Exit-Block) ist im EKG durch nicht adäquat beantwortete Stimulationsartefakte (keine P-Wellen/QRS-Komplexe nach erfolgter Stimulation) zu erkennen (s. Abb. 127). Der Stimulationsausfall ist durch fehlende, jedoch erwartete Stimulationsartefakte gekennzeichnet. Der Wahrnehmungsverlust (Undersensing) fällt durch fehlende Detektion der intrinsischen Erregung und dadurch ausbleibender Inhibition der Schrittmacherimpulse auf. Es zeigt sich das Bild patienteneigener Kammerkomplexe mit inadäquat eingestreuten Stimulationen (s. Abb. 131).

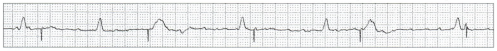

Abb. 131: Ventrikulärer Wahrnehmungsverlust (Undersensing) mit regelmäßiger Stimulation, unabhängig vom Eigenrhythmus (Registriergeschwindigkeit 50 mm/s)

Bei einer symptomatischen Bradykardie im Rahmen einer Schrittmacherfehlfunktion kann das Anheben der Herzfrequenz mittels Atropin oder Sympathomimetika versucht werden, bei Erfolglosigkeit ist ggf. eine temporäre transkutane oder transvenöse Stimulation notwendig.

Bei einem Oversensing mit inadäquater Inhibition besteht die Möglichkeit, durch Magnetauflage eine starrfrequente Stimulation zu erzeugen, welche zur Überbrückung bis zur Abfrage oder Revision des Systems dienen kann. Dies sollte unter Monitorkontrolle erfolgen, da in Einzelfällen bei Patienten mit schwerer kardialer Grunderkrankung oder Elektrolytentgleisung die Induktion von Kammerarrhythmien beschrieben wurde. Genaue Daten zur Inzidenz Schrittmacher-induzierter maligner Arrhythmien liegen nicht vor. In der Regel sind dafür jedoch höhere Stimulationsenergien notwendig, als sie bei der üblichen Programmierung zur Anwendung kommen [Nowak et al. 2006].

? Ihr Patient trägt einen 2-Kammer-Schrittmacher mit einer programmierten unteren Grenzfrequenz von 60/min. Am Monitor erscheint eine Herzfrequenz von 55/min. Liegt hier eine Fehlfunktion vor?

Nicht zwingend. Bei den meisten heutzutage implantierten Schrittmachern kann eine sog. Hysterese programmiert werden. Dabei wird neben der unteren Grenzfrequenz (in unserem Beispiel 60/min) eine Interventionsfrequenz (häufig 50/min) eingestellt. Erst bei Unterschreiten der Interventionsfrequenz erfolgt eine entsprechende Stimulation. Dies verhindert einen ständigen Wechsel von intrinsischer Überleitung und stimulierten Kammerkomplexen an der unteren Grenzfrequenz.

Des Weiteren wird häufig eine nächtliche Frequenzabsenkung programmiert, die ebenfalls zu einer Diskrepanz der im Schrittmacherausweis angegebenen Grundfrequenz und der registrierten Herzfrequenz führen kann.

Sollte die Vorstellung des Patienten nicht primär aufgrund bradykardieassoziierter Symptome erfolgt sein, muss nicht unbedingt von einer Schrittmacherfehlfunktion ausgegangen werden.

? Der Monitor eines Patienten mit einem 2-Kammer-Schrittmacher gibt sehr häufig „Asystolie"-Alarme aus. Dabei zeigen sich regelmäßige Stimulationsartefakte in intrinsischen Kammerkomplexen. Wo ist der Fehler?

Siehe Abbildung 132

In der Abbildung 132 ist das häufige Phänomen der Pseudofusionen dargestellt. Dabei erfolgt die Stimulation zeitgleich mit der intrinsischen Erregung, ohne die Depolarisation des Myokards noch zu beeinflussen. Diese Situationen treten häufig bei Schrittmacherträgern auf, deren programmierte Überleitungszeit der intrinsischen PQ-Zeit ähnelt. Die Monitorsysteme

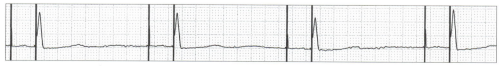

Abb. 132: Regelmäßige Vorhof- und Kammerstimulation mit ventrikulären Pseudofusionen (die ventrikulären Stimulationen erfolgen in einen intrinsisch übergeleiteten QRS-Komplex, ohne die Erregungsausbreitung zu verändern) (Registriergeschwindigkeit 50 mm/s)

erwarten nach einer ventrikulären Stimulation einen verbreiterten QRS-Komplex als Ausdruck der Schrittmacher-induzierten Depolarisation. Fehlt dieser, wird von Seiten der Überwachungseinheit unter der Annahme einer elektromechanischen Entkopplung der „Asystolie"-Alarm ausgelöst. Weder bei dem Schrittmacher noch bei dem Monitorsystem liegt also eine Fehlfunktion vor.

Abhilfe schafft hier eine Änderung der programmierten Überleitungszeit. Zu einer Deaktivierung der monitorseitigen Schrittmachererkennung kann nicht geraten werden, da dadurch eine ineffektive Stimulation keinen Alarm mehr erzeugen würde.

? Welche Tachykardien müssen überhaupt, und wenn ja, womit therapiert werden?

Prinzipiell sollte versucht werden, Herzfrequenzen über 100/min nicht über längere Zeit bestehen zu lassen. Dabei gilt es zwischen sekundären (Bedarfs-)Tachykardien, z.B. bei Sepsis, Schock, Hypovolämie, Schmerzen, Lungenembolie etc., und tachykarden Rhythmusstörungen im eigentlichen Sinne zu unterscheiden. Bei Ersteren, die bei intensivmedizinischen Patienten die Majorität darstellen, steht die Behandlung der kausalen Ursache im Vordergrund. Eine spezifische antiarrhythmische Therapie ist hier nicht indiziert und möglicherweise sogar gefährlich.

Bei Rhythmusstörungen im engeren Sinne stellt die hämodynamische Stabilität die Weiche zur Therapieform. Bei hämodynamisch instabilen Tachykardien, die mit einer Schocksymptomatik, Stauungslunge oder Bewusstseinsstörung einhergehen, ist eine rasche elektrische Therapie in Form einer Kardioversion oder Defibrillation angezeigt. Schnell übergeleitete Vorhofrhythmusstörungen (Vorhofflimmern, -flattern, atriale Tachykardien) benötigen i.d.R. geringere Energien (50–100 J) als ventrikuläre Arrhythmien (200–300 J). Hämodynamisch stabile Tachykardien werden zunächst einem medikamentösen Rhythmisierungsversuch zugeführt [Lewalter et al. 2007]. Dieser ist, in Abhängigkeit der zugrunde liegenden Rhythmusstörung und des gewählten Medikamentes, häufig erfolgreich, sodass seltener auf die elektrische Kardioversion zurückgegriffen werden muss. Gewarnt wird aber vor einer zeitgleichen Therapie mit mehreren Antiarrhythmika. Die dadurch entstehenden Interaktionen und Potenzierung von Wirkungen und Nebenwirkungen sind nicht leicht zu überblicken und können das Patientenwohl gefährden. Eine Kombinationstherapie sollte dem rhythmologisch versierten und in der Therapie mit Antiarrhythmika erfahrenen Intensivmediziner/Kardiologen vorbehalten bleiben [Trappe 2009]. Abbildung 133 stellt die empfohlene Vorgehensweise zusammengefasst dar.

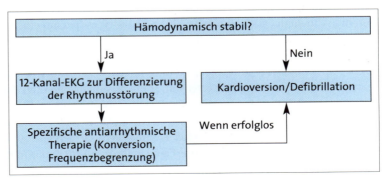

Abb. 133: Akutbehandlung tachykarder Rhythmusstörung

? Gibt es ein „Breitspektrumantiarrhythmikum"?

Nein. Einige Antiarrhythmika sind sowohl bei supraventrikulären Rhythmusstörungen als auch bei ventrikulären Arrhythmien einsetzbar. Es gibt jedoch (bisher) kein Medikament, welches in allen Indikationen seinen Alternativen überlegen wäre. Im Sinne des Patienten ist es lohnenswert, sich mit den differenzialtherapeutischen Möglichkeiten auseinanderzusetzen. Häufig müssen Rhythmusstörungen auch nicht therapiert werden, sofern keine prognostische, hämodynamische oder symptomatische Indikation vorliegt.

Vielfach werden Amiodaron oder Ajmalin als „Allheilmittel" bezeichnet und unreflektiert eingesetzt. Beide Medikamente haben ihren festen Platz in der antiarrhythmischen Therapie und sind in ausgewählten Indikationen auch Mittel der ersten Wahl. Sie sind aber mitnichten für alle Rhythmusstörungen und Patienten gleichermaßen geeignet.

Amiodaron ist zur Rezidivprophylaxe des Vorhofflimmerns bei Patienten mit struktureller Herzerkrankung in der Wirksamkeit ungeschlagen. Zur Konversion in den Sinusrhythmus ist es seinen Alternativen allerdings deutlich unterlegen. Auch der in den Leitlinien empfohlene Einsatz zur Frequenzkontrolle bei persistierendem/permanentem Vorhofflimmern (bei Patienten mit eingeschränkter linksventrikulärer Pumpfunktion) ist mit einer Vielzahl von möglichen Nebenwirkungen und Medikamenteninteraktionen verbunden. Hier sollte die Möglichkeit einer AV-Knoten-Modulation in Verbindung mit einer Schrittmacherimplantation bedacht werden. Aufgrund der langen Eliminationshalbwertszeit (13–142 Tage) wird eine, für die weitere Diagnostik und Therapie notwendige, zeitnahe elektrophysiologische Untersuchung erschwert oder unmöglich gemacht, da sich die Rhythmusstörung durch den noch vorhanden Wirkspiegel ggf. nicht mehr auslösen lässt. Auch für perioperativ auftretende Rhythmusstörungen sollte Amiodaron, aufgrund der zahlreichen Interaktionsmöglichkeiten mit den im perioperativen Umfeld zum Einsatz kommenden Medikamenten, nur zurückhaltend eingesetzt werden [Butte, Böttiger, Teschendorf 2008].

Ajmalin wird gern zur Therapie von supraventrikulären und ventrikulären Arrhythmien eingesetzt, aber insbesondere bei unklaren Breitkomplextachykardien genutzt, wo sich Vorhoftachykardien mit Leitungsblockierung nur schwer von ventrikulären Arrhythmien abgrenzen lassen. Bedacht werden muss hier der ausgeprägt negativ inotrope Effekt, sodass Ajmalin bei Patienten mit klinischer Herzinsuffizienz oder höhergradig reduzierter linksventrikulärer Pumpfunktion sowie 3 Monate nach Myokardinfarkt nicht zum Einsatz kommen sollte.

? Wie erfolgt die Unterscheidung zwischen supraventrikulären Tachykardien und solchen ventrikulären Ursprungs?

Das hauptsächliche Differenzierungskriterium ist hier die QRS-Komplex-Breite. Bei Tachykardien mit schmalem QRS-Komplex (< 120 ms) handelt es sich um einen supraventrikulären Ursprung. Solche mit breitem QRS-Komplex (≥ 120 ms) sind potenziell ventrikuläre Tachykardien. Ausnahmen bilden hier Erregungen supraventrikulären Ursprungs, die aufgrund eines Faszikelblocks oder bei antegrader Leitung über ein akzessorisches Bündel (bei WPW-Syndrom) breite Kammerkomplexe erzeugen. Sollte bei einem Patienten mit vorbestehendem Faszikelblock im Rahmen der Tachykardie die QRS-Morphologie in allen Ableitungen identisch zum Ruhe-EKG sein, kann von einer supraventrikulären Tachykardie ausgegangen werden.

Zur Unterscheidung monomorpher Kammertachykardien von supraventrikulären Tachykardien mit aberranter Leitung existiert eine Reihe von Kriterien und Hilfsmittel. Beispielhaft seien in Abbildung 134 die Brugada-Kriterien zur Differenzierung aufgeführt.

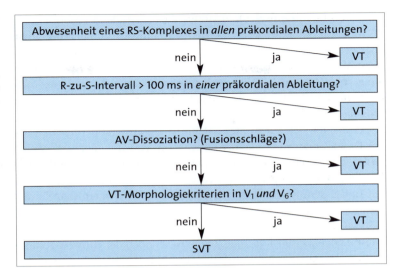

Abb. 134: Brugada-Kriterien zur Differenzierung einer regelmäßigen Breitkomplextachykardie [Brugada et al. 1991]. VT = ventrikuläre Tachykardie, SVT = supraventrikuläre Tachykardie

Diese Kriterien werden nacheinander abgearbeitet. Wird ein Kriterium bejaht, kann die Diagnose der ventrikulären Tachykardie gestellt werden.

Trotz vielfältiger Hilfsmittel und Entscheidungsdiagramme ist es in Notfallsituationen nicht immer leicht, unter Zeitdruck die richtige Diagnose zu stellen. Dabei sollte bedacht werden, dass ca. 75–85% aller regelmäßigen Breitkomplextachykardien in der Notfallversorgung durch eine ventrikuläre Tachykardie bedingt sind. Nur 15–25% sind supraventrikulärer Natur und weniger als 1% werden durch ein Präexzitationssyndrom (antidrome WPW-Tachykardie, atriale Tachykardie mit antegrader Leitung des akzessorischen Bündels) verursacht. Bestehen Zweifel an der richtigen Zuordnung, muss eine ventrikuläre Tachykardie angenommen und entsprechend therapiert werden [AHA/ACC/ESC 2003].

? Welche supraventrikulären Tachykardien kommen häufig vor und wie werden diese behandelt?

Die häufigsten (inadäquaten) supraventrikulären Tachykardien sind:
- Vorhofflimmern mit tachykarder Überleitung (s. Abb. 135)
- Vorhofflattern mit tachykarder Überleitung (s. Abb. 136)
- Fokal automatische atriale Tachykardien/atriale Reentrytachykardien
- AV-Knoten-Reentrytachykardien (s. Abb. 137)
- Atrioventrikuläre Reentrytachykardien (WPW-Syndrom)

Das Vorhofflimmern wird durch die unregelmäßige Überleitung, der sog. absoluten Arrhythmie, von den anderen Formen der supraventrikulären Tachykardien abgegrenzt. Die Therapie des Vorhofflimmerns wird an anderer Stelle ausführlich besprochen, sodass hier nicht gesondert darauf eingegangen wird.

Die regelmäßigen Schmalkomplextachykardien werden primär einem vagalen Manöver (z.B. Valsalva-Pressversuch, Karotismassage) unterzogen [AHA/ACC/ESC 2003]. Bei ausbleibendem Erfolg wird die rasche Bolusapplikation von Adenosin (6 mg, steigerbar auf 12–18 mg) empfohlen. Bei korrekter Applikation können so 90–95% der regelmäßigen supraventrikulären Tachykardien terminiert werden, sofern kein Vorhofflattern vorliegt. Bei Kontraindikation für Adenosin (obstruktive Ventilationsstörung, insbesondere Asthma bronchiale) oder dessen Ineffizienz kommen Calciumantagonisten vom Nicht-Dihydropyridin-Typ (Verapamil, Diltiazem) zur Anwendung. Empfohlen wird die Applikation von z.B. Verapamil 2,5–5 mg, steigerbar auf 5–10 mg, wobei eine Gesamtdosis von 20 mg nicht überschritten werden sollte. Betablocker kommen v.a. bei Patienten mit Herzinsuffizienz zum Einsatz, bei denen die Gabe von Verapamil bzw. Diltiazem problematisch ist. Im Fall einer therapierefraktären Tachykardie, die sich auch unter Calciumantagonisten oder Betablockern (ggf. in Kombination mit Digitalispräparaten) keiner Konversion oder Frequenzbegrenzung zuführen lässt, ist eine elektrische Kardioversion empfohlen. Eine additive Therapie mit spezifischen Antiarrhythmika (Klasse IA, IC oder III) bleibt aufgrund des möglichen Interaktions- und Nebenwirkungspotenzials dem rhythmologisch versierten Intensivmediziner/Kardiologen vorbehalten. Als Langzeittherapie bei den meisten rezidivierenden rhythmischen Schmalkomplextachykardien kommen ablative Maßnahmen in Betracht. Bei erfahrenen Untersuchern liegt die Erfolgsrate bei über 90% [Trappe 2009]. Es sei noch der Hinweis gestattet, dass die Anwendung von Calciumantagonisten und Digitalispräparaten bei bekanntem akzessorischem Bündel mit antegrader Leitfähigkeit kontraindiziert ist, während Ajmalin in einer Dosierung von 50–100 mg i.v. (langsam über 5 min) das Mittel der ersten Wahl darstellt. Abbildung 138 fasst den Algorithmus zur Therapie der regelmäßigen Schmalkomplextachykardien zusammen.

Für die weiterführende Therapie (Ablation) und Rezidivprophylaxe ist es unabdingbar, die korrekte Diagnose zu stellen. Aus diesem Grund sollte bei allen Manövern hinsichtlich der Rhythmusstörung (vagale Reize, medikamentöse Therapie) ein EKG geschrieben werden.

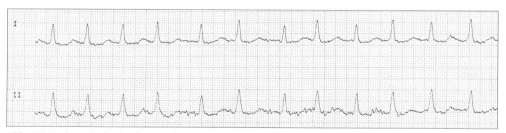

Abb. 135: Tachyarrhythmia absoluta bei Vorhofflimmern (Registriergeschwindigkeit 50 mm/s)

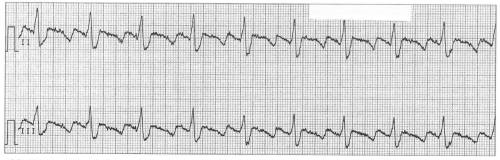

Abb. 136: Typisches isthmusabhängiges Vorhofflattern (counter clockwise) mit 2:1 Überleitung und negativen sägezahnartigen P-Wellen in Ableitungen II, III und aVF (Registriergeschwindigkeit 50 mm/s)

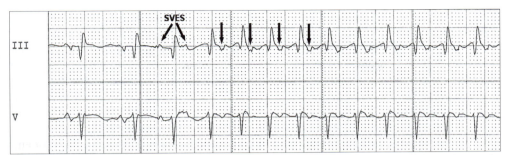

Abb. 137: Initiierung einer AV-Knoten-Reentrytachykardie. Anfangs Sinusrhythmus, gefolgt von 2 Vorhofextrasystolen (SVES), die 2. Extrasystole wird über die langsame Leitungsbahn des AV-Knotens antegrad geleitet, anschließend retrograde Erregung des Vorhofes (**senkrechte Pfeile**) über die schnelle Leitungsbahn (Registriergeschwindigkeit 25 mm/s).

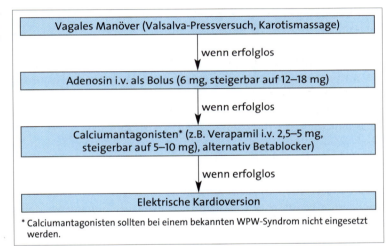

Abb. 138: Therapiealgorithmus bei regelmäßigen supraventrikulären Tachykardien

* Calciumantagonisten sollten bei einem bekannten WPW-Syndrom nicht eingesetzt werden.

? Ist Vorhofflimmern problematisch? Welche extrakardialen Komorbiditäten begünstigen dies?

Vorhofflimmern ist die häufigste Rhythmusstörung in der Intensiv- und Notfallmedizin und insbesondere bei Älteren und Patienten mit eingeschränkter linksventrikulärer Pumpfunktion mit einer gesteigerten Letalität verbunden. Diese ist bedingt durch ein erhöhtes Thromboembolierisiko, hämodynamische Instabilität und notwendige therapeutische Interventionen [Willich, Hammwöhner, Goette 2012]. Neben der Therapie des Vorhofflimmerns an sich und der Prävention von Komplikationen gilt es, die Komorbiditäten und ggf. auslösende Faktoren ursächlich zu behandeln. Neben kardiovaskulären Erkrankungen (z.B. arterielle Hypertonie, Kardiomyopathien, Vitien) sind vielfach behandelbare extrakardiale Ursachen Auslöser von Vorhofflimmern. Dazu zählen u.a.:
- Manifeste Hyperthyreose
- Elektrolytentgleisungen
- Volumenüberladung/-mangel
- Systemische inflammatorische Reaktion (SIRS)/Sepsis
- Alkoholintoxikation
- Erkrankungen mit der Notwendigkeit zur Katecholamintherapie

? Wie wird Vorhofflimmern bei intensivmedizinischen Patienten prinzipiell behandelt?

Unterschieden wird, etwas vereinfachend dargestellt, zwischen kurzen bzw. erst kürzlich aufgetretenen Vorhofflimmerepisoden (erstmalig diagnostiziertes VHF, paroxysmales VHF) und langfristig anhaltendem Vorhofflimmern (persistierendes VHF, permanentes VHF). Die Wahrscheinlichkeit einer länger erfolgreichen Kardioversion nimmt mit der Dauer des Vorhofflimmerns ab.

Grundsätzlich stehen bei Intensivpatienten die Verhinderung thromboembolischer Ereignisse und die Frequenzlimitierung im Vordergrund, sofern keine hämodynamische Instabilität vorliegt. Der Stellenwert der rhythmuserhaltenden Therapie hat durch die aktuelle Studienlage (PIAF, AFFIRM, RACE, STAF, HOT-CAFE) bei fehlendem Letalitätsvorteil gegenüber der frequenzkontrollierenden Strategie deutlich abgenommen. Eine primäre elektrische Kardioversion wird bei nicht permanentem Vorhofflimmern in Verbindung mit folgenden Indikationen empfohlen:

- Hämodynamische Instabilität
- Schnelle atrioventrikuläre Überleitung mit unzureichendem Ansprechen auf die frequenzlimitierende Medikation
- Antegrad leitendes akzessorisches Bündel mit schneller ventrikulärer Erregung (s. Abb. 139)
- Angina pectoris/akutes Koronarsyndrom
- Symptomatische Hypotension/akute Herzinsuffizienz

Gerade Patienten mit einer diastolischen Herzinsuffizienz und akuter Dekompensation profitieren von einer Rhythmisierung, da die sonst normale atriale Kontraktion im Vergleich zum gesunden Herzen mehr zur ventrikulären Füllung beiträgt. Die durch die zumeist tachykarde Überleitung verursachte verkürzte Diastolendauer mindert weiterhin die ventrikuläre Füllung.

Hämodynamisch stabile Patienten sollten einer frequenzregulierenden Therapie, Antikoagulation sowie Diagnostik und Therapie einer ggf. auslösenden Ursache zugeführt werden.

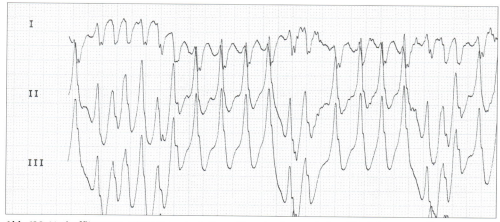

Abb. 139: Vorhofflimmern mit antegrader Leitung über ein akzessorisches Bündel – sog. FBI (fast broad irregular), Frequenzspektrum 150/min bis 320/min (Registriergeschwindigkeit 25 mm/s)

? Welche Optionen zur frequenzregulierenden Therapie bestehen bei Vorhofflimmern?

Bei kritisch kranken Patienten wird zunächst eine moderate Frequenzkontrolle mit einer Zielfrequenz von 80–110/min angestrebt. Diese Vorgehensweise ist auch in der Langzeittherapie einer strengen Frequenzkontrolle (< 80/min) nicht unterlegen (RACE-II-Studie). Zur Verfügung stehen folgende Medikamente:
- Betablocker (z.B. Metoprolol 5–10 mg i.v., Esmolol 0,5 mg/kg KG)
- Calciumantagonisten (z.B. Verapamil 2,5–10 mg i.v., Diltiazem 120–180 mg oral)
- Digitalispräparate (z.B. Digitoxin 0,4–0,6 mg i.v., Digoxin 0,5–1 mg i.v.)
- Multiionenkanalblocker (z.B. Amiodaron 300 mg i.v., anschließend 50 mg/h)

Mittel der ersten Wahl sind Betablocker, insbesondere bei bekannter koronarer Herzkrankheit oder ischämischer Kardiomyopathie. Alternativ können Calciumantagonisten vom Nicht-Dihydropyridin-Typ verwendet werden. Vorsicht ist jedoch bei Herzinsuffizienz und bekanntem AV-Block geboten. Digitalisglykoside sind bei alleiniger Gabe bei intensivpflichtigen Patienten durch den erhöhten adrenergen Tonus weniger effektiv. Falls die Monotherapie zu keiner ausreichenden Frequenzkontrolle führt, ist auch eine Kombination der o.g. Medikamente möglich. Dabei werden häufig Betablocker oder Calciumantagonisten mit Digitalispräparaten kombiniert. Auf die gleichzeitige Gabe von Verapamil und einem Betablocker sollte aufgrund der ausgeprägten synergistischen Wirkungen (negativ inotrop und dromotrop) verzichtet werden. Die Kombination von Diltiazem mit z.B. Metoprolol ist jedoch bei vorsichtiger Dosierung und Monitorkontrolle möglich.

Bei ausgewählten Patienten mit z.B. höhergradig reduzierter linksventrikulärer Pumpfunktion oder Hypotension kann auch Amiodaron zur Frequenzbegrenzung eingesetzt werden. In der Regel ist neben der akuten Gabe von 300 mg eine weiterführende Infusion (50 mg/h) zur Aufsättigung notwendig. Aufgrund der zahlreichen Medikamenteninteraktionen und Nebenwirkungen (v.a. die Verstärkung einer bestehenden Hypotension) sollte dennoch Zurückhaltung geübt und eine Ablationstherapie (s.u.) diskutiert werden.

Eine weitere Ausnahme bilden Patienten mit Vorhofflimmern und Präexzitation. Diese dürfen aufgrund der negativ dromotropen Wirkung auf den AV-Knoten keine Betablocker, Calciumantagonisten vom Nicht-Dihydropyridin-Typ, Digitalisglykoside oder Adenosin erhalten. Hier werden zur Frequenzbegrenzung, sofern eine elektrische Kardioversion zur Rhythmisierung nicht möglich ist oder nicht aussichtsreich erscheint, Ajmalin oder Amiodaron empfohlen [Camm et al. 2010].

In Fällen einer therapierefraktären Tachyarrhythmia absoluta trotz ausdosierter (Kombinations)-Therapie sollte eine AV-Knoten-Modulation/-Ablation mit nachfolgender Schrittmacherimplantation erwogen werden.

? Wann ist der Versuch einer medikamentösen Rhythmisierung angezeigt? Welche Medikamente sind hier wirksam?

Bei weiterhin symptomatischen Patienten unter adäquater frequenzlimitierender Therapie, einer VHF-Dauer von unter 48 h und nicht möglicher oder nicht gewünschter elektrischer Kardioversion kann eine medikamentöse Rhythmisierung versucht werden. Die Konversionsraten mit einem Antiarrhythmikum sind geringer als mit der elektrischen Kardioversion. In einzelnen Studien wurden für Flecainid jedoch auch Erfolgsraten bis 95% dokumentiert. Bei

Patienten ohne strukturelle Herzerkrankung werden Flecainid, Propafenon oder Vernakalant in den in Tabelle 126 aufgeführten Dosierungen empfohlen [Camm et al. 2010]. Der zum aktuellen Zeitpunkt noch relativ hohe Preis von Vernakalant und fehlenden Wirksamkeitsvergleichen mit Flecainid oder Propafenon standen bisher einer Bevorzugung dieses Medikamentes entgegen.

Patienten mit struktureller Herzerkrankung oder Herzinsuffizienz können zur medikamentösen Rhythmisierung Amiodaron intravenös erhalten. Die Dauer bis zur erfolgreichen Konversion ist im direkten Vergleich mit den Klasse-IC-Antiarrhythmika oder Vernakalant deutlich länger, wenngleich auch Konversionsraten von 80–90% nach erfolgter Aufsättigung beschrieben wurden [Willich, Hammwöhner, Goette 2012].

Andere Medikamente, wie Betablocker, Calciumantagonisten, Ajmalin, Digitalisglykoside oder Sotalol, sind zur Rhythmisierung ineffektiv oder unzureichend untersucht, sodass der diesbezügliche Einsatz nicht empfohlen werden kann.

? Wann muss eine Antikoagulation bei Vorhofflimmern/Vorhofflattern erfolgen?

Prinzipiell sollte bei Vorhofflimmern und Vorhofflattern immer die Notwendigkeit der Antikoagulation geprüft werden. Das individuelle Thromboembolie- und Schlaganfallrisiko kann mittels der Risikoscores $CHADS_2$ und CHA_2DS_2-VASc (s. Tab. 129) bestimmt werden. Dieses reicht von 0% (CHA_2DS_2-VASc-Score 0 Punkte) bis 18,2%/Jahr ($CHADS_2$-Score 6 Punkte). Der Einfachheit halber wird zunächst die Berechnung des $CHADS_2$-Scores empfohlen. Bei einem Punktwert ≥ 2 wird eine Antikoagulation angeraten. Bei einem $CHADS_2$ von 0–1 Punkte soll eine weitere Risikostratifizierung mithilfe des CHA_2DS_2-VASc-Scores erfolgen. Nur bei jüngeren Patienten (< 65 Jahre) ohne Risikofaktoren kann nach jetzigem Wissensstand auf eine Antikoagulation verzichtet werden. Ab einem CHA_2DS_2-VASc-Score von 1 wird eine Therapie mit ASS (75–325 mg) oder oralen Antikoagulantien empfohlen, wobei die orale Antikoagulation bevorzugt wird [Camm et al. 2010].

Dem gegenüber steht das individuelle Blutungsrisiko, welches mit dem HASBLED-Score (s. Tab. 130) abgeschätzt werden kann. Ab einem Punktwert von 3 ist von einem hohen Risiko auszugehen, sodass die antithrombotische Therapie sorgfältig überdacht und ggf. engmaschig kontrolliert werden sollte.

Tab. 129: $CHADS_2$- und CHA_2DS_2-VASc-Score und deren Punkteverteilung [Camm et al. 2010]

$CHADS_2$-Score (Punkte)	CHA_2DS_2-VASc-Score (Punkte)
C Herzinsuffizienz (1)	C Herzinsuffizienz (1)
H Hypertonie (1)	H Hypertonie (1)
A Alter > 75 Jahre (1)	A Alter > 75 Jahre (2)
D Diabetes mellitus (1)	D Diabetes mellitus (1)
S Schlaganfall/TIA/Embolie in Anamnese (2)	S Schlaganfall/TIA/Embolie in Anamnese (2)
	V Vaskuläre Erkrankung/Z.n. Myokardinfarkt/paVK (1)
	A Alter 65–74 Jahre (1)
	Sc Weibliches Geschlecht (1)

TIA = transitorisch ischämische Attacke, paVK = periphere arterielle Verschlusskrankheit

Tab. 130: HASBLED-Score und dessen Punkteverteilung [Camm et al. 2010]

H	Hypertonie (1)
A	Abnormale Leber- oder Nierenfunktion (1–2)
S	Schlaganfall (1)
B	Blutung (1)
L	Labile INR (1)
E	Alter > 65 Jahre (1)
D	Medikamenteneinnahme/Alkoholkonsum (1–2)

Seit einigen Jahren stehen mit dem direkten Thrombininhibitor Dabigatran und oralen Faktor-Xa-Inhibitoren (z.B. Rivaroxaban, Apixaban) „direkte orale Antikoagulantien" zur Verfügung. Aufgrund der Kumulationsneigung bei (höhergradiger) Niereninsuffizienz und fehlender Datenlage zur Anwendung bei kritisch Kranken sollte der Gebrauch auf Intensivstation sorgfältig überdacht werden. Im Allgemeinen wird die antithrombotische Therapie im Rahmen des intensivstationären Aufenthaltes, nicht zuletzt wegen der besseren Steuerbarkeit, mit unfraktioniertem (Ziel-PTT 60–80 s) oder niedermolekularem Heparin (gewichtsadaptiert) durchgeführt.

? Wann muss bei einer elektrischen/medikamentösen Kardioversion antikoaguliert werden? Ist ein Thrombenausschluss mittels transösophagealer Echokardiografie immer notwendig?

Im Rahmen einer dringlichen Kardioversion bei Vorhofflimmern oder Vorhofflattern und nicht effektiv antikoagulierten Patienten wird die parenterale Applikation eines Heparins empfohlen. Dabei spielt es prinzipiell keine Rolle, ob die Kardioversion medikamentös oder elektrisch durchgeführt wird. Die weiterführende Therapie richtet sich nach den in Tabelle 129 aufgeführten Risikofaktoren. Eine transösophageale Echokardiografie (TEE) zum Ausschluss von intrakardialen Thromben ist bei einer Vorhofflimmerepisode von > 48 h oder unbekannter Dauer indiziert. Bei sicher unter 48-stündigem Bestehen des Vorhofflimmerns/Vorhofflatterns kann auf die TEE vor der Kardioversion verzichtet werden [Camm et al. 2010].

? Was muss bei der Therapie des Vorhofflatterns beachtet werden?

Analog zu den bereits besprochen Rhythmusstörungen wird bei hämodynamischer Instabilität aufgrund eines tachykard übergeleiteten Vorhofflatterns die elektrische Kardioversion empfohlen. Bei Patienten mit kompensierter Hämodynamik steht die medikamentöse Frequenzkontrolle durch Betablocker, Calciumantagonisten vom Nicht-Dihydropyridin-Typ und/oder Digitalis im Vordergrund. Bei vorhandenem Schrittmacher oder nach Anlage einer temporären Elektrode kann eine Überstimulation des Vorhofflatterns versucht werden.

Klasse-IC-Antiarrhytmika (Flecainid, Propafenon), die zur medikamentösen Kardioversion von Vorhofflimmern eingesetzt werden, sollten bei Vorhofflattern nicht zur Anwendung kommen. Durch die Senkung der Flatterfrequenz kann bei ausbleibender Blockade des AV-Knotens der Übergang in eine 1:1 Überleitung mit hämodynamischer Instabilität entstehen.

Als kurative Therapieoption ist bei typischem Vorhofflattern eine Ablation des kavotrikuspidalen Isthmus mit einer Erfolgsrate von > 95% möglich.

> **Wonach richtet sich die Behandlung ventrikulärer Tachyarrhythmien?**
> Zur erfolgreichen Therapie von ventrikulären Rhythmusstörungen ist die Abklärung einer kausalen oder arrhythmiefördernden Grunderkrankung unabdingbar. Es gilt zwischen struktureller kardialer Grunderkrankung (z.B. koronare Herzkrankheit, Kardiomyopathie), primär elektrischer Erkrankung (z.B. Long-QT-Syndrom, Kanalopathie), ventrikulärer Arrhythmie bei gesundem Herzen (fokale Ausflusstrakttachykardie) und extrakardialer Ursache (Hypokaliämie, medikamentös-toxisch) zu unterscheiden. Erst diese Erkenntnis und die Einordnung in das Gesamtbild des Patienten ermöglichen es, die richtige Differenzialtherapie durchzuführen.
>
> Häufige Ursachen für ventrikuläre Tachyarrhythmien bei Intensivpatienten sind (modifiziert nach [Lewalter und Lüderitz 2010; Trappe 2012]):

Kardiale Ursachen:
- Koronare Herzkrankheit (akute Ischämie, Z.n. Myokardinfarkt)
- Dilatative Kardiomyopathie
- Hypertrophe Kardiomyopathie
- Weitere Kardiomyopathien (hypertensiv, valvulär, postmyokarditisch, rechtsventrikuläre arrhythmogene Dysplasie)

Primär elektrische Erkrankungen des Herzens:
- Angeborenes Long-QT-Syndrom
- Short-QT-Syndrom
- Brugada-Syndrom
- Katecholaminerge polymorphe ventrikuläre Tachykardie

Ventrikuläre Arrhythmien ohne Nachweis einer strukturellen oder generalisierten elektrischen Erkrankung:
- Idiopathische Ausflusstrakttachykardien
- Idiopathische linksventrikuläre Tachykardie

Extrakardiale Ursachen:
- Elektrolytentgleisungen (insbesondere Hypokaliämie, s. Abb. 140)
- Medikamentös-toxisch (insbesondere Antiarrhythmika, Digitalis, Psychopharmaka, Antiinfektiva)
- Phäochromozytom

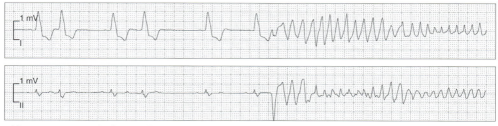

Abb. 140: Extrasystolisch ausgelöstes Kammerflimmern bei schwerer Hypokaliämie (Registriergeschwindigkeit 25 mm/s)

? **Wie werden regelmäßige monomorphe ventrikuläre Tachykardien therapiert?**
Siehe Abbildung 141

Auch hier richtet sich die Initialtherapie nach der hämodynamischen Stabilität. Instabile Patienten sollten einer elektrischen Therapie (wenn möglich Kardioversion, bei sehr schnellen Tachykardien auch Defibrillation) zugeführt werden. In hämodynamisch stabilen Situationen kann ein medikamentöser Therapieversuch zur Terminierung der Rhythmusstörung unternommen werden. Die Wahl des Medikamentes richtet sich im Wesentlichen nach der zugrunde liegenden Ursache (s.o.) und der linksventrikulären Pumpfunktion des Patienten.

Bei Patienten mit struktureller Herzerkrankung sollte eine Behandlung mit Amiodaron (150–300 mg als Bolus i.v., anschließend 900 mg/24 h) erfolgen [Nolan et al. 2010]. Das als alternatives Antiarrhythmikum häufig eingesetzte Ajmalin (50–100 mg i.v. über 5 min) kommt bei Patienten mit erhaltener linksventrikulärer Pumpfunktion ohne Zeichen der akuten myokardialen Ischämie in Betracht, ist jedoch in den offiziellen Empfehlungen des European Resuscitation Council nicht enthalten [Lewalter et al. 2007]. Im Rahmen eines akuten Myokardinfarktes mit hämodynamisch stabiler ventrikulärer Tachykardie kann die Anwendung von Lidocain (1–2 mg/kg KG) sinnvoll sein [Tebbenjohanns et al. 2008].

Calciumantagonisten vom Nicht-Dihydropyridin-Typ sind bei ventrikulären Tachykardien und allen unklaren Breitkomplextachykardien kontraindiziert, da sie zu hämodynamischer Instabilität und deutlich erhöhter Mortalität führen können [Stewart, Bardy, Greene 1986]. Eine sehr seltene Ausnahme bilden hier die sog. faszikulären ventrikulären Tachykardien, die Verapamil-sensibel sind [Chew und Lim 2007].

Eine Sonderstellung nimmt die unaufhörliche Kammertachykardie (incessant ventricular tachycardia) ein, die trotz medikamentöser und/oder elektrischer Therapie nicht beeinflusst werden kann und mitunter schon lange (Stunden bis Wochen) besteht. Definitionsgemäß treten hier die ventrikulären Tachykardien in über 50% der Tageszeit auf. Bei diesen Patienten ist eine medikamentöse Polypragmasie zu unterlassen und die Indikation zur notfallmäßigen Katheterablation zu stellen [Trappe 2009; Lewalter und Lüderitz 2010].

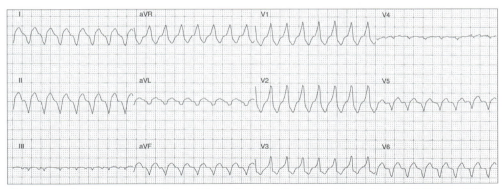

Abb. 141: Regelmäßige monomorphe ventrikuläre Tachykardie (überdrehter Rechtstyp, HF 178/min, QRS-Komplex 160 ms; Registriergeschwindigkeit 25 mm/s)

? Welche Behandlungsoptionen bestehen bei polymorphen ventrikulären Tachykardien)?

Siehe Abbildung 142

Hier sind zunächst die polymorphen ventrikulären Tachykardien mit normaler QT-Zeit, wie sie z.B. bei akuter myokardialer Ischämie vorkommen, von denen mit verlängerter QT-Zeit abzugrenzen. Erstere können effektiv mit Amiodaron (150–300 mg i.v.) therapiert werden. Begleitend müssen der Ausgleich einer eventuell vorliegenden Elektrolytentgleisung und die Behandlung der myokardialen Ischämie erfolgen.

Bei Torsade-de-pointes-Tachykardien (Spitzenumkehrtachykardien), die im Rahmen einer angeborenen oder erworbenen QT-Verlängerung auftreten, verbietet sich die Gabe von repolarisationsverlängernden Antiarrhythmika (Ajmalin, Amiodaron, Sotalol). Tabelle 131 führt Medikamente mit der Potenz zur QT-Zeit-Verlängerung auf. Daneben sind folgende Risikofaktoren für die Entwicklung eines erworbenen Long-QT-Syndroms bekannt (modifiziert nach [Delacrétaz 2007]):

▲ Weibliches Geschlecht
▲ Bradykardie
▲ Hypokaliämie
▲ Anorexie
▲ Schwere Kardiomyopathie
▲ Akutes neurologisches Ereignis (insbesondere intrakranielle Blutung, ischämischer Schlaganfall)
▲ Autonome Neuropathie
▲ Hypothermie

Polymorphe ventrikuläre Tachykardien auf dem Boden einer QT-Zeit-Verlängerung werden mittels parenteraler Magnesiumgabe (2 g MgSO$_4$ über 5 min, bei Erfolglosigkeit weitere 2 g MgSO$_4$ über 15 min) therapiert. Zur Vermeidung von Rezidiven kann bei Herzfrequenzen

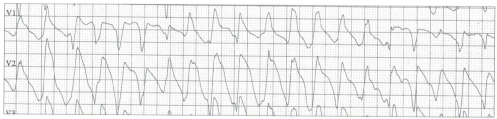

Abb. 142: Polymorphe ventrikuläre Tachykardie (Torsade-de-pointes-Tachykardie) bei einer Patientin mit erworbenem Long-QT-Syndrom (QTc 700 ms) (Registriergeschwindigkeit 25 mm/s)

Tab. 131: QT-Zeit verlängernde Medikamente (nicht abschließend*)

Antiarrhythmika (z.B. Amiodaron, Chinidin, Sotalol, Ajmalin)
Psychopharmaka (z.B. Amitriptylin, Citalopram, Doxepin, Droperidol, Fluoxetin, Haloperidol, Risperidol)
Antikonvulsiva (z.B. Valproat)
Antihistaminika (z.B. Clemastin, Diphenhydramin)
Antiinfektiva (z.B. Makrolide, Chinolone, Amantadin, Foscarnet, Triazole, Chloroquin, Mefloquin)

* Eine ausführliche Liste ist der Webseite www.QTdrugs.org zu entnehmen.

< 80/min eine Behandlung mit Isoproterenol (1–4 μg/kg KG/min) oder eine temporäre Schrittmacherstimulation wirksam sein [Lemke, Nowak, Pfeiffer 2005].

? Bei einem Patienten kommt es nach interventioneller Versorgung eines akuten Myokardinfarktes zu dem in Abbildung 143 dargestellten ventrikulären Rhythmus. Ist eine spezifische Therapie notwendig?

Bei dem in Abbildung 143 dargestellten akzelerierten idioventrikulären Rhythmus handelt es sich um eine typische Reperfusionsarrhythmie. Diese Idiorhythmen liegen meist mit einer Frequenz zwischen 60 und 100/min knapp oberhalb der Sinusknotenfrequenz und führen gelegentlich zu einer isorhythmischen AV-Dissoziation. Aufgrund der guten Prognose dieser Rhythmusstörung und der Neigung zur spontanen Terminierung ist eine spezifische Therapie hier nicht notwendig. Der Einsatz von Antiarrhythmika, insbesondere von Ajmalin, ist im Infarktintervall nicht ganz ungefährlich und sollte zumindest bei dieser Rhythmusstörung unterbleiben.

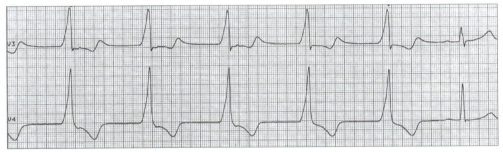

Abb. 143: Idioventrikulärer Rhythmus nach Revaskularisation bei Myokardinfarkt; in V_3 ist initial noch eine retrograde Vorhoferregung sichtbar (Registriergeschwindigkeit 50 mm/s).

? Was können Sie bei Tachykardien mit Schrittmacherbeteiligung tun?

Bei Tachykardien mit schneller ventrikulärer Schrittmacherstimulation ist zwischen Vorhoftachykardien mit regelhafter Überleitung durch das Aggregat (s. Abb. 144) und Schrittmacher-induzierten Tachykardien (s. Abb. 145) zu unterscheiden. Bei Ersteren steht die Therapie der Vorhofrhythmusstörung oder deren Ursache (bei z.B. Sinustachykardie) im Vordergrund. Bei Letztgenannten muss eine Unterbrechung des Reentry-Kreises herbeigeführt werden. Neuere Aggregate können Schrittmacher-induzierte Tachykardien erkennen und selbst beenden. In diesem Fall dauern die Episoden nur wenige Sekunden bis Minuten und werden

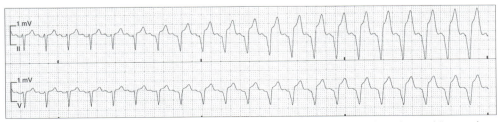

Abb. 144: Sinustachykardie (Bedarfstachykardie) bei Sepsis, bei fehlender physiologischer Verkürzung der PQ-Zeit Einsetzen der ventrikulären Stimulation mit anfänglichen Fusionen; aufgrund der bipolaren Stimulation sind die Schrittmacherartefakte fast nicht sichtbar (Registriergeschwindigkeit 25 mm/s).

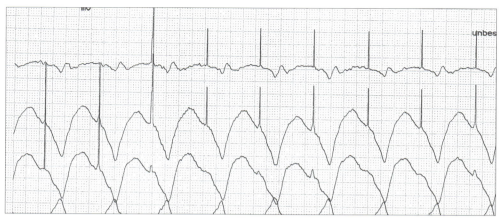

Abb. 145: Schrittmacherinduzierte Tachykardie, Stimulation an der oberen Grenzfrequenz bei 140/min (Registriergeschwindigkeit 50 mm/s)

vom Schrittmacher selbst terminiert. Zur Differenzierung und ggf. Terminierung einer solchen Tachykardie kann eine Magnetauflage erfolgen. Durch diese wird i.d.R. eine rein ventrikuläre Stimulation ausgelöst, sodass entweder eine Demaskierung der Vorhofrhythmusstörung möglich ist oder die Schrittmacher-induzierte Tachykardie abbricht. Eine Rezidivprophylaxe ist in den meisten Fällen durch eine entsprechende Anpassung der Programmierung möglich. Zu beachten ist, dass die Magnetauflage bei implantierten Defibrillatoren zumeist keinen Einfluss auf die Stimulation hat, sondern vielmehr zu einer temporären Deaktivierung der antitachykarden Funktionen führt.

> **?** **Ein implantierter Kardioverter/Defibrillator (ICD) gibt mehrfach inadäquate Therapien ab. Was ist zu tun? Wie kann das verhindert werden?**

Bei Nachweis oder dem V.a. inadäquate Therapieabgaben des ICD sollte eine schnellstmögliche Aggregatabfrage erfolgen. Ursächlich dafür sind häufig Wahrnehmungsfehler durch Elektrodenprobleme (Verletzung der Isolation, Elektrodenbruch), Vorhoftachykardien mit schneller intrinsischer Überleitung oder seltener Programmierfehler. Bis zur Abfrage müssen die antitachykarden Funktionen mittels Magnetauflage deaktiviert werden, da inadäquate Schockabgaben nicht nur sehr schmerzhaft, sondern auch gefährlich sind (Gefahr der Induktion von Kammerflimmern). Im Rahmen einer Magnetauflage ist eine kontinuierliche Überwachung mit der Möglichkeit zur schnellen externen Defibrillation unerlässlich.

Bei intensivpflichtigen Patienten sind auch temporäre adäquate Vorhoftachykardien oder schnell übergeleitetes Vorhofflimmern unter Katecholamingabe nicht selten, sodass gelegentlich eine Umprogrammierung der VT-Detektion und -Therapie notwendig wird [Heinroth 2012; Buob et al. 2008].

Literatur

AHA/ACC/ESC, Guidelines for the management of patients with supraventricular arrhythmias – Executive summary. European Heart Journal (2003), 24, 1857–1897
Brady W et al., The efficacy of atropine in the treatment of hemodynamically unstable bradycardia and atrioventricular block: prehospital and emergency department considerations. Resuscitation (1999), 41(1), 47–55
Brugada et al., A New Approach to the Differential Diagnosis of a Regular Tachycardia with a Wide QRS Complex. Circulation (1991), 83(5), 1649–1659
Buob A et al., Notfälle mit implantiertem Herzschrittmacher oder Defibrillator. Dtsch Med Wochenschr (2008), 133, 1253–1258
Butte N, Böttiger BW, Teschendorf P, Amiodaron zur Therapie perioperativer kardialer Rhythmusstörungen. Ein Breitspektrumantiarrhythmikum? Anaesthesist (2008), 57, 1183–1192
Camm AJ et al., Guidelines for the management of atrial fibrillation The Task Force for the Management of Atrial Fibrillation of the European Society of Cardiology (ESC). Europace (2010), 12 (10), 1360–1420
Camm AJ, Garratt CJ, Adenosine and supraventricular tachycardia. N Engl J Med (1991), 325(23), 1621–1629
Chew HC, Lim SH, Verapamil for ventricular tachycardia. Am J Emerg Med (2007), 25(5), 572–575
Delacrétaz E, Medikamente und verlängertes QT-Intervall. Schweizer Med Forum (2007), 7, 814–819
Fröhlig G et al. (2006) Herzschrittmacher- und Defibrillator-Therapie. Thieme, Stuttgart
Gjesdal K, Johansen JB, Gadler F, Temporary emergency pacing – an orphan in district hospitals. Scand Cardiovasc J (2012), 46(3), 128–130
Heinroth KM, Der Patient mit implantiertem Device in der Intensivmedizin. Med Klin Intensivmed Notfmed (2012), 107, 377–385
Heinroth KM, Werdan K, Passagere Schrittmachertherapie. Internist (2000), 41(10), 1019–1026, 1028–1030
Lemke B, Nowak B, Pfeiffer D, Leitlinien zur Herzschrittmachertherapie. Z Kardiol (2005), 94, 704–720
Lewalter T et al., Notfall Herzrhythmusstörungen. Dtsch Arztebl (2007), 104(17), A 1172–1180
Lewalter T, Lüderitz B (2010) Herzrhythmusstörungen Diagnostik und Therapie. Springer, Heidelberg
Nolan JP et al., European Resuscitation Council Guidelines for Resuscitation 2010. Resuscitation (2010), 81, 1219–1276
Nowak B et al., Stellungnahme der Arbeitsgruppe Herzschrittmacher der Deutschen Gesellschaft für Kardiologie zur Sicherheit der asynchronen ventrikulären Schrittmacherstimulation. Clin Res Cardiol (2006), 95, 57–60
Olshausen Kv (2005) EKG-Information, 8. Aufl. Steinkopff, Darmstadt
Stewart RB, Bardy GH, Greene HL, Wide Complex Tachycardia: Misdiagnosis and Outcome after Emergent Therapy. Ann Intern Med (1986), 104(6), 766–771
Tebbenjohanns et al., Kommentar zu den „ACC/AHA/ESC 2006 guidelines for management of patients with ventricular arrhythmias and the prevention of sudden cardiac death – executive summary". Kardiologe (2008), 2, 363–388
Trappe HJ, Tachykarde Rhythmusstörungen Was muss der Notarzt wissen? Med Klein Intensivmed Notfmed (2012), 107, 351–357
Trappe HJ, Tachykarde Rhythmusstörungen in der Notfall- und Rettungsmedizin: Von der Tablette bis zur Ablation. Notfall Rettungsmed (2009), 12, 429–435
Trappe HJ (2006) Bradykarde Herzrhythmusstörungen in der Intensivmedizin. In: Zerkowski HR, Baumann G, HerzAkutMedizin, 467–479. Springer, Darmstadt
Trappe HJ, Bedrohliche Rhythmusstörungen des Intensiv- und Notfallpatienten. Intensivmed (2001), 38, 287–298
Willich T, Hammwöhner M, Goette A, Therapie des Vorhofflimmern beim kritisch Kranken. Med Klein Intensivmed Notfmed (2012), 107, 368–376

Der septische Patient

Michael Oppert

? Was ist eine Sepsis, und wie häufig muss man mit dem Krankheitsbild rechnen?
Erst in den letzten 10–20 Jahren hat sich ein nachhaltigeres Verständnis für das klinische Krankheitsbild der Sepsis entwickelt. Dies ist einerseits den Bemühungen nationaler und internationaler Fachgesellschaften zu verdanken, andererseits haben auch einheitliche Klassifikationen zu einer Standardisierung und damit Vergleichbarkeit von epidemiologischen und klinischen Untersuchungen geführt [Bone et al. 1992]. Hier wurden die Begriffe SIRS, Sepsis, schwere Sepsis und septischer Schock voneinander abgegrenzt und definiert.

Ein **SIRS** kann durch eine große Zahl verschiedener klinischer Insulte (Infektionen, Trauma, Operationen, Stress etc.) ausgelöst werden. Es liegt vor, wenn der Organismus mindestens 2 der folgenden 4 Reaktionen aufweist: (a) **Temperatur** höher als 38 °C oder niedriger als 36 °C, (b) **Herzfrequenz** > 90/min, (c) **Atemfrequenz** > 20/min **oder** Abfall des $PaCO_2$ auf kleiner als 32 mmHg **oder** Notwendigkeit der maschinellen Beatmung und (d) **Leukozytose** von mehr als 12 000/mm³ **oder** Leukopenie < 4000 mm³ **oder** mehr als 10 % unreife Vorstufen im Differenzialblutbild.

Ist das SIRS durch eine Infektion bedingt, spricht man von einer **Sepsis**. Eine **schwere Sepsis** liegt vor, wenn zu der Sepsis noch ein infektionsfernes Organversagen oder eine Organdysfunktion hinzukommt. Diese Organdysfunktionen sind Folge der septisch bedingten Hypoperfusion und können u.a. Nierenfunktionsstörungen (Oligurie, Kreatininanstieg), Störungen des ZNS (akute Veränderungen des Bewusstseinszustandes) oder Laktazidosen bewirken. Der **septische Schock** ist definiert als ein akuter Abfall des Blutdrucks auf unter 90 mmHg systolisch (oder Abfall um mehr als 40 mmHg) trotz adäquater Flüssigkeitsgabe und nach Ausschluss anderer Schockursachen [Bone et al. 1992]. Wenn im Folgenden von Sepsis gesprochen wird, sind immer die schwere Sepsis und der septische Schock gemeint.

Die schwere Sepsis und der septische Schock stellen eine große Herausforderung für das Gesundheitswesen dar. Jüngere epidemiologische Studien zeigen, dass die Häufigkeit in früheren Jahren deutlich unterschätzt wurde. So geht man auf deutschen Intensivstationen von einer Prävalenz der schweren Sepsis und des septischen Schocks von ca. 11 % aus [Engel et al. 2007]. Das ergibt eine Inzidenz von ca. 110 Fällen pro 100 000 Einwohner [Engel et al. 2007]. Die Inzidenz der Sepsis ist in der Vergangenheit deutlich gestiegen. Man rechnet mit weiter steigenden Zahlen (ca. 1,5 % pro Jahr) [Angus et al. 2001]. Die Ursachen hierfür sind mannigfaltig: ältere Patienten, mehr immuninkompetente Patienten (mehr Transplantationen, aggressivere Chemotherapie gegen maligne Erkrankungen), mehr multiresistente Erreger, risikoreichere Interventionen und Eingriffe. Die Kosten für die Therapie der Sepsis sind enorm. Schätzungen gehen davon aus, dass ein septischer Patient ca. 60 000 € kostet. Insgesamt wird eine jährliche Belastung der Kostenträger in Höhe von fast 1,8 Mrd. € vermutet [Brunkhorst 2006].

Obwohl die Sterblichkeit bei der Sepsis leicht gesunken ist, ist sie noch heute die Haupttodesursache auf nichtkardiologischen Intensivstationen. Die Sterblichkeit bei der schweren Sepsis liegt zwischen 20 und 40 % [Angus et al. 2001], während die Letalität beim septischen Schock weit über 50 % [Engel et al. 2007] liegen kann. Die Sterblichkeit steigt mit höherem Alter, den Komorbiditäten und der Anzahl an Organdysfunktionen.

> **Was sind pathophysiologisch relevante Aspekte der Sepsis?**
>
> Die Pathophysiologie der Sepsis ist zwar in den letzten Jahren zunehmend besser verstanden worden, offenbart aber noch immer viele Fragen. Das folgende Kapitel kann und soll nicht das komplexe Wissen um die verschiedenen pathophysiologischen Zusammenhänge darstellen. Hierfür wird auf die weiter gehende Literatur verwiesen [Hotchkiss et al. 2003; Russel 2006].

Bei der Sepsis handelt es sich um die Endstrecke von komplexen Interaktionen zwischen dem Patienten und dem invadierenden Mikroorganismus. Wichtige Mitspieler in diesem Zusammenhang sind das Immunsystem, die inflammatorische Antwort und die Gerinnung [Russel 2006]. Das Immunsystem kann grob in 2 verschiedene Bereiche eingeteilt werden: das angeborene und das adaptive Immunsystem. Hierbei ist das angeborene Immunsystem für die initiale Antwort zuständig, während das adaptive die Immunantwort verstärkt. Die anfangs beobachtete Hyperinflammation ist bei Patienten mit Sepsis häufig zu sehen [Otto et al. 2011]. Sie ist jedoch relativ selten für frühe Todesfälle verantwortlich. Viele Patienten mit Sepsis versterben im späteren Stadium und zeigen Hinweise für immunsuppressive Zustände und MOV [Otto et al. 2011]. Es kommt ganz offensichtlich zu einem komplizierten Zusammenspiel von pro- und antiinflammatorischen Zytokinen, teilweise auch zur gleichen Zeit. Daher konnten auch Therapien am Menschen mit der frühen alleinigen Blockade von proinflammatorischen Zytokinen keinen Erfolg bringen [Kox et al. 2000]. Die Rolle der Antiinflammation und der späten immunsuppressiven Phase der Sepsis ist bis jetzt wenig verstanden.

Ein weiterer wichtiger Aspekt in der Pathogenese der Sepsis ist die Dysbalance der Blutgerinnung. Es kommt zu einer verstärken Prokoagulation und verminderten Antikoagulation. Das klinische Bild ist unter der DIC bekannt. Die Folgen sind Mikrothrombosierungen mit Organdysfunktionen sowie teilweise diffuse Blutungen aufgrund des Verbrauchs an Gerin-

Tab. 132: Ursachen für Sepsis

Intrapulmonale Infektionen
Ambulant erworbene Pneumonie
Nosokomiale Pneumonie
Pleuraempyem
Intraabdominelle Infektionen/Peritonitis
Abszess
Hohlorganperforation
Cholangitis
Spontan bakterielle Peritonitis bei Aszites
Urogenitalsystem
Haut- und Weichteilinfektionen
Seltenere Ursachen
Endokarditis
Hirnabszess
Knochenabszess
Malaria

nungsfaktoren. Verschiedene therapeutische Ansätze, in die Gerinnungshämostase bei Sepsis regulierend einzugreifen, sind jedoch leider bis jetzt ohne Erfolg geblieben [Bernard et al. 2001; Abraham et al. 2003; Warren et al. 2001].

Die häufigsten Ursachen für septische Erkrankungen sind intrapulmonale und intraabdominelle Infektionen [Engel et al. 2007]. Sie machen etwa 60–70% aller Sepsisfälle aus. Weitere Ursachen sind in Tabelle 132 aufgeführt.

? **Welche diagnostischen Verfahren sind bei der Sepsis relevant?**

Da in den letzten Jahren die Wichtigkeit der frühen Therapie zunehmend in den Fokus der Aufmerksamkeit rückte, ist die frühe Diagnose der schweren Sepsis von elementarer Bedeutung. Dabei ist es wichtig „an Sepsis zu denken". Grundsätzlich ist die Sepsisdiagnose klinisch zu stellen. Laborparameter können als Bestätigungstests dienen und allenfalls in unklaren Fällen als weiteres Diagnostikum herangezogen werden. Auch ist die Bildgebung für die Diagnose an sich nicht geeignet. Sie ist für die Fokussuche allerdings häufig unerlässlich und sollte so schnell wie möglich durchgeführt werden. Dazu gehören eine Röntgenaufnahme des Thorax, eine Sonografie des Abdomens und Retroperitoneums sowie ggf. weiterführende Verfahren, wie CT oder Echokardiografie.

Klinisch muss bei Patienten mit Fieber oder Hypothermie und weiteren Hinweisen für eine Organdysfunktion an das Vorliegen einer schweren Sepsis gedacht werden. Typische Zeichen einer Organdysfunktion sind eine akute Veränderung der Bewusstseinslage, Dyspnoe, Blutdruckabfall, Tachykardie oder Rückgang der Diurese.

Labordiagnostik

Die Labordiagnostik sollte die Basisparameter, wie Elektrolyte, Leber und Nierenwerte, Gerinnungsparameter, Blutbild und Entzündungswerte, umfassen. Das Procalcitonin (PCT) kann bei unklaren Fällen helfen, zwischen Inflammation und Infektion zu unterscheiden. Keinesfalls darf die Sepsisdiagnose aber allein auf einem Laborwert beruhen. Zur Prognoseabschätzung und Therapiesteuerung kann das PCT allerdings sehr hilfreich sein.

Mikrobiologische Diagnostik ist essentiell. Nicht, dass mit einer antibiotischen Therapie bis zum Erhalt der Ergebnisse gewartet werden kann, sondern um die antimikrobielle Therapie im Laufe der Behandlung anzupassen. So wird empfohlen, mindestens 2 Paar Blutkulturen (davon mindestens eine über einen eventuell liegenden Katheter) abzunehmen [Dellinger et al. 2013]. Weitere mikrobiologische Diagnostik (Urin-, Liquor-, Sputum oder Wundkulturen) wird je nach Fokus zusätzlich empfohlen. Eine Verzögerung der Antibiotikatherapie darf diese mikrobiologische Materialgewinnung allerdings unter keinen Umständen nach sich ziehen.

? **Wie behandele ich einen Patienten mit Sepsis?**

Das Management der Sepsis lässt sich in 3 wesentliche Eckpfeiler einteilen: Herdsanierung, supportive und adjunktive Therapien. Im Folgenden werden diese 3 Therapieprinzipien einzeln besprochen. Auf der Intensivstation finden diese allerdings parallel Anwendung.

Herdsanierung und antimikrobielle Chemotherapie

Die frühe und konsequente Herdsanierung hat sich bei septischen Patienten als äußerst wichtig herausgestellt. Dabei sind sowohl die chirurgische Herdsanierung wie auch die adäquate antimikrobielle Chemotherapie von herausragender Bedeutung [Kumar et al. 2006; Kollef 2008; Brunkhorst et al. 2012]. Insbesondere bei Patienten im septischen Schock konnte gezeigt werden, dass die umgehende adäquate antimikrobielle Therapie mit einer dramatischen Verbesserung des Überlebens korreliert [Kumar et al. 2006]. Eine adäquate Therapie bedeutet, dass das gewählte Antibiotikaregime hinsichtlich Dosis, Applikationsart und Resistogramm in der Lage ist, die ursächlichen Keime zu bekämpfen. Es ist darauf zu achten, dass das gewählte Antibiotikum in ausreichender Menge in das Gewebe penetriert, welches als wahrscheinlichster Fokus identifiziert wurde. Bei Beginn einer adäquaten Therapie innerhalb der ersten Stunde ist das Überleben ca. 80%. Mit jeder Stunde, die vergeht, bis die adäquate Antibiotikatherapie begonnen wird, steigt die Sterblichkeit der Patienten um ca. 7% [Kumar et al. 2006]. Daher wird eine Antibiotikatherapie innerhalb der ersten Stunde empfohlen.

Die Wahl des Antibiotikums richtet sich nach dem potenziellen Fokus, den vermuteten Keimen und den Nebenerkrankungen. Grundsätzlich sollte zunächst ein Antibiotikum mit einem breiten Spektrum bevorzugt werden. Eine Kombinationstherapie kann theoretisch bestimmte Vorteile (Synergismus, weniger Resistenzen, immunmodulatorische nichtantibiotische Effekte) aufweisen. In der Tat konnte eine Arbeit einen gewissen Vorteil für besonders kranke Patienten im septischen Schock nachweisen [Kumar et al. 2010]. Eine große rezente randomisierte Studie zur Frage der Kombinationstherapie vs. Monotherapie konnte allerdings keinen Benefit für eine Therapie nachweisen [Brunkhorst et al. 2012]. Für bestimmte Patientenpopulationen mit bekannter Neutropenie oder Besiedelung mit multiresistenten Keimen kann die Kombinationstherapie allerdings von Vorteil sein.

So muss die Wahl des Antibiotikaregimes von verschieden Faktoren bestimmt sein: Fokus, potenzieller Keim, lokale Resistenzsituation und Nebenerkrankungen. Bei Patienten mit Niereninsuffizienz sollte eine Dosis in Höhe der Normaldosis für die ersten 24 h gewählt werden. Erst danach sollte die Dosis angepasst werden.

Kreislauftherapie
Die umgehende Stabilisierung des Kreislaufs ist von enormer Bedeutung für Patienten mit schwerer Sepsis und septischem Schock. Hierbei ist zu beachten, dass der Blutdruck der Patienten durchaus noch normal oder nur grenzwertig niedrig sein kann und die Patienten dennoch ein erhebliches Volumendefizit aufweisen können. Wichtig ist daher in diesem Zusammenhang die umgehende Bestimmung des Serumlaktatwertes. Werte ≥ 4 mmol/l sind hinweisend für eine erhebliche Organminderperfusion.

Kristalline Lösungen werden heute eindeutig bevorzugt, von HES-Präparaten wird explizit abgeraten. Verschiedene Untersuchungen in der Vergangenheit konnten eindeutig den Nachteil der HES-Präparate nachweisen [Brunkhorst et al. 2008; Perner et al. 2012; Myburgh et al. 2012]. Keine dieser Untersuchungen konnte einen Vorteil für HES-Lösungen nachweisen, allerdings waren die renalen Nebenwirkungen unter HES-basierten Regimen deutlich und signifikant ausgeprägter. Daher kann von HES-basierten Flüssigkeitsregimen momentan nur abgeraten werden. Sollten große Mengen an kristallinen Lösungen notwendig werden, kann der Einsatz von Humanalbumin erwogen werden.

Die Zielparameter werden in den einschlägigen Empfehlungen zwar klar formuliert (ZVD 8–12 mmHg, mittlerer arterieller Blutdruck 65–85 mmHg, Urinfluss von 0,5 ml/kg/h), die Menge an zu infundierenden Lösungen wird jedoch ungleich unschärfer definiert. Der Zielblutdruck sollte individuell in einem Bereich von MAD 65–85 mmHg gewählt werden [Asfar et al. 2014]. Daher muss es dem Kliniker gelingen, einerseits eine ausreichende Menge zu infundieren, aber gleichzeitig auch nicht zu viel. Zwar gibt es über die zu infundierenden Volumina keine kontrollierten Studien, indirekte Hinweise, dass eine Überinfusion negative Auswirkungen insbesondere auf die Nierenfunktion haben kann, existieren allerdings [Vaara et al. 2012].

Daher ist es wichtig, rechtzeitig eine Therapie mit Vasopressoren zu beginnen. An erster Stelle sei hier das Noradrenalin genannt. Sollte eine positive Inotropie notwendig werden, kann Dobutamin zur Anwendung kommen. Eine vergleichende Studie mit Adrenalin einerseits und Noradrenalin/Dobutamin andrerseits konnte keine Überlegenheit für einen der Arme nachweisen [Annane et al. 2007]. Insofern werden beide Regime als gleichwertig angesehen. In der klinischen Praxis hat sich die Kombination von Dobutamin/Noradrenalin bewährt und durchgesetzt. Vasopressin kann als add on eingesetzt werden, ein alleiniger Einsatz wird nicht empfohlen.

Ein erweitertes hämodynamisches Monitoring mittels volumetrischer und dynamischer Parameter sollte für alle Patienten mit Sepsis und Kreislaufinstabilität immer erwogen werden.

Nierenersatztherapie

Der rechtzeitige Beginn einer Nierenersatztherapie (besser: Nierenunterstützung) wird kontrovers diskutiert. Daten aus randomisierten klinischen Studien liegen nicht vor. Daher wird der Beginn der Nierenersatztherapie häufig sehr individuell gehandhabt. Der Untersuchungsbefund, Laborwerte und die Dynamik des ANV gehen in die Beurteilung mit ein. Klassische „absolute" Indikationen für eine extrakorporale Nierenersatztherapie sind in Tabelle 133 zusammengefasst. Da logischerweise die Urämie erhebliche Auswirkungen auf unterschiedliche körperliche Funktionen haben kann, stellt sich die Frage nach einer frühen und eventuell „prophylaktischen" Intervention, ohne dass es zu den absoluten Indikationen kommen muss. Eine Reihe retrospektiver Beobachtungen legt die Vermutung nahe, dass dies so sein könnte [Bagshaw et al. 2009; Carl et al. 2010]. Insofern wird der Beginn der Nierenersatztherapie zumindest vor dem Auftreten urämischer Symptome empfohlen.

Tab. 133: Absolute Indikationen für einen Beginn der Nierenersatztherapie

Therapierefraktäre Hyperkaliämie
Therapierefraktäre Überwässerung
Therapierefraktäre Azidose
Urämische Organkomplikationen (Perikarderguss, Koma etc.)

Die Nierenersatztherapie kann prinzipiell kontinuierlich und intermittierend erfolgen. Einige kleinere und z.T. nicht randomisierte Studien konnten einen Trend zu besserer Hämodynamik unter kontinuierlichen Verfahren zeigen. Dies ließ sich in Metaanalysen allerdings nicht bestätigen [Bagshaw et al. 2008]. Auch ist eine bessere hämodynamische Toleranz unter kontinuierlichen Verfahren nicht bewiesen. Dennoch hat sich zumindest in Deutschland die kontinuierliche Therapie bei hämodynamisch instabilen Patienten im Wesentlichen durchgesetzt. Das Volumenmanagement und die hämodynamische Therapie sind wahrscheinlich leichter als unter intermittierenden Verfahren. Eine kürzlich erschienene monozentrische Studie zum Vergleich der kontinuierlichen vs. diskontinuierlichen Therapie konnte keine Unterschiede zeigen [Schefold et al. 2014].

Die Frage der Dosis wurde in verschiedenen Studien in den letzten Jahren untersucht [The VA/NIH Acute Renal Failure Trial Network 2008; Bellomo et al. 2009]. Eine mindestens zweitägliche intermittierende Therapie wird als ausreichend angesehen. Allerdings muss der klinische Zustand des Patienten beobachtet werden und ggf. die tägliche Therapie begonnen werden. Bei kontinuierlichen Verfahren wird eine effektive Filtratrate von mindestens 20 ml/kg/h bei Post-Dilutionsmethoden empfohlen. Das bedeutet, dass mindestens 25–30 ml/kg/h verschrieben werden sollten, da die applizierte Dosis nie der verschriebenen entspricht [Vesconi et al. 2009].

Adjunktive Therapie

Steroide. Sowohl hoch dosierte kurzzeitige Steroidtherapien als auch niedrig dosierte längere Regime werden nicht als Therapiemaßnahme bei Sepsis empfohlen. Zwar konnten verschiedene v.a. kleinere Studien [Briegel et al. 1999] eine hämodynamische Verbesserung unter niedrig dosiertem Hydrokortison nachweisen, ein Überlebensvorteil zeigte sich jedoch nicht. Dies wurde in der größten randomisierten Studie, der CORTICUS-Studie, belegt [Sprung et al. 2008]. Insofern wird von der generellen Steroidgabe abgeraten [Dellinger et al. 2012].

Weitere adjunktive Therapien

Die adjunktive Therapie mit **Selen** bei Patienten mit Sepsis wird nicht empfohlen. Zwar gibt es in kleineren Studien Hinweise, dass die Gabe von Selen vorteilhaft sein könnte, in größeren Studien konnte dies nicht belegt werden. In Deutschland ist momentan eine große Studie zu dieser Fragestellung abgeschlossen worden. Hier müssen die Ergebnisse abgewartet werden.

Eine intensivierte **Insulintherapie** als adjunktive Therapiemaßnahme ist obsolet. In mehreren Studien zur Insulintherapie konnte ein Überlebensvorteil nicht gefunden werden [Brunkhorst et al. 2008; Van den Berghe et al. 2006; Van den Berghe et al. 2001; Finfer et al. 2009]. Gleichzeitig war die Hypoglykämierate inakzeptabel hoch. Insofern muss von einer Therapie mit Glukosezielwerten von 80–110 mg/dl abgeraten werden. Eine Insulingabe sollte erst erwogen werden, wenn die Glukosewerte 180–200 mg/dl übersteigen. Wichtig ist dabei die strenge Überwachung mittels Point-of-care-Geräten direkt auf der Intensivstation.

Take home message

Das frühzeitige Erkennen des septischen Patienten und die damit verbundene umgehende Therapie sind von entscheidender Bedeutung. Herauszuheben ist die frühe Kreislauftherapie mit parallel beginnender Antibiotikagabe. Hierbei ist darauf zu achten, dass mit der Gabe innerhalb der ersten Stunde nach der Gewinnung von Blutkulturen begonnen wird.

Alle sog. adjunktiven Therapien (Steroide, Immunglobuline, Selen etc.) haben bislang enttäuscht. Daher ist es wichtig, an die Diagnose Sepsis „zu denken" und Therapiemaßnahmen umgehend einzuleiten.

Literatur

Abraham E, Reinhart K, Opal S, Demeyer I, Doig C, Rodriguez AL et al., Efficacy and safety of tifacogin (recombinant tissue factor pathway inhibitor) in severe sepsis: a randomized controlled trial. JAMA (2003), 290(2), 238–47

Angus DC, Linde-Zwirble WT, Lidicker J, Clermont G, Carcillo J, Pinsky MR, Epidemiology of severe sepsis in the United States: analysis of incidence, outcome, and associated costs of care. Crit Care Med (2001), 29(7), 1303– 10

Annane D, Vignon P, Renault A, Bollaert PE, Charpentier C, Martin C et al., Norepinephrine plus dobutamine versus epinephrine alone for management of septic shock: a randomised trial. Lancet (2007), 370(9588), 676–84

Asfar P, Meziani F, Hamel JF, Grelon F, Megarbane B, Anguel N et al., High versus low blood-pressure target in patients with septic shock. N Engl J Med (2014), 370(17), 1583–93

Bagshaw SM, Uchino S, Bellomo R, Morimatsu H, Morgera S, Schetz M et al., Timing of renal replacement therapy and clinical outcomes in critically ill patients with severe acute kidney injury. J Crit Care (2009), 24(1), 129–40

Bagshaw SM, Berthiaume LR, Delaney A, Bellomo R, Continuous versus intermittent renal replacement therapy for critically ill patients with acute kidney injury: a meta-analysis. Crit Care Med (2008), 36(2), 610–7

Bellomo R, Cass A, Cole L, Finfer S, Gallagher M, Lo S et al., Intensity of continuous renal-replacement therapy in critically ill patients. N Engl J Med (2009), 361(17), 1627–38

Bernard GR, Vincent JL, Laterre PF, LaRosa SP, Dhainaut JF, Lopez-Rodriguez A et al., Efficacy and safety of recombinant human activated protein C for severe sepsis. N Engl J Med (2001), 344(10), 699–709

Bone RC, Sibbald WJ, Sprung CL, The ACCP-SCCM consensus conference on sepsis and organ failure. Chest (1992), 101(6), 1481–3

Briegel J, Forst H, Haller M, Schelling G, Kilger E, Kuprat G et al., Stress doses of hydrocortisone reverse hyperdynamic septic shock: a prospective, randomized, double-blind, single-center study. Crit Care Med (1999), 27(4), 723–32

Brunkhorst FM, Oppert M, Marx G, Bloos F, Ludewig K, Putensen C et al., Effect of empirical treatment with moxifloxacin and meropenem vs meropenem on sepsis-related organ dysfunction in patients with severe sepsis: a randomized trial. JAMA (2012), 307(22), 2390–9

Brunkhorst FM, Engel C, Bloos F, Meier-Hellmann A, Ragaller M, Weiler N et al., Intensive insulin therapy and pentastarch resuscitation in severe sepsis. N Engl J Med (2008) 358(2), 125–39

Brunkhorst FM, Epidemiologie, Ökonomie und Praxis – Ergebnisse der deutschen Prävalenzstudie des Kompetenznetzwerkes Sepsis (SepNet). Anästhesiol Intensivmed Notfallmed Schmerzther (2006), 41(01), 43–4

Carl DE, Grossman C, Behnke M, Sessler CN, Gehr TW, Effect of timing of dialysis on mortality in critically ill, septic patients with acute renal failure. Hemodial Int (2010), 14(1), 11–7

Dellinger RP, Levy MM, Rhodes A, Annane D, Gerlach H, Opal SM et al., Surviving Sepsis Campaign: international guidelines for management of severe sepsis and septic shock, 2012. Intensive Care Med (2013), 39(2), 165–228

Engel C, Brunkhorst FM, Bone HG, Brunkhorst R, Gerlach H, Grond S et al., Epidemiology of sepsis in Germany: results from a national prospective multicenter study. Intensive Care Med (2007), 33(4), 606–18

Finfer S, Chittock DR, Su SY, Blair D, Foster D, Dhingra V et al., Intensive versus conventional glucose control in critically ill patients. N Engl J Med (2009), 360(13), 1283–97

Hotchkiss RS, Karl IE, The pathophysiology and treatment of sepsis. N Engl J Med (2003) 9, 348(2), 138–50

Kollef MH, Broad-spectrum antimicrobials and the treatment of serious bacterial infections: getting it right up front. Clin Infect Dis (2008), 15(47), Suppl.1, S3–13

Kox WJ, Volk T, Kox SN, Volk HD, Immunomodulatory therapies in sepsis. Intensive Care Med (2000), 26, Suppl. 1, S124–S128

Kumar A, Safdar N, Kethireddy S, Chateau D, A survival benefit of combination antibiotic therapy for serious infections associated with sepsis and septic shock is contingent only on the risk of death: a meta-analytic/meta-regression study. Crit Care Med (2010) 38(8), 1651–64

Kumar A, Roberts D, Wood KE, Light B, Parrillo JE, Sharma S et al., Duration of hypotension before initiation of effective antimicrobial therapy is the critical determinant of survival in human septic shock. Crit Care Med (2006), 34(6), 1589–96

Myburgh JA, Finfer S, Bellomo R, Billot L, Cass A, Gattas D et al., Hydroxyethyl starch or saline for fluid resuscitation in intensive care. N Engl J Med (2012), 367(20), 1901–11

Oppert M, Schindler R, Husung C, Offermann K, Graf KJ, Boenisch O et al., Low-dose hydrocortisone improves shock reversal and reduces cytokine levels in early hyperdynamic septic shock. Crit Care Med (2005), 33(11), 2457–64

Otto GP, Sossdorf M, Claus RA, Rodel J, Menge K, Reinhart K et al., The late phase of sepsis is characterized by an increased microbiological burden and death rate. Crit Care (2011), 15(4), R183

Perner A, Haase N, Guttormsen AB, Tenhunen J, Klemenzson G, Aneman A et al., Hydroxyethyl starch 130/0.42 versus Ringer's acetate in severe sepsis. N Engl J Med (2012), 367(2), 124–34

Russell JA, Management of sepsis. N Engl J Med (2006), 355(16), 1699–713

Schefold JC, Haehling S, Pschowski R, Bender T, Berkmann C, Briegel S et al., The effect of continuous versus intermittent renal replacement therapy on the outcome of critically ill patients with acute renal failure (CONVINT): a prospective randomized controlled trial. Crit Care (2014), 18(1), R11

Sprung CL, Annane D, Keh D, Moreno R, Singer M, Freivogel K et al., Hydrocortisone therapy for patients with septic shock. N Engl J Med (2008), 358(2), 111–24

The VA/NIH Acute Renal Failure Trial Network, Intensity of Renal Support in Critically Ill Patients with Acute Kidney Injury. N Engl J Med (2008), 359, 7–20

Vaara ST, Korhonen AM, Kaukonen KM, Nisula S, Inkinen O, Hoppu S et al., Fluid overload is associated with an increased risk for 90-day mortality in critically ill patients with renal replacement therapy: data from the prospective FINNAKI study. Crit Care (2012), 16(5), R197

Van den Berghe G, Wilmer A, Hermans G, Meersseman W, Wouters PJ, Milants I et al., Intensive insulin therapy in the medical ICU. N Engl J Med (2006), 354(5), 449–61

Van den Berghe G, Wouters P, Weekers F, Verwaest C, Bruyninckx F, Schetz M et al., Intensive insulin therapy in the critically ill patients. N Engl J Med (2001), 345(19), 1359–67

Vesconi S, Cruz DN, Fumagalli R, Kindgen-Milles D, Monti G, Marinho A et al., Delivered dose of renal replacement therapy and mortality in critically ill patients with acute kidney injury. Crit Care (2009), 13(2), R57

Warren BL, Eid A, Singer P, Pillay SS, Carl P, Novak I et al., Caring for the critically ill patient. High-dose antithrombin III in severe sepsis: a randomized controlled trial. JAMA (2001), 286(15),1869–78

Akute Pankreatitis

Maria Theresa Völker

? Wie entsteht eine Pankreatitis?

Zum besseren Verständnis von Diagnostik und Therapie der akuten Pankreatitis ist es sinnvoll, zunächst einen Blick auf die Pathophysiologie der Erkrankung zu werfen. Grundsätzlich kann man diese in 3 Phasen unterteilen:
- Die **erste Phase** ist geprägt von der Aktivierung des Pankreasenzyms Trypsin im Pankreas. Die genauen Mechanismen, die hierbei eine Rolle spielen, sind noch nicht abschließend geklärt. Beim gesunden Menschen erfolgt die Aktivierung der proteolytischen Pankreasenzyme erst im Dünndarm (durch Enteroenzyme) während des Verdauungsgeschehens. Dabei verhindern Proteaseinhibitoren die vorzeitige Aktivierung im Pankreas.

Verschieden Faktoren, wie beispielsweise ein durch ein entzündliches Geschehen erhöhter Calciumionenspiegel im Gewebe oder freie Sauerstoffradikale, können dieses Gleichgewicht stören und zu einer Inaktivierung dieser Inhibitoren führen. Außerdem werden dabei Elastasen und Kathepsin B aus Granulozyten freigesetzt, die wiederum die Aktivierung von Trypsin fördern. Auch im Zuge eines Gallen- bzw. Pankreasabflussstaus kann die Erhöhung der Trypsinkonzentration oder der Kontakt zu Gallensäuren zu einer Aktivierung der proteolytischen Enzyme führen.

- Im Rahmen der **zweiten Phase** entwickelt sich die auf das Pankreas begrenzte Reaktion mit anfänglich nur Fettgewebsnekrosen und interstitiellem Ödem. Klinisch zeigt sich diese Phase als milde bzw. sog. interstitielle Pankreatitis.
- Kommt es bei Weiterbestehen der auslösenden Problematik zu zusätzlichen Nekrosen des Pankreasparenchyms und der Pankreasgefäße mit damit einhergehender systemischer Streuung, imponieren diese Patienten mit einem schweren SIRS. Die im Organ stattfindende Autodigestion führt im Rahmen dieser **dritten Phase** häufig zu großen Kolliquationsnekrosen mit der Bildung von Pseudozysten. Etwa 15% aller Patienten mit einer akuten Pankreatitis entwickeln eine solche sog. nekrotisierende Pankreatitis. Die Entzündung bzw. die Nekrosen sind zwar meist steril, allerdings entstehen in ca. 33% der Fälle Superinfektionen.

Sowohl bei der interstitiellen als auch bei der nekrotisierenden Pankreatitis können sich zusätzlich größere Flüssigkeitsansammlungen intraabdominell bilden.

Welches sind die Ursachen einer Pankreatitis?

Die mit ca. 50% häufigste Ursache einer Pankreatitis ist ein Gallensteinleiden mit konsekutivem Gallestau. Ca. 25–30% dieser Fälle sind alkoholassoziiert. Weitere, seltenere Ursachen sind vorausgegangene interventionelle Gallengangsuntersuchungen (endoskopische **retrograde Cholangiopankreatikografie** = ERCP), Virusinfekte, wie Mumps, AIDS oder Virushepatitiden, Duodenalulzerationen oder -divertikel, eine Hyperkalzämie, eine Hyperlipidämie oder eine hereditäre Pankreatitis. Daneben gibt es medikamentöse Auslöser (ACE-Hemmer, Betablocker, Diuretika, Antikonvulsiva, Glukokortikoide, Azathioprin oder Virostatika). In ca. 10% der Fälle lässt sich keine konkrete Ursache feststellen – sie zählen als „idiopathische Pankreatitiden".

Wie diagnostiziere ich eine Pankreatitis?

Bei wachen Patienten ist der akut auftretende Oberbauch- bzw. Thoraxschmerz das wichtigste diagnostische Kriterium. Häufig werden diese Schmerzen als gürtelförmig bis in den Rücken ziehend beschrieben. Sie erreichen innerhalb von 30 min ihr Maximum und dauern bis zu 24 h an. Nicht selten gehen die Schmerzen mit Übelkeit und Erbrechen einher. Treten diese schweren Bauchschmerzen zusammen mit einer Erhöhung der Lipase bzw. Amylase im Serum über das Dreifache ihrer Norm auf, ist die Diagnose einer Pankreatitis zu stellen.

Allerdings schließen aber Normalwerte der Pankreasenzyme eine Pankreatitis nicht aus. Sowohl die Lipase als auch die Amylase sind Enzyme des Pankreas, die im Rahmen des ersten initialen Zellschadens in das Serum gelangen. Unmittelbar darauf kommt es zu einer Reduktion der Synthese und damit keinem weiteren Anstieg der Enzyme im Serum. 5–7 Tage nach

Krankheitsbeginn können Lipasewerte so sogar wieder Normalwerte erreichen. Bei der Bestimmung der Serumwerte ist somit die Abnahmezeit seit Beginn der Symptome in die Beurteilung mit einzubeziehen. Steht die Diagnose einer Pankreatitis fest, sollte deren Äthiologie frühzeitig geklärt werden. Da v.a. die biliäre Pankreatitis eine schnelle und spezifische Therapie verlangt, sollte diese von anderen Formen schnellstmöglich abgegrenzt werden. Dazu hat sich die Bestimmung (a) der Cholestaseparameter alkalische Phosphatase, γGT und Bilirubin oder (b) der Transaminasen als günstig erwiesen. Eine Sonografie kann die Diagnostik weiter stützen.

❓ Lipase oder Amylase?

Die Lipase ist im Gegensatz zur Amylase pankreasspezifisch. Eine erhöhte Amylase im Serum kann dagegen auch Folge einer Speicheldrüsenentzündung, Niereninsuffizienz, Diabetes, pankreatischer und nichtpankreatischer Tumoren oder anderer intraabdomineller Prozesse (Mesenterialinfarkt, Ileus, Appendizitis) sein. Außerdem besteht bei ca. 2% der Bevölkerung eine physiologische Erhöhung der Serumamylase. Die Lipase ist damit das diagnostische Mittel der Wahl. Die Bestimmung beider Parameter bietet gegenüber der alleinigen Bestimmung der Lipase keinen diagnostischen Vorteil.

❓ Wie stelle ich eine Diagnose bei einem sedierten oder vigilanzgeminderten Patienten?

Schmerzlose akute Pankreatitiden sind zwar sehr selten, jedoch ist ein kritisch kranker Patient bei eingeschränkter Vigilanz oder unter Sedierung häufig nicht in der Lage, Schmerzangaben zu machen. Besteht hier bei erhöhten Serumlipasewerten der V.a. eine akute Pankreatitis, können Anamnese, weitere klinische Untersuchungen und Laborparameter die Diagnosefindung stützen. Da etwa die Hälfte der akuten Pankreatitiden alkoholassoziiert und ein weiteres Viertel gallensteinassoziiert ist, kann allein die Anamnese hinsichtlich dieser Grundleiden wegweisend sein. Auch eine positive Familienanamnese, vorausgegangene ERCP, Virusinfekte sowie bekannte Duodenalulzerationen oder -divertikel sollten an eine akute Pankreatitis denken lassen. Weitere seltene Ursachen für eine akute Pankreatitis, wie die Einnahme o.g. Medikamente, sind dagegen wenig spezifisch und haben damit allenfalls Hinweischarakter. In der klinischen Untersuchung fällt meist ein geblähtes Abdomen – der sog. Gummibauch – mit Abwehrspannung auf. Ekchymosen der Flanken (Grey-Turner-Zeichen) bzw. periumbilikal (Cullen-Zeichen) sind nur bei 3% aller Patienten zu sehen und mit einem schlechten Krankheitsverlauf assoziiert. Mit Fortschreiten der Erkrankung kann häufig auch ein SIRS klinisch diagnostiziert werden.

❓ Sollten bildgebende Verfahren zur Diagnosestellung eingesetzt werden?

Bildgebende Verfahren sind nicht standardmäßig zur Diagnosestellung durchzuführen. Sie sollten v.a. in Fällen eingesetzt werden, in denen die Diagnose allein durch Schmerzen in Verbindung mit einem Lipaseanstieg nicht sicher zu stellen ist. Eine Bildgebung kann außerdem zum Ausschluss relevanter Differenzialdiagnosen indiziert sein. Morphologische Veränderungen des Pankreas müssen nicht unmittelbar nach Krankheitsbeginn sichtbar sein. Demgemäß kann eine CT oder eine Sonografie in den ersten 2–3 Tagen durchaus unauffällig sein, was die Gefahr der Unterschätzung einer akuten Pankreatitis in sich birgt. Ein Vorteil der bildgebenden Verfahren liegt in der Möglichkeit, Konkremente im Gallengang schnell und einfach zu erkennen. Da Patienten mit einer biliären Pankreatitis von einer raschen, spezifischen Therapie profitieren, sollte bei V.a. ein Gallensteinleiden eine sofortige Abdomensonografie durchgeführt werden.

? Gibt es eine Schweregradeinteilung der akuten Pankreatitis, und gibt es prädiktive Faktoren?

Es gibt nur 2 Schweregrade von akuter Pankreatitis. Etwa 85% aller Patienten leiden an einer milden, interstitiellen akuten Pankreatitis, welche von einer leichten Pankreasdysfunktion geprägt ist (s. erste Frage zur Pathophysiologie, Phase 2).

Bei ca. 15% aller Patienten entwickelt sich eine schwere, nekrotisierende Pankreatitis. Diese Patienten weisen lokale Komplikationen, wie Nekrosen, Psyeudozysten oder Abszesse, auf, einhergehend mit anderen Organdysfunktionen. Eine schwere Pankreatitis geht mit einer Letalität von bis zu 47% einher. Die Einschätzung des Risikos ist daher für Entscheidungen zur weiteren Überwachung relevant. Verschiedene Parameter und Scores wurden hinsichtlich ihres prädiktiven Wertes untersucht.

- Der **APACHE-II Score** (Acute Physiology and Chronic Health Evaluation Score) ist ein relativ komplexer, aber weit verbreiteter Score zur Risikoevaluation verschiedener Erkrankungen. Patienten mit einem APACHE-II Score > 8 innerhalb der ersten 24 h haben ein signifikant erhöhtes Risiko zu versterben gegenüber Patienten mit einem APACHE-II Score von unter 8.
- Patienten, welche **älter als 55 Jahre** sind, haben ebenfalls eine deutlich schlechtere Prognose.
- Der **Nachweis von Pleuraergüssen bei Aufnahme** (vorrangig links) ist mit einem signifikant erhöhten Risiko für Nekrosen, Organdysfunktionen und damit einer erhöhten Letalität verbunden.
- Das Vorliegen eines Ein- oder Mehrorganversagens bei Aufnahme ist grundsätzlich mit einer signifikant erhöhten Letalität verbunden. Gelingt es allerdings, dieses Organversagen innerhalb der ersten 48 h erfolgreich zu behandeln, ergibt sich kein erhöhtes Letalitätsrisiko.
- Diverse Laborwertauffälligkeiten sind ebenfalls mit einer gesteigerten Letalität assoziiert:
  - **Hämatokrit > 44%** als Ausdruck eines erhöhten Flüssigkeitsshifts in den Extravasalraum
  - **Glukosespiegel im Serum von > 125 mg/dl (> 6,9 mmol/l)** als Ausdruck einer endokrinen Pankreasdysfunktion.
  - Erhöhter **Kreatininwert im Serum** (> 2,0 mg/dl bzw. 176 mmol/l) als Zeichen einer Nierenfunktionsstörung.
  - Da eine systemische Beteiligung immer verzögert auftritt, ist ein **erhöhter CRP-Wert im Serum** erst nach frühestens 36 h zu erwarten. Liegt dieser dann bis 72 h nach Krankheitsbeginn bei > 150 mg/dl, ist mit einem deutlich schlechteren Krankheitsverlauf zu rechnen.
- Ein **BMI über 30 kg/m²** ist mit einem deutlich erhöhten Risiko für die Entwicklung einer nekrotisierenden Pankreatitis assoziiert. Erstaunlicherweise hat der BMI allerdings letztlich keinen Einfluss auf die Letalität.

◢ Für die nekrotisierende Pankreatitis wurden CT-morphologische Kriterien zur Erstellung eines Prognosescores entwickelt. Hierbei werden die radiologische Beurteilung des Pankreas und die Größe der Nekrose in Prozent des Gesamtorganvolumens zur Erstellung eines numerischen Scores hinzugezogen (Balthazaar-Kritierien, s. Tab. 134).

Der sog. Ranson-Score, entwickelt im Jahr 1974, wurde lange zur Einschätzung der Prognose herangezogen. Problematisch ist hier jedoch zum einen, dass der Score über ein Zeitfenster von 48 h erhoben werden muss. Zum anderen hat eine Metaanalyse von 110 Studien gezeigt, dass die Ranson-Kriterien verhältnismäßig schlechte Vorhersageergebnisse liefern und bei der klinischen Beurteilung keine zusätzlichen Informationen beitragen.

Tab. 134: Balthazaar-Kriterien

CT-Grad	CT-Befund	Punkte
A	Normaler Pankreasbefund	0
B	Vergrößertes Pankreas	1
C	Entzündliches Pankreas und/oder Pankreasverfettung	2
D	Einzelner pankreatischer Flüssigkeitsverhalt	3
E	Zwei oder mehr pankreatische Flüssigkeitsverhalte und/oder retroperitoneale Lufteinschlüsse	4
Nekrosen		**Punkte**
Keine		0
< 30% des Organvolumens		2
30–50% des Organvolumens		4
> 50% des Organvolumens		6
Balthazaar Score = Punkte nach CT-Grad + Punkte nach Nekrosegröße		
0–3	Leichte Pankreatitis	
4–6	Mittelschwere Pankreatitis	
7–10	Schwere Pankreatitis	

? **Ist die Sonografie im Verlauf sinnvoll?**

Die Ultraschalluntersuchung beim Patienten mit akuter Pankreatitis hat einen nur sehr limitierten Stellenwert. Die sonografische Darstellung des Pankreas ist durch die Überlagerung von Darmgasen generell oft schwierig. Außerdem finden sich nur bei einem Teil der Patienten mit akuter Pankreatitis sonografische Auffälligkeiten.

Morphologische Veränderungen können u.a. sein: diffuse Vergrößerungen des Pankreas, extrapankreatische Flüssigkeitsansammlungen oder Pankeaszysten. Die Sonografie kann jedoch bei bekannten morphologischen Veränderungen eine schnelle, bettseitige und kostengünstige Möglichkeit zur Verlaufskontrolle darstellen. Ein hoher Stellenwert kommt der Sonografie insbesondere bei der Diagnostik von Gallensteinen als Ursache der akuten Pankreatitis zu.

? Wann ist eine Computertomografie sinnvoll?

Innerhalb der ersten 3–5 Krankheitstage ist eine CT nicht sinnvoll, da sich erst danach morphologische Veränderungen ausbilden. Bei bestehenden Nekrosen hat die CT mit Kontrastmittel jedoch eine 90%ige Sensitivität und ist damit das Mittel der Wahl zur Differenzierung zwischen interstitieller und nekrotisierender Pankreatitis. Damit können CT-Untersuchungen ab 36 h nach Krankheitsbeginn bei der Diagnose einer nekrotisierenden Pankreatitis hilfreich sein. Kontrastmittelenhancement und Lufteinschlüsse im Retroperitoneum deuten meist sehr eindrücklich auf eine Infektion von bestehenden Nekrosen hin. Zum anderen dienen sie der Risikostratifizierung der Pankreatitis (s.o.). Bei der hohen Inzidenz von Nierenversagen im Rahmen schwerer Pankreatitiden sollte die Indikation zur Kontrastmittelgabe dennoch sehr kritisch gestellt werden.

? Muss ein Patient mit Pankreatitis auf die Intensivstation?

Grundsätzlich bedarf ein Patient mit akuter Pankreatitis keiner intensivmedizinischen Überwachung oder Behandlung. Allerdings sollten Patienten mit einem deutlich erhöhten Risiko für die Ausbildung einer nekrotisierenden Pankreatitis bzw. von Komplikationen, aufgrund der Schwere des möglichen Verlaufs, überwacht werden. Die engmaschige klinische Überwachung oder ggf. die Übernahme auf eine IMC muss in jedem Fall gewährleistet sein. Ein Patient, der aufgrund einer akuten Pankreatitis ein SIRS oder/und ein Organversagen entwickelt, muss umgehend auf eine Intensivstation übernommen werden.

? Welche intensivmedizinisch relevanten Komplikationen gibt es?

Die Infektion der Pankreasnekrose ist bei signifikant schlechterem Überleben die gefürchteteste aller Komplikation. Ein plötzlicher Temperaturanstieg und/oder neu aufgetretene Organversagen in Verbindung mit einem Anstieg der Entzündungsparameter sind starke Hinweise darauf.

Eine weitere schwere, intensivmedizinisch relevante Komplikation bei der akuten Pankreatitis ist das SIRS mit konsekutivem Ein- oder Multiorganversagen (MOV). Es tritt häufig, **aber nicht ausschließlich**, im Rahmen einer Nekroseinfektion auf. Auch schwere Verläufe mit sterilen Nekrosen können ein solches klinisches Bild zeigen. Zu den damit vergesellschafteten Organfunktionsstörungen gehören v.a. das schwere ARDS, das akute Nierenversagen, eine dissiminierte intravasale Gerinnung, das akute Leberversagen, die Nebenniereninsuffizienz und die Enzephalopathie. Auch ein Ileus ist als Komplikation beschrieben.

Spätkomplikationen sind Fisteln zwischen Pankreasgang und Intestinum, Pseudozystenbildung, Mesenterialthrombosen, arterielle Pseudoaneurysmen der Mesenterialarterien und letztlich durch fibrösen Umbau bedingte dauerhafte Pankreasinsuffizienz mit Diabetes mellitus und Verdauungsstörungen.

? Welche Verlaufsparameter sollten erhoben werden?

Bei schweren Verlaufsformen sollte mindestens einmal täglich eine klinische Untersuchung des Patienten erfolgen. Zusätzlich müssen Herzfrequenz, Blutdruck und Temperatur engmaschig kontrolliert werden. In Kenntnis der o.g. Komplikationen sollten täglich ein Blutbild, die Gerinnung, Kreatinin und Harnstoff, der Blutzucker und der arterielle Sauerstoffpartialdruck gemessen werden. Um ein Nierenversagen rechtzeitig zu detektieren, muss die Diurese regelmäßig dokumentiert werden. Ferner ist es sinnvoll, einen Infektionsparameter zu erheben. Hierbei hat sich gezeigt, dass das CRP ein zuverlässiger Marker ist, der allerdings erst mit einer Verzögerung von 48 h ansteigt.

Das PCT scheint sowohl durch sein schnelles Ansprechen als auch durch seine recht hohe Sensitivität und Spezifität in der Detektion von infizierten Pankreasnekrosen ein geeigneter Laborparameter bei Patienten mit einem hohen Risiko für die Entwicklung von Komplikationen zu sein.

Die Bestimmung der Cholestaseparameter bei biliärer Pankreatitis ist meist nur zur Diagnosestellung wichtig. Auch die Lipase und Amylase sollten aus o.g. Gründen der pathophysiologischen Kinetik nicht als Verlaufsparameter bestimmt werden.

Als Bildgebung kann die Sonografie hilfreich bei der Beurteilung des Verlaufs von Pankreasnekrosen oder der Entwicklung von Pankreaspseudozysten sein.

Sollte man bestehende Nekrosen oder Zysten punktieren?

Die gezielte CT- oder sonografiegestützte Feinnadelaspiration gilt in den meisten Leitlinien als die beste Methode zur Diagnose einer infizierten Nekrose. Sie ist zwar mit Komplikationsraten von < 1% praktisch sicher, allerdings zeigen neueste Studien, dass die Bestimmung des PCT als nichtinvasives Verfahren eine ähnliche Sensitivität und Spezifität besitzt. Die Feinnadelaspiration ist v.a. hilfreich, um durch eine mikrobiologische Untersuchung des gewonnenen Materials eine gezielte und resistogrammgerechte antibiotische Therapie durchführen zu können. Sie sollte daher durchgeführt werden, wenn klinisch oder in der Bildgebung der V.a. eine Superinfektion von Nekrosen besteht.

Was sind die Eckpunkte der Behandlung einer Pankreatitis?

Die zentralen Fragen der Therapie einer akuten Pankreatitis drehen sich um die Fragen nach der Menge der Flüssigkeitssubstitution, der enteralen oder parenteralen Ernährung, der Schmerztherapie, der antibiotischen Therapie bzw. Prophylaxe und der Möglichkeit einer chirurgischen Sanierung.

Bei der biliären Pankreatitis sollte eine ERCP dringend erwogen werden. Grundsätzlich ist zwar die Letalität einer milden interstitiellen Pankreatitis sehr niedrig, die hohe Sterblichkeit bei Entwicklung einer schweren akuten Pankreatitis rät allerdings zu einer frühzeitigen aggressiven Therapie auch bereits bei Vorliegen einer nur milden Form.

Wie viel Flüssigkeit muss substituiert werden?

Der Flüssigkeitsbedarf eines Patienten mit akuter Pankreatitis wird häufig unterschätzt, v.a. bei leichten Verlaufsformen. Die Hypovolämie entsteht hauptsächlich durch die Verlagerung großer Mengen Flüssigkeit in den Extravasalraum. Eine adäquate Substitution sollte frühzeitig begonnen werden und ist prognosebestimmend. Die Feststellung des konkreten Flüssigkeitsbedarfs ist allerdings schwierig. Grundsätzlich müssen klinische Parameter, wie Hautturgor, Herzfrequenz und Blutdruck, berücksichtigt werden.

Viele Leitlinien empfehlen bei schweren Verlaufsformen zusätzlich die Messung des zentralvenösen Drucks. Dieser ist jedoch leicht beeinflussbar und schätzt die tatsächliche Vorlast und damit den Volumenstatus, z.B. bei Überdruckbeatmung, Pleuraergüssen oder einem erhöhten intraabdominellen Druck, leicht als zu hoch ein. In schweren Fällen sollte deshalb eine invasive Messung mittels Thermodilution bzw. Pulskonturanalyse erwogen werden. Die Verwendung eines Pulmonaliskatheters ist dagegen normalerweise nicht indiziert.

? Welche Besonderheiten müssen bei der Ernährung beachtet werden?

Traditionell wurden Patienten mit Pankreatitis nüchtern gelassen. Man ging davon aus, dass eine Nahrungsrestriktion zu einer Reduktion der pankreatischen Sekretion führt und dies das Fortschreiten der Autodigestion verhindert. Mittlerweile zeigen allerdings viele klinische Daten, dass die Nahrungskarenz eher schädlich ist.

- Milde Verlaufsformen erfordern weder orale Restriktionen noch eine Sondenernährung. Die Patienten fangen meist nach Abflauen der Symptome, wie Übelkeit und Bauchschmerzen, selbstständig innerhalb von 3–5 Tagen wieder an zu essen.
- Eine enterale Ernährung hilft im Vergleich zu einer rein parenteralen Ernährung, schwere Komplikationen, wie z.B. septische Verläufe und Organversagen, zu vermeiden. Daher sollte immer eine zumindest partiell enterale Kalorienzufuhr angestrebt werden.
- Der Gebrauch von nasojejunalen Sonden scheint keinen Vorteil gegenüber dem Gebrauch von nasogastralen Sonden zu haben.
- Der Zeitpunkt zum Beginn der enteralen Ernährung wird oftmals durch die gastrointestinale Schmerzsymptomatik oder einen ggf. auftretenden Ileus bestimmt. Eine dezidierte Empfehlung dazu kann nicht abgegeben werden, eine längere Nüchternheit kann allerdings nicht empfohlen werden.

? Wann sollte ein Patient mit Pankreatitis ein Antibiotikum erhalten?

Es gibt unabhängig von der Schwere der Erkrankung keinen Hinweis darauf, dass Patienten mit einer akuten Pankreatitis von einer antibiotischen Prophylaxe profitieren. Die therapeutische Anwendung von Antibiotika bei Patienten mit schwerer akuter Pankreatitis und klinischem V.a. eine Infektion der bestehenden Nekrosen ist unumstritten wichtig. Infektionen treten häufig ca. 10 Tage nach Schmerzbeginn auf und machen sich durch eine klassische SIRS-Symptomatik bemerkbar. Besteht der starke V.a. eine Infektion, kann eine CT-Diagnostik mit Kontrastmittel wegweisend sein. Vor dem Beginn der Therapie sollte immer eine mikrobiologische Diagnostik (Blutkulturen, Punktat, Urin, Trachealsekret) durchgeführt werden. Superinfektionen von Nekrosen werden durch ein breites Spektrum grampositiver und -negativer Erreger verursacht. Häufig sind Escherichia coli, Klebsiella species, Enterokokken, Streptokokken und Staphylokokken. Für eine kalkulierte Antibiotikatherapie kommen daher v.a. Breitspektrumantibiotika infrage. Bei der kalkulierten Therapie sollten Anaerobier immer mit abgedeckt werden.

? Wann ist eine ERCP sinnvoll?

Eine ERCP sollte nicht bei jedem Patienten mit akuter Pankreatitis durchgeführt werden. Da jedoch bei einer biliären Pankreatitis die Entfernung des Konkrements die einzig sinnvolle und effektiv ursächliche Therapie darstellt, sollten Patienten mit einem Steinnachweis in der Sonografie umgehend eine ERCP mit Papillotomie erhalten. Fehlt der Steinnachweis, ist eine ERCP auch empfohlen bei Patienten mit Ikterus, sonografisch deutlich erweiterten Gallengängen oder einem eindeutigen Nachweis von Konkrementen in der Gallenblase. Eine therapeutische ERCP und Papillotomie sind in diesen Fällen spätestens 72 h nach Schmerzbeginn durchzuführen. Auch bei Patienten, bei denen letztlich keine klare Ätiologie festgestellt werden konnte, sollte im freien Intervall – frühestens 8–12 Wo. nach der Resitution – eine diagnostische ERCP durchgeführt werden.

? Wann muss ich eine chirurgische Intervention erwägen?

Alle Patienten mit einer infizierten Nekrose sollten grundsätzlich einer Intervention zur Sanierung des Fokus zugeführt werden. Als Goldstandard zählte lange die offene chirurgische Nekrosektomie mit ggf. nachfolgenden Spülungen. Mittlerweile stellt sich der sog. step-up approach als durchaus sinnvolle Alternative dar. Dabei wird eine perkutane Drainage interventionell in die Nekrose eingebracht. Drainiert diese die Nekrose nicht unmittelbar suffizient, kann eine weitere Spülung oder gar der Austausch gegen eine Drainage mit größerem Lumen durchgeführt werden. Verbessert sich die Symptomatik nicht innerhalb der ersten 72 h nach Intervention, besteht die Möglichkeit eines minimalinvasiven Spülverfahrens von retroperitonial als sinnvoller Alternative zur offenen Laparotomie. In der Praxis hängt die Wahl des Verfahrens meist vom Vorhandensein entsprechender Expertise ab.

Auch bei der Frage nach dem konkreten Zeitpunkt unterscheiden sich beide Verfahren. Das minimalinvasive Step-up-Verfahren sollte am besten unmittelbar nach Diagnosestellung durchgeführt bzw. begonnen werden. Es liefert auch beim instabilen Patienten meist gute Ergebnisse. Für die chirurgische Intervention hat sich eine vorerst konservative Stabilisierung für bis zu 3 oder 4 Wo. nach Diagnosestellung als günstig erwiesen. Nur in Fällen, in denen auch durch aggressives konservatives Management inklusive antibiotischer Therapie nach Antibiogramm keine Stabilisierung erreicht werden kann, kann eine zügige operative Sanierung in Erwägung gezogen werden. Die Indikation zur operativen Sanierung sollte bei sehr hohen Letalitätsraten äußerst zurückhaltend gestellt werden.

Literatur

Balthazar EJ, Acute pancreatitis: assessment of severity with clinical and CT evaluation. Radiology (2002), 223, 603–613

Banks PA, Freeman ML, Practice guidelines in acute pancreatitis. Am J Gastroenterol (2006), 101, 2379–2400

Huber W, Schmid RM, Diagnostik und Therapie der akuten Pankreatitis. Aktuelle Empfehlungen. Internist (Berl) (2011), 52, 823–830, 832

Runzi M et al., Therapie der akuten Pankreatitis. Gemeinsame Leitlinien. Z Gastroenterol (2000), 38, 571–581

Tonsi AF et al., Acute pancreatitis at the beginning of the 21st century: the state of the art. World J Gastroenterol (2009), 15, 2945–2959

Toouli J et al., Guidelines for the management of acute pancreatitis. J Gastroenterol Hepatol (2002), 17(Suppl), S15–39

Uhl W et al., IAP Guidelines for the Surgical Management of Acute Pancreatitis. Pancreatology (2002), 2, 565–573

Villatoro E, Mulla M, Larvin M, Antibiotic therapy for prophylaxis against infection of pancreatic necrosis in acute pancreatitis. Cochrane Database Syst Rev (2010), CD002941

Yadav D, Lowenfels AB, The epidemiology of pancreatitis and pancreatic cancer. Gastroenterology (2013), 144, 1252–1261

Gastrointestinale Blutung

Katharina Mankel

? Welchen Stellenwert haben gastrointestinale Blutungen im klinischen Alltag?
Gastrointestinale Blutungen sind einer der häufigsten Notfälle im klinischen Alltag. Dabei schwankt die Inzidenz je nach Land und Alter zwischen 37–172 pro 100 000 Patienten pro Jahr. Besonders häufig sind gastrointestinale Blutungen bei Patienten, welche das 65. Lebensjahr überschritten haben. Ebenso ist die Inzidenz bei Männern signifikant höher. Etwa 90% der gastrointestinalen Blutungen sind Blutungen aus dem oberen Gastrointestinaltrakt und somit oberhalb des Treitzschen Bandes. Die häufigsten Ursachen sind hierbei Ulzera im Magen oder Duodenum (28–59%), wobei Ulzera im Duodenum etwas häufiger auftreten. Blutungen des unteren Gastrointestinaltrakts und somit distal des Treitzschen Bandes sind mit einer großen Mehrheit Hämorrhoidalblutungen.

Die meisten der gastrointestinalen Blutungen sistieren spontan. Doch trotz der endoskopischen Therapie liegt das Risiko einer erneuten Blutung nach einer bereits erfolgten oberen gastrointestinalen Blutung bei 7–16%. Ein besonders hohes Risiko für eine Nachblutung liegt bei Ösophagusvarizen vor (25–29%).

Die Letalität der oberen gastrointestinalen Blutung liegt auch heute immer noch bei 3–14%. Insgesamt ist die Prognose bei Patientin mit einer unteren gastrointestinalen Blutung besser, da diese Blutungen in der Mehrzahl der Fälle häufiger spontan sistieren. Die Letalität liegt hier im Durchschnitt bei 2–9%. Vor allem bei älteren Patienten, bei hospitalisierten Patienten und bei Patienten mit einer Rezidivblutung ist die Letalität deutlich erhöht [van Leerdam 2008].

? Handelt es sich um eine obere oder untere gastrointestinale Blutung?
Bereits klinisch kann man anhand von Leitsymptomen eine obere von einer unteren gastrointestinalen Blutung unterscheiden. Diese Symptome sind wegweisende Hinweise, welche anhand der Anamnese und der klinischen Untersuchung zu erheben sind. Eine Magenlavage kann oft falschpositive Befunde (Mikrotraumata durch Legen der Sonde), ein Hämokkulttest falschnegative Befunde erzeugen.

- **Hämatemesis**: Erbrechen von Blut. Hierbei kann das erbrochene Blut frisch blutig, aber auch kaffeesatzartig (Hämatin entsteht durch die Magensäure) erscheinen. Hämatemesis weist auf eine Blutung des oberen Gastrointestinaltrakts hin. Differenzialdiagnostisch ist allerdings auch an eine Blutung aus dem Hals-Nasen-Rachen-Raum zu denken.
- **Meläna**: Teerstuhl entsteht durch den bakteriellen Abbau von Blut. Es beschreibt das peranale Absetzen von schwarzen, glänzenden und klebrigen Stühlen. Auch dies ist ein Hinweis auf eine Blutungsquelle im oberen Gastrointestinaltrakt.
- **Hämatochezie**: Abgang von hellrotem Blut oder Blutkoageln peranal. Meistens ist dies ein Hinweis auf eine Blutung im Bereich des unteren Gastrointestinaltrakts. Allerdings kann dieses Symptom auch bei einer massiven oberen gastrointestinalen Blutung auftreten (etwa in 15% der Fälle).

Gastrointestinale Blutung

? Was sind mögliche Ursachen einer gastrointestinalen Blutung?

Mit 80–90% sind Blutungsquellen im oberen Gastrointestinaltrakt wesentlich häufiger als Blutungen im Bereich des unteren Gastrointestinaltrakts (etwa 10%, s. Tab. 135).

Tab. 135: Ursachen der oberen gastrointestinalen Blutung

Blutungsquelle	Häufigkeit in %
Ulcus duodeni und ventriculi	55
Gastroduodenale Erosionen	15
Ösophagusvarizen	14
Angiodysplasie	6
Mallory-Weiss-Syndrom	5
Magenkarzinom	4
Dieulafoy-Läsion	1

Die häufigste Ursache der oberen gastrointestinalen Blutung ist hierbei das **Ulkus** (Substanzdefekt, der die Muscularis mucosae durchdringt). Unterschieden werden muss zwischen dem Ulcus ventriculi und dem Ulcus duodeni, welches etwa zweimal häufiger auftritt. Ein möglicher anamnestischer Hinweis kann die Ulkusanamnese in der Vergangenheit oder die Einnahme von nichtsteroidalen Antiphlogistika (auch in Kombination mit Steroiden) sein. Ebenso sind 50–70% aller blutenden Magenulzera und 70–90% aller blutenden Duodenalulzera mit einem positiven Helicobacter-pylori-Nachweis assoziiert. Im Gegensatz hierzu überschreiten **gastroduodenale Erosionen** nicht die Muscularis mucosae und verursachen selten starke Blutungen. Sie liegen besonders häufig bei kritisch kranken Patienten auf der Intensivstation vor und manifestieren sich endoskopisch durch kleine fibrinbelegte Schleimhautdefekte. Klinisch und laborchemisch zeigen sich bei einer **Ösophagusvarizenblutung** Hinweise auf eine mögliche Leberzirrhose (s. Abb. 146). Die Mortalität ist hier besonders hoch.

Angiodysplasien sind dilatierte, dünnwandige Gefäße, welche häufiger im unteren Gastrointestinaltrakt vorliegen. Meistens treten sie multipel auf und sind häufiger Ursachen für eine chronische gastrointestinale Blutung. **Mallory-Weiss-Läsionen** sind longitudinale Schleimhautrisse im distalen Ösophagus oder proximalen Magen und entstehen durch star-

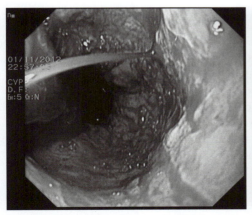 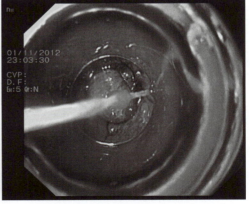

Abb. 146: Blutende Ösophagusvarize **(links)**. Ligatur der Varizenblutung mit einem Gummiring **(rechts)**

kes Würgen oder heftiges Erbrechen. 80–90% der Blutungen sistieren spontan. Seltener sind Blutungen durch ein **Magenkarzinom** bedingt, was v.a. chronische Blutungen verursacht. **Dieulafoy-Läsionen** sind atypisch verlaufende, submukös liegende Arterien, welche durch einen kleinen mukosalen Defekt arrodiert werden und so stark bluten können. **Seltene Ursachen** einer oberen gastrointestinalen Blutung ist die portalhypertensive Gastropathie, das GAVE-Syndrom (gastric antral vascular ectasia), Magen- und Duodenalvarizen, Ösophagitiden, aortoenterische Fisteln, Hämobilie, postoperativ oder der Hämosuccus pancreaticus (Blutungen aus dem Pankreas über die Papilla vateri).

Die häufigste Ursache für Blutungen aus dem unteren Gastrointestinaltrakt sind **Hämorrhoiden**. Allerdings treten bei vielen Patienten Hämorrhoiden als Zweitbefund auf, sodass eine weiterführende Diagnostik erfolgen sollte. Die Prävalenz der **Divertikel** nimmt mit zunehmendem Alter stetig zu. Die häufigste Lokalisation ist das Sigma, allerdings bluten Divertikel im Bereich des Colon ascendens wesentlich häufiger. Selten kommt es zu einer massiven Blutung, häufig sistieren sie spontan. Das **Kolonkarzinom** ist bei 60% der Patienten im Rektum lokalisiert. Blutungen bei Karzinomen im Bereich des rechten Hemikolon sind ungewöhnlich. **Angiodysplasien** treten v.a. bei älteren Patienten auf und sind v.a. im rechten Hemikolon lokalisiert. Auch im unteren Gastrointestinaltrakt kommt es hier meist zu einem spontanen Sistieren der Blutung. Rezidivblutungen sind allerdings häufig. Infektiöse **Kolitiden** werden meistens durch EHEC (hämorrhagischer E. coli), Clostridium difficile oder Campylobacter jejuni verursacht und treten v.a. bei jungen Erwachsenen auf. Ischämische Kolitiden manifestieren sich häufig durch blutige Diarrhöen und lassen sich v.a. bei älteren Patienten nachweisen. Siehe auch Tabelle 136.

Tab. 136: Ursachen der unteren gastrointestinalen Blutung

Blutungsquelle	Häufigkeit in %
Hämorrhoiden	80
Divertikel	17–47
Kolonkarzinom	36
Angiodysplasien	2–30
Kolitis	6–21
Chronisch entzündliche Darmerkrankungen	1–16
Kolonischämie	0–16
Dünndarmblutungen	2–9

Blutungen des unteren Gastrointestinaltrakts durch **chronisch entzündliche Darmerkrankungen**, wie Morbus Crohn oder Colitis ulcerosa, betreffen v.a. Patienten unter dem 40. Lebensjahr. Bei einem M. Crohn tritt die Blutung häufig als Erstmanifestation der Erkrankung auf. **Dünndarmblutungen** entstehen v.a. durch vaskuläre Läsionen, wie Angiodysplasien, durch einen M. Crohn, Meckel-Divertikel oder Dünndarmtumore. **Seltene Ursachen** für eine Blutung des unteren Gastrointestinaltrakts sind: Invagination, aortoenterische Fistel, iatrogen durch Polypektomie, mesenteriale Thrombose oder Embolie, Vaskulitis, Endometriose oder Varizen.

Gastrointestinale Blutung

? Was ist das Besondere bei gastrointestinalen Blutungen auf der Intensivstation?

Kritisch kranke Patienten auf der Intensivstation zeigen in bis zu 52–100% der Fälle gastroduodenale Ulzerationen. Auch die Inzidenz der Ulkusblutung ist bei Patienten auf der Intensivstation im Vergleich zu der Blutung bei nicht hospitalisierten Patienten deutlich erhöht und variiert zwischen 0 und 39%. Klinisch bedeutsame Blutungen entstehen im Vergleich dazu relativ selten. Bei 15–50% der auftretenden Blutungen handelt es sich um okkulte Blutungen, bei 5–25% um overte Blutungen und bei 0,1–4% um klinisch bedeutsame Blutungen. Das Risiko einer Rezidivblutung liegt bei Patienten, welche eine gastrointestinale Blutung auf der Intensivstation bieten, bei etwa 50%. Zusätzlich wird die Sterblichkeit bei Patienten mit einer Ulkusblutung auf der Intensivstation auf etwa 50% geschätzt (9,1% ohne Blutung). Eine Blutung aus dem unteren Gastrointestinaltrakt ist, entsprechend der allgemeinen Inzidenz, auch auf Intensivstationen eine eher seltene Komplikation. Ursächlich sind hierfür meistens Hämorrhoiden, ein rektales Ulkus oder eine ischämische Kolitis. Sehr häufig kommt es hier zu einem spontanen Stillstand der Blutung. Wichtig ist, dass sich die diagnostischen und therapeutischen Behandlungsstrategien nicht von denen unterscheiden, die auch bei einer ambulant erworbenen gastrointestinalen Blutung durchgeführt werden [Klebl 2010].

? Warum entstehen gastrointestinale Blutungen bei Patienten auf der Intensivstation?

Die Pathophysiologie der gastroduodenalen Erosionen und Stressulzera zu kennen, ist entscheidend, um mögliche Risikopatienten zu detektieren und das therapeutische Management zu verstehen. Durch die Schwere der Erkrankung besteht bei Patienten auf der Intensivstation häufig eine Hypotension. Die Hypotension bewirkt eine:
- Gesteigerte endogene Katecholaminfreisetzung
- Abnahme des Herzzeitvolumens
- Vermehrte Ausschüttung von proinflammatorischen Zytokinen

Dies wiederum führt zu einem reduzierten Blutfluss im Splanchnicusgebiet, was zu einem verminderten Blutfluss in den Viszeralarterien führt (s. Abb. 147).

Eine Hypoperfusion der Magenschleimhaut zerstört die mukosale Barriere des Magenepithels. Zum einen geschieht dies durch die verminderte Produktion des schützenden Mukos. Die Schicht aus zähem Schleim ist somit nicht mehr in der Lage, das Epithel der Magenschleimhaut vor der schädigenden Wirkung des sauren Magen-pH durch die Salzsäure zu schützen. Des Weiteren bewirkt eine Hypoperfusion eine verminderte Sekretion von Bikarbonat aus den Brunner-Drüsen. Durch diese Reduktion ist es nicht mehr möglich, Salzsäure abzupuffern. Die somit entstehende Magensäure reduziert den pH-Wert des Magens und zerstört wiederum die mukosale Barriere; erneute Läsionen durch Zelltod entstehen. Zusätzlich führt ein pH-Wert im Magen von unter 6 zu einer verminderten Plättchenaggregation.

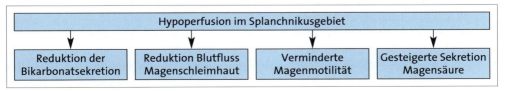

Abb. 147: Pathophysiologie gastrointestinaler Ulzera

Ebenso wird in der Anwesenheit von Salzsäure Pepsin aktiviert. Dieses wiederum lysiert vermehrt Blutgerinnsel und steigert somit das Risiko einer gastrointestinalen Blutung. Ebenso zeigt sich bei Patienten auf der Intensivstation häufig eine verminderte gastrale Motilität. Auch dies erhöht das Risiko für eine obere gastrointestinale Blutung [Fennerty 2002].

? Was sind besondere Risikofaktoren bei intensivmedizinischen Patienten?
Allgemeine Risikofaktoren für eine obere gastrointestinale Blutung sind die Einnahme von nichtsteroidalen Antiphlogistika (NSAR) (3- bis 5fach erhöhtes Risiko) sowie die Besiedlung der Magenschleimhaut mit Helicobacter pylori (Risiko der Blutung 10–12%). Ein potenziell erhöhtes Risiko für eine untere gastrointestinale Blutung haben Patienten durch die Einnahme von nichtsteroidalen Antiphlogistika, Aspirin und durch die Gabe von Heparinen. Bei Patienten auf der Intensivstation gibt es weitere Risikofaktoren, die das Risiko einer gastrointestinalen Blutung während der Hospitalisierung deutlich erhöhen können. Besonders wichtig ist es, diese Risikofaktoren und -patienten zu kennen, um somit die mit einer deutlich erhöhten Mortalität einhergehenden Blutungen zu vermeiden, indem diese Patienten einer Prophylaxe mit Protonenpumpeninhibitoren oder H2-Rezeptoranatagonisten zugeführt werden. Bei Patienten mit vorliegenden Risikofaktoren liegt das Risiko einer Blutung bei 3,7%, bei Patienten ohne diese Voraussetzungen bei 0,1%.

Signifikante Risikofaktoren für eine klinisch relevante obere gastrointestinale Blutung sind die maschinelle Ventilation (> 48 h) und eine Koagulopathie [Steinberg 2002], siehe Tabelle 137. Weitere Risikofaktoren erscheinen bisher nicht signifikant, sind allerdings zu beachten, da auch diese Risikopatienten zu gastrointestinalen Blutungen neigen können.

Tab. 137: Risikofaktoren für eine obere gastrointestinale Blutung

Maschinelle Ventilation	> 48 h
Koagulopathie	pTT > 2fache der Norm
	INR > 1,5
	Thrombozyten < 50 000/µl

- **Hoher PEEP**: Ein hoher PEEP reduziert die Vorlast und somit das Herzzeitvolumen. Dies führt zu einer Reduktion der Perfusion im Splanchnicusgebiet und somit zu einer Hypoperfusion der Magenschleimhaut.
- **Medikamente**: Opiate und Benzodiazepine reduzieren die gastrale Motilität. NSAR bewirken durch die Cyclooxygenasehemmung eine Störung der Magensaftsekretion und führen ebenso zu einer Motilitätsstörung. Katecholamine führen zu einer Vasokonstriktion auch im Splanchnicusgebiet und reduzieren somit auch den Blutfluss in den Viszeralarterien.
- **Neurochirurgische Patienten**: Durch einen gesteigerten Hirndruck kommt es zu einer Stimulation der zentralen Vaguskerne. Dies wiederum steigert die Magensäureproduktion, was zu sog. Cushing-Ulzera führen kann.
- **Patienten mit Querschnittsverletzung**: Das Risiko einer gastrointestinalen Blutung bei querschnittsverletzten Patienten wird durch eine oftmals vorliegende simultane respiratorische Insuffizienz und durch psychischen Stress erhöht. Immobilisation und Sympathikusstimulation führen zu einer reduzierten gastralen Motilität. Auf der anderen Seite erhöht die Vagusstimulation die gastrale Magensäureproduktion.

- **Brandverletzte**: Volumenverschiebung und Mediatorfreisetzung bewirken eine Hypoperfusion der Viszeralarterien und somit der Magenschleimhaut. Durch ein reduziertes Plasmavolumen kommt es zu einer Ischämie der Mukosa, und sog. Curling-Ulzera entstehen. Diese sind v.a. im Duodenum lokalisiert.
- **Polytrauma**: Eine Vielzahl von Faktoren erhöht bei einem polytraumatisierten Patienten das Risiko einer gastrointestinalen Blutung. Ein möglicher hämorrhagischer Schock führt zu einer ischämischen Mikrozirkulation und ggf. zu einer Verbrauchskoagulopathie. Ebenso kommt es zu einer Volumenverschiebung und zu Permeabilitätsstörungen. Entzündungsfördernde Mediatoren werden vermehrt freigesetzt. Psychischer Stress führt zu einer erhöhten Sympathikusaktivität.
- **Nierenversagen** und **Patienten nach Nierentransplantation**: Besonders bei Dialysepatienten liegen häufig Angiodysplasien im Magen, Dünndarm und Kolon vor. Ebenso ist durch die Urämie die Thrombozytenfunktion gestört, und es kommt durch die eingeschränkte Aggregation zu vermehrten Blutungen. Durch die renale Anämie, durch intravasal geänderte Strömungsbedingungen ist die erythrozytäre Bindung reduziert. Bei Nierentransplantierten kann durch erhöhten Stress oder die Glukokortikoidgabe das Risiko erhöht sein.
- **Leberversagen**: Bei Patienten mit einem chronischen Leberversagen entstehen durch die portale Hypertonie Fundus- oder Ösophagusvarizen. Ebenso kann eine portalhypertensive Gastropathie vorliegen. Bei Patienten mit akutem oder chronischem Leberversagen und bei lebertransplantierten Patienten steht oft die Koagulopathie als Ursache der Blutungen im Vordergrund.
- **Sepsis**: Eine Hypotension bewirkt eine verminderte gastrointestinale Perfusion. Die eingeschränkte Mukosadurchblutung führt über eine Gewebehypoxie zu einer Zerstörung der Mukosa.

? Wie dringlich ist die Situation?

Treten bei einem Patienten klinische Zeichen einer oberen oder unteren gastrointestinalen Blutung auf, so ist die Dringlichkeit der Situation für die Planung des weiteren Prozedere entscheidend (s. Tab. 138).

Tab. 138: Wie dringlich ist die Situation?

Ist der Patient kreislaufstabil?
Ist eine Aspiration möglich und somit die Intubation nötig?
Handelt es sich um eine obere oder untere gastrointestinale Blutung?
Handelt es sich um eine okkulte, overte oder klinisch bedeutsame Blutung?
Wie viel Blut hat der Patient verloren?
Handelt es sich um eine anhaltende Blutung?

Primär sollte geklärt werden, ob der Patient kreislaufstabil ist und eine Verlegung auf die Intensivstation notwendig ist. Dies sollte bei allen kreislaufinstabilen Patienten oder bei einer anhaltenden Blutung erfolgen. Eine Kontrolle der Vitalparameter sollte sofort erfolgen. Hier weist eine Tachykardie oft als erstes auf einen Blutverlust hin. Bei Patienten, welche kreislaufinstabil und eingetrübt oder welche massiv blutig erbrechen, sollte die primäre Intubation zum Schutz vor einer Aspiration erfolgen (s. Tab. 139).

Tab. 139: Abschätzung der Schwere der Blutung

Schweregrad der Blutung	Leicht	Mittel	Schwer
Blutverlust	< 250 ml/24 h	Bis 1000 ml/24 h	> 1000 ml/24 h
Volumenverlust	Nicht kreislaufrelevant	Orthostase (Volumenverlust > 20%)	Schock (Volumenverlust > 40%)
Klinik	Oft unauffällig	Blässe, Schwäche, Schwindel	Schocksymptomatik
Kreislauf	Stabil	Puls ↑ Blutdruck ↓	Puls ↑↑ Blutdruck ↓↓
Hb-Abfall	Gering	Hb > 9 g/dl	Hb < 9 g/dl
EK-Gabe	< 2 EK	> 2 EK	> 4 EK

Klinisch weisen die Symptome Hämatemesis, Meläna oder Hämatochezie auf die Lokalisation der Blutung (obere oder untere gastrointestinale Blutung) hin. Allerdings kann es sich auch um eine okkulte Blutung handeln. Bei okkulten Blutungen handelt es sich um Blutbeimengungen im Magen oder Stuhl, welche mit dem bloßen Auge nicht detektierbar sind und oftmals durch eine hypochrome Anämie auffallen. Des Weiteren ist die Frage, ob es sich um overte oder klinisch bedeutsame Blutungen handelt. Eine overte Blutung fällt durch die o.g. Symptome Hämatemesis, Meläna oder Hämatochezie auf. Klinisch relevant wird eine overte Blutung bei einem:
- Abfall des Blutdrucks (> 20 mmHg)
- Anstieg der Herzfrequenz (um > 20/min)
- Abfall des Hämoglobins (um > 2 g/dl)

Um die Schwere der Blutung bestimmen zu können, ist es ebenso hilfreich, abschätzen zu können, wie viel Blut der Patient bereits verloren hat. Bei einem Blutverlust bis 1000 ml/24 h und einem Volumenverlust von etwa 20% treten orthostatische Symptome, wie Blässe, Schwindel und Schwäche, auf. Eine Schocksymptomatik mit möglicher Bewusstlosigkeit kann bei einem Blutverlust über 1000 ml/24 h und einem Volumenverlust über 40% auftreten. Der Hämoglobin- und Hämatokritwert sind ein unzureichendes Kriterium, um den Blutverlust beurteilen zu können. Es kann bis zu 24 h dauern, bis das verlorene Blutvolumen durch extravasale Flüssigkeit ersetzt ist und somit der Hämatokrit abfällt. Auf der anderen Seite kann ein Hämoglobin von 5 g/dl bei stabilen Kreislaufverhältnissen eher für eine chronische Blutung sprechen. Für eine anhaltende Blutung sprechen ein stetiger und ggf. zügiger Abfall der Hämoglobinkonzentration sowie instabile Kreislaufverhältnisse (trotz Volumensubstitution) und das anhaltende Erbrechen oder peranale Absetzen von hellrotem Blut.

? Wann sollte eine Endoskopie erfolgen?

Die primäre Diagnostik und Therapie bei einer gastrointestinalen Blutung ist die Endoskopie. Je nach Verdacht der Blutungslokalisation sollte eine Ösophagogastroduodenoskopie (ÖGD) oder eine Koloskopie eingeleitet werden.

Die ÖGD sollte hier bei einer oberen gastrointestinalen Blutung sofort nach Stabilisierung des Patienten erfolgen. Allerdings sollte eine Endoskopie durch die Stabilisierung des Patienten nicht deutlich verzögert werden. Bei allen Patienten sollte eine ÖGD aber innerhalb der ersten **24 h** nach Blutungsbeginn erfolgen. Bei kreislaufstabilen Patienten ergaben Studien keinen signifikanten Unterschied in Bezug auf das Risiko einer erneuten Blutung, einer Operation oder Letalität bei einer Endoskopie in weniger als 12 h oder zu einem späteren Zeitpunkt (> 12 h) [Barkun et al. 2010]. Die diagnostische Strategie bei einer unteren gastrointestinalen Blutung richtet sich nach der Stärke der Blutung. Patienten mit einer sehr milden, nicht kreislaufwirksamen Blutung oder einer selbstlimitierenden Blutung sollte eine elektive Koloskopie angeraten werden. Patienten mit einer schweren oder lebensbedrohlichen Blutung mit Kreislaufinstabilität sollten sofort oder innerhalb der ersten 12 h eine Koloskopie erhalten. Auch nach einer kurzen Darmvorbereitung liegt die diagnostische Genauigkeit sehr hoch, und therapeutische Interventionen können erfolgen. So kann die Prognose des Patienten deutlich verbessert werden, da ggf. chirurgische Interventionen vermieden werden können. Allgemein verbreitet ist allerdings weiterhin, dass Patienten mit einer massiven unteren gastrointestinalen Blutung und Kreislaufinstabilität zuerst einer ÖGD zugeführt werden sollten, da in 11% der Fälle die Blutungsursache im oberen Gastrointestinaltrakt liegt.

? Wie bereite ich einen Patienten auf eine Endoskopie vor?

Die Vorbereitung des Patienten richtet sich nach Art und Schwere der Blutung. Im Vordergrund steht bei kreislaufinstabilen Patienten die Kreislaufstabilisierung. Bei einer aktiven oberen gastrointestinalen Blutung sollte bei instabilen Patienten und zum Schutz der Atemwege und bei dem Risiko einer Aspiration und der folgenden Aspirationspneumonie die Intubation erwogen werden (s. auch Tab. 140).

Tab. 140: Wie bereite ich einen Patienten auf eine Endoskopie vor?

Kreislauf?	Stabil	• Überwachung
	Orthostase	• Volumensubstitution • Hb-Kontrolle
	Schock	• Großlumige Zugänge
		• Volumensubstitution
		• Ggf. Transfusion
		• Verlegung ITS
Blutung?	Selbstlimitierend	• Überwachung
	Andauernd	• Verlegung ITS
Lokalisation?	Oberer GI	• ÖGD
	Unterer GI	• Koloskopie
		• (Ggf. ÖGD vorher)
Endoskopiedienst informieren		
Dinglichkeit?	Anhaltende Blutung kreislaufstabil	Endoskopie innerhalb 24 h
	Anhaltende Blutung kreislaufinstabil	Endoskopie sofort
	Selbstlimitierend	Elektive Endoskopie

Volumensubstitution. Anzeichen einer Orthostase oder eines Kreislaufschocks werden zunächst mit Volumen substituiert. Hierfür ist das Legen von mindesten 2 großlumigen Zugängen sinnvoll. Zeitgleich sollte eine Blutentnahme für Kreuzblut und die Bestimmung des Blutbilds, der Elektrolyte, der Gerinnung und der Nierenwerte sowie die Abnahme einer Blutgruppen erfolgen.

Kreislaufüberwachung. Die Bestimmung und ggf. kontinuierliche Überwachung der Kreislaufparameter (Blutdruck, Herzfrequenz, Sauerstoffsättigung) sollte sofort erfolgen. Ebenso ist die Gabe von mindestens 3 l Sauerstoff über eine Nasensonde obligat. Bei einer anhalten Blutung oder Kreislaufinstabilität sollte die Verlegung auf die Intensivstation erfolgen (s. auch Tab. 141).

Tab. 141: Vorbereitung des Patienten vor der Endoskopie bei einer oberen gastrointestinalen Blutung

Kontinuierliche Kreislaufüberwachung				
Volumensubstitution mit Kristalloiden				
Intubation?				
↓				
Obere GIB	Akute Blutung mit Schock	Ösophagusvarizenblutung	Patienten mit Cumarinderivaten	Säureblockade
↓	↓	↓	↓	↓
Erythromycin 250 mg i.v.	Transfusion EK, ggf. FFP, ggf. TK	Ceftriaxon i.v.; Terlipressin i.v.	PPSB	Zum Beispiel 80 mg Pantoprazol

Prokinetika. Bei nicht nüchternen Patienten oder bei einer sehr starken oberen gastrointestinalen Blutung, wenn angenommen werden muss, dass sehr viel frisches Blut oder Blutkoagel die Sicht bei einer Endoskopie verschlechtern, ist die intravenöse Gabe von 250 mg Erythromycin indiziert. Hiermit kann die Notwenigkeit einer erneuten Endoskopie signifikant reduziert werden [Laine und Jensen 2012].

Transfusion. Es gibt keine festen Kriterien, wann ein Patient mit einer gastrointestinalen Blutung Blutkonserven erhalten sollte. Dieses sollte von der Art und Schwere der Blutung, von dem Zustand der Gewebeoxygenierung, aber auch von den Begleiterkrankungen und dem Alter des Patienten abhängig gemacht werden. Kreislaufinstabilität und eine aktive, frische und anhaltende Blutung sind Indikationen für die Transfusion von Erythrozytenkonzentraten. Hierbei ist zu beachten, dass bei einer Massivtransfusion die gleichzeitige Gabe von FFP erfolgen sollte. Abhängig von der Hämoglobinkonzentration gibt es keine allgemein gültigen Grenzwerte. Blutverluste bis zu einem Hämatokrit bis 20% (Hb 6,0–7,0 g/dl) werden i.d.R. von kardiovaskulär gesunden Patienten gut toleriert. Weiterhin steht hier die individuelle Entscheidung im Vordergrund. Die Transfusion von Thrombozytenkonzentraten ist bei einer Thrombozytenzahl von unter 50 000/µl indiziert.

Prothrombinkonzentrate. Die Gabe von PPSB ist indiziert bei gastrointestinalen Blutungen bei Patienten, welche einer Cumarintherapie unterstehen.

Antibiotika. Sollte sich klinisch der Hinweis auf eine Ösophagusvarizenblutung bei Leberzirrhose ergeben, so ist die Gabe von Ceftriaxon intravenös indiziert.

Vasopressinanaloga. Terlipressin ist ein Vasopressinanalogon. Es führt über eine Vasokonstriktion zu einer verminderten Durchblutung im Splanchnicusgebiet und somit zu einer Senkung des portalen Drucks. Die Indikation besteht somit bei einer akuten Ösophagusvarizenblutung.

Säureblocker. Viel diskutiert ist die Gabe von Protonenpumpeninhibitoren vor der Endoskopie. Die Gabe von Pantoprazol vor der Endoskopie hat keinen Einfluss auf das Risiko einer erneuten Blutung, auf das Risiko einer Operation oder auf die Letalität. Allerdings reduziert die Gabe die aktive Blutung aus einem Ulkus und vermindert so die Notwendigkeit einer endoskopischen Therapie [Laine und Jensen 2012; Sreedharan et al. 2012].

Darmlavage. Unklar ist, ob eine Notfallkoloskopie primär ohne Vorbereitung durchgeführt werden sollte oder ob eine vorherige Darmlavage von Nutzen ist. Eine Darmlavage verbessert die Sichtverhältnisse und die Übersicht und vermindert das Risiko möglicher Komplikationen, wie einer Darmperforation, verzögert die Untersuchung aber zeitlich. Auch ohne Vorbereitung ist es möglich, Blutungsquellen exakt zu lokalisieren und zu therapieren.

Was sind die therapeutischen Möglichkeiten einer Endoskopie?

Ziel jeder endoskopischen Therapie bei einer gastrointestinalen Blutung sollte der Versuch sein, die Blutung zu stoppen, da die erfolgreiche endoskopische Therapie zu einer Reduktion der Letalität führt. Verschiedene therapeutische Möglichkeiten stehen je nach Blutungsursache zur Verfügung. Eine Blutstillung gelingt bei den aufgeführten Möglichkeiten in 90–100% der Fälle. Durch den Einsatz dieser Möglichkeiten konnten das Rezidivblutungsrisiko, die Notwendigkeit einer operativen Therapie und die Mortalität signifikant gesenkt werden. Alle diese Verfahren werden sowohl bei der Ösophagogastroduodenoskopie als auch bei der Koloskopie angewandt.

Adrenalin. Die Injektionstherapie durch verdünntes Adrenalin (1:20000) hat sich als effektives Therapieverfahren durchgesetzt und stoppt eine aktive Blutung. Hierbei wird das verdünnte Adrenalin in die Basis des blutenden Ulkus gespritzt und wirkt durch eine lokale Vasokonstriktion, eine hydrostatische Tamponade oder eine mögliche sekundäre Inflammation blutstillend. Die zusätzliche Gabe eines Sklerosierungsmittels wird derzeit nicht empfohlen. Eine Blutstillung durch die Injektion von etwa 2–4 ml Adrenalin pro Einstich gelingt in etwa 70–90%.

Fibrinkleber. Fibrin wirkt durch eine lokale Koagulation an der Schleimhaut direkt blutstillend und führt in etwa 80% der Fälle zu einer primären Blutstillung. Allerdings konnte für diese relativ teure Methode kein eindeutiger Vorteil gegenüber der Adrenalininjektion gezeigt werden. Anders ist es in der Kombinationstherapie.

Lasertherapie. Zu einem der thermischen Verfahren gehört die Therapie mit dem Neodym (YAG)-Laser. Die Blutstillung erfolgt durch die Koagulation an der Blutung direkt. Aufgrund der aufwändigen Vorbereitung und des festen Standorts des Systems (nicht transportabel) wurde diese Methode durch die Injektionstherapie abgelöst und wird nur noch in Ausnahmefällen genutzt.

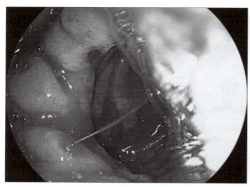 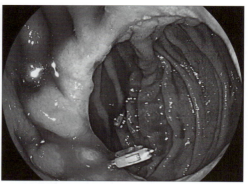

Abb. 148: Forrest-Ia-Blutung aus einem Ulkus an einer Billroth-II-Anastomose (**links**). Erfolgte endoskopische Blutstillung mit einem Endoclip (**rechts**).

Argon-Plasma-Koagulation. Die Behandlung mit diesem Verfahren wird als besonders effektiv eingeschätzt und ist eine weitere Möglichkeit der thermischen Therapie.

Elektrokoagulation. Eine weitere thermische Methode ist die Therapie mit monopolarem oder bipolarem Strom. Vorsicht ist geboten, da bei dieser Methode ein deutlich erhöhtes Perforationsrisiko besteht. Besonders bei der Verwendung von monopolarem Strom kann die Tiefeinwirkung des Stroms schlecht abschätzbar sein. In etwa 80% der Fälle führt diese Methode zur Blutstillung und ist somit mit der Infektionstherapie gleich zu stellen. Allerdings wird sie aufgrund der höheren Rate an Nebenwirkungen seltener angewandt.

Endoclips. Dieses Verfahren wird der mechanischen Blutstillung zugeordnet. In Studien konnte gezeigt werden, dass Clips der Injektionsmonotherapie überlegen sind. Dabei wird durch das Setzen des Clips das Gewebe im Bereich des Gefäßstumpfes komprimiert. Vor allem bei arteriell spritzenden Blutungen sind sie den anderen Verfahren überlegen. Eine primäre Blutstillung wird in 95% der Fälle erzeugt. Nachteil dieser Methode kann die etwas komplizierte Handhabbarkeit in schwierigen Situationen sein. Ein ineffektives Setzen der ersten Clips ist durchaus möglich. Des Weiteren sind tangentiale Läsionen mit dieser Methode deutlich schwieriger zu therapieren. Siehe auch Abbildung 148.

Kombinationstherapien. Die Kombination der Endoclip-Therapie mit einer Injektionstherapie ist der alleinigen Injektionstherapie überlegen [Barkun et al. 2010].

Gummibandligatur. Diese Therapiemöglichkeit kommt v.a. bei Ösophagusvarizenblutungen und bei der Therapie von Hämorrhoiden zum Einsatz. Hierbei werden die Varizen mit einem Gummiband abgebunden.

? **Wie geht es weiter nach einer Endoskopie?**
Der endoskopische Befund entscheidet über das weitere Prozedere. Weitere medikamentöse Therapien können die Letalität zusätzlich zu der effektiven endoskopischen Blutstillung senken.

PPI-Therapie. Protonenpumpeninhibitoren hemmen irreversibel die Protonensekretion und somit die Säuresekretion. Dies führt durch eine Steigerung des pH-Wertes im Magen zu einer verringerten Pepsinwirkung (verminderte Lyse der Blutgerinnsel) und zu einer gesteigerten Plättchenaggregation. Nach der Endoskopie sollte eine Hochdosistherapie mit einem Protonenpumpeninhibitor durchgeführt werden. Hierdurch kann das Risiko einer Rezidivblutung verringert, der Bedarf an Bluttransfusionen, die Anzahl der folgenden Operationen und somit die Mortalität gesenkt werden [Barkun et al. 2010]. Nach einem 80-mg-Bolus Pantozol intravenös (ggf. vor der Endoskopie) sollte bei Risikofaktoren die kontinuierliche Gabe von 200 mg Pantozol pro Tag (8 mg/h) über 72 h erfolgen. Hiernach kann die Umstellung auf die intravenöse Gabe zweimal am Tag oder die orale Gabe eingeleitet werden. Inwieweit die intravenöse Gabe der oralen Gabe überlegen ist, konnte bisher nicht gezeigt werden. Bei endoskopisch nachgewiesenen Läsionen mit einem niedrigen Rezidivblutungsrisiko ist die Gabe von Pantozol 40 mg i.v. alle 12 h indiziert. Auch hier kann nach 2–3 Tagen die Umstellung auf die orale Gabe erfolgen. Siehe auch Tabelle 142.

Tab. 142: Hochrisikofaktoren für eine Rezidivblutung

• Aktive Blutung • Gefäßstumpf ohne aktive Blutung • Anhaftendes Koagel
Initial 80 mg Pantoprazol i.v.
Endoskopie
8 ml/h Pantoprazol über 72 h
40 mg Pantoprazol i.v. alle 12 h für 2–3 Tage
40 mg Pantoprazol oral alle 12 h

H2-Rezeptorantagonisten. H2-Rezeptorenblocker hemmen selektiv die histaminvermittelte Säuresekretion. Als Mittel der Wahl gilt hier Ranitidin. Allerdings gelten die Protonenpumpenblocker aufgrund der stärkeren Säuresuppression und aufgrund einer geringen Rezidivblutung als überlegen [Stollmann und Metz 2005].

Second-look-Endoskopie. Der Nutzen einer Kontrollendoskopie nach 24 h wird diskutiert. Patienten mit oben genannten Hochrisikofaktoren könnten von einer Kontrollendoskopie profitieren, da das Risiko einer Rezidivblutung und somit die Operationsrate gesenkt werden. Keinen Einfluss hat die Second-look-Endoskopie auf die Mortalität [Chiu et al. 2003]. Somit bleibt die Entscheidung über eine Second-look-Endoskopie weiterhin eine individuelle Entscheidung und sollte nicht generalisiert durchgeführt werden.

Chirurgische Konsultation. Eine chirurgische Konsultation sollte bei einer kontinuierlichen Blutung, Rezidivblutungen, einer prognostisch ungünstigen Lage und einem sehr hohen Transfusionsbedarf erfolgen.

Kostaufbau. Der enterale oder orale Kostaufbau kann je nach Risikokonstellation bei geringen Risikofaktoren bereits nach 24 h erfolgen.

? Gibt es weitere diagnostische Möglichkeiten neben der Endoskopie?

Die Endoskopie sollte nach wie vor als Goldstandard der Diagnose einer gastrointestinalen Blutung gesehen werden. Allerdings ist es in 5–10% der Fälle nicht möglich, eine gastrointestinale Blutung mithilfe der Endoskopie zu lokalisieren. Weitere diagnostische Möglichkeiten können bei der Diagnose einer okkulten Blutung helfen oder aber ergänzend bei hämodynamisch stabilen Patienten oder als mögliche therapeutische Option bei instabilen Patienten genutzt werden.

Angiografie. Eine angiografische Untersuchung kann helfen, die Lokalisation einer oberen oder unteren gastrointestinalen Blutung genauer zu lokalisieren. Blutungen mit einer Rate von 0,5–1 ml/min können hierbei nachgewiesen werden (entspricht etwa 2–3 Erythrozytenkonzentraten pro Tag). Des Weiteren kann eine angiografische Diagnostik in derselben Intervention zu einer angiografischen Therapie ausgeweitet werden. Ein direkter angiografischer Hinweis auf eine Blutung ist der Austritt von Kontrastmittel in das Darmlumen. Indirekte Hinweise auf eine Blutung sind die Sichtbarkeit eines Aneurysmas, submukosale Gefäße oder die frühe Füllung von Venen einer Angiodysplasie. Des Weiteren können Neoplasien, eine Hyperämie oder eine intramurale Ansammlung von Kontrastmittel sichtbar gemacht werden.

Szintigrafie. Die Szintigrafie mit Technetium markierten Erythrozyten ist ein sehr sensitives Verfahren, um Blutungen im Gastrointestinaltrakt nachzuweisen. Hier sind bereits Blutungsraten von 0,1–0,5 ml/min ausreichend. Allerdings ist dieses Verfahren weniger geeignet bei akuten Blutungen bei instabilen Patienten, da die Untersuchungsdauer 8–24 h in Anspruch nehmen kann (Abbruch bei positivem Befund vorher möglich). Besser lassen sich intermittierende Blutungen über einen Zeitraum von 24 h nachweisen. Eine weitere Indikation ist die Detektion von Blutungsquellen einer okkulten und endoskopisch nicht nachweisbaren Blutung. Sichtbar werden Blutungen durch eine fokale Anreicherung. Allerdings lässt sich oftmals die exakte Blutungslokalisation nicht sicher anatomisch lokalisieren. Somit fordern einige Kliniken den angiografischen Nachweis der Blutungsquelle nach stattgehabter Szintigrafie.

Computertomografie. Die CT-Untersuchung zur Diagnostik von gastrointestinalen Blutungen ist aufgrund der Schnelligkeit, der hohen Auflösung und der fehlenden Invasivität in den letzten Jahren immer mehr in den Vordergrund gerückt. Notwendig ist ein Kontrastmittel-CT mit der Durchführung eines zunächst nativen CT (weiteres hyperdenses Material vorhanden?) und folgend einer arteriellen und portalvenösen Phase. Der direkte Blutungsnachweis kann in der arteriellen Phase durch den hyperdensen Kontrastmittelaustritt in das Darmlumen erfolgen (s. Abb. 149). Typisch sind ebenso die lokal zunehmende Kontrastierung des Darmlumens in der portalvenösen Phase, die fokale Dilatation eines Darmabschnittes oder ein intraluminales Hämatom. Indirekte Zeichen sind kräftig drainierte Venen einer Angiodysplasie, Tumore oder Entzündungen. Ein möglicher Vorteil dieser Untersuchung ist der Nachweis einer Blutungsrate von weniger als 0,3 ml/min. Die Sensitivität und Spezifität zum Nachweis der Blutungslokalisation entsprechen denen der Angiografie. Der Vorteil der Angiografie liegt aber weiterhin in der möglichen therapeutischen Option, sodass ggf. die Angiografie der CT vorzuziehen ist. Allerdings kann kombiniert die Computertomografie genutzt werden, um weitere mögliche Befunde, wie Tumore oder Divertikel, zu visualisieren [Scheffel et al. 2011].

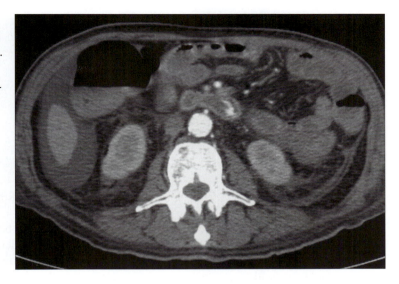

Abb. 149: CT-Untersuchung bei einer oberen gastrointestinalen Blutung in das Duodenum. Sichtbar wird die Blutung durch den hyperdensen Kontrastmittelaustritt in das Darmlumen.

Andere Verfahren. Die konventionelle Radiologie mit der Möglichkeit einer Doppelkontrastuntersuchung hat inzwischen einen untergeordneten Stellenwert, da die Endoskopie und o.g. Untersuchungen eine wesentlich höhere diagnostische Aussagekraft bieten.

Kapselendoskopie. Die Kapsel passiert den Dünndarm durch die natürliche Peristaltik und liefert 2 Bilder pro Sekunde. Eine der Hauptindikationen ist die okkulte Blutung des Dünndarms. Da die mediane Zeit zur Detektion einer möglichen Blutungsquelle allerdings sehr lange ist (bis zu 35 h), ist auch dieses Verfahren nicht zur Diagnostik von akuten gastrointestinalen Blutungen geeignet. Sollte eine gastrointestinale Blutung nach der Ausschöpfung der diagnostischen Möglichkeiten nicht detektierbar sein, so sind weiterhin als Ultima Ratio die operative Diagnostik und Therapie anzusehen. Hier ist ggf. eine intraoperative Endoskopie hilfreich und notwendig.

> **?** **Was sind mögliche Therapieoptionen bei einer endoskopisch nicht stillbaren Blutung?**

Sind eine endoskopische Therapie und somit Blutstillung einer oberen oder unteren gastrointestinalen Blutung nicht erfolgreich, so bestehen v.a. 2 weitere therapeutische Möglichkeiten: die Embolisation durch eine Angiografie oder operative Verfahren. Bei etwa 5–10 % der Patienten mit einer gastrointestinalen Blutung gelingt kein endoskopischer Stillstand der Blutung, bei unteren gastrointestinalen Blutungen in deutlich mehr Fällen.

Die **endovaskulär interventionelle Diagnostik und Therapie** haben ihren Vorteil bei einer massiven Hämorrhagie [Mensel et al. 2012]. In Zentren, welche viel Erfahrung mit der selektiven angiografischen Embolisation haben, werden v.a. Patienten mit einer massiven, endoskopisch nicht stillbaren Blutung oder einer hämodynamischen Instabilität der Radiologie vorgestellt. Vor allem Patienten mit einem sehr hohen operativen Risiko aufgrund von Komorbiditäten können von dieser Prozedur profitieren, indem eine primäre Operation vermieden wird (s. auch Abb. 150).

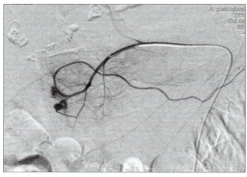 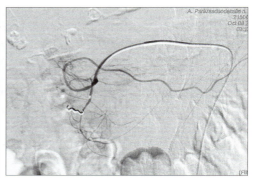

Abb. 150: Angiografie bei einer oberen gastrointestinalen Blutung. **Links:** selektive Darstellung der A. gastroduodenalis mit Austritt von Kontrastmittel in das Darmlumen. **Rechts:** Befund nach der Embolisation

Vor allem interventionell (endoskopisch oder angiografisch) nicht beherrschbare Blutungen werden einer **operativen Therapie** zugeführt. Diesbezüglich handelt es sich um Notfalloperationen, welche am häufigsten bei blutenden Ulzera des Duodenums durchgeführt werden. Eine mögliche Indikation für eine Operation durch den Chirurgen wird gestellt bei:
- Akut nicht stillbaren Blutungen (kontinuierlicher Blutung über 72 h)
- Rezidivierendem Auftreten (signifikanter Rezidivblutung innerhalb 1 Wo.)
- Prognostisch ungünstiger Lage (Hinterwand Bulbus duodeni)
- Erythrozytenmassentransfusionen (Transfusionsbedarf über 6 Einheiten Blut in 24 h)

Die am häufigsten durchgeführten Operationen (> 50%) bei einer oberen gastrointestinalen Blutung ist hierbei der nicht resezierende Eingriff. Hierbei wird das Ulkus offen chirurgisch umstochen und das zuführende Gefäß ligiert. Die Komplikationsrate ist bei diesem, vergleichbar zu den anderen Operationen, kleinen Eingriff deutlich geringer. Allerdings zeigt sich in Studien hier eine überproportional hohe Nachblutungsrate. Weitere mögliche Operationen bei oberen gastrointestinalen Blutungen sind die Billroth-II-Resektion, die Billroth-I-Operation, atypische Magenresektionen oder Gastrektomien (s. Tab. 143).

Tab. 143: Chirurgische Therapie oberer GI-Blutungen

Nicht resezierende Verfahren	50%
Billroth II	32%
Billroth I	4%
Atypische Magenresektion	4%
Gastrektomie	3%

Die bei einer Blutung des unteren Gastrointestinaltrakts am häufigsten durchgeführte Operation ist die Resektion des Colon sigmoideum, gefolgt von Dünndarmsegmentresektionen, Hemikolektomie links, subtotaler Kolektomie, Hemikolektomie rechts und der Rektumresektion (s. Tab. 144).

Mögliche Komplikationen nach einer Operation sind sehr weitreichend und aufgrund des kritischen Zustandes des Patienten nicht selten (höherer ASA-Score, stattgehabte Transfusionen, schlechte Gerinnungssituation). Am häufigsten wird über eine Pneumonie oder eine Rezidivblutung, ein akutes Nierenversagen, Sepsis, myokardiale Ischämie, Multiorganversagen oder Aspiration berichtet. Die genannten Komplikationen treten bei Operationen des oberen Gastrointestinaltrakts häufiger auf. Ein schlechteres Outcome haben v.a. Patienten mit einer postoperativen Beatmungspflicht, einem Aufenthalt auf der Intensivstation von über 7 Tagen, einer Rezidivblutung, einer oder mehrerer Revisionsoperationen oder die eine Transfusion von 10 oder mehr Blutkonserven erhalten haben. Zusammenfassend lässt sich sagen, dass die Mortalität nach einem operativen Eingriff bei einer gastrointestinalen Blutung bei etwa 22,5% liegt. Hierbei muss aber berücksichtigt werden, dass die Mortalität auch von der Größe des durchgeführten Eingriffs abhängt [Czymek et al. 2010, 2012]. Vergleicht man die Rate von Rezidivblutungen und die Mortalität, so zeigen mehrere Studien keinen signifikanten Unterschied zwischen der operativen und der endovaskulär interventionellen Therapie [Lagner et al. 2008].

Tab. 144: Chirurgische Therapie unterer GI-Blutungen

Resektion Colon sigmoideum	27%
Dünndarmsegmentresektion	19%
Hemikolektomie links	18%
Subtotale Kolektomie	16%
Hemikolektomie rechts	11%
Rektumresektion	2%

Wie hoch ist das Risiko einer Rezidivblutung?

Das Risiko einer erneuten Blutung nach primär erfolgter endoskopischer Blutstillung kann abgeschätzt werden und ist entscheidend für die weitere mögliche Diagnostik und Therapie (Second-look-Endoskopie?) sowie für die Abschätzung der Prognose. Bei einer Rezidivblutung liegt die Mortalität bei 30–37%. Etwa 90% der Rezidivblutungen treten 2–3 Tage nach der Erstblutung auf. Verschiedene Faktoren beeinflussen das Risiko einer Rezidivblutung. Ein hohes Alter des Patienten, eine bestehende hämodynamische Instabilität bis hin zu einem Schock sowie vorhandene Komorbiditäten (KHK, renale und hepatische Erkrankungen, simultane Krebserkrankungen) erhöhen das Risiko. Ebenso ist das Risiko einer erneuten Blutung erhöht bei Gerinnungsstörungen oder einer notwendigen Antikoagulation. Aber auch durch das endoskopische Erscheinungsbild nach Forrest und durch die Lage und die Größe der Läsion und den Blutungseigenschaften kann das Rezidivblutungsrisiko abgeschätzt werden [Katschinski et al. 1994; Barkun et al. 2010].

- **Lage** der Blutung: Akute Blutungen an der Hinterwand des Bulbus duodeni und an der Angulusfalte des Magens haben ein hohes Risiko für Rezidivblutungen.
- **Größe** der Läsion: Ein Ulkus über 2 cm Größe ist ein ungünstiger Prognosefaktor für eine Rezidivblutung.
- **Aktive Blutung**: Das Rezidivblutungsrisiko liegt bei 90%.
- **Gefäßstumpf ohne aktive Blutung (Forrest IIa)**: Rezidivblutungsrisiko 50%. Sichtbar wird der Gefäßstumpf durch eine Erhabenheit, welche nicht abgespült werden kann, oder durch die Möglichkeit einer endoskopischen Duplexsonografie.
- **Anhaftendes Koagel**: Rezidivblutungsrisiko 25–30%. Es sollte, wenn das Abspülen nicht gelingt, nach der Unterspritzung entfernt und das Gefäß mit einem Endoclip versorgt werden.

Diese 3 zuletzt genannten endoskopischen Blutungsnachweise zählen zu den Hochrisikofaktoren einer erneuten Blutung (s. auch Tab. 145). Bei folgenden Erscheinungsbildern ist das Risiko deutlich geringer:
- **Hämatin** oder „Spot" am Ulkusgrund: Rezidivblutungsrisiko 7–10%. Hierbei handelt es sich um eine stattgehabte Blutung mit noch vorhandenem Hämatin oder einem abheilenden Gefäßstumpf.
- **Fibrinbelegtes Ulkus** ohne Blutungszeichen: Rezidivblutungsrisiko 3–5%.

Tab. 145: Risiko einer Rezidivblutung

Einteilung nach Forrest	Rezidivblutungsrisiko innerhalb der ersten 24 h bei medikamentöser Therapie in %
Ia: aktive arterielle Blutung	90
Ib: sickernde Blutung ohne sichtbares Gefäß	10–20
IIa: nicht blutendes sichtbares Gefäß	50
IIb: anhaftendes Koagel	25–30
IIc: Hämatin	7–10
III: unauffälliger Ulkusgrund	3–5

? Welche Faktoren Beeinflussen die Letalität nach einer GI-Blutung?

Die Letalität und die Prognose v.a. der oberen gastrointestinalen Blutung werden von verschiedenen Faktoren beeinflusst. Prognostische Modelle, wie sie bei der oberen gastrointestinalen Blutung existieren, gibt es für die untere gastrointestinale Blutung nicht.

Der Blatchford Score (s. Tab. 146) kann zur Abschätzung der risikostratefizierten Letalität vor einer Endoskopie und somit bei Aufnahme des Patienten eingesetzt werden. Hiernach haben Patienten mit einem initialen Schock, einer Niereninsuffizienz, einem niedrigen initialen Hb und vorhandenen Komorbiditäten eine schlechtere Prognose [Blatchford, Murray, Blatchford 2000]. Weiterhin kann mithilfe des Rockall Score (s. Tab. 147) nach einer Endoskopie die Prognose des Patienten abgeschätzt werden.

Hier wird neben einem hämorrhagischen Schock und vorhandenen Komorbiditäten auch das Alter des Patienten berücksichtigt. Patienten über dem 65. Lebensjahr haben eine schlechtere Prognose. Zusätzlich spielt der endoskopische Untersuchungsbefund eine entscheidende Rolle. Ösophagusvarizenblutungen, Karzinome, aktive Blutungen und (nicht im Score berücksichtigt) ein Ulkus über 2 cm sowie in einer ungünstigen Lage (Bulbushinterwand) wirken sich ungünstig auf die Prognose aus [Rockall et al. 1996]. Zusätzlich verschlechtern eine Rezidivblutung und eine bereits bestehende Hospitalisierung die Prognose des Patienten. Patienten mit einer Rezidivblutung haben ein höheres Risiko für eine Notfalloperation (1,3%) und eine höhere 30-Tage-Letalität (4,5%). Auch die chirurgische Letalität ist bei einer Notfalloperation im Gegensatz zu einer elektiven Operation erhöht. Vor allem eine notwendige Antikoagulation, die postoperative Beatmung und ein Aufenthalt auf der Intensivstation über 7 Tage verschlechtern die Prognose des Patienten. Patienten auf einer Intensivstation mit einer gastrointestinalen Blutung haben eine deutlich höhere Letalität als Patienten auf der Intensivstation ohne gastrointestinale Blutung (49% vs. 9%) [Cook et al. 1994].

Patienten mit einer unteren gastrointestinalen Blutung haben eine ungünstige Prognose, wenn es sich um eine schwere und anhaltende Blutung handelt (positiver Schockindex, per-

Gastrointestinale Blutung

Tab. 146: Blatchford Score (bei Aufnahme)

		Punkte
Blutdruck	100–109 mmHg	1
	90–99 mmHg	2
	< 90 mmHg	3
Harnstoff	40–47 mg/dl	2
	48–59 mg/dl	3
	60–149 mg/dl	4
	> 150 mg/dl	6
Hämoglobin	Männer | Frauen	1
	12–12,9 g/dl | 10–11,9 g/dl	3
	10,0–11,9 g/dl	6
	< 10,0 g/dl | < 10,0 g/dl	
Anderes	Herzfrequenz > 100/min	1
	Meläna	1
	Synkope	2
	Lebererkrankung	2
	Herzinsuffizienz	2

Je höher der Score, desto höher das Risiko (Cut-Off 2)

Tab. 147: Rockall Score

		Punkte
Alter	< 60 Jahre	0
	60–79 Jahre	1
	> 80 Jahre	2
Schock	HF > 100/min	1
	Systolischer RR < 100 mmHg	2
Komorbidität	KHK, schwere Erkrankung	2
	Nieren-/Leberversagen, Neoplasie	3
Endoskopie	Keine Läsionen, Mallory-Weiss	0
	Ulkus, Erosionen, Ösophagitis	1
	Karzinom des GI-Trakts	2
Aktive Hämorrhagie	Saubere Ulkusbasis, flach pigmentiert	0
	Blut im oberen GI-Trakt, aktive Blutung	2
	Sichtbares Gefäß, Clot	

Niedriges Risiko bei Score < 2

sistierender perinanaler Blutabgang). Unabhängige Risikofaktoren sind allerdings auch hier vorhandene Komorbiditäten und Komedikationen [Velayos et al. 2004].

? Wie vermeide ich gastrointestinale Blutungen?
Bei jedem Patienten sollten mögliche Risikofaktoren, wie die Einnahme von NSAR, geprüft und während der Endoskopie bei einer oberen gastrointestinalen Blutung eine Probenentnahme für die Untersuchung auf Helicobacter pylori erfolgen.

Adjuvante medikamentöse Therapie. Die adjuvante medikamentöse Therapie mit einem Protonenpumpenblocker sollte aufgrund potenzieller Nebenwirkungen nicht über lange Zeit bei jedem Patienten erfolgen. Hier steht v.a. durch die Säurereduktion im Magen die bakterielle Fehlbesiedlung im Vordergrund (bakterielle Diarrhöen, Infektionen mit Salmonellen und Clostridien). Bei leberzirrhostischen Patienten sind die Rate an spontan bakteriellen Peritonitiden und das Risiko für ein hepatorenales Syndrom erhöht. Aus diesen Gründen sollte eine Ulkusrezidivprophylaxe mit Protonenpumpeninhibitoren selektiv erfolgen. Indikationen für eine Langzeittherapie bei oberen gastrointestinalen Blutungen bestehen für:

- Patienten mit einer längerfristigen notwendigen Einnahme von NSAR und einem der folgenden Risikofaktoren: männlich, Alter > 60 Jahre, frühere gastrointestinale Blutung oder Ulzera
- Längerfristige Therapie mit ASS bei einer gastrointestinalen Blutung
- ASS und NSAR in Kombination
- NSAR und Steroide in Kombination
- Rezidivblutungen
- Idiopathische Ulzera

Um eine Rezidivblutung zu vermeiden, sollte das primäre Absetzen der NSAR erfolgen. Ist dies nicht möglich, so sollte die Einnahme von NSAR nur in der Kombination mit einem Protonenpumpenblocker erfolgen.

Patienten auf der Intensivstation. Nicht bei allen Patienten auf der Intensivstation muss eine prophylaktische Gabe von Protonenpumpenblockern erfolgen. Eine Indikation für eine Stressulkusprophylaxe besteht bei Patienten mit signifikanten Risikofaktoren, wie einer Beatmungspflicht über 48 h und einer Koagulopathie. Bedingt durch den Pathomechanismus einer oberen gastrointestinalen Blutung bei Patienten auf der Intensivstation sollte sich die Prophylaxe bei Patienten ohne Risikofaktoren auf die Vermeidung einer Hypotension und die frühe enterale Ernährung konzentrieren. Ebenso können durch eine tiefere Sedierung möglicher Stress und die damit verbundenen Stressulzera vermieden werden.

Helicobacter-pylori-Eradikation. 50–70% der blutenden Magenulzera und 70–90% der blutenden Duodenalulzera sind mit Helicobacter pylori assoziiert. Somit sollte bei jeder oberen gastrointestinalen Blutung die histopathologische Untersuchung auf Helicobacter pylori erfolgen. Häufig zeigen sich bei akuten Blutungen allerdings falschnegative Ergebnisse. Da die Eradikation von Helicobacter pylori allerdings signifikant die Rate von Rezidivblutungen senkt (von 10% ohne Eradikation auf 1% mit Eradikation), sollte bei einem negativen Ergebnis ggf. eine Kontrollbiopsie nach Abklingen der akuten Blutung oder die Diagnostik mit einem anderen nichtinvasiven Test (z.B. Atemtest) erfolgen [Barkun et al. 2010]. Die Therapie erfolgt bei einem positiven Nachweis durch die Kombination aus einem Protonenpumpenblocker sowie Antibiotika über 7 Tage. Bei Patienten auf der Intensivstation liegt kein Vorteil in der intravenösen Gabe. Hier kann somit mit der Eradikationstherapie mit Beginn der oralen Nahrungsaufnahme begonnen werden. Hier sollte zwischenzeitlich die profunde Säurehemmung im Vordergrund stehen. Eine Kontrolle des Therapie-Erfolges sollte nach 4 Wo. nach Beendigung der Therapie durch eine Kontrollendoskopie oder einen Atemtest erfolgen (s. Tab. 148).

Tab. 148: Eradikationstherapie bei Helicobacter pylori

Italienische Tripeltherapie	Französische Tripeltherapie
Pantoprazol 40 mg 1-0-1	Pantoprazol 40 mg 1-0-1
Clarithromycin 250–500 mg 1-0-1	Clarithromycin 250–500 mg 1-0-1
Metronidazol 400–500 mg 1-0-1	Amoxicillin 1000 mg 1-0-1

Ösophagusvarizen. Patienten mit einer Ösophagusvarizenblutung sollten nach einer primären Versorgung eine Rezidivprophylaxe erhalten, da das erneut Blutungsrisiko bei diesen Patienten deutlich erhöht ist. Gelegentlich gelingt die primäre Blutstillung lediglich mit einer Sklerotherapie. Ist dies der Fall, so sollte in einer zweiten Sitzung die Gummibandligatur der Varizen (Methode der Wahl) erfolgen. Auch bei Patienten mit bekannten Ösophagusvarizen, aber ohne Anzeichen für eine obere gastrointestinale Blutung, sollte eine Screeningendoskopie und ggf. die prophylaktische Gummibandligatur erfolgen. Dies ist indiziert bei großen Varizen (Grad 2 und 3), red colour signs oder einem fortgeschrittenen Child-Stadium. Zusätzlich sollte der gesteigerte portalvenöse Druck gesenkt werden, um das Rezidivrisiko zu verringern. Durch die nichtselektive Betablockade mit Propanolol kommt es zu einer portalen Drucksenkung durch eine Vasokonstriktion. Bei Kontraindikationen oder Nebenwirkungen kann die Prophylaxe mit Nitraten erfolgen. Sollte trotz dieser endoskopischen und medikamentösen Maßnahmen der portalvenöse Druck nicht zu senken sein, so ist ein portosystemischer Shunt (transjuguläre intrahepatische portosystemische Stent-Shunt, TIPS) möglich. Zu beachten ist hier die Enzephalopathie als Nebenwirkung und relative Kontraindikation.

Untere gastrointestinale Blutung. Signifikante Risikofaktoren für eine untere gastrointestinale Blutung sind die Einnahme von NSAR, Aspirin oder die Gabe von Heparinen. Somit reduziert das mögliche Absetzen dieser Medikamente das Risiko einer unteren gastrointestinalen Blutung oder das Risiko einer Rezidivblutung [Hreinsson et al. 2012]. Bei Blutungen distal des Treitzschen Bandes werden nach einer stattgehabten Blutung häufig Operationen als Sekundärprophylaxe durchgeführt. Als Beispiel kommen hier die Operation nach Milligan-Morgan bei Hämorrhoiden, die Sigmaresektion bei rezidivierenden blutenden Sigmadivertikeln oder die Darmresektion bei einem Kolonkarzinom infrage.

? Wie ist das Vorgehen bei einer Ulkusblutung im Bereich des oberen Gastrointestinaltrakts?

Siehe Abbildung 151

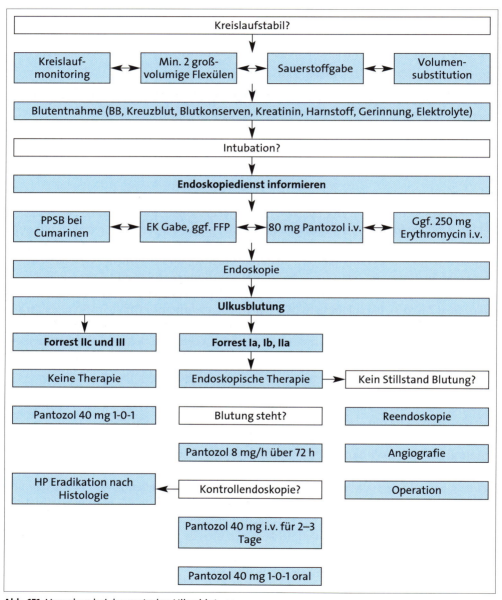

Abb. 151: Vorgehen bei der gastralen Ulkusblutung

Gastrointestinale Blutung

? Wie ist das Vorgehen bei einer Ösophagusvarizenblutung?
Siehe Abbildung 152

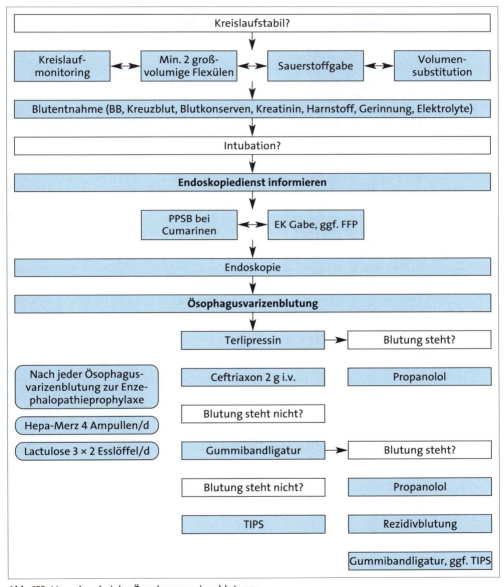

Abb. 152: Vorgehen bei der Ösophagusvarizenblutung

Literatur

Barkun AN et al., International Consensus Recommendations on the management of patients with nonvariceal upper gastrointestinale bleeding. Annals of internal medicine (2010), 152, 101–113

Blatchford O, Murray WR, Blatchford M, A risk score to predict need for treatment for upper gastrointestinale haemorrhage. The Lancet (2000), 356, 9238, 1318–1321

Chiu PW et al., Effect of scheduled second therapeutic endoscopy on peptic ulcer rebleeding: a prospective randomised trial. Gut (2003), 52(10), 1403–1407

Cook DJ et al., Risk factors for gastrointestinal bleeding in critically ill patients. Canadian Critical Care Trials Group. N Engl J Med (1994), 330, 377–381

Czymek R et al., Die Operation als Notfalltherapie bei akuter gastrointestinaler Blutung. Chirurg (2010), 81, 922–927

Czymek R et al., Surgical management of acute upper gastrointestinal bleeding: still a major challenge. Hepatogastroenterology (2012), 59(115), 768–773

Fennerty MB, Pathophysiology oft the upper gastrointestinal tract in the critically ill patient: Rationale fort he therapeutic benefit of acid suppression. Crit Care Med (2002), 30, 6

Frisoli JK, Sze DY, Kee S, Transcatheter embolization for the treatment of upper gastrointestinal bleeding. Tech Vasc Interv Radiol (2004), 7(3), 136–142

Hreinsson JP et al., Lower gastrointestinal bleeding: incidence, etiology and outcomes in a populated-based setting. European Journal of Gastroenterology & Hepatology (2012) [Epub ahead of print]

Katschinski B et al., Prognostic factors in upper gastrointestinal bleeding. Dig Dis Sci (1994), 39, 706–712

Klebl FH, Gastrointestinale Blutungen bei Intensivpatienten. Intensivmedizin (2010), 47, 260–265

Lagner I et al., Acute upper gastrointestinal hemorrhage: is a radiolical interventional approach an alternative to emergency surgery? Emerg Radiol (2008), 15(6), 413–419

Laine L, Jensen DM, Management of patients with ulcer bleeding. Am J Gastroenterol (2012), 107(3), 345–360

Mensel B et al., Selective microcoil embolization of arterial gastrointestinal bleeding in the acute situation: outcome, complications, and factors affecting treatment success. Eur J Gastroenterol Hepatol (2012), 24(2), 155–163

Rockall TA et al., Risk assessment after acute upper gastrointestinal bleeding. Gut (1996), 38(3), 316–321

Romaric FL et al., Recent advances in endovascular techniques for management of acute nonvariceal upper gastrointestinal bleeding. World Journal of Gastrointestinale Surgery (2011), 3(7), 89–100

Scheffel H et al., Akute gastrointestinale Blutung – Diagnose der Computertomographie. Praxis (2011), 100(12), 707–713

Sreedharan A et al., Proton pump inhibitor treatment initiated prior to endoscopic diagnosis in upper gastrointestinal bleeding. Cochrane Database Syst Rev (2010), 7(7)

Steinberg KP, Stress-related mucosal disease in the critically ill patient: Risk factors and strategies to prevent stress-related bleeding in the intensive care unit. Crit Care Med (2002), 30, 6

Stollmann N, Metz DC, Pathophysiology and prophylaxis of stress ulcer in intensive care unit patients. Journal of critical Care (2005), 20, 35–45

Velayos FS et al., Early predictors of severe lower gastrointestinal bleeding and adverse outcomes, a prospective study. Clin Gastroenterol Hepatol (2004), 2(6), 485–490

Van Leerdam ME, Epidemiology of acute upper gastrointestinal bleeding. Best Practice & Research Clinical Gastroenterology (2008), 22, 2, 209–224

Polytrauma

Bernd Donaubauer

? Beschreiben Sie die verschiedenen Phasen in der Rettungskette eines Polytraumatisierten.

Die Versorgung von Polytraumatisierten beginnt mit der präklinischen Behandlung durch den Rettungsdienst bzw. Notarzt. Der Patient wird dann (möglicherweise durch ein anderes Team) in eine Klinik transportiert, wo die initiale klinische Phase typischerweise mit dem Schockraummanagement beginnt. Daran schließen sich die primäre und weitere operative Phasen und die Intensivtherapie an. Letztlich wird die Behandlung durch Rehabilitationsmaßnahmen abgeschlossen. Um ein optimales Behandlungsergebnis zu erreichen, muss jede dieser Ketten in der Versorgung eines Polytraumatisierten optimal funktionieren. Eine sehr große Bedeutung kommt dabei den Schnittstellen zu, die zwischen jeder dieser Phase entstehen. Eine systematische Übergabe mit einer den Patienten begleitenden Dokumentation ist dabei unverzichtbar.

? Was ist das ATLS-Konzept?

ATLS (Advanced Trauma Life Support) beschreibt einen Algorithmus in der Erstversorgung von Schwerverletzten. Dabei wird eine systematische Abfolge von Untersuchung und Behandlung nach einem ABCDE-Schema durchgeführt. Das Konzept impliziert eine Priorisierung nach vital bedrohlichen Verletzungen und ist mittlerweile weltweit verbreitet.

ABCDE-Schema:
- A (Airway): Freihalten der Luftwege unter Schutz der Halswirbelsäule
- B (Breathing): Atmung und Beatmung, effektive Ventilation
- C (Circulation): Kreislaufmanagement und Blutungskontrolle
- D (Disability): Erfassung neurologischer Störungen
- E (Exposure and Environment): Entkleidung des Patienten mit Vermeiden von Auskühlen

Die einzelnen zu erhebenden Untersuchungsbefunde und therapeutische Interventionen zeigt Tabelle 149.

Eine wichtige Rolle spielt beim ATLS-Konzept die Reevaluation bei klinischer Verschlechterung des Patienten oder bei Übergaben.

? Wie gehen Sie bei der Übernahme eines Polytraumatisierten auf die Intensivstation vor?

Direkt bei Übernahme sollte der Zustand des Patienten nach dem ABCDE-Schema reevaluiert werden. Nach der primären Untersuchung schließt sich der sog. secondary survey an, bei dem der Patient erneut, allerdings von Kopf bis Fuß, auf Verletzungen untersucht wird.

Bei bestehenden vital bedrohlichen Zuständen sollte Gewissheit über die Ursache und das Behandlungskonzept bestehen. Patienten, die z.B. eine von außen nicht stillbare Blutung haben, sind auf der Intensivstation nicht optimal versorgt, sondern müssen chirurgisch oder interventionell behandelt werden.

Tab. 149: Komponenten der Erstversorgung nach ATLS. Eine wichtige Rolle spielt beim ATLS-Konzept die Reevaluation bei klinischer Verschlechterung des Patienten oder bei Übergaben.

A-Airway	
Auskultationsbefund Pulmo	Sicherung Atemweg
SpO_2	Intubation
$etCO_2$ bei beatmeten Patienten	Difficult airway management
Stiff neck (falls nicht vorhanden)	
B-Breathing	
FAST Thorax	Maschinelle Beatmung
BGA, paO_2, pH, $paCO_2$	Absaugung
$etCO_2$ bei beatmeten Patienten	Anlage Thoraxdrainagen
C-Circulation	
Puls tastbar, HF, erster RR, Zentralisation	Anlage großlumiger i.v. Zugänge/Shaldon
FAST: Herz + Perikard + Abdomen	Anlage invasive Blutdruckmessung
Invasiver RR	Kompression (bei offenen Blutungen)
BGA: Hb	Volumentherapie
BGA: Laktat	Transfusionen
BGA: BE	Gerinnungspräparate/Cyklokapron
	Anlage Beckenzwinge
D-Disability	
BGA: Blutzucker	Hirndrucksonde (i.d.R. auf ITS/im OP)
Pupillenstatus	
CT	
E-Environment	
Temperaturmessung	Anlage Blasenkatheter
Vermeidung von Hypothermie	Warme Decken, Bair Hugger

Meistens konnten bis zur Aufnahme auf die Intensivstation viele Informationen über den Patienten gesammelt werden, die nun systematisch geordnet und dokumentiert werden müssen:
- Unfallhergang, -mechanismus
- Primärversorgung (initialer GCS, Vitalzeichen am Unfallort und im Verlauf)
- Status bei Übernahme im Schockraum (GCS, Pupillen, kardiopulmonal, Bodycheck, FAST, BGA)
- Durchgeführte diagnostische und therapeutische Maßnahmen, evtl. Ergebnisse
- Schockraumteam und Traumaleader (für spätere Rückfragen essentiell)

Nun sollte in Absprache mit dem Traumaleader das Prozedere festgelegt werden: notwendige ergänzende diagnostische und therapeutische Maßnahmen, ausstehende Operationen, Kontakt Angehörige/Hausarzt, Eigen-/Fremdanamnese, ggf. frühere Klinikaufenthalte/Patientenunterlagen.

Polytrauma

? Nennen Sie typische Verletzungen, die bei der Erstversorgung übersehen werden können.

- Kompartmentsyndrome
- Gefäßläsionen
- Zwerchfellruptur
- Periphere Frakturen
- Perineale Verletzungen (einschl. Rektum- und Scheidenverletzungen)
- Karotis-/Vertebralisdissektionen (Gefäßdarstellung mittels CT-Angiografie)

Verletzungen, die per se nicht vital bedrohlich sind, spielen in der Primärversorgung von Polytraumatisierten oft eine untergeordnete Rolle und können übersehen werden. Da sie aber im Verlauf zu Komplikationen bzw. für den Patienten entscheidenden Funktionseinschränkungen führen können, sollte spätestens nach Stabilisierung daran gedacht und der Patient erneut eingehend untersucht werden.

? Welches Monitoring ist bei Polytraumatisierten nötig?

Polytraumatisierte sollten wie andere Intensivpatienten entsprechend dem klinischen Zustand überwacht werden. Selbstverständlich ist ein Basismonitoring aus EKG, RR, SpO$_2$ und regelmäßige klinische Untersuchung. Je nach Verletzungsmuster sollte das Monitoring erweitert werden:

- Invasive RR-Messung bei maschineller Beatmung/kardiopulmonaler Instabilität/Schock oder bestehender aktiver Blutung bzw. Blutungsrisiko
- ICP-Monitoring (liberale Indikation bei Vorliegen eines SHT und klinisch nicht beurteilbaren Patienten)
- Sonografische Verlaufskontrollen (typischerweise zum Ausschluss sekundärer Rupturen parenchymatöser Organe)
- Röntgen-Thorax bei beatmeten Patienten/Thoraxtrauma/Lungenkontusion
- Laborkontrollen (bei Blutungen/Blutungsrisiko engmaschige BGA-Kontrollen, ggf. POC-Gerinnungsdiagnostik, sonst Routinelabor inkl. Myoglobin)

? Welche Scoringsysteme kennen Sie und welchen Nutzen haben sie?

AIS: Beim AIS (Abbreviated Injury Score) werden die Verletzungen verschiedener Körperregionen einzeln beurteilt und einer Verletzungsschwere zugeordnet (s. Tab. 150).

Tab. 150: Schweregrad der Verletzung beim AIS

0	Unverletzt
1	Gering
2	Ernsthaft
3	Schwer
4	Sehr schwer
5	Kritisch
6	Maximal (nicht behandelbar)

Die Körperregionen sind im Einzelnen: Kopf, Gesicht und Gesichtsschädel, Hals, Brustkorb, Bauchraum, Rückenmark, Arme (einschließlich Schulter), Beine (einschließlich Hüfte und Beckenknochen).

ISS: Der Injury Severity Score beschreibt die Schwere der Verletzung der 3 am schwersten verletzten Organsysteme. Der dabei verwendete AIS (Score 0–6) wird quadriert und addiert. Ist ein Organsystem so schwer verletzt, dass es mit dem Leben nicht vereinbar ist, ist der ISS = 75, der höchste erzielbare Wert. Ein ISS > 16 definiert im internationalen Sprachgebrauch ein major trauma. Der ISS ist weit verbreitet zur Beurteilung der Verletzungsschwere beim Polytrauma und kann gut mit dem Outcome korreliert werden.

GCS: Die Glasgow Coma Scale dient zur Klassifikation des Schädel-Hirn-Traumas und ist ein Summenscore von 3 neurologischen Befunden (Augen öffnen, beste motorische Antwort, beste verbale Antwort). Der GCS ist sowohl für die Initialphase wichtig (z.B. Intubationsindikation) als auch ein wichtiger Verlaufsparameter und kann Werte zwischen 3–15 betragen.

PTS: Der in Hannover entwickelte Polytraumaschlüssel ist eine anatomisch orientierte Klassifikation der Verletzungen (Schädel, Thorax, Abdomen, Becken/Wirbelsäule, Extremitäten), die zusammen mit dem Alter einen Summenscore ergeben, aus dem eine erwartete Letalität abgeleitet werden kann.

RTS: Beim Revised Trauma Score handelt es sich um ein System, bei dem nicht primär die anatomischen Verletzungen, sondern physiologische Effekte auf die Vitalzeichen bewertet werden. Neben dem GCS gehen systolischer Blutdruck und Atemfrequenz in die Bewertung ein (Score jeweils zwischen 0 und 4, Summenscore zwischen 0 und 12).

Scoringsysteme helfen, die Verletzungsschwere eines Schwerverletzten zu quantifizieren und das Outcome abzuschätzen. Damit ist auch ein Vergleich zwischen verschiedenen Zentren möglich, wie er z.B. durch das DGU-Traumaregister vorgenommen wird. Neben dem GCS zählt sicherlich der ISS zu den wichtigsten und am häufigsten angewendeten Traumascores.

? Was ist unter dem Begriff „damage control surgery" zu verstehen?

Der Begriff damage control surgery beschreibt eine chirurgische Taktik, operative Eingriffe in der Initialphase des Traumas auf das Notwendigste zu beschränken, um zusätzliche Belastungen für den Patienten zu verringern. Dabei werden oft chirurgische Verfahren angewandt, die wenig invasiv sind und einen geringen operativen Gewebeschaden verursachen, oft aber im Verlauf durch endgültige Behandlungsverfahren abgelöst werden müssen. Typisches Beispiel ist das packing schwer stillbarer Blutungen durch Kompression mit Bauchtüchern oder die externe Stabilisierung von Frakturen mittels Fixateur externe. Siehe Abbildung 153.

? Benennen Sie die wesentlichen Ursachen und Therapiestrategien bei Gerinnungsstörungen beim schweren Trauma.

Gerinnungsstörungen haben bei Polytraumatisierten eine hohe Inzidenz und sind meist multifaktoriell begründet. Die wesentlichen Pathomechanismen sind: Verbrauchs-, Verlust- und Verdünnungskoagulopathie, häufig aggraviert durch Hypothermie. Kommt es zum hämorrhagischen Schock, so ergibt sich die gefährliche Kombination von Koagulopathie, Azidose und Hypothermie, die häufig fatal endet (letale Trias).

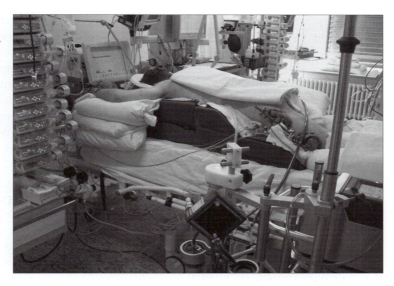

Abb. 153: Polytraumatisierter Patient mit schwerem akutem Lungenversagen und ECMO-Therapie, bei dem eine Oberschenkelschaftfraktur bettseitig mittels Fixateur extern versorgt wurde, um eine Lagerungstherapie zu ermöglichen

Die Therapiestrategie umfasst daher zunächst Optimierung der Rahmenbedingungen:
- Normothermie (Vermeiden von Auskühlen, warme Decken, Bair Hugger, erwärmte Infusionen und Transfusionen, RIS-Systeme, Heizspirale)
- Normoventilation und ausgeglichener Säure-Basen-Status (Ausnahme bei drohender zerebraler Herniation)
- Frühzeitige Laboranalysen (Hb, Thrombozyten, Quick/INR, PTT, Fibrinogen, Reptilasezeit, ggf. POC-Analyse durch ROTEM)
- Beurteilung der Schockschwere durch Laktat und Basendefizit u.a. zur Abschätzung des Transfusionstriggers
- Information der Blutbank und Bereitstellung ausreichender Blutprodukte (z.B. 6–10 EK/FFP, 1–2 TK)

Bei Vorliegen einer aktiven Blutung, bei Polytraumatisierten oder bei Patienten mit intrakraniellen Blutungen sollten die angestrebten Parameter hochnormal gehalten werden. Besondere Bedeutung hat beim Trauma die frühzeitige Gabe von Tranexamsäure und Fibrinogen.

Eine spezielle Therapiestrategie wird als permissive Hypotension bezeichnet. Darunter versteht man ein Tolerieren niedriger Blutdruckwerte (RR systolisch 80–90 mmHg) mit dem Ziel, die Nebenwirkungen einer Volumentherapie und damit eine Verstärkung der Blutung zu minimieren. In Studien konnte diese präklinisch angewandte Strategie v.a. bei penetrierenden Verletzungen Vorteile zeigen.

Die permissive Hypotension zusammen mit oben erwähnten Strategien zur Behandlung der Koagulopathie, Azidose und Hypothermie wird als Konzept unter dem Begriff „damage control resuscitation" zusammengefasst.

? Was müssen Sie bei Mittelgesichtsfrakturen beachten?

Laut Traumaregister haben ca. 15% der Polytraumatisierten auch Verletzungen des Gesichts. Obwohl bei jedem Schwerverletzten mit einem schwierigen Atemweg zu rechnen ist, sollte insbesondere bei Verletzungen des Mittelgesichts darauf besonders geachtet werden.

Fremdkörper, Blut, direkte Verletzung von Gesicht, Hals oder der oberen Atemwege, Ödeme und auch Verbrennungen oder thermische Verletzungen bei Rauchgasinhalation können Gründe sein für eine Verlegung der Atemwege oder für einen schwierigen Atemweg. In jedem Fall sollten Alternativen zur Atemwegssicherung in jeder Phase der Versorgung vorgehalten und auch auf der Intensivstation eine Kapnografie bereitgehalten werden, wenn der Atemweg gesichert oder daran manipuliert werden muss. Bei Problemen sollte frühzeitig Hilfe angefordert werden, auch, um im Bedarfsfall eine chirurgische Atemwegssicherung durchführen zu können. Ist im Verlauf wegen Verschwellung oder anderer Hindernisse der Atemweg als nicht mehr sicher einzustufen, ist eine chirurgische Tracheotomie induziert, eine Dilatationstracheotomie dagegen kontraindiziert.

? Welche Indikationen gibt es zur Durchführung eines MRT?

- Unklare Neurologie zur Feststellung eines diffusen Axonschadens
- Verletzung des Rückenmarks, Bandscheiben oder Bänder
- Strahlenhygiene (z.B. bei Kindern oder Schwangeren)

Bildgebende Methoden gehören von Beginn an zum Polytraumamanagement. Als wichtigste Primärdiagnostik zählt schon im Schockraum die Ultraschalluntersuchung, gefolgt von einer Mehrschicht-Spiral-CT-Untersuchung (bei allen vital bedrohten Patienten oder entsprechendem Unfallmechanismus).

MRT-Untersuchungen sollten in der Akutphase nur dann durchgeführt werden, wenn daraus therapeutische Konsequenzen entstehen. Insbesondere bei instabilen oder beatmeten Patienten können die Bedingungen (lange Untersuchungszeit, unzureichendes Equipment und Interventionsmöglichkeiten) zu einer Gefahr werden.

? Wann ist die Anlage einer Thoraxdrainage notwendig?

- Spannungspneumothorax
- Pneumothorax bei beatmeten Patienten
- Pneumothorax und geplanter (luftgebundener) Transport
- Hautemphysem
- Rippenserienfraktur, insbesondere bei dislozierten Rippen
- Herz-Kreislauf-Stillstand nach Trauma

Bei klinischen Zeichen eines Spannungspneumothoraxes (fehlendes Atemgeräusch, asymmetrische Thoraxexkursion, obere Einflussstauung, Kreislaufinstabilität, hohe Beatmungsdrücke) ist eine sofortige Entlastungspunktion mit einer großlumigen Kanüle indiziert. Da bei Polytraumatisierten aber immer von einem kombinierten Hämatopneumothorax ausgegangen werden sollte, ist meist die Anlage einer großlumigen Drainage nach Bülau notwendig.

? Welche Therapiestrategie gibt es bei einer persistierenden bronchopleuralen Fistel?

- Anwendung lungenprotektiver Beatmung mit möglichst niedrigen Atemwegsdrücken, wenn möglich Spontanatmung
- Bronchusblocker und selektiver Verschluss des zuführenden Lappenbronchus, ggf. Blutpatch und Fibrinverklebung
- Bei schwerer Gasaustauschstörung und hohen Beatmungsdrücken ggf. extrakorporale Verfahren und Deeskalation der Beatmung
- Chirurgische Rekonstruktion bei dislozierten Rippenfrakturen
- Operativer Fistelverschluss, Lungenteilresektion, Pleurodese oder Pneumektomie

? Nach Aufnahme eines Polytraumatisierten auf die Intensivstation und Durchsicht des Trauma-Spiral-CT fällt ein Mediastinalemphysem auf. Welche Maßnahmen müssen Sie ergreifen?

Meistens tritt ein Mediastinalemphysem bei einem schweren Thoraxtrauma zusammen mit einem Pneumothorax auf. Sollte dieser entlastet sein, müssen trotzdem weitere Verletzungen ausgeschlossen werden, insbesondere das Vorliegen einer Hohlorganperforation. Daher sollten eine Tracheo-/Bronchoskopie und Ösophago-/Gastroskopie durchgeführt werden. Wegen der weitreichenden Bedeutung der Befunde empfiehlt sich eine fachspezifische fachärztliche Untersuchung.

? Erläutern Sie die Bedeutung und Pathophysiologie der Lungenkontusion.

Lungenkontusionen sind die häufigsten Begleitverletzungen beim stumpfen Thoraxtrauma und haben erhebliche Bedeutung im intensivmedizinischen Verlauf. Polytraumatisierte Patienten mit Lungenkontusion zeigen i.d.R. eine längere Beatmungs- und ICU- bzw. Krankenhausaufenthaltsdauer. Pathophysiologisch kommt es beim Dezelerationstrauma (als häufigstem Traumamechanismus) zu Scherkräften zwischen dem starren Tracheobronchialsystem und dem parenchymatösen Lungengewebe. Dabei entstehen direkte Läsionen, die makroskopisch oder mikroskopisch sichtbar sind (Zerreißungen von Gefäßen, Bronchuseinriss, Hämorrhagie und Ödem als Folge inflammatorischer Reaktionen) und zu Funktionseinschränkungen im Sinne eines akuten Lungenversagens (posttraumatisches ARDS) führen können.

? Welche Therapiestrategien wenden Sie beim Vorliegen einer Lungenkontusion an?

Grundsätzlich sollten Patienten mit Lungenkontusion wegen einer möglichen Dynamik und klinischen Verschlechterung streng überwacht werden. Sind Patienten wach, sollte auch prophylaktisch eine Atemtherapie erfolgen, z.B. intermittierende nichtinvasive Beatmung bzw. High-Flow-CPAP (PEEP 8 cmH$_2$O).

Sind Patienten maschinell beatmet, sollte ein „Bundle" aus folgenden Maßnahmen erfolgen:
- Adäquater PEEP
- Lagerungstherapie (überdreht, Bauchlagerung; bei Kontraindikation Rotationsbett), Beatmungsstrategie i.S. einer lungenprotektiven Beatmung
- Rekrutierungsmanöver (in der Frühphase häufig erfolgreich, später überwiegen Nachteile)

- Bei maschineller Beatmung liberale Indikation zur Entlastung eines Pneumothorax
- Ausreichende Schmerztherapie (ggf. thorakaler PDK)
- Bronchialtoilette (wenn nötig, **Cave**: PEEP-Verlust!)
- Bei disloziertem Rippenserienfraktur mit persistierendem Pneumothorax/Blutung ist eine operative Stabilisierung der Rippen u.U. indiziert.
- Bei therapierefraktärer schwerer Gasaustauschstörung bzw. notwendiger sehr invasiver Beatmung sollte die Indikation für eine extrakorporale Lungenunterstützung geprüft und Kontakt mit einem ARDS-Zentrum aufgenommen werden.

? Wann sollten Patienten sekundär in ein Traumazentrum verlegt werden?

In vielen Regionen haben sich Krankenhäuser unterschiedlicher Versorgungsstufen zu einem Traumanetzwerk zusammengeschlossen.

Obwohl angestrebt wird, Patienten mit Polytrauma primär in einem Traumazentrum zu behandeln, ist dies oft aus medizinischen oder logistischen Gründen nicht möglich. Erfolgt die Primärbehandlung nicht in einem Traumazentrum, sollte über eine Sekundärverlegung nachgedacht werden. Im Weißbuch der DGU sind Kriterien zu finden, die eine Weiterverlegung in ein übergeordnetes Traumazentrum erfordern. Bespiele sind:
- Schweres SHT
- Penetrierendes SHT, Impressionsfrakturen
- Raumfordernde intrakranielle Blutung
- Gefäßverletzung Körperstamm
- Instabile Beckenringfrakturen
- Wirbelsäulenverletzungen mit neurologischem Defizit
- Schweres Thoraxtrauma mit Lungenverletzung
- Sepsis oder Multiorganversagen

Manche Kriterien sind nur gültig, wenn eine Versorgung nicht durchgehend gewährleistet werden kann. Die Kriterien sind als Vorschlag formuliert und sollten im jeweiligen Traumanetzwerk konsentiert und schriftlich niedergelegt werden.

Das Weißbuch fordert eine Primärversorgung nach dem ATLS-Standard. Das impliziert, dass Patienten nicht in einem kardiopulmonal bzw. hämodynamisch instabilen Zustand verlegt werden sollen.

? Nennen Sie Besonderheiten bei der Ernährung eines polytraumatisierten Patienten und erläutern Sie kurz die Hintergründe.

- Frühzeitige enterale Ernährung. Es ist gut belegt, dass hierdurch intestinale Funktionsstörungen reduziert und die Behandlungsergebnisse verbessert werden können. Kontraindikationen bestehen z.B. bei Bauchtrauma mit Darmläsion/Peritonitis, schwerem Schock oder Ileus.
- Höherer Energiebedarf. Insbesondere in der Reparationsphase, oft allerdings nach der Phase der Intensivtherapie, besteht bei Polytraumatisierten ein höherer Energiebedarf (20–30%). Speziell auch bei Fieber oder dem Vorliegen eines SIRS sollte ein zusätzlicher Mehrbedarf einkalkuliert werden. In Zweifelsfällen empfiehlt sich eine indirekte Kalorimetrie und ein laborchemisches Monitoring (TG, BZ, HST).

- Nüchternheitsphasen. Insbesondere bei wiederholten Operationen (mehrzeitige Versorgung komplizierter Frakturen) kommt es häufig zu Nüchternheitsphasen und damit zu einer Aggravierung einer möglichen Mangelernährung. Dies sollte beim Ernährungsstatus ggf. auch bei der operativen Planung berücksichtigt werden.
- Immunmodulierende Ernährung. In den letzten Jahren wurden viele wissenschaftliche Arbeiten zu Immunnutrition veröffentlicht, die bei speziellen Kollektiven Auswirkungen der Ernährung, z.B. mit Glutamin/Arginin, auf Beatmungsdauer, Infektionen, ICU- bzw. Krankenhausaufenthaltsdauer und Outcome untersucht haben.

? Beschreiben Sie die Stufentherapie zur Senkung eines erhöhten intrakraniellen Druckes.

- Basistherapie:
  - Tiefe Analgosedierung
  - Normoventilation
  - Normothermie (Vermeidung von Fieber)
  - OK-Hochlagerung, optimierte Kopflagerung
  - ICP-Messung (Ziel-CPP 50–70 mmHg; CPP = MAP – ICP)
- Erweiterte Therapie:
  - Liquordrainage
  - Hyperosmolare Substanzen (z.B. Mannitol, hypertone NaCl-Lösung)
  - Moderate Hyperventilation ($PaCO_2$ 30–35 mmHg)
  - Ultima Ratio: Dekompressionstrepanation

? Nach welchen Kriterien entscheiden Sie, wann im Verlauf notwendige Operationen (z.B. Verfahrenswechsel bei temporär extern fixierten Extremitätenverletzungen) durchgeführt werden können?

Prinzipiell sind Operationen immer möglich, speziell bei Polytraumatisierten sind Risiko oder mögliche Komplikationen mit zu berücksichtigen. Nach der initialen Versorgung nach dem Damage-control-Prinzip schließen sich im Verlauf häufig notwendige Operationen an. Neben dem aus chirurgischer Sicht optimalen Operationszeitpunkt und möglichen Nachteilen beim Verschieben der Operation sollte auch die Frage gestellt werden, ob die Situation des Patienten verbessert und damit Risiken minimiert werden können. Folgende Kriterien sollten dabei abgefragt werden:

- Akute Komplikationen
- SIRS/Sepsis, akuter Infekt
- Gasaustausch (ggf. intraoperative Beatmung mit Intensivrespirator, PEEP-Verlust vermeiden)
- Vulnerable Phase beim SHT (erhöhter ICP)
- Kreislauf- und Nierenfunktion
- Gerinnungsstörungen

? Welche Besonderheiten gibt es bei schwerverletzten Kindern?

Kinder verunfallen häufig im Alter von 11–15 Jahren (ca. 50%), gefolgt von den 0 bis 5-Jährigen (ca. 30%). Bei der Versorgung stellt die meist geringe Erfahrung mit schwerverletzten Kindern eine besondere Herausforderung dar, die durch die eigene Betroffenheit oder die Konfrontation mit den Eltern aggraviert sein kann. Als Verletzungsmuster steht das SHT (insbesondere das schwere mit einem AIS > 3) im Vordergrund, wobei die Häufigkeit höher liegt als bei Erwachsenen.

Bei der Versorgung von schwerverletzten Kindern sollte die Kompetenz kindertraumatologisch bzw. kinderanästhesiologisch erfahrener Zentren genutzt werden. In der aktualisierten Ausgabe des Weißbuch Schwerverletztenversorgung (2012) werden die strukturellen, organisatorischen und fachlichen Voraussetzungen ausführlich dargestellt. Folgende Verlegungs- bzw. Kontaktkriterien zu einem kindertraumatologischen Referenzzentrum werden empfohlen:

- GCS < 13
- Thoraxtrauma mit Lungenkontusion
- Abdominaltrauma
- Beckenfraktur oder Fraktur von 2 langen Röhrenknochen
- Intensivtherapie > 24 h
- ISS ≥ 15

? Welche Besonderheiten gibt es bei der Versorgung einer schwerverletzten Schwangeren?

- Priorität gilt der Mutter, Vorgehen wie bei anderen Patienten (ABCDE-Algorithmus).
- Beta-HCG-Bestimmung bei jeder Schwerverletzten in gebärfähigem Alter.
- Besondere Physiologie (Implikationen für das Traumamanagement): u.a. höheres Blutvolumen (spätere Symptome bei Hämorrhagie), verzögerte Magenentleerung (Aspirationsgefahr ab 20. SSW), Ödemlast (schwieriger Atemweg), niedrigere FRC und höherer O_2-Verbrauch (Hypoxiegefahr), Abhängigkeit der plazentaren Perfusion von der Makrohämodynamik der Mutter (Notwendigkeit der suffizienten Kreislauftherapie, keine permissive Hypotension).
- Ab 20.–24. SSW 15°-Linksseitenlagerung zur Vermeidung eines Cava-Kompressionssyndroms.
- Second survey beinhaltet eine geburtsmedizinische Mitbehandlung, ab 20. SSW CTG-Kontrolle und -Monitoring (mindestens 6 h, ggf. auch länger, z.B. bei uterinen Kontraktionen, vaginaler Blutung, vorzeitigem Blasensprung, Plazentalösung, kritischem Zustand der Mutter).
- Anti-D-Immunglobulintherapie bei Rhesus-negativen Müttern.
- Kleihauer-Betke-Test zum Nachweis von fetalen HbF-Zellen im mütterlichen Blut bei V.a. Verletzung des Feten.
- Radiologische Diagnostik: Vermeidung von Strahlenbelastung, strengere Indikationsstellung für Röntgenaufnahmen und insbesondere CT-Untersuchungen, wenn möglich MRT oder Sonografie.
- Sind strahlenbelastende Untersuchungen unvermeidlich, sollte eine genaue Berechnung der fetalen Stahlenexposition erfolgen.
- Vermeidung embryotoxischer Medikamente (s. www.embryotox.de).

- Wenn möglich Verzicht auf Allgemeinanästhesie, z.B. Versorgung peripherer Frakturen mithilfe von Regionalanästhesieverfahren.
- Bei vital bedrohlichen Verletzungen oder infauster maternaler Prognose Sectio caesarea als Ultima Ratio.

? Was sollten Sie beim Transport eines polytraumatisierten Patienten beachten?

Transporte stellen für alle kritisch Kranken ein besonderes Risiko dar. Speziell polytraumatisierte Patienten sind in jeder Phase der Versorgung diesem Risiko ausgesetzt, sei es vom Unfallort zur Klinik, vom Schockraum auf die Intensivstation und von dort in den OP und vice versa. Dabei müssen die Gefahren, die vom Verletzungsmuster abzuleiten sind, erkannt und besonders beachtet werden, z.B. Spannungspneumothorax bei Thoraxtrauma oder Blutungen. Wichtig ist es darum, die Anforderungen an einen Intensivtransport in besonderer Weise zu berücksichtigen:
- Weiterführung von Monitoring und Therapie
- Begleitung durch kompetentes Team (immer Arzt + Pflegekraft/Rettungsassistent)
- Komplettes Notfallequipment (insbesondere auch für Komplikationen auf Transport)
- Redundanz der Ausrüstung (z.B. Alternative zur Beatmung bei Ausfall des Respirators)
- Sorgfältige Vorbereitung des Transports (ggf. anhand einer Checkliste)

Literatur

Deutsche Gesellschaft für Neurochirurgie, S2-Leitlinie „Schädel-Hirn-Trauma im Erwachsenenalter". www.awmf.org/uploads/tx_szleitlinien/008-001m.pdf

Deutsche Gesellschaft für Unfallchirurgie, S3-Leitlinie Polytrauma. www.awmf.org/leitlinien/detail/ll/012-019.html

Donaubauer B, Pfeiffer F, Wrigge H, Volumen- und medikamentöse Ersttherapie beim akut schädelhirnverletzten Polytrauma. Notfallmedizin up2date (2012), 7, 145–551

Donaubauer B, Kerner T, Kaisers U, Präklinische Volumentherapie in der Polytrauma-Versorgung. Anästhesiol Intensivmed Notfallmed Schmerzther (2006), 6, 412–416

Hokema F et al., Schockraummanagement des polytraumatisierten Patienten nach dem ATLS®-Algorhitmus. Anästhesiol Intensivmed Notfallmed Schmerzther (2007), 10, 716–722

Laudi S et al., Low Incidence of Multiple Organ Failure after Major Trauma. Injury (2007), 38, 1052–1058

Weißbuch Schwerverletztenversorgung DGU 2. Aufl. Orthopädie und Unfallchirurgie, Supplement 1/2012

Pneumonie

Philipp Simon

? Wie wird die Pneumonie in der Intensivtherapie definiert?

Die Pneumonie in der Intensivtherapie ist durch ein sehr vielfältiges klinisches Bild geprägt. Es existiert dabei kein einzelner spezieller Marker in der klinischen Anwendung, an dem eine Pneumonie verifiziert werden kann. Es wurden zahlreiche verschiedene Modelle entwickelt, die sich an der Klinik orientieren. Dabei wird heute die Definition nach CDC ver-

wendet. Die Diagnosestellung erfolgt anhand folgender klinischer Zeichen und radiologischer Befunde [RKI 2003]:
- Rasselgeräusche bei der Auskultation oder Dämpfung bei Perkussion während der Untersuchung des Thorax und eines der folgenden Kriterien:
  - Neues Auftreten von eitrigem Sputum oder Veränderung der Charakteristika des Sputums
  - Kultureller Nachweis von Erregern im Blut (positive Blutkultur)
  - Isolierung eines ätiologisch infrage kommenden Erregers aus Trachealsekret, bronchoalveolärer Lavage, Bronchialabstrich (geschützte Bürste) oder Biopsieprobe
- Röntgenuntersuchung des Thorax zeigt neues oder progressives Infiltrat, Verdichtung, Kavernenbildung oder pleuralen Erguss und eines der folgenden Kriterien:
  - Neues Auftreten von eitrigem Sputum oder Veränderung der Charakteristika des Sputums.
  - Kultureller Nachweis von Erregern im Blut (positive Blutkultur)
  - Kultureller Nachweis eines ätiologisch infrage kommenden Erregers aus Trachealsekret, bronchoalveolärer Lavage, Bronchialabstrich (geschützte Bürste) oder Biopsieprobe
  - Isolierung eines Virus oder Ermittlung von viralem Antigen in Atemwegsekreten
  - Diagnostischer Einzelantikörpertiter (IgM) oder vierfacher Titeranstieg (IgG) für den Krankheitserreger in wiederholten Serumproben
  - Histopathologischer Nachweis einer Pneumonie

? Wie wird die Pneumonie unterteilt?

Die Pneumonie wird entsprechend ihres Ursprungs in ambulant erworbene Pneumonie (community acquired pneumonia, CAP) und nosokomiale Pneumonie (nosocomial acquired pneumonia, NAP) unterteilt. Die besonders schwere Form der ambulant erworbenen Pneumonie mit der Notwendigkeit der Behandlung auf einer Intensivstation, Intermediärstation bzw. unter intensivierter Überwachung wird als schwere ambulant erworbene Pneumonie (severe community acquired pneumonia, sCAP) bezeichnet. Eine Unterform der nosokomialen Pneumonie stellt die beatmungsassoziierte Pneumonie (ventilator-associated pneumonia, VAP) dar. Im angloamerikanischen Raum wurde zudem durch die American Thoracic Society noch die mit dem Gesundheitswesen assoziierte ambulant erworbene Pneumonie (healthcare community acquired pneumonia, hCAP) definiert, was sich im europäischen Raum bisher nicht durchsetzte.

? Was sind die diagnostischen Kriterien einer sCAP?

Als CAP gilt jede akute mikrobielle Infektion des Lungenparenchyms ohne Abwehrschwäche und unter Ausschluss einer im Krankenhaus bzw. innerhalb der ersten 4 Wo. nach Entlassung erworbenen Pneumonie. Wenn zudem eine respiratorische Insuffizienz vorliegt, die eine invasive Beatmung notwendig macht, der Patient sich im septischen Schock befindet oder mindestens 2 der 3 folgenden Kriterien vorliegen:
- Schwere akute respiratorische Insuffizienz ($PaO_2 / FiO_2 < 250$)
- Multilobäre Infiltrate in der Röntgen-Thorax-Aufnahme und
- Systolischer Blutdruck < 90 mmHg positiv sind,

dann liegt eine sCAP vor [Höffken et al. 2009].

Eine wichtige Frage bei der Beurteilung des Schweregrades einer Pneumonie ist die Indikation für eine intensivmedizinische Betreuung. Nach Mandell sollten auch alle Patienten neben dem Vorliegen der Notwendigkeit der invasiven Beatmung oder des septischen Schocks darüber hinaus auch intensivmedizinisch betreut werden, wenn mindestens 3 der folgenden Kriterien erfüllt sind [Mandell et al. 2007]:

- Atemfrequenz ≥ 30/min
- Ration PaO_2 / FiO_2 ≤ 250
- Multilobäre Infiltrate
- Eingeschränkte Vigilanz, Desorientiertheit
- Urämie (Harnstoff ≥ 23 mmol/l)
- Leukozytopenie (< 4000/mm^3)
- Thrombozytopenie (< 100 000/mm^3)
- Hypothermie (Körperkerntemperatur < 36 °C)
- Hypotension mit Notwendigkeit einer aggressiven Flüssigkeitstherapie

Es kann im Einzelfall auch schon bei Vorliegen eines Kriteriums die Indikation für eine intensivmedizinische Betreuung vorliegen. Entscheidend für die Indikation ist die kritische klinische Einschätzung der CAP.

Was sind die diagnostischen Kriterien einer NAP?

Im Rahmen einer stationären Behandlung eines Patienten sollten beim Auftreten von neuen oder zunehmenden pulmonalen Infiltraten, Leukozytose, Fieber und tracheobronchialer Sekretion an eine NAP gedacht werden. Diese Kriterien sind sehr unspezifisch und weisen eine geringe Sensitivität und Spezifität aus. Als weitere nichtinvasive Methode zur Diagnostik einer NAP wurde der Clinical Pulmonary Infection Score (CPIS) entwickelt und modifiziert, wie in Tabelle 151 dargestellt. Wenn mindestens 6 Punkte vorliegen, sollte von einer NAP ausgegangen werden. Wenn die Patienten zusätzlich seit mehr als 48 h invasiv beatmet sind, spricht man von einer VAP. PCT scheint als diagnostischer Parameter für eine NAP allein nicht geeignet zu sein.

Tab. 151: CPIS – positiv bei ≥ 6 Punkten (adaptiert nach [Pugin et al. 1991])

Kriterium	0	1	2
Trachealsekrete	Keine	Nicht eitrig	Reichlich eitrig
Infiltrate im Röntgenbild	Keine	Diffus	Lokalisiert
Körpertemperatur	≥ 36,5 und ≤ 38,4 °C	≥ 38,5 oder ≤ 38,9 °C	≥ 39 oder ≤ 36 °C
Leukozyten	≥ 4000 und ≤ 11 000	< 4000 oder > 11 000	< 4000 oder > 11 000 und mindestens 50% unreife Neutrophilen
P/F-Ratio	> 240 oder ARDS		≤ 240, kein ARDS
Mikrobiologie	Negativ		Positiv

Gibt es Risikofaktoren für eine sCAP?

Für das Risiko, eine sCAP zu entwickeln, existiert eine Vielzahl von Faktoren. Neben dem Alter haben Patienten mit chronischen Lungenerkrankungen, kardiovaskulären Erkrankungen, Diabetes mellitus, neurologischen Erkrankungen, chronischer Niereninsuffizienz, Tumorerkrankungen und immunsupprimierte Patienten ein erhöhtes Risiko. Weiterhin stellen Nikotin- und Alkoholabusus sowie eine antibiotische Vorbehandlung ein Risiko dar.

? Gibt es Risikofaktoren für eine NAP?

Die wesentlichen Risikofaktoren einer NAP umfassen Faktoren, die sowohl oropharyngeale Kolonisation und das Aspirationsrisiko erhöhen als auch die Immunabwehr schwächen. Zu den wichtigsten Risikofaktoren gehören:
- Bettlägerigkeit
- Vorbestehende Antibiotikatherapie
- Prolongierte invasive Beatmung
- Frustrane Entwöhnung vom Respirator und Reintubation
- COPD
- ARDS
- Thorakoabdominelle Chirurgie
- Trauma
- Verbrennung
- Erkrankung des ZNS

? Wie sieht die Behandlungsstrategie der Pneumonie in der Intensivtherapie aus?

Die Behandlungsstrategie der Pneumonie auf der Intensivstation richtet sich nach der Schwere der Infektion.

Nach klinischer Diagnosestellung stehen an erster Stelle eine frühe spezifische mikrobielle, laborchemische und bildgebende Diagnostik. Danach ist eine gezielte empirische Antibiotikatherapie zu beginnen. Bei zeitgleichem Vorliegen einer schweren Sepsis bzw. eines septischen Schocks darf die spezifische mikrobiologische Diagnostik nicht den Beginn einer empirischen Antibiotikatherapie verzögern.

Wenn eine respiratorische Insuffizienz vorliegt, ist häufig eine Beatmung notwendig. Eine Hypoxämie ist sofort zu behandeln. Falls möglich, ist eine nichtinvasive Beatmung einer invasiven Beatmung mit Intubation vorzuziehen. Der Einsatz von nichtinvasiver Beatmung reduziert das Risiko für eine Intubation. Indikationen sind Oxygenierungsstörungen, milde respiratorische Azidosen und ein sich erschöpfender Patient mit hoher Atemfrequenz. Dabei sind aber die Kontraindikationen, wie z.B. Apnoe, Koma, Atemwegsverlegungen, erhöhtes Aspirationsrisiko, zu beachten.

Zusätzlich sollten die Patienten schnellst möglich unter Vermeidung einer möglichen Aspiration enteral ernährt werden. Physiotherapie und Atemtraining dienen der Reduktion von Atelektasen. Eine prophylaktische Antikoagulation sollte aufgrund Immobilisation erfolgen.

? Welche Diagnostik sollte bei V.a. eine Pneumonie erfolgen?

Beim Vorliegen einer sCAP oder NAP beinhaltet die Diagnostik neben der Erhebung der Anamnese und der körperlichen Untersuchung als Bildgebung einen Röntgenthorax (möglichst in 2 Ebenen). Wenngleich die Sensitivität bei der Detektion kleiner Infiltrate gerade bei Liegendaufnahmen gering ist, gehört das CT des Thorax nicht zur Routinediagnostik der Pneumonie, und der Einsatz ist in jedem Einzelfall kritisch zu bewerten.

Es existiert kein spezifischer Entzündungsparameter zur Diagnostik der Pneumonie. Wie bei anderen bakteriellen Infektionen kommt es zum Anstieg z.B. von CRP, PCT, IL-6 oder den Leukozyten. Zur Therapiesteuerung im Verlauf stehen mehrere Parameter zur Verfügung, wobei sich das PCT als geeignet zur Steuerung der Antibiotikatherapie gezeigt hat [Bouadma et al. 2010]. Einerseits spricht ein nicht fallendes PCT am 3. Tag für ein Therapieversagen oder eine Superinfektion, andererseits kann mittels PCT-gesteuerter Antibiotikatherapie die Dauer der Antibiotikagabe ohne Einfluss auf das Outcome bei sCAP und NAP verkürzt werden. Serologische Antikörpernachweise gegen Legionella pneumophila, Chlamydia pneumoniae und respiratorische Viren sollten nur im speziellen Verdachtsfall durchgeführt werden.

Mikrobiologische Untersuchungen sind sofort nach Diagnosestellung einzuleiten und möglichst vor der ersten Antibiotikagabe durchzuführen. Sie dürfen aber nicht die Antibiotikagabe verzögern. Zu den Maßnahmen gehören:
- 3 Paar Blutkulturen (aerob und anaerob, sterile Neupunktion)
- Sputum oder Trachealsekret
- Pleurapunktion (bei Vorliegen eines Pleuraergusses)
- Bei sCAP: Legionella pneumophila Antigentest im Urin
- Bronchoskopie mit BAL oder Bronchialbürste bei schweren Verläufen mit Beatmungspflichtigkeit, immunsupprimierten Patienten oder bei Versagen der initialen Therapie (Ausschluss seltener Erreger)

Die Durchführung einer routinemäßigen Bronchoskopie wird nicht empfohlen [Höffken et al. 2009].

? Ist die Abnahme von Sputum hilfreich?

Die Abnahme von Sputum ist umstritten, wird aber aufgrund der geringen Kosten häufig eingesetzt. Dabei muss die begrenzte Aussagekraft bedacht werden:
- Es ist kein Nachweis von atypischen Erregern möglich.
- Eine Kontamination durch Standortflora ist sehr wahrscheinlich.
- Es ist eine hohe Compliance des Patienten erforderlich.

? Welche invasiven Methoden existieren zur Gewinnung von quantitativen Kulturen?

Es existieren die invasiven Methoden bronchoalveoläre Lavage (BAL) und Bronchialbürste (protected specimen brushing, PSB), welche im Rahmen einer Bronchoskopie durchgeführt werden können und zusätzlich bei intubierten Patienten als weniger invasive Maßnahme die minibronchioalveoläre Lavage (miniBAL). Bei gleichwertiger Sensitivität und Spezifität hat die BAL gegenüber der PSB den Vorteil, dass sie ohne zusätzlichen technischen und ökonomischen Aufwand im Rahmen der Bronchoskopie durchgeführt werden kann. Die miniBAL hat den Nachteil, dass das Verfahren blind angewendet wird.

? Was sind die Vorteile quantitativer Kulturen des unteren Respirationstraktes?

Anhand quantitativer Kulturen (BAL) ist eine initiale empirische Antibiotikatherapie besser steuerbar im Vergleich zu rein qualitativen Kulturen. Deswegen sind quantitative Kulturen dem Sputum und Trachealsekret in der Diagnostik überlegen. Es konnte gezeigt werden, dass durch die systematische Verwendung von quantitativen Kulturen (BAL) im Vergleich zu qualitativen Kulturen (Trachealsekret) die Antibiotikadauer verkürzt werden kann [Fagon et al. 2000]. Sofern im Rahmen von Bronchoskopie die Möglichkeit die Gewinnung von quantitativen Kulturen mittels BAL existiert, ist diese einer qualitativen Kultur (Trachealsekret) vorzuziehen. Eine routinemäßige Bronchoskopie mit dem Ziel einer BAL kann aber nicht empfohlen werden.

? Was sind die typischen Erreger einer sCAP?

Die häufigsten Erreger einer sCAP sind grampositiv. Gramnegative Erreger spielen eine untergeordnete Rolle. Die Atypiker spielen eine nicht unwesentliche Rolle. Einen wesentlichen Einfluss auf die zu erwartenden Erreger hat das lokale Erregerspektrum, welches von Region zu Region unterschiedlich ist und immer bekannt und beachtet werden sollte. Generell sind die wesentlichen Erreger [Marik 2010]:

- Streptococcus pneumoniae
- Staphylococcus aureus
- Haemophilus influenzae
- Seltene andere Gram-Erreger
- Mycoplasma pneumoniae
- Chlamydia pneumoniae
- Legionella species

Zusätzlich besteht bei folgenden Risikofaktoren die Möglichkeit einer Infektion mit Pseudomonas aeruginosa:

- Schwere strukturelle chronische Lungenerkrankungen, wie schwere COPD mit Antibiotikavortherapie, oder vorausgegangene Hospitalisierung jeweils in den letzten 3 Monaten
- Bekannte Kolonisation durch **P. aeruginosa**
- Bronchiektasen
- Mukoviszidose

? Was sind die typischen Erreger einer NAP?

Typische Erreger einer NAP umfassen das grampositive, gramnegative Spektrum, wobei Enterobacteriaceae im Vordergrund stehen. Auch bei der NAP hat das lokale Erregerspektrum, welches von Region zu Region bis hin auch von Station zu Station im selben Krankenhaus verschieden sein kann, eine großen Einfluss auf die zu erwartenden Erreger. Generell sind wesentliche Erreger [Marik 2010]:

- Pseudomonas aeruginosa
- Staphylococcus aureus einschließlich MRSA
- Klebsiella pneumoniae
- Acinetobacter spezies
- Stenotrophomonas maltophilia

- Streptococcus pneumoniae (frühe NAP)
- Haemophilus influenzae (frühe NAP)

Weniger häufig sind:
- Escherichia coli
- Enterobacter species
- Citrobacter species
- Serratia species
- Legionella species

Eine Kolonisation der Atemwege mit Candida species bei invasiv beatmeten Patienten ist häufig. Hingegen ist ohne Vorliegen zusätzlicher Risikofaktoren eine Candidapneumonie extrem selten.

? Wie sollte die Antibiotikatherapie erfolgen?

Die Antibiotikatherapie sollte dem heute noch gültigen Leitspruch „frapper fort et frapper vite" („schlage hart und schnell zu") [Ehrlich 1913] folgen. Diese allgemeingültige Therapie-Empfehlung wurde für die VAP in der Tarragona-Strategie bestätigt, welche auch in der Behandlung der sCAP heute Anwendung findet [Bodí et al. 2001].

Zusätzlich sollte bei Vorliegen der mikrobiologischen Ergebnisse, wenn möglich, die Antibiotikatherapie deeskaliert werden. Eine Therapiedauer von mehr als 7–8 Tagen ist i.d.R. nicht notwendig [Chastre et al. 2003] und wird mit Ausnahme der Pseudomonadenpneumonie nicht mehr empfohlen.

Die Dauer der Antibiotikatherapie sollte mittels der wiederholten Bestimmung des Procalcitonins erfolgen. Das Procalcitonin kann entweder täglich oder an bestimmten Behandlungstagen (zum Beispiel 0, 4, 6 und 8) bestimmt werden. Ein Abfall des Procalcitoninspiegels im Verlauf auf < 0,5 µg/l bzw. um > 80% zum gemessenen Spitzenwert spricht bei klinischer Besserung für eine Beendigung der Antibiotikatherapie [Bouadma et al. 2010]. Bei einem Procalcitoninspiegel von < 0,1 µg/l kann davon ausgegangen werden, dass keine bakteriell bedingte Pneumonie vorliegt [Höffken et al. 2009].

? Welche Antibiotikatherapie sollte bei einer sCAP angewendet werden?

Das Risiko einer inadäquaten Initialtherapie ist hoch, und es sollten die aktuellen lokalen (!) Resistenzdaten Beachtung finden. Die aktuellen Antibiotikaempfehlungen bei sCAP sind in Tabelle 152 zusammengefasst. Bei der kalkulierten antibiotischen Therapie einer sCAP muss beachtet werden, ob ein erhöhtes Risiko für das Vorliegen einer Infektion mit Pseudomonas aeruginosa besteht bei:
- Schweren strukturellen chronischen Lungenerkrankungen, wie schwerer COPD mit Antibiotikavortherapie, oder vorausgegangener Hospitalisierung jeweils in den letzten 3 Monaten
- Bekannter Kolonisation durch **Pseudomonas aeruginosa**
- Bronchiektasen
- Mukoviszidose

Tab. 152: Antibiotikatherapie bei sCAP (adaptiert nach [Bodmann et al. 2010])

Antibiotikatherapie bei sCAP	Ohne Risiko für Pseudomonas-aeruginosa-Infektion	Mit Risiko für Pseudomonas-aeruginosa-Infektion
Mittel der Wahl	Beta-Laktam Piperacillin/Tazobactam, Ceftriaxon, Cefotaxim, Ertapenem[1] plus Makrolid	Pseudomonasaktives Beta-Laktam Piperacillin/Tazobactam, Cefepim, Imipenem, Meropenem plus Fluorchinolon Levofloxacin, Ciprofloxacin oder[2] plus Aminoglykosid und Makrolid Amikacin, Gentamicin, Tobramycin
Alternative[2]	Fluorchinolon Levofloxacin, Moxifloxacin	

[1] Patienten mit Risikofaktoren für eine Infektion mit Enterobacteriaceae inkl. ESBL-Bildnern (außer P. aeruginosa) sowie Patienten, die kürzlich eine Therapie mit Penicillinen oder Cephalosporinen erhalten haben
[2] Bei vorausgegangener Antibiotikatherapie innerhalb der letzten 3 Monate wird ein Wechsel der zuletzt verwendeten Substanzgruppe empfohlen.

? Welche Antibiotikatherapie sollte bei einer NAP angewendet werden?

Zur Festlegung der kalkulierten Antibiotikatherapie bei NAP können Patienten nach dem Risiko für eine Infektion mit multiresistenten Keimen eingeteilt werden [Dalhoff et al. 2012]. Dabei ist die Kenntnis der aktuellen Resistenzdaten von Bedeutung. Eine initiale Kombinationstherapie soll ausschließlich bei Patienten mit erhöhtem Risiko für das Vorliegen von multiresistenten gramnegativen Erregern eingesetzt werden [Dalhoff et al. 2012]. Die aktuellen Empfehlungen für die kalkulierte Antibiotikatherapie bei NAP sind in Tabelle 153 zusammengefasst. Bei V.a. eine MRSA-Pneumonie können generell Vancomycin oder Linezolid zum Einsatz kommen. Zudem können generell bei MRSA-Pneumonie auch noch Daptomycin, Rifampicin, Teicoplanin und Tigecyclin zum Einsatz kommen.

Tab. 153: Kalkulierte antimikrobielle Therapie bei NAP [Dalhoff et al. 2012]

Antibiotikatherapie bei NAP	Ohne erhöhtes Risiko für multiresistente Erreger	Mit erhöhtem Risiko für multiresistente Erreger
Mittel der Wahl	Ampicillin/Sulbactam, Amoxicillin/Clavulansäure, Cefotaxim, Ceftriaxon, Levofloxacin, Moxifloxacin, Ertapenem	Piperacillin/Tazobactam, Cefepim, Ceftazidim, Doripenem, Imipenem, Meropenem
		Ggf. plus Ciprofloxacin, Levofloxacin, Gentamycin, Tobramycin, Amikacin
V.a. auf MRSA-Pneumonie		Plus Linezolid, Vancomycin

? Gibt es Faktoren, die für eine Infektion mit multiresistenten Keimen sprechen?

Es existieren einige Faktoren, die auf eine mögliche Pneumonie mit multiresistenten Erregern hinweisen. Die wesentlichen sind [Niederman et al. 2005]:
- Antibiotikatherapie innerhalb der letzten 90 Tagen
- Krankenhausaufenthalt für mindestens 5 Tage

- Hohe Inzidenz von Infektionen mit MDR-Keimen in der Umgebung (Station usw.)
- Krankenhausaufenthalt von mindestens 2 Tagen innerhalb der letzten 90 Tagen
- Leben in Pflege-Einrichtungen
- Ambulante intravenöse Therapie
- Dialysepflichtigkeit innerhalb der letzten 30 Tagen
- Häusliche Wundversorgung
- Familienmitglied mit MDR-Erreger (s.o.)
- Immunsuppression (Erkrankung oder Therapie)

Was ist mit Deeskalation der Antibiotikatherapie gemeint?

Die ersten Ergebnisse der gewonnen Kulturen (endobronchial und Blutkulturen) sollten nach 48–72 h Aufschluss über den vorliegenden Erreger liefern. Dadurch kann die Antibiotikatherapie auf eine gezielte dem Erreger entsprechende Antibiotikatherapie deeskaliert werden. Die Fortführung der Antibiotikatherapie über 7–8 Tage hinaus ist nur bei zugrunde liegenden extrapulmonalen Foki, speziellen infektiologischen Erkrankungen (z.B. Tbc, Pilzpneumonie) oder zusätzlichen patientenbezogenen Risikofaktoren erforderlich. Sofern alle Kulturen sich als negativ herausstellten, ist nach 72 h die Verdachtsdiagnose Pneumonie kritisch zu überprüfen, sind seltenere Differenzialdiagnosen zu diskutieren und die Fortführung der Antibiotikatherapie ist kritisch zu überdenken.

Was sollte bei viraler Pneumonie beachtet werden?

Die virale Pneumonie ist selten und tritt v.a. bei Patienten mit zusätzlichen Risikofaktoren, wie kritischen Verläufen bei älteren Patienten und immunkompromitierten Patienten, auf. Der Verlauf kann durch eine sekundäre bakterielle Infektion erschwert werden (häufige Erreger sind Streptococcus pneumoniae, Staphylococcus aureus und Haemophilus influenzae).

Ältere Patienten mit Grundkrankheiten (chronische Herz- oder Lungenerkrankungen, Stoffwechselerkrankungen, wie z.B. Diabetes, Immundefekte) haben ein erhöhtes Risiko für virale Pneumonien mit Influenzavirus. Der V.a. eine Infektion mit dem Influenzavirus kann schnell mittels Antigennachweis oder viraler PCR im Rachenabstrich oder nasaler Lavage überprüft werden. Es wird heute die Therapie mit gegen Influenza A und B wirksamen Neuraminidaseinhibitoren (Oseltamivir, Zanamivir) empfohlen, ist jedoch nur innerhalb der ersten 48 h nach Krankheitsbeginn wirksam. Deswegen wird der Beginn einer antiviralen Therapie nur innerhalb der ersten 48 h nach Krankheitsbeginn empfohlen.

Andere Viren sind deutlich seltener und treten am häufigsten bei immunsupprimierten Patienten auf. Pneumotrope Viren sind v.a. Parainfluenzaviren, RS-Virus, Adenoviren, Metapneumoviren (HMPV), Coronaviren und Rhinoviren sowie selten das Masernvirus, HSV oder VZV. Neben supportiver Therapie mit Vermeidung von Superinfektionen werden v.a. Pneumonien mit Viren der Herpesgruppe mit Virustatika (Aciclovir) behandelt.

Eine Sonderstellung nimmt die H1N1-Viruspneumonie ein. Ein erhöhtes Risiko haben v.a. Kleinkinder (< 5 Jahre), Schwangere und altersunabhängig Patienten mit morbider Adipositas oder chronischen Erkrankungen. Die Therapie ist wie bei der Viruspneumonie mit Influenza mit Oseltamivir. Die H1N1-Viruspneumonie ist nicht selten Ursache für ein ARDS und macht in sehr schweren Verläufen die Therapie mit ECMO notwendig.

? Was sind Risiken für eine Pilzpneumonie?

Pilzpneumonien sind sehr selten und gehen oft mit kritischen und langwierigen Verläufen einher. Die Aspergillenpneumonie tritt v.a. bei Patienten nach Organtransplantation oder aus anderen Gründen immunsupprimierten und neutropenen Patienten auf. Eine Sonderform stellt die Pneumonie mit Pneumocystis jirovecii bei HIV-Patienten dar.

Häufig wird bei Patienten, die invasiv beatmet werden müssen, Candida species in den Atemwegen nachgewiesen. Dabei handelt es sich in den meisten Fällen um eine Kolonisation. Erst bei Vorliegen weiterer Risikofaktoren und zusätzlicher mikrobiologischer Befunde im Sinne einer invasiven Candidämie (z.B. Nachweis in Blutkultur, histologisch gesichertes invasives Pilzwachstum) wird eine antimykotische Therapie empfohlen.

? Wie ist ein Therapieversagen definiert?

Die meisten Patienten werden innerhalb von 72 h nach Beginn der Antibiotikatherapie eine Verbesserung der Symptome zeigen. Innerhalb dieser Zeit ist, falls kein wegweisender mikrobiologischer Erregernachweis gelingt, kein Wechsel der Antibiotikatherapie indiziert. Vom Therapieversagen spricht man, wenn nach 72 h trotz empirisch adäquater Therapie keine Symptomverbesserung oder gar eine Symptomverschlechterung erfolgt ist. Außerdem liegt ein Therapieversagen vor, wenn der mikrobiologisch festgestellte Erreger nicht von der empirischen Antibiotikatherapie mit erfasst wird und ein Wechsel der Antibiotikatherapie notwendig ist.

? Was können die Ursachen eines Therapieversagens sein?

Es können verschiedene Ursachen für ein Therapieversagen vorliegen. Die häufigsten sind:
- Inadäquate Antibiotikatherapie (falsches Antibiotikum, Unterdosierung, unbekannte vorliegende MDR, opportunistische Infektionen).
- Weiterer/unsicherer Fokus (Bakteriämie bei extrapulmonalem Fokus, wie z.B. Endokarditis, Meningitis, septische Arthritis/Spondylodiszitis).
- Es liegt keine Pneumonie vor.
- Es handelt sich um eine nosokomiale (Super-)infektion.

? Wie sollte beim Therapieversagen gehandelt werden?

Falls nach 72 h trotz empirisch adäquater Therapie keine Symptomverbesserung oder gar eine Symptomverschlechterung eingetreten ist, sollte erneut eine gezielte mikrobiologische Diagnostik durchgeführt werden. Eine erneute Fokussuche sollte durchgeführt werden, um weitere Foki auszuschließen. Eine Eskalation der kalkulierten antiinfektiven Therapie unter Berücksichtigung seltener Erreger oder MRE ist indiziert.

? Welche weiteren Erkrankungen können im Symptomkomplex einer Pneumonie ähnlich sein und sollten als Differenzialdiagnosen berücksichtigt werden?

Zahlreiche nichtinfektiöse Erkrankungen können initial dem klinischen Bild einer Pneumonie ähnlich sein und müssen als Differenzialdiagnose bedacht werden. Darunter zählen neben dem ARDS auch die Lungenembolie, traumatische Lungenkontusionen, medikamenten-induzierte Pneumonitiden, die pulmonale Manifestation eines systemischen Lupus erythematodes, des Morbus Wegener oder auch des Goodpasture-Syndroms. Weiterhin gehören dazu die Aspiration, Atelektasen und auch Tumorerkrankungen (z.B. das Kaposi-Sarkom).

Unter welchen Umständen ist eine Pleurazentese indiziert?

Die Notwendigkeit einer Pleurazentese hängt von verschiedenen Faktoren ab. Sie sollte bei bildmorphologisch nachgewiesenem Erguss durchgeführt werden, wenn die Ergussgröße > 5 cm ist oder zu Einschränkungen des Gasaustausches führt, ein komplizierter parapneumonischer Erguss vermutet wird (Empyem) oder ein Therapieversagen vorliegt. Ob eine Einmalpunktion ausreicht oder sekundär eine Thoraxdrainage angelegt werden muss, wird nach den Kriterien Ergussmenge, Bakteriologie und pH-Wert der Ergussflüssigkeit entschieden. Bei großem, frei auslaufendem Erguss (> $1/2$ Hemithorax), gekammertem Erguss oder Ergussbildung mit verdickter Pleura, pH < 7,2 oder positiver Kultur bzw. positiver Gramfärbung oder beim Vorliegen von Eiter ist primär eine Thoraxdrainage anzulegen.

Ziel der Therapie eines parapneumonischen Ergusses ist die Kontrolle der Infektion, die Reexpansion der Lunge, die Vermeidung von Belüftungsstörungen mit nachfolgender Ausbildung von Pleuraschwarten. Daher ist es wichtig, den Erguss vollständig zu entlasten. Hierfür werden verschiedene Verfahren in Abhängigkeit des parapneumonischen Ergusses vorgeschlagen [Höffken et al. 2009]:
- Entlastungspunktion
- Anlage einer Thoraxsaugdrainage ohne lokale Fibrinolyse
- Anlage einer Thoraxsaugdrainage mit Fibrinolyse
- Videoassistierte Thorakoskopie mit postinterventioneller Thoraxsaugdrainage
- Thorakotomie mit oder ohne Dekortikation bzw. Rippenresektion

Die Anlage einer Thoraxsaugdrainage mit lokaler Fibrinolyse ist aktuell aufgrund der Nebenwirkungen umstritten.

Wie kann das Risiko einer NAP reduziert werden?

Es gibt viele präventive Maßnahmen, die in zahlreichen Untersuchungen zeigen konnten, dass damit das Risiko einer NAP reduziert werden kann. Zu den Maßnahmen gehören:
- Händedesinfektion
- Invasive Beatmung vermeiden, sofern möglich
- Nichtinvasive Beatmung bevorzugen
- Oberkörperhochlagerung (mindestens 30°)
- Physio- und Atemtherapie, Mobilisation
- Enterale Ernährung
- Orotracheale statt nasotracheale Intubation
- Unnötige Tubuswechsel vermeiden
- Minimierung der Beatmungsdauer durch Verwendung von Weaningprotokollen
- Wiederholte Cuffdruckkontrolle

- Vermeidung unnötiger Manipulation am Beatmungssystem, insbesondere keine unnötigen Systemwechsel
- Ausschließlich steriles Absaugen
- Routinemäßige endobronchiale Interventionen vermeiden
- Orale Chlorhexidinanwendung (Mundpflege)
- Selektive orale Dekontamination
- Selektive Darmdekontamination

Literatur

Bodí M et al., Therapy of ventilator-associated pneumonia: the Tarragona strategy. Clin Microbiol Infect (2001), 7(1), 32–33

Bodmann KF et al., Empfehlungen zur kalkulierten parenteralen Initialtherapie bakterieller Erkrankungen bei Erwachsenen. Chemother J (2010), 19, 179–255

Bouadma L et al., Use of procalcitonin to reduce patients' exposure to antibiotics in intensive care units (PRORATA trial): a multicentre randomised controlled trial. Lancet (2010), 375(9713), 463–474 [Epub 2010 Jan 25]

Chastre J et al., Comparison of 8 vs. 15 days of antibiotic therapy for ventilator-associated pneumonia in adults: a randomized trial. JAMA (2003), 290(19), 2588–2598

Dalhoff K et al., Epidemiology, diagnosis and treatment of adult patients with nosocomial pneumonia. S-3 Guideline of the German Society for Anaesthesiology and Intensive Care Medicine, the German Society for Infectious Diseases, the German Society for Hygiene and Microbiology, the German Respiratory Society and the Paul-Ehrlich-Society for Chemotherapy. Pneumologie (2012), 66(12), 707–765. doi: 10.1055/s-0032-1325924 [Epub 2012 Dec 6]

Ehrlich P, International Medical Congress: Address in Pathology. The British Medical Journal (1913), 353–359

Fagon JY et al., Invasive and noninvasive strategies for management of suspected ventilator-associated pneumonia. A randomized trial. Ann Intern Med (2000), 132(8), 621–630

Höffken G et al., Epidemiology, diagnosis, antimicrobial therapy and management of community-acquired pneumonia and lower respiratory tract infections in adults. Guidelines of the Paul-Ehrlich-Society for Chemotherapy, the German Respiratory Society, the German Society for Infectiology and the Competence Network CAPNETZ Germany. Pneumologie (2009), 63(10), e1–68 [Epub 2009 Oct 9]

Mandell LA et al., Infectious Diseases Society of America/American Thoracic Society consensus guidelines on the management of community-acquired pneumonia in adults. Clin Infect Dis (2007, 44(Suppl 2), S27–72

Marik PE (2010) Handbook of Evidence-Based Critical Care. Springer, New York

Niederman MS et al., Guidelines for the management of adults with hospital-acquired, ventilator-associated, and healthcare-associated pneumonia. Am J Respir Crit Care Med (2005), 171(4), 388–416

Pugin J et al., Diagnosis of ventilator associated pneumonia by bacteriologic analysis of bronchoscopic and non-bronchoscopic „blind" bronchoalveolar lavage fluid. Am Rev Respir Dis (1991), 143, 1121–1129

Robert Koch-Institut (2003) Definition nosokomialer Infektionen (CDC-Definitionen). RKI, Berlin

Abdominelles Kompartmentsyndrom

Dierk Schreiter

? Was ist ein Kompartmentsyndrom?

In der Medizin wird ein Kompartment als ein anatomischer Raum bezeichnet, dessen Begrenzung nur eine eingeschränkte Dehnbarkeit besitzt. Bei einer Volumenzunahme in diesem Raum mit initial äquivalenter Druckzunahme wird bei Erreichen der Elastizitätsgrenze bereits eine weitere geringe Volumenzunahmen zu einem großen Druckanstieg führen.

Wenn dieser Druckanstieg persistierend einen kritischen Wert überschreitet, ist die Durchblutung der Gewebe bzw. Organe in diesem anatomischen Kompartment nicht mehr gewährleistet und führt zur Nekrose. Dabei ist die kritische Höhe des Druckes in einem Kompartment (entspricht dem Druck des Gewebes: tissue pressure = TP) auch abhängig von dem arteriellen Mitteldruck (MAP) und dem aus der Differenz resultierenden Perfusionsdruck (PP):

PP = MAP − TP
Normwerte: PP > 50, MAP ≥ 65, TP < 12 mmHg

Bei Perfusionsdrücken unter 50 mmHg ist mit einer Gewebeminderperfusion zu rechnen. Unabhängig vom Perfusionsdruck können aber Drücke von über 25–30 mmHg bereits zu Mikrozirkulations- und Nervenschädigungen führen.

Dieser pathophysiologische Zustand wird als Kompartmentsyndrom bezeichnet und kann in allen anatomischen Räumen vorkommen. Die klinisch relevantesten Kompartmentsyndrome können in den Muskelfaszienlogen der Extremitäten, intrakraniell und intraabdominell entstehen.

Für das abdominelle Kompartment errechnet sich der abdominelle Perfusionsdruck (APP) aus der Differenz des MAP und des intraabdominellen Druckes (IAP):

APP = MAP − IAP

? Wie kann man einen erhöhten intraabdominellen Druck diagnostizieren?

Die Diagnose eines IAP ist ausschließlich durch eine direkte oder indirekte intraabdominelle Druckmessung möglich. Da eine direkte Messung mit der invasiven Anlage einer intraabdominellen Messsonde verbunden ist, hat sich dieses Verfahren nicht etabliert. Für eine nichtinvasive indirekte Messung dagegen dient ein natürlicher Zugang über ein Hohlorgan des Abdomens (Harnblase, Rektum, Magen). Als Goldstandard hat sich die Messung über den liegenden Harnblasenkatheter etabliert [Malbrain 2004]. Dabei kann eine Verbindung zu einem Druckaufnehmersystem des Monitorings selbst hergestellt oder ein industrielles Messsystem bevorzugt werden (s. Abb. 154).

Unabhängig von der Art des genutzten Systems sollte die IAP-Messung unter standardisierten Bedingungen erfolgen [Malbrain 2004; Malbrain et al. 2006]. Bei einer Messung über die Harnblase muss diese nach vollständiger Entleerung retrograd mit 25 ml isotoner, steriler NaCl-Lösung gefüllt und der mit dem System verbundene Druckabnehmer in der mittleren Axillarlinie bei flacher Rückenlage des Patienten oder bei Notwendigkeit einer Oberkörperhochlagerung (z.B. bei erhöhtem Hirndruck) im Niveau der Symphyse positioniert werden.

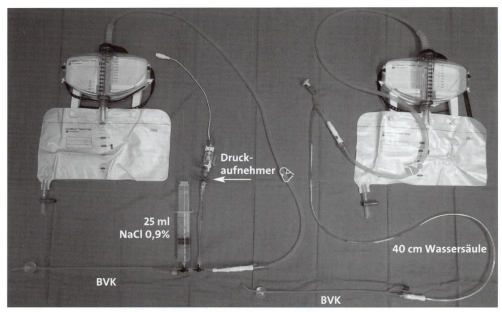

Abb. 154: Beispiele für intravesikale IAP-Messsysteme. **Links:** selbst hergestelltes kontinuierliches Hahnenbank-Messsystem. Der erste Dreiwegehahn dient der Vorinstallation der Harnblase mit 25 ml, der zweite Hahn stellt die Verbindung zum Druckwandler her. **Rechts:** industriell gefertigtes diskontinuierliches Messsystem. Der direkt an den Harnblasenkatheter angeschlossene Schenkel dient nach vertikalem Aufstellen als Messsäule. Der zurücklaufende Urin füllt dabei die Harnblase mit ca. 20 ml für eine ebenfalls standardisierte Messung.

Die Messung erfolgt nach einer Äquilibrierungszeit von ca. 30–60 s endexspiratorisch in mmHg [Malbrain 2004; Malbrain et al. 2006].

Auch wenn die klinische Untersuchung des Abdomens ein essenzieller Bestandteil des täglichen Monitorings der Intensivpatienten darstellt, kann sie eine objektive Druckmessung nicht ersetzen. Die Treffsicherheit auch eines erfahrenen Arztes bei der klinischen Diagnosestellung eines erhöhten IAP wird in der Literatur mit einer Sensitivität von nur 50% angegeben. Auch konnte keine Korrelation zur in der Klinik noch oft angewandten Umfangsmessung des Abdomens nachgewiesen werden. Vielmehr sollte bei einem gespannten Abdomen oder entsprechenden Risikofaktoren eine objektive Messung vorgenommen werden (s. Tab. 154).

Tab. 154: Schweregrade der IAH und des ACS [Malbrain et al. 2006; Malbrain, De laet, Cheatham 2007]

Schweregrad	Intraabdomineller Druck
IAH Grad I	IAP 12–15 mmHg
IAH Grad II	IAP 16–20 mmHg
IAH Grad III	IAP 21–25 mmHg
IAH Grad IV	IAP > 25 mmHg
ACS	IAP > 20 mmHg + neues Organversagen

? Ab welchen intraabdominellen Drücken spricht man von einer intraabdominellen Hypertonie (IAH) und ab wann vom intraabdominellen Kompartmentsyndrom (ACS)?

Der IAP unterliegt physiologischen Schwankungen, steigt während der Inspiration und fällt während der Exspiration. Kurzzeitige Spitzendrücke, z.B. beim Pressen oder Husten, haben keinen pathologischen Wert. Entsprechend dem oberen Schwellenwert des Gewebedruckes (s. Tab. 154) wird aber ein anhaltender IAP von ≥ 12 mmHg als pathologisch angesehen und als intraabdominelle Hypertonie in verschiedenen Schweregraden definiert. Die Diagnose ACS sollte gestellt werden, wenn bei dreimaliger Druckmessung im Abstand von je einer Stunde der IAP ≥ 20 mmHg beträgt und zusätzlich eine neu aufgetretene Organfunktionsstörung auftritt [Malbrain et al. 2006].

? Wie kommt es zu einer Erhöhung des intraabdominellen Druckes, und wie häufig ist das?

Sowohl eine intraabdominelle und gastrointestinale Volumenzunahme (direkte Ursache) als auch eine Verminderung der Compliance der Bauchwand (indirekte Ursache, z.B. Verbrennungswunden, großflächiger Wundschorf, abdominales Wandödem, ARDS mit erhöhten Beatmungsdrücken) können zu einer kritischen Erhöhung des intraabdominellen Druckes führen. Diese möglichen Ursachen wurden auch als Risikofaktoren beschrieben (s. Tab. 155) [Malbrain et al. 2006; Malbrain, De laet, Cheatham 2007].

Auf der Grundlage dieser Risikofaktoren kann sich nach abdominalchirurgischen Eingriffen eine IAH mit einer Häufigkeit von bis zu 40% entwickeln. Intraabdominelle Infektionen können in mehr als 70% der Fälle zu einer IAH und über 30% zu einem ACS führen. Ebenso hohe Inzidenzen werden für Traumapatienten und Verbrennungspatienten angegeben. Bei einer ursächlichen intraabdominellen Erkrankung oder Verletzung wird das Kompartmentsyndrom als primär abdominelles und bei einer nicht abdominopelvinen Ursache (nicht abdominelle Sepsis, SIRS, Verbrennung) als sekundär abdominelles bezeichnet. Ein tertiäres oder rezidivierendes ACS liegt nach einer erfolglosen Behandlung eines primären oder sekundären ACS vor. Die Letalitäten werden mit über 60% beschrieben [Malbrain, Chiumello, Pelosi 2004; Malbrain et al. 2005; De Waele, Hoste, Malbrain 2006; Cheatham und Safcsak 2010; Cheatham und Safcsak 2008], insbesondere die tertiäre Form hat eine schlechte Prognose.

Klinisches Beispiel

Bei einem Patienten mit einer Peritonitis ist von einer Schwellung des ca. 1,5–2 m² großen Peritoneums um ca. 2 mm auszugehen. Diese 3–4 l führen sowohl zu einem intraabdominellen Volumenzuwachs (Zunahme IAP) als auch zu einem extravasalen Flüssigkeitsverlust (Abfall MAP) und damit in der Differenz zu einem potenziellen Abfall des APP. Im Verlauf werden die Atonie des Magendarmtraktes sowie das freie Peritonealsekret das intraabdominelle Volumen noch weiter erhöhen und die konsekutive SIRS bzw. Sepsis zu einer generalisierten extravasalen Flüssigkeitsverschiebung mit Bauchwandödem und erhöhtem Lungenwasser führen, was wiederum eine Verminderung der Compliance der Bauchwand zur Folge hat. Die resultierende Perfusionsstörung der intraabdominellen Organe eröffnet einen Circulus vitiosus, der ohne therapeutische Intervention im MOV tödlich endet.

Tab. 155: Risikofaktoren für die Ausbildung einer IAH oder eines ACS [Malbrain et al. 2006; Malbrain, De laet, Cheatham 2007]

Risikofaktoren für IAH/ACS
1. Verminderte Compliance der Bauchwand   Polytrauma/Verbrennungen   Akutes respiratorisches Versagen   (mit erhöhtem intrathorakalem Druck)   Primärer Faszienverschluss unter Spannung   • Nach Laparotomie   • Hoher BMI/morbide Adipositas   Oberkörperhochlagerung > 30°
2. Erhöhtes gastrointestinales Volumen   Magenatonie   Darmatonie/Ileus   Pseudoobstruktion des Kolons
3. Erhöhtes intraabdominales Volumen   Hämoperitoneum/Pneumoperitoneum   Aszites/Leberfunktionsstörung
4. Kapillarleck/hohe Volumensubstitution   Polytrauma/Verbrennungen   Azidose (pH < 7,2)   Hypotension/prolongierter Schock   Hypothermie (Körperkerntemperatur < 33 °C)   Massivtransfusion (> 10 Blutkonserven in 24 h)   Koagulopathie   • Thrombozyten < 50 000 Gpt/l oder   • P > 15 s oder   • aPTT > 2fach oder   • INR > 1,5   • Massive Volumensubstitution > 5 l/24 h   Pankreatitis   Oligurie   Sepsis   Damage control laparotomy

? Warum reagiert die Nierenfunktion am sensibelsten auf einen pathologisch erhöhten intraabdominellen Druck?

Erreicht eine intraabdominelle Hypertonie ein kritisches Niveau, so erfüllt die Niere oft die Funktion eines Indikatororgans. Ursächlich dafür ist, dass dem renalen Filtrationsgradienten (RFG) der IAP zweifach entgegenwirkt. Der IAP beeinflusst nicht nur den glomerolären Filtrationsdruck (GFD), sondern bestimmt auch den Druck im proximalen Tubulus (PTP):

$$GFP = MAP - IAP$$
$$PTP = IAP$$
$$RFG = GFP - PTP = MAP - 2 \times IAP$$

Die Einschränkung der Nierenfunktion ist daher häufig die erste Organdysfunktion, die auf einen erhöhten IAP folgt [Malbrain et al. 2006; Wauters et al. 2009]. Eine neu auftretende Oligurie oder Anurie trotz scheinbar suffizienter Volumentherapie ist als klinisches Zeichen eines drohenden oder manifesten ACS zu werten.

? Welchen Einfluss haben erhöhte intraabdominelle Drücke auf andere in der Intensivmedizin relevante Druckparameter?

Ein erhöhter Druck in einem Kompartiment kann auf angrenzende Kompartimente übertragen werden [Malbrain et al. 2006; Malbrain, De laet, Cheatham 2007; Balogh und Butcher 2010]. So führt ein erhöhter IAP zu einem Zwerchfell-Shift nach kranial. Neben einer direkten Kompression des Herzens mit zu und abführenden Gefäßen sowie des Lungenparenchyms führt dies zu einer Verlagerung der intrathorakalen Organe aus ihrer physiologischen Position und kann eine Funktionsbeeinträchtigung bewirken. Somit werden alle 3 Komponenten der Herzarbeit (Vorlast, Kontraktilität, Nachlast) durch eine IAH beeinträchtigt [Ridings et al. 1995]. Der reduzierte venöse Rückstrom senkt die Vorlast des Herzens. Die resultierenden erniedrigten Schlagvolumina führen zur kompensatorischen Tachykardie. Der periphere Gefäßwiderstand steigt mit zunehmendem IAP an. Dies geschieht zum einen durch eine adrenerge Aktivierung, zum anderen durch direkte Kompression. Dadurch wird der mittlere arterielle Druck eine Zeit lang kompensatorisch aufrechterhalten. Dabei kann aber bereits eine Ischämie der intraabdominellen Organe vorliegen [Ridings et al. 1995].

Der erhöhte intrathorakale Druck (ITP) führt zur Messung erhöhter zentralvenöser Drücke (CVP) und pulmonalarterieller Verschlussdrücke (PAOP), welche den intravasalen Volumenstatus nicht korrekt widerspiegeln. Der Flüssigkeitsbedarf des Patienten kann dadurch falsch niedrig eingeschätzt werden. Die intrathorakale Transmission des IAP wurde in tierexperimentellen und klinischen Studien mit 25–80% angegeben, sodass vereinfacht von einer 50%igen Transmission auszugehen ist. Die Kalkulation eines therapierelevanten transmuralen (TM) Füllungsdruckes erfolgt durch eine endexspiratorische (ee) Messung und Abzug des halben Betrages des gemessenen IAP-Wertes [Malbrain und Cheatham 2004]:

ITP = $^1/_2$ IAP
CVP™ = CVPee − ITP = CVPee − $^1/_2$ IAP
PAOP™ = PAOPee − ITP = PAOPee − $^1/_2$ IAP

Alternativ kann die Bestimmung der rechtsventrikulären und globalen enddiastolischen Volumenindizes (RVEDVI, GEDVI) auch bei intraabdomineller Drucksteigerung eine verlässliche Abschätzung des Volumenstatus möglich machen [Malbrain und Cheatham 2004; Cheatham et al. 1998].

Die beschriebene Drucktransmission des IAP auf den ITP führt über eine starke Beeinträchtigung der Thoraxwandcompliance auch zu Einschränkungen der Lungenfunktion. Es resultiert eine Reduktion der Lungenvolumina, insbesondere der funktionellen Residualkapazität. Die initial unbeeinträchtigte Lungencompliance wird sich bei Entwicklung von Kompressionsatelektasen ebenfalls reduzieren und das Krankheitsbild aggravieren. Die Folge ist ein Ventilations-Perfusions-Missverhältnis mit Shuntperfusion und konsekutiver Hypoxämie. Bei initialem Vorliegen eines primären ACS kann sich ein sekundäres ARDS entwickeln.

Bei einem sekundären ACS mit pulmonaler Ursache und primärem ARDS wird sich die respiratorische Insuffizienz weiter verschlechtern.

Häufig werden oder sind Patienten mit einer progredienten IAH oder einem ACS beatmungspflichtig. Die reduzierte Thoraxwandcompliance und im Verlauf auch reduzierte Lungencompliance machen dabei oftmals hohe Beatmungsspitzendrücke notwendig. Um die Gefahr eines zusätzlichen ventilatorassoziierten Lungenschadens zu minimieren, wird die Anwendung eines PEEP knapp oberhalb des IAP empfohlen. Bei der geforderten Limitierung des inspiratorischen Plateaudruckes (Pplat) auf 35 cmH$_2$O kann analog die Transmission von 50% des IAP als transmuraler Plateaudruck (PplatTM) berücksichtigt werden [Pelosi, Quintel, Malbrain 2007]:

Best PEEP [cmH$_2$O] = IAP [mmHg]
PplatTM [cmH$_2$O] = Pplat [cmH$_2$O] − $^1/_2$ IAP [mmHg]

In dieser als „Faustregel" angegebenen Druckbeziehung wird bei Gleichheit der nummerischen Zahl bei unterschiedlichen Druckeinheiten ein PEEP-Niveau über dem IAP sichergestellt (1 cmH$_2$O = 0,74 mmHg). Die obere Grenze der PEEP-Titration liegt aber bei IAP-Werten ≥ 20 mmHg, dann muss nach Ausschöpfung aller konservativen Maßnahmen eine chirurgische Dekompression erfolgen!

Auch der intrakranielle Druck zeigt mit dem IAP gleichsinnige Veränderungen. Ein hoher IAP und ITP bewirken über eine Beeinträchtigung des venösen Abstroms und Anstieg des zentralvenösen Druckes zunächst einen venösen Rückstau im Gehirn. Diese Volumenverschiebung bis hin zum möglichen Hirnödem führt zum Anstieg des ICP, und bei gleichzeitig reduziertem MAP kann ein gefährlicher Abfall des CPP resultieren [Deeren, Dits, Malbrain 2005; Citerio et al. 2001]. Die eingeschränkte kraniale Compliance und die geringe Hypoxietoleranz des Hirnparenchyms können schnell zu infausten Verläufen führen. Besondere Beachtung verlangt dieser Zusammenhang der aufsteigenden Drucktransmission zwischen den Körperkompartimenten bei polytraumatisierten Patienten. In ca. 40% der Fälle liegt bei einem schweren Abdominaltrauma außerdem ein begleitendes relevantes Schädel-Hirn-Trauma vor.

? Welche therapeutischen Optionen bestehen bei einer IAH oder einem ACS?

Die IAH- und ACS-assoziierten Komplikationen führen zu einem Anstieg der Morbidität, der Letalität und zu einer Verlängerung der Intensiv- und Krankenhausaufenthaltsdauer. Die frühzeitige Diagnosestellung und adäquate therapeutische Interventionen können die Häufigkeit dieser Komplikationen reduzieren. Die evidenzbasierte Datenlage zu den einzelnen Therapiestrategien ist bisher unzureichend. Im patientenadaptierten Gesamtkonzept des intensivmedizinischen Managements der IAH und des ACS spielen sowohl konservative als auch interventionelle Maßnahmen eine bedeutende Rolle [Cheatham et al. 2007; Cheatham und Michael 2009]. Von der WSACS wird ein Stufentherapieplan vorgeschlagen (s. Abb. 155).

Im Fokus der Therapie der IAH und des ACS steht die Aufrechterhaltung eines APP über 50–60 mmHg [Cheatham et al. 2007; Cheatham und Michael 2009].

Wie in der Early Goal-Directed Therapy der Sepsis soll v.a. durch eine differenzierte Volumen- und Katecholamintherapie ein MAP von mindestens 65 mmHg erreicht werden [Rivers et al. 2001]. Allerdings führt eine exzessive Volumengabe bei Risikopatienten signifikant häufiger zu einer schweren IAH und gilt als ein unabhängiger Prädiktor für die Entwicklung eines

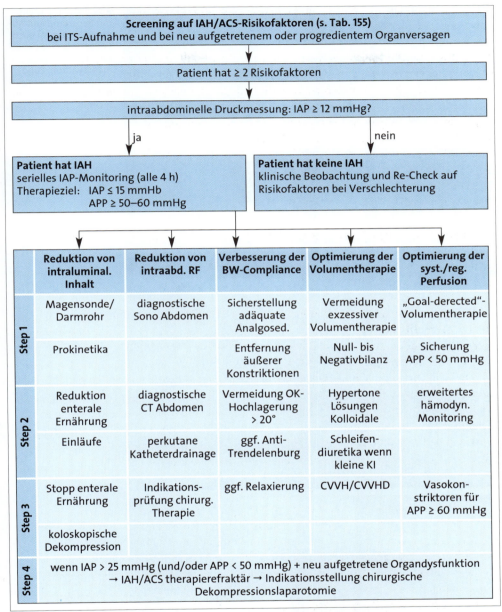

Abb. 155: Algorithmus zum Management der IAH und des ACS nach Malbrain und Cheatham [Malbrain et al. 2006; Malbrain, De laet, Cheatham 2007; Cheatham et al. 2007; Cheatham und Michael 2009]

ACS [Malbrain et al. 2006; Cheatham et al. 2007; Cheatham und Michael 2009]. Zur Steuerung des Volumenmanagements dienen die kalkulierten transmuralen Füllungsdrücke CVP™ und PAOP™ oder die Bestimmung der RVEDVI und GEDVI [Malbrain und Cheatham 2004; Cheatham et al. 1998].

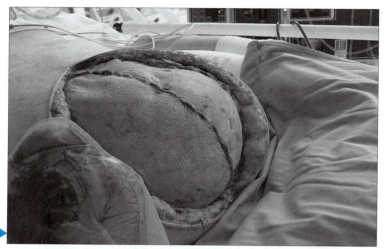

Abb. 156a–c: Patient mit Ileostoma und Abdomen apertum nach Entlastung eines abdominellen Kompartmentsyndroms und temporärer Versorgung mit Vakuum-Verbandstechnik

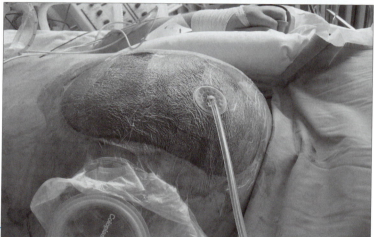

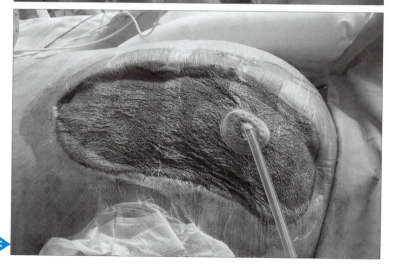

Andererseits wird ein MAP von 65 mmHg nicht für einen ausreichenden APP sorgen, wenn der IAP kritische Werte erreicht oder eine ACS vorliegt. Damit bleibt kausaler Ansatz nur die Senkung des IAP.

Als konservative Maßnahmen kommen eine suffiziente Analgosedierung ggf. unter Einbeziehung einer Epiduralanästhesie oder Muskelrelaxation, Prokinetikagabe sowie gastrale und rektale Dekompression, flache Rückenlage oder Anhebung des kolloidosmotischen Druckes in Kombination mit Diuretika bzw. Nierenersatzverfahren in Betracht [Malbrain, De laet, Cheatham 2007; Cheatham et al. 2007; Cheatham und Michael 2009].

Insbesondere bei liquiden Raumforderungen stellt die sonografie- oder CT-gestützte interventionelle Punktion oder Drainageanlage eine sinnvolle Maßnahme zur Behandlung einer IAH dar. Typische Indikationen sind die Entlastung von Aszites, Zysten, Abszessen oder von Hämatomen ohne aktive Blutung [Malbrain, De laet, Cheatham 2007; Cheatham und Michael 2009].

? Wann muss das Abdomen eröffnet werden?

Sind die konservativen und minimalinvasiven Maßnahmen therapierefraktär, ist der IAP > 25 mmHg oder der APP < 50 mmHg und ist eine neu aufgetretene Organdysfunktion zu verzeichnen, ist die operative Dekompression indiziert und stellt eine lebensrettende Maßnahme dar [Malbrain, De laet, Cheatham 2007; De Waele, Hoste, Malbrain 2006; Cheatham und Safcsak 2008; Cheatham und Safcsak 2010; Cheatham und Michael 2009]. Eine frühzeitige Intervention kann die Komplikationsrate und Letalität deutlich senken, eine verzögerte Dekompressionslaparotomie bei Vorliegen eines ACS dagegen kann zu einer Letalität bis zu 60% führen [De Waele, Hoste, Malbrain 2006; Cheatham und Safcsak 2008; Cheatham und Safcsak 2010]. Der durch die Dekompressionslaparotomie entstandene intraabdominelle Volumengewinn muss durch die Situation des Abdomen apertum respektiert werden. Als vorteilhafteste temporäre Versorgung hat sich hinsichtlich Krankheitsverlauf, Komplikationen und Outcome ein vakuumassistierter Saugverband über einer protektiven Schutzschicht (perforierte Folie oder Gaze zur Vermeidung von Darmfisteln und Verwachsungen) erwiesen (s. Abb. 156) [Boele van Hensbroek et al. 2009].

Literatur

Balogh Z, Butcher N, Compartment syndromes from head to toe. Crit Care Med (2010), 38(Suppl), S445–S451

Boele van Hensbroek Pet al., Temporary closure of the Open Abdomen: A systematic review on delayed primary fascial closure in patients with an Open Abdomen. World J Surg (2009), 33, 199–207

Cheatham M et al., Results from the International Conference of Experts on Intra-abdominal Hypertension and Abdominal Compartment Syndrome. II. Recommendations. Intensive Care Med (2007), 33, 951–962

Cheatham ML, Michael L, Abdominal compartment syndrome. Curr Opin Crit Care (2009), 15, 154–162

Cheatham ML et al., Right ventricular end-diastolic volume index as a predictor of preload status in patients on positive end-expiratory pressure. Crit Care Med (1998), 26(11), 1801–1806

Cheatham ML, Safcsak K, Is the evolving management of intra-abdominal hypertension and abdominal compartment syndrome improving survival? Crit Care Med (2010), 38, 402–407

Cheatham ML, Safcsak K, Long-term impact of abdominal decompression: A prospective comparative analysis. J Am Coll Surg (2008), 207, 573–579

Citerio G et al., Induced abdominal compartment syndrome increases intracranial pressure in neurotrauma patients: a prospective study. Crit Care Med (2001), 29(7), 1466–1471

De Waele JJ, Hoste EA, Malbrain ML, Decompressive laparotomy for abdominal compartment syndrome – a critical analysis. Crit Care (2006), 10(2), R51

Deeren D, Dits H, Malbrain ML, Correlation between intraabdominal and intracranial pressure in nontraumatic brain injury. Intensive Care Med (2005), 31(11), 1577–1581

Malbrain ML, Different techniques to measure intra-abdominal pressure (IAP): time for a critical re-appraisal. Intensive Care Med (2004), 30(3), 357–371

Malbrain ML, Cheatham ML (2004) Cardiovascular effects and optimal preload markers in intra-abdominal hypertension. In: Vincent J-L (Ed), Yearbook of intensive care and emergency medicine, 519–543. Springer, Berlin

Malbrain M, Chiumello D, Pelosi P, Prevalence of intra-abdominal hypertension in critically ill patients: a multicentre epidemiological study. Intensive Care Med (2004), 30, 822–829

Malbrain ML, De laet I, Cheatham M, Consensus conference definitions and recommendations on intra-abdominal hypertension (IAH) and the abdominal compartment syndrome (ACS) – the long road to the final publications, how did we get there? Acta Clin Belg Suppl (2007), 62, 44–59

Malbrain ML et al., Results from the International Conference of Experts on Intra-abdominal Hypertension and Abdominal Compartment Syndrome. I. Definitions. Intensive Care Med (2006), 32, 1722–1732

Malbrain ML et al., Incidence and prognosis of intraabdominal hypertension in a mixed population of critically ill patients: a multiple-center epidemiological study. Crit Care Med (2005), 33, 315–322

Pelosi P, Quintel M, Malbrain ML, Effect of intra-abdominal pressure on respiratory mechanics. Acta Clin Belg Suppl (2007), 62, 78–88

Ridings PC et al., Cardiopulmonary effects of raised intra-abdominal pressure before and after intravascular volume expansion. J Trauma (1995), 39(6), 1071–1075

Rivers E et al., Early Goal-Directed Therapy Collaborative Group. Early goal-directed therapy in the treatment of severe sepsis and septic shock. N Engl J Med (2001), 345, 1368–1377

Wauters J et al., Pathophysiology of Renal Haemodynamics and renal cortical Microcirculation in a Porcine Model with Elevated intraabdominal Pressure. J Trauma (2009), 66, 713–719

Schädel-Hirn-Trauma, intrazerebrale Blutung und erhöhter Hirndruck. Welche Konsequenzen für die Intensivtherapie?

Markus Dengl, Christof Renner

? **Was sind die wichtigsten allgemeinen Aspekte beim SHT?**

Das SHT ist eine der häufigsten Todesursachen in der Gruppe der unter 45-Jährigen in der westlichen Welt. Die derzeit gebräuchlichste und international anerkannteste Einteilung des SHT orientiert sich am Glasgow Coma Score (GCS, s. Tab. 156). Im Alltag können für den Intensivmediziner Patienten mit einem SHT sowohl therapeutisch als auch hinsichtlich des adäquaten Managements eine Herausforderung darstellen. Während bei Patienten mit einem schweren SHT i.d.R. aufgrund einer begleitenden Bewusstseinseinschränkung das Bedrohungspotenzial unschwer zu identifizieren ist, kann dies bei Patienten mit einem leichten oder mittleren SHT weniger offensichtlich sein. Die Tücke liegt darin begründet, dass in letzteren Fällen der klinische Zustand zum tatsächlichen pathologischen Befund erheblich differieren kann. Der klinische Zustand kann dann nicht selten einer erheblichen Dynamik unterliegen und sich so ein leichtes bzw. mittleres SHT innerhalb kürzester Zeit in ein schweres SHT verwandeln. Ein sofortiges und adäquates Handeln ist für die Patienten in solchen Fällen überlebenswichtig. Somit kann auch für Patienten mit einem vermeintlich leichten SHT eine intensivmedizinische Überwachung indiziert sein. Einen Überblick über die wichtigsten Indikationen zur kontinuierlichen Überwachung beim „leichten SHT" gibt Tabelle 157. Indikationen für ein unverzügliches operatives Vorgehen beinhalten raumfordernde traumatische intrakranielle Blutungen, offene Schädel-Hirn-Verletzungen und Impressionsfrakturen. In Einzelfällen kann in Abhängigkeit vom klinischen Zustand des Patienten eine aufgeschobene Dringlichkeit in der operativen Versorgung vertretbar sein. Bezüglich der konservativen Therapie des schweren SHT sei auf die Abschnitte weiter unten verwiesen.

Tab. 156: Einteilung des SHT gemäß der GCS

Schwere des SHT	GCS-Punktwert	Häufigkeit unter allen SHT
Leicht	13–15	Ca. 90%
Mittel	9–12	Ca. 5%
Schwer	3–8	Ca. 5%

Tab. 157: Wichtigste Indikationen für eine kontinuierliche Überwachung eines Patienten mit leichtem/mittlerem SHT

Pathologisches CCT
Nachweis einer Schädelfraktur
Adäquates Trauma
Auffälliger neurologischer Untersuchungsbefund
Epileptischer Anfall
Risikobehaftete Eigenanamnese (z.B. C_2-Abusus)
Jegliche Form einer gestörten Blutgerinnung
Im Zweifel

? Was sind die wichtigsten allgemeinen Aspekte der intrazerebralen Blutung (IZB)?

Die spontane intrazerebrale Blutung macht etwa 15–20% aller Schlaganfälle aus, was einer jährlichen Inzidenz von etwa 15 Neuerkrankungen pro 100 000 Einwohner entspricht. Das Geschlechterverhältnis beträgt etwa 3:2 zugunsten der männlichen Bevölkerung. Intrazerebrale Blutungen treten bei über 70-Jährigen etwa 18-mal häufiger auf als bei unter 50-Jährigen. Vor allem der Lokalisation der Blutung kommt eine prognostische Relevanz zu. Man unterscheidet „tiefe" Blutungen, lokalisiert im Bereich des Hirnstammes und des Zwischenhirns, von Blutungen im Bereich der großen Hirnlappen, den sog. Lobärblutungen. Unter den tiefen Blutungen stellen wiederum Blutungen der Stammganglien und des Thalamus die mit Abstand häufigste Fraktion dar, weshalb diese auch als Blutungen loco typico bezeichnet werden. Einen Überblick über Lokalisation und Häufigkeit der spontanen intrazerebralen Blutungen sowie deren Ätiologie geben die Tabellen 158 und 159.

Entscheidende Faktoren für die Prognose eines Patienten mit IZB sind der initiale klinische Zustand (GCS), die Lokalisation der Blutung sowie deren Größe, das Patientenalter und eine vorbestehende Antikoagulation [Radberg et al. 1991; Hemphill et al. 2001].

? Wann sollten intrazerebrale Blutungen operiert werden?

Die Indikation zu einer operativen Therapie orientiert sich in erster Linie an der Größe und Lokalisation einer Blutung, am GCS sowie dem Alter des Patienten. Ferner stellt die Frage der möglichen Ursache der Blutung einen wichtigen zusätzlichen Aspekt in diesem Zusammenhang dar. Vor allem Lobärblutungen, aber auch tiefe Blutungen bei jüngeren Patienten (≤ 55 Jahre) sollten immer hinsichtlich behandelbarer Ursachen (Neoplasie, vaskuläre Malformationen) abgeklärt werden – sofern dies klinisch vertretbar ist.

? Was sollte man im konservativen Management einer IZB unbedingt beachten?

Sollte die Indikation zugunsten eines reinen konservativen Managements gefällt worden sein, gelten die Indikationen und Maßnahmen zur Überwachung und Therapie des erhöhten intrakraniellen Drucks, wie in den nachfolgenden Abschnitten dargestellt. Als ein spezieller Aspekt im konservativen Management der IZB sollte allerdings das Nachblutungsrisiko Erwähnung finden. Da in bis zu 14% der Fälle mit einer Nachblutung gerechnet werden muss und das Risiko hierfür innerhalb der ersten 6–8 h am größten ist, ist es von entscheidender Bedeutung, dass eine eventuelle vorbestehende Antikoagulation gleich welcher Natur nicht nur registriert wird, sondern auch unverzüglich mit dem Ausgleich der kompromittierten Gerinnungsfähigkeit begonnen wird. Ein engmaschiges Gerinnungsmonitoring ist hierzu unbedingt zu fordern. Auch wenn ein Zusammenhang zwischen Höhe des Blutdrucks und dem Risiko der Nachblutung bisher nicht sicher gezeigt werden konnte, sollten ausgeprägte hypertone Zustände vermieden werden. Da speziell auch Patienten mit einer IZB empfindlich

Tab. 158: Lokalisation und Häufigkeit der spontanen intrazerebralen Blutungen nach Kroppenstedt [Kroppenstedt und Etou 2006]

Lokalisation	Häufigkeit
Stammganglien	50%
Thalamus	15%
Lobär	15%
Hirnstamm	10%
Zerebellär	10%

Tab. 159: Häufigste Ursachen der spontanen intrazerebralen Blutung nach Kroppenstedt [Kroppenstedt und Etou 2006]

Ursache	Häufigkeit
Hypertonie	46–60%
Zerebrale Amyloidangiopathie	7–14%
Alkoholabusus (in ca. 50% assoziiert mit Hypertonie)	10–14%
Antikoagulantien/Thrombolyse	6–10%
Neoplasmen	5–10%
Aneurysmen/AVM	6%
Drogenabusus	5%
Idiopathisch	6–20%

auf Blutdruckschwankungen hinsichtlich ihrer zerebralen Oxygenierung zu regieren scheinen, gilt es solche unbedingt zu vermeiden. Um auf der anderen Seite auch den zerebralen Perfusionsdruck auf einem ausreichenden Niveau zu halten, **wird derzeit ein systemarterieller Mitteldruck von 100 mmHg empfohlen**. Somit sollten systemarterielle Mitteldrücke über 100 mmHg therapiert werden. Vor diesem Hintergrund sind Substanzen zu bevorzugen, die keine oder kaum orthostatische Dysregulationen, überschießende Blutdrucksenkungen oder Tachykardien als Nebenwirkungen aufweisen. Als Antihypertensiva der ersten Wahl sind hier Urapidil (Ebrantil), Nifedipin (Adalat), Clonidin (Catapresan) und Betablocker zu nennen.

? Was ist normaler und erhöhter Hirndruck?

Hirndruck (ICP, intracranial pressure) ist eine physiologische Messgröße vergleichbar mit dem arteriellen Blutdruck und stellt physikalisch den Druck (angegeben in mmHg) in dem inexpansiblen und nahezu abgeschlossenen Raum des Hirnschädels dar. Er repräsentiert letztlich den Druck, den der Schädelinhalt auf die harte Hirnhaut ausübt. Der eigentliche physiologische intrakranielle Druck wird durch das pulsatil einströmende Blut aufgebaut bzw. aufrechterhalten. Insofern unterliegt der Hirndruck auch physiologischen Schwankungen. Neben der sog. Grundpulsation, bedingt durch Systole und Diastole, zeigt der Hirndruck auch atembedingte Schwankungen. Schließlich existieren physiologischerweise noch niederfrequentere Schwankungen, deren Natur aber bis heute noch nicht restlos geklärt wurde und die möglicherweise Ausdruck rhythmischer Gefäßverengungen und -erweiterungen sind. Diese werden im Rahmen von speziellen Hirnerkrankungen als Diagnostikum erforscht, wobei bis heute kein flächendeckender Einsatz aufgrund der mangelnden Plausibilität erfolgt ist. Ähnlich wie beim Blutdruck begnügt man sich im klinischen Alltag mit einem zeitlichen Mittelwert des Hirndrucks (äquivalent zum mittleren arteriellen Druck, MAP). In den weiteren Ausführungen ist also dieser gemeint, wenn vom Hirndruck die Rede ist. Die Kenntnis der Pulsationen des Hirndrucks ist allerdings dennoch für den praktisch tätigen Arzt von Bedeutung, um die Validität eines gemessenen Wertes zu bestätigen. Bei einem gesunden Menschen beträgt der Hirndruck im flachen Liegen Werte von 0–15 mmHg. Im Stehen und Sitzen sind auch negative Werte möglich, ohne pathologisch zu sein. Länger andauernde Werte darüber werden als pathologisch erhöht angesehen.

Modellhaft wird der Inhalt der Schädelgrube (ca. 1,5 l) in 3 wesentliche Kompartimente eingeteilt, die durch Änderungen den Hirndruck beeinflussen können. Zum einen ist dies das kompressible Hirngewebe (~ 80–85% des Volumens), zum anderen sind dies die beiden inkompressiblen flüssigen Kompartimente Blut (~ 3–10% des Volumens, abhängig vom Gefäßdurchmesser) und Liquor (~ 5–15% des Volumens, abhängig vom Alter bzw. Grad der Hirnatrophie). Kommt es nun im Rahmen pathologischer Veränderungen zur Zunahme des einen Kompartimentes (z.B. Hirnschwellung oder Blutung, s. Abb. 157), kann dies bis zu einem gewissen Grad durch die Abnahme der anderen Kompartimente kompensiert werden. Wird der Kompensationsspielraum überschritten, kommt es unweigerlich zur Erhöhung des intrakraniellen Drucks (Monroe-Kellie-Doktrin). Einer der wichtigsten Kompensationsmechanismen ist die Liquorumverteilung aus dem kraniellen in den spinalen Raum über das Foramen magnum.

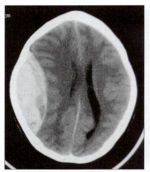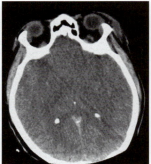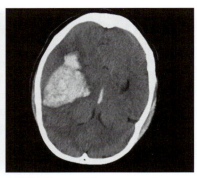

Abb. 157: Ursachenbeispiele für eine pathologische Druckerhöhung. SHT mit ausgedehntem raumforderndem Epiduralhämatom rechtsseitig (**links**); SHT mit massivem traumatischem Hirnödem, die basalen liquorgefüllten Zisternen sind als Zeichen der ausgedehnten Raumforderung nicht mehr vorhanden (**Mitte**); ausgedehnte spontane intrazerebrale Blutung (**rechts**).

? Wie kann man klinisch Hirndruck messen?

Das einfachste Prinzip der Hirndruckmessung sind die Punktion des Liquorraumes mit einer entsprechenden Kanüle und der Anschluss derselben an eine Wassersäule. Der Hirndruck kann dann theoretisch sofort abgelesen werden, unter der Annahme, dass im gesamten ZNS ein homogener Druck besteht. Der Eingriff wird durch einen Neurochirurgen durchgeführt, der dabei i.d.R. eine konventionelle Drainage in das Vorderhorn des rechten Seitenventrikels einlegt. Da eine solche Drainage keinen eichbaren Druckabnehmer in ihrer Spitze hat, wird diese luftfreie Drainage an eine Wassersäule angeschlossen, worüber man dann den Hirndruck misst. Ein Vorteil dieser Methode ist, dass damit jederzeit therapeutisch Liquor abgelassen werden kann, falls erforderlich. Die Messung des Hirndrucks über ein solch „offenes System" erfordert jedoch eine gewisse Routine, da dieses zahlreiche Fehler- und Komplikationsmöglichkeiten in sich birgt. Eine unabdingbare Voraussetzung für ein solch offenes Verfahren sind ausreichend weite Ventrikel, damit auch eine durchgängige Wassersäule bis in die Katheterspitze gewährleistet ist. Insbesondere muss darauf geachtet werden, dass zum Zeitpunkt der Messung kein Ablass des Liquors erfolgt. Ferner muss die Messsäule jedes Mal wieder neu auf Ohrhöhe justiert werden.

Demgegenüber sind intraparenchymatöse Messsonden einfacher in der Handhabung und valider in der Messung (s. Abb. 158). Sie besitzen jedoch den Nachteil einer fehlenden Drainagemöglichkeit. Es existiert eine Vielzahl von kommerziell angebotenen Produkten basierend auf verschiedenen Messprinzipien. Die jeweiligen Hersteller definieren zusätzlich die möglichen Lageorte der Messsonden, nämlich intraparenchymatös, subdural, epidural oder ventrikulär. Da jeder Sondentyp seine spezifischen Vor- und Nachteile hat, erfordern der Gebrauch und die korrekte Interpretation der Werte eine gewisse Erfahrung. Somit sollten Sondenanlage und Messungen erfahrenen Ärzten überlassen werden, die auch in der Lage sind, die entsprechenden Komplikationen zu erkennen und zu behandeln.

Komplikationen im Gebrauch der Hirndruckmesssonden sind Blutungen bei Anlage (~ 0,5%), Infektionen im zeitlichen Verlauf (0,3–0,5%) und mechanische Irritationen durch unsachgemäße Behandlung mit dem Resultat einer fehlerhaften oder ausbleibenden Messung [Mallucci und Sgouros 2010]. Relevante entlastungsbedürftige Blutungen und Infektionen sind bei intraparenchymatösen Sonden allerdings sehr selten [Mallucci und Sgouros 2010]. Deutlich höhere Raten an Komplikationen sind bei dem Gebrauch von Ventrikeldrainagen zu

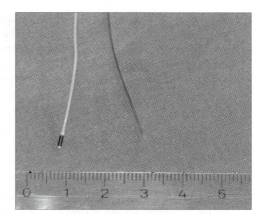

Abb. 158: Intraparenchymatöse Drucksonde der Fa. Codman (**links**), Sonde zur Messung des Sauerstoffgewebepartialdrucks sog. ptiO$_2$-Sonde der Fa. Integra

verzeichnen (≤ 27% Infektionen, ~ 2,5% relevante Blutungen) [Beer et al. 2008; Maniker et al. 2006].

? Warum sollte man Hirndruck überwachen und behandeln?

Zunächst sollten Patienten identifiziert werden, für die ein Hirndruckmonitoring überhaupt infrage kommt. Hauptindikationen im klinischen Alltag stellen ein schweres Schädel-Hirn-Trauma und eine Hirnblutung dar. Pathophysiologisch wird für diese Patienten angenommen, dass erhöhte intrakranielle Drücke die verfügbare zerebrale Perfusion bzw. den zerebralen Blutfluss mindern und konsekutiv zu sekundären ischämischen Schäden am Zentralnervensystem führen können. Leider gibt es bis heute keine randomisierte, prospektive Studie, welche die Wertigkeit des Monitorings nach akuter Hirnschädigung eindeutig beweist. Jedoch belegt eine Reihe indirekter Beweise einen Benefit des ICP-Monitorings. Ein umfangreicher Überblick zu dieser speziellen Thematik kann in den Leitlinien der DGNC zur Therapie des SHT gewonnen werden [AWMF-Leitlinien-Register]. Aus diesem Grund dürfte eine prospektiv randomisierte Studie zur Wertigkeit des ICP-Monitorings ethisch auch in Zukunft nicht zu rechtfertigen sein. Es bedarf somit eines engen Zusammenspiels zwischen einem die Therapie kontrollierenden Monitoring des Hirndrucks und möglichst effektiven Therapiemaßnahmen. Da bisher der zerebrale Blutfluss (CBF) als entscheidende Determinante für die zerebrale Funktionalität in der klinischen Routine noch nicht bestimmt werden kann, bedient man sich des CPP als dessen Surrogat. Dieser lässt sich jederzeit leicht gemäß der Gleichung

$$CPP = MAP - ICP$$

ermitteln. Über die Höhe des anzustrebenden CPP bestehen allerdings kontroverse Ansichten. Vor allem in den 1990er Jahren wurden aufgrund unterschiedlicher pathophysiologischer Ansichten 2 Extreme propagiert. Das sog. Lund-Konzept fußte auf der Theorie, dass nach zerebraler Schädigung mit konsekutiver Beeinträchtigung der Blut-Hirn-Schranke ein erhöhter hydrostatischer intravasaler Druck im Rahmen eines erhöhten Perfusionsdruckes die Entstehung eines interstitiellen Hirnödems befördern würde. Es wurde daher ein niedriger Perfusionsdruck (CPP ≤ 50–60 mmHg) propagiert [Asgeirsson et al. 1994]. Konträr zu dieser Theorie ging das sog. Rosner-Konzept von deutlich höheren CPP-Erfordernissen aus. Basierend auf der Annahme, dass nach Schädigung die zerebrale Autoregulation nur noch bei höheren CPP-Werten funktionieren würde, wurde ein CPP von mindestens 70 mmHg gefordert [Rosner et al. 1995]. Beide Theorien konnten letztlich in teilweise multizentrischen Folgestudien nicht bestätigt werden. In den vergangenen Jahren ist dagegen ein vielversprechender individuellerer Ansatz in den Fokus gerückt. Der sog. optimierte CPP (CPP_{OPT}) geht von sich im zeitlichen Verlauf ändernden individuellen CPP-Bedürfnissen aus. Diese dynamische individuelle bedarfsadaptierte Einstellung des CPP orientiert sich am Autoregulationskoeffizienten PRx (Quotient des sich pro Zeiteinheit ändernden ICP und MAP pro Zeit: $\Delta ICP / \Delta MAP$) und setzt derzeit ein erweitertes computerassistiertes bettseitiges Monitoring voraus. Aus diesem Grund und wegen der noch ausstehenden breiten klinischen Evaluierung kann dieses sehr aufwändige Verfahren derzeit für die klinische Routine noch nicht empfohlen werden. Die ersten kleineren Studien geben jedoch Anlass zur Hoffnung, dass dieses Verfahren einen relevanten Stellenwert in der Hirndrucktherapie einnehmen könnte [Steiner et al. 2002; Zweifel et al. 2008].

Unter Würdigung all dieser Aspekte werden nach den aktuellen Richtlinien zur Therapie des erhöhten Hirndrucks und zur Minimierung des sekundären Hirnschadens derzeit CPP-Werte zwischen 50 und 70 mmHg empfohlen [Brain Trauma Foundation 2007; AWMF-Leitlinien-Register], wobei nur eindeutig feststeht, dass ein CPP < 50 mmHg schädlich ist und Patienten mit einem schweren SHT bei Forcierung eines CPP > 70 mmHg ein hohes Risiko für ein schlechteres Outcome haben.

? Bei welchen Patienten nach akuter Hirnschädigung ist ein Hirndruckmonitoring sinnvoll?

Entscheidend für die Indikationsstellung zum Monitoring sind zum einen der Schweregrad der Hirnschädigung und zum anderen deren Akuität. Sinnvoll ist das Monitoring bei einem vigilanzgeminderten Patienten, der klinisch nicht mehr ausreichend zu beurteilen ist und der sich noch in der Akutphase einer Hirnverletzung befindet. Wache Patienten hingegen bedürfen unabhängig vom Schweregrad der Schädigung sicherlich keines invasiven Monitorings, hier zeigt i.d.R. eine neurologische Verschlechterung zuverlässig eine behandlungsbedürftige Zustandsveränderung an. Genauso besteht bei komatösen Patienten in der Postakutphase nach zerebraler Schädigung keine Indikation für ein invasives Monitoring.

Grundsätzlich sollte jeder Patient – sofern kein operativer Ansatz besteht –, der nicht adäquat klinisch zu beurteilen ist und dessen zerebrales Schädigungsmuster (pathologischer CCT-Befund) das Risiko einer Hirndruckerhöhung beinhaltet, frühzeitig ein ICP-Monitoring erhalten. Ferner haben auch Patienten mit einem adäquaten Trauma und unauffälligen CCT ein erhöhtes Hirndruckrisiko, wenn der systolische Blutdruck unter 90 mmHg liegt, das Alter > 40 Jahre und die beste motorische Antwort Streck-/Beugesynergismen sind. Bei polytraumatisierten Patienten mit primär unauffälligem CCT, die aufgrund extrazerebraler Verletzungen (z.B. schweres Thoraxtrauma) über einen längeren Zeitraum sediert und beatmet werden müssen, ist die Anlage eines Hirndruckmonitorings zu diskutieren.

Welche Optionen stehen zur Behandlung eines erhöhten Hirndrucks zur Verfügung?

Sofern eine operative Therapieoption zur effektiven Senkung des erhöhten intrakraniellen Drucks nicht besteht (z.B. Entfernung eines epiduralen Hämatoms), gibt es eine Reihe von konservativen Therapiemaßnahmen, die den Hirndruck zu senken vermögen. In Tabelle 160 werden Maßnahmen angegeben, die in der Art eines Stufenschemas angewendet werden können. Man unterscheidet zwischen sog. basalen und erweiterten Maßnahmen. Als Indikation für eine gezielte Hirndrucktherapie gilt ein Druck von über 20 mmHg, der über einen Zeitraum von mindestens 30 min besteht [Brain Trauma Foundation 2007]. Je länger der ICP über 20 mmHg liegt, desto höher ist das Risiko für ein persistierendes neurologisches Defizit bzw. einen letalen Ausgang [Marmarou et al. 1991]. Einen guten Überblick über die Datenlage der einzelnen Maßnahmen liefern die Richtlinien der Brain Trauma Foundation anhand der Behandlung von Schädel-Hirn-Trauma-Patienten, dem in diesem Zusammenhang am besten untersuchten Krankheitsbild [Brain Trauma Foundation 2007]. Ein einheitlich verbindliches Stufenschema in der Anwendung der einzelnen Maßnahmen existiert nicht. Letztlich liegt die Reihenfolge der anzuwenden Maßnahmen im Ermessen des Behandlers und richtet sich nach seinen individuellen Erfahrungen und Kenntnissen in der Therapie. Sollten sich die basalen Maßnahmen in der Hirndrucktherapie als wirkungslos erweisen bzw. sollte sich eine zunehmende Wirkungsresistenz einstellen, ist unserer Meinung nach eine frühzeitige Dekompressionstrepanation zu diskutieren, da diese durch ihre effektive Drucksenkung beitragen kann, den Sekundärschaden zu minimieren. An dieser Stelle sollte abschließend noch auf die

Tab. 160: Therapiealgorithmus zur Therapie des erhöhten intrakraniellen Drucks. Die genannten Maßnahmen sollten im Sinne eines Stufenschemas nacheinander zur Anwendung kommen.

	Maßnahmen	Wirkmechanismus	Klinische Wertigkeit
Basal	Oberkörperhochlagerung um 15–30°, Kopf gerade, Hals frei	Senkung des venösen Drucks, verbesserter Abfluss	Unkomplizierte Erstmaßnahme bei fehlenden Kontraindikationen (z.B. Schock), individuelle Einstellung erforderlich.
	Ausreichende Analgosedierung (z.B. Midazolam: 0,09 mg/kg/h; Propofol: 2 bis max. 4 mg/kg/h; Fentanyl: 0,0012 mg/kg/h; Sufentanyl: 0,15–0,7 µg/kg/h) (kein Barbituratkoma!)	Stressreduktion, Reduktion des zerebralen Stoffwechsels, damit Reduktion des zerebralen Blutvolumens	Vor allem hilfreich, wenn Patient bei Manipulationen mit Hirndruckkrisen reagiert. Sedierung an sich hat keinen hirndrucksenkenden Effekt!
	Liquordrainage	Liquorabfluss	Eine laufende Liquordrainage senkt akut und oft langfristig den Hirndruck. Voraussetzung: ausreichend weite Ventrikel!
	Intermittierende Gabe von Osmodiuretika: hyperosmolares Mannitol (0,25–1 g/kg KG)/hyperosmolares NaCl (7,5%/10%) als Kurzinfusion	Entzug von extra-/intrazellulärem Wasser aus dem ZNS, damit Volumenreduktion und Drucksenkung	Als wirksam haben sich Mannitol-Infusionen (10–15% Mannitol, 250–500 ml in 15–30 min) oder NaCl-Infusionen (10% NaCl 100 ml in 15 min) erwiesen; nur temporärer Effekt, dann erneute Gabe erforderlich; **Cave:** Serumosmolarität/-Na!

Tab. 160: Fortsetzung

	Maßnahmen	Wirkmechanismus	Klinische Wertigkeit
Erweitert	Dekompressionskraniektomie	Erlaubt die Ausdehnung des Hirnparenchyms	Senkt bei fast allen Patienten dauerhaft den Hirndruck (Ausnahme: schwerste Hirnverletzungen)
	Hypothermie [Clifton et al. 2001, 2002]	Senkung des zerebralen Metabolismus	Senkt den ICP, jedoch kein Einfluss auf das Outcome; Ausnahme: SHT-Patienten ≤ 45 Jahre, mit primärer Hypothermie; erhebliche Risiken (Koagulopathie, Infektionen)
	Barbituratkoma unter EEG-Kontrolle (burst suppression)	Senkung des zerebralen Metabolismus, damit günstige Beeinflussung des zerebralen Blutvolumens	Therapieversuch, nicht jeder Patient spricht an; deutliche Kreislaufeffekte
	Hyperventilation pCO_2 < 36 mmHg	Hypnokapnische Vasokonstriktion reduziert das intrakranielle Blutvolumen	Senkt bei einem Teil der Patienten effektiv den Hirndruck, als langfristige Maßnahme nicht angezeigt wegen der zerebralen Minderperfusion, kurzfristige forcierte Hyperventilation ($paCO_2$ < 30 mmHg) in Ausnahmefällen; idealerweise mit $ptiO_2$-Monitoring, da Gefahr der zerebralen Hypoxie

allgemeinen Grundsätze der Neurointensivbehandlung hingewiesen werden, die zum Teil abweichen können gegenüber der Behandlung von Patienten mit extrakraniellen Läsionen. Die Einhaltung einer hochnormalen arteriellen Oxygenierung (paO_2 >80 mmHg), einer Normothermie (< 37,0 °C), einer Normoglykämie und eines ausgeglichenen Elektrolythaushalts und einer arteriellen Normotonie dürfen nicht leichtfertig ignoriert werden. Ihre Einhaltung reduziert ebenfalls das Risiko der Entstehung sekundärer neurologischer Schäden in dem vulnerablen Organ. Wenngleich diese Maßnahmen im Einzelnen noch Gegenstand von Untersuchungen sind und teils mit spezifischen Behandlungsmaßnahmen konfligieren (z.B. Entstehung der Hypernatriämie bei Osmotherapie), werden sie von allen Fachgesellschaften akzeptiert und ein Abweichen davon sollte medizinisch begründet sein.

Literatur

Asgeirsson et al., A new therapy of post-trauma brain edema based on hemodynamic principles for brain volume regulation. Intensive Care Med (1994), 20, 260–267
AWMF-Leitlinien-Register Nr. 008/001: Das Schädel-Hirn-Trauma im Erwachsenenalter. Leitlinien der Dt. Gesellschaft f. Neurochirurgie. www.uni-duesseldorf.de/AWMF/11/008-001
Beer et al., Nosocomial ventriculitis and meningitis in neurocritical care patients. J Neurol (2008), 255, 11
Brain Trauma Foundation, Inc., Guidelines for the Management of Severe Traumatic Brain Injury. J Neurotrauma (2007), 24, Suppl 1
Clifton et al., Lack of effect of induction of hypothermia after acute brain injury. N Engl J Med (2001), 344, 556

Clifton et al., Hypothermia on admission in patients with severe brain injury. J Neurotrauma (2002), 19, 293
Hemphill et al., The ICH-score: a simple, reliable grading scale for intracerebral hemorrhage. Stroke (2001), 32, 891–897
Kroppenstedt SN, Etou A (2006) Spontane intrazerebrale Blutung. In: Piek J, Unterberg A, Grundlagen neurochirurgischer Intensivmedizin, 348–349. Zuckschwerdt, München
Mallucci C, Sgouros S (2010) Cerebrospinal Fluid Disorders. Informa Healthcare USA, New York
Maniker et al., Hemorrhagic complications of external ventricular drainage. Neurosurgery (2006), 59, Suppl 2
Marmarou et al., Impact of ICP instability and hypotension on outcome in patients with severe head trauma. J Neurosurg (1991), 75, 59
Radberg et al., Prognostic parameters in spontaneous intracerebral hematomas with special reference to anticoagulant treatment. Stroke (1991), 22, 571
Rosner et al., Cerebral perfusion pressure: management protocol and clinical results. J Neurosurg (1995), 83, 949–962
Steiner et al., Continous monitoring of cerebrovascular pressure reactivity allows determination of optimal cerebral perfusion pressure in patients with traumatic brain injury. Crit Care Med (2002), 30, 733–738
Zweifel et al., Continuous monitoring of cerebrovascular pressure reactivity in patients with head injury. Neurosurg Focus (2008), 25, 1–8

Der ischämische Schlaganfall

Dietmar Schneider

? Was ist initial wichtig? Präklinisch? In der Notaufnahme?

Angesichts der dritthäufigsten Todesursache (= Schlaganfall), der häufigsten Ursache für Behinderung (= Schlaganfall) und der geringsten Anoxietoleranz (= Gehirn) ist jeder Schlaganfall (Apoplexia cerebri) per se ein dringender Notfall (= Kernbotschaft). In 85% der Fälle liegt ein ischämischer (unblutiger) Schlaganfall vor (zerebraler Gefäßverschluss, Hirninfarkt), in 15% ein hämorrhagischer (blutiger) Schlaganfall (zerebrale Gefäßruptur, Hirnblutung). Eine Differenzierung ist ohne zerebrale Bildgebung nicht möglich, mithin auch keine gezielte Therapie, die völlig gegensätzlich ist: einerseits die Eröffnung des verstopften Hirngefäßes, andererseits der Verschluss des blutenden Hirngefäßes. Das Hirngewebe verfügt über keinerlei Energiereserven. Pro Minute fokaler zerebraler Ischämie (Hirninfarkt) versterben ca. 2 Mio. Hirnzellen und 12 km Myelinfasern (ermittelt aus durchschnittlich 54 ml großen supratentoriellen A.-cerebri-media-Infarkten) [Saver 2006]. Weil der ischämische Schlaganfall immer schmerzlos ist und der Kranke oft sprachlos (Sprach- und Sprechstörungen) weder schreit noch jammert, werden bei diesen Patienten im Gegensatz zu jenen mit Vernichtungsschmerz beim Herzinfarkt, akutem Abdomen oder Polytrauma viel zu selten die sofortige gezielte Klinikeinweisung und die sofortige gezielte Akutbehandlung durchgesetzt. Statt „time is brain" herrscht „wait and see" (s. auch Abb. 159).

Fehler und Mängel im prähospitalen Schlaganfallmanagement fasst Tabelle 161 zusammen. Abgesehen von der Zeitverzögerung durch den Patienten selbst, beeinflusst die frühzeitig sachkundige Schlaganfallbehandlung nichts so sehr wie die richtige Entscheidung des Leitstellenpersonals in den Notdienstzentralen und Rettungsleitstellen, wenn der Notruf eingeht [Harding et al. 2013]. Gemäß dem Indikationskatalog für die Notarztalarmierung [BÄK 2013] ist unter Verwendung von strukturierten Notabfrageschemata unter Bezug auf den Pa-

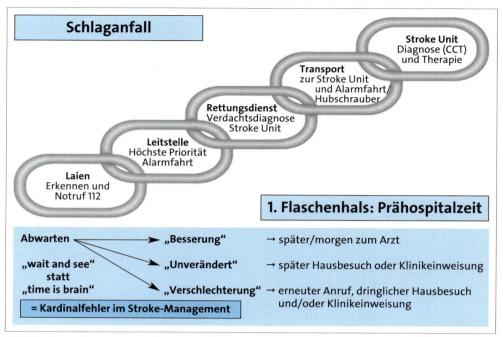

Abb. 159: Erster Flaschenhals – Prähospitalzeit

tientenzustand der Notarzt einzusetzen, mithin auch eine strukturierte (telefonische vorangemeldete) stationäre Notaufnahme, wenn der Patient „nicht oder nicht adäquat auf Ansprechen und Rütteln reagiert" und/oder „akute Lähmungen" vorliegen. Für beide Zustände wird als Beispiel u.a. der Schlaganfall angeführt. Leider fällt damit die TIA (transitorische ischämische Attacke) als Notarztfall durch das Dispatchersieb – mit nicht selten fatalen Folgen (90-Tage-Schlaganfallrisiko bis 20%, mithin jeder 5. TIA-Patient).

Besonders betont sei, dass anhaltende Bewusstseinsstörungen (Hypoglykämie und hyper- oder hypodynamer Herzkreislaufstillstand sind ausgeschlossen) ohne offensichtlich toxischen Hintergrund (endogen-metabolisch oder exogen), aber plus Hirnnervenlähmungen (Optopupillomotorik-, Gesichtsfeld-, Atemmusterstörung) immer dringend verdächtig für eine Basilaristhrombose sind und eine unverzügliche stationäre Einweisung zur Notfallbildgebung (CTA, MRA) zwecks sofortigen interventionellen lokalen, zumindest systemischen Lyseversuchs erfordern (i.d.R. bis 12 h nach Symptombeginn, im Einzelfall auch später, weil Ultima-Ratio-Therapie) [Lindsberg und Mattle 2006]. Differenzialdiagnostisch wären sowohl die Toddsche Parese nach stattgehabtem Krampfanfall als auch ein nonkonvulsiver Status epilepticus auszuschließen. Das A und O ist damit immer die Wahl einer geeigneten Zielklinik. In Deutschland sind das jene mehr als 250 Kliniken mit idealerweise zertifizierter Stroke Unit [DSG 2014]. Prähospitale Schlaganfallskalen (z.B. FAST, MASS, CPSS, LAPSS, ROSIER; [Ziegler, Griewing, Rashid 2010]) stützen mehr oder weniger die Verdachtsdiagnose Schlaganfall und können als Maß für eine wissenschaftliche Aufarbeitung dienen, aber nicht akute Therapiemaßnahmen spezifisch diskriminieren und sind somit in der notfallmedizinischen Praxis eher entbehrlich. Ein erhöhter Blutdruck sollte prähospital und in der Notaufnahme bei Schlaganfallverdacht selbst im Extremfall (> 220 mmHg systolisch) nicht gesenkt, eine Hypo-

Tab. 161: Typische Fehler und Mängel im prähospitalen Schlaganfallmanagement

Patient/Angehörige
Keine Ahnung über Schlaganfallsymptome
Kein Notruf
Abwarten statt Handeln
Rettungsleitstelle/Not- oder Hausarzt
Nichtbeachtung des Indikationskatalogs für den Notarzteinsatz
Keine Klinikeinweisung, weil Patient wieder symptomfrei (TIA)
Einweisung in ungeeignete Klinik (kein 24/7 CT/MRT, weder Stroke Unit noch ITS, keine ortsnahe Neurochirurgie)
Blutdrucksenkung (CPP-Verschlechterung)
Osmotherapie/Diuretikagabe (Rheologieverschlechterung)
Intramuskuläre Injektionen
Keine fokusierte (Fremd-)Anamnese (fehlender Symptombeginn? Kontraindikationen für Thrombolyse? Herzrhythmusstörungen? Antikoagulation?)
Fehlende Angehörige, falls Patient bewusstseins- und/oder sprachgestört
Versäumte/verzögerte Vorabinformation an die Klinik
Notaufnahme
Lückenhafte Patientenübergabe (mangelhaftes Notarzteinsatzprotokoll/mangelhafte Fachkompetenz)
Fehlen eines Schlaganfallprotokolls (SOP) bzw. eines Schlaganfall-Notaufnahme-Algorithmus
Fehlen oder Verspätung eines Schlaganfallspezialisten/Neurologen
Verschleppung der dringlichen zerebralen Bildgebung (Verzögerung spezifischer Akuttherapie = Kardinalfehler)

tonie dagegen umgehend durch kristalloide Volumengabe behoben werden, v.a. dann, wenn stehende Hautfalten und eine trockene Zunge auf einen Wassermangel hinweisen bzw. Alterspatienten (Seniorenheim) als „Verwirrtheitszustand mit Schlaganfallverdacht" zur stationären Aufnahme gebracht werden (**Cave:** vermindertes Durstgefühl im Alter, zögerliche und verminderte Flüssigkeitsaufnahme aus Scham wegen Stress(Frauen)- und Überlauf(Männer)-Inkontinenz sowie aus mangelhaft flüssigkeitszufuhrorientierter Nachhaltigkeit durch das Pflegepersonal!). Summarisch droht in der Notaufnahme durch unqualifizierte Übergabe, fehlende „Schlaganfall-SOP", verzögerte neurologische Expertise und verschleppte zerebrale Bildgebung ein 2. Flaschenhals im akuten Schlaganfallmanagement (s. auch Abb. 160).

 Schlaganfall, TIA, PRIND. Welche Definitionen sind heute noch gültig? Gibt es überhaupt ein differenziertes Vorgehen, welches?

Als Schlaganfall (Hirninsult = deutscher Fachbegriff; Stroke = englischer Fachbegriff; Apoplexia cerebri = griechisch-lateinischer Fachbegriff) wird klinisch ein akutes neurologisches Defizit infolge einer umschriebenen (fokalen) zerebralen Durchblutungsstörung bezeichnet. Dieser herdförmigen (fokalen) Hirndurchblutungsstörung können morphologisch entweder ein

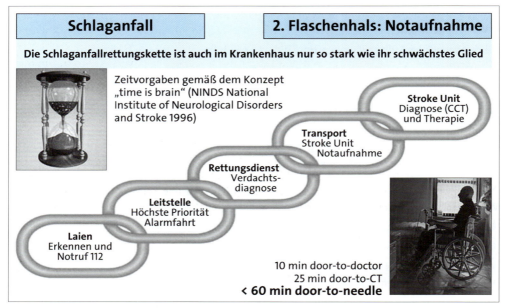

Abb. 160: Zweiter Flaschenhals – Notaufnahme

Hirngefäßverschluss (= ischämischer Schlaganfall = Hirninfarkt, Häufigkeit 85%) oder eine Hirngefäßruptur (= hämorrhagischer Schlaganfall = Hirnblutung, Häufigkeit 15%) zugrunde liegen. Die Ätiologie ist vielfältig. Die wichtigsten Ursachen des ischämischen Schlaganfalls sind die zerebrale Makroangiopathie (Arteriosklerose der großen hirnversorgenden Arterien), kardiogene Embolien (zumeist Folge von Vorhofflimmern) und die zerebrale Mikroangiopathie (Erkrankung der kleinen penetrierenden Hirnarterien). Bis 30% der ischämischen Schlaganfälle bleiben ätiologisch ungeklärt (kryptogener Schlaganfall), bei juvenilen Patienten bis 40%. Die TIA ist definiert als eine zeitlich innerhalb von 24 h vorübergehende akute Schlaganfallsymptomatik (zumeist sind es aber nur Minuten, die 24-h-Grenze wurde willkürlich festgelegt) aufgrund einer akuten ischämischen Hirndurchblutungsstörung **ohne** bildmorphologischen Nachweis eines Hirninfarktes [Easton et al. 2009]. Kommt es später als 24 h nach dem akuten Ereignis zur kompletten Symptomrückbildung (restitutio ad integrum) wurde früher der Begriff PRIND gebraucht (prolongiertes reversibles ischämisches neurologisches Defizit), im Grunde eine prolongierte TIA. Heute ist entscheidend, ob sich in der zerebralen Bildgebung aktuell zum akuten Ereignis eine Hirnparenchymnekrose nachweisen lässt. Unabhängig davon, ob die Symptomatik wieder abgeklungen ist, liegt dann ein Hirninfarkt vor. Finden sich keine Schlaganfallsymptome mehr und auch kein Hirninfarkt, wird von einer TIA gesprochen. Es ist klar, dass es dann auch keine spezifische Akuttherapie geben kann. Der TIA-Patient in der Notaufnahme ist aber der nahezu regelhaft unterschätzte Notfall. Er ist hochgefährdet. Die Kurzzeitprognose nach TIA-Diagnose in der Notaufnahme hat ein 2-Tage-Schlaganfallrisiko von 9,5%, ein 30-Tage-Schlaganfallrisiko von 13,4% und ein 90-Tage-Schlaganfallrisiko zwischen 15 und 20% (17,3%). Zum Vergleich: Das 90-Tage-Schlaganfallrisiko im Sinne des Wiederauftretens eines 2. Schlaganfalls nach 1. Schlaganfall ist bis zu 10-mal geringer (2–7%) [Easton et al. 2009; Johnston et al. 2007; Wu et al. 2007]. Weil der inzwischen symptomfreie Patient auf Entlassung drängt und der Arzt in der Notaufnahme vergessen könnte, dass erst nach 24 h, also a posteriori die Diagnose TIA gestellt werden darf, sollten TIA-Patienten grundsätzlich immer zur gezielten Abklärung von Ursachen, Risikofaktoren und Therapieoptionen stationär aufgenommen werden, am besten auf eine Stroke Unit. Prinzipiell sollte auch jeder symptomfreie TIA-Patient am Folgetag einer MRT-Kontrollbildgebung zugeführt werden, weil sich nicht selten doch ein Infarkt zeigt, der in der initialen Bildgebung fehlte und der jetzt die Risikostratifizierung verändert.

> **?** **Welche Diagnostik für wen (CT, MRT, Angiografie, Ultraschall)? Wann? TEE nach Schlaganfall: Indikation und Konsequenzen?**

Während der ersten 6 h nach Symptombeginn ist die erweiterte CT-Bildgebung (Nativ-CT, Perfusions-CT [CBV/MTT-Mismatch], Angio-CT [CTA]) für alle Schlaganfallpatienten die 1. Wahl (kurze Untersuchungszeit, geringe Artefaktanfälligkeit, simple Blutungsdiagnostik, Indikation zur endovaskulären Rekanalisation bei proximalem Stammverschluss der A. cerebri media [Mediastammverschluss], bei distalem Verschluss der A. carotis interna [Karotis-T-Verschluss] und bei Thrombose der A. basilaris). 6–9 h nach Symptombeginn sowie unklarem Zeitfenster, z.B. im Schlaf eingetretenem Schlaganfall (wake-up stroke) ist die MRT-Bildgebung die 1. Wahl (DWI/FLAIR-Mismatch, PWI, ADC, MRA), um Patienten für die Rekanalisationstherapie zu erkennen (Penumbrakonzept, Teilnahme an klinischen Studien). Die digitale Subtraktionsangiografie (DSA) ist die Voraussetzung für endovaskuläre Rekanalisationsverfahren (lokal mechanisch ohne/mit Fibrinolyse). Das betrifft Karotis-T- und Mediastammverschlüsse bis 6 h und Basilarisverschlüsse bis 12 h nach Symptombeginn. Die zervikal hirnversorgende und transkranielle Gefäßsonografie (Doppler/Duplex) sollte innerhalb von 24 h bei allen Schlaganfallpatienten erfolgen. Ziele sind die dringliche Therapie-Entscheidung bei symptomatischen Stenosen der A. cerebri interna (Thrombendarteriektomie [TEA]) und der A. basilaris (endovaskuläre Intervention) sowie die Beurteilung der hämodynamischen Situation und Kollateralversorgung bei vorgeschalteten bzw. Tandemstenosen (transkranieller Ultraschall). Die Indikation zur transösophagealen Echokardiografie (TEE) besteht für alle Schlaganfallpatienten, denn bis zu 40% der Hirninfarkte haben eine kardiale Ursache. Die TEE muss im Fall von Fieber, Leukozytose und Erhöhung laborchemischer Entzündungszeichen wegen des V.a. Endokarditis/Myokarditis (ca. 3%) unverzüglich, d.h. sofort erfolgen, ansonsten innerhalb von 48 h nach Symptombeginn. Hintergrund ist die Embolisationsgefahr aus dem Herzen, v.a. durch Vorhofflimmern entstandene linksatriale Thromben, viel seltener via persistierendes Foramen ovale (PFO) mit Vorhofseptumaneurysma (ASA) oder – noch seltener – durch ein Vorhofmyxom. Die **Konsequenzen** sind lebenslange Antikoagulation bei permanentem und nachgewiesen intermittierendem Vorhofflimmern, falls die medikamentöse oder elektrische Rhythmisierung nicht dauerhaft gelingt. Ein bislang nicht nachgewiesenes intermittierendes Vorhofflimmern, aber darauf hinweisende Zeichen, wie z.B. Spontanechokontrast im linken Herzohr, bedarf eines 24-h-Langzeit-EKG (Holter-EKG). Auch die Implantation eines Event-Recorder kann ratsam sein (Registrierung auslesbarer, vorgängig definierter EKG-Ereignisse über Monate bis 2 Jahre), falls eine seltenere, nicht tägliche Ereignisrate vermutet wird (Behandlungsstandards Stroke Unit Universität Heidelberg und Leipzig 2013).

> **Die Diagnose steht: Wer soll/muss in die Stroke Unit?**

Jeder Schlaganfallpatient, dessen akutes Ereignis (Symptombeginn) innerhalb der letzten 72 h eintrat und der von der neurologischen „Komplexbehandlung des Schlaganfalls" (gemäß Prozedurenschlüssel OPS 8-981) funktionell profitieren kann, gehört (muss) auf eine der deutschlandweit über 200 Stroke Units. Gegenwärtig sind es 60–70% der akuten Schlaganfallpatienten. Es sollten nicht der/die schwer demente bettlägerige Heimbewohner/in mit Pflegestufe 3 sein oder Patienten, deren akutes Schlaganfallereignis bereits viele Tage oder gar Wochen zurückliegt. Hier gilt es, sich sowohl an den Ressourcen zu orientieren als auch an dem erreichbaren individuellen Nutzen für den jeweiligen Patienten (Restfunktionen, Reha-Potenzial). Bei bspw. ausgedehntem Territorialinfarkt (A. cerebri media, Kleinhirn) und damit verbundener unsicherer Prognose muss u.U. bei nicht mehr einwilligungsfähigen Patienten eine weitreichende Entscheidung (wie z.B. zu einer dekompressiven Hemikraniektomie, DESTINY II; [Jüttler et al. 2013]) im mutmaßlichen Sinne des Patienten getroffen werden. Bei Zweifel am Willen des Patienten sollte hier im Rahmen einer Geschäftsführung ohne Auftrag in dubio pro vita entschieden werden. Andererseits sollten auch alle Patienten mit einer klinischen TIA in die Stroke Unit zur differenzierten diagnostischen Abklärung und frühzeitigen strukturierten Sekundärprophylaxe aufgenommen werden [Gerloff et al. 2012]. Schließlich handelt es sich um eine Hochrisikogruppe [Easton et al. 2009; Johnston et al. 2007; Wu et al. 2007]. Die Verbindung der Akuttherapie des Schlaganfallpatienten mit früher Mobilisation und Rehabilitation in einer gemeinsamen Einheit (Zentrum) könnte das bisherige erfolgreiche Konzept in Zukunft noch weiter verbessern (comprehensive stroke unit, erweiterte Stroke Unit) [Ringelstein et al. 2011].

> **Wer profitiert von der Lyse? Wann ist sie indiziert? Systemisch und/oder lokal? Welchen Stellenwert hat die interventionelle Therapie?**

Jeder Patient mit einem akuten ischämischen Schlaganfall kann, muss aber nicht von der Lyse profitieren (s. NNT Number-Needed-To-Treat). **Zeitfenster** (Symptombeginn ≤ 4,5 h, > 4,5 h ≤ 6 h, > 6 h, unbekannt), **klinische Symptome** (fokales neurologisches Defizit ohne/mit Bewusstseinsstörung, ohne/mit stattgehabte Krampfanfälle) und **Bildgebung** (ohne/mit nachweisbarer Ischämie, deren Lokalisation und Ausdehnung) bestimmen das unterschiedliche Vorgehen hinsichtlich der bis heute einzigen, durch hohe Evidenz abgesicherten spezifischen Therapiemaßnahme, der intravenösen Thrombolyse mit rt-PA (= Leitlinie; 0,9 mg rt-PA/kg KG, maximal 90 mg, 10% als Bolus, 90% als Infusion über 60 min), deren Ziel die frühzeitige Rekanalisierung ist [Emberson et al. 2014] (s. Abb. 161). Bewiesen für das **Zeitfenster bis 4,5 h** nach Symptombeginn ist, dass dieser Profit (Nutzen bezogen auf Letalität und Behinderung) bei innerhalb von 1½ h nach Symptombeginn statistisch für 1 von 4 behandelten Patienten eintritt (NNT 4), innerhalb von 3 h für 1 von 7 (NNT 7) und innerhalb von 4,5 h für 1 von 14 (NNT 14) [Hacke et al. 2008]. Systemische Thrombolytika mit tierexperimentell rt-PA-überlegenen Eigenschaften befinden sich in der klinischen Prüfung (Tenecteplase) [Röther, Ford, Thijs 2013]. Die systemische Lyse ist indiziert, wenn die Voraussetzungen zutreffen und keine Kontraindikationen vorliegen (s. Tab. 162)

Die ehemalige Altersbegrenzung (≤ 80 Jahre) gilt nicht mehr, weil auch bei > 80-Jährigen der Lysenutzen nachgewiesen wurde, sofern sie innerhalb der ersten 3 h behandelt wurden [IST-3 2012]. Führende Zentren erreichen eine Lyserate von 25%, bezogen auf all ihre ischämischen Schlaganfallpatienten. Mithin sind die verbliebenen 75% die eigentliche Herausfor-

Tab. 162: Eigenschaften von Patienten für die systemische (intravenöse) Thrombolyse mit rt-PA (modifiziert nach [Hametner et al. 2013])

Diagnose eines ischämischen Schlaganfalls, der zu einem messbaren fokal neurologischen Defizit geführt hat
Symptombeginn innerhalb der letzten $4^1/_2$ (–6) h
Symptome sind nicht spontan rückläufig
Symptome sind keinesfalls verdächtig auf eine Subarachnoidalblutung
Vorsicht bei Patienten mit schwerem fokal neurologischen Defizit (keine Lyse NIHSS ≥ 25)
Kein Krampfanfall mit postiktaler Parese
Kein multilobulärer Hirninfarkt im CT (Frühzeichen < $1/_3$ der Hemisphäre)
Kein Hinweis auf eine akute Blutung oder ein akutes Trauma
Keine intrakranielle Blutung in der Anamnese
Kein Schädelhirntrauma, kein Schlaganfall, kein Myokardinfarkt in den letzten 3 Monaten
Keine gastrointestinale oder urogenitale Blutung in den letzten 3 Wo.
Keine größere Operation in den letzten 2 Wo.
Keine arterielle Punktion an nicht komprimierbarer Stelle in der letzten Wo.
Keine Einnahme oraler Antikoagulanzien bzw. INR < 1,7 [Xian et al. 2012]
Falls in den letzten 48 h Heparin verabreicht wurde, muss aPTT normal sein
Thrombozytenzahl > 100 000/µl
Blutglukose > 50 mg/dl (> 2,8 mmol/l)
Blutdruck <185/110 mmHg (ggf. mit antihypertensiver Therapie)
Patienten (oder nächste Angehörige) verstehen Nutzen und Risiko der Therapie

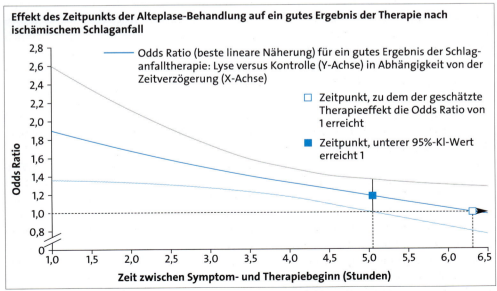

Abb. 161: Je früher die Lysetherapie beginnt, desto größer ist ihr Nutzen (modif. nach Emberson et al. 2014; aus Dtsch Ärztebl [2014], 111, A-1808, B-1552, C-1484)

derung in der Akutbehandlung des Schlaganfalls. Das betrifft zwar einerseits v.a. die Verkürzung der Prähospitalzeit vom Symptombeginn bis zur Kliniktür sowie die Zeit von dort bis zum Lysebeginn (door-to-needle-time, Ziel < 30 min) [Meretoja et al. 2012], weil die Rekanalisation nur in den frühen ersten Stunden Gewebe retten kann (Risikogewebe, tissue-at-risk). Später, wenn Gewebe und Gefäße nekrotisch werden, vergrößert sich die Schädigung durch vermehrte Blutungen. Andererseits stellt sich aber die Frage systemischer (intravenöser) und/oder lokaler (intraarterieller Katheter-)Lyse immer dann, wenn keine Thrombolyse gemäß Leitlinie möglich ist, aber ein individueller Heilversuch naheliegt (Off-label-Therapie) bzw. in einer klinischen Studie überprüft werden soll. Die wichtigste Voraussetzung dafür ist die 24/7-Verfügbarkeit eines kompetenten interventionellen Neuroradiologen. Geleitet von Zeitfenster und Symptomatik sollte der geeigneten Bildgebung (CT-erweitert oder MRT-basiert) idealerweise ohne Verzug die endovaskuläre Intervention folgen. Als lokale (arterielle) Dosisobergrenze gelten 40 mg rt-PA, auch wenn beim sog. Bridging-Konzept (i.d.R. $1/3$ bis $2/3$ der Maximaldosis) die systemische (intravenöse) Leitlinienmaximaldosis 0,9 mg/kg KG (bis 90 mg) verbraucht wurde (60 min Infusionsdauer). Weil sich langstreckige Gefäßverschlüsse (> 7 mm) bzw. kritische Thrombusmassen medikamentös nicht rekanalisieren lassen (z.B. distale A-carotis-interna-Verschlüsse bzw. Karotis-T- und Mediastammverschlüsse), sind allein oder kombiniert mechanische Katheterrekanalisationsverfahren zunehmend im Einsatz. Häufig gelingt die Rekanalisation, aber das Outcome (modifizierte Rankin-Skala, mRS) zeigte in der Vergangenheit keinen signifikanten Unterschied im Vergleich zur systemischen Lyse (3 Studien: IMS-III [Broderick et al. 2013]; SYNTHESIS [Ciccone et al. 2013]; MR RESCUE [Kidwell et al. 2013]). Das hat sich geändert. Die bislang fehlende Überlegenheit der interventionellen (endovaskulären) Therapie (intraarterielle Thrombolyse und mechanische Rekanalisation) konnte unter Einsatz der neuen Stent-Retriever (Solitaire, Trevo) mit begleitender Thrombusaspiration eindrucksvoll bewiesen werden (3 Studien: EXTENDA-IA [Campbell et al. 2015]; ESCAPE [Goyal et al. 2015]; SWIFT-PRIME [Saver et al. 2015]). Für die Verschlüsse der A. basilaris ist die Überlegenheit noch ungeklärt (alleinige intraarterielle oder kombinierte intravenöse Thrombolyse und/oder mechanische Rekanalisation). Angesichts der ungünstigen Verläufe (Cave: Komadauer > 4 h!) sollte der individuelle Heilversuch sowohl hinsichtlich des Zeitfensters bis zu 12 h betragen als auch die lokale Lyse ohne/mit speziellen Thrombektomiekathetern oder Stents angestrebt werden [Veltkamp et al. 2012], aber nicht unter Verzicht auf eine intravenöse Thrombolyse (ggf. Bridging).

? Wie wird der Patient mit ischämischem Schlaganfall antikoaguliert (Präparate, Differenzialindikationen, Dauer)? Wann beginnen?

Antikoagulantien sind Medikamente zur Hemmung der **plasmatischen Gerinnung** (s. Tab. 163). Sie wirken nicht fibrinolytisch. Sie nützen bei Patienten mit ischämischem Schlaganfall auf der venösen Gefahrenseite (immobilisierter, gelähmter Schlaganfallpatient) v.a. zur Prophylaxe (Primärprävention) von TVT und LE und auf der arteriellen Gefahrenseite (Thromboembliequellen) zur Sekundärprophylaxe (Sekundärprävention) einer erneuten fokalen zerebralen Ischämie (Hirninfarktrezidiv). Demnach sind 4 unterschiedliche Gefäßprovinzen (tiefe Beinvenen, Lungenarterien, Aortenbogen nebst Hals- und Hirnarterien sowie das Herz selbst als kardialer Embolieursprung) Zielgebiete **prophylaktischer** thromboembolischer Antikoagulationsbehandlung des Patienten mit ischämischem Schlaganfall. Der früher propagierte **therapeutische** Ansatz, mittels Antikoagulantien (aPTT-wirksame intravenöse Vollheparini-

Tab. 163: Parenterale und orale Antikoagulanzien. Präparate, Wirkstoffe, Halbwertszeit (HWZ), Elimination (E), Dosierungsvorschlag in typischer Risikosituation (in Anlehnung an Präparate-Fachinformationen, Rote Liste 2013 [Pötzsch 2013; Schott et al. 2012], Behandlungsstandards Stroke Unit Universitätsklinik Heidelberg und Leipzig)

	Präparat	Wirkstoff	HWZ in h	E R/H[1]	Dosierung
1. Parenterale Antikoagulanzien					
1.1. Indirekte parenterale Antikoagulanzien = Antithrombin abhängig					
1.1.1. Unfraktionierte Heparine (= hochmolekulare Heparine)	Heparin	Heparin	½–1 2	R R	500–1000 IE/h i.v. 3 × 5000 IE/d s.c.
1.1.2. Niedermolekulare Heparine (= fraktionierte Heparine)	Fraxiparin/ Clexane	Nadroparin Enoxaparin	3–4 6–8	R R	1 × 0,3 ml/d s.c. 1 × 40 mg/d s.c.
1.1.3. Andere Heparine/Heparinoide	Arixtra	Fondaparinux	17–20	R	< 50 kg → 1 × 1,5 mg/d Normal 1 × 2,5 mg/d > 100 kg → 1 × 5 mg/d
	Orgaran	Danaparoid[2]	24	R	3 × 750 IE/d
1.2. Direkte parenterale Antikoagulanzien (= FIIa [Thrombin]-Inhibitoren)	Argatra	Argatroban[2]	¾	H	2 µg/kg/min initial, bis aPTT 60–80 s, dann 1 µg/kg/min i.v.
2. Orale Antikoagulanzien					
2.1. Indirekte orale Antikoagulanzien (= Vitamin-K-Antagonisten)					
2.1.1. Cumarine	Marcumar Falithrom Coumadin Sintrom	Phenprocoumon Phenprocoumon Warfarin Acenocumarol	90–140 90–140 30–50 3–11	R/H R/H R/H R/H	INR adjustiert 2,0–3,0
2.2. Direkte orale Antikoagulanzien					
2.2.1. FXa-Inhibitoren	Xarelto Eliquis	Rivaroxaban Apixaban	7–11[3] 12	⅔ R/⅓ H ¾ R/¼ H	1 × 20 mg/d; 1 × 15 mg/d[4] 2 × 2,5 mg/d; 2 × 2,5 mg/d[4]
2.2.2. FIIa (Thrombin)-Inhibitoren	Pradaxa	Dabigatran	7–17	⅘ R/⅕ H	2 × 150 mg/d; 2 × 110 mg/d[4]

[1] Renal/hepatisch
[2] Bei HIT empfohlen (heparininduzierte Thrombozytopenie)
[3] Altersabhängig: < 45 → 5–9 h/> 70 → 11–12 h
[4] Falls glomeruläre Filtrationsrate > 30 ... < 50 ml/min

sierung) das Thrombuswachstum beim frischen Hirninfarkt zu stoppen und die Thrombusreorganisation zu verbessern, hat sich nie bestätigen lassen.

Zur Primärprävention (TVT, LE) sind niedermolekulare Heparine sofort indiziert, falls keine Thrombolyse oder eine Trepanation in Betracht kommen, ansonsten 24 h nach Lyse-Ende, vorausgesetzt, die Nierenfunktion ist nicht eingeschränkt (Kreatinin-Clearance [CrCl] als Maß der GFR mindestens > 30 [♀] bzw. > 50 [♂] ml/min). Die CrCl nimmt mit dem Lebensalter ab und ist u.a. von einem ausgeglichenen Wasserhaushalt abhängig. Insofern sollte ihr Aufnahmewert nach 48 h wegen des latenten, nicht selten erheblichen Wassermangels älterer Patienten kontrolliert werden. Zur frühen Sekundärprophylaxe sollte bei ungeklärter Infarktursache nicht antikoaguliert werden. Dagegen sind kardiale Emboliequellen, wie nichtvalvuläres Vorhofflimmern (NVAF), intraatriale Thromben, intrakardiale Thromben nach Herzinfarkt oder flottierende Thromben im Aortenbogen, Dissektion hirnversorgender Arterien oder fluktuierende (mithin bedrohliche) klinische Symptomatik diagnostizierter extra- oder intrakranieller Stenosen, ggf. mit nachzuweisenden Rezidivereignis in der Bildgebung, bei Patienten mit TIA und ischämischem Schlaganfall unverzügliche Indikationen zur sog. hoch- (aPPT 60–80 s) oder niedermolekularen (gewichtsadaptierten, Anti-Faktor-Xa-Aktivität 0,5–0,8 IU/ml) Vollheparinisierung, wenn die Infarktgröße kleiner als $1/3$ MCA-Territorium beträgt, und zwar sowohl sofort ohne Lyse als auch sofort nach Lyse-Ende. Ausgedehntere Infarkte (größer als $1/3$ MCA-Territorium, größere Kleinhirninfarkte, komplette A.-cerebri-posterior-Infarkte) bedürfen in jedem Einzelfall wegen zunehmender Blutungsgefahr der besonderen Nutzen-Risiko-Abwägung. Einzige, aber sehr wichtige Kontraindikation zur Antikoagulation kardialer Emboliequellen ist eine floride Endokarditis (Gefahr septischer Herdenzephalitis). Für das Umsetzen der parenteralen auf orale Antikoagulation (OAK) gibt es wegen fehlender Datenlage keinen idealen Zeitpunkt. Orientierend kann gelten: bei lakunärer Ischämie am 3. Erkrankungstag (72 h nach Symptombeginn), bei $< 1/3$ ($\approx$ 5 cm Ø) MCA-Territorium < 1 Wo. (< 7 d nach Symptombeginn), bei zerebraler Ischämie $> 1/3$ MCA-Territorium (bzw. größere Kleinhirninfarkte oder komplette A.-cerebri-posterior-Infarkte) nach 3 Wo. (gliotische Narbenbildung). Alle in Tabelle 163 angeführten („neuen") direkten oralen Antikoagulantien (sog. NOAK, dOAK) sind für die Schlaganfallprophylaxe bei Patienten mit Vorhofflimmern (NVAF) **und** einem oder mehreren Risikofaktoren (Alter > 75, Hypertonie, Diabetes mellitus, kongestive Herzinsuffizienz, anamnestisch Schlaganfall oder TIA) zugelassen und indiziert (im Fokus: der Alterspatient; [Yates 2013]), sofern die aktuelle Kreatinin-Clearance mindestens > 15 ml/min (Rivaroxaban) bzw. > 30 ml/min (Apixaban, Dabigatran) beträgt. Weil bei diesen Grenzwerten (= schwere Niereninsuffizienz) Dosierungseinschränkungen bestehen, empfiehlt es sich, die direkten OAK ab einer CrCl (GFR) < 50 ml/min nicht einzusetzen. Das intrakranielle Blutungsrisiko ist signifikant geringer als bei den Vitamin-K-Antagonisten (VKA). Regelmäßige Gerinnungskontrollen sind nicht gefordert (= markanter Vorteil), und entsprechende Tests (z.B. FXa- bzw. FIIa-Bestimmung) sind weder konsentiert validiert noch flächendeckend verfügbar, ebenso kein spezifisches Antidot. Insofern bedürfen gut geführte, mit Cumarin behandelte Patienten (Marcumar, Falithrom) mit bislang optimal INR-adjustierter indirekter oraler Antikoagulation (INR 2,0–3,0) auch keiner Therapieänderung, zumal die monatlichen Mehrkosten der NOAK (> 10fach) beträchtlich sind. Dosierungsempfehlungen für Umstellungen von NOAK auf VKA, von NOAK auf parenterale AK (Heparine) oder vice versa von parenteralen AK (Heparine) auf NOAK einschließlich Hinweisen zu etwaigen Wechselwirkungen, v.a. die Gerinnungslaborwerte betreffend, finden sich in den Fachinformationen der jeweiligen Hersteller. Für alle anderen Hochrisikoursachen ohne Vorhofflimmern (z.B. intrakardiale Thromben nach Herzinfarkt oder flottierende Thromben im Aortenbogen, künstliche Herzklappe, Dissektion hirnversorgender Arterien) gibt es gegenwärtig (11/2014) für die neuen oralen Antikoagulantien keine Zulassung, sodass diese Patienten weiterhin mit Cumarinen behandelt werden. Nicht zuletzt muss jede antikoagulatorische Behandlung des ischämischen Schlaganfalls (= Eingriff in die plasmatische Gerinnung) sowohl nutzen- als auch risikoorientiert mit synergistischen oder konkurrierenden Behandlungszielen zur Hemmung der **zellulären Gerinnung** (= Hemmung der Thrombozytenadhäsion und -aggregation; ASS, Clopidogrel) abgestimmt werden [Gerloff et al. 2012; Hametner et al. 2013; Wang et al. 2013].

> **? Ödem nach ausgedehntem Schlaganfall: Gibt es prophylaktische Maßnahmen? Wie sieht die Therapie aus? Kraniektomie als Ultima Ratio?**

Es gibt keine erwiesene **prophylaktische** Maßnahme, die das vorwiegend zytotoxische Hirnödem nach ausgedehntem ischämischem Schlaganfall (Territorialinfarkt, Karotis-, Mediastamm-, Basilarisverschluss) verhindert oder nennenswert vermindert. Eine nützliche Potenz zur Ödemprophylaxe könnte der sofortigen künstlichen Hypothermie zukommen (< 34 °C, 24–72 h). Das Design der gegenwärtig installierten, EU-geförderten großen Phase-3-Hypothermiestudie [EuroHYP; van der Worp 2010] ist aber nicht dafür ausgelegt, um diese Frage zu klären (Einschluss wacher Schlaganfallpatienten mit nicht raumfordernden Mediainfarkt, Zieltemperatur 35 °C). Das **therapeutische Vorgehen** hängt von der Entwicklung des ischämiebedingten, zunächst fokalen Hirnödems ab, das zumeist erst ab dem 2. Erkrankungstag zur bedrohlichen Raumforderung anschwillt und klinisch mit Eintrübung des Bewusstseins einhergeht. Vor allem bei jüngeren Kranken kann sich ein sog. maligner Mediainfarkt auch viel früher, bereits in den ersten Stunden nach Symptombeginn entwickeln. Es fehlt den jungen Schlaganfallpatienten die atrophisch bedingte, größere intrakranielle Raumreserve der Alterspatienten. Je nach Lokalisation der ursächlich fokalen zerebralen Ischämie kommt es zunächst zur umschriebenen Zunahme des Hirnvolumens und zur Verlagerung nebst Kompression von primär nicht ischämiebetroffenem Hirngewebe (parietale Läsion → subfalxiale Herniation des Gyrus cinguli; temporale Läsion → transtentorielle Herniation des Uncus, des Zwischen- und Mittelhirns). Ist die intrakranielle Raumreserve aufgebraucht, steigt der ICP exponentiell an und endet durch teilweise monströse Massenverschiebung in der letalen foraminellen Herniation. Die Therapiemodalitäten des erhöhten ICP unterscheiden sich im Prinzip nicht von jenen im Kapitel „Schädel-Hirn-Trauma, intrazerebrale Blutung und erhöhter Hirndruck". Betont seien die frühzeitige ICP-Messung und die Vermeidung starrer (Infusions-)Schemata (besser Glycerin oder Sorbit anstatt Mannit; [Albers et al. 2011; Schneider 1990]). Jedoch sollte beim ischämischen Schlaganfallpatienten aufgrund der spezifischen frühen Bildgebungshinweise (CT, MRT) der antiödematöse Behandlungsbeginn nicht erst bis zum ICP-Anstieg abgewartet werden. Innerhalb von 48 h – je früher, desto besser – sollte die Indikation nebst Patienten- bzw. Angehörigenaufklärung zur operativen Dekompressionsbehandlung bei Patienten mit raumfordernden Hemisphären- oder Kleinhirninfarkten geklärt worden sein. Die fälschlich als Ultima Ratio etikettierte dekompressive Kraniektomie senkte bei Patienten jünger als 60 Jahre mit raumfordernden hemisphäriellen Hirninfarkten (> 50% MCA-Territorium ohne/mit zusätzlichen ACA- oder PCA-Infarkt im CT bzw. > 145 cm³ Infarktvolumen im MRT; NIHSS > 15) die 1-Jahres-Letalität (mRS 6) von 71% auf 22%. Die Anzahl leichterer Behinderung (mRS 0–2) der Überlebenden betrug 2% ohne, 14% mit Dekompression (gepoolte Analyse von 3 randomisierten kontrollierten Studien: DECIMAL, DESTINY, HAMLET; [Vahedi et al. 2007]). Die Infarktseite (sprachdominant, nichtdominant) hatte keinen Einfluss. Bei Patienten älter als 60 Jahre mit ähnlichen Kriterien (> 2/3 MCA-Territorium inkl. Basalganglien; NIHSS > 14 bei Infarkt auf der nichtdominanten Hemisphäre, NIHSS > 19 auf der dominanten Hemisphäre) senkte die Dekompressionsoperation mit Duraplastik (Durchmesser der Trepanationslücke mindestens 12–14 cm) die 1-Jahres-Letalität (mRS 6) von 75% (konservative Kontrollgruppe) auf 41% (Hemikraniektomiegruppe) (DESTINY II; [Jüttler et al. 2014]). Somit ist die osteoklastische (auch osteoplastische) Trepanation bei raumfordernden ausgedehnten Hirninfarkten keine Ultima Ratio, sondern die lebensrettende Therapie der 1. Wahl, die frühzeitig eingesetzt, vermutlich die bisherigen Ergebnisse noch weiter verbessern könnte. Zwar existieren für raumfordernde Kleinhirninfarkte keine randomisierten Studien, aber die dekompressive subokzipitale Kraniektomie verbessert entscheidend die Prognose und den Behinderungsgrad („Nine of 11 comatose patients prior to surgery were awake at discharge from ICU"; [Krieger et al. 1993]. Im Fall einer Liquorabflussstörung ist eine externe Ventrikeldrainage indiziert [Veltkamp et al. 2012].

Literatur

Albers JM et al., Aktuelle Diagnostik und Therapie des Schlaganfalls. Intensivmed.up2date (2011), 289–309

Broderick JP et al., Endovascular therapy after intravenous t-PA versus t-PA alone for stroke. N Engl J Med (2013), 368, 893–903

Bundesärztekammer (BÄK), Bekanntmachungen. Indikationskatalog für den Notarzteinsatz. Handreichung für Telefondisponenten in Notdienstzentralen und Rettungsleitstellen. Dtsch Arztebl (2013), 110, A–521

Campbell BCV et al., Endovascular therapy for ischemic stroke with perfusion-imaging selection. N Engl J Med (2015), 372, 1009–1018

Ciccone A et al., Endovascular treatment for acute ischemic stroke. N Engl J Med (2013), 368, 904–913

Deutsche Schlaganfallgesellschaft (DSG), Liste der zertifizierten Stroke Units in Deutschland. http://www.dsg-info.de/stroke-units/stroke-units-uebersicht.html (03.11.2014)

Easton JD et al., Definition and evaluation of transient ischemic attack. A scientific statement for healthcare professionals from the American Heart Association/American Stroke Association Stroke Council; Council on Cardiovascular Surgery and Anesthesia; Council on Cardiovascular Radiology and Intervention; Council on Cardiovascular Nursing; and the Interdisciplinary Council on Peripheral Vascular Disease. Stroke (2009), 40, 2276–2293

Emberson J et al. (2014) Effect of treatment delay, age, and stroke severity on the effects of intravenous thrombolysis with alteplase for acute ischaemic stroke: a meta-analysis of individual patient data from randomised trials. Lancet (2014), 384, 1929–1935

Endres M et al. (2012) Sekundärprophylaxe des ischämischen Insults. In: Diener HC et al., Leitlinien für Diagnostik und Therapie in der Neurologie, 5. Aufl., 324–347. Thieme, Stuttgart, New York

EuroHYP-1, Overview & project summary. http://www.eurohyp1.eu (02.08.2013)

Gerloff C et al. (2012) Zerebrale Ischämie. In: Brandt T, Diener HC, Gerloff C, Therapie und Verlauf neurologischer Erkrankungen, 6. Aufl., 349–370. Kohlhammer, Stuttgart

Goyal M et al., Randomized assessment of rapid endovascular treatment of ischemic stroke. N Engl J Med (2015), 372, 1019–1030

Hacke W et al., Thrombolysis with alteplase 3 to 4.5 hours after acute ischemic stroke. N Engl J Med (2008), 359, 1317–1329

Hametner C et al. (2013) Behandlungsstandards der Stroke Unit und Wachstation der Neurologischen Klinik der Universität Heidelberg. www.klinikum.uni-heidelberg.de/fileadmin/neurologie/pdf_downloads/Stroke_Standards_2013_final.pdf (03.11.2014)

Harding U et al., Schlaganfall immer mit Notarzt? – Pro. Med Klin Intensivmed Notfmed (2013), 108, 408–411

Hennerici MG et al. (2012) Diagnostik akuter zerebrovaskulärer Erkrankungen. In: Diener HC et al., Leitlinien für Diagnostik und Therapie in der Neurologie, 5. Aufl., 294–306. Thieme, Stuttgart, New York

IST-3 collaborative group, The benefits and harms of intravenous thrombolysis with recombinant tissue plasminogen activator within 6 h of acute ischaemic stroke (the third international stroke trial [IST-3]): a randomised controlled trial. Lancet (2012), 379, 2352–2363

Johnston SC et al., Validation and refinement of scores to predict very early stroke risk after transient ischaemic attack. Lancet (2007), 369, 283–292

Jüttler E et al., Hemicraniectomy in older patients with extensive middle-cerebral-artery stroke (DESTINY II study). N Engl J Med (2014), 370, 1091–1100

Kidwell CS et al., A trial of imaging selection and endovascular treatment for ischemic stroke. N Engl J Med (2013), 368, 914–923

Krieger D et al., Monitoring therapeutic efficacy of decompressive craniotomy in space occupying cerebellar infarcts using brain-stem auditory evoked potentials. Electroencephalogr Clin Neurophysiol (1993), 88, 261–270

Lindsberg PJ, Mattle HP, Therapy of basilar artery occlusion. A systematic analysis comparing intraarterial and intravenous thrombolysis. Stroke (2006), 37, 922–928

Meretoja A et al., Reducing in-hospital delay to 20 minutes in stroke thrombolysis. Neurology (2012), 79, 306–313

Pötzsch B, Antikoagulation. Med Klin Intensivmed Notfmed (2013), 108, 325–336

Ringelstein EB et al., Erweiterte Stroke-Unit. Nervenarzt (2011), 82, 778–784

Röther J, Ford GA, Thijs VNS, Thrombolytics in acute ischaemic stroke: historical perspective and future opportunities. Cerebrovasc Dis (2013), 35, 313–319

Saver JL, Time is brain – quantified. Stroke (2006), 37, 263–266

Saver JL et al., Solitaire™ with the intention for thrombectomy as primary endovascular treatment for acute ischemic stroke (SWIFT PRIME) trial: protocol for a randomized, controlled, multicentre study comparing the Solitaire revascularization device with IV tPA with IV tPA alone in acute ischemic stroke. Int J Stroke (2015), 10, 439–448; Internat Stroke Conf 2015, Nashville, 11th Febr 2015; Invited Presentation

Schneider D (1990) Neuromonitoring. Zerebrovaskuläre und globalhypoxische Komazustände. Diagnostik –Therapiekontrolle – Prognostik, 103–109. Johann Ambrosius Barth, Leipzig

Schott G et al., Orale Antikoagulation bei nicht valvulärem Vorhofflimmern. Leitfaden der Arzneimittelkommission der deutschen Ärzteschaft. Version 1.0, September 2012. http://www.akdae.de/Arzneimitteltherapie/TE/LF (03.11.2014)

Vahedi K et al., Early decompressive surgery in malignant infarction of the middle cerebral artery: a pooled analysis of three randomised controlled trials. Lancet Neurol (2007), 6, 215–222

Van der Worp HB et al., Therapeutic hypothermia for acute ischemic stroke: ready to start large randomized trials? J Cerebr Blood Flow Metabol (2010), 30, 1079–1093

Veltkamp R et al. (2012) Akuttherapie des ischämischen Schlaganfalls. In: Diener HC et al., Leitlinien für Diagnostik und Therapie in der Neurologie, 5. Aufl., 307–323. Thieme, Stuttgart, New York

Wang Y et al., Clopidogrel with aspirin in acute minor stroke or transient ischemic attack. N Engl J Med (2013), 369, 11–19

Wu CM et al., Early risk of stroke after transient ischemic attack. Arch Intern Med (2007), 167, 2417–2422

Xian Y et al., Risks of intracranial hemorrhage among patients with acute ischemic stroke receiving warfarin and treated with intravenous plasminogen activator. J Amer Med Ass (2012), 307, 2600–2608

Yates SW, Novel oral anticoagulants for stroke prevention in atrial fibrillation: a focus on the older patient. Int J General Med (2013), 6, 167–180

Ziegler V, Griewing B, Rashid A, Prähospitales Management des Schlaganfallpatienten. Notf.med.up2date (2010), 5, 101–114

Aneurysmatische Subarachnoidalblutung

Felix Pfeifer

? Wann sollte der Intensivmediziner an eine aneurysmatische Subarachnoidalblutung (aSAB) als Differenzialdiagnose denken?

Die aSAB ist eine zerebrale Blutung aus einer Gefäßaussackung (Aneurysma) der Hirnarterien in den kranialen und/oder spinalen Liquorraum. Sie ist mit einer seit 30 Jahren unveränderten Inzidenz von 7–10 Neuerkrankungen/100 000 Einwohnern in Mitteleuropa eine häufige und v.a. lebensbedrohliche Erkrankung. Es existieren große regionale, geschlechtsspezifische und ethnische Unterschiede. Ungefähr 5–10% aller diagnostizierten Schlaganfälle sind auf eine aSAB zurückzuführen.

Die frühzeitige richtige Diagnosestellung ist nicht immer einfach, da die aSAB neben dem Leitsymptom des Vernichtungskopfschmerzes auch eine Vielzahl unspezifischer neurologischer, psychiatrischer sowie kardialer Symptome aufweisen kann. Bei einer entsprechenden unspezifischen Befundkonstellation sollte eine aSAB dringend ausgeschlossen werden, um die Therapie nicht durch eine primäre Behandlung von fehlgedeuteten zerebralen oder kardialen Ischämien, Migräne oder psychiatrischen Erkrankungen zu verzögern bzw. die Blutung durch Gabe von Antikoagulantien zu verstärken.

Die schnelle Diagnosefindung und zeitnahe Versorgung des Patienten in einem auf das Krankheitsbild spezialisierten neurologischen/neurochirurgischen Therapiezentrum sind für das Outcome des Patienten von größter Bedeutung. Die Letalität liegt trotz aller moderner intensivmedizinischen, operativen und interventionellen Möglichkeiten bei 27%. Über 10% der Patienten versterben bereits vor Erreichen des Krankenhauses und ca. 5% in den ersten 24 h der Behandlung. Ein sehr großer Teil der überlebenden Patienten (ca. 30–40%) weist eine lebenslange eingeschränkte Lebensqualität durch teils pflegebedürftige neurologische Defizite auf.

? Wie entsteht ein Aneurysma, und wo sind die Blutungen lokalisiert?

Bei ca. 6% aller Einwohner Deutschlands würde sich ein zerebrales Aneurysma nachweisen lassen. Es gibt verschiedene Faktoren, die zur Entstehung eines Aneurysmas beitragen, jedoch sind die genauen Mechanismen noch nicht vollständig geklärt. Neben einer strukturellen Ursache im Bereich des Kollagengewebes der zerebralen Hirngefäße werden auch die unterschiedlichen Druck- und Strömungsverhältnisse in den verschiedenen Bereichen der arteriellen Hirnversorgung als Ursache diskutiert. Degenerative Veränderungen der Gefäße, z.B. infolge einer arteriellen Hypertonie und inflammatorischer Prozesse, sowie eine familiäre Disposition werden ebenfalls als mögliche Ursache der Aneurysmaentstehung in Betracht gezogen.

Die Lokalisation eines rupturierten Aneurysmas liegt meistens im vorderen Kreislauf des Circulus arteriosus Willisi, der hintere Kreislauf ist seltener betroffen:
- R. communicans anterior und posterior (50%)
- A. cerebri media (25%)
- A. carotis interna (4%)
- A. basilaris (10%)
- A. vertebralis (3%)

Welche Patienten haben ein erhöhtes Risiko, eine aSAB zu erleiden?

Im Vergleich zu den ischämisch bedingten Schlaganfällen sind von der aSAB häufig auch jüngere und aktive Menschen betroffen. Die Inzidenz sowie die Letalität der aSAB nehmen jedoch trotzdem mit steigendem Lebensalter zu. Nach dem 55. Lebensjahr erkranken häufiger Frauen als Männer.

Risikofaktoren:
- Arterieller Hypertonus
- Arteriosklerose
- Nikotin- und Alkoholkonsum
- Genetische Syndrome (z.B. Ehlers-Danlos-Syndrom)
- Tumoren
- Inflammatorische Prozesse (z.B. Wegnersche Granulomatose)
- Drogenabusus (Cocain erhöht Rupturrisiko durch Hypertension)

Welche pathophysiologischen Veränderungen werden durch eine Aneurysmaruptur ausgelöst?

Das intakte Gehirn wird durch die Blut-Hirn-Schranke und die Autoregulation des zerebralen Blutflusses (CBF) in seiner Homöostase geschützt. Die Autoregulation hält den zerebralen Blutfluss trotz Schwankungen des zerebralen Perfusionsdruckes unter physiologischen Bedingungen nahezu konstant. Der CPP ergibt sich aus der Differenz zwischen MAP (referenziert auf das Foramen Monroi) und intrakraniellem Druck ICP:

$$CPP = MAP - ICP$$

Im Rahmen einer Aneurysmaruptur kommt es zum Austreten von Blut in den Subarachnoidalraum und zum Anstieg des ICP mit konsekutiver Reduktion des CPP und des CBF. Der durch die Blutung behinderte Liquorabfluss kann zu der Ausbildung eines Verschlusshydrozephalus führen, was ebenfalls zum Anstieg des ICP führt. Die durch die Ruptur verletzte Blut-Hirn-Schranke sowie die blutungsassoziierten zytotoxischen Veränderungen der zellulären Osmolarität können zur Entstehung eines Hirnödems beitragen.

Neben den o.g. Prozessen tragen hauptsächlich die zwischen dem 3–15 Tag nach der Blutung auftretenden zerebralen arteriellen Vasospasmen zur sekundären Hirnschädigung nach aSAB bei. Die Pathophysiologie der Vasospasmen ist nicht vollständig geklärt. Das in den Subarachnoidalraum ausgetretene Blut führt durch das entstandene Oxyhämoglobin zur Veränderungen der Endothel- und glatten Muskulaturzellen. Es wird die Sekretion von Entdothelinen stimuliert, welche neben der eigenen vasokonstriktorischen Wirkung die Produktion freier Sauerstoffradikale anregt, welche ebenfalls zur strukturellen Veränderung der Gefäßwand beitragen. Eine weitere Theorie geht von einer gestörten NO-Regulation aus. Neben den biochemischen Faktoren spielen zerebrale Gerinnungsstörungen, systemische und lokale Inflammationen, aber auch genetische Faktoren eine Rolle.

Die Änderung des intrakraniellen Volumens (Blutung, Ödem, Hydrocephalus) und die durch Vasospasmen gestörte Perfusion sowie eine große Anzahl biomolekularer Reaktionen auf zellulärer und subzellulärer Ebene können zum Integritätsverlust und zur Störung der Autoregulation führen. Dadurch ist der zerebrale Blutfluss direkt proportional zum zerebralen Perfusionsdruck. Bei einem zerebralen Perfusionsdruck unter 50 mmHg ist die vitale Versorgung des Hirnparenchyms gestört, und es kommt zur Ischämie. Aufgrund der geringen Toleranz des Hirnes gegenüber einer Unterbrechung der Sauerstoffzufuhr können schon kurze Phasen eines zu niedrigen zerebralen Perfusionsdrucks einen negativen Effekt auf das neurologische Outcome haben.

? Welche klinischen Symptome treten auf?

Das Leitsymptom der aSAB ist ein in kürzester Zeit auftretender Kopfschmerz höchster Intensität (Vernichtungskopfschmerz, thunderclap headache). Oftmals ist der Kopfschmerz das einzige Symptom. Aber nur bei ca. 11–20% der Patienten mit Vernichtungskopfschmerzen bestätigt sich eine stattgehabte aSAB. Die Intensität des Kopfschmerzes lässt jedoch keinen Rückschluss auf das Ausmaß der Blutung zu. Auch bei leichteren Verlaufsformen kann der Kopfschmerz für ca. 2 Wo. persistieren. Neben dem Kopfschmerz sind v.a. das Auftreten eines Meningismus durch die blutungsassoziierte Reizung der Hirnhäute sowie vegetative Symptome (Übelkeit, Erbrechen) und fokal neurologische Ausfälle (z.B. Aphasie, Neglect, Hemiparese) häufig. In den ersten 24 h nach Blutungsbeginn kommt es bei ca. $1/5$ der Patienten zu einem Krampfgeschehen. Viele der Patienten fallen mit Verhaltensstörungen auf. Je nach Schwere der Blutung und den damit verbundenen intrazerebralen Druck- und Perfusionsverhältnissen kommt es zur Vigilanzminderung bis hin zum Koma. Durch eine blutungsbedingte Liquorabflussstörung entwickeln 20–30% der Patienten einen Hydrocephalus. Bei schweren Verläufen kann es durch Obstruktion der V. centralis retinae zu intraokulären Stauungsblutungen kommen.

Eine große Anzahl der Patienten (ca. 40%) hat 24 h bis 2 Wo. im Vorfeld des Hauptereignisses bereits eine Kopfschmerzsymptomatik mit teilweise Nackensteifigkeit sowie leichten vegetativen Symptomen. Als ursächlich werden Einblutungen in die Gefäßwand, Nervenkompressionen und eine Dehnung der Dura infolge der Größenzunahme des Aneurysmas oder auch kleinere vasospasmusassoziierte Ischämien angesehen. Man spricht von einem warning leak (Warnblutung). Wird zu diesem Zeitpunkt bereits die richtige Diagnose gestellt, kann frühzeitig interveniert und das Outcome wesentlich verbessert werden.

Neben der neurologischen Symptomatik kann bei einer aSAB eine Vielzahl unspezifischer Symptome auftreten, welche zu Fehldiagnosen und Verzögerung einer adäquaten Therapie führen können:
- Hypertensive Entgleisung
- Herzrhythmusstörungen
- ST-Strecken-Veränderungen
- Troponin-T/I-Erhöhung
- Elektrolytstörungen
- Hyperglykämie

? Wie wird die SAB eingeteilt?

Die frühzeitige Verlegung von Patienten mit einer aSAB in spezialisierte Therapiezentren mit großen Behandlungszahlen wirkt sich positiv auf die Mortalität sowie das neurologische Outcome aus. Das Ausmaß der Blutung sowie die klinische Aufnahmesymptomatik stellen die Grundlage für das weitere Prozedere dar und sind prognostisch von entscheidender Bedeutung.

Im klinischen Alltag hat sich die Klassifikation nach Hunt und Hess (s. Tab. 164) sowie der World Federation of Neurological Surgeons (WFNS, s. Tab. 165) zur Einteilung des Schweregrades der SAB anhand klinischer Kriterien durchgesetzt. Mit der Klassifikation nach Fisher steht außerdem eine Einteilung der SAB anhand CT-morphologischer Kriterien zur Verfügung (s. Tab. 166).

Es besteht ein signifikanter Zusammenhang zwischen den einzelnen Klassifikationsgraden mit der Letalität bzw. der Entwicklung sekundärer Komplikationen (z.B. Vasospasmus) nach einer SAB.

Tab. 164: Klassifikation der aSAB nach Hunt und Hess

Grad	Symptome
I	Leichter Kopfschmerz, kein neurologisches Defizit
II	Mäßiger bis schwerer Kopfschmerz, Meningismus, kein neurologisches Defizit außer Hirnnervenlähmung, keine Bewusstseinsstörung
III	Bewusstseinsstörung oder Verwirrtheit, geringe neurologische Defizite
IV	Sopor, schwere neurologische Defizite (z.B. Hemiparese)
V	Koma, Mittelhirnsyndrom

Tab. 165: Klassifikation der aSAB nach WFNS

Grad	Glasgow Coma Scale	Symptome
I	15	Kein motorisches Defizit
II	13–14	Kein motorisches Defizit
III	13–14	Motorisches Defizit vorhanden
IV	7–12	Motorisches Defizit vorhanden/nicht vorhanden
V	3–6	Motorisches Defizit vorhanden/nicht vorhanden

Tab. 166: Klassifikation der aSAB nach Fisher

Grad	Blutansammlung im zerebralen CT	Vasospasmusrisiko
I	Kein subarachnoidales Blut	Gering
II	Diffus oder vertikal mit Schichtdicke < 1 mm	Gering
III	Lokal und/oder vertikal mit Schichtdicke < 1 mm	Sehr hoch
IV	Intrazerebral oder intraventrikulär mit diffuser oder fehlender SAB	Hoch

? **Wie diagnostiziere ich eine Subarachnoidalblutung?**

Aufgrund der zu Beginn oftmals isolierten Kopfschmerzsymptomatik sowie der vielen unspezifischen Symptome wird von einer primären Fehldiagnose in ca. 10% der Fälle ausgegangen. Diese Patienten weisen zumeist keine Auffälligkeiten in der neurologischen Untersuchung auf, entwickeln aber in 50% der Fälle schwerwiegende neurologische Komplikationen. Deshalb sollte bei allen Patienten, die erstmalig aufgrund einer bis dahin für sie unbekannten Kopfschmerzsymptomatik den Arzt aufsuchen, eine aSAB-Diagnostik durchgeführt werden (s. Abb. 162).

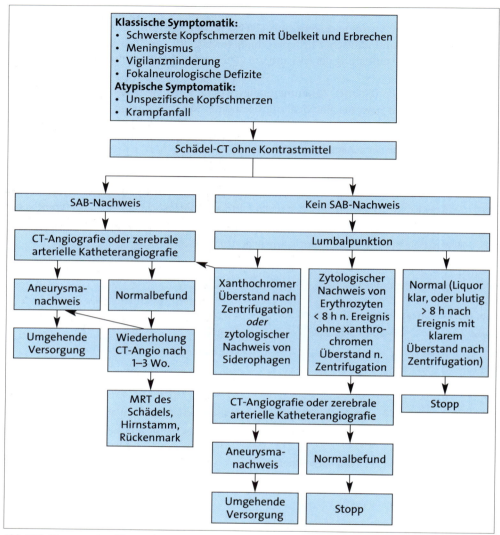

Abb. 162: Diagnosealgorithmus der aSAB

> **?** Wie sensitiv ist die zerebrale CT-Diagnostik, und wann sollte eine Lumbalpunktion durchgeführt werden?

Siehe Abbildung 162

Während mit dem nativen zerebralen CT innerhalb der ersten 12 h nach Blutungsbeginn in 98 % der Fälle der Nachweis einer SAB gelingt, sinkt die Sensitivität der CT-Diagnostik mit zunehmendem Zeitabstand zum Blutungsbeginn immer weiter ab, sodass sich aufgrund von Resorption und Umverteilung des Blutes nach einer Woche nur noch bei 50 % der Patienten eine SAB CT-morphologisch nachweisen lässt. Wenn die Symptomatik für eine stattgehabte SAB spricht, aber in der zerebralen CT-Diagnostik aufgrund kleinerer oder älterer Blutungen kein subarachnoidaler Blutnachweis gelingt, wird die Durchführung einer Lumbalpunktion empfohlen. Darüber hinaus kann die Liquorpunktion auch zur Altersabschätzung einer Blu-

Abb. 163: SAB Fisher 4 (klinisch Hunt and Hess 5) mit Ventrikeleinbruch

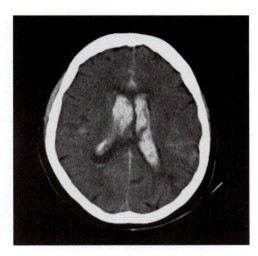

tung beitragen, wenn mehrere Blutungsereignisse vermutet werden bzw. eine Nachblutung erkannt werden soll. Entscheidend für die Diagnose einer SAB im Liquorpunktat ist aber nicht der alleinige Nachweis von Erythrozyten, sondern v.a. der xanthochrome Überstand nach Zentrifugation. Der Blutnachweis im Liquor des lumbaren Spinalbereiches gelingt jedoch meistens erst im zeitlichen Abstand von mehr als 6–12 h zum Blutungsereignis aufgrund der langsamen Liquorzirkulation.

Was ist die Drei-Gläser-Probe des Liquors?

Die Liquorpunktion ist eine invasive und traumatische Prozedur, welche eigenständig einen blutigen Liquorbefund hervorrufen kann. Wenn der Punkteur eine ungleichmäßige blutige Tingierung des Liquors feststellt, sollten 5–10 ml Liquor in 3 Röhrchen zur getrennten Zell- und Erythrozytenzählung abgenommen werden. So kann schon makroskopisch differenziert werden zwischen einer artifiziellen Blutung (abnehmende Verfärbung) und einer SAB (gleich bleibende Verfärbung).

Was sind die Basisziele/-maßnahmen bei Patienten mit einer aSAB im Vorfeld der Aneurysma-Ausschaltung sowie nach erfolgter Intervention/Operation?

- Aufrechterhaltung der Vitalparameter:
  - MAP 60–90 mmHg (Gewährleistung eines CPP > 60 mmHg)
  - Blutdruckspitzen vermeiden (bei systolischem Druck > 150 mmHg ist die Gabe von Urapidil empfohlen zur Vermeidung einer Blutungsverstärkung bzw. Rezidivblutung)
  - Hypoxämie vermeiden (Intubation bei respiratorischer Insuffizienz und/oder GCS < 9)
  - Normokapnie (**Cave:** Hypokapnie = zerebrale Vasokonstriktion = CPP ↓; Hyperkapnie = zerebrale Vasodilatation = ICP ↑)
- Anlage einer arteriellen Kanüle zur invasiven Blutdruckmessung
- Anlage eines zentralvenösen Katheters
- Normoglykämie
- Normovolämie
- Nimodipin-Gabe: 6 × 60 mg p.o./d über 21 Tage

- Erhaltung der Elektrolyt- und Säure-Basen-Homöostase
- Laxantiengabe zur Vermeidung von pressorischen Akten
- 30°-Oberkörperhochlage
- Bettruhe

? Aneurysma-Auschaltung: Coiling oder Clipping?

Wird das Aneurysma als Ursache der aSAB nicht ausgeschaltet und die Blutungsquelle somit nicht verschlossen, kommt es in 40% der Fälle innerhalb weniger Wochen zu einer Rezidivblutung. Aufgrund der hohen Nachblutungsgefahr sowie der Gefahr der frühzeitigen Entwicklung von Vasospasmen und der damit verbundenen Therapie ist die Versorgung des Aneurysmas innerhalb der ersten 72 h nach Blutungsbeginn empfohlen.

Die Versorgung eines Aneurysmas erfolgt durch:
- Mikrochirurgisches Clipping: operatives Ausschalten des Aneurysmas durch einen Gefäßclip
- Endovaskuläres Coiling: interventionell zerebralangiografisches Verfahren, in dem über einen arteriellen Katheter eine beschichtete Metallspirale (Coil) in das Aneurysmalumen eingebracht wird, welche zur raschen Thrombosierung des Aneurysmas führt

Welches Verfahren die besseren Ergebnisse und geringere Komplikationsrate liefert, ist aktuell Gegenstand vieler Studien und wird seit mehreren Jahren kontrovers diskutiert. In der multizentrischen ISAT-Studie (International Subarchachnoid Aneurysm Trial) wurde ein Vorteil des Coiling hinsichtlich der funktionellen Langzeitergebnisse beschrieben. Die besseren Okklusionsergebnisse wurden jedoch nach Clipping erzielt. Die Entscheidung, welches Verfahren angewendet wird, liegt aber auch an der Morphologie des Aneurysmas sowie der Lokalisation. Breitbasige Aneurysmen werden vorzugsweise operativ behandelt, während z.B. Aneurysmen der A. basilaris operativ schlecht zugänglich sind und meistens interventionell versorgt werden.

? Muss jeder aSAB-Patient nach Aneurysma-Auschaltung intensivmedizinisch betreut werden?

Jeder Patient mit einer aSAB sollte auf eine Intensivstation aufgenommen und behandelt werden. Eine suffiziente intensivmedizinische Therapie wie auch intensivmedizinisches Monitoring wirken sich entscheidend positiv auf die Erkennung sowie Behandlung von Komplikationen und somit das Outcome des Patienten aus. Neben dem frühzeitigen Diagnostizieren von Komplikationen, wie Nachblutungen und Vasospasmen, dient die Intensivtherapie der Aufrechterhaltung einer suffizienten zerebralen Perfusion, der Therapie eines erhöhten ICP sowie von Elektrolytverschiebungen und anderen intensivmedizinischen Komplikationen.

Eine große Anzahl der Patienten ist aufgrund des Blutungsausmaßes sowie des konsekutiv erhöhten ICP bereits initial beatmungs- und katecholaminpflichtig. Auch ein erweitertes (invasives) neurologisches und hämodynamisches Monitoring kann zur Behandlung eines sekundären Hirnschadens notwendig sein.

? Welche Komplikationen können infolge einer aSAB auftreten?

- Rezidivblutung
- Zerebralarterieller Vasospasmus
- Hydrocephalus
- Intrakranielle Hypertension
- Elektrolytstörungen (Hypo-/Hypernatriämie)
- Zerebrales Fieber
- Krampfanfälle
- Kardiopulmonale Komplikationen (Kardiomyopathie, Herzrhythmusstörungen, ST-Streckenveränderungen, neurogenes Lungenödem)
- Allgemeine intensivmedizinische Komplikationen (z.B. Pneumonie)

? Wie kann eine Rezidivblutung vermieden werden?

Das Risiko, eine Nachblutung zu erleiden, steigt mit der Zeit nach dem ersten Blutungsereignis stetig an. Schon innerhalb der ersten 24 h beträgt das Nachblutungsrisiko ca. 4% für ein unversorgtes Aneurysma. Deshalb ist die frühzeitige Aneurysma-Ausschaltung innerhalb der ersten 72 h von großer Bedeutung, da die Hälfte der Patienten ein Nachblutungsereignis nicht überlebt.

Wichtig ist die richtige Blutdruckeinstellung bei Patienten mit unversorgten Aneurysmen zur Prävention einer Nachblutung. Blutdruckspitzen müssen unbedingt verhindert werden, dabei muss jedoch auf die Aufrechterhaltung einer suffizienten zerebralen Perfusion geachtet werden (s.o.). Neben der Applikation von kurzwirksamen Antihypertensiva steht die medikamentöse Stress- und Schmerzreduktion im Vordergrund.

? Was versteht man unter einem DIND?

Zwischen dem 3.–15. Tag mit einem Maximum am 7. Tag nach dem initialen Blutungsereignis entwickeln Patienten mit einer aSAB in bis zu 40% der Fälle zerebrale Vasospasmen mit einer konsekutiven Perfusionsminderung. Bei der Hälfte der Patienten verlaufen die Vasospasmen symptomlos. Bei Patienten mit einer klinischen Symptomatik spricht man von dem Krankheitsbild eines verzögerten neurologischen Defizits (DIND = delayed ischemic neurologic deficit). Wache Patienten werden meist auffällig durch eine zunehmende Vigilanzminderung, das Auftreten von neuen fokalneurologischen Defiziten sowie Krampfanfällen. Die Diagnosestellung beim bereits vigilanzgeminderten bzw. analgosedierten Patienten gestaltet sich schwieriger und bedarf eines erweiterten Monitorings (s.u.).

Risikofaktoren zur Entwicklung eines DIND:
- Hypovolämie
- Hyperglykämie
- Ausmaß der Blutung (Klassifikation nach Fisher III–IV)

? Welche apparativen Möglichkeiten gibt es zur Diagnose eines zerebralen Vasospasmus?

▲ Zerebralarterielle Katheterangiografie:
Die Katheterangiografie ist die Methode mit der höchsten Sensitivität. Sie ist mit vielen Risiken (z.B. Dissektion) verbunden und erfordert einen hohen Aufwand (Personal, Transport). Die Angiografie bietet den Vorteil, neben der Diagnosestellung auch therapeutische Maßnahmen durchführen zu können.
▲ Transkranielle Dopplersonografie (TCD):
Die TCD ist die empfohlene noninvasive Standardmethode zur Überwachung und Diagnose der SAB-assoziierten zerebralen Vasospasmen. Hierbei werden doppler- bzw. duplexsonografisch über ein temporales Schallfenster die Flussgeschwindigkeiten der großen zerebralen Arterien gemessen. Die Untersuchung sollte in der kritischen Vasospasmusphase täglich bei jedem Patienten nach aSAB durchgeführt werden. Eine mittlere Flussgeschwindigkeit der A. cerebri media von > 200 cm/s sowie ein Anstieg der mittleren Flussbeschleunigungen von 50 cm/s/24 h sind hochgradig verdächtig für einen zerebralen Vasospasmus. Nachteil der Methode ist die große Untersuchervariabilität.
▲ Invasive Diagnostik:
  – Bulbusoxymetrie (zerebrovenöse Oxymetrie im Bulbus venae jugularis)
  – Mikrodialyse (Messung der zerebralen Energiestoffwechselparameter)
  – Messung des zerebralen Gewebesauerstoffpartialdrucks ($ptiO_2$)
▲ ICP-Messung:
  – Externe Ventrikeldrainage
  – Intraparenchymatöse Sonde

? Welche medikamentöse Prävention des zerebralen Vasospasmus ist empfohlen?

Entsprechend der aktuellen Datenlage lässt sich nur die orale Applikation von Nimodipin zur Vasospasmusprävention definitiv empfehlen. Nimodipin ist ein Calciumkanalblocker, der den Vasospasmus weniger direkt beeinflusst, sondern eine neuroprotektive Wirkung besitzt, indem er die Ischämietoleranz des Hirnparenchyms steigert.
Dosierung: 6 × 60 mg/d p.o. über 21 Tage

? Welche „neuen" medikamentösen Therapieansätze gibt es zur Prävention des zerebralen Vasospasmus?

Die medikamentöse Prävention des zerebralen Vasospasmus ist derzeit Gegenstand intensiver Forschung. Eine große Anzahl Pharmaka wurde untersucht, und die im Folgenden aufgelisteten Wirkstoffe zeigten positive Auswirkungen auf die Entwicklung eines DIND. Aufgrund von kontroversen Studienlagen bez. der Wirksamkeit sowie des Nebenwirkungsprofils können zum gegenwärtigen Zeitpunkt noch keine generellen Empfehlungen ausgesprochen werden.
▲ Statine:
  – Statine besitzen eine lang- und kurzfristig perfusionsverbessernde Wirkung und können zu einer Reduktion der Vasospasmen beitragen.
  – Mögliche Dosierung: Simvastatin 40–80 mg p.o./d über 2–3 Wo.

- Magnesium:
  - Magnesium besitzt eine neuroprotektive Wirkung, welche auf einer Blockade der NMDA-Rezeptoren und Calciumkanäle sowie der Hemmung der präsynaptischen Glutamatausschüttung beruht. Zusätzlich führt die Erschlaffung der glatten Muskulatur zu einer Vasodilatation und damit zur Verbesserung der Perfusion.
  - Mögliche Dosierung: Magnesiumsubstitution bis zu einem Plasmaspiegel von 2–2,5 mmol/l über 2 Wo.
- Endothelinrezeptorantagonisten (z.B. Cozosentan):
  - Endothelin-1 besitzt eine starke vasokonstriktorische Wirkung auf die glatte Muskulatur, dessen Blockade zu einer Vasodilatation führt. Der Wirkstoff besitzt jedoch ausgeprägte kardiopulmonale Nebenwirkungen.

Triple-H: aktuell oder überholt?

Die klassische Triple-H-Therapie (Hypertension, Hämodilution und Hypervolämie) des zerebralen Vasospasmus hat die Verbesserung des CBF zum Ziel. Durch die Steigerung des intravasalen Volumens und die Reduktion der Blutviskosität wird der CBF erhöht. Die Erhöhung des MAP führt zu einer Steigerung des CPP und somit zu einer Verbesserung des CBF. Zielgrößen der klassischen Triple-H-Therapie sind:
- MAP > 100 mmHg
- Hämatokrit 30–35% (**Cave:** Bei Werten < 30% wird das zerebrale Sauerstoffangebot deutlich verschlechtert!)
- ZVD 8–12 mmHg

Die Zielgrößen sollen erreicht werden durch:
- Isotone Kochsalzlösung (Volumenrate: 80–140 ml/h)
- Hydroxyethylstärke 130/0,4 (Volumenrate 20–40 ml/h)
- Einsatz von Vasopressoren (Noradrenalin; **Cave:** kontraindiziert bei unversorgtem Aneurysma sowie bei großem Infarkt in abhängigen Versorgungsgebieten!)
- Erweitertes hämodynamisches Monitoring (z.B. PiCCO) zur besseren Steuerung

Die klassische Triple-H-Therapie birgt viele gravierende Nebenwirkungen. Die Steigerung des intravasalen Volumens kann zur Entwicklung eines zerebralen Ödems, zu Elektrolytverschiebungen sowie kardiopulmonaler Insuffizienz führen. Daraus leitet sich ein großes Spektrum an Kontraindikation, wie die koronare Herzkrankheit, Herzinsuffizienz, das neurogene Lungenödem oder ein ARDS, ab. Eine prophylaktische Triple-H-Therapie zur Reduktion des Vasospasmusrisikos kann dementsprechend nicht empfohlen werden.

In Studien der letzten Jahre konnte gezeigt werden, dass die augmentierte arterielle Hypertension in Kombination mit einer Normovolämie den hypervolämisch-hämodilutativen Komponenten der Triple-H-Therapie überlegen waren und entscheidend verantwortlich für die Verbesserung des CBF sind. Die Normovolämie sollte durch die Infusion einer balancierten, isotonen Lösung erfolgen. Aufgrund der aktuellen Studienlage sowie des Nebenwirkungsprofils wird das klassische Triple-H-Konzept immer mehr verlassen, sodass aktuell nur noch das „H" der Hypertension Bestand hat. Dazu wird aktuell vom Einsatz hydroxyethylstärkehaltiger Lösungen bei kritisch kranken Patienten wegen der erhöhten Rate von Niereninsuffizienz abgeraten.

Welche invasiven Möglichkeiten der Vasospasmustherapie kennen Sie?

Transluminale Ballonangioplastie
Die transluminale Ballonangioplastie ist eine endovaskuläre Intervention, mit der die proximalen Anteile der vom Spasmus betroffenen zerebralen Gefäße aufdilatiert werden. Bei schneller Durchführung nach dem Auftreten eines DIND kann sich die Methode positiv auf den Vasospasmus auswirken. Aufgrund der Risiken, wie arterielle Dissektionen, arterielle Rupturen oder das Auslösen von Rezidivblutungen, ist die Ballonangioplastie eine Ultima-Ratio-Therapie bei Versagen konservativer Therapiekonzepte.

Intraarterielle transluminale Papavarin- oder Nimodipin-Instillation
Während die Ballonangioplastie v.a. die Vasospasmen in den proximalen Abschnitten positiv beeinflusst, führt die intraarterielle transluminale Instillation der Vasodilatatoren Papavarin und Nimodipin zur Auflösung der Vasospasmen in den distal gelegenen Gefäßabschnitten. Die Wirkdauer ist mit ca. 3 h jedoch relativ kurz. Wie die Ballondilatation ist auch diese Methode aufgrund der schweren Nebenwirkungen, wie ICP-Erhöhung, Hypotension oder Thrombozytenaggregationshemmung, nur eine weitere mögliche Option der Vasospasmustherapie.

Was sind die Ursachen und Symptome des erhöhten ICP, und welche Monitorverfahren stehen zur Verfügung?

Die Summe der intrakraniellen Volumenkomponenten (Hirnparenchym, Liquor cerebrospinalis, Blut) bleibt aufgrund der fehlenden Dehnbarkeit des knöchernen Schädels immer konstant (Monro-Kellie-Doktrin), sodass auf die Volumenzunahme einer der Komponenten nach Erschöpfung der eingeschränkten Kompensationsmöglichkeiten eine Steigerung des ICP folgen muss. Eine längere Erhöhung des ICP über den Normalwert von 7–15 mmHg führt zu einer verminderten zerebralen Perfusion und kann zu einer Zunahme der irreversiblen Zellschädigung bis zu einer zerebralen Einklemmung (Herniation) führen.

Ursachen für einen SAB-bedingten Anstieg des ICP sind:
- Initiale Blutung
- Hydrocephalus
- Zerebrale Vasodilatation
- Zerebraler Vasospasmus mit konsekutiver Ischämie und Hirnödem

Klinische Symptome des erhöhten ICP:
- Kopfschmerzen
- Vigilanzminderung
- Vegetative Symptomatik: Übelkeit, Erbrechen, Cheyne-Stokes-Atmung

Monitoring:
- Intraparenchymale Sonde
- Externe Ventrikeldrainage (EVD)

Aneurysmatische Subarachnoidalblutung

? Wie entsteht der Hydrocephalus infolge einer aSAB, und welche therapeutischen Optionen stehen zur Verfügung?

Bei 15–20% der Patienten mit einer aSAB lässt sich schon im Aufnahme-CT ein Hydrocephalus nachweisen. Ursächlich für den Hydrocephalus sind Blut-Clots, die zu einer Obstruktion der Liquorzirkulation insbesondere bei einer konsekutiven Ventrikeleinblutung führen. Neben der Behinderung der Liquorzirkulation kann subachranoidales Blut eine Störung der Liquorresorption der Pacchionischen Granulationen bewirken. Der SAB-bedingte Hydrocephalus wird entsprechend des zeitlichen Abstands zum initialen Blutungsereignis unterteilt in akut (0–3 Tage), subakut (4–13 Tage) und chronisch (ab dem 14. Tag). Risikofaktoren für die Entstehung eines Hydrocephalus infolge einer aSAB sind das Lebensalter sowie das Ausmaß der Blutung (Hunt und Hess > 3). Die Therapie des Hydrocephalus erfolgt durch die kontinuierliche Liquordrainage über eine EVD, welche zusätzlich die Messung des ICP ermöglicht. Es sollte ein ICP von 15 mmHg angestrebt werden. Ungefähr 20–30% der Patienten sind auf eine dauerhafte Liquorableitung in Form eines ventrikuloperitonealen Shunts angewiesen.

? Wie wird ein SAB-induzierter ICP-Anstieg therapiert?

- Blutdruckeinstellung nach CPP > 60 mmHg (MAP – ICP = CPP)
- Liquordrainage bei Aufstau
- Osmotherapie:
  - Mannitol (Dosierung: 1,2–1,4 g/kg KG), repetitive Gabe nach Messung der Serumosmololität
  - Hypertones NaCl 7,5–10% (Dosierung: 100–200 ml), repetitive Gabe nach Messung der Serumnatriumkonzentration
  - Bei Versagen der Osmotherapie ggf. Gabe von TRIS-Puffer
- Analgosedierung (Benzodiazepine, Opioid, Propofol, Ketamin)
- Hyperventilation ($paCO_2$ 30–35 mmHg) kurzfristig bei akuten Krisen
- Milde Hypothermie
- Normoglykämie
- Oberkörperhochlagerung, sorgfältige Kopflagerung (suffizienter venöser Abfluss)
- Dekompressive Entlastungstrepanation bei unkontrolliertem ICP und/oder drohender Einklemmung
- Barbituratbolus als Ultima Ratio unter EEG-Überwachung

? Wie gehe ich mit einer externen Ventrikeldrainage um?

Die Anlage einer EVD erfolgt zur Liquordrainage bei erhöhtem ICP infolge eines Hydrocephalus. Zusätzlich besteht die Möglichkeit, den ICP zu messen. Die Platzierung erfolgt über eine Bohrlochtrepanation in das Vorderhorn eines Seitenventrikels. Um eine Hirndruckmessung (Liquordruckmessung) durchzuführen, muss das Ableitungssystem angeschlossen werden und der Druckwandler (Transducer) auf der Höhe des Foramen Monroi angebracht werden (Verbindungslinie äußerer Gehörgang – Auge). Das Drainagesystem sollte primär auf einer Höhe von ca. 15 cm über dem Foramen Monroi befestigt werden. Die Ableitungsmenge des Liquors wird durch Veränderung der Befestigungshöhe des Systems geregelt. Durch Absenken des Systems wird mehr Liquor drainiert. Eine Überdrainage ist unbedingt zu vermei-

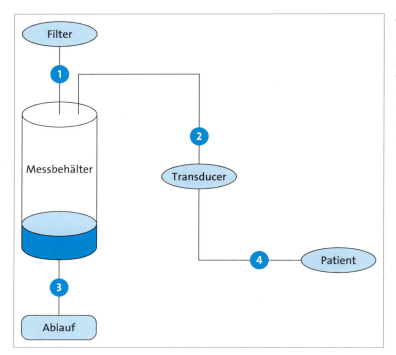

Abb. 164: Praktischer Umgang mit dem Ableitungssystem einer EVD (Transport und Mobilisation: unbedingt Hahn 1 + 2 schließen; Messen: Hahn 2 muss geschlossen sein; Probe-Entnahme: via Hahn 4; Ablassen: via Hahn 3)

den, da sie zu Blutungen führen kann. Besonders wichtig ist der hygienische Umgang mit der EVD, um das Infektionsrisiko zu minimieren. Bei Kontakt mit der Einstichstelle, z.B. beim Verbandswechsel, sollten sterile Handschuhe und steriles Instrumentarium verwendet werden. Eine Diskonnektion des Systems ist zu vermeiden, da dies zu einer aufsteigenden Infektion der Drainage führen kann. Die Liegedauer sollte aufgrund des hohen Infektionsrisikos (ca. 6–7%) so gering wie möglich gehalten werden. Ab dem dritten Tag sollte täglich unter sterilen Kautelen Liquor aus dem System entnommen werden und auf Infektionsparameter (Zellzahl, Eiweiß und Laktat) untersucht werden. Bei V.a. eine Infektion bzw. erhöhten Infektionsparametern im Liquor muss der Liquor mikrobiologisch untersucht werden. Je nach Liegedauer, Infektionsparameter sowie dem mikrobiologischen Befund des Liquors müssen die Risiken der Neuanlage gegenüber dem Belassen der EVD unter antibiotischer Behandlung abgewogen werden. Hinweise zum praktischen Umgang mit einer EVD beim Transport, bei der ICP-Messung und der Liquorprobenentnahme sind in Abbildung 164 zusammengefasst.

 Welche Elektrolytstörungen können infolge einer aSAB häufig auftreten und wie werden sie diagnostiziert und therapiert?

Zerebrales Salzverlustsyndrom
Ätiologie: nicht genau bekannt

Klinik:
- Hypovoläme Hyponatriämie
- Wasserverlust

- Vermehrte Urinausscheidung
- Übelkeit, Erbrechen, Kopfschmerzen
- Delir, Vigilanzminderung
- Krampfanfall

Diagnostik:
- Hyponatriämie < 130 mmol/l Natrium im Urin erhöht > 100 mmol/l
- Urinosmolalität erhöht
- Plasmaosmolalität < 280 mosmol/l
- Polyurie
- Hypovolämie (niedriger ZVD, hoher Hämatokrit)
- Fakultativ erhöhtes Serumkalium

Therapie:
- Volumensubstitution
- 1molare NaCl-Lösung kontinuierlich 5–10 ml/h (**Cave**: max. Natriumanstieg von 0,8 mmol/l/h und 10 mmol/l/d zur Vermeidung einer pontinen Myelinolyse!)
- Fludrocortison 0,05–0,2 mg/d (**Cave**: Hypokaliämie, Hypertension, Lungenödem!)
- Vermeidung von ACE-Hemmern, Angiotensin-II-Antagonisten und Reninantagonisten (Hemmung des Aldosteron-Renin-Angiotensin-Systems führt zur Natriurese)

Syndrom der inadäquaten ADH-Sekretion (SIADH, Schwarz-Batter-Syndrom)
Ätiologie: inadäquate ADH-Sekretion zentraler Genese
   Klinik: Folgen der Hyponatriämie (s.o)

Diagnostik:
- Hyponatriämie < 130 mmol/l
- Natrium im Urin erhöht (> 18 mmol/l), aber < 100 mmol/l
- Urinosmolalität inadäquat hoch 700–900 mosmol/l
- Plasmaosmolalität < 280 mosmol/l
- Urinausscheidung normal oder Oligurie
- Urinosmolalität > Plasmaosmolalität
- Normovolämie

Therapie:
- Volumenrestriktion auf 0,8–1,5 l (**Cave**: bei SAB keine Volumenrestriktion wegen Vasospasmus!)
- 1molare NaCl-Lösung über Perfusor 5–10 ml/h

Diabetes insipidus
Ätiologie: ADH-Mangel

Klinik:
- Polyurie (wasserhell)
- Polydipsie
- Folge-Erscheinungen einer Hypovolämie

Diagnostik:
- Urinosmolalität < 50–150 mosmol/l
- Plasmaosmolalität > 290 mosmol/l
- Urinausscheidung > 3–5 ml/kg KG/h
- Normales bzw. Serumnatrium > 150 mmol/l
- Serumosmolalität höher als Urinosmolalität
- Urinosmolalität < 300 mosmol
- Spezifisches Gewicht des Urins < 1005

Therapie:
- Bilanzierung
- Desmopressin initial i.v. (1–2 µg, bis 4 µg/d), bei Persistenz 10–20 µg nasal

? Thromboseprophylaxe trotz Hirnblutung?

Nach Aneurysma-Ausschaltung bzw. nach erfolgter CT-Kontrolle und Ausschluss einer möglichen operativen/interventionellassoziierten Nachblutung ist die prophylaktische Antikoagulation mit NMH empfohlen. Aufgrund der längeren Halbwertszeit und des fehlenden Antidots der NMH kommt auf dem Boden des hohen Nachblutungsrisikos und der oftmals kurzfristig nötigen Intervention (z.B. EVD-Anlage, parenchymale Sondenanlage) sowie der unsicheren subkutanen Resorption unter Katecholamintherapie weiterhin das hochmolekulare Heparin zum Einsatz.

? Wie sieht die Langzeitpflege von überlebenden Patienten mit aSAB aus?

Ungefähr 30–40% der Patienten, die eine SAB überleben, haben schwerwiegende und z.T. pflegebedürftige chronische neurologische Defizite. Die Hälfte der Überlebenden leidet unter Gedächtnisstörungen sowie Einschränkungen der neuropsychologischen Funktionen. Trotz teilweise fehlender äußerlich sichtbarer Behinderungen haben diese Defizite große Auswirkungen auf die soziale Stellung der Patienten in der Gesellschaft. Nur ca. 60–70% der überlebenden Patienten schaffen den beruflichen Wiedereinstieg. Um die Einschränkungen der Lebensqualität für die betroffenen Patienten so gering wie möglich zu halten und die Rückkehr in das gewohnte soziale Umfeld zu ermöglichen, ist eine frühzeitige neurologische Rehabilitation mit Bewegungs-, Sprach- und Ergotherapie dringend notwendig. Auch die Testung und das Erkennen der kognitiven sowie neuropsychischen Fähigkeiten sollten erfolgen, um ggf. durch spezielle Therapien die Defizite zu verbessern. Oftmals machen anhaltende Depressionen eine Psychotherapie sowie die Gabe von Antidepressiva notwendig. Viele Patienten leiden nach einer SAB weiterhin unter chronischen Kopfschmerzen, welche einer chronischen Schmerztherapie bedürfen.

? Welche anderen Formen der nichttraumatischen SAB kennen Sie?

Bei 85% der Patienten mit einer nichttraumatischen SAB handelt es sich um die Folge einer zerebralen Aneurysmaruptur. Seltene Ursachen für eine nichttraumatisch bedingte SAB sind:
- Perimesenzephale SAB
- Nichtperimesenzephale basale SAB ohne Nachweis einer Blutungsquelle

◄ SAB anderer nicht traumatischer Ursache (z.B. arteriovenöse Malformation, Arteriitis, intrakranielle arterielle Dissektion, venöse Thrombose, zerebrale Amyloidangiopathie, zerebrales Vasokonstriktionssyndrom, Cocain)

Literatur

Andrews PJ et al., NICM consensus on neurological monitoring in acute neurological disease. Intensive Care Med (2008), 34, 1362–1370
Connolly et al., Guidelines for the Management of Aneurysmal Subarachnoid Hemorrhage. Stroke (2012), 43, 1711–1737
Czosnyka M et al., Continues assessment of cerebral autoregulation: clinical and laboratory experience. Acta Neurochir Suppl (2003), 86, 581–585
Dupont SA et al., Aneurysmal subarachnoid Hemorrhage: an overview for the practicing neurologist. Semin Neurol (2010), 30, 545–554
Hunt WE, Hess RM, Surgical risk as related to time of intervention in the repair of intracranial aneurysms. J Neurosurg (1968), 28, 14–20
Lee KH, Lukovits T, Friedman JA, „Triple-H" therapy for cerebral vasospasm following subarachnoid hemorrhage. Neurocrit Care (2006), 4, 68–76
Linn FH et al., Prospective study of sentinel headache in aneurismal subarachnoid haemorrhage. Lancet (1994), 344, 590–593
Molyneux A et al., International Subarachnoid Aneurysm Trial (ISAT) Collaborative Group: International Subarachnoid Aneurysm Trial (ISAT) of neurosurgical clipping versus endovascular coiling in 2143 patients with ruptured intracranial aneurysms: a randomized trial. Lancet (2002), 360, 1267–1274
Siasios I, Eftychia ZK, Fountas NF, Cerebral Vasospasm Pharmacological Treatment: An Update. Neurol Res Int (2013), 2013, 572318
Suarez JI et al., Aneurysmal Subarachnoid Hemorrhage. N Engl J Med (2006), 354, 387–396

Der hirntote Patient

Dietmar Schneider

? Warum die Feststellung des irreversiblen Hirnfunktionsausfalls („Hirntod") eine so wichtige Aufgabe für den Arzt ist?

Die Feststellung des irreversiblen Ausfalls aller Hirnfunktionen (IHA) auf Grundlage des Transplantationsgesetzes und der entsprechenden Richtlinie der Bundesärztekammer ist eine unvermeidbare Voraussetzung, um postmortale Organspende realisieren zu können. Derzeit stehen 10 500 Patienten in Deutschland auf Wartelisten für eine Transplantation. Statistisch verstirbt alle 8 Stunden einer von ihnen, weil eine Transplantation aufgrund unzureichend zur Verfügung stehender Organe gar nicht möglich ist. Die Feststellung des eingetretenen irreversiblen Hirnfunktionsausfalls ist eine nicht delegierbare ärztliche Aufgabe, die nach der Richtlinie der Bundesärztekammer [BÄK 2015] im Einklang mit dem Transplantationsgesetz (§ 16 Abs. (1) 1. und 1a. TPG) erfolgen muss. Im Transplantationsgesetz (TPG 1997; neugefasst bekannt gemacht 04.09.2007, BGBl. I S. 2206, zuletzt geändert 21.07.2012, BGBl. I S. 1601) wird der Begriff Hirntod nicht verwendet, sondern stattdessen „der endgültige, nicht behebbare Ausfall der Gesamtfunktion des Großhirns, des Kleinhirns und des Hirnstamms nach Verfahrensregeln, die dem Stand der Erkenntnisse der medizinischen Wissenschaft entsprechen". Demzufolge wurde in der neuen Richtlinie [BÄK 2015] der umgangssprachliche Begriff „Hirntod" durch die medizinisch-naturwissenschaftliche Bezeichnung „irreversibler Hirnfunktionsausfall" ersetzt. Seit dem 01.11.2012 wird per Gesetz jeder Bundesbürger über 16 Jahre alle 2 Jahre durch Anschreiben der Krankenkassen zur Organspende aufgeklärt und ein Organspenderausweis beigelegt, aber keine Spenderbereitschaft abgefragt (§ 3 Abs. (2) 2. TPG). In den letzten 4 Jahren der bekanntgewordenen Unregelmäßigkeiten und Manipulationen in der Organverteilung (Organallokation) sank die Anzahl der Organspender in Deutschland um 33% (1296 Organspender 2010, 864 Organspender 2014) auf einen historischen Tiefstand [DSO 2015]. Ebenso besorgniserregend ist eine Umfrage unter intensivmedizinischem Fachpersonal (Dezember 2012), in der nur 84% der Ärzte (ohne signifikante Unterschiede hinsichtlich Fachrichtung oder Hierarchiestufe) und 75% der pflegerischen Berufsgruppe eine eigene Organspende im Fall ihres Hirntodes befürworten und als Hauptgründe gegen eine Organspende die fehlende Akzeptanz des Hirntodkonzeptes (40%) und die Angst vor Missbrauch durch Organhandel (29%) anführten [Söffker et al. 2014]. Sowohl das fehlende Vertrauen in die Transplantationsmedizin als auch Zweifel an dem Konzept des Hirntodes und der Durchführung der Diagnostik scheinen also ursächlich für die abnehmende Spendenbereitschaft zu sein; offenbar unbeeinflusst von Kampagnen und der Gesetzesnovelle. Der Prognose von Patienten, für die die Organtransplantation eine lebensrettende oder lebensqualitätsverbessernde Maßnahme sein kann, hat diese Entwicklung geschadet.

? Bei welchen Patienten und/oder Verläufen muss man mit dem irreversiblen Hirnfunktionsausfall rechnen?

Allgemein bei allen länger als 72 h komatösen Patienten nach primärer oder sekundärer Hirnschädigung (s. Tab. 167). Komadefinition nach WFNS 1978 [Brihaye et al. 1978]: kein Augenöffnen auf Schmerzreize. **Speziell**, mithin auch früher oder später, beim progredienten Ausfall der Hirnnervenreflexe (Lichtreaktion beidseits, Kornealreflex beidseits, Hustenreflex).

Tab. 167: Ursachen primärer und sekundärer Hirnschädigungen

Ursache liegt im Gehirn selbst	Ursache liegt außerhalb des Gehirns
(= direkte unmittelbare primäre Störung der Hirnfunktion)	(= indirekte mittelbare sekundäre Störung der Hirnfunktion)

• Schädel-Hirn-Trauma
• Hirnblutung
• Hirninfarkt (ausgedehnt, bilateral, Hirnstamm)
• Hirnentzündungen
• Hirntumoren
• Liquorzirkulationsstörung, Hydrocephalus
	• Posthypoxische Komazustände infolge von:
	  – Stattgehabtem Herz-Kreislauf-Stillstand
	  – Prolongierter Reanimation
	• Therapierefraktäres generalisiertes Hirnödem nach metabolisch-toxischer Grunderkrankung inkl. Störung des Wasser-Elektrolyt-Haushaltes

? In welchen Situationen sollte die Diagnostik durchgeführt werden?

Immer dann, wenn aufgrund einer zerebralen Schädigung sich erstens klinisch eine **neurologisch** infauste Prognose entwickelt, z.B. der klassische Symptomverlauf eines Mittelhirnsyndroms (MHS) bzw. dessen drohender Übergang ins Bulbärhirnsyndrom (BHS) (s. Tab. 168), und/oder zweitens durch apparative Zusatzuntersuchungen (zerebrale Bildgebung, intrakranielle Druckmessung) der dauerhafte Verlust der Hirnfunktionen nahe liegt (generalisiertes

Tab. 168: Klinische Symptomatik des MHS, der Übergangsphase zum BHS und des BHS (modifiziert nach [Schneider, Baumann, Köhler 1976])

Symptom/Prüfung	Mittelhirnsyndrom (MHS)	Übergangsphase zum BHS	Bulbärhirnsyndrom (BHS)
	Typisch: = Vollbild decorticate rigidity + vegetativer Sturm (emergency reaction)	Typisch: Abklingen des vegetativen Sturms	Typisch: Ausfall der vegetativen Funktionssysteme
Bewusstsein (Vigilanz)[1]	Koma	Koma	Koma
Blinzelreflex[2]	Ø	Ø	Ø
Körperhaltung:			
Arme	Gestreckt	Rückgang der Streckstellung, zuerst Arme	Schlaff
Beine	Gestreckt + Rumpf		Plantarflexion des Fußes (+)
Massen- und Wälzbewegungen	Streckkrämpfe Streckstarre[3] Pronation der Hände	Ø	Ø
Schmerzreize[4]	Strecksynergismen	Ø Oder Strecksynergismen (+) auslösbar	Ø
Arme	Verstärkt gestreckt		
Beine	Verstärkt gestreckt		
Muskeltonus	Stark erhöht, „als ob der Patient aktiv gegenspannt"	Rückgang der Muskelhypertonie, zuerst Arme	Atonisch
Muskeleigenreflexe (sog. Sehnenreflexe)	Hyperreflexie[5]	Abgeschwächt	Ø[6]
Pyramidenbahnzeichen	+	+	Ø Oder (+)
Augenmotorik[7]			
Bulbusstellung	Deutliche Divergenz	Divergenz	Divergenz
Bulbusbewegung (spontan)	Ø	Ø	Ø
Pupillen	Mittelweit/weit	Weit	Maximal weit
Lichtreaktion	Deutlich vermindert	Noch angedeutet	Ø
Kornealreflex[8]	+	(+)	Ø
Ziliospinaler Reflex[9]	Ø	Ø	Ø

[1] Vigilanz = Bewusstseinshelligkeit, Vigilanz des Bewusstseins als Abgrenzung gegenüber den Kategorien „Bewusstseinstätigkeit" (Denken) und „Bewusstseinsinhalt" (Denkinhalte)
[2] Reaktion auf haptische Afferenzen, wie Anblasen, Fächeln
[3] „Streckkrämpfe": kurz dauernde tonische Hyperextension der 4 Extremitäten mit Opisthotonus = spontane Strecksynergismen (spontane Verstärkung der bereits bestehenden gestreckten Körperhaltung); „Streckstarre": andauernde tonische Hyperextension der 4 Extremitäten mit Opisthotonus und Pronation der Hände
[4] Im Hirnnervenbereich (Orbitadruck, Kieferwinkeldruck)
[5] Hyperreflexie, z.T. unterdrückt durch stark erhöhten Muskeltonus
[6] Erhaltene Muskelkontraktionen bei Beklopfen des Muskels
[7] Zunehmender Ausfall der optopupillomotorischen Regulationssysteme
[8] Einfaches Unterscheidungszeichen zwischen MHS und BHS (fein gedrehten Zellstoffzipfel benutzen)
[9] Ziliospinaler Reflex = Kneifen, Druck oder Stich am oberen Trapeziusrand (Nackenhaut) führt zur Pupillenerweiterung.

Tab. 168: Fortsetzung

Symptom/Prüfung	Mittelhirnsyndrom (MHS)	Übergangsphase zum BHS	Bulbärhirnsyndrom (BHS)
Okulozephaler Reflex[10]	Vermindert	Ø	Ø
Vestibulookulärer Reflex[11]	Mit dissoziierter Reaktion[12]	Ø	Ø
Vegetative Funktionen			
Atmung	Tachypnoe maschinenartig	Beschleunigt, flach z.T. Schnappatmung	Apnoe
Pulsfrequenz	Tachykardie	Rückgang (Pulsabfall)	Abfall bis Bradykardie
Blutdruck	Hypertonus	Rückgang (RR-Abfall)	Hypotonie
Temperatur	Hyperthermie	Rückgang (Temperaturabfall)	Leicht erhöht/normal
Schweißsekretion	Hyperhidrosis	Hyperhidrosis	

[10] Okulozephaler Reflex = „Puppenkopfphänomen", auslösbar bei bewusstlosen Patienten mit intakten Hirnstammstrukturen: Beim Rechts- oder Linksdrehen des Kopfes bleiben die Bulbi in der ursprünglichen „Blickrichtung" stehen.
[11] Vestibulookulärer Reflex = Kaltkalorisation mit Leitungswasser
[12] Mit dissoziierter Reaktion = Deviationsstellung des homolateralen Bulbus, fehlende Reaktion des kontralateralen Bulbus

Hirnödem, ausgedehnte intrazerebrale Raumforderung). Falls die **Diagnose des irreversiblen Ausfalls der Hirnfunktionen allein zur Beendigung der Intensivtherapie** in der richtliniendefinierten Protokollierung (Meldung an DSO etc.) gefordert wird, liegt ein Missverständnis darüber vor, wann Ärzte auf welcher Grundlage die Intensivbehandlung beenden sollten/müssen, nämlich immer dann, wenn die beiden Behandlungsvoraussetzungen nicht mehr zutreffen: 1) die Therapieindikation, 2) der unterstellte Patientenwille. Wäre dem nicht so, dürfte auf Intensivtherapiestationen kein komatöser Patient ohne IHA sterben (Entscheidungen am Lebensende, „end of life decisions"). Aber: Solange der Patientenwille, mithin auch der mutmaßliche Patientenwille zur Frage der Organspende ungeklärt ist, muss dessen i.d.R. hirnorientierte Intensivtherapie fortgesetzt werden. Hier wird auch das Dilemma deutlich, wann wie der Patientenwille bei vermutetem oder erwartetem Hirntod festgestellt werden kann/soll (zur Begriffsbestimmung siehe BÄK 2013) und wer über das Einleiten organprotektiver Maßnahmen **vor** (!) Feststellung des IHA entscheiden darf [Deutscher Ethikrat 2015 und 2015 PM].

? **Was muss zwingend vor der Feststellung des IHA ausgeschlossen werden?**
Ausgeschlossen werden müssen:
- Ein bereits den behandelnden Ärzten ohne deren Nachfrage vorliegender Widerspruch, d.h. die Ablehnung einer Organspende nach § 3 TPG. „Der Widerspruch kann vom vollendeten 14. Lebensjahr an erklärt werden" (§ 2 Abs. 2 TPG).
- Krankheitsbilder, Zustände oder Umstände, die den Verlust aller Hirnfunktionen imitieren und/oder deren Irreversibilität vortäuschen können (s. Tab. 169). Besondere Vorsicht ist bspw. immer dann geboten, wenn es ein Missverhältnis zwischen dem klinischen Bild und dem radiologisch erfassten Ausmaß der Schädigung gibt.

◢ Medizinische Kontraindikationen für eine Organspende. Hierzu zählen alle Erkrankungen eines potenziellen Spenders, die eine vitale Bedrohung für den Empfänger darstellen (s. Tab. 170).

Tab. 169: Krankheitszustände oder Umstände, die den Ausfall aller Hirnstammreflexe imitieren und/oder deren Irreversibilität vortäuschen können

Exogene Intoxikationen
Hypnotika (Barbiturate), Psychopharmaka (Benzodiazepine), Drogen, **Cave:** Suizidalität; artifiziell durch Narkotika, tiefe Analgosedierung, Muskelrelaxation inkl. antispastische Baclofen-Therapie
Endogene Intoxikationen
Alle metabolisch-endokrinen Komata
Hypothermie
Akzidentiell, therapeutisch
Hirnstammischämie (Basilaristhrombose) oder -blutung
Cave: Locked-in-Syndrom!
Nonkonvulsiver generalisierter Status epilepticus

Tab. 170: Kontraindikationen für eine Organspende

Fehlende Voraussetzungen
Keine genaue Diagnose
Anonymität des Patienten (keine Personalien eruierbar)
Fehlen der IHA-Voraussetzungen gemäß Richtlinie der BÄK 2015 (s. „Protokoll zur Feststellung des irreversiblen Hirnfunktionsausfalls")
Infektionskrankheiten
MRSA-, ESBL-, VR-systemische Infektionen
HIV-Infektion
Floride Tuberkulose
Sepsis mit Nachweis multiresistenter Erreger inkl. Pilzsepsis
Sepsis mit zunehmender Organdysfunktion bzw. Multiorganversagen (therapierefraktäre Hypotension, Verbrauchskoagulopathie)
Tollwut
Creutzfeld-Jacob-Erkrankung
Maligne Tumoren bzw. Neoplasien
Nicht kurativ behandelte Malignome mit Metastasierung
Maligne Tumoren mit weniger als 5-jähriger Rezidivfreiheit
Drogensucht und Alter > 80 sind keine absoluten Kontraindikationen!

? **Wann wird die Frage der Feststellung des IHA aktuell?**
Klinisch: wenn beidseits der Kornealreflex (durch Korneaberührung [N. trigeminus, V] Lidschluss M. orbicularis oculi [N. facialis, VII]; noch erhalten im MHS, erloschen im BHS)

und der Hustenreflex (kaudale Hirnnerven IX und X, N. glossopharyngeus und N. vagus) ausgefallen sind. Enge Pupillen widersprechen der Diagnose des irreversiblen Hirnfunktionsausfalls, es sei denn, es wurde versehentlich lokal ein Miotikum (Pilocarpin) wegen eines Glaukoms nicht abgesetzt und weiterhin verabreicht.

Apparativ: wenn in der kranialen Bildgebung unkorrigierbar massive intrakranielle Raumforderungen, im ICP-Monitoring dauerhaft stark erhöhte bzw. im CPP-Monitoring stark erniedrigte Messwerte vorliegen und/oder im neuroelektrophysiologischen Monitoring sich das Erlöschen der hirnelektrischen Aktivität abzeichnet.

Vorgehen bei der klinischen Feststellung des IHA

Das Vorgehen wurde in der „4. Fortschreibung der Richtlinie zur Feststellung des Todes ..." der Bundesärztekammer [BÄK 2015] in einem klar vorgeschriebenen Handlungsalgorithmus festgelegt (s. Abb. 165). In dem darin enthaltenen speziellen „Protokoll zur Feststellung des irreversiblen Hirnfunktionsausfalls" müssen zwei in der Intensivbehandlung von Patienten mit akuten schweren Hirnschädigungen mehrjährig (mindestens 2 Jahre im Volldienst) erfahrene Fachärzte, die nicht dem Transplantationsteam zugehörig sind und von denen mindestens einer Facharzt für Neurologie oder Neurochirurgie sein muss, in zweimaligen Untersuchungen („Schwebezeit") dokumentieren, dass die Kriterien des irreversiblen Hirnfunktionsausfalls erfüllt sind, mithin dieser Mensch nach den Richtlinien und dementsprechend auch nach dem Gesetz verstorben ist. Bei Kindern bis zum vollendeten 14. Lebensjahr muss zusätzlich einer der Ärzte gemäß den obigen Anforderungen Facharzt für Kinder- und Jugendmedizin sein. Falls dieser ein Neuropädiater ist, muss der zweite untersuchende Arzt kein Facharzt für Neurologie oder Neurochirurgie sein. Weil ein Mensch mit einem toten Gehirn kein lebendiger Mensch sein kann, sei an dieser Stelle betont, dass viele physiologische Funktionen, wie Ausscheidung, Schwitzen, das Fortbestehen spinaler Reflexe und Extremitätenbewegungen (z.B. sog. Lazarus-Phänomen), beim hirntoten Menschen ebenso möglich sind [Schneider, Baumann, Köhler 1976] wie eine endokrinologisch von der Plazenta (und nicht vom Gehirn) aufrechterhaltene Schwangerschaft nach eingetretenem irreversiblen Hirnfunktionsausfall der Mutter [BÄK 2015, Anmerkung 4], vorausgesetzt, die intensivmedizinische Behandlung wird fortgesetzt. Andererseits schließt das Fehlen eines Diabetes insipidus den irreversiblen Hirnfunktionsausfall nicht aus. Als Todeszeitpunkt gilt das Untersuchungsende der 2. Untersuchung nach vorgeschriebener Schwebezeit (andauernde zerebrale Areflexie) oder nach der die Schwebezeit verkürzenden apparativen Zusatzuntersuchung (Null-Linien-EEG, erloschene FAEP beidseits, erloschene Medianus-SEP beidseits, Hirnkreislaufstillstand in der transkraniellen Doppler-/Duplexsonografie [TCD/TCCD], zerebrale Perfusionsszintigrafie, computertomografische [CTA] oder zerebrale Katheterangiografie [DSA, Digitale Subtraktionsangiografie]). Die zu dokumentierende apparative Registrierung muss im Fall von EEG und Sonografie mindestens 30 min betragen bzw. muss sonografisch zweimal im Abstand von mindestens 30 min untersucht werden. Weil die Verkürzung der Schwebezeit immer anzustreben ist, sollte sich nach der 1. klinischen Diagnostik des IHA die 2. klinische Untersuchung mit apparativer Zusatzdiagnostik i.d.R. ohne Verzug anschließen. Das gilt insbesondere in jenen Problemfällen nicht eindeutig den Ausschluss bejahender Voraussetzungen (Intoxikationen, stattgehabte Analgosedierung und andere Medikamenten-/Drogenwirkungen). Dann entscheidet der direkte Nachweis des zerebralen Zirkulationsstillstandes (TCD/TCCD, DSA, Per-

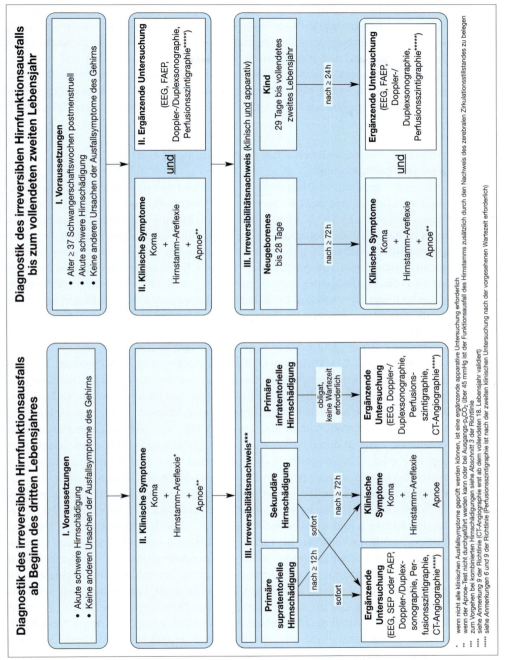

Abb. 165: Diagnostik des irreversiblen Hirnfunktionsausfalls – Algorithmus (aus [BÄK 2015])

fusionsszintigrafie). Ist dieser methodisch nicht verfügbar, dürfen die rein klinische Diagnose des irreversiblen Hirnfunktionsausfalls sowie die hirnelektrischen Untersuchungen nur nach obligatorischer Überprüfung der Serumkonzentration zentral dämpfender, hypnotischer oder narkotischer Pharmaka und bei therapeutisch wirksamen Konzentrationen erst nach i.v. Gabe entsprechend hoch dosierter Antidota kritisch beurteilt werden. Im Zweifelsfall muss weiter abgewartet werden, zumal weltweit **keine belastbaren** Grenzwertangaben existieren und individuell eher verunsichern statt zu helfen [Hallbach, von Meyer, Maurer 2009, 2002].

? Wertigkeit der verschiedenen Zusatzuntersuchungen. Gibt es Differenzialindikationen?

Einerseits müssen der apparativen Diagnostik des IHA aus formalen Gründen, nämlich vorgeschrieben in der Richtlinie und zu dokumentieren im Protokollbogen A (Punkt 3.2) und im Protokollbogen B (Punkt 3.) als „Irreversibilitätsnachweis", die klinischen Symptome des **vollständigen** Ausfalls aller Hirnfunktionen **vorangehen** (Protokollbogen A und B, Punkt 2). Es werden damit auch denkbare Manipulationen unterbunden (z.B. dokumentierter zerebraler Zirkulationsstillstand während provozierter Asystolie bei hypersensitivem Karotissinus). Andererseits muss das Ergebnis einer apparativen Zusatzuntersuchung mit der klinischen Diagnose des irreversiblen Hirnfunktionsausfalls vereinbar sein. Mithin verhindern apparativ detektierte zerebrale Restfunktionen die Feststellung des irreversiblen Hirnfunktionsausfalls und erfordern entweder Folgeuntersuchungen bis zur Kompatibilität, den zweiten klinischen Untersuchungsgang nach der geforderten Wartezeit oder den Nachweis des zerebralen Zirkulationsstillstandes (TCD/TCCD, Perfusionsszintigrafie, Angiografie). Das Protokoll kennt 3 Zusatzuntersuchungen (= ergänzende Untersuchungen des Irreversibilitätsnachweises), die zum Beweis des irreversiblen Ausfalls aller (klinisch geprüften) Hirnfunktionen und zur Verkürzung der klinischen Schwebezeit herangezogen werden können: 1) das Null-Linien-EEG, 2) das Erlöschen der evozierten frühen akustischen (FAEP) und medianussomatosensiblen (M-SSEP) Potenziale sowie 3) den doppler-/duplexsonografisch oder perfusionsszintigrafisch (Radioisotop i.v.) oder CT-angiografisch (Kontrastmittel i.v.) oder katheterangiografisch (Kontrastmittel i.a.) festgestellten zerebralen Zirkulationsstillstand. Die durch apparative Zusatzuntersuchungen dokumentierten Irreversibilitätsnachweise beruhen auf der im wissenschaftlichen Schrifttum bislang nicht widerlegten Annahme, dass ihre nach den in der Richtlinie geforderten Kriterien und technischen Vorgaben erfolgte Registrierung nicht mit dem Überleben des Gesamthirns vereinbar ist. Patho- und thanatologischer Hintergrund ist, dass die Hirnfunktionen an Energie gebunden sind, die Energiebereitstellung an Metabolismus und der zerebrale Metabolismus an die Hirndurchblutung [Schneider, Janzen, Angstwurm 1999]. Fällt der Gesamthirnkreislauf mindestens 30 min lang aus, besteht bis heute keine Erkenntnis, dass ein solches Gehirn nicht verstorben ist. Diese Zeitdauer, die nie evaluiert wurde, gilt auch für den Ausfall der hirnelektrischen Funktionen (EEG, evozierte Potenziale). Mithin sind den Hirnkreislauf direkt prüfende Methoden erstrangig. Die Methode der Wahl ist die transkranielle Doppler-/Duplexsonografie (TCD, TCCD). Der sonografisch nachgewiesene Hirnkreislaufstillstand ist 1) unabhängig von etwaigen Pharmakawirkungen, Vergiftungen oder Unterkühlung und 2) bettseitig ohne Hilfspersonal unbegrenzt wiederholbar. Alle 4 apparativen Zusatzuntersuchungen, die den zerebralen Zirkulationsstillstand nachweisen, sind auch unabhängig davon, ob alle 8 geforderten klinischen Symptome überhaupt prüfbar sind (keine Lidöffnung wegen Lidödem bzw. zugeschwollener Orbitae, mithin weder Prüfung der Pupillenweite und Lichtreaktion noch des Kornealreflexes und vestibulookulären Reflexes [VOR, sog. Puppenkopfphänomen]; Prüfungsverbot des VOR bei stiff-neck-stabilisierten Traumapatienten) bzw. eindeutig ausgewertet werden konnten (unbrauchbarer Apnoetest bei COPD-Patienten oder bereits mit kritischer Oxygenierung und notwendiger aggressiver Beatmung einhergehender Gasaustauschstörung). Im Gegensatz zur konventionellen TCD/TCCD bei kranken, nichthirntoten Patienten **müssen** die Halsgefäße für die Diagnose des zerebralen Kreislaufstillstandes **keineswegs** untersucht werden, wie verschiedentlich postuliert wurde [Ducrocq et al. 1998; Welschehold et al. 2012]. Eine wichtige Maßnahme bei scheinbar fehlendem Schallfenster ist es, den Blutdruck kurzzeitig > 150 mmHg systolisch anzuheben (kleine Bolusgaben z.B. 10 µg Arterenol i.v.). Dadurch gelingt nahezu regelhaft die Darstellung der geforderten biphasischen Strömungssignale oder frühsystolischen Spitzen, indem erst jetzt die pseudoplastische Blutsäule in den geprüften Gefäßen (A. ophthalmica, A. carotis interna, Karotissiphon, MCA, Basilaris bzw. transorbital 40–70 mm Tiefe, transtemporal 50–120 mm Tiefe und transnuchal 95–120 mm Tiefe) eine ruckartige Wackelbewegung erfährt (sog. Ketchup-Phänomen). Restflüsse sind bei ausgedehnten Kraniotomiedefekten, offenen Schädelnähten bzw. Fontanellen und Liquorableitungen möglich. Des Weiteren kann den totalen Funktionsverlust des Gesamthirns ein Null-Linien-EEG demonstrieren [DGKN 2001]. Außer der häufig nötigen Unterstützung durch eine erfahrene MTA, um in der stark artefaktbehafteten Ableitungssituation des Beatmungspatienten ein aussagefähiges EEG entsprechend den technischen Richtlinienbedingungen zu erhalten, sind spezielle Erfahrungen des Untersuchungsarztes erforderlich, v.a. hinsichtlich überhängender Medikamentenwirkungen bis hin zu Vergiftungen [Hallbach, von Meyer, Maurer 2009, 2002]. Dabei gilt: Festgestellt wird die hirnelektrische Funktionsstille, nicht der Hirnkreislaufstillstand. Das trifft gleichfalls für die evozierten Potenziale zu (FAEP, Medianus-SSEP). Im Übrigen sind im klinischen Schrifttum in Verbindung mit der Feststellung des irreversiblen Hirnfunktionsausfalls keine evaluiert spezifischen „Medikamentenkonzentrationen" bekannt, die eine EEG-Null-Linie oder den totalen Verlust der evozierten Potenziale bedingen. Stärker als die unterschiedlichen methodischen Einschränkungen bestimmt die Qualifikation des Untersuchers die Einsatzindikationen der jeweiligen apparativen Zusatzuntersuchung. Insofern ist die Frage einer „Differenzialindikation" nachrangig. Nichtsdestotrotz sind die technischen Vorgaben gemäß der Richtlinie der BÄK [BÄK 2015] für die apparativen Zusatzuntersuchungen zu beachten (s. Tab. 171).

Tab. 171: Kriterien und technische Vorgaben der ergänzenden Untersuchungen (= Schwebezeit verkürzende apparative Zusatzdiagnostik [BÄK 2015])

Hirnelektrische Funktion
Elektroenzephalografie (EEG)
• Mindestens 30 min, mehrfach im Gesicht gesetzte Schmerzreize
• Klebe- (Ag/AgCl, gesintert) oder Nadelelektroden (Platin oder Stahl)
• Ableitung im 10:20-System, dabei auch Verschaltung mit doppeltem Elektrodenabstand
• Elektrodenwiderstände 1–10 kΩ, dokumentiert zu Beginn und am Registrierungsende
• Filter: untere Grenzfrequenz 0,53 Hz (Zeitkonstante ZK 0,3 s), obere Grenzfrequenz 70 Hz, 10 min mit unterer Grenzfrequenz von 0,16 Hz (ZK 1 s)
• Empfindlichkeit 2 µV/mm, Eichsignale zu Beginn, bei Änderung und am Registrierungsende
• Mindestens 8 EEG-Kanäle und kontinuierliches EKG
• **Cave:** Umgebungsartefakte!

Tab. 171: Fortsetzung

Frühe akustisch evozierte Potenziale (FAEP)
- Nicht bei N. choleatris-Schädigung
- Nur bei primär supratentoriellen oder sekundären Hirnschädigungen
- Progredienter, konsekutiver Verlust der Wellen mit schließlich bilateralem Ausfall aller Komponenten
- Progredienter, konsekutiver Ausfall der Wellen III–V mit ein- oder bds. erhaltenen Wellen I oder I + II
- Isoliert erhaltene Wellen I oder I + II
- Beachtung der technischen Bestimmungen

Somatosensibel evozierte Potenziale (SEP)
- Nicht bei Halsmarkschädigung, nicht bei Kindern unter 3 Lebensjahre
- Nur bei primär supratentoriellen oder sekundären Hirnschädigungen
- Ausfall der N13b-Komponente bei Fehlen des kortikalen Primärkomplexes (bei Wahl einer Fz-Referenz)
- Abbruch der Kette der Far-field-Potenziale mindestens nach der Komponente P11 (bei Wahl einer extrakranialen Referenz)
- Beachtung der technischen Bestimmungen

Hirndurchblutung

Transkranielle Doppler-/Duplexsonografie (TCD, TCCD)
- Biphasische (oszillierende) Strömungssignale mit gleich ausgeprägtem Integral der antero- und retrograden Komponente oder frühsystolische Spitzen (< 50 cm/s, unter 200 ms Dauer) transorbital (A. ophthalmica, Siphon) und transtemporal (A. cerebri media), eventuell transforaminal/-nuchal (A. vertebralis, A. basilaris)
- Fehlen der Strömungssignale bei transkranieller Beschallung, wenn derselbe Untersucher vorher intrakranielle Strömungssignale dokumentiert hatte
- Mindestens 2-mal im Abstand von 30 min bzw. über 30 min ausgedehnte Untersuchung
- Mittlerer arterieller Druck > 60 mmHg
- Durchführung von einem speziell in dieser Methode erfahrenen Arzt

Perfusionsszintigrafie
- Validierte Tracer, wie Tc-99m-Hexamethylpropylenaminoxim (HMPAO) und Tc-99m-Ethylcysteinatdimer (ECD)
- Verschiedene Ansichten oder tomografische Techniken (SPECT)
- Qualitätskontrolle durch Darstellung von Thorax und Abdomen
- Kontrolle und Beurteilung durch Facharzt für Nuklearmedizin

Zerebrale Angiografie
- Nur zulässig, wenn therapeutische Konsequenzen zu erwarten wären
- Darstellung beider Karotiden und des vertebrobasilären Kreislaufes
- Mittlerer arterieller Druck > 80 mmHg, bei Kindern > 60 mmHg
- Kontrolle und Beurteilung durch Facharzt für Radiologie

CT-Angiografie (CTA)
- Nur bei Erwachsenen
- Nativ-Scan (120 kV, 170 mA), rekonstruierte axiale Aufnahme in 5 mm-Schichtdicke
- CTA (120 kV, 200 mA), rekonstruierte axiale Aufnahme in 2 mm-Schichtdicke
- Kontrolle und Beurteilung durch Facharzt für Radiologie und mehrjähriger Erfahrung in neuroradiologischer Diagnostik, möglichst mit Schwerpunkt Neuroradiologie

Gibt es „Stolpersteine" beim Ausfüllen des Protokollbogen zur Feststellung des IHA?

- **Identität:** Für die Identitätsfeststellung sollte statt einer Versichertenkarte eigentlich ein amtliches Personaldokument vorliegen (PA, Reisepass). Schließlich wird der eingetretene Tod bescheinigt und das Protokoll der amtlichen Todesbescheinigung (Leichenschauschein) zugrunde gelegt.
- **Bildgebung:** Es ist irrig zu glauben, die geforderte Protokollentscheidung (Punkt 1. Voraussetzungen) einer infra- oder supratentoriellen primären Hirnschädigung rein klinisch ohne Bildgebung treffen zu können. Die bildgebende Diagnostik ist **immer** erforderlich, weil der irreversibel eingetretene Hirnkreislaufstillstand nur durch eine letztendlich inkurable, finale intrakranielle Raumforderung mit einer den Systemblutdruck übersteigenden intrakraniellen Druckerhöhung zu begründen ist. Auch kann bei Unsicherheiten der erforderlichen Voraussetzungen nur der **direkte** Nachweis fehlender Hirndurchblutung (BÄK 2015, Anmerkung 2) weiterhelfen (TCD/TCCD, Szintigrafie, CTA, DSA), nicht der **indirekte** durch die hirnelektrischen Untersuchungen (EEG, EP).
- **Dokumentation der Zeiten:** Untersuchungsdatum mit Zeitangabe (Uhrzeit) des ersten IHA-Protokolls müssen mit der Uhrzeit jenes beweispflichtigen BGA-Ausdrucks (Astrup) eines $paCO_2$ > 60 mmHg (> 8 kPa) vereinbar sein, der zur Prüfung des Ausfalls der Spontanatmung verbindlich vorgeschrieben ist (Apnoetest). Weil es sich um das letzte der nachzuweisenden 8 klinischen Symptome für die Diagnose des irreversiblen Hirnfunktionsausfalls handelt, kann die Schwebezeit frühestens jetzt beginnen.
- **Diagnose des Atemstillstandes (apnoeisches Koma):** Der sog. Apnoetest, der richtliniengetreue Nachweis des Ausfalls der Spontanatmung (im Protokoll Punkt 2 das 8. klinische Symptom des Ausfalls der Hirnfunktion) ist das am häufigsten bei der Prüfung der zerebralen Areflexie verunsichernde Symptom. Die erforderliche Hypoventilation unter Präoxygenierung mit FiO_2 1,0 und vorausgesetztem Ausgangs-$paCO_2$ 35 bis 45 mmHg ist nicht immer möglich, weil entweder der Ausgangs-$paCO_2$ über 45 mmHg liegt oder der Test wegen schwerer Gasaustauschstörung oder Thoraxverletzung nicht durchgeführt werden kann. Gewarnt werden muss vor der Gefahr, die Prüfung der Spontanatmung auf die Beobachtung der Triggerung des Beatmungsgerätes bei minimaler Triggerschwelle zu reduzieren. Stattdessen muss **immer** eine Diskonnektion erfolgen, sobald der $paCO_2$ > 60 mmHg gemessen wurde. Ein auf die Tubusöffnung gelegtes, briefmarkengroßes Papierstück kann sich im Rahmen kardial bedingter intrathorakaler Druckschwankungen im Herzfrequenzrhythmus bewegen.
- **Unterschriften:** Alle den irreversiblen Hirnfunktionsausfall protokollierenden Ärzte müssen Fachärzte mit mehrjähriger (mithin mindestens 2 Jahre im Volldienst) Erfahrung in der Intensivbehandlung von Patienten mit akuten schweren Hirnschädigungen und mindestens einer von ihnen ein Facharzt für Neurologie oder Neurochirurgie sein. Bei Kindern bis zum vollendeten 14. Lebensjahr muss zusätzlich einer der Ärzte ein Facharzt für Kinder- und Jugendmedizin sein. Sofern dieser Neuropädiater ist, entfällt die Forderung nach einem Facharzt für Neurologie oder Neurochirurgie. Das nach Ablauf der Schwebezeit oder ggf. nach der apparativen Zusatzuntersuchung ausgestellte letzte, den irreversiblen Hirnfunktionsausfall bescheinigende Protokoll muss immer von 2 gemäß der Richtlinie berechtigten Fachärzten unterzeichnet sein.

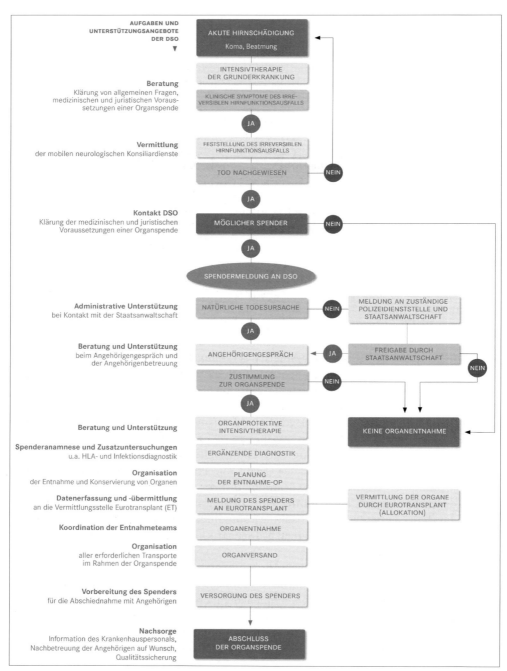

Abb. 166: Ablauf einer postmortalen Organspende (aus [DSO 2015])

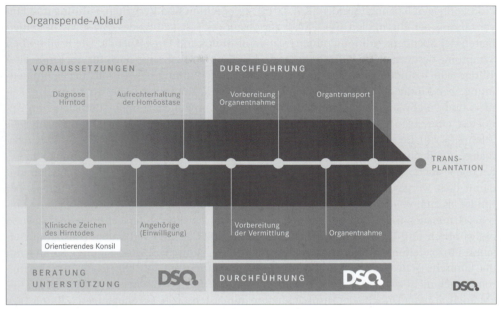

Abb. 167: Aufgaben der DSO in der Organspende (aus [DSO 2011])

? Organisatorische Aspekte. Was ist die Rolle der DSO?
Die deutsche Stiftung Organtransplantation (DSO) ist eine Stiftung des Bundes und hat die Aufgabe, die Transplantationsmedizin in Deutschland zu unterstützen und die Spendenbereitschaft zu erhöhen [Flintrop, Klinkhammer, Siegmund-Schultze 2015, Hess 2014]. Gemäß Transplantationsgesetz hat die DSO zwar keine Aufgaben in der Diagnostik des IHA, denn es gilt, die Unabhängigkeit der Feststellung des irreversiblen Hirnfunktionsausfalls zu gewähren und mögliche Interessenkonflikte zu vermeiden. Sie ist aber in unserem Land für etwa 1300 Krankenhäuser mit Intensivtherapiestationen und etwa 50 Transplantationszentren der professionelle Partner in allen Fragen der Organspende [DSO 2015]. Das trifft von der ersten Mitteilung eines möglichen Organspenders zu, für die ggf. erbetene Vermittlung eines unabhängigen Arztes zur richtlinienkonformen Durchführung der Diagnostik des IHA, für die Organprotektion und die Organentnahme bis hin zur Organübertragung. Während die Feststellung des irreversiblen Hirnfunktionsausfalls und organerhaltende Intensivtherapie nur beratend von der DSO unterstützt werden, d.h., der nach festgestelltem irreversiblen Hirnfunktionsausfall nunmehr verstorbene Patient bleibt als potenzieller Organspender auch weiterhin in der Behandlungsverantwortung des Krankenhauses, liegen Vorbereitung der Organentnahme und Organvermittlung sowie Organtransport und Organentnahme [Samuel 2013] in den Händen der DSO (§ 11 Abs. 1a und Abs. 5 TPG) (s. Abb. 166 und 167), deren Zuständigkeit mit der Organübergabe an das Empfängerzentrum endet.

? Was ist bei Kindern zu beachten?
Bei Kindern muss grundsätzlich bis zum vollendeten 14. Lebensjahr die Diagnostik des irreversiblen Hirnfunktionsausfalls immer auch von einem Facharzt für Kinder- und Jugendmedizin durchgeführt und bis zum vollendeten 2. Lebensjahr zwingend der eigenständige

Protokollbogen B benutzt werden [BÄK 2015]. Zu beachten sind Verhalten, Führung und Einverständnis der Eltern, die Unterschiede im Ablauf der Feststellung des IHA sowie Besonderheiten der Spenderkonditionierung, Organvermittlung und Organspende. Die 8 klinischen Symptome des Ausfalls der Hirnfunktion sind zwar uneingeschränkt auch für das Kindesalter gültig. Jedoch finden sich Einwände hinsichtlich der Prüfung des Ausfalls der Spontanatmung, weil Kinder eine höhere $paCO_2$-Schwelle hätten, zumindest höher als 60 mmHg. Reimers und Pulkowski [Reimers und Pulkowski 2009] empfahlen deshalb zusätzlich zum Apnoetest eine ergänzende apparative Untersuchung. Dann wäre aber bei Kindern älter als 2 Jahre (> 730 Tage) die Diagnose des irreversiblen Hirnfunktionsausfalls allein durch zweimalige, die Beobachtungszeit einhaltende klinische Untersuchung nicht mehr möglich. Offen bliebe auch, wie alt Minderjährige sein müssten, um nicht mehr als Kinder zu gelten und damit diese vorgeschlagene Empfehlung zur apparativen Zusatzuntersuchung entfiele. Für Kinder bis zum vollendeten 2. Lebensjahr sind die mindestens viermalig erforderlichen klinischen Untersuchungen (je 2 beim ersten und je 2 beim zweiten Untersuchungsgang) sowieso obligatorisch mit der apparativen Zusatzdiagnostik (EEG, FAEP) verbunden (Ausnahme: erlaubte einzige/einmalige Perfusionsszintigrafie nach 2. klinischer Untersuchung). Somit kann die klinische Schwebezeit, d.h. die Mindestbeobachtungszeit der klinischen Ausfallsymptome, auch nicht abgekürzt werden. Diese dauert bei reifen Neugeborenen (0–28 Tage alt) unabhängig von der Ursache der Hirnschädigung mindestens 72 h, bei Säuglingen (29–365 Tage alt) und Kleinkindern (366–730 Tage alt) mindestens 24 h. Bei unreifen Frühgeborenen (unter 37 Wo. postmenstruell) darf die Diagnose des IHA nicht gestellt werden. In den apparativen Untersuchungen finden sich insbesondere bei den Methoden zur Feststellung des zerebralen Zirkulationsstillstandes **natürlich verursachte Abweichungen** durch noch offene Fontanellen bzw. Schädelnähte, die beim Erwachsenen artifiziell verursacht ebenso entstehen können (offenes Schädel-Hirn-Trauma, dekompressive Kraniektomie, Ventrikeldrainage bzw. Shunt) und in beiden Fällen auf eine weniger exzessive intrakranielle Druckerhöhung verweisen, mithin noch ein Restfluss vorliegen kann. Selten wird die Indikation zur DSA wegen therapeutischer Konsequenzen bestehen, dann sollte aber auf einen arteriellen Systemmitteldruck > 60 mmHg geachtet werden (Kinder bis zur Pubertät, danach > 80 mmHg). Die Spenderkonditionierung erfordert wegen der physiologischen Besonderheiten des Kindesalters eine enge Zusammenarbeit zwischen behandelndem Arzt und DSO-Koordinator. Dabei kann letztlich nur der Facharzt für Kinder- und Jugendmedizin die unterschiedlichen Größen- und Gewichtsverhältnisse sowie den Status der Organentwicklung sowohl für diagnostische und organprotektive Maßnahmen als auch für die Allokation der Spenderorgane beurteilen und sollte bei Kindern bis zum vollendeten 14. Lebensjahr auch deren Eltern bzw. Sorgerechtberechtigten betreuen. Weil die Anzahl möglicher Empfänger – regelhaft ebenfalls Kinder – reduziert ist, kommt es gar nicht selten zu einer schwierigen und verlängerten Organvermittlung und Organspende.

> **?** Die Diagnose des irreversiblen Hirnfunktionsausfalls ist gestellt. Welche organisatorischen Schritte sind einzuleiten? Welche Diagnostik ist vor der Spende nötig?

Krankenhäuser sind gesetzlich verpflichtet, potenzielle postmortale Organspender zu melden. Falls noch nicht in einem initialen, i.d.R. telefonischen **Kontakt mit der Koordinierungsstelle (DSO)** im Vorfeld der Entwicklung eines irreversiblen Hirnfunktionsausfalls geschehen [www.dso.de/dso/struktur-der-dso.html; 02.08.2013], muss also spätestens jetzt (un-

Tab. 172: Meldedaten von Organspendern (nach [DSO 2011])

Personaldaten
Alter/Geschlecht
Größe/Gewicht
Todesursache
Blutgruppe
Frage: Vorerkrankungen, Herz-Kreislauf/Stoffwechsel/Leber/Nieren/Pankreas
Frage: Nikotin/Alkohol/Drogen
Verlaufsdaten
Blutdruck/ZVD/Herzfrequenz/Temperatur/Diurese
Stattgehabter Schock/Hypotension/Kreislaufstillstand/Reanimation
Beginn und Dauer intensivmedizinischer Maßnahmen
Frage: Katecholamine/Bluttransfusionen/Beatmung

mittelbar zeitnah zur definitiv gestellten Diagnose des IHA) die Meldung des potenziellen Organspenders an die DSO erfolgen (= Pflicht gemäß § 11 Abs. 4 TPG; 24-h-Rufnummern für Spendermeldungen in den 7 DSO-Regionen). Behandelnder Arzt und DSO-Koordinator besprechen die prinzipielle Eignung des Verstorbenen für eine Organspende auf der Grundlage von bereits vorliegenden sowohl aktuellen als auch anamnestischen Befunden zur Funktion der Organe und daraus möglicherweise abzuleitenden Organspendekontraindikationen (s. Tab. 172). Zudem sollten über die bisherigen Gespräche mit den Angehörigen informiert und über deren weiteren Umgang Absprachen getroffen werden. Liegt eine **nicht natürliche Todesart** vor (Unfall, Vergiftung, Gewalteinwirkung, Mord, Selbstmord) oder ist die **Todesart ungeklärt**, müssen gleichfalls spätestens jetzt die Ermittlungsbehörden verständigt werden (vorweg die Polizei, § 159 StPO, diese verständigt die Staatsanwaltschaft). Das ist primär Aufgabe des Arztes, der den Tod auch festgestellt hat, hier kann der DSO-Koordinator unterstützen (z.B. Gespräch mit dem Staatsanwalt über die Genehmigung der Organentnahme). Erst **nach erteilter Einwilligung zur Organspende** erfolgen differenzierte klinische, apparative und laborchemische Spenderuntersuchungen zur Eignungserklärung der Organe, zum Empfängerschutz und zur Auswahl der Organempfänger. Vorausgesetzt, es liegt eine Zustimmung zur Organspende vor (Organspendeausweis, bekannter mündlich geäußerter Wille des Verstorbenen; mutmaßlicher Patientenwille gemäß nächster Angehöriger und letztendlich ethischen Ermessens der Angehörigen), sind die in Tabelle 173 aufgeführten diagnostischen Untersuchungen vor der Spende notwendig.

Schwieriger ist es, Vorerkrankungen und Risikofaktoren, die den potenziellen Organempfänger insbesondere durch die mit der Transplantation notwendige Immunsuppression gefährden, gemäß DSO-Empfehlungen (= Vorgaben) anamnestisch zu erfassen [DSO-Leitfaden 2011; Samuel 2013]:

- Tumor- und multisystemische Autoimmunerkrankungen, nicht kurativ behandelte Malignome (Metastasierungstendenz? Ausnahmen: Carcinoma in situ, Basaliom, primäre Hirntumoren WHO I° und II° ohne Metastasierung), Infektionen (Pilze!), Aufenthalt in tropischen Ländern (letzte 12 Monate), Tierbisse, neurodegenerative und neuropsychiatrische Erkrankungen

Tab. 173: Untersuchungen zur Organspende-Eignung und zum Empfängerschutz (nach [DSO 2011])

Laboruntersuchungen
Blutbild, Differenzialblutbild, Blutgase (arteriell), Blutgruppe, Blutzucker, Elektrolyte (Na, K, Cl), Kreatinin, Harnstoff, Amylase, Lipase, HbA1c, ASAT (GOT), ALAT (GPT), Bilirubin (direkt, gesamt), γ-GT, LDH, alkalische Phosphatase, PTT, CK, CK-MB oder Troponin-T/I, Fibrinogen, Albumin
Urinstatus: Proteinurie, Mikroalbuminurie, Urinsediment
Infektionsdiagnostik (nach Organspende-Einwilligung, vor geplanter Organentnahme, nach realisierter Organentnahme*) • Virologie: HIV 1/2-Ak, HBs-Ag, HBc-AK, HCV-AK, CMV-AK, EBV-AK*, Toxoplasmose-AK*, Lues-AK* • Kulturen (nur bei Sepsis): Blut, Urin, Bronchialsekret (aus Lavage)
Apparative Untersuchungen
EKG
Röntgen-Thorax (1 m Abstand)
Abdomensonografie
Ggf. TEE
Ggf. Bronchoskopie
Ggf. Koronarangiografie

* nur nach realisierter Organentnahme

▲ Risikoverhalten für die Transmission von HIV- bzw. HCV-Infektion, wie i.v. Drogenabusus, Tätowierungen, Prostitutionsmilieu, Promiskuität, stattgehabter Gefängnisaufenthalt sowie Sexualpartner aus diesem Umfeld
▲ Impfanamnese (bis 6 Wo. zurückliegend) mit Lebendvakzine, wie Varizellen, Masern, Röteln, Mumps, Pocken, Gelbfieber (wegen Übertragungsgefahr, falls noch virulent)

Unter Umständen müssen vorbehandelnde Ärzte einbezogen werden, i.d.R. der Hausarzt. Diese sind zur Auskunft verpflichtet (§ 7 TPG). Die immunologische Diagnostik (HLA-Merkmale, lymphozytäre Kreuzprobe) organisiert der DSO-Koordinator. Gleichfalls DSO-vermittelt müssen vor Beginn einer Organentnahme serologische Screeningergebnisse zu HIV-1/2-Antikörper (und Antigen), HCV-Antikörper, HBsAg, HBc-Antikörper, CMV-Antikörper vorliegen. Disseminierte Pilzinfektionen müssen komplett saniert und ein Sepsissyndrom muss nach klinischen und laborchemischen Kriterien beherrscht sein, d.h., keinesfalls dürfen eine zusätzliche Verbrauchskoagulopathie, Thrombopenie oder Hypotension vorliegen.

Auch bei Vorliegen von Kontraindikationen sollte die DSO eingeschaltet werden und die Bewertung absoluter Ausschlusskriterien nicht durch die Ärzte des Entnahmekrankenhauses alleine vorgenommen werden.

? **Der hirntote Organspender. Was sind die wichtigsten therapeutischen Aspekte bei der Organkonditionierung?**

Gibt es keine Zustimmung zur Organspende, dann besteht weder eine Indikation zur Fortsetzung einer organerhaltenden Intensivtherapie noch zu jedweden anderen medizinischen Maßnahmen zur Aufrechterhaltung von Organfunktionen. Die Weiterbehandlung eines hirntoten Patienten kann sogar eine Störung der Totenruhe darstellen. Bis zum eintretenden Erlöschen der Herzkreislauffunktion ist die unmittelbare ärztliche Begleitung am Bett nicht nur geboten, sondern sollte als eine zutiefst humane letzte Aufgabe auch nicht delegierbar sein. Im Gefolge der jetzt generalisierten Hypoxie/Anoxie kann es zu motorischen Entäußerungen kommen (u.a. sog. Lazarus-Phänomen). Wurde der Organspende zugestimmt, müssen die bis dahin zumeist hirnorientierte Intensivtherapie (z.B. moderate maschinelle Hyperventilation zur Hirndrucksenkung) und die dadurch möglicherweise in Kauf genommene Funktionsverschlechterung anderer Organsysteme zugunsten einer optimalen Organkonditionierung (der Spenderorgane) verändert werden. Die fortzuführende ununterbrochene Intensivtherapie des hirntoten Organspenders bis hin zur Organentnahme dient somit als eine vorweggenommene Intensivtherapie dem Transplantationserfolg der späteren Organempfänger. Therapeutische Zielgrößen und Monitoring sind in Tabelle 174 zusammengefasst. Diese können als Richtgrößen dienen. Es besteht kein gut belegter Zusammenhang zwischen der Einhaltung einzelner Größen und der späteren Organfunktion.

Die Hauptrisiken, die einer organprotektiven Therapie entgegenstehen, sind erniedrigtes Herzzeitvolumen, Hypovolämie, arterielle Hypotension, Hypokaliämie, Hypernatriämie, Hypokapnie. Dementsprechend müssen geeignete Therapiestrategien den pathophysiologischen Besonderheiten eines hirntoten Menschen folgen, dessen zentrale Regulationsmechanismen irreversibel ausgefallen, mithin verloren gegangen sind (Verlust zentraler sympathikoadrenerger Kreislaufsteuerung, Verlust hypothalamischer Temperaturregulation, Verlust hypothalamisch-hypophysärer Hormonproduktion, insbesondere erlöschende ADH-Sekre-

Tab. 174: Therapeutische Zielwerte und Monitoring (nach [DSO 2011])

Therapiezielwerte
Mittlerer arterieller Druck (MAP) 70–100 mmHg
Periphere arterielle Sauerstoffsättigung (SaO$_2$) > 90%
Zentralvenöse bzw. gemischt-venöse Sauerstoffsättigung (SvO$_2$) > 70%
Arterielle Blutgase (BGA) im Normbereich
Zentrale Körpertemperatur > 35 °C
Urinvolumen 1–2 ml/kg/h
Na 135–145 mmol/l
K 3,5–5 mmol/l
Hämatokrit 20–30%
Blutzucker < 9,9 mmol/l (< 180 mg/dl)
Laktat i.S. < 3 mmol/l
Monitoring
Gemäß der Therapiezielwerte • EKG • Pulsoximetrie • Invasive arterielle Druckmessung • Kerntemperaturmessung • 1-stündliche Bilanzierung von Ein- und Ausfuhr • 2–4-stündliche Kontrolle von Na, K, Hämatokrit, Blutzucker, arterielle Blutgase (BGA)

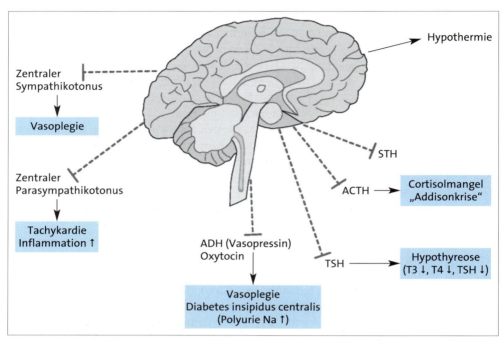

Abb. 168: Pathophysiologische Folgen des irreversiblen Ausfalls der Hirnfunktionen, des „Hirntodes" (nach [Gruß, Bernhard, Weigand 2010]; © mit freundlicher Genehmigung des Georg Thieme Verlages)

tion mit neurohypophysär induziertem Diabetes insipidus centralis, weniger häufig mit adenohypophysär induziertem Abfall von TSH und ACTH, Verlust zentraler Vasomotorenregulation). Siehe Abbildung 168.

Die wichtigsten therapeutischen Aspekte lassen sich stichwortartig zusammenfassen. Absolute Priorität hat die Sicherung eines ausreichenden Herzzeitvolumens. Liegt ein **erniedrigtes Herzzeitvolumen** ohne vorbestehende Organinsuffizienz vor, muss zuallererst ursächlich geklärt werden, ob dem bspw. ein Diabetes insipidus centralis (neurohormonalis, bis 90% bei allen hirntoten Organspendern), eine stattgehabte dehydrierende Hirnödemtherapie und/oder fehlender zentraler Gefäßtonus (Vasoplegie) zugrunde liegen. Volumenmangel und Vasoplegie bedürfen dann unverzüglich einer konsequent großvolumigen Flüssigkeitszufuhr, der kontrollierten antidiuretischen (ADH-Mangel) und vasokonstriktorischen Therapie, um **Hypovolämie**, **Hypotension** und **Hypernatriämie** zu vermeiden. Letztere v.a. infolge großer, stark verdünnter Urinausscheidung. Wegen der durch den zentralen Parasympathikusausfall induzierten SIRS kann sich verbunden mit einem Infektfokus (klinisch oder mikrobiell) eine **Sepsis** mit erhöhtem Vasopressorenbedarf entwickeln [DSO 2011; Gruß, Bernhard, Weigand 2010; Kirste 2008; Söffker, Komm, Kluge 2014].

Therapie-Empfehlungen: Zunächst Ausgleich eines Volumendefizits, hauptsächlich mit kristalloiden natriumfreien oder natriumarmen Lösungen (initial 500–2000 ml/h). Kolloide sind v.a. bei absehbarer Nierentransplantation zu vermeiden. Sinnvolle Überwachung: PiCCO, weniger durch ZVD, Pulmonalarterienkatheter – falls überhaupt – nur bei pulmonaler Hypertonie indiziert. Bei ansteigender Urinstundendiurese (Polyurie) > 5 ml/kg KG (spezifisches Uringewicht < 1005, falls Blutzucker normal und keine Kolloide) ADH-Substitution mit dem Vasopressinanalogon Desmopressin (Minirin), 0,5–4 µg i.v. als Bolus (Erwachsene). Blutzuckerkontrolle zum Ausschluss einer osmotischen Diurese (spezifisches Uringewicht > 1005) und ggf. BZ-Korrektur (normal: 80–120 mg%), ansonsten Minirin-Bolusgabe wiederholen (nach Wirkung bzw. 4-stündlich). Falls Desmopressin wirkungslos, d.h. weiterhin (refraktäre) Polyurie, dann Vasopressin (Pitressin) 0,05–0,5 IU/h i.v. (Cave: vasokonstriktioninduzierte Ischämiegefahr, falls > 0,4 IU/min!) [Gruß, Bernhard, Weigand 2010]. In der Regel reichen Volumensubstitution und Ausscheidungskontrolle zur Sicherung einer organprotektiven Perfusion nicht aus (Verlust zentraler Vasomotorenregulation), sodass Katecholamine dauerhaft eingesetzt werden müssen. Das gilt v.a. bei **hämodynamischer Instabilität** (ASP < 90 mmHg bzw. MAP < 65 mmHg bzw. Kontrolle kardialer Pump- und Klappenfunktion durch Echokardiografie [TTE oder TEE]). Noradrenalin (Arterenol)-Perfusor > 3 mg/50 ml, initial 2 ml/h (bzw. > 0,3 µg/kg/min), ggf. kombiniert mit Dobutamin-Perfusor 250 mg/50 ml, initial 2 ml/h, maximal 20 ml/h bzw. HF < 120/min, aber **immer frühzeitig Vasopressin** (V1-Rezeptoren bedingte Vasokonstriktion, V2-Rezeptoren bedingte renale Wasserrückresorption, V3-Rezeptoren bedingte ACTH-Freisetzung) siehe oben bzw. Überwachungszielgrößen, wie in Tabelle 174 angegeben. Hydrocortison-Perfusor (frühzeitig initialer Bolus 50 mg, danach 300 mg/d, solange wie Katecholamine; angebliche Verbesserung instabiler Hämodynamik sowie antiinflammatorische Wirkung) nicht mehr routinemäßig empfohlen, obgleich hinsichtlich einer Lungentransplantation ein Methylprednisolon-Bolus 15 mg/kg KG (oder 100 mg/h) das extravaskuläre Lungenwasser günstig zu beeinflussen scheint [Gruß, Bernhard, Weigand 2010]. Solange unklar ist, ob die Lungen zur Transplantation geeignet sind, wird eine frühzeitige Antibiose (Cephalosporine 3. Generation) empfohlen und sollte eine **lungenprotektive Beatmung** wie beim ARDS erfolgen: Atemzugvolumen (AZV, Tidalvolumen) 6–8 ml/kg KG, Spitzendruck < 30 cmH$_2$O, PEEP 8–10 cmH$_2$O, niedrigster FiO$_2$ bei paO$_2$ > 80 mmHg und SaO$_2$ > (92)–95%, flankiert von frühzeitiger optimierter Bronchialtoilette durch Mukolyse und konsequenter Lagerungstherapie (!) des hirntoten Organspenders. Falls klar ist, dass die Lungen zur Transplantation ungeeignet sind, sollte die inspiratorische Sauerstoffkonzentration bedarfsgerecht erhöht (SaO$_2$ 95–100%) und der PEEP gesenkt werden (Verbesserung des venösen Rückstroms). Ferner gelten die üblichen therapeutischen Regeln und Maßnahmen wie bei jedem kritischen Kranken so auch für den hirntoten Organspender fort, aber mit einer Ausnahme: Es entfällt die Hirnprotektion. Im Einzelnen sei erinnert: keine Indikation für Sedierung und/oder Muskelrelaxierung („Hirntod" ist quasi das tiefste Komastadium; Ausnahme nach erfolgter Diagnose des IHA: emotionaler Angehörigenschutz wegen Lazarus-Phänomen, Reflexunterdrückung während Organentnahme) [Samuel 2013], Fortsetzung der idealerweise enteralen Ernährung (Konditionierung der zu transplantierenden Organe), Fortsetzung etwaiger Antikoagulation, konsequente antibiotische Therapie von Infektionen (Verminderung septischer Komplikationen beim Organempfänger), Normothermie sowohl durch konsequente Fiebersenkung (Paracetamol, Oberflächenkühlung u.Ä.) als auch Vermeidung von Hypothermie (Wärmedecken, erwärmte Infusionslösungen u.Ä.), gezielte Hämotherapie (Erythrozytenkonzentrat zur Verbesserung des Sauerstofftransportes, falls Hb < 7,0 g/dl bzw. Hämatokrit < 30% bei Kreislaufstabilität; Thrombozytenkonzentrat nur bei akuter Blutung, PPSB anstatt Frischplasma bei akuter Blutung).

> **? Wie vermittle ich es den Angehörigen? Was sind die Anforderungen an das Aufklärungsgespräch?**

Grundvoraussetzung ist, dass alle Gesprächsteilnehmer sitzen können und das Gespräch in Ruhe und einem dem Anlass angemessenen Raum stattfindet. Es muss klar sein, dass das Angehörigengespräch der wichtigste und schwierigste Moment im Organspendeprozess ist. Jetzt fällt die Entscheidung für oder gegen eine Organentnahme. Ort (Umgebung), Zeit (Gesprächsdauer) und Vorbereitung (kompetenter informierter Arzt) entsprechen nicht immer der einmaligen und unvergleichbaren Bedeutung des für die Angehörigen außergewöhnlich belastenden Gesprächs. Deshalb sollte in einer solch sensiblen und emotionalen Situation ein mit der erforderlichen anspruchsvollen Gesprächsführung erfahrener Arzt betraut sein. Lieber einmal mehr bis zu dessen Verfügbarkeit warten, als im schlechtesten Fall unbeholfen und unwissend, aber meistens durch unüberlegtes, weniger rücksichtsvolles und mitfühlendes Handeln, womöglich noch im Stationsflur stehend, die Frage zu stellen, ob der Verstorbene sich zu Lebzeiten gegen eine Organspende geäußert habe bzw. welche Meinung sie als Angehörige dazu hätten. Letzteres interessiert eigentlich aus Sicht der Autonomie des Patienten gar nicht [Bein et al. 2005]. Die Schwierigkeit für Laien ist es zu verstehen, dass ihr Angehöriger vom Gesetz her eine Leiche ist, mithin die amtliche Todesbescheinigung ausgestellt wurde, obwohl er offenbar lebend und sichtbar unverändert wie Stunden zuvor im Bett liegt. Deshalb sollte bislang die Frage nach einer Organspende niemals gestellt werden, bevor nicht sicher ist, ob die Angehörigen tatsächlich verstanden haben, dass ihr Angehöriger verstorben ist. Das bedeutete in der Vergangenheit aber auch, mit den Angehörigen nicht vor der definitiven Feststellung des irreversiblen Hirnfunktionsausfalls über eine fragliche Organspende zu sprechen (Ausnahme, die Angehörigen sprechen das Thema selbst an oder es liegen vorsorgliche Willensbekundungen/Patientenverfügungen und Organspendeerklärungen vor [BÄK 2013]). Das hat sich mit der Stellungnahme des Deutschen Ethikrates vom 24. Februar 2015 grundlegend geändert [Deutscher Ethikrat 2015]: „Die Gespräche und die Beratung der Personen, die anstelle des möglichen Spenders eine Entscheidung über eine Organspende treffen müssen, sollten bereits vor der Feststellung des Hirntodes begonnen werden" [Deutscher Ethikrat 2015 PM]. Der Ethikrat sieht „gesetzlichen Handlungsbedarf für den Fall, dass eine Einwilligung des Organspenders in organprotektive Maßnahmen nicht festgestellt werden kann", weil die organprotektive Intensivtherapie nicht mehr für ihn, sondern nur noch für den Organempfänger nützlich ist.

Dass Angehörigengespräch, dessen Ablauf, Inhalt und Ergebnis dokumentiert werden müssen (§ 4 Abs. 4 TPG, www.dso.de/leit.pdf), unterliegt gesetzlichen Vorgaben, die der gesprächsführende Arzt zu beachten hat [Bein et al. 2005]. Das betrifft die Bitte um Zustimmung zur Organspende und/oder Gewebespende (§ 3 Abs. 1 und § 4 TPG), die „einzügig", d.h. im selben Gespräch erfragt werden sollen (§ 4 Abs. 1 TPG), wobei die Organspende Vorrang vor der Gewebe-Entnahme hat, d.h., die Organspende darf nicht durch eine Gewebespende behindert werden (§ 9 Abs. 3 TPG). Die Zustimmung unterliegt folgender Hierarchie:
- Spenderausweis oder Patientenverfügung mit Einverständnis zur Organspende (dokumentierter Patientenwille)
- Mündlich geäußerter Wille des Verstorbenen
- Mutmaßlicher Wille des Verstorbenen durch nächste Angehörige
- Eigene ethische Maßstäbe der Angehörigen

Als „nächste Angehörige", die nachweislich in den letzten 2 Jahren persönlich Kontakt zum Verstorbenen gehabt haben müssen, zählen in der Rangfolge ihrer Aufzählung (§ 1a, Abs. 5 TPG): a) Ehepartner oder eingetragener Lebenspartner oder „Personen mit besonderer persönlicher Verbundenheit" (§ 4 Abs. 2, Satz 5 TPG); b) volljährige Kinder; c) Eltern bzw. Sorgeinhaber im Fall der Minderjährigkeit des Verstorbenen; d) volljährige Geschwister; e) Großeltern. Beim Angehörigengespräch kann ein DSO-Koordinator beteiligt werden [DSO 2011; Kirste 2008]. Mitunter kann – falls gewünscht – auch ein Geistlicher hinzugezogen werden. **Vor der Frage nach der Organspende** sollten Verständnis und Anteilnahme für die krisenhafte Lage der Angehörigen wahrhaftig und authentisch ausgedrückt und **danach die Organspendefrage** nicht fachlich mit komplexen medizinischen Sachverhalten überfrachtet werden. Die argumentative Sinngebung der Organspende durch deren mögliche Rettung eines Schwerkranken sollte warmherzig, aber nicht übertrieben dargelegt werden. Für das Nachdenken der Angehörigen muss Zeit sein, hilfreiche Informationen sind anzubieten, keine überstürzte Entscheidung der Angehörigen, sondern eine sorgfältige, wohlüberlegte. Jedwede Entscheidung ist anzuerkennen, besser einmal mehr als zu wenig nachfragen. Gezielt sind für den Empfängerschutz und die Organfunktionen relevante anamnestische Daten zu erfragen, deren Kenntnis für die potenziellen Organempfänger zumeist bedeutsamer ist als die aktuelle Behandlung der tödlichen Grunderkrankung. Hierfür ist der „Spender-Anamnesebogen" zu benutzen [DSO 2011]. Abschließend ist den Angehörigen der respektvolle Umgang mit dem Körper des Verstorbenen zu versichern, die Möglichkeit zu nennen, den Verstorbenen nach der Organentnahme noch einmal zu sehen und gewiss zu sein, dass jede Art der Bestattung danach weiterhin möglich ist, und, falls gewünscht, nach etwa 6 Wo. einen Informationsbrief von der DSO erhalten zu können [Söffker, Komm, Kluge 2014]. Für die Angehörigen besteht das Recht zur Einsichtnahme in die Aufzeichnungen.

? **Erweiterte Zustimmungslösung. Was ändert sich für den Intensivmediziner?**

Für die Intensivmedizin ändert sich nichts, sieht man von der geforderten wichtigen Funktion eines Transplantationsbeauftragten in jedem Entnahmekrankenhaus ab [Söffker, Komm, Kluge 2014]. Die bisherige „erweiterte Zustimmungslösung" (TPG in der Fassung v. 04.09.2007, BGBl. S. 2206) wurde durch die „Entscheidungslösung" ersetzt (Gesetz zur Änderung des TPG v. 21.07.2012, BGBl. S. 1601 wegen Umsetzung der EU-Richtlinie 2010/13/EU). Neu ist nur, dass jetzt alle Versicherten mit vollendetem 16. Lebensjahr durch ihre Krankenversicherungen regelmäßig (alle 2 Jahre) schriftlich unter Beilegung eines Organspendeausweises aufgefordert werden, sich zur Organ- und Gewebespende zu „entscheiden" (ja/nein/weiß nicht bzw. keine Angabe). Die Erklärung auf dem Spenderausweis bleibt freiwillig und wird weder registriert noch anderweitig erfasst (www.bzga.de/infomaterialien/Organspende; 02.08.2013). Laut Bundeszentrale für gesundheitliche Aufklärung (BZgA), eine Fachbehörde im Bundesministerium für Gesundheit (BMG), hätten 25% der Menschen in Deutschland einen Organspendeausweis, gefühlt sind es wohl eher 2,5%. Insofern erscheine es ungerecht, dass bei 2 gleichermaßen bedürftigen Organempfängern auf der Warteliste auch jene ein Organ einfordern und erhalten können, die selbst einer Organspende nachweislich widersprochen haben [DGGÖ 2012]. Es sollten jene Menschen, die einen Organspendeausweis besitzen, durch klare transparente Regeln im eventuell eigenen Bedarfsfall einen gesicherten Vorteil auf der Warteliste haben, was auch ein starkes Motiv zur Spende sein könnte.

Literatur

Bein T et al., Hirntodbestimmung und Betreuung des Organspenders. Eine Herausforderung für die Intensivmedizin. Dtsch Ärztebl (2005), 102, A 278–283

Brihaye J et al., Report on the meeting of the W.F.N.S. Neuro-Traumatology Committee, Brussels, 19–23 September 1976. Acta Neurochir (1978), 40, 181–186

Bundesärztekammer (BÄK) Ausschuss für ethische und medizinisch-juristische Grundsatzfragen. Arbeitspapier zum Verhältnis von Patientenverfügung und Organspendeerklärung. Dtsch Ärztebl (2013), 110, A 572–574

Bundesärztekammer (BÄK) (2015) Richtlinie gemäß § 16 Abs. 1 S. 1 Nr. 1 TPG für die Regeln zur Feststellung des Todes nach § 3 Abs. 1 S. 1 Nr. 2 TPG und die Verfahrensregeln zur Feststellung des endgültigen, nicht behebbaren Ausfalls der Gesamtfunktion des Großhirns, des Kleinhirns und des Hirnstamms nach § 3 Abs. 2 Nr. 2 TPG. Vierte Fortschreibung. Dtsch Ärztebl (2015), 30. März 2015, DOI:10.328/arztebl.2015.rl_hirnfunktionsausfall_01. http://www.baek.de/downloads/irrev.Hirnfunktionsausfall.pdf (23.07.2015); http://www.dso.de/uploads/tx_dsodl/Protokoll_ueber_drei_d.pdf; http://www.dso.de/uploads/tx_dsodl/ Protokoll_unter_drei_d.pdf

Bundesministerium der Justiz (BMJ) Gesetz über die Spende, Entnahme und Übertragung von Organen und Geweben (Transplantationsgesetz-TPG). Transplantationsgesetz in der Fassung der Bekanntmachung vom 4. September 2007 (BGBl. I S. 2206), das zuletzt durch Artikel 2a des Gesetzes vom 19. Oktober 2012 (BGBl. I S. 2192) geändert worden ist. Neugefasst durch Bek. v. 04.09.2007 I 2206, zuletzt geändert durch Art. 2a G v. 19.10.2012 I 2192. http://www.gesetze-im-internet.de/tpg (02.08.2013)

Deutsche Gesellschaft für Gesundheitsökonomie (DGGÖ) (2012) Organspende in Not: Weitere Reformen dringend erforderlich – Stellungnahme der DGGÖ Organspende vom 27.08.2012. http://www.dggoe.de (02.08.2013)

Deutsche Gesellschaft für Klinische Neurophysiologie (DGKN) Empfehlungen zur Bestimmung des Hirntodes. Klin Neurophysiol (2001), 32, 39–41

Deutsche Stiftung Organtransplantation (DSO) (Hrsg) (2011) Leitfaden für die Organspende, 3. Aufl., 95 Seiten, Frankfurt/Main. http://www.dso.de/fachinformation/einfuehrung.html (02.08.2013); Spender-Anamnesebogen. http://www.dso.de/fachinformation/einfuehrung.html→Formulare→Spender-Anamnesebogen (02.08.2013)

Deutsche Stiftung Organtransplantation (DSO) (Hrsg) (2015) Organspende und Transplantation in Deutschland, Jahresbericht 2014. Frankfurt am Main. http://dso.de/uploads/tx_dsodl/JB_2014_Web_1.pdf (23.07.2015)

Deutscher Ethikrat (Hrsg) (2015) Hirntod und Entscheidung zur Organspende, Stellungnahme. 187 Seiten, Berlin. http://www.ethikrat.org/dateien/pdf/stellungnahme-hirntod-und-entscheidung-zur-organspende.pdf (23.07.2015)

Deutscher Ethikrat (Hrsg) (2015 PM) Deutscher Ethikrat veröffentlicht Stellungnahme zum Thema Hirntod und Entscheidung zur Organspende. Pressemitteilung 01/2015 vom 24.02.2015. http://www.ethikrat.org/presse/pressemitteilungen/2015/pressemitteilung-01-2015 (23.07.2015)

Ducrocq X et al., Consensus opinion on diagnosis of cerebral circulatory arrest using Doppler-sonography. Task Force Group on cerebral death of the Neurosonology Research Group of the World Federation of Neurology. J Neurol Sci (1998), 159, 145–150

European Committee of Experts on Organ Transplantation. Council of Europe (Ed) (2012), Guide to the Safety and Quality Assurance for the Transplantation of Organs, Tissues and Cells. 5th Edition (in preparation, personal information). 4th Edition (2010). http://www.edqm.eu/store (31.10.2012)

Flintrop J, Klinkhammer G, Siegmund-Schultze N, Interview mit Dr. Axel Rahmel, Medizinischer Vorstand der DSO „Den Wunsch des Verstorbenen umsetzen". Dtsch Ärztebl (2015), 112, A 666–669

Gruß M, Bernhard M, Weigand MA, Intensivtherapie des Organspenders. Intensivmed up2date (2010), 6, 105–120

Hallbach J, von Meyer L, Maurer HH, Empfehlungen des Arbeitskreises Klinische Toxikologie der GTFCh für die toxikologische Analytik im Rahmen der Hirntod-Feststellung. Toxichem Krimtech (2009), 76, 227–231 sowie Toxichem Krimtech (2002), 69, 124–127

Hess R, Sicherung der Transplantationsmedizin. Aufgaben der Deutschen Stiftung Organtransplantation. Med Klin Intensivmed Notfmed (2014), 109, 403–407
Kirste G, Ablauf einer Organspende. Thieme-Refresher Organtransplantation (2008), R1–R20
Klinkhammer G, Richter-Kuhlmann E, Richtlinie zur Feststellung des Hirnfunktionsausfalls. Neuer Titel, präzisierte Regeln. Dtsch Ärztebl (2015), 116, C 1000–1001
Laufermann H, Götz F, Raab P, Einsatz der CT-Angiographie zur Feststellung des zerebralen Zirkulationsstillstandes. Clin Neuroradiol (2015), 25, 329–333
Reimers CD, Pulkowski U, FAQs zur Hirntoddiagnostik: Empfehlungen zur Verfahrensweise. Akt Neurol (2009), 36, 313–322
Samuel U, Realisierung einer Organspende. Med Klin Intensivmed Notfmed (2013), 108, 437–448
Schneider D, Die neue Richtlinie zur Feststellung des irreversiblen Hirnfunktionsausfalls. Ein Kommentar. Ärztebl Sachsen (2015), 26, 322–323
Schneider D, Baumann I, Köhler H, Wert und Unwert der klinischen Untersuchung bei der Diagnose des Hirntodes. Z inn Med (1976), 31, 29–37
Schneider D, Janzen RWC, Angstwurm H (1999) Therapieende, Hirntod. In: Schwab S et al., Neurologische Intensivmedizin, 1034–1059. Springer, Berlin, Heidelberg
Söffker G et al., Einstellung des intensivmedizinischen Fachpersonals zur postmortalen Organspende in Deutschland. Med Klin Intensivmed Notfmed (2014), 109, 41–47
Söffker G, Komm N, Kluge S, Organspende in Deutschland – wann und wie? Ein Fall für Transplantationsbeauftragte. Med Klin Intensivmed Notfmed (2014), 109, 396–402
Welschehold S et al., Apparative Zusatzverfahren bei der Hirntoddiagnostik. Ein Vergleich von SEP, AEP, EEG, TCD und CT-Angiographie. Dtsch Ärztebl Int (2012), 109, 624–630

Vergiftungen

Ludger Mende

? Welche Rolle spielen Vergiftungen in der täglichen Praxis?

Vergiftungen stellten in den vergangenen Jahren ein zunehmendes medizinisches Problem in Mitteleuropa dar. Es wird von einer jährlichen Zunahme von ca. 5% ausgegangen. Dabei machten Intoxikationen mit Alkohol den prozentual höchsten Anteil (> 70%) aus [Holzer et al. 2012]. Das Altersmaximum für die Alkoholintoxikation liegt zwischen 20–45 Jahren. Die orale Ingestion v.a. von Medikamenten spielt im Rahmen von Intoxikationen die wesentlichste Rolle [Tüfekçi, Curgunlu, Sirin 2004; Majori et al. 2012; Simon et al. 2011], intravenöse und inhalative Applikationen sind seltener.

Letale Intoxikationen sind immer noch die Ausnahme, wobei die Tendenz tödlicher Medikamentendosierungen in den letzten Jahren auf bis zu 10 Todesfälle auf 100 000 Einwohner in den USA stieg [Simon et al. 2011].

? Welches ist neben Alkohol die häufigste Substanzgruppe im Rahmen von Intoxikationen?

Analgetika waren mit > 13% die häufigste Substanzgruppe, die in den USA zu Intoxikationen führte [Simon et al. 2011]. In Deutschland liegt die Paracetamol-Intoxikation bei den analgetikabedingten Vergiftungen immer noch an erster Stelle – was sicher auch an der fehlenden Rezeptierungspflicht liegt. Im eigenen Krankengut und in Deutschland liegen Intoxikationen mit Psychopharmaka an erster Stelle.

? Wann sollte man an eine Vergiftung denken?

Unspezifische Hinweise auf eine mögliche Vergiftung können eine unklare Bewusstseinstörung, ein auffälliger Foetor ex ore, unklare kardiovaskuläre Beschwerden oder auch anamnestische Hinweise sein [Haverkamp, Herth, Messmann 2009].

? Wie sind intoxikierte Patienten erstzuversorgen?

Für alle intoxikierten Patienten gelten die allgemeinen Versorgungsregeln der Notfall- und Intensivmedizin (ABCDE-Probleme [Bernhard et al. 2014]). Dies sind die Sicherung freier Atemwege (A), eine etwaige Beatmung (B) und die Sicherstellung suffizienter Kreislaufverhältnisse (C). Hierbei ist insbesondere auf ein herabgesetztes Vigilanzniveau (D) zu achten, das in der Folge die Sicherung des Atemweges nach sich ziehen kann (z.B. Intubation bei GCS < 8). Die Indikation zur Intubation und Beatmung bei Bewusstseinsstörungen infolge von Intoxikationen ist aus Sicht des Verfassers im prä-, notfall- und intensivmedizinischen Setting eher großzügig zu stellen.

? Was sollte der erstversorgende Arzt weiterhin bedenken?

Neben allgemeinen Angaben zur Notfallsituation (z.B. Auffindesituation, leere Medikamentenpackungen, Abschiedsbrief etc.) sollte der zeitliche Ablauf rekonstruiert werden (Ingestionszeitpunkt). Weiterhin ist zu eruieren, wie (Ingestionsart) und in welcher Menge die Substanz zugeführt wurde (Ingestionsmenge). Dies spielt als Buchstabe „E" der ABCDE- Probleme eine Rolle [Bernhard et al. 2014]. Von forensischer Bedeutung ist die Frage nach dem Vorliegen von Fremdverschulden, einer akzidentiellen oder suizidalen Vergiftung. Häufig liegt die gleichzeitige Einnahme verschiedener Substanzen (z.B. Alkohol und Medikamente, Alkohol plus Stimulantien) vor. Gibt es Hinweise für eine Kontamination, oder handelt es sich um einen Unfall mit potenziell kontaminiertem Material, so sind die Fremd- und Eigengefährdung zu beachten und ggf. Vorkehrungen zu treffen (z.B. Gase, Schwermetalle, Farbstoffe etc.).

? Wie wird ein intoxikierter Patient untersucht?

Der Patient ist vollständig entkleidet zu beurteilen. Hier sollte auf eine ausreichende Wärmezufuhr geachtet werden, da oft bereits eine Unterkühlung vorliegt. Bewusstlose und/oder kreislaufinstabile Patienten benötigen die umgehende Aufnahme und Versorgung auf einer Intensivstation. Beachte die ABCDE- Probleme [Bernhard et al. 2014].

ZNS/Vigilanz

Das Vigilanzniveau ist zu prüfen und zu dokumentieren – mittels GCS kann insbesondere eine Intubationsindikation gestellt werden (GCS ≤ 8). Ebenso ist auf fokale oder generalisierte Krampfanfälle zu achten. Delirante Zustände (Exzitation, Halluzinationen, Agitation, Aggressivität) sind zu beachten. Ein weiteres Augenmerk sollte auf pathologischen Pupillenreaktionen liegen.

Atmung

Neben einer unbehinderten Ventilation ist auf das Vorliegen pathologischer Atemtypen zu achten (z.B. Maschinenatmung bei Salicylatvergiftungen, Bradypnoe bei Opiatintoxikationen etc.). Auch ein Bronchospasmus oder Hypersekretion (z.B. nach Aspiration, z.B. bei Cholinergika und Organophosphaten) können Zeichen einer Intoxikation sein.

Kreislauf
Es sollte nach Zeichen der Zentralisation (z.B. Venenfüllung, Rekapillarisierungszeit, Verfärbung der Akren) gefahndet werden. Im EKG (z.B. Blockbilder, Arrhythmien, ST-Strecken-Veränderungen etc.) sollte auf pathologische Veränderungen geachtet werden.

Haut und Weichteile
Bei länger zurückliegendem Ingestionszeitpunkt sollte man immer nach Hautläsionen im Sinne eines Liegetraumas fahnden. Diese sind oft mit einer Rhabdomyolyse vergesellschaftet, und es kann zu einem akuten Nierenversagen kommen. Weiterhin ist auf Selbstverletzungen zu achten.

Welche allgemeinen Therapiemaßnahmen gelten für Intoxikationen?

Bei unklarer Intoxikationssubstanz, -menge und im Rahmen eines Suizidversuches sollte die Indikation zur intensivmedizinischen Versorgung großzügig gestellt werden. Für unkomplizierte Verläufe reicht oft ein IMC-Setting mit kontinuierlicher kardiorespiratorischer Überwachung (pulsoxymetrische Sättigung, EKG, nichtinvasive Blutdruckmessung). Komplizierte Verläufe bedürfen einer intensivmedizinischen Betreuung. Für die Mehrzahl der auftretenden Störungen ist eine symptomatische Therapie ausreichend. Spezifische Interventionen werden im Abschnitt „Spezielle Therapiemaßnahmen" erörtert. Kreislaufdepressionen werden mittels Volumen- und ggf. Katecholamintherapie behandelt. Herzrhythmusstörungen bedürfen neben einem Ausgleich eines Volumenmangels oft einer Korrektur von Störungen im Elektrolyt- und Säure-Basen-Haushalt. Selten ist eine medikamentöse Therapie erforderlich. Unruhezustände und etwaige Krampfanfälle sprechen i.d.R. gut auf die Gabe von Benzodiazepinen an (z.B. Diazepam 5–10 mg i.v.). Delirante Zustände lassen sich oft gut mittels Clonidin (Paracefan) kupieren. Die Anwendung von Haloperidol sollte mit Vorsicht erfolgen, da die Krampfneigung infolge Herabsetzung der Krampfschwelle erhöht sein kann. Eine häufig vorliegende Hypothermie sollte mittels Wärmeanwendung (Wärmedecke, körperwarme Infusionen) behandelt werden. In seltenen Fällen ist eine invasive, intravasale Wiedererwärmung notwendig (z.B. mittels Coolguard oder ECMO). Die Indikation zur Anlage eines Blasendauerkatheters ist für schwere Intoxikationen großzügig zu stellen, da oft eine intensive Flüssigkeitszufuhr mit Ausfuhrkontrolle notwendig ist.

Welche diagnostischen Schritte sollten unternommen werden?

Neben einem exakten körperlichen Untersuchungsstatus ist immer ein 12-Kanal-EKG zu schreiben. Bei Hinweisen auf fokale oder generalisierte Krämpfe sollte ein EEG erwogen werden.

Radiologische Diagnostik
In Abhängigkeit vom klinischen Bild und Schweregrad der Vergiftung ist ggf. eine radiologische Diagnostik einzuleiten – insbesondere bei unklarer Bewusstlosigkeit und fehlender Anamnese muss nach möglichen Begleitverletzungen gefahndet werden. Als Basisdiagnostik

empfiehlt sich eine Röntgen-Thoraxaufnahme (Zeichen der Aspiration? Ggf. Medikamentenreste im Magen?). Bei Vigilanzminderung sollte aus differenzialdiagnostischen Überlegungen immer ein kraniales CT und bei V.a. Sturz der Ausschluss einer Wirbelsäulenverletzung erfolgen (z.B. CT-Halswirbelsäule).

Laborchemische Untersuchungen
Neben allgemeinen Laboranalysen (kleines BB, Blutgasanalyse, Serumelektrolyte, Retentionsparameter, Leberwerte, CK und Myoglobin, Quick, PTT, Osmolarität) sollte immer eine routinemäßige Blutalkholbestimmung durchgeführt werden. Es ist zu beachten, dass infolge von Metabolisierungsvorgängen Substanzen noch nicht oder nicht mehr nachweisbar sein können. Mithilfe analytischer Screeningtests (quantitative Analytik) kann eine Vielzahl möglicher Substanzen erfasst werden. Für spezielle Fragestellungen können qualitative toxikologische Untersuchungen notwendig sein (z.B. Medikamentenspiegel), die meist nur in Speziallabors verfügbar sind (**Cave**: erheblicher Kosten- und Zeitfaktor!).

? Welche Materialen eignen sich für eine toxikologische Analyse?
Es kommen folgende Untersuchungsmaterialen infrage:
- Blut (Serum und Plasma)
- Urin
- Magensaft (z.B. Erbrochenes) – ggf. Magenspülflüssigkeit
- Asservate (z.B. Medikamentenreste, Stuhl, Speisereste)
- Liquor
- Haare, Finger- und Fußnägel

Eine negative Suchanalytik schließt eine Intoxikation nicht aus. Der Nachweis von z.B. Opiaten und Benzodiazepinen kann z.B. durch die notärztliche Therapie bedingt sein. Leicht flüchtige und/oder wasserlösliche Substanzen und z.B. Schwermetalle können z.B. dem analytischen Nachweis entgehen.

? Welche Möglichkeiten der Giftelimination gibt es?
Man unterscheidet eine primäre und eine sekundäre Giftelimination. Die primäre Giftelimination soll die betreffende Substanz noch vor der Resorption aus dem Organismus entfernen. Unter einer sekundären Giftelimination werden alle Maßnahmen subsummiert, die einer beschleunigten Entfernung bereits resorbierter und zirkulierender Substanzen dienen.

? Was ist gesichert für die primäre Giftelimination?
Aktuell gibt es keine ausreichende Evidenz für die Durchführung einer Magenspülung oder das induzierte Erbrechen. Weder die Magenspülung noch das induzierte Erbrechen führen zu einer vollständigen Magenentleerung [Position Paper 2004]. Gibt es sichere Hinweise für eine erst kurzfristig zurückliegende Ingestion (< 1 h), kann unter Risiko-Nutzen-Abwägung ein solches Prozedere erwogen werden. Aus Sicht des Verfassers überwiegen jedoch die Risiken (Aspirationsgefahr, Verletzungsgefahr des Ösophagus), sodass weder die Magenspülung noch das induzierte Erbrechen auf unserer Intensivstation praktiziert werden.

Auch für die Applikation von Aktivkohle [Position Paper 2005] und Laxantien (z.B. Glaubersalze) [Position Paper 2004] gibt es entsprechend den vorliegenden Guidelines keine Evidenz für eine Outcomeverbesserung. Eine Vielzahl von Substanzen wird durch Adsorption an Aktivkohle gebunden. Somit kommt es zu einer Resorptionsverzögerung. Mit der gleichzeitigen Gabe von Laxantien wird die Passagezeit verkürzt und das potenzielle Toxin noch vor der Resorption ausgeschieden (Unterbrechung eines enterohepatischen Kreislaufs). Im Gegensatz zu den „invasiven" Verfahren (Magenspülung und induziertes Erbrechen) scheinen aus Sicht des Verfassers jedoch mögliche Vorteile zu überwiegen (insbesondere bei kurz zurückliegender Ingestion). Im Erwachsenenalter werden 0,5–1 g/kg KG Carbo medicinalis initial appliziert – ist der Patient wach, kann getrunken werden – sonst sollte die Substanz via Magensonde appliziert werden und auf einen ausreichenden Aspirationsschutz geachtet werden. Wir führen dieses Prozedere (Aktivohle- und Glaubersalzgabe) auf unserer Einheit durch.

? Was ist gesichert für die sekundäre Giftelimination?

Repetitive Aktivkohleapplikationen führen nicht nur zur Bindung der initial aufgenommenen Substanz, sondern können auch die Eliminationshalbwertszeit verkürzen. Hier kann mit einer Dosierung von 0,25–0,5 g/kg KG alle 4–6 h via Magensonde oder via oraler Zufuhr therapiert werden [Haverkamp, Herth, Messmann 2009]. In den aktuell verfügbaren Guidelines wird die wiederholte Gabe von Aktivkohle nur bei lebensbedrohlichen Intoxikationen mit Carbamazepin, Dapson, Phenobarbital oder Theophyllin empfohlen [Position Paper 2004]. Forcierte Diurese und Harnalkalisierung können bei Vergiftungen mit begleitender Rhabdomyolyse und z.B. Salycilatvergiftungen durchgeführt werden. Wesentlich sind die Beachtung von Komplikationen dieser Therapiemaßnahmen im Hinblick auf die Flüssigkeitsbilanz und ggf. Störungen im Bereich des Elektrolyt- und Säure-Basen-Haushaltes [Position Paper 2004].

? Wann sollte ein extrakorporales Eliminationsverfahren erwogen werden?

Die Indikation zur Anwendung extrakorporaler Eliminationsverfahren sollte immer dann erwogen werden, wenn Begleitmorbiditäten (z.B. vorbestehende Leber- und Niereninsuffizienz) die normale Ausscheidung der ingestierten Substanz verzögern würden, eine deutliche Verkürzung der Therapiedauer und Reduktion Intoxikationskomplikationen zu erwarten ist oder aber ein tödlicher Ausgang unabwendbar wäre. Hierbei sind die pharmakokinetischen und physikochemischen Eigenschaften der Substanzen von entscheidender Bedeutung für die Wahl der verschiedenen extrakorporalen Verfahren. Substanzen mit starker Plasmaeiweißbindung und großem Verteilungsvolumen eignen sich schlecht für herkömmliche extrakorporale Verfahren. Stoffe mit niedriger Plasmaeiweißbindung sind möglicherweise besser eliminierbar.

Eine Hämodialyse kann bei renal eliminierbaren Substanzen, wie Lithium, verschiedenen Alkoholen und Glykolen, wirksam sein. Vergiftungen mit Barbituraten, Salizylaten, Theophyllin und Phenytoin können durch eine Hämoperfusion therapiert werden. In jedem Fall empfiehlt sich das Hinzuziehen eines Nephrologen für die Differenzialtherapie. Auch die Anwendung der Plasmapherese kann in Einzelfällen erwogen werden [Gläser und Seifert 1998].

? Was versteht man unter dem Begriff Toxidrome?

Unter dem Begriff Toxidrome werden vergiftungsbedingte Symptomenkomplexe subsumiert, die in bestimmten Fällen zur Differenzialdiagnose herangezogen werden können (s. Tab. 175).

Tab. 175: Toxidrome und Leitsymptome [Sieber 2001]

	BD	Puls	AF	Temp.	Pupillen	Haut	Verhalten	Spezielles	Beispiele
Sympathomimetika „Heiß und feucht"	↑	↑	↑	↑	●	Heiß, feucht, Flush	Agitiert, unruhig, logorrhoisch	Kopfschmerzen, Arrhythmien, Myokardischämie, Hyperreflexie	Amphetamine (Ecstasy), Ephedrine, GHB, Cocain, MAO-Hemmer
Anticholinergika „Heiß und trocken"	↕	↑	↑	↑	●	Heiß, trocken, Flush	Agitiert, halluzinierend	Darmperistaltik ↓, Urinretention, Tremor, Krampfanfälle	Atropine, Antihistaminika, Spasmolytika, zyklische Antidepressiva
Cholinergika „Tränend und abdominale Beschwerden"	↕	↑↓	↑	(↓)↕	●	Feucht	Unruhig, verwirrt, ängstlich, Vigilanz ↓	Tränen, Bronchorrhö, Diarrhö, Inkontinenz, Sehstörungen	Azethylcholinerge Rezeptorstimulatoren (Pilz 3), Cholinesteraseinhibitoren (Pestizide)
Sedativa/ Narkotika „Zerebral und kardiopulmonal reduziert"	↓	↓	↓	↓↕	●	Warm, kühl	Dysarthrie, Vigilanz ↓, stuporöskomatös	Einstichstellen, Hyperreflexie, Sprachartikulation ↓, Miose → Opiate	Alkohole, Barbiturate, Benzodiazepine, Antihistaminika, Opiate (Heroin)
Halluzinogene „Delirant und kardiopulmonal aktiviert"	↑	↑	↕↑	↕		Warm	Delirant, halluzinierend	Depersonalisation, Wahrnehmungsstörungen, Nystagmus	Cannaboide, GHB, LSD, Meskalin, Psylocybe (Pilz 2)

(1) Fliegenpilz (Amanitia muscarinia)
(2) Spitzkegeliger Kahlkopf (Psilocybe semilanceata)
(3) Knollenblätterpilz (Amanitia phalloides)
(4) Feldtrichterling (Clitocybe dealbata)
(5) Karbolegerling (Agaricus xanthoderma)
(6) Frühjahrslorchel (Gyromitra esculenta)

Literatur – allgemeiner Teil

American Academy of Clinical Toxicology and European Association of Poisons Centres and Clinical Toxicologists. Journal of Toxicology. Position Paper: Ipecac Syrup. Clinical Toxicology (2004), 42, 2, 133–143

American Academy of Clinical Toxicology and European Association of Poisons Centres and Clinical Toxicologists. Journal of Toxicology. Position Paper: Gastric Lavage. Clinical Toxicology (2004), 42, 7, 933–943

American Academy of Clinical Toxicology and European Association of Poisons Centres and Clinical Toxicologists. Position Paper: Single-Dose Activated Charcoal. Clinical Toxicology (2005), 43, 61–87

American Academy of Clinical Toxicology and European Association of Poisons Centres and Clinical Toxicologists. Journal of Toxicology. Position Paper: Cathartics. Clinical Toxicology (2004), 42, 3, 243–253

American Academy of Clinical Toxicology and European Association of Poisons Centres and Clinical Toxicologists. Journal of Toxicology. Position Paper on Urine Alkalinization. Clinical Toxicology (2004), 42, 1, 1–26

American Academy of Clinical Toxicology and European Association of Poisons Centres and Clinical Toxicologists. Position Statement and Practice Guidelines on the Use of Multi-Dose Activated Charcoal in the Treatment of Acute Poisoning. Clinical Toxicology (1999), 37(6), 731–751

Bernhard M et al., Schockraummanagement kritisch kranker Patienten in der Zentralen Notaufnahme. Intensiv- und Notfallbehandlung, (2014), 39(3), 93–108

Gläser V, Seifert R, Erfolgreiche Therapie einer Phenprocoumon-Intoxikation mit Plasmapherese. Med Klin (1998), 93, I74–76

Haverkamp W, Herth F, Messmann H (2009) Internistische Intensivtherapie, 759–775. Thieme, Stuttgart

Holzer BM et al., Ten-Year Trends in Intoxications and Requests for Emergency Ambulance Service. Prehosp Emerg Care (2012), 16(4), 497–504, doi: 10.3109/10903127.2012.695437

Majori S et al., The impact of acute intoxications in a toxicological unit care in north east Italy. Prev Med Hyg (2012), 53(1), 8–13

Sieber RS, Leitsymptome und Toxidrome als diagnostische Hilfe bei Intoxikationen. Schweiz Med Forum (2001), 16, 406–409

Simon W et al., Bauer Toxicology Today: What You Need to Know Now. Journal of Pharmacy Practice (2011), 24, 174

Tüfekçi IB, Curgunlu A, Sirin F, Characteristics of acute adult poisoning cases admitted to a university hospital in Istanbul. Hum Exp Toxicol (2004), 23(7), 347–351

Wichtige Internetadressen

http://www.tictac.org.uk/Introduction
http://www.intox.org
http://www.toxnet.nlm.nih.gov
http://www.micromedex.com
http://www.emedicine.com
http://pact.esicm.org/index.php?ipTested=1

Ausgewählte spezielle Intoxikationen

Dieses Kapitel behandelt ausgewählte und aus Sicht des Verfassers häufige und klinisch relevante Intoxikationen. Die hier dargestellten Vergiftungen sind deshalb selektiv und erheben keinen Anspruch auf Vollständigkeit. Insbesondere wird auf die Beschreibung sehr seltener Intoxikationen (Vergiftung durch seltene Pflanzen- und Tiergifte), auf die Darstellung seltener inhalativer Intoxikationen sowie auf Verletzungen durch Säuren und Laugen verzichtet. Auch auf die tabellarische Darstellung der kompletten Antidotliste muss im Rahmen dieser Publikation verzichtet werden. Im Einzelfall ist es notwendig, die entsprechend zugehörigen Giftnotzentralen der einzelnen Bundesländer zu kontaktieren (s. Adressliste im Anhang des Beitrages).

Alkoholintoxikation (Ethanol)

? Was sind die Besonderheiten einer Alkoholintoxikation (Ethanol)?

Intoxikationen durch Ethanol sind die häufigsten Vergiftungen und haben in letzter Zeit gerade im Bereich der Kinder- und Jugendmedizin für Schlagzeilen gesorgt [Pawlowicz et al. 2012]. Alkohol wird mehrheitlich oral aufgenommen. Es ist jedoch auch eine inhalative und transdermale Resorption möglich. Mehr als 90% des Abbaus erfolgen über Enzymsysteme der Leber (Alkoholdehydrogenase und Monogenase), ein kleinerer Teil wird respiratorisch und renal eliminiert. Die biochemisch größte Bedeutung hat der Weg über die Alkoholdehydrogenase – über verschiedene Stoffwechselschritte wird Alkohol über Acetyl-CoA in den Zitronensäurezyklus eingeschleust und letztlich zu Kohlendioxid und Wasser abgebaut. Bei Alkoholkonzentrationen von 0,5 mg/ml ist die Alkoholdehydrogenase abgesättigt, d.h., mehr Substrat kann pro Zeiteinheit nicht umgesetzt werden (entsprechend einer Kinetik 0. Ordnung). Dauerhafter Alkoholkonsum führt zur Induktion des mikrosomalen äthanoloxidierenden Systems [Haverkamp, Herth, Messmann 2009].

? Welche Umsatzgeschwindigkeiten und Abbauraten sind zu beachten?

Die Umsatzgeschwindigkeiten für Alkohol sind geschlechtsunterschiedlich – für Männer 0,1 g/kg/h, für Frauen etwa 0,085 g/kg/h. Bei oraler Aufnahme wird die maximale Blutkonzentration nach (15)–30–60 min erreicht. Die Toxizität ist abhängig von der Alkoholkonzentration, dem zeitlichen Ablauf, aber auch von individuellen Faktoren, wie Alter, Zeitabstand zur letzten Mahlzeit und Ernährungszustand. Der Blutalkoholspiegel fällt um ca. 0,15 g/l und Stunde oder 0,15‰.

? Wie stellt sich eine Alkoholintoxikation klinisch dar?

In Abhängigkeit vom Blutalkoholspiegel treten verschiedene Symptome auf. Es werden unterschiedliche Intoxikationsstadien unterschieden. Ein sicherer Bezug der einzelnen Stadien zu einer bestimmten Blutalkholkonzentration ist nicht immer möglich – zu unterschiedlich sind die individuellen Vorraussetzungen. Man kann die akute Alkoholintoxikation nach Stadien (s.u.) einteilen – wobei ein fließender Übergang möglich ist [Schmid 2009].

? Nennen Sie eine mögliche Stadieneinteilung einer Alkoholintoxikation.

Stadium 1 – Exzitationsstadium (1–2‰)
Zunehmende Enthemmung – sinkende psychomotorische Leistungsfähigkeit (Fahruntüchtigkeit), sinkende Schmerzwahrnehmung, Gleichgewichtsstörungen, verwaschene Sprache – wechselnde Vigilanzniveaus – von ausgeprägten Erregungszuständen kann ein rascher Übergang in einen schlafähnlichen Zustand erfolgen.

Stadium 2 – Rauschstadium (2–2,5‰)
Zunehmende Bewusstseinseinschränkung bis -verlust. Die Atmung ist noch ungestört – wichtig ist die Diagnostik von Hypoglykämien im Verlauf.

Stadium 3 – narkotisches Stadium (2,5–4‰)
Patienten häufig bewusstlos, keine Schmerzreaktion, es kann eine maschinenartige Atmung vorliegen. Hier ist auf Pupillomotorikstörungen zu achten (z.T. wechselnd anisokor (!!), träge Lichtreaktion). Weiterhin können eine ausgeprägte Hypotonie sowie Zeichen eines Volumenmangels vorliegen. Neurologisch imponiert weiterhin oft eine Hyporeflexie.

Stadium 4 – asphyktisches Stadium (4–5‰)
Es entwickelt sich eine Ateminsuffizienz, es bestehen weite, lichtstarre Pupillen, eine Areflexie [Schmid 2009]. Es besteht ab dem narkotischen Stadium eine hohe Aspirationsgefahr.

? Was ist hinsichtlich der Therapie einer Alkoholintoxikation zu beachten?
In leichteren Fällen reicht eine kardiorespiratorische Überwachung auf einer Notaufnahmestation oder IMC-Station. Wichtig ist die Beachtung individueller Unterschiede der Ausprägung der Intoxikationszeichen unabhängig vom Blutalkoholspiegel. Liegen Zeichen einer Vigilanzminderung vor (ab Stadium 2), ist die steigende Aspirationsgefahr zu beachten. Oft liegt eine begleitende Hypothermie und/oder Hypoglykämie vor. Die weitere intensivmedizinische Therapie ist symptombezogen (Sicherung der Vitalfunktionen, Flüssigkeitsgabe, Hypoglykämietherapie, Wärme-Erhalt). **Die Indikation zur Intubation und Beatmung ist aus Sicht des Verfassers großzügig** zu stellen. Häufig ist die begleitende medikamentöse Therapie eines sich entwickelnden Delirs notwendig – hier haben sich Clonidin (Paracefan) und Benzodiazepine bewährt. Die Anwendung von Haloperidol sollte unter Beachtung der Herabsetzung der zerebralen Krampfschwelle mit Vorsicht erfolgen.

Zentral wirksame Medikamente

? Welche allgemeinen Aussagen für Intoxikationen mit zentral wirksamen Medikamenten gelten?
Bei depressiven Erkrankungen nimmt man pathophysiologisch ein Ungleichgewicht im dopaminergen, noradrenergen und serotinergen Neurotransmittersystem an – an diesen Transmittersystemen greifen hochpotente psychotrope Substanzen an.
Im eigenen Patientengut stehen Intoxikationen mit tri- und tetrazyklischen Antidepressiva (TCA) an 2. Stelle. Aktuelle Untersuchungen zeigen eine Häufigkeit von 15–20% für TCA bei intoxikierten Patienten [Dianat et al. 2011]. Dabei spielen Intoxikationen mit TCA eine größere Rolle als Vergiftungen mit selektiven SSRI-Hemmern [Bosch et al. 2000].

? Was sind die pathophysiologischen Besonderheiten bei Intoxikationen mit TCA?
Gemeinsam ist dieser Substanzklasse die Hemmung der Wiederaufnahme von Noradrenalin, z.T. auch von Serotonin in die präsynaptischen Speicher. Weiterhin wird die Acetylcholinwirkung kompetitiv gehemmt. Es ergibt sich unter niedriger Dosierung eine adrenerge Wirkung (Eingriff auf den Monoaminstoffwechsel und Wirkungsverstärkung von endogenem Adrenalin, NA und Dopamin). Unter hohen Spiegeln kann es infolge einer direkten Hemmung adrenerger Rezeptoren zu einer antiadrenergen Wirkung mit RR- und Herzminutenvolumenabfall

(periphere Vasodilatation infolge Alphablockade, sinkende Kontraktilität des Herzens) kommen. Weiterhin weist diese Substanzklasse eine membranstabilisierende Wirkung auf (vgl. Antiarrhythmika Klasse 1a). Infolge der zentralen Reuptake-Hemmung von NA ergibt sich weiterhin eine sedativ-hypnotische Wirkung. Für die Diagnoseführung ist der laborchemische Nachweis im Sinne eines Medikamentenspiegels möglich. Typische Substanzvertreter sind z.B. Amitriptylin, Clomipramin, Doxepin, Imipramin etc.

? Wie stellt sich die Symptomatik dar?

Infolge der zentralnervösen Angriffswirkung ergeben sich verschiedene und z.T. gegensätzliche Verlaufsformen. Man unterscheidet eine zentralnervöse **agitierte Verlaufsform** mit Agitiertheit, Aggressionen, Halluzinationen, Delirium, motorischer Inkoordination von einer **ruhigen Verlaufsform** mit Somnolenz bis hin zum Koma. Weitere Symptome bei agitierter und ruhiger Verlaufsform können Sehstörungen, eine Mydriasis sowie Myoklonien und das Auftreten generalisierter Krampfanfälle sein. Infolge der membranstabilisierenden Nebenwirkungen stehen EKG-Veränderungen (breite Kammerkomplexe, AV-Blockaden, QT-Verlängerungen) und daher in der Folge verschiedenste Rhythmusstörungen, wie Sinustachykardien, VT, Torsade de pointes, im Vordergrund. Weiterhin finden sich infolge der anticholinergen Wirkung häufig gastrointestinale Nebenwirkungen (keine Darmgeräusche, Obstipation, Miktionsstörungen, Darmparalyse). Beachten Sie die konsekutiv verzögerte Tablettenresorption. Am Integument finden sich häufig eine Rötung sowie eine auffällige Trockenheit der Haut- und Schleimhäute. Die hohe Toxizität der TCA ergibt sich v.a. durch anticholinerge Effekte, Herzrhythmusstörungen, Koma und Konvulsionen.

? Welche Therapiemaßnahmen sind zu beachten?

Patienten mit V.a. und/oder nachgewiesener Intoxikation müssen in Anbetracht des erwarteten Nebenwirkungsprofiles auf eine IMC- oder Intensivstation aufgenommen werden. Für eine klinisch relevante Intoxikation können elektrokardiografische Zeichen sprechen (QRS-Intervall > 100 ms). Wegen der Resorptionsverzögerung durch die paralytischen Nebeneffekte ist die repetitive Aktivkohlegabe gerade für diese Substanzgruppe sinnvoll. Außerdem besitzen TCA einen klinisch bedeutsamen enterohepatischen Kreislauf. Die Anwendung einer Magenspülung (auch wiederholt) im Sinne einer primären Detoxifikation wird zumindest diskutiert [Haverkamp, Herth, Messmann 2009]. Hinsichtlich der kardiovaskulären Nebenwirkungen wird die Gabe von Natriumbikarbonat empfohlen [Woolf et al. 2007]. Man diskutiert einen Wirkverlust der TCA im alkalischen Milieu. Infolge der chinidinartigen Wirkung an den Kardiomyozyten mit Erregungsleitungsveränderungen infolge der Natriumkanalblockade ist ein hochnormaler Serumnatriumspiegel anzustreben. Auch die Applikation von Magnesiumphosphat hat sich als hilfreich erwiesen [Emamhadi et al. 2012]. Seit einigen Jahren mehren sich Berichte über die erfolgreiche Anwendung lipidreicher Infusionslösungen bei TCA-Intoxikationen – es wird angenommen, dass die Gabe von Lipidlösungen zu einer verbesserten Bereitstellung energiereicher Phosphate für die Kardiomyozyten, einem Ansteigen der intrazellulären Ca-Konzentration und einem effektiveren kardiomyozytären Washout der TCA führt [Harvey und Cave 2012; Jamaty et al. 2010; Cave und Harvey 2009].

Vergiftungen

? Welches spezifische Medikament (Antidot) hat sich für das anticholinerge Syndrom bewährt?

Gibt es Zeichen eines anticholinergen Syndroms, so hat sich die Ordination von Physostigmin (Anticholium) als günstig erwiesen. Nach einer Bolusgabe von 2 mg kann eine kontinuierliche Gabe via Perfusor (2 mg/h) erfolgen – zu beachten ist die Neigung zu bradykarden Herzrhythmusstörungen. Klinisch kann man sich in der Dosierung an klinischen Zeichen orientieren (z.B. Absinken der Herzfrequenz, Nachlassen der Pupillomotorikstörung – hier Mydriasis). Eine sekundäre Detoxifikation ist nicht sinnvoll (hohe Eiweißbindung).

? Kann man klinisch eine Intoxikation mit TCA und SSRI-Hemmern unterscheiden?

Klinisch lassen sich Intoxikationen mit SSRI nicht von TCA unterscheiden, da sich ein sehr ähnliches Nebenwirkungsprofil bietet. Allerdings sind die kardiovaskulären Nebenwirkungen geringer als bei den Trizyklikaintoxikationen.

Die Therapie ist symptombezogen – siehe TCA.

Es gibt Berichte über tödlich verlaufende „fatale Serotonin-Intoxikationssyndrome", wo es bereits nach nur therapeutischer Einnahme von SSRI zu einer Mydriasis, Tremor, Tachykardie, Hypotonie, Hyperthermie, tonisch-klonischen Krämpfen, Koma und Kreislaufstillstand kam [Sener, Yamanel, Comert 2005; Dardis, Omoregie, Ly 2012].

? Welche Besonderheiten gelten für Intoxikationen mit Neuroleptika?

Phenothiazine werden überwiegend als Neuroleptika und seltener als Antihistaminika eingesetzt. Meist weisen diese Präparate ein stärker sedierendes und schwächer antipsychotisches Wirkungsprofil auf. Typische Vertreter der Phenothiazine und Azaphenothiazinderivate sind z.B. Promethazin, Levomepromazin, Chlorpromazin und andere. Sie zeigen neben den o.g. Wirkspezifika weiterhin spasmolytische, antiemetische, lokalanästhetische, antihistaminerge, anticholinerge und antidopaminerge Effekte auf [Haverkamp, Herth, Messmann 2009].

? Was bewirken toxische Dosierungen von Neuroleptika?

Es ist mit hypertensiven Blutdruckentgleisungen, Herzrhythmusstörungen, Zeichen eines anticholinergen Syndroms, Krampfanfällen und Dyskinesien zu rechen. In selteneren Fällen kann es zum Auftreten eines malignen Neuroleptikasyndroms (MNS) kommen (Beachte: auch bei therapeutischer Anwendung und therapeutischen Spiegeln möglich).

? Wie diagnostiziert man ein malignes Neuroleptikasyndrom?

Das Auftreten einer **Muskelrigidität** und **Fieber** bei Einnahme von Neuroleptika sollte an die Möglichkeit des Vorliegens eines malignen Neuroleptikasyndroms denken lassen [Agar et al. 2010]. Daneben ist eine Reihe von Nebenkriterien etabliert worden, die als sekundäre Kriterien für die Diagnose herangezogen werden können:

- Starkes Schwitzen
- Dysphagie
- Tremor

- Inkontinenz
- Mutismus
- Bewusstseinsstörungen (bis Koma)
- Blutdruckschwankungen (insbesondere therapierefraktäre Hypotonien unter Clozapin)
- Herzrhythmusstörungen
- Leukozytose
- CK-Erhöhungen (im Sinne eines Muskelschadens)

Eine Intoxikation wird mittels Plasmaspiegelbestimmung im Blut diagnostiziert.

? Welche Therapiemaßnahmen sind zu ergreifen?
Es gelten die allgemeinen Therapie-Empfehlungen (s. Kapitel allgemeine Bemerkungen zu Vergiftungen). Krampfanfälle werden symptomatisch mittels Benzodiazepinen therapiert, es gelten die Aussagen zur Intoxikation mit TCA. Problematisch kann die Therapie der hypotonen Kreislaufinsuffizienz sein (z.B. Intoxikation mit Clozapin) – hier kann neben großen Volumengaben auch eine hoch dosierte Noradrenalintherapie notwendig sein (bis zu 8 µg/kg KG) [Schmid 2009]. Weiterhin kann die Gabe von Dantrolen erwogen werden [Gerbershagen et al. 2001]. Zu beachten sind die Differenzialdiagnosen eines Serotoninsyndroms und das mögliche (aber sicher seltene) Vorliegen einer malignen Hyperthermie (Anamnese!). Sekundäre Eliminationsverfahren sind infolge der Pharmakokinetik nicht sinnvoll [Haverkamp, Herth, Messmann 2009].

? Ist die repetitive Aktivkohlegabe bei Intoxikationen durch Carbamazepin sinnvoll?
Ein mögliches Nebenwirkungsspektrum der Carbamazepine (z.B. Tegretol, Neurotrop) ist die Hemmung der gastrointestinalen Motilität – aus diesem Grund kann es zu einem verzögerten Abbau kommen – Spiegelbestimmungen sind z.T. bis zu 72 h durchzuführen – wegen dieser Motilitätsminderung ist aus unserer Sicht eine repetitive Aktivkohlegabe sinnvoll.

? Warum können bei Intoxikationen durch Carbamazepine Herzrhythmusstörungen auftreten?
Carbamazepine beeinflussen u.a. die Membranleitfähigkeit und können eine Impulsübertragung hemmen. Deshalb ist mit dem Auftreten von HRST zu rechnen (AV-Blockierungen, Schenkelblockbilder). Eine weitere wichtige Nebenwirkung ist ein antidiuretischer Effekt, der eine Diuretikagabe erfordern kann [Schmid 2009].

? Warum besteht bei einem Patienten auch mit klinisch relevanter Paracetamol-Intoxikation anfänglich oft Beschwerdefreiheit?
Der Verlauf der Paracetamol-Intoxikation (**Cave**: Medikament ist nicht rezeptpflichtig!) ist zyklisch. Es werden 4 Phasen unterschieden:
- **Intox.-Phase 1 (bis zu 24 h)**: v.a. gastrointestinale Beschwerden – Übelkeit, Erbrechen, Appetitlosigkeit

◢ **Intox.-Phase 2** (ca. 24–48 h): Latenzphase relativen Wohlbefindens
◢ **Intox.-Phase 3** (< 48 h): zunehmende Beschwerden im rechten Oberbauch (Leberkapselschmerz), Transaminasenanstieg, Abfall plasmatischer Gerinnungswerte
◢ **Intox.-Phase 4 (3.–5. Tag)**: Phase des Leberausfalles – Ikterus, Hypoglykämie (Spontanhypoglykämien), hepatische Enzephalopathie

? Warum sollte bereits bei V.a. Paracetamol-Intoxikation eine Antidotbehandlung erfolgen?

Wesentlich für eine effektive Wirkung ist die Gabe des Antidots Fluimucil (Acetylcystein, ACC) innerhalb von 10 h nach Ingestion. Beim Abbau des Paracetamols kommt es zur Bildung toxischer Metabolien (Acetaminophen). Die Metaboliten werden via Glutathion detoxifiziert – allerdings nur bis zum Erschöpfen der Gluthationreserve der Leber. ACC erwies sich als optimaler Ersatz für mangelndes Cystein zur Neusynthese von Glutathion. ACC wird dann von den Hepatozyten zur Glutathionsynthese genutzt. Damit kann der bei Paracetamol-Intoxikationen entstehende hepatotoxische Paracetamol-Metabolit entgiftet werden. Es sollte eine wiederholte Spiegelbestimmung erfolgen – (**Toxizität**: potenziell lebertoxische Dosis: 7–15 g bzw. lebertoxische Serumspiegel 150–200 mg/kg KG bei Erwachsenen, bei Kindern 150 mg/kg KG). Im Fall einer potenziell hepatotoxischen Dosis sollte frühzeitig Kontakt mit einem Lebertransplantationszentrum aufgenommen werden.

Tab. 176: Acetylcystein-Dosierung

Dosis	Verabreichungsweg	Infusionsdauer
150 mg/kg KG	Direkt i.v. verdünnt in 200 ml* einer 5%igen Glukoselösung mit Elektrolytzusatz	15 min
50 mg/kg KG	Als Infusion in 500 ml* einer 5%igen Glukoselösung mit Elektrolytzusatz	4 min
100 mg/kg KG	Als Infusion in 1000 ml* einer 5%igen Glukoselösung mit Elektrolytzusatz	16 h
= 300 mg/kg KG Gesamtdosis		= 20 h 15 min Gesamtbehandlungszeit

* Eine einmalige Anwendung ist ausreichend.

? Wie kann man eine potenziell lebertoxische Paracetamol-Intoxikation vorhersagen?

Mithilfe des Rumack-Matthew-Nomogramms kann man bei bekanntem Paracetamol-Spiegel und bekanntem Ingestionszeitpunkt die Möglichkeit eines komplizierten Verlaufes und die Indikation zur Antidotgabe abschätzen. Liegen die Spiegel über dem grau unterlegten Bereich, dann ist mit einem potenziell komplizierten Ausgang (Lebertoxizität) zu rechnen, und hier sollte in jedem Fall der Kontakt zu einem Transplantationszentrum gesucht werden [Rumack et al. 1981; Rumack 2002].

? Cocain, Heroin, Designerdrogen …

Die rasante Entwicklung von Designerdrogen und die häufige chemische Veränderungen bereits bestehender Drogen machen eine exakte Beschreibung möglicher Intoxikationszeichen und Folgen schwierig.

Allgemein gilt: Ist die Substanz unklar (oder nicht nachweisbar, aber klinisch relevant), so sollten die Patienten auf eine Überwachungs- oder Intensiveinheit aufgenommen werden. Nur in seltenen Fällen besteht ein Monosubstanzenmissbrauch. Designerdrogen (z.B. Halluzinogene, Psychomimetika) werden oft in Kombination eingenommen (z.B. koffeinhaltige Getränke plus Alkohol plus Droge). In den meisten Fällen ist eine abwartende und beobachtende Haltung ausreichend – auftretende Komplikationen (oft zentralnervöse oder kardiovaskulär) werden symptomatisch angegangen. Wesentlich erscheint aus Sicht des Verfassers die Beachtung einer ausreichenden Flüssigkeitszufuhr, da die meisten Designerdrogen im Rahmen von Tanzveranstaltungen eingenommen werden. Durch ein fehlendes Durstgefühl, plus Flüssigkeitsverlust (Schwitzen) und hohe Temperaturen (innerhalb der Räume) liegt häufig eine ausgeprägte Dehydratation vor.

? Ein unklar bewusstseinsgetrübter 25-jähiger Patient fällt mit extremem Hypertonus und ST-Strecken-Hebungen im EKG auf – welche Substanz kommt infrage?

In dieser Konstellation ist an eine Intoxikation mit Cocain zu denken – es sind Verläufe mit akuten Aortendissektionen beschrieben – infolge der katecholaminfreisetzenden Wirkung und Wiederaufnahmehemmung sind weiterhin ausgeprägte Koronarspasmen beschrieben [Schick et al. 2011]. Es sollte eine symptomatische Therapie erfolgen – Benzodiazepine wirken auch dem Hypertonus entgegen – massive Blutdruckspitzen sind zu kupieren – in jedem Fall sollte eine kardiologische (ggf. auch invasive kardiologische) Diagnostik erfolgen. Bei Unsicherheiten und zum Ausschluss einer Dissektion ist eine CT-Diagnostik unerlässlich.

? Welche Aufnahmewege sind für Cocain beschrieben?

Es ist eine intravenöse, inhalative, orale und nasale Applikation möglich. Hier ergeben sich Möglichkeiten eines Nachweises z.B. in der Nasenschleimhaut.

? Wieso kann es zu Zeichen einer Strychninvergiftung bei Ingestion von Cocain kommen?

Der Nachweis einer guten Qualität von Cocain wird durch den bitteren Geschmack geführt – durch die Zugabe von Strychnin (Bitterstoff) kann dies imitiert werden. Weiterhin wird Cocain oft mit weiteren Zusatzstoffen „gestreckt" (Mehl, Zucker etc.) [Schmid 2009].

? Für welche Kombination steht die Bezeichnung Crack oder Rock?

Wird Cocainhydrochlorid mit Natriumhydrochlorid (z.B. Backpulver) behandelt und aufgekocht, entsteht Crack. Die Droge wird dann durch inhalatives Rauchen aufgenommen.

Vergiftungen

❓ Was bedeutet der Begriff Bodypacker-Syndrom?
Zum Drogenschmuggel können mit Drogen gefüllte Plastikbeutel (o.Ä.) oral aufgenommen werden. Kommt es zu einer Ruptur eines solchen Beutels besteht unmittelbare Lebensgefahr, da oft hohe Dosierungen resorbiert werden. Oft versuchen diese Personen, mittels gastrointestinaler Passageverlangsamung die Ausscheidung zu verzögern. Indirekte Hinweise können die Einnahme von Atropin und anderen Spasmolytika sein [Haverkamp, Herth, Messmann 2009].

❓ Welche weiteren Therapiemaßnahmen sind bei einer Heroinintoxikation zu beachten?
Infolge der kardiovaskulären Nebenwirkungen und Rhabdomyolysen kann es zum Auftreten einer disseminierten intravasalen Gerinnung kommen – hier hat sich die prophylaktische Heparinisierung bewährt. Alle weiteren Komplikationen sind symptomatisch zu therapieren (bei Konvulsionen – Benzodiazepine). Sekundäre Entgiftungsmaßnahmen spielen keine Rolle.

❓ Welche Symptome lassen Sie an eine Heroinintoxikation denken?
Der Nachweis von intravenösen Injektionen (Narben in Ellenbeugen, femoral) ist verdächtig. Ähnlich der Cocainintoxikation kann mit zentralnervösen (Euphorie, Analgesie, Somnolenz bis Koma), kardiovaskulären Nebenwirkungen (Hypotension, HRST) und Atemdepression gerechnet werden.

❓ Welches Antidot steht für die Heroin-(Opiat)Intoxikation zur Verfügung?
Naloxon kann in einer Dosierung von 0,2–0,4 mg (1 Ampulle) bis zu einer Gesamtdosis von 2–3 mg nach Wirkung titriert werden. Zu beachten ist die kürzere Halbwertszeit des Antidots bei Vorliegen einer Heroinintoxikation. Hier ist ggf. eine Wiederholung (ggf. Perfusortherapie) notwendig. Sekundäre Eliminationsverfahren spielen keine Rolle.

❓ Welche gemeinsamen Symptome können bei einer Intoxikation mit Halluzinogenen und Psychomimetika auftreten?
Ziel einer Einnahme o.g. Substanzen ist eine Steigerung der Wachheit und Konzentrationsfähigkeit – es ist initial mit einer euphorisierenden Wirkung zu rechnen. Komplikationen sind kardiovaskulärer (HSRT, Hyper-, Hypotensionen) und zentralnervöser Natur (Tremor, Wahnvorstellungen – Horrortrip, Krampfanfälle).

❓ Worin unterscheiden sich die Substanzgruppen der Halluzinogene und Psychomimetika?
Unterschiede ergeben sich hinsichtlich des Angriffspunktes – Halluzinogene (magic mushrooms, Marihuana, LSD, Spice) greifen am limbischen System an. Psychomimetika (Ecstasy, MDMA, Speed) sind indirekt wirkende Sympathomimetika und bewirken eine NA-Ausschüttung am synaptischen Spalt. Infolge des Fehlens der phenolischen Hydroxylgruppe überwinden sie rasch die Blut-Hirn-Schranke und können so als direkte zentrale Sympathomimetika wirken.

? Welche Detoxifikationsmöglichkeiten gibt es für Intoxikationen mit Halluzinogenen und Psychomimetika?

Aktivkohle kann erwogen werden – infolge der Agitation ist dies nur selten effektiv möglich. Sekundäre Maßnahmen sind nicht effektiv. Eine rein symptomatische Therapie ist angezeigt.

? Was bedeutet Liquid Ecstasy?

Chemische Grundstruktur ist 4-Hydroxybutansäure. Es wurde Ende des 19. Jahrhunderts erstmals synthetisiert [Seytzeff 1874]. Es hat chemisch nichts mit Ecstasy zu tun („Verkaufsargument") – es wirkt GABAerg. Es häufen sich Berichte über die Substanz als Droge und sog K.o.-Tropfen. Die Substanz wirkt außerordentlich rasch (innerhalb von 15–20 min) – die Patienten können sich tief komatös präsentieren (Indikation zur Intubation und Beatmung) und erwachen ebenso rasch (innerhalb von Minuten) [Witkowski et al. 2006; Hennessy et al. 2004].

Literatur – spezielle Intoxikationen

Agar L, Recognizing neuroleptic malignant syndrome in the emergency department: a case study. Perspect Psychiatr Care (2010), 46(2), 143–151

Bosch TM et al., Antidepressants self-poisoning and ICU admissions in a university hospital in The Netherlands. Pharm World Sci (2000), 22(3), 92–95

Cave G, Harvey M, Intravenous lipid emulsion as antidote beyond local anaesthetic toxicity: A systematic review. Acad Em Med (2009), 16, 815–824

Dardis C, Omoregie E, Ly V, Fatal serotonin syndrome precipitated by oxcarbazepine in a patient using an selective serotonin reuptake inhibitor. Neurologist (2012), 18(4), 204–205

Dianat S et al., Tricyclic antidepressants intoxication in Tehran, Iran: epidemiology and associated factors. Hum Exp Toxicol (2011), 30(4), 283–288

Emamhadi M et al., Tricyclic antidepressant poisoning treated by magnesium sulfate: a randomized, clinical trial. Drug Chem Toxicol (2012), 35(3), 300–303

Gerbershagen MU et al., Malignes neuroleptisches Syndrom nach Haloperidolapplikation. Anaesthesist (2001), 50, 5, 329–332

Harvey M, Cave G, Case report: successful lipid resuscitation in multidrug overdose with predominant tricyclic antidepressant toxidrome. International Journal of Emergency Medicine (2012), 5–8

Haverkamp W, Herth F, Messmann H (2009) Internistische Intensivtherapie. Thieme, Stuttgart

Hennessy SA et al., The reactivity of gamma-hydroxybutyric acid (GHB) and gamma-butyrolactone (GBL) in alcoholic solutions. J Forensic Sci (2004), 49, 1220–1229

Jamaty C et al., Lipid emulsions in the treatment of acute poisoning: a systemic review of human and animal studies. Clin Toxicol (2010), 48, 1–27

Pawlowicz U et al., Epidemiological study of acute poisoning in children: a 5-year retrospective study in the Paediatric University Hospital in Bialystok, Poland. Emerg Med J (2013), 30(9), 712–6, doi: 10.1136/emermed-2012-201376

Rumack BH, Acetaminophen hepatotoxicity: the first 35 years. Journal of toxicology. Clinical toxicology (2002), 40(1), 3–20

Rumack BH et al., Acetaminophen overdose. 662 cases with evaluation of oral acetylcysteine treatment. Archives of Internal Medicine (1981), 141(3), 380–385

Saytzeff A, Ueber die Reduction des Succinylchlorids. Liebigs Annalen der Chemie (1874), 171, 258–290

Schick A et al., Aortendissektion bei einem jungen Patienten. Forum Med Suisse (2011), 11(14), 258–260

Schmid R, INTOXIKATIONEN Ausgewählte Kapitel für Notärzte, Anästhesisten und Intensivmediziner Aufgelegt Juni 2009 (Version 6) für: Toxikologische Intensivstation/Wilhelminenspital, Wien. www.a-k-n.at

Sener S, Yamanel L, Comert B, A fatal case of severe serotonin syndrome accompanied by moclobemide and paroxetine overdose. Indian J Crit Care Med (2005), 9, 173–175

Witkowski MR et al., GHB free acid: II. Isolation and spectroscopic characterization for forensic analysis. J Forensic Sci (2006), 51, 330–339

Woolf AD et al., Tricyclic antidepressant poisoning: an evidence-based consensus guideline for out-of-hospital management. Clin Toxicol (Phila) (2007), 45(3), 203–233

Übersicht Giftnotrufzentralen Deutschland, Österreich und Schweiz

[Quelle: http://www.bvl.bund.de/DE/01_Lebensmittel/03_Verbraucher/09_Infektionen Intoxikationen/02_Giftnotrufzentralen/lm_LMVergiftung_giftnotrufzentralen_node.html]

Berlin: Giftnotruf Berlin
Berliner Betrieb für Zentrale gesundheitliche Aufgaben
Institut für Toxikologie-Klinische Toxikologie und Giftnotruf Berlin
Telefon: 030/19240 (Notfall)
Telefax: 030/30686-721 (keine Notfall-Anfragen!)
E-Mail: mail@giftnotruf.de (keine Notfall-Anfragen!)
Oranienburger Straße 185
13437 Berlin

Bonn: Informationszentrale gegen Vergiftungen
Zentrum für Kinderheilkunde, Universitätsklinikum Bonn
Telefon: 0228/19240 und 0228/287-33211
Telefax: 0228/287-33314
E-Mail: Gizbn@ukb.uni-bonn.de
Adenauerallee 119
53113 Bonn

Erfurt: Giftinformationszentrum
Gemeinsames Giftinformationszentrum der Länder Mecklenburg-Vorpommern, Sachsen, Sachsen-Anhalt und Thüringen, c/o HELIOS Klinikum Erfurt
Telefon: 0361/730730
Telefax: 0361/73073-17
E-Mail: Info@ggiz-erfurt.de
Nordhäuser Straße 74
99089 Erfurt

Freiburg: Vergiftungs-Informations-Zentrale
Telefon: 0761/19240
Telefax: 0761/270-4457
E-Mail: Giftinfo@uniklinik-freiburg.de
Mathildenstraße 1
79106 Freiburg

Göttingen: Giftinformationszentrum-Nord
Georg-August-Universität – Bereich Humanmedizin
Telefon: 0551/19240 (Jedermann) und 38-3180 (Fachleute)
Telefax: 0551/38-31881
E-Mail: Giznord@giz-nord.de
Robert-Koch-Straße 40
37075 Göttingen

Homburg/Saar: Informations- und Beratungszentrum
Universitätsklinik für Kinder- und Jugendmedizin – Gebäude 9
Telefon: + 49-6841-19240
Telefax: + 49-6841-1628438
E-Mail: giftberatung@uniklinikum-saarland.de
66421 Homburg/Saar

Mainz: Giftinformationszentrum Rheinland-Pfalz/Hessen
Johannes-Gutenberg-Universität, II. Medizinische Klinik und Poliklinik, Klinische Toxikologie
Telefon: 06131/19240 und 232466
Telefax: 06131/176605
E-Mail: mail@giftinfo.uni-mainz.de
Langenbeckstraße 1
55131 Mainz

München: Giftnotruf
Toxikologische Abteilung der II. Medizinischen Klinik rechts der Isar der Technischen Universität München
Telefon: 089/19240
Telefax: 089/4140-2467
E-Mail: Tox@lrz.tum.de
Ismaninger Straße 22
81675 München

Nürnberg: Giftinformationszentrale
Giftinformationszentrale Nürnberg, Med. Klinik 2, Klinikum Nürnberg
Universität Erlangen-Nürnberg
Telefon: 0911/398-2451
Telefax: 0911/398-2192
E-Mail: giftnotruf@klinikum-nuernberg.de
Prof.-Ernst-Nathan-Straße 1
90419 Nürnberg

Österreich, Wien: Vergiftungsinformationszentrale
Gesundheit Österreich GmbH – AKH Leitstelle 6 Q
Telefon, Notruf: + 43 (0)1/4064343
Telefon, Allgemeine Beratung: + 43 (0)1/404002222
Telefax: + 43 (0)1/404004225
E-Mail: Viz@meduniwien.ac.at
Währinger Gürtel 18–20
A-1090 Wien

Schweiz, Zürich: Schweizerisches Toxikologisches Informationszentrum (STIZ)
Telefon: + 41 442515151 (Notfälle), + 41 442516666 (allgemeine Anfragen)
Telefax: + 41 442528833
E-Mail: Info@toxi.ch
Freiestrasse 16
CH-8032 Zürich

Der organtransplantierte Patient

Diana Becker-Rux

? Wie sind Transplantationen gesetzlich geregelt?
Die rechtlichen Umstände von Organtransplantationen sind im Transplantationsgesetz (TPG) geregelt. Am 05.11.1997 wurde erstmals das Gesetz über die Spende, Entnahme und Übertragung von Organen und Geweben verabschiedet. Darin sind Vorschriften zur Organ- und Gewebe-Entnahme bei toten und lebenden Spendern sowie die Entnahme, Vermittlung und Übertragung von Organen beschrieben. Zusätzlich werden Meldungswesen, Datenschutz und Fristen im Zusammenhang mit Organ- und Gewebespenden geregelt. Dieses Gesetz wurde 2012 um das „Gesetz zur Änderung des Transplantationsgesetzes" und das „Gesetz zur Regelung der Entscheidungslösung im Transplantationsgesetz" ergänzt und ist aktuell in der Fassung vom 17.05.2013 gültig. Allgemein geregelt werden Entnahme und Vermittlung von Geweben und Organen, die Meldung von potenziellen Organspendern sowie die notwendige Dokumentation. Ziel des Gesetzes ist es, „die Bereitschaft zur Organspende in Deutschland zu fördern" (§ 1 TPG). Dazu sieht das Gesetz vor, dass eine „breite Aufklärung der Bevölkerung zu den Möglichkeiten der Organ- und Gewebespende" (§ 1 TPG) stattfindet.

Als Konsequenz aus dem sog. Transplantationsskandal wurden in der Neufassung die „Richtlinien für die Warteistenführung und Organvermittlung" der Bundesärztekammer derart verändert, dass eine organspezifische interdisziplinäre Transplantationskonferenz, in welcher mindestens Vertreter der direkt beteiligten operativen und konservativen Disziplinen sowie ein weiterer Vertreter einer weiteren medizinischen Disziplin vertreten sind, über Aufnahme auf die Warteliste, deren Führung sowie über die Abmeldung eines Patienten von der Warteliste entscheidet. Mit dieser Maßnahme wurde ein Mehr-Augen-Prinzip für die Identifikation von potenziellen Organspendern sowie die Einstufung der Transplantationsdringlichkeit geschaffen.

? Wer ist Eurotransplant?

Eurotransplant wurde 1967 von Jon van Rood gegründet. Es ist eine Stiftung mit Sitz in Leiden, Niederlande. Aufgabe der Stiftung ist die Vermittlung von Spenderorganen in Deutschland, Belgien, Luxemburg, Kroatien, Niederlande, Österreich, Slowenien und Ungarn. Insgesamt betreut Eurotransplant damit ein Einzugsgebiet von 124 Mio. Menschen; auf den Wartelisten werden ca. 16000 Patienten geführt. Abzugrenzen von Eurotransplant, welche die Spenderorgane lediglich vermittelt und daher im TPG auch als „Vermittlungsstelle" bezeichnet wird, ist die „Koordinierungsstelle" (TPG), welche organisatorisch von der Vermittlungsstelle getrennt ist und deren Aufgabe die Gewinnung der Spenderorgane ist. In Deutschland ist die Deutsche Stiftung Organspende als Koordinierungsstelle benannt.

? Welche Voraussetzungen müssen Transplantationszentren in Deutschland erfüllen?

In Deutschland gibt es derzeit 50 Kliniken, in welchen Transplantationen durchgeführt werden. Häufig sind diese Transplantationszentren an Universitätskliniken angesiedelt, da Transplantationszentren interdisziplinäre Einrichtungen sind, welche auf umfangreiche klinische und wissenschaftliche Infrastruktur angewiesen sind. Status und Aufgaben von Transplantationszentren sind in § 10 TPG aufgeführt und verpflichten die Zentren, Wartelisten der Patienten zu führen, die Transplantation und Betreuung der Patienten nach dem aktuellen Stand der medizinischen Wissenschaft zu indizieren und durchzuführen, diese zur lückenlosen Rückverfolgung der Organe von Spender und Empfänger zu dokumentieren und nach der Transplantation Nachsorge sicherzustellen. Im Rahmen der Qualitätssicherung soll nach den Vorschriften des Sozialgesetzbuches ein Vergleich mit anderen Transplantationszentren erfolgen.

? Welche Indikationen gibt es für eine Transplantation?

Die Indikationen zur Organtransplantation sind für die einzelnen Organe unterschiedlich, aber auch für ein spezifisches Organ heterogen, jedoch kann man die zur Transplantation führenden Organversagen in 2 Kategorien einteilen: Zum einen kann ein akutes Organversagen, zum anderen ein chronisches Versagen eine Transplantation notwendig machen.

Jährlich werden aktuell ca. 350 Herztransplantationen in Deutschland durchgeführt. Ursache für eine Herztransplantation ist die terminale Herzinsuffizienz, bedingt durch:
- Dilatative Kardiomyopathien (46%)
- Ischämische Kardiomyopathien durch KHK (44%)
- Klappenfehler, degenerativ oder bakteriell/viral bedingt (3%)

- Angeborene Herzfehler (2%)
- Retransplantation (2%)
- Systemische Speicherkrankheiten: Amyloidose, Morbus Fabry (< 1%)

Aktuell werden jährlich ca. 360 Lungentransplantationen in Deutschland durchgeführt, unterschieden werden die unilaterale (SLTx) und die bilaterale (DLTx) Lungentransplantation. Ursächlich ist ein parenchymatöses oder vaskulär bedingtes Lungenversagen, das sich unter konventionellen Behandlungstherapien als therapierefraktär erweist.
Ursachen sind:
- Chronisch obstruktive Lungenerkrankung (COPD)/Emphysem
- Idiopathische Lungenfibrose
- Zystische Lungenfibrose (Mukoviszidose)
- Pulmonale Hypertonie
- Eisenmenger-Syndrom als Folge sekundärer Lungeninsuffizienz durch angeborene oder erworbene Herzfehler
- Alpha-1-Antitrypsinmangel

Kombinierte Herz-/Lungentransplantationen werden v.a. bei kongenitaler Herzerkrankung und pulmonaler Hypertonie durchgeführt.

Für eine Lebertransplantation können verschiedene Gründe ursächlich sein; es werden hier besonders akute und chronische Ursachen unterschieden.
Akute Ursachen:
- Toxische Schädigung durch Medikamente, wie Paracetamol, Antibiotika, NSAR, anabole Steroide
- Toxische Schädigung durch Pilzgifte (Amanitin, Gyromitrin)

Chronische Ursachen, die durch Infektionen auch akut werden können:
- Nutritiv-toxische Leberschädigung durch Alkohol und Medikamente
- Tumorerkrankungen: hepatozelluläres Karzinom
- Virale Schädigung durch Hepatitis A, Hepatitis B, Hepatitis C, Hepatitis D, Hepatitis E
- Autoimmunerkrankungen, wie primär biliäre Zirrhose, primär sklerosierende Cholangitis, Autoimmunhepatitis
- Stoffwechselerkrankungen: Morbus Wilson, Hämochromatose

Bei Nieren- und Pankreastransplantation stehen die Verbesserung der Lebensqualität und das Vermeiden von Folgeschäden im Vordergrund. Indikationen für eine Nierentransplantation sind:
- Primär insulinpflichtiger Diabetes mellitus
- Chronisch nephritisches Syndrom
- Hypertensive Niereninsuffizienz
- Polyzystische Nierenerkrankung

Pankreastransplantationen werden häufig als kombinierte Pankreas-/Nierentransplantation durchgeführt, ursächlich ist der Typ-1-Diabetes. Jährlich werden aktuell zwischen 100 und 150 Transplantationen durchgeführt. Die isolierte Transplantation von Inselzellen ist derzeit noch experimentell.

? Was sind Kontraindikationen für eine Transplantation?

Für alle Transplantationen gilt, dass Malignome, akute Infektionen, Funktionsstörungen des zentralen Nervensystems (ICB, Apoplex), chronischer Alkohol- und Drogenabusus, Incompliance oder eine schwere psychiatrische Erkrankung des Patienten und schwere Osteoporose oder muskuloskeletale Erkrankungen eine absolute Kontraindikation sind. Transplantationsspezifisch stellt ein Nikotinabusus bei Herz- und Lungentransplantation eine Kontraindikation dar.

? Welche Immunsuppressiva nach Transplantation gibt es?

Immunsuppressiva nach Transplantation basieren auf verschiedenen Wirkstoffklassen, die die Reaktion des Immunsystems gegen das als fremd erkannte transplantierte Organ unterdrücken. Zentral für den lang anhaltenden Erfolg von Organtransplantationen ist die dauerhafte Modulation der T-Zell-Antwort, welche an 2 Stellen erfolgen kann: Zum einen kann die Produktion von IL-2 gehemmt werden, zum anderen die IL-2-rezeptorvermittelte IL-2-induzierte Zellproliferation unterdrückt werden. Dazu werden 2 Hauptklassen von Immunsuppressiva verwendet:

- Hemmung der IL-2-Synthese
    - Calcineurininhibitoren: Tacrolimus (FK 506), Cyclosporin
    - NF-κB (Nuclear Factor-κB)-Inhibitor: Glukokortikoide
- Hemmung der IL-2-induzierten Zellproliferation
    - mTOR-Inhibitor: Everolimus, Sirolimus

Additiv wird häufig Mycophenolat-Mofetil (MMF) gegeben, um die Dosis eines der oben genannten Immunsuppressivums zu minimieren und damit die chronische Toxizität der Immunsuppressiva zu minimieren. MMF ist ein Antimetabolit, welcher den Purinmetabolismus und damit die Zellproliferation hemmt.

Zur Induktion der Immunsuppression oder zur Behandlung einer Abstoßung werden jeweils nur kurzzeitig Antikörper gegen Lymphozyten eingesetzt. Unterschieden werden monoklonale und polyklonale Antikörper. Die monoklonalen Antikörper, wie Basiliximab (Anti-CD25, Antikörper gegen die Alpha-Untereinheit des IL-2-Rezeptors) und Daclizumab (Anti-CD25, Antikörper gegen die Alpha-Untereinheit des IL-2-Rezeptors), hemmen die durch IL-2 vermittelte T-Lymphozyten-Aktivierung. Zu den polyklonalen Antikörper gehört Antihuman-T-Zell-Immunserum (ATG); aktuell gibt es Antikörper vom Pferd und Antikörper vom Kaninchen. Die Funktionsweise von ATG ist nur zu Teilen bekannt, jedoch führt die Gabe zu einer Depletion von T-Zellen. Während monoklonale Antikörper primär zur Induktion der Immuntoleranz verwendet werden, wird ATG zur Behandlung einer Abstoßungsreaktion eingesetzt. Vor allem die polyklonalen Antikörper, aber auch Basiliximab können schwerste allergische/anaphylaktische Reaktionen verursachen, sodass vor der Gabe eine Prophylaxe mit einem H_2-Antihistaminikum und einem H_1-Antihistaminikum sowie Glukokortikoiden empfohlen wird.

Zur Prävention einer Abstoßung sowie Verbesserung der Wirksamkeit und langfristigen Verträglichkeit nach Transplantation werden die Immunsuppressiva der verschiedenen Wirkstoffklassen kombiniert. In den ersten Wochen nach Transplantation, der Induktionsphase, erfolgt die Gabe von 3–4 Wirkstoffen. Als Basistherapeutika fungieren Tacrolimus oder Cyclosporin, Glukokortikoide und Mycophenolat-Mofetil, zusätzlich ggf. ein monoklonaler Antikörper (Basiliximab). In der Langzeittherapie wird die immunsuppressive Therapie meistens auf 2 Wirkstoffe und eine niedrigere Dosierung umgestellt. Die genaue Zusammenstellung der immunsuppressiven Therapie wird individuell und organspezifisch festgelegt. Bei Patienten nach Nieren-/Pankreas-/Herz- und Lungentransplantation sind i.A. höhere Wirkstoffspiegel notwendig als bei Patienten nach Lebertransplantation. Zusätzlich spielen der aktuelle Zustand des Patienten und eventuelle Begleiterkrankungen eine Rolle, um mögliche Nebenwirkungen zu reduzieren.

? Welche Nebenwirkungen können unter Immunsuppression auftreten?

Als häufigste Nebenwirkung – v.a. unter Tacrolimus und Cyclosporin – sind nephrotoxische Wirkungen beschrieben, welche auf Dauer in eine Niereninsuffizienz münden. Häufig treten neurotoxische Nebenwirkungen, insbesondere unter Tacrolimus auf, welche sich klinisch als Tremor, Parästhesien, Kopfschmerzen bis hin zu Krampfanfällen zeigen. In diesen Fällen sollte eine Umstellung auf Cyclosporin oder Everolimus/Sirolimus erwogen werden. Unter Mycophenolat-Mofetil werden häufig Diarrhöen, Erbrechen und Leukopenien beobachtet, dann sollte eine Dosisreduktion oder Pausierung überlegt werden. Zudem kann versucht werden, MMF auf Mycophenolat-Natrium umzustellen, welches in Einzelfällen zu weniger Diarrhöen führen kann.

? Sollte eine prophylaktische antibiotische Therapie nach Transplantation erfolgen?

Nein. Aus den verschiedenen Berichten über multiresistente Erreger in Krankenhäusern zeigt sich, dass v.a. Patienten mit chronischer Grunderkrankung, mit langen Intensivaufenthalten, mit lebenslanger Immunsuppression und prophylaktischer antibiotischer Therapie ein besonderes Risiko für das Auftreten multiresistenter Erreger haben.

Eine Ausnahme davon stellt vermutlich die Prophylaxe der Pneumocystis-jirovecii-Pneumonie (PCP) dar. Am häufigsten ist 2–6 Monate nach Transplantation mit einer Infektion zu rechnen (2–5%); nach 12 Monaten liegt die Inzidenz, eine PCP zu erleiden, unter 1%. Am niedrigsten liegt diese nach Lebertransplantation, am höchsten nach kombinierter Herz-/Lungentransplantation. Einen internationalen Konsensus zur prophylaktischen Gabe gibt es nicht. In Deutschland wird prophylaktisch Cotrimoxazol in den ersten 3–6 Monate gegeben; es gibt auch Zentren, in denen eine längere Gabe erfolgt.

? Wie erkenne ich eine Abstoßungsreaktion, wie behandle ich?

Bei einer hyperakuten Abstoßung zeigt sich die Rejektion unmittelbar in den ersten Stunden nach Transplantation. Diese wird ausgelöst durch präformierte Antikörper gegen das allogene Endothel mit nachfolgender Komplementaktivierung, Inflammation und Thrombosen. Eine akute Abstoßung kann zeitlich unabhängig nach Transplantation auftreten, wird aber mit der Zeit nach Transplantation immer unwahrscheinlicher. Später auftretende Rejektionen werden typischerweise durch eine vornehmlich T-Zell-vermittelte Reaktion gegen das allogene Parenchym oder Endothel, ggf. auch durch neu gebildete alloreaktive Antikörper gegen das Endothel mit nachfolgender Inflammation ausgelöst. Die Diagnose wird i.d.R. zunächst klinisch durch einen Anstieg der organspezifischen Parameter oder eine Organdysfunktion gestellt, letztlich sollte sie histologisch bestätigt werden. In der Regel erfolgt die initiale Behandlung einer akuten Abstoßung mit Methylprednisolon 0,5–1 g intravenös über 3 Tage. Sollte sich darunter keine Besserung zeigen oder sollten erneut Anzeichen für eine Abstoßung bestehen, kann mit polyklonalen Lymphozytenantikörpern therapiert werden. Aufgrund des hohen allergenen Potenzials sollte die Therapie unter intensivmedizinischem Monitoring, Reanimationsbereitschaft und vorheriger Allergieprophylaxe erfolgen.

? Welche Komplikationen können nach Transplantation auftreten?

Zu den häufigsten spezifischen Komplikationen nach Transplantation zählen Abstoßung und Infektionen, so wird z.B. nach Lungentransplantation bei circa 35% der Patienten mindestens eine Episode einer Rejektion beschrieben. Bei mehr als 80% aller transplantierten Patienten tritt innerhalb des ersten Jahres eine Infektion auf, seltener sind Organdysfunktion und Transplantatversagen. Zusätzlich kommen neben diesen spezifischen Komplikationen alle allgemeinen perioperativen Komplikationen, wie Nachblutung, Anastomoseninsuffizienzen, Leckagen, Wundinfekten, Gefäßstenosen oder Thrombosen, vor. Die Spätkomplikationen sind Wiederkehr der Grunderkrankung, ein durch Immunsuppression induziertes Nierenversagen und ein bis zu 3fach erhöhtes Risiko eines Malignoms aufgrund der Immunsuppression. Allgemeine Komplikationen, für deren Auftreten die Immunsuppression wahrscheinlich kausal ist, sind arterielle Hypertonie, Diabetes mellitus und Osteoporose.

? Wann treten welche Infektionen nach Transplantation auf?

Etwa 80% aller Patienten erleiden mindestens einmal innerhalb eines Jahres nach Transplantation eine Infektion, die Letalität liegt bei circa 15%. Für mehr als 90% dieser Infektion sind nosokomiale bakterielle oder fungale Infektionen, am häufigsten als chirurgische Wundinfektionen, Pneumonien, Harnwegsinfekte oder „device"-assoziierte Infektionen ursächlich. Ein hohes Risiko, Infektionen zu erleiden, haben Patienten durch die kombinierte Immunsuppression, prolongierte maschinelle Beatmung, lange Liegedauer von invasiven Kathetern (ZVK, Blasenkatheter) und chirurgische Revisionen bei Blutung oder Anastomoseninsuffizienzen.

Es werden 3 verschiedene zeitliche Intervalle unterschieden, in welchen sich das Risiko, an bestimmten Erregern zu erkranken, wandelt (s. Abb. 169):

- 1. Monat post Transplantation: Infekte entstehen durch Infektionen des Empfängers bereits vor Transplantation, durch Pathogenübertragung durch das Transplantat, durch Wundinfektionen oder als nosokomiale Infektionen. Einer der Hauptrisikofaktoren ist die neu begonnene Immunsuppression.
    - Bakteriell bedingte Infekte: gramnegative Bakterien, wie Pseudomonas aeruginosa, Klebsiella pneumoniae, und multiresistente Erreger, wie Extended-Spectrum-Betalaktamase (ESBL) bildende Bakterien, Methicillin-resistente Staphylococcus aureus (MRSA) und Vancomycin-resistente Enterokokken (VRE), Clostridium difficile
    - Viral bedingte Infekte: HSV, HBV, HCV, CMV
    - Pilzinfekte: Candida species
    - Parasitär bedingte Infekte: Trypanosoma cruzi (Chagas-Krankheit), Toxoplasma gondii
- 1.–6. Monat post Transplantation: In dieser Zeit sind v.a. opportunistische Infektionen auf dem Boden der Immunsuppression zu erwarten.
    - Viral bedingte Infekte: CMV, EBV, HHV6, HBV, HCV, HSV, VZV

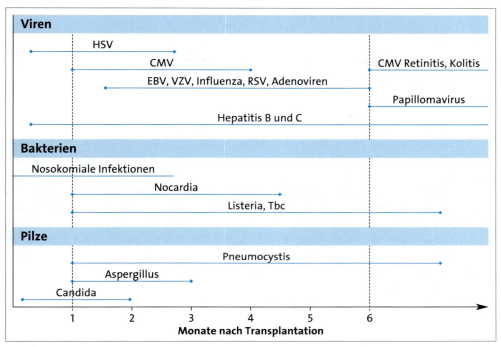

Abb. 169: Zeitlicher Verlauf typischer Infektionen nach Transplantation (nach [Fishman 1998])

- Opportunistische Infekte: Listeria monocytogenes, Aspergillus fumigatus, Pneumocystis jirovecii
◂ Nach dem 6. Monat post Transplantation: Es treten vorwiegend chronische Infektionen auf.
  - Späte virale Infekte: CMV, HBV, HCV, HSV, Polyomaviren
  - Pilzinfekte: Aspergillus fumigatus
  - Bakterielle Infekte: Nocardia, Rhodococcus species

? Was ist PTLD?

PTLD ist die post transplantation lymphoproliferative disorder, eine lymphoproliferative Erkrankung nach Transplantation, die nach Organ- oder Stammzelltransplantation mit einer Inzidenz von 3–10% auftritt und eine Letalität von 40–60% hat. Als Risikofaktor ist eine primäre EBV-Infektion unmittelbar nach Transplantation eines seronegativen Empfängers mit einem Organ eines seropositiven Spenders im ersten Jahr nach Transplantation wahrscheinlich. Das klinische Bild einer PTLD entspricht initial den Symptomen einer EBV-Infektion mit unklarem Fieber, Tonsillitis und Abgeschlagenheit. Bei den meisten Patienten zeigt sich mindestens ein manifester Tumor, der zu gastrointestinalen Blutungen, Perforationen oder Obstruktionen, zu hepatozellulärer Dysfunktion oder zu Störungen des zentralen Nervensystems führen kann. Die Diagnose erfolgt durch eine Biopsie und den Nachweis EBV-spezifischer DNA. Eine Reduktion der Immunsuppression führt häufig zu einer Regression der PTLD; zusätzlich werden eine Chemo- und Strahlentherapie und eine Behandlung mit Anti-CD20-Antikörpern (Rituximab) empfohlen.

? Welche Rolle spielt CMV nach Transplantation?

Die Infektion durch Zytomegalieviren (CMV) ist eine der häufigsten Infektionen nach Transplantation, verbunden mit einer erhöhten Morbidität und Letalität. Zytomegalieviren gehören zu den Herpesviren und sind v.a. durch ihr langsames Replikationsverhalten charakterisiert; bei etwa 50% der europäischen Bevölkerung kann dieses Virus nachgewiesen werden. Nach einer meist asymptomatischen Primärinfektion persistiert CMV lebenslang in einer latenten Form. Das höchste Risiko einer Reaktivierung von CMV mit Virämie haben seronegative Empfänger nach Transplantation eines seropositiven Organs.

Symptome für eine CMV-Virämie sind Fieber, Abgeschlagenheit, eine atypische Lymphozytose oder Leukopenie und Thrombozytopenie. Als Organmanifestation stehen die interstitielle Pneumonie und der Befall des Gastrointestinaltraktes im Vordergrund, eher selten treten Myokarditis, Retinitis und Pankreatitis auf. Die Diagnose wird durch den Nachweis der viralen DNA mittels PCR gestellt. Der Vorteil der PCR liegt in der hohen Spezifität, ein negatives Ergebnis schließt eine aktive systemische Infektion zu nahezu 100% aus.

Zur Therapie der CMV-Virämie stehen Ganciclovir und Foscavir zur Verfügung. Mittel der ersten Wahl ist Ganciclovir, die Gabe sollte intravenös erfolgen. Bei Niereninsuffizienz muss die Dosis entsprechend der Kreatinin-Clearance angepasst werden. Foscavir sollte nur alternativ bei Ganciclovir-Resistenz oder bei Reinfektion eingesetzt werden, da es schwere nephro- und neurotoxische Nebenwirkungen verursachen kann.

Eine CMV-Prophylaxe mit Valganciclovir wird in den aktuellen internationalen Leitlinien für CMV-positiven Spender und CMV-negativen Empfänger empfohlen; zusätzlich sollte bei Patienten mit einem Risiko für eine CMV-Virämie bei Transfusion auf die Gabe von CMV-negativen Blutprodukten geachtet werden.

Literatur

Choi YI et al., Clinical outcomes of Pneumocystis carinii pneumonia in adult liver transplant recipients. Journal Transplant Proc (2013), 45(8), 3057–3060. doi: 10.1016/j.transproceed.2013.08.074

Eid L, Tuchman S, Moudgil A, Late acute rejection: Incidence, risk factors, and effect on graft survival and function. Pediatr Transplant (2013). doi: 10.1111/petr.12203

Fishman JA, Opportunistic infections – coming to the limits of immunosuppression? Cold Spring Harb Perspect Med (2013), 3(10), a015669. doi: 10.1101/cshperspect.a015669

Fishman JA, Prophylaxis, Preemption and Drug Resistance in CMV Infection: Too Little, Too Much or Just Right? Am J Transplant (2011), 12 12(1), 12–13, doi: 10.1111/j.1600-6143.2011.03764.x

Fishman JA, Rubin RH, Infection in Organ-Transplant Recipients. Review Article. N Engl J Med (1998), 338, 24

Gesetz über die Spende, Entnahme und Übertragung von Organen (Transplantationsgesetz – TPG) (BGBl I S. 2631)

Kesiraju S et al., Anti-thymocyte globulin versus basiliximab induction in renal transplant recipients: Long-term outcome. J Kidney Dis Transpl (2014), 25(1), 9–15

Richtlinien für die Wartelistenführung und die Organvermittlung gem. § 16 Abs. 1 S. 1 Nrn. 2 u. 5 TPG, http://www.bundesaerztekammer.de/page.asp?his=0.7.45.8858.8870, www.dso.de/organspende-und-transplantation

Der hämatologische Patient auf der Intensivstation

Gerhard Behre

? Welche Rolle spielt der hämatologisch-onkologische Patient auf Intensivstation?

Die Prognose von Patienten, die mit hämatologisch-malignen Erkrankungen auf Intensivstationen behandelt werden müssen, ist nicht günstig. Immer wieder wird die Frage gestellt, ob es sinnvoll ist, einen hämatologisch-onkologischen Patienten oder onkologischen Patienten überhaupt auf die Intensivstation zu verlegen. Die Letalität von beatmeten onkologischen Patienten reicht von 50–60% bei Patienten mit soliden Tumoren, 50–70% bei Patienten mit hämatologischen Neoplasien und bis zu 75% bei Patienten nach hämatopoetischer Stammzelltransplantation. Durch Verbesserungen der onkologischen Therapien nimmt die Zahl der auf Intensivstationen verlegten hämatologisch-onkologischen Patienten zudem stetig zu. Diese Situation führt immer wieder zu kontrovers geführten Diskussionen über den Sinn und Unsinn intensivmedizinischer Therapien bei dieser Patientengruppe, wie bereits oben erwähnt. Da die individuelle Prognose der Patienten vor Einleitung der Intensivtherapie allerdings nicht verlässlich vorhergesagt werden kann, erscheint es heutzutage überhaupt nicht gerechtfertigt, onkologischen Patienten generell eine intensivmedizinische Behandlung zu verwehren. Sinnvoller ist vielmehr eine Reevaluation des Patienten nach Einleitung der Intensivtherapie zu bestimmten Zeitpunkten und nach bestimmten Kriterien. Für Patienten, die nach einer hämatopoetischen Stammzelltransplantation oder Knochenmarktransplantation beatmungspflichtig werden, gilt, dass die Patienten, die für längere Zeit mit Vasopressoren behandelt werden müssen und ein kombiniertes Leber- und Nierenversagen entwickeln, möglicherweise nicht überleben werden: die Letalität steigt mit der Anzahl der Organversagen. Für Patienten mit ausgeprägtem langandauerndem Multi-Organversagen unter Einbeziehung zahlreicher Organsysteme ohne Tendenz der Besserung kann die Beendigung der intensivtherapeutischen Maßnahmen im interdisziplinären Team behutsam erwogen werden, obwohl dies natürlich für das ganze Team immer eine schwere Entscheidung darstellt, in die auch die Angehörigen und idealerweise ein übergeordnetes Board einbezogen werden sollten. Bei Patienten, die diese Kriterien nicht erfüllen, ist hingegen die Fortführung einer Intensivtherapie absolut sinnvoll: Eine onkologische Diagnose ist heutzutage per se damit in keinster Weise ein Ausschlussgrund für eine Intensivbehandlung.

? Was ist die Rationale für eine hämatopoetische Stammzell- oder Knochenmarktransplantation?

Die hämatopoetische Stammzelltransplantation besteht aus einer Konditionierungsphase, der Stammzellinfusion, und – bei allogener Stammzelltransplantation – einer Methode, die Graft-versus-Host-Erkrankung (GVHD) zu verhindern. Das Konditionierungsregime besteht aus verschiedensten Kombinationen aus Chemotherapie, Radiotherapie und Immuntherapie. Alle Konditionierungsregime müssen zumindest soviel Immunsuppression gewährleisten, dass eine Transplantatabstoßung verhindert wird. Abgesehen davon, können sie sehr in der Intensität variieren, von hoch dosierten Regimen, die zu einer kompletten Ablation des Knochenmarks des Patienten führen, bis hin zu Regimen mit reduzierter Intensität, die nur zu einer milden Immunsuppression führen. Stammzellen werden aus Knochenmark, peripherem Blut oder Nabelschnurblut gewonnen. GVHD-Prophylaxe wird durch Immunsuppressiva erreicht oder durch Manipulationen des Transplantates, insbesondere T-Zell-Depletion. Der entscheidende Wirkmechanismus der allogenen Transplantation besteht im Graft-versus-Tumor (GVT)-Effekt des Transplantates, der v.a. in den T-Zellen begründet liegt. Der klinische Verlauf nach Transplantation hängt ab von: a) Patientenfaktoren, wie Alter und Komorbiditäten, b) Krankheitsfaktoren, wie Diagnose, Erkrankungsstadium und vorherige Therapie, c) Spenderfaktoren, wie humanes Leukozytenantigen (HLA) und Übereinstimmung des Geschlechts, und d) Transplantationsfaktoren, wie der Konditionierungstherapie, der Stammzellquelle und der GVHD-Prophylaxe.

? Welche Transplantationstypen gibt es?

Es gibt die autologe und die allogene hämatopoetische Stammzelltransplantation. Bei der allogenen Stammzelltransplantation unterscheidet man zwischen Familienspender und unverwandtem Spender. Normalerweise bevorzugt man Spender, die voll passen. Verschiedene Grade der Inkompatibilität können toleriert werden, wenn man auf die Möglichkeit der Abstoßung und Graft-versus-Host-Erkrankung achtet. Bei der hoch dosierten myeloablativen Transplantation kann das transplantierte Immunsystem nicht-gematchte Minor-Histokompatibilitäts-Antigene und Tumorantigene erkennen, was zum erwünschten Graft-versus-Leukämie-Effekt führt, der kennzeichnend für eine allogene hämatopoetische Transplantation und deren eigentliches Wirkprinzip ist. Die nichtmyeloablative Transplantation mit einem Konditionierungsregime mit reduzierter Intensität wird verwendet bei Patienten in Remission, z.B. bei AML, oder bei Patienten, deren Verlauf eher langsam ist, z.B. bei chronisch lymphatischer Leukämie (CLL) oder follikulärem Lymphom oder Myelofibrose.

? Was bedeutet HLA-Matching bei der allogenen hämatopoetischen Stammzelltransplantation?

Geschwister haben eine 25% Chance, dass sie 2 gemeinsame elterliche Haplotypen haben. So besteht in den Industriestaaten eine 30% Chance, dass ein Geschwisterspender zur Verfügung steht. Wichtige HLA-Typen sind A, B und C (Klasse I) und DR und DQ (Klasse II). Ein Match in all diesen Merkmalen (10 von 10) ist wünschenswert. Ein Fremdspender wird auf jeden Fall dann gesucht, wenn ein Familienspender nicht gefunden werden kann, der zumindest in 6 von 6 Merkmalen übereinstimmt, wobei die entscheidenden HLA-A, HLA-B, HLA-DR sind. Bei der Nabelschnurtransplantation können größere Unterschiede im HLA-Match akzeptiert werden.

? Welche Stammzellquellen gibt es?

Es kann Knochenmark verwendet werden, wobei $2 \times 10/8$ mononukleäre Zellen pro kg KG des Empfängers als Minimum für allogene Knochenmarktransplantationen gewonnen werden müssen. Alternativ werden periphere Stammzellen verwendet, die mit G-CSF oder Mozobil ins Blut mobilisiert werden. Hierbei müssen minimal $2 \times 10/6$ CD34-positive Zellen pro kg für autologe Stammzelltransplantationen gewonnen werden bzw. $5 \times 10/6$ CD34-positive Zellen pro kg für allogene Stammzelltransplantationen. Plasmareduzierte Stammzellprodukte müssen verwendet werden, wenn der Spender einen Antikörper hat gegen den Empfänger, z.B. bei einer Transplantation von 0 auf A (sog. Minor-AB0-Inkompatibilität). Produkte mit einer Reduktion der Erythrozyten müssen verwendet werden, wenn der Empfänger einen Antikörper gegen ein Antigen auf den Spendererythrozyten hat, also z.B. bei einer Transplantation von A auf 0 (sog. Major-AB0-Inkompatibilität). Autologe Stammzelltransplantate werden normalerweise in 10% DMSO weggefroren.

? Was muss vor der Transplantation evaluiert werden?

Beim Patienten müssen die Infektionsmarker gescreent werden. Eine Schwangerschaft muss ausgeschlossen werden. Echo, EKG, Lungenfunktion und Zahnkonsil sollten vorliegen. Ein Einfrieren von Sperma oder Oozyten sollte besprochen und ggf. organisiert worden sein. Staging-Untersuchungen sollten erfolgt sein. Beim Spender sollten natürlich auch die Infektionsmarker, wie z.B. HIV, bestimmt worden sein.

? Welche Konditionierungsregime gibt es?

Typische Konditionierungsregime sind Busulfan/Cyclophosphamid; Cyclophosphamid mit Ganzkörperbestrahlung (TBI); BEAM; Melphalan; Fludarabin/Busulfan; oder Fludarabin mit niedrig dosierter TBI. Eine T-Zell-Depletion erfolgt meist durch ATG, einen Antikörper gegen T-Zellen, entweder polyklonal vom Kaninchen (ATG Fresenius) oder monoklonal (Thymoglobulin, Genzyme). Hierbei ist eine Vormedikation mit Kortikosteroiden notwendig. Bei Busulfan muss eine Krampfprophylaxe durchgeführt werden. Nebenwirkungen sind VOD und Lungenfibrose. Bei Cyclophosphamid muss Mesna gegeben werden, um eine hämorrhagische Zystitis zu verhindern. Menstruationsblutungen müssen hormonell verhindert werden.

? Was ist bei der Stammzellinfusion zu bedenken?

Kontaminierte Stammzellprodukte können zu Fieber führen, was zur Behandlung mit Breitspektrumantibiotika führt. Einer Flüssigkeitsüberladung wird mit Diuretika vorgebeugt. DMSO kann zu Blutdruckabfall, Hämolyse und Arrhythmien führen.

? Was versteht man unter AB0-Kompatibilität?

Wenn der Empfänger 0 hat und der Spender A, B oder AB, liegt ein major mismatch vor. Das Transplantat muss von Erythrozyten depletiert werden. Wenn der Empfänger A, B oder AB hat und der Spender 0, liegt ein minor mismatch vor. Das Stammzelltransplantat muss separiert werden vom Plasma.

? Wann findet das Engraftment statt?

Engraftment ist definiert als Granulozyten über 500 an 2 aufeinander folgenden Tagen. Bei der autologen Transplantation findet das Engraftment normalerweise nach knapp 2 Wo. nach Transplantation statt (Tag 9–12). Bei der allogenen Stammzelltransplantation findet das Engraftment normalerweise nach 2 Wo. statt (Tag 10–14). Bei der allogenen Knochenmarktransplantation findet das Engraftment normalerweise nach gut 3 Wo. statt (Tag 22–24).

? Was muss im Umgang mit stammzelltransplantierten Patienten beachtet werden?

Händewaschen bleibt die wichtigste Vorsichtsmaßnahme. HEPA-Filtration, um Asperillus-Infektionen zu verhindern, wird an vielen Zentren durchgeführt und ist empfehlenswert. An einigen Zentren wird eine Darmdekontamination zur Verhinderung einer GVHD durchgeführt und z.T. auch zur Prävention von Infektionen. Nach der Transplantation sollten zunächst nur gekochte Speisen gegessen werden. Schließlich muss der Patient auch nachgeimpft werden.

? Was sind die Komplikationen der Transplantation?

Zum einen können Toxizitäten des Konditionierungsregimes auftreten. Weiterhin sind Infektionen und GVHD die Hauptkomplikationen.

? Was ist eine akute GVHD und wie wird diese verhindert bzw. therapiert?

Bei der akuten Graft-versus-Host-Erkrankung versucht das Transplantat, Antigene zu eradizieren, die zum Empfänger gehören. Es funktioniert so, als würde es eine Infektion bekämpfen. Dies führt zum Gewebeuntergang und klinisch zur akuten Graft-versus-Host-Erkrankung mit Hautrötung, Durchfällen und Beeinträchtigung der Leber. Man versucht, die akute GVHD durch Methotrexat (MTX)-Gabe und die Applikation von Cyclosporin A zu verhindern. MTX führt hierbei als Nebenwirkung zu Mukositis. Cyclosporin führt zu Bluthochdruck, was mit Amlodipin behandelt werden kann, und zur Erhöhung des Kreatinins sowie zu neurologischen Komplikationen, wie Tremor. Spiegelmessungen sind notwendig. Eine seltene, aber gefährliche Nebenwirkung ist die posteriore Leukenzephalopathie, die im MRT diagnostiziert werden kann. Die Magnesiumspiegel sollten hoch gehalten werden, um Cyclosporin-A-Toxizitäten zu verhindern. Eine Therapie der akuten GVHD erfolgt ab Stadium III, also, wenn z.B. mehr als 50% der Haut befallen sind, oder ab Grad II, wenn mehrere Organe betroffen sind, durch zusätzliche Immunsuppression. Empfohlen werden Methylprednisolon 2 mg/kg/d i.v. Falls der Patient anspricht, wird Kortison alle 3 Tage um 10% reduziert und ausgeschlichen. Bei Darm-GVHD wird zusätzlich manchmal Budenosid gegeben. Eine etablierte Second-Line-Therapie der GVHD existiert nicht. Versucht werden MMF, ATG, Sirolimus und andere.

? Was ist chronische GVHD?

Bei der chronischen GVHD über den Tag 100 hinaus wird die Diagnose auch häufig klinisch gestellt mit Beteiligung der Haut, Leber und des Darms, aber häufig dann auch histologisch verifiziert mittels Darmbiopsie, Hautbiopsie und/oder Leberbiopsie. Für die Leber-GVHD ist eine Erhöhung des Bilirubins (v.a. des direkten) und der alkalischen Phosphatase typisch. Die kutane Rötung ist weniger ausgeprägt als bei der akuten GVHD, sondern erinnert eher an Sklerodermiepatienten. Die chronische GVHD kann aber auch die Lunge betreffen oder das Knochenmark mit Thrombozytopenie, die ein schlechtes prognostisches Zeichen ist.

Was ist ein Engraftment-Syndrom?

Ein Engraftment-Syndrom ist eine Inflammation mit Fieber, die in den ersten 2 Wo. nach Transplantation auftritt. Gabe von Kortikoiden wird therapeutisch versucht.

Welche Infektionserkrankungen spielen eine Rolle?

Grundsätzlich können unter der ausgeprägten Immunsuppression alle Infektionen auftreten, allerdings sind für spezifische Infektionen bestimmte Zeiträume typisch. Während der ersten 30 Tage treten v.a. Bakteriämien und Aspergillosen auf. Während der Tage 30–80 treten CMV-Infektionen, PCP, Toxoplasmose und invasive Aspergillosen auf. Ab Tag 180 spielen PCP und Varizella-Zoster-Infektionen sowie bekapselte Bakterien eine Rolle. Die prophylaktische Gabe von Antiinfektiva ist verbreitet, nachfolgende Substanzen kommen zum Einsatz:

- Fluoroquinolone gegen bakterielle Infektionen
- Fluconazol gegen Candida
- Trimethoprim/Sulfamethoxazole (TMP-SMX) gegen PCP
- Aciclovir gegen Herpes simplex (HSV) und Varizella Zoster (VZV)

Bei Auftreten von Infektionen bzw. dem dringenden Verdacht werden wegen der damit verbundenen unmittelbar vitalen Bedrohung frühzeitig Breitspektrumantibiotika auch i.S. einer präemptiven Therapie eingesetzt. Dabei kommen häufig Carbapeneme bei V.a. bakteriellen Infektionen, Ambisome oder Caspofungin bei invasiven Mykosen und Ganciclovir bei viralen und hier besonders CMV-Infektionen zum Einsatz. Eine antifungale Therapie wird daher häufig empirisch gestartet, wenn ein Patient nach 72 h nicht auf Breitspektrumantibiose mit Imipenem, einem 3. oder 4. Generations-Cephalosporin oder einem pseudomonaswirksamen Penicillin entfiebert (sog. antibiotikarefraktäres Fieber).

Folgende Viruserkrankungen spielen eine Rolle: CMV, HZV, VZV, Adenovirus, EBV und HHV6. Alle transplantierten Patienten sollten leukozytenreduzierte oder CMV-negative Blutprodukte bekommen, um transfusionsbedingte Infektionen zu verhindern. Da Ganciclovir myelosuppressiv ist, wird auch hier oft eine präemptive Therapiestrategie einer Prophylaxe vorgezogen: d.h., die CMV-Kopien im Serum werden mittels PCR einmal wöchentlich bestimmt, und nur bei Anstieg bekommt der Patient Ganciclovir. Das allerhöchste Risiko für eine CMV-Infektion haben Patienten, die i.S. einer bereits durchgemachten Infektion positiv für CMV-IgG sind und ein CMV-negatives Transplantat bekommen haben, das eben noch nie Kontakt hatte zum CMV-Virus. Zur Therapie können orales Valganciclovir, Ganciclovir i.v. oder Foscarnet eingesetzt werden. Teilweise wird bei schweren Verlaufsformen, z.B. bei Auftreten einer viralen Pneumonie durch CMV auch CMV-IG Immunglobulin eingesetzt. Herpes-Simplex-Infektionen werden mit Aciclovir oder Valaciclovir behandelt bzw. durch Prophylaxe zu verhindern versucht. Bei VZV kann zusätzlich ein Hyperimmunglobulin eingesetzt werden. Das EBV kann zu lymphoproliferativen Erkrankungen (ECBV-LPD) führen, insbesondere bei T-Zell-depletierten Grafts. Hier stehen die Behandlung mit Rituximab oder die Gabe von T-Zellen im Vordergrund. Die Reaktivierung von HHV6 kann zu Panzytopenie, Pneumonie und Enzephalitis führen. Die Diagnose der Reaktivierung erfolgt durch den molekularbiologischen Virusnachweis mittels PCR. Therapeutisch wird Foscarnet eingesetzt. Adenoviren führen zu respiratorischen Erkrankungen. Die Behandlung erfolgt ggf. durch Cidofovir, wobei die ausgeprägte Nephrotoxizität von Cidofovir zu beachten ist. Ein weiteres Virus

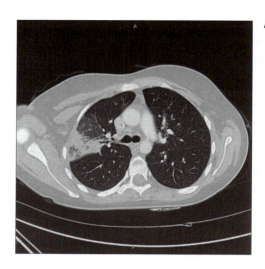

Abb. 170: Invasive pulmonale Aspergillose

für stark immunsupprimierte Patienten ist das respiratory syncytial virus (RSV), die Behandlung erfolgt durch Immunglobuline. Alle Transplantpatienten sollten nach Stammzelltransplantation vakziniert werden.

Eine PCP-Prophylaxe sollte nicht später als 80 Tage nach Stammzelltransplantation initiiert werden und für ein Jahr anhalten. Trimethoprim/Sulfamethoxazole oder Pentamidin-Inhalationen werden verwendet.

Pilzinfektionen können mit Posaconazol prophylaktisch verhindert werden und werden mit Ambisome, Caspofungin oder Voriconazol therapiert. Posaconazol ist indiziert zur Verhinderung von Pilzinfektionen bei der immunsuppressiven Behandlung der GVHD. Hierbei wird Voriconazol bei der nachgewiesenen Aspergillose (s. Abb. 170) eingesetzt, während die empirische Therapie mit Ambisome oder auch Caspofungin erfolgt.

Die Toxoplasmose ist relativ selten, insbesondere muss aber bei neurologischen Komplikationen an diese Infektion gedacht werden. Risikofaktoren sind eine positive Serologie vor Transplantation und der Kontakt zu Haustieren nach Transplantation. Hinweisend auf eine Toxoplasmose-Enzephalitis sind eine typische neuroradiologische Bildgebung, beweisend der molekulargenetische Nachweis. Zur Therapie werden Sulfadiazin, Pyrimethamin und Clindamycin eingesetzt.

❓ Welche Vakzinierungen werden nach allogener Stammzelltransplantation durchgeführt?

Die Immunität des Transplantierten gegen verschiedene Infektionserkrankungen nach allogener Stammzelltransplantation wird beeinflusst von der Immunität vor Transplantation, der Immunität des Spenders und einer Reihe anderer Faktoren, sodass Antikörperprofile des Spenders und Empfängers vor Transplantation hier keine zuverlässigen Aussagen ermöglichen. Daher wird 12 Monate nach Transplantation die Analyse der Immunität empfohlen, und Impfungen werden nach entsprechenden Schemata durchgeführt. Bei unkompliziertem Verlauf ohne chronische GVHD können Immunisierungen mit Tot- oder Toxoidimpfstoffen nach 12 Monaten und mit attenuierten Lebendimpfstoffen nach 24 Monaten durchgeführt werden.

? Was versteht man unter Transplantatabstoßung und Transplantatversagen?

Bei einem Transplantatversagen besteht ein kompletter Donor-Chimärismus, aber keine hämatologische Regeneration. Dies heißt, dass das Transplantat wohl im Knochenmark angewachsen ist, aber sich nicht voll entfalten kann zu einer normalen Hämatopoese. Gründe sind häufig Medikamente, wie Cotrim, Valganciclovir, MMF, oder Infektionen, wie CMV, HHV6 oder VZV. Die Behandlung des Transplantatversagens erfolgt durch die Gabe eines erneuten Stammzellproduktes, ggf. T-Zell-depletiert oder für CD34-Zellen angereichert, um eine erneute GVHD zu verhindern. Auch die Transplantatabstoßung erfordert die Gabe eines erneuten Stammzellproduktes. In der Chimärismusanalyse sind nur wenige oder überhaupt gar keine Donorzellen vorhanden. Häufig muss auch eine erneute Konditionierung gegeben werden.

? Welche Spätinfektionen treten nach allogener Transplantation auf?

Spätinfektionen treten gemäß Definition nach Tag +100 auf. Dies geschieht v.a. bei chronischer GVHD, bei T-Zell-Depletion des Transplantates, einer prolongierten therapeutischen Immunsuppression sowie bei Schleimhautschäden im Gefolge einer chronischen GvHD. Typisch sind hierbei Infektionen des Respirationstraktes mit bekapselten Bakterien, wie Streptokokkus pneumoniae und Haemophilus influenzae. Weiterhin sollte an Mykobakterien und Listerien gedacht werden. Schließlich treten wieder die Aspergillosen und Candidosen auf, die bereits während der initialen Neutropeniephase nach Konditionierung ein Problem gewesen waren.

? Was ist eine veno-occlusive disease (VOD)?

Risikofaktoren für VOD sind multiple alkylierende Agenzien im Konditionierungsregime, wie Cyclophosphamid, Busulfan oder BCNU, Ganzkörperbestrahlung, und eine vorbestehende Lebererkrankung, was man an einer erhöhten GOT sieht. Klinisch äußert sich eine VOD durch die Trias: 1) Gewichtszunahme und Aszites, 2) Hepatomegalie und Schmerzen im oberen rechten Quadranten und 3) Hyperbilirubinämie (Seattle-Kriterien). Im Ultraschall mit Doppler kann man manchmal eine Flussumkehr der Portalvenen nachweisen. Ultimativ kann die Diagnose durch eine Leberbiopsie gestellt werden. Die Therapie besteht in der Gabe von Defibrotide.

In einigen Gruppen hat sich die Bestimmung des Plasminogen-Activator-Inhibitor-Typs als Indikator einer Endothelzellschädigung bei dieser Komplikation als sensitiver Marker bewährt. In der Pathogenese der VOD wurde zunächst die Endothel- und Hepatozytenschädigung durch Zytostatika, wie Cyclophosphamid und Busulfan, favorisiert; zurzeit geht man aber eher davon aus, dass weitere Schritte, wie Kupffer-Zell-Aktivierung und Zytokinfreisetzung durch LPS, beteiligt sind. Das profibrinolytische Defibrotide (Prociclide) gilt zurzeit mit einer Responserate von 50% und geringfügigen Blutungskomplikationen bei schwerer VOD als das effektivste Medikament.

Stichwortverzeichnis

A

a-Welle 531
AB0-Kompatibilität 727
Abstoßung 722
Abstoßungsreaktion 721
  – akute Abstoßung 721
  – hyperakute Abstoßung 721
Acenocumarol 657
Acetylcystein (ACC) 711
Acetylsalicylsäure (ASA) 499
ACS, therapeutische Optionen 636
Adaptive support ventilation (ASV) 230
Adenosin 547, 557f.
Adenovirus 729
Adipositas 162
Adrenalin 170, 520, 546f., 550, 574, 595
Advanced Trauma Life Support (ATLS) 609
Ajmalin 547, 556, 562, 565f.
Aktivität, pulslose elektrische 168, 170
Aktivkohle 703
Akutes Koronarsyndrom (ACS) 495f., 499
  – Antikoagulation 500
  – antithrombotische Basistherapie 499
  – Begleitsymptome 497
  – Begleittherapie 506
  – Leitsymptom 496
  – mit Herzinsuffizienz 509
  – ohne ST-Hebungen (NSTE-ACS) 496
  – triple-Therapie 500
Akutes Nierenversagen (ANV) 449
Alkalose
  – metabolische 17
    – Acetazolamid 19
    – Einteilung 17
    – Symptome 17
    – Therapie 18
  – respiratorische 12
    – Kompensationsmechanismen 12
    – Ursachen 12
Alkohol 703
Alkoholentzugsdelir 319
Alkoholintoxikation 699, 706
  – asphyktisches Stadium (4–5‰) 707
  – Exzitationsstadium (1–2‰) 706
  – narkotisches Stadium (2,5–4‰) 707
  – Rauschstadium (2–2,5‰) 706
  – Therapie 707
Alveolargasgleichung 22
  – alveolo-arterielle Sauerstoffpartialdruckdifferenz 23
  – respiratorischer Quotient (RQ) 22
Amiodaron 170, 547, 551, 556, 561f., 565f.
Amitriptylin 708
Amoxicillin 605
Analgesie 312, 315
Analyse, toxikologische
  – Asservate 702
  – Blut 702
  – Fingernägel 702
  – Fußnägel 702
  – Haare 702
  – Liquor 702
  – Magensaft 702
  – Urin 702
Aneurysmaruptur 663
Angina pectoris, instabile 495
Angiodysplasie 587f.
Anionenlücke 14
Antiarrhythmikum 556
Antibiotic Stewardship Program 322
Antibiotika, Kombinationstherapie 325
Antibiotikatherapie, Deeskalation 627
Antidepressivum, tri- und tetrazyklisches (TCA) 707
Antihuman-T-Zell-Immunserum (ATG) 720
Antiinfektiva 320, 327
Antiinfektivatherapie 324
  – Deeskalation 330
  – Therapieversagen 326
Antikoagulantien, neue
  – Antagonisierung 493
  – direkte orale 658
  – NOAC (novel oral anticoagulants) 493
Antikoagulation
  – intrakranielle Blutungen 491
  – Vorhofflattern 562
  – Vorhofflimmern 562
Antithrombin III (AT IIII) 481
Aortendissektion, akute thorakale 498
Apixaban 493, 563, 657f.

Apoplexia cerebri 651
aPTT 482, 487
ARDS 525
- American-European Consensus Conference (AECC) 459
- Bauchlagerung 463
- Berlin-Definition 458f.
- Blähmanöver 464
- extrakorporale Membranoxygenierung 466
- Flüssigkeitsrestriktion 462
- Frühphase 465
- Iloprost 465
- inhaliertes Stickstoffmonoxid 465
- kleine Tidalvolumina 462
- konventionelle Optionen 460
- Lagerungsmaßnahmen 463
- milde ARDS 459
- moderate ARDS 459
- PEEP 460
- refraktäre Hypoxämie 465
- Rekrutierungsmanöver 464
- Röntgenzeichen 363
- schwere ARDS 459
- Spätphase 464
- Vernebelung von Prostacyclin 465
Argatroban 657
Argon-Plasma-Koagulation 596
Arrhythmie, ventrikuläre 555
Arzneimitteltherapie 268f.
ASA 501, 504
Aspiration, Röntgendiagnostik 354
Aspirin 492
ASS 562, 658
Assist devices 536
Assistsysteme, kardiale 521
Asystolie 170
Atemgasmischung 75
Atemstillstand, Diagnose 687
Atemweg 196
- extraglottischer 206
Atemwegshilfe, supraglottische 172
Atemwegsmanagement 197
ATG 727
Atropin 546f., 550f.
Aufklärung 413, 418
Aufnahmekriterien 146
Aufwachraum 145
Autoregulation 663
- zerebrale 646
AV-Block 548
- II° 551
  - Typ Mobitz 548, 550ff.
  - Typ Wenckebach 551

AV-Knoten-Reentrytachykardie 557
Azidose 485
- metabolische 13
  - Symptome 13
  - Therapie 16
- respiratorische 11
  - Chloridshift 11
  - Hyperkaliämie 11
  - Therapie 12

B

Ballonatrioseptostomie 536
Ballongegenpulsionationspumpe, intraaortale 521
Barbiturat 703
Basilaristhrombose 650
Basiliximab 720
Bauchlage 255
Beatmung 216
- kontrollierte 77
- maschinelle 525
- seitengetrennte 219
Beatmungsform 77
Beatmungsmodi 219
Beatmungsspitzendruck, hoher 636
Beatmungstechnik 70
Behandlungsfehler 415
Behavioural Pain Scale (BPS) 314
Beimischung, venöse 49
Beinvenenthrombose, tiefe 540
Benzodiazepin 673
Best PEEP 636
Betreuungsverfügung 423
Beutelbeatmungsgerät 72
Bewusstseinsstörung, anhaltende 650
Bivalirudin 500f.
Block, bifaszikulärer 548
Blut-Hirn-Schranke 663
Blutdruckmessung 150
- arterielle 150
Blutfluss, zerebraler (CBF) 645
Blutgasanalyse 3
Blutkulturen 572
Blutung
- gastrointestinale 586
  - Angiografie 598f.
  - Blutverlust 592
  - chirurgische Konsultation 597
  - chirurgische Therapie 600
  - Computertomografie 598
  - diagnostische Möglichkeiten 598
  - Endoskopie 592, 595, 598
  - endoskopische Therapie 595

- endovaskulär interventionelle Diagnostik und Therapie 599
- H2-Rezeptorantagonisten 597
- Hämorrhoidalblutung 586
- Helicobacter pylori 587
- Intensivstation 589
- Inzidenz 586
- Kapselendoskopie 599
- Kostaufbau 597
- Letalität 602
- obere 586
- oberer Gastrointestinaltrakt 586
- operative Verfahren 599
- Pathophysiologie 589
- PPI-Therapie 597
- Prophylaxe 604
- Rezidivblutung 601
- Risikofaktoren 590
- Schwere der Blutung 592
- Second-look-Endoskopie 597
- Stressulzera 589
- Szintigrafie 598
- therapeutische Möglichkeiten 595
- Therapieoptionen 599
- Ulzera im Magen oder Duodenum 586
- untere 586
- unterer Gastrointestinaltrakt 586
- Ursachen 587
- intrazerebrale (IZB) 435, 640
    - Antikoagulation 642
    - Inzidenz 641
    - konservatives Management 642
    - Lokalisation 641
    - operative Therapie 642
    - Prognose 641
- Leberinsuffizienz 489

BNP 513
Bodypacker-Syndrom 713
Bosentan 535f.
Bradykardie 545
- symptomatische 546
Bronchiale Spastik 221
Bulbärhirnsyndrom (BHS) 678f.
Busulfan/Cyclophosphamid 727
Bypasschirurgie, koronare 504

C

Calcium 35
Calciumantagonisten vom Nicht-Dihydropyridin-Typ 565
CAM-ICU 149, 318
Candida species 625
CAP 620

Carbamazepin 703, 710
Carbo medicinalis, 0,5–1 g/kg KG 703
Carboxyhämoglobin 49
CE-Zertifizierung 63
Ceftriaxon 594
CHA_2DS_2-VASc 562
$CHADS_2$ 562
Chlamydia pneumoniae 624
Chlopromazin 709
Citrat 494
Citratdialyse 99
Citrobacter species 625
Clarithromycin 605
Clomipramin 708
Clopidogrel 492, 499, 501, 504, 658
CMV 724, 729
Cocain 712
Colitus ulcerosa 588
Continuous-Flow-CPAP 233
Cozosentan 671
CPAP 233
CPP
- Autoregulationskoeffizient PRx 646
- Lund-Konzept 645
- optimierter (CPPOPT) 646
- Rosner-Konzept 645
Crack 712
Cumarin 658
Cyclophosphamid 727
Cyclosporin 720f.

D

D-Dimere 541
Dabigatran 493, 563, 657f.
Daclizumab 720
Damage control 617
- surgery 612
Danaparoid 657
Dapson 703
Darmerkrankung, chronisch entzündliche 588
Defibrillation 168, 170
Defibrillator, automatischer 521
Dehydratation
- hypertone 26
- hypotone 27
- isotone 28
Dekompensation, kardiale 509
Delegation 413
Delir 312, 318
- Therapie 318
Designerdrogen 712
Desmopressin 492, 676
Deutsche Stiftung Organspende 718
- Koordinierungsstelle 718

Deutsche Stiftung Organtransplantation (DSO) 689ff.
Dexmedetomidin 316
Diabetes insipidus 675
Diagnosealgorithmus der aSAB 666
Dialyse 85, 88
Dieulafoy-Läsion 588
Diffusion 43, 50
Digitalisglykosid 562
Digitoxin 547, 561
Digoxin 547, 561
Diltiazem 547, 558, 561
Dilutionskoagulopathie 485
Diurese, forcierte 703
Divertikel 588
Dobutamin 519, 534, 536, 574
Dopamin 519
Doxepin 708
Druck
– intraabdomineller (IAP) 631
– intrakranieller 617
Dyspnoe 511

E

EBV 729
Echokardiografie 512
ECMO 245, 466, 536
– Komplikationen 117
– venoarterielle extrakorporale Membranoxygenierung 113
– Weaning 118
Eingriff, kardiochirurgischer 525
EKG 147, 512
EKG-Monitoring 149
Elektrokoagulation 596
Elektrolythaushalt 25
End of life decision 386
Endoclips 596
Endokarditis 525
Endothelinrezeptorantagonisten 535
Energieumsatz 280
Engraftment 727
Engraftment-Syndrom 729
Enoxaparin 500f., 657
Enoximon 519
Enterobacter species 625
Entlastungstrepanation, dekompressive 673
Entwöhnungsprotokoll 226
Enzephalopathie 605
– hepatische 435
Epoprostenol 535f.
Erhöhung des intraabdominellen Druckes
– Nierenfunktion 634
– Risikofaktoren 633

– Ursache 633
Ernährung 278
– parenterale 287
Ernährungsstatus 279
Erythromycin 594
Escherichia coli 625
Esmolol 547, 561
Ethanol 706
Ethik, klinische 386
Ethikkomitee 410
Ethikkonsil 411
Eurotransplant 718
– Vermittlungsstelle 718
Everolimus 720
EVLW 154

F

Faktor VII 480
Faktor VIIa 485
Faktor-Xa-Inhibitoren 300
Falithrom 658
Fettemulsion 285
FFP 487, 491
Fibrinkleber 595
Fibrinogen 482f., 487, 613
Fisher 665
Fistel, persistierende bronchopleurale 615
Fixierung 413
Flecainid 547, 561ff.
Fludarabin 727
Fludarabin/Busulfan 727
Fludrocortison 675
Fluimucil 711
Flüssigkeits- und Volumentherapie 163
Fokussuche 572
Fondaparinux 657
Foramen ovale, persistierendes 542
Foscavir 724
Frühmobilisation 266
Funktion, hirnelektrische 685
Funktionsstille, hirnelektrische 685

G

Ganciclovir 724
Gasaustauschverfahren, extrakorporales 466
Gefäßwiderstand
– pulmonal 56
– systemisch 56
GENIUS-Dialyse 90
Gerinnung, extrakorporale Zirkulation 494
Gerinnungsmodell, zellbasiertes 480
Gerinnungssystem, adaptive Veränderungen 483

Giftelimination 702
- extrakorporales Eliminationsverfahren 703
- primäre 702
- sekundäre 703

Glasgow Coma Score (GCS) 640
Glukokortikoid 720
Glutamin 288
Glykol 703
Glykoprotein-IIb/IIIa-Blocker 500
GP-IIb/IIIa-Rezeptor 481
Graft-versus-Host-Erkrankung (GVHD) 725
- akute 728
- chronische 728

Gram-Erreger, andere 624
Gummibandligatur 596

H

H1N1-Viruspneumonie 627
Haemophilus influenzae 624, 625
Haftung 414
Halluzinogen
- LSD 713
- magic mushrooms 713
- Marihuana 713
- Spice 713

Hämatemesis 586
Hämatochezie 586
Hämodiafiltration (HDF) 452
- kontinuierliche veno-venöse (CVVHDF) 89

Hämodialyse (HD) 452, 703
- kontinuierliche veno-venöse (CVVHD) 88

Hämofiltration (HF) 452
- kontinuierliche veno-venöse (CVVH) 88

Hämoperfusion 102, 703
Hämorrhoiden 588
Hämostase 484
Harnalkalisierung 703
HASBLED 562
Helicobacter pylori 590, 604
Heparin 299, 492, 494, 563, 657
- niedermolekulares 492
- unfraktioniertes (UFH) 500

Heparinoid 300
Hepatopulmonales Syndrom (HPS) 437
Heroin 712
Heroin-(Opiat)Intoxikation, Antidot 713
Heroinintoxikation 713
- Symptome 713

Herz-Kreislauf-Stillstand 166
- Ursachen 176

Herz-Lungen-Transplantation 536
Herz-Transplantation 536
Herzfehler, kongenitaler 525
Herzinfarkt 495
Herzinsuffizienz
- akute 509
- dekompensierte chronische 509
- hypertensive 509

Herzkatheterdiagnostik/-therapie nach Lysetherapie 504
Herzrhythmusstörungen 545
- Behandlungsindikationen 545
- Einteilung 545

Herzschrittmacher 521
Herztransplantation 718
Hess 665
HHV6 729
Hirndruck 643
- basale Maßnahmen 647
- Behandlung 647
- erhöhter 640
- intraparenchymatöse Messsonden 644
- konservative Therapiemaßnahmen 647
- Messung 644
- Monitoring 645
  - Indikation 646
- Monroe-Kellie-Doktrin 643
- operative Therapieoption 647
- Therapiemaßnahmen 645
- Ventrikeldrainagen 644

Hirndurchblutung 686
Hirnfunktionsausfall, irreversibler 677f.
- Diagnostik ab Beginn des dritten Lebensjahres 683
- Diagnostik bei Kindern 689
- Diagnostik bis zum vollendeten zweiten Lebensjahr 683

Hirninsult 651
Hirnnervenlähmung 650
Hirnödem 435
Hirntod 677
HLA-Matching 726
Humanalbumin 193
Hunt 665
Hydroxyethylstärke 193, 671
Hyperhydratation
- hypertone 28
- hypotone 27
- isotone 28

Hyperkaliämie 32
Hyperkalzämie 36
Hypermagnesiämie 41
Hypernatriämie 29

Hypertonie
- intraabdominelle (IAH) 633
- pulmonalarterielle 525
- pulmonale 524
Hypoglykämie 435
Hypokaliämie 32
Hypokalzämie 35
Hypomagnesiämie 39f.
Hyponatriämie 29, 437
Hypophosphatämie 37
Hypotension, permissive 613
Hypothermie 181, 485
Hypoxämie 152
HZV 729

I

ICP 659
ICP, erhöhter 659, 672
Iloprost 535f.
Imipramin 708
Immobilisierung 263
Immunonutrition 289
Immunsuppression, Nebenwirkungen 721
Impedanzkardiografie 136
Impella 111
Implantierter Kardioverter/Defibrillator (ICD) 568
Incessant ventricular tachycardia 565
Infektion 722
Infektionssurveillance 323
iNO 535f.
INR 491
Intensivstation 145
Intensivtherapie, hirnorientierte 680, 693
Intermediate Care Station 145
Intoxikation
- Alkohol 699
- allgemeine Therapiemaßnahmen 701
- Carbamazepin 710
  - Herzrhythmusstörungen 710
- Eigengefährdung 700
- Erstversorgung 700
- Fremdgefährdung 700
- Halluzinogene 713
  - Detoxifikationsmöglichkeiten 714
- Ingestionsart 700
- Ingestionsmenge 700
- Neuroleptika 709
- Psychomimetika 713
  - Detoxifikationsmöglichkeiten 714
- symptomatische Therapie 701
- TCA 709
Intraaortale Ballonpumpe (IABP) 104
Intracranial pressure (ICP) 643

Intubation, fiberoptische 210
Intubationskriterien 199
Irreversibler Ausfall aller Hirnfunktionen (IHA) 677, 680f.
- Differenzialindikationen 684
- klinischen Feststellung 682
- pathophysiologische Folgen 694
- Protokollbogen 687
- Unterschriften 687
- Zusatzuntersuchungen 684
Isoprenalin 547
Isoproterenol 567

K

Kaliumhaushalt 30
Kalorimetrie 282
Kammerflimmern 169
Kapnografie 171
Katheterintervention 504
KDIGO-Stadieneinteilung des akuten Nierenversagens 449
Keime, multiresistente 626
Ketamin 673
Ketoazidose 14
King's-College-Kriterien 447
Klappenvitien 524
- rechtsseitige 525
Klebsiella pneumoniae 624
Knochenmarktransplantation 725
Kohlendioxid 3
Kohlendioxid-Rückatmungsverfahren (NiCO) 134
Kolitiden
- Campylobacter jejuni 588
- Clostridium difficile 588
- EHEC 588
Kolloid 190
Kolonkarzinom 588
Koma, apnoeisches 687
Kompartmentsyndrom 631
- abdominelles 631
  - Dekompressionslaparotomie 639
  - intrakranieller Druck 636
  - Lungenfunktion 635
  - operative Dekompression 639
  - pulmonalarterieller Verschlussdruck 635
  - Risikofaktoren 634
  - Thoraxwandcompliance 635
  - zentralvenöser Druck 635
  - Zwerchfell-Shift 635
- intraabdominelles (ACS) 633
Komplikationen, postoperativ 158
Kompressions-Ultraschall-Untersuchung 540

Stichwortverzeichnis

Koniotomie 209
Kontrolle
- messtechnische 68
- sicherheitstechnische 68

Koronarangiografie 514
Koronarintervention, primäre 502
Körperkerntemperatur 160
Krampfanfall 435
Kraniektomie, dekompressive 659
Kraulerlagerung 261
Kristalloid 190

L

Lagerung 252
- von Arzneimitteln 274

Laktat 6
Laktazidose 13
Lasertherapie 595
Lebertransplantation 446f., 719
Lebertransplantationszentrum 711
Leberunterstützungssystem 448
Leberversagen 433f.
- akutes, Lebertransplantation 447
- Transplantationszentrum 446

Legionella species 624f.
Levomepromazin 709
Levosimendan 519, 534
Lidocain 547, 565
Linksherzinfarkt 526
Linksherzinsuffizienz
- chronische 509
- diastolische 509
- Epidemiologie 510
- Prävalenz 510
- systolische 509

Linksherzversagen 508, 524
- akutes
  - Antikoagulation 521
  - intravenöse Vasodilatatoren 517
  - maschinelle Beatmung 517
  - Nachlastsenkung 517
  - Trigger 511
- Betablocker 518
- diagnostische Maßnahmen 512
- Digitalisierung 520
- Erstmaßnahmen 516
- Inotropika 518f.
- kausale Therapie 515
- Killip-Klassifikation 511
- klinische Zeichen 511
- Laborparameter 513
- Pulmonalkatheter 514
- Rekompensationsmechanismen 515
- therapierefraktäres 521

- Thorax-Röntgenaufnahme 513
- Ursachen 510
- Vasopressortherapie 520

Liquid Ecstasy 714
Liquorabfluss 663
Liquorpunktion, Drei-Gläser-Probe 667
Lithium 703
Lungen-Transplantation 536
Lungenarterienembolie 524, 538
Lungenarterienembolie, Röntgendiagnostik 356
Lungenembolie 542, 544
- Akutbehandlung 544
- akute 542
  - Behandlung 542
  - Diagnostik 543
  - Heparin 542
  - Therapie 543
  - Thrombolyse 542
  - Thrombusverkleinerung 542
  - Vena-cava-inferior-Filter 542
- Befunde 544
- Symptome 544

Lungenfistel 218
Lungenkontusion
- Pathophysiologie 615
- Therapiestrategien 615

Lungenödem 509
- Röntgendiagnostik 361

Lungenschaden, ventilatorassoziierter 636
Lungentransplantation 719
Lysetherapie 503f.
- absolute Kontraindikationen 503

M

Magenkarzinom 588
Magnesium 39, 671
Magnesiumgabe 566
Magnesiumsulfat 547
Mallory-Weiss-Läsion 587
Mannitol 673
Marcumar 658
MARS 102
Massivtransfusion 487
Mediainfarkt, maligner 659
Mediastinalemphysem 615
Medical emergency team 185
Medikamente, zentral wirksame 707
Medikamenteninkompatibilität 268
Medizinprodukte-Betreiberverordnung 65
Medizinproduktegesetz (MPG) 63
Meläna 586
Melphalan 727
Membranoxygenierung, extrakorporale 465

Methämoglobin 49
Methylprednisolon, 0,5–1 g 722
Metoprolol 547, 561
Metronidazol 605
Midazolam 315
Mikrolagerung 255
Milrinon 519, 534, 536
Mittelgesichtsfraktur 613
Mittelhirnsyndrom (MHS) 678f.
Mobilisation 476
Monitoring 144
- erweitertes hämodynamisches 153
- hämodynamisches 122, 149
Monitoringverfahren 148
Monro-Kellie-Doktrin 672
Morbus Crohn 588
MRSA 624
MRT, kardiale 532
Muskelschwäche 468f.
- elektrische Muskelstimulation (EMS) 477
- Elektromyografie (EMG) 474
- Elektroneurografie (ENG) 474
- Insulinresistenz 473
- Inzidenz 471
- kausale Therapie 476
- Muskelstoffwechsel 473
- Pathogenese 472
- Prognose 477
- Risikofaktoren 471
Mycophenolat-Mofetil 720
Mycoplasma pneumoniae 624
Myopathie, Skelettmuskelbiopsie 475

N

N-Acetylcystein (NAC) 445
Nachlast 58
NaCl-Lösung, 1molare 675
NaCl, hypertones 673
Nadroparin 657
Naloxon 713
NAP 621
- Antibiotikatherapie 626
- Clinical Pulmonary Infection Score (CPIS) 621
- Diagnose 621
- Prophylaxe 629
- Risikofaktoren 622
- typische Erreger 624
Natrium-Nitroprussid 517
Natrium, Bedarf 26
Natriumbikarbonat 175
Natriumhaushalt 25

Neurally adjusted ventilatory assist (NAVA) 223
Neuroleptikasyndrom, malignes 709
Nichtinvasive Ventilation (NIV) 231
Nierenersatztherapie 85f.
- Antikoagulation 96
- Filter 86
- Langzeitergebnisse 454
- Rezirkulation 86
- Siebkoeffizient 86
Nierenersatzverfahren 85
- arteriovenöse Hämofiltration (CAVH) 452
- Auswahl 456
- Blutungskomplikationen 455
- Citrat 455
- Dialysat- bzw. Substitutionslösungen 92
- Diffusion 85
- diskontinuierlich 454
- Filtersysteme 91
- Gefäßzugänge 95
- Gegenstromprinzip 85
- Gerinnungsmanagement 455
- Heparin 455
- Immunmediatoren 452
- intermittierend 452, 455
- kontinuierlich 452, 454f.
- kontinuierliche veno-venöse Hämodiafiltration (CVVHDF) 452f.
- Nierenersatzverfahren, kontinuierliche veno-venöse Hämodialyse (CVVHD) 452f.
- kontinuierliche veno-venöse Hämofiltration (CVVH) 452f.
- Konvektion 86
- Myoglobin 452
- nichtrenale Indikation 451
- Postdilution 453
- Prädilution 453
- prolonged intermittent renal replacement therapy (PIRRT) 452, 455
- regionale Antikoagulation 455
- slow extendend daily dialysis (SLEDD) 452, 455
- sustained low-efficiency dialysis (SLED) 452, 455
- systemische Antikoagulation 455
- Ultrafiltration 86
- Zytokinspiegel 452
Nierentransplantation 719
Nimodipin 670
NIV, Indikationen 235
NIV, Kontraindikationen 235
Noradrenalin 520, 536, 574

Normothermie 648
NSTE-ACS 499, 506
- Antikoagulation 501
- GRACE-Risikoscore 505
- Koronarangiografie 505
- koronare Bypasschirurgie 506
- prähospitaler Therapiebeginn 499
- Thrombolysetherapie 506
NSTEMI 495
Null-Linien-EEG 685
Nutritional Risk Score 280

O

O_2-Bindungskurve 21
- Linksverschiebung 21
- Rechtsverschiebung 21
O_2-Sättigung 19
Oberkörperhochlagerung 252
Obstipation 292
Ödem, systemisches 509
Opioid 673
Orciprenalin 546f., 550
Organisationsverschulden 413
Organkonditionierung 692
Organspende 678, 689, 691
- Angehörige 695f.
- Aufklärungsgespräch 695f.
- Eignung 692
- Einwilligung 691
- Empfängerschutz 692
- erweiterte Zustimmungslösung 697
- Kontraindikationen 681
- organisatorische Schritte 690
- postmortale 677, 688
Organspendekontraindikationen 691
Organspender
- hirntoter 692
  - Intensivtherapie 693
  - organprotektive Therapie 693ff.
- Meldedaten 691
Organtransplantation 717
Organversagen, muskuläres 469
- Critical-Illness-Myopathie (CIM) 470
- Critical-Illness-Polyneuromyopathy (CIPNM) 470
- Critical-Illness-Polyneuropathie (CIP) 470
- ICU-acquired weakness (ICUAW) 470
Orthopnoe 511
Oseltamivir 627
Ösophagusdoppler (CardioQ) 132
Ösophagusvarizen 605
Ösophagusvarizenblutung 587
Oxyhämoglobinfraktion 48

P

Pankreastransplantation 719
Pankreatitis 287
- akute 577
- Amylase 579
- Antibiotikatherapie 584
- Behandlung 583
- chirurgische Intervention 585
- Computertomografie 582
- Diagnose 578f.
- ERCP 584
- Ernährung 584
- Flüssigkeitsbedarf 583
- Komplikationen 582
- Lipase 579
- Pathophysiologie 577
- Schweregradeinteilung 580
- Sonografie 581
- Überwachung 580, 582
- Ursachen 578
Pantoprazol 595, 597, 605
Paracetamol-Intoxikation 445, 699, 710
- Antidotbehandlung 711
- Rumack-Matthew-Nomogramm 711
Pathophysiologie von Blutungen 483
Patient, hämatologisch-onkologischer 725
Patientenautonomie 394
Patientenverfügung 396, 422f.
Patientenwille 680
PCP-Prophylaxe 730
PEEP-Niveau
- oberer Umschlagspunkt 460
- unterer Umschlagspunkt 460
PEEP, idealer
- Druck-Volumen-Kurven 461
- tabellarische Zuordnung des PEEP 461
- Titration des PEEP 461
Perfusionsdruck, abdomineller (APP) 631
Perikardtamponade 178
Perimyokarditis, akute 498
Peritonitis, spontan-bakterielle 438
pH-Wert 4
Phenobarbital 703
Phenprocoumon 657
Phenytoin 703
Phosphodiesterase(PDE)-5-Inhibitoren 535
Phosphor 37
Physostigmin 709
PiCCO-Monitoring 155
PiCCO-System 154
PiCCO-Verfahren 532
Plasmapherese 102, 703
Plättchenhemmung, duale 499

Pleuraerguss, Röntgendiagnostik 366
Pleurazentese 629
Pneumonie 619
- Adenoviren 627
- ambulant erworbene (community acquired pneumonia, CAP) 620
- Antibiotikatherapie 623, 625
- beatmungsassoziierte (ventilator-associated pneumonia, VAP) 620
- Behandlungsstrategie 622
- bronchoalveoläre Lavage (BAL) 623
- Coronaviren 627
- Definition 619
- Diagnostik 622
- Differenzialdiagnose 628
- healthcare community acquired pneumonia (hCAP) 620
- Indikation für eine intensivmedizinische Betreuung 621
- Influenzavirus 627
- Masernvirus
  - HSV 627
  - VZV 627
- Metapneumoviren (HMPV) 627
- minibronchioalveoläre Lavage (mini-BAL) 623
- nosokomiale (nosocomial acquired pneumonia, NAP) 620
- Parainfluenzaviren 627
- Pilz- 628
- Procalcitonin 625
- protected specimen brushing (PSB) 623
- quantitative Kulturen 624
- Rhinoviren 627
- Röntgendiagnostik 347
- RS-Virus 627
- severe community acquired pneumonia (sCAP) 620
- Sputum 623
- Therapieversagen 628
- virale 627
Polytrauma 489, 609
- Abbreviated Injury Score (AIS) 611
- Atemwegssicherung 614
- diagnostische Maßnahmen 610
- Ernährung 616
- Glasgow Coma Scale (GCS) 612
- Indikationen 614
- Injury Severity Score (ISS) 612
- Kinder 618
- Mehrschicht-Spiral-CT 614
- Monitoring 611
- MRT 614
- Polytraumaschlüssel (PTS) 612
- Revised Trauma Score (RTS) 612
- Schwangere 618
- Scoringsysteme 611
- therapeutische Maßnahmen 610
- Transport 619
- typische Verletzungen 611
- Ultraschalluntersuchung 614
Postaggressionsstoffwechsel 283
PPSB 487, 491
- aktivierte 493
Prasugrel 492, 499, 501
Primary percutaneous coronary intervention (PPCI) 502
PRIND 652
- Definition 651
Procalcitonin (PCT) 572
Prolongiertes reversibles ischämisches neurologisches Defizit (PRIND) 652
Promethazin 709
Prometheus 102
Propafenon 547, 562f.
Propanolol 605
Propofol 315, 673
Proportional assist ventilation 222
Protamin 492
Prothrombinasekomplex (Xa/Va) 481
Pseudomonas aeruginosa 624
Psychomimetikum
  - Ecstasy 713
  - MDMA 713
  - Speed 713
PTLD 723
Puffer 7
Pulmonalarterienkatheter (PAK) 123, 529, 533
  - Komplikationen 124
Pulskonturanalyse
  - LiDCO (lithium dilution cardiac output) 130
  - PiCCO-System 128
Pulsoxymetrie 151
Pumpless extracorporeal lung assist 466

Q

Quick 482, 487

R

Ramsay Score 316
Reanimation 166
  - kardiopulmonale, Medikamente 174
Rechter Ventrikel (RV) 522
Rechtsherzinfarkt 525f.
  - akuter 526

Stichwortverzeichnis

Rechtsherzinsuffizienz
- chronische 526
- isolierte 509

Rechtsherzversagen 522, 528
- akutes, linksventrikulärer assist devices 525
- Diagnosestellung 528
- Echokardiografie 529
- interventionelle Verfahren 536
- Mechanismen 523
- Monitoring 532
- Nachlast 523
- paradoxe Septumbewegungen 529
- permissive Hyperkapnie 535
- prognostische Bedeutung 537
- symptomatische Maßnahmen 533
- symptomatische Therapie 534
- Symptome 527
- therapeutische Möglichkeiten 533
- Ursachen 524
- Vorlast 523

Reentrytachykardie
- atriale 557
- atrioventrikuläre 557

Refeeding-Syndrom 290
Relaxation 205
Reperfusionsarrhythmie 567
Reperfusionstherapie 501
- beim NSTE-ACS 504

Rescue-PCI 504
Reteplase 503
Rettungskette 609
Return of spontaneous circulation (ROSC) 179
rFVIIa 493
Rhythmusstörungen, bradykarde, Ursachen 546
Richmond Agitation Sedation Scale 316
Rivaroxaban 493, 563, 657f.
Rock 712
Röntgendiagnostik 333
- Lunge und Pleura 342
- Pneumothorax 368

Rotationstherapie, kontinuierliche laterale (KLRT) 261
rt-PA 503, 654

S

Salizylat 703
Salzverlustsyndrom, zerebrales 674
Sättigung
- gemischt-venöse 535
- zentralvenöse 152, 535

Sauerstoff 3
Sauerstoffangebot 51
Sauerstoffbindungskurve 54
Sauerstoffextraktionsrate 55
Sauerstoffgehalt 47, 52
Sauerstoffkaskade 22
Säure-Basen-Haushalt 3
- aktuelles Bikarbonat 8
- Basenabweichung 8
- Standardbikarbonat 8

sCAP
- Antibiotikatherapie 625
- Diagnose 620
- Risikofaktoren 621
- typische Erreger 624

Schädel-Hirn-Trauma (SHT) 640
- leichtes 641
- mittleres 641
- schweres 641
- Überwachung 641

Schlafapnoe-Syndrom, obstruktives 163
Schlaganfall 649, 651
- Angiografie 653
- CT 653
- Definition 651
- Diagnostik 653
- differenzialdiagnostisch 650
- hämorrhagischer 649, 652
- Hirnödem 659
- ischämischer 649, 652
  - Antikoagulation 656
  - Primärprävention 656
  - Sekundärprävention 656
- Komplexbehandlung 654
- Lyse 654
- Lyserate 654
- MRT 653
- Primärprävention 657
- Sekundärprophylaxe 658
- TEE 653
- Thrombolyse 656
- Ultraschall 653
- Zeitfenster 654

Schmalkomplextachykardie, regelmäßige 557
Schock 51
- hämorrhagischer 488
- kardiogener (low output syndrome) 509
- septischer 570

Schockindex 53
Schrittmacher 554
- Grenzfrequenz 554
- Hysterese 554
- Interventionsfrequenz 554
- nächtliche Frequenzabsenkung 554
- Pseudofusionen 554
- Schrittmacherfehlfunktion 554

Schrittmacherfehlfunktion 553
– Exit-Block 553
– Oversensing 553
– Stimulationsausfall 553
– Undersensing 553
Schrittmacherstimulation, transkutane 549
Schwarz-Batter-Syndrom 675
Screeningtest, analytischer 702
Secondary survey 609
Sedativa 315
Sedierung 312
Sellick-Handgriff 202
Sepsis 570
– adjunktive Therapie 572, 575
– antimikrobielle Chemotherapie 572
– Diagnose 572
– Herdsanierung 572
– HES-Präparate 573
– Humanalbumin 573
– intensivierte Insulintherapie 575
– Kreislauftherapie 573
– kristalline Lösungen 573
– Labordiagnostik 572
– Management 572
– Nierenersatztherapie 574
– Pathophysiologie 571
– schwere 570
  – Inzidenz 570
  – Prävalenz 570
– Selen 575
– Steroide 575
– supportive Therapie 572
– Vasopressoren 574
Serotonin-Intoxikationssyndrome, fatale 709
Serratia species 625
Shunt 43, 49
– portosystemischer 605
– pulmonal 45
Sildenafil 535f.
Simvastatin 670
Single-Pass-Albumindialyse (SPAD) 102
Sinuatrialer Block III° (SA-Block III°) 550
Sinusknotenarrest 550
Sirolimus 720
SIRS 570
SmartCare 230
Sotalol 562, 566
SpO_2 147
SSRI-Hemmer 709
Stabilität von Arzneistoffen 270
Stammzellinfusion 727
Stammzellquellen 726

Stammzelltransplantation 725
– allogene 727
  – Vakzinierungen 730
– hämatopoetische 725
  – allogene 726
  – autologe 726
– Konditionierungsphase 725
Staphylococcus aureus 624
STEMI 495f., 499, 501f.
– Antikoagulation 501
– Differenzialdiagnosen 498
– EKG-Veränderungen 497
– isolierter Rechtsherzinfarkt 497
– neu aufgetretener kompletter Linksschenkelblock 497
– ST-Hebungen 497
– streng posteriorer Infarkt 498
– Therapiebeginn 499
Stenotrophomonas maltophilia 624
Sterbehilfe 404
Stimulation
– temporäre 548
– transkutane 548
– transvenöse temporäre 548
Streptococcus pneumoniae 624f.
Stroke 651
– Sekundärprophylaxe 654
– Unit 654
Strychninvergiftung 712
Subarachnoidalblutung
– aneurysmatische (aSAB) 662
  – Aneurysma 662
  – Clipping 668
  – Coiling 668
  – delayed ischemic neurologic deficit (DIND) 669
  – Diagnostik 665
  – Einteilung 664
  – Elektrolytstörungen 674
  – Hydrocephalus 673
  – ICP-Anstieg 673
  – intensivmedizinisches Monitoring 668
  – Inzidenz 662
  – klinische Symptome 664
  – Komplikationen 669
  – Letalität 662
  – Lokalisation 662
  – Pathophysiologie 663
  – Rezidivblutung 668f.
  – Risiko 663
  – Therapie 667
  – Vernichtungskopfschmerz 662
  – zerebrale Vasospasmen 669

- chronische neurologische Defizite 676
- nichttraumatische, Ursachen 676

Subarachnoidalraum 663
Sustained low-efficiency daily dialysis (SLEDD) 88
Syndrom der inadäquaten ADH-Sekretion (SIADH) 27, 675
Syndrom
- anticholinerges, Antidot 709
- hepatorenales 440

T

Tachyarrhythmie, ventrikuläre
- Behandlung 564
- Ursachen 564

Tachykardie 545, 555
- atriale 555
- breiter QRS-Komplex 556
- Brugada-Kriterien 556
- fokal automatische atriale 557
- hämodynamische Stabilität 555
- pulslose ventrikuläre 169
- schmaler QRS-Komplex 556
- Schrittmacher 567
- sekundäre (Bedarfs-)Tachykardie 555
- supraventrikuläre 556f.
- tachykarde Rhythmusstörungen 555
- ventrikuläre 556
  - polymorphe 566
  - regelmäßige monomorphe 565

Tacrolimus 721
- (FK 506) 720

Tadalafil 535
Tako-Tsubo-Kardiomyopathie 498
TASH-Score (Trauma Associated Severe Hemorrhage Score) 487f.
TCA-Intoxikation
- Symptomatik 708
- Therapiemaßnahmen 708

Tenasekomplex (VIIIa/IXa) 481
Tenecteplase 503, 654
Terlipressin 438, 595
Theophyllin 703
Therapie
- antiarrhythmische 546
- organprotektive, Therapie-Empfehlungen 694f.

Therapielimitierung 386
Thoraxdrainage 614
Thoraxschmerz 496
Thrombin 481
Thrombininhibitoren 301
Thrombolyse 504, 543, 654
Thrombolysetherapie 503

Thrombomodulin (TM) 481
Thrombose, Thromboserisiko 295
Thromboseprophylaxe 294, 500
- Hirnblutung 676

Thrombozyten 481, 483, 485, 489, 494
Thrombozytenaggregationshemmer 492
Thrombozytenaggregationshemmung, duale 499
Thrombozytenfunktion 484
Thrombozytenhemmung, duale 501
Thrombozytensubstitution 489
Thrombozytopathie 484
- Desmopressin 485

Thrombozytopenie 306, 484
- heparininduzierte 306

Thymoglobulin 727
TIA 652
- Definition 651
- Kurzzeitprognose 652

Ticagrelor 492, 499, 501
Tissue factor (TF) 480
Tissue factor pathway inhibitor (TFPI) 481
Torsade-de-pointes 548
Torsade-de-pointes-Tachykardie 566
Totraum 43
Toxidrome 704
Toxoplasmose 730
Trachealkanülenwechsel 212
Tracheotomieverfahren 211
Tranexamsäure 485, 488, 492, 613
Transfusionsgesetz 479
Transösophageale Echokardiografie (TEE) 132
- Komplikationen 133
- Kontraindikationen 133

Transplantatabstoßung 731
Transplantation 677, 717
- allogene, Spätinfektionen 731
- autologe 727
- CMV 724
- Evaluation 727
- Immunsuppressiva 720
- Indikationen 718
- Infektionen 722
- Infektionserkrankungen 729
- Komplikationen 722, 728
- Konditionierungsregime 727
- Kontraindikationen 720
- prophylaktische antibiotische Therapie 721

Transplantationsgesetz 677, 717
Transplantatversagen 731
Transport 151
Traumanetzwerk 616
Traumazentrum, Sekundärverlegung 616

Triple-H 671
TRIS 17
Tubulusnekrose, akute 440
Tubuslage 203
Tubuswechsel 207
TVT 539
- Hüftgelenkendoprothese 542
- Kniegelenkendoprothese 542
- Wells Score 540

U

Übernahmeverschulden 413
Überwachung 143
UFH 501, 504
Ulkus 587
Urämie 435

V

v-Welle 531
V/Q-Verhältnis 49
VA-ECMO 521
Valganciclovir 724
VAP 621
Vardenafil 535
Vasodilatation, selektive pulmonale 465
- Iloprost 465
- inhaliertes Stickstoffmonoxid 465
- Vernebelung von Prostacyclin 465
Vasopressin 438, 574
Vasospasmus
- Pathophysiologie 663
- zerebraler
  - Diagnose 670
  - medikamentöse Prävention 670
  - Triple-H 671
Vasospasmustherapie, invasive 672
- intraarterielle transluminale Papavarin- oder Nimodipin-Instillation 672
- transluminale Ballonangioplastie 672
Vena-cava-Filter 298
Venenthrombose, tiefe 538
Veno-occlusive disease (VOD) 731
Venöse Thromboembolie (VTE) 538
- D-Dimere 541
- Risikofaktoren 539
Ventricular assist devices (VAD) 107
Ventrikeldrainage, externe 673
Verapamil 547, 558, 561, 565
Verbrauchskoagulopathie 483

Vergiftung 699
Vernakalant 547, 562
Versagen, neuromuskuläres 469
Verschlusshydrozephalus 663
Vitamin K 491
Vitamin-K-Antagonisten 302
Volumenhaushalt 164
Von-Willebrand-Faktor (VWF) 481, 484
Vorhofdruckkurve 531
Vorhofflattern 555, 557
- Antikoagulation 562
- elektrische Kardioversion 563
- Heparin 563
- Kardioversion 563
- Therapie 563
Vorhofflimmern 555, 557, 559f.
- Antikoagulation 562
- Frequenzkontrolle 561
- frequenzregulierende Therapie 561
- Heparin 563
- intrakardiale Thromben 563
- Kardioversion 563
- Vmedikamentöse Rhythmisierung 561
Vorhofstillstand 550
- Arzneimittelintoxikation 550
- Arzneimittelüberdosierung 550
- Hyperkaliämie 550
Vorlast 58
Vorlastsenkung 516
Vorsorgevollmacht 423
VV-ECMO 466
VZV 729

W

Warfarin 657
Warnblutung 664
Weaning 224
Wells Score 540
World Federation of Neurological Surgeons 665

Z

Zanamivir 627
Zellstoffwechsel 5
Zentraler Venendruck (ZVD) 152
Zirkulationsstillstand, zerebraler 684
Zugang, intraossärer 173
Zustand, septischer 525